CAMPBELL-WALSH UROLOGY

坎贝尔-沃尔什泌尿外科学

第11版
Eleventh Edition

第4卷　前列腺外科学

原　著　者　Alan J. Wein
　　　　　　Louis R. Kavoussi
　　　　　　Alan W. Partin
　　　　　　Craig A. Peters
总　主　审　郭应禄
总主编译　夏术阶　纪志刚
分卷主审　谢立平　夏术阶　纪志刚
分卷主编译　梁朝朝　韩邦旻　吕家驹

河南科学技术出版社
·郑州·

内容提要

《坎贝尔-沃尔什泌尿外科学》是国际公认的泌尿外科学"圣经""金标准",是泌尿外科学界最权威的"必备"经典著作。本书内容极其丰富,从基础到临床,从宏观概念到具体操作细节,均做了详细叙述,并全面反映本学科领域的最新研究进展及相关信息,是青年医师成才和从事本领域基础与临床研究人员的必读书,更是临床医师解决疑难病诊治的指导教材,也是本学科教师进一步了解学科最新发展、编写教材的重要参考书。本书第 11 版中文版的面世必将为泌尿外科医师培训,以及进一步提高我国泌尿外科水平起到积极的推动作用。

本卷为第 4 卷,前列腺外科学,分 21 章,内容包括前列腺的发育、分子生物学及生理学,前列腺炎及相关疾病,良性前列腺增生,前列腺癌等。

图书在版编目(CIP)数据

坎贝尔-沃尔什泌尿外科学. 第 4 卷,前列腺外科学/(美)艾伦·J. 维恩等主编;夏术阶等主编译. －11 版. －郑州:河南科学技术出版社,2020.6
ISBN 978-7-5349-9672-6

Ⅰ.①坎… Ⅱ.①艾… ②夏… Ⅲ.①前列腺疾病－泌尿外科学 Ⅳ.①R69

中国版本图书馆 CIP 数据核字(2019)第 188932 号

出版发行:河南科学技术出版社
北京名医世纪文化传媒有限公司
地址:北京市丰台区万丰路 316 号万开基地 B 座 1-114　邮编:100161
电话:010-63863186　010-63863168
策划编辑:曲秋莲　孟凡辉
文字编辑:陈　鹏　刘新瑞
责任审读:周晓洲
责任校对:龚利霞
封面设计:吴朝洪
版式设计:崔刚工作室
责任印制:陈震财
印　　刷:北京盛通印刷股份有限公司
经　　销:全国新华书店、医学书店、网店
开　　本:889 mm×1194 mm　1/16　　印张:41.75　　字数:1178 千字
版　　次:2020 年 6 月第 1 版　　2020 年 6 月第 1 次印刷
定　　价:480.00 元

Elsevier (Singapore) Pte Ltd.
3 Killiney Road，
＃08-01 Winsland House I，
Singapore 239519
Tel：(65) 6349-0200；Fax：(65) 6733-1817

ELSEVIER

Volume 4 of the translation of CAMPBELL-WALSH UROLOGY，ELEVENTH EDITION by ALAN J. WEIN，LOUIS R. KAVOUSSI，ALAN W. PARTIN and CRAIG A. PETERS was undertaken by Henan Science & Technology Press and is published by arrangement with Elsevier(Singapore)Pte Ltd.
CAMPBELL-WALSH UROLOGY，ELEVENTH EDITION by ALAN J. WEIN，LOUIS R. KAVOUSSI，ALAN W. PARTIN and CRAIG A. PETERS 由河南科学技术出版社进行翻译，并根据河南科学技术出版社与爱思唯尔(新加坡)私人有限公司的协议约定出版。

《坎贝尔-沃尔什泌尿外科学》(第11版)(夏术阶　纪志刚　译)
ISBN：978-7-5349-9672-6

声明

Printed in China by Henan Science & Technology Press under special arrangement with Elsevier (Singapore) Pte Ltd. This edition is authorized for sale in the People's Republic of China only，excluding Hong Kong SAR，Macau SAR and Taiwan. Unauthorized export of this edition is a violation of the contract.
著作权合同登记号：豫著许可备字-2019-A-0028

出版说明

　　每隔 4 年左右,就会有这样一群充满热情的精英汇聚一堂,共同开展这项艰巨的任务——更新不久前编写的泌尿外科学金标准教科书。1 周或稍久,一个计划便应运而生,每个章节的作者都是公认的整个泌尿外科领域的权威专家。同样,这群精英和他们修订的这个版本也不例外。

　　我们四人对于能参与这项自 1954 年第 1 版《坎贝尔-沃尔什泌尿外科学》(当时简称《泌尿外科学》,由 51 人共同完成,共有 3 卷、2356 页、1148 幅插图)出版开始延续至今的传统事业感到非常荣幸。我们感谢我们的同仁和朋友,他们承担了重新编写我们这个版本的共 156 章的艰巨任务,感谢他们对自己专业知识及时间和精力的无私贡献。

　　在对各个章节的作者表示感谢之余,我们想把这一版本献给我们一直钦佩、学习的泌尿外科导师,他们在教育和临床等领域的成就是我们追求的楷模,希望他们能为参与编写第 11 版"金标准教科书"的工作感到自豪。最后,最应该感谢的是我们的家人,特别是我们的妻子和孩子们,他们在本版本的准备过程中始终处于"最前线"。他们应该得到的不仅是奖章或本书的复制本。因此,感谢 Noele,Nolan,Julianne,Nick,Rebecca,Dree,Vicky,Topper,David,Dane,Michael,Kathy,Jessica,Lauren 和 Ryan 的耐心、理解和一直以来的支持。好消息是,直到编写下一版本前,你们可以有几年时间不用处在"最前线"状态。

代表全体主编

Alan J. Wein

Louis R. Kavoussi

Alan W. Partin

Craig A. Peters

审译者名单

总   主   审　郭应禄

总 主 编 译　夏术阶　纪志刚

分 卷 主 审　谢立平　夏术阶　纪志刚

分 卷 主 编 译　梁朝朝　韩邦旻　吕家驹

分卷副主编译　荆翌峰　严维刚　周晓峰　杨志刚　王　忠

　　　　　　　齐　隽　崔心刚　孙　庭　张大宏　杨　诚

　　　　　　　郐　胜

编译者名单

北京大学第一医院

郭应禄

上海交通大学附属第一人民医院

夏术阶　韩邦旻　荆翌峰　朱依萍　阮　渊　赵宇阳　孙晓文
王小海　赵　炜　崔　迪　王　洪　谈鸣岳　王兴杰　蒋君涛

北京协和医院

纪志刚　严维刚　周智恩　周　毅　邓建华　成向明　杨　鸣
杨庭楷　邱子锴　李嘉临

浙江大学医学院附属第一医院

谢立平

安徽医科大学第一附属医院

梁朝朝　杨　诚　郐　胜　郝宗耀　周　骏　樊　松　徐凌凡
尹水平　徐雨辰　张　蒙　张礼刚　杜和喜　王　辉　孟佳林
余子强

山东省立医院

吕家驹　王幕文　丁森泰　刘　帅　何　维

中日友好医院

周晓峰　王建峰　丁振山　何宇辉　邓益森　应文伟　刘海龙
陈　星

内蒙古包头市中心医院

杨志刚　张　强　邵白杨　强　菁

上海交通大学医学院附属第九人民医院

王　忠　陈　其　陈彦博　谷　猛　刘　冲　万　祥　傅士博
石启令

上海交通大学医学院附属新华医院

齐　隽　沈海波　朱英坚　丁　杰　刘海龙　刘　强　王　宁
吴　迪　石博文　唐海啸

海军军医大学第三附属医院(上海东方肝胆外科医院)

崔心刚　杨启维　刘　溪　吕建敏　潘秀武

南昌大学第一附属医院

孙　庭　马　明　杨小荣　谢文杰　龚彬彬

浙江省人民医院

张大宏　何　翔　徐智慧　祁小龙　张　琦　刘　锋　毛祖杰
沃奇军　王　帅　吕　佳　纪阿林　孟　帅

复旦大学附属上海市第五人民医院

施国伟

上海国际医学中心

郭三维

山东省潍坊市中医院

王永传

保定市第一中心医院

魏若晶

镇江市中西医结合医院(市二院)

李中兴

复旦大学附属华东医院

汪东亚　吴建红

青岛大学附属烟台毓璜顶医院

于胜强

中南大学湘雅三医院

汤育新

原著者名单

Paul Abrams, MD, FRCS
Professor of Urology
Bristol Urological Institute
Southmead Hospital
Bristol, United Kingdom

Mark C. Adams, MD, FAAP
Professor of Urologic Surgery
Department of Urology
Division of Pediatric Urology
Monroe Carell Jr. Children's Hospital at
　Vanderbilt
Nashville, Tennessee

**Hashim U. Ahmed, PhD, FRCS (Urol),
BM, BCh, BA (Hons)**
MRC Clinician Scientist and Reader in
　Urology
Division of Surgery and Interventional
　Science
University College London;
Honorary Consultant Urological Surgeon
University College London Hospitals NHS
　Foundation Trust
London, United Kingdom

Mohamad E. Allaf, MD
Buerger Family Scholar
Associate Professor of Urology, Oncology,
　and Biomedical Engineering
Director of Minimally Invasive and
　Robotic Surgery
Department of Urology
James Buchanan Brady Urological Institute
Johns Hopkins University School of
　Medicine
Baltimore, Maryland

Karl-Erik Andersson, MD, PhD
Professor
Aarhus Institute for Advanced Studies
Aarhus University
Aarhus, Jutland, Denmark;
Professor
Wake Forest Institute for Regenerative
　Medicine
Wake Forest University School of Medicine
Winston-Salem, North Carolina

**Sero Andonian, MD, MSc, FRCS(C),
FACS**
Associate Professor
Division of Urology
Department of Surgery
McGill University
Montreal, Quebec, Canada

Jennifer Tash Anger, MD, MPH
Associate Professor
Department of Surgery
Cedars-Sinai Medical Center;
Adjunct Assistant Professor
Urology
University of California, Los Angeles
Los Angeles, California

Kenneth W. Angermeier, MD
Associate Professor
Glickman Urological and Kidney Institute
Cleveland Clinic
Cleveland, Ohio

Emmanuel S. Antonarakis, MD
Associate Professor of Oncology
Sidney Kimmel Comprehensive Cancer
　Center
Johns Hopkins University
Baltimore, Maryland

Jodi A. Antonelli, MD
Assistant Professor
Department of Urology
University of Texas Southwestern Medical
　Center
Dallas, Texas

Anthony Atala, MD
Director, Wake Forest Institute for
　Regenerative Medicine
William H. Boyce Professor and Chair
Department of Urology
Wake Forest School of Medicine
Winston-Salem, North Carolina

Paul F. Austin, MD
Professor
Division of Urologic Surgery
Washington University School of Medicine
　in St. Louis
St. Louis, Missouri

Gopal H. Badlani, MD, FACS
Professor and Vice Chair
Department of Urology
Wake Forest University Baptist Medical
　Center
Winston-Salem, North Carolina

**Darius J. Bägli, MDCM, FRCSC, FAAP,
FACS**
Professor of Surgery and Physiology
Division of Urology, Departments of
　Surgery and Physiology
University of Toronto;
Senior Attending Urologist, Associate
　Surgeon-in-Chief, Senior Associate
　Scientist
Division of Urology, Department of
　Surgery, Division of Developmental and
　Stem Cell Biology
Sick Kids Hospital and Research Institute
Toronto, Ontario, Canada

Daniel A. Barocas, MD, MPH, FACS
Assistant Professor
Department of Urologic Surgery
Vanderbilt University Medical Center
Nashville, Tennessee

Julia Spencer Barthold, MD
Associate Chief
Surgery/Urology
Nemours/Alfred I. duPont Hospital for
　Children
Wilmington, Delaware;
Professor
Departments of Urology and Pediatrics
Sidney Kimmel Medical College of
　Thomas Jefferson University
Philadelphia, Pennsylvania

Stuart B. Bauer, MD
Professor of Surgery (Urology)
Harvard Medical School;
Senior Associate in Urology
Department of Urology
Boston Children's Hospital
Boston, Massachusetts

Mitchell C. Benson, MD
Department of Urology
New York-Presbyterian Hospital/Columbia
　University Medical Center
New York, New York;

Brian M. Benway, MD
Director, Comprehensive Kidney Stone
　Program
Urology Academic Practice
Cedars-Sinai Medical Center
Los Angeles, California

Jonathan Bergman, MD, MPH
Assistant Professor
Departments of Urology and Family
    Medicine
David Geffen School of Medicine at UCLA;
Veterans Health Affairs, Greater Los
    Angeles
Los Angeles, California

Sara L. Best, MD
Assistant Professor
Department of Urology
University of Wisconsin School of
    Medicine and Public Health
Madison, Wisconsin

Sam B. Bhayani, MD, MS
Professor of Surgery, Urology
Department of Surgery
Washington University School of Medicine
    in St. Louis;
Vice President, Chief Medical Officer
Barnes West Hospital
St. Louis, Missouri

Lori A. Birder, PhD
Professor of Medicine and Pharmacology
Medicine-Renal Electrolyte Division
University of Pittsburgh School of
    Medicine
Pittsburgh, Pennsylvania

Jay T. Bishoff, MD, FACS
Director, Intermountain Urological
    Institute
Intermountain Health Care
Salt Lake City, Utah

Brian G. Blackburn, MD
Clinical Associate Professor
Department of Internal Medicine/
    Infectious Diseases and Geographic
    Medicine
Stanford University School of Medicine
Stanford, California

Jeremy Matthew Blumberg, MD
Chief of Urology
Harbor-UCLA Medical Center;
Assistant Professor of Urology
David Geffen School of Medicine at UCLA
Los Angeles, California

Michael L. Blute, Sr., MD
Chief, Department of Urology
Walter S. Kerr, Jr., Professor of Urology
Massachusetts General Hospital/Harvard
    Medical School
Boston, Massachusetts

Timothy B. Boone, MD, PhD
Professor and Chair
Department of Urology
Houston Methodist Hospital and Research
    Institute
Houston, Texas;
Professor
Department of Urology
Weill Medical College of Cornell
    University
New York, New York

Stephen A. Boorjian, MD
Professor of Urology
Department of Urology
Mayo Clinic
Rochester, Minnesota

Joseph G. Borer, MD
Associate Professor of Surgery (Urology)
Harvard Medical School;
Reconstructive Urologic Surgery Chair
Director, Neurourology and Urodynamics
Director, Bladder Exstrophy Program
Department of Urology
Boston Children's Hospital
Boston, Massachusetts

Charles B. Brendler, MD
Co-Director, John and Carol Walter Center
    for Urological Health
Department of Surgery
Division of Urology
NorthShore University HealthSystem
Evanston, Illinois;
Senior Clinician Educator
Department of Surgery
Division of Urology
University of Chicago Pritzker School of
    Medicine
Chicago, Illinois

Gregory A. Broderick, MD
Professor of Urology
Mayo Clinic College of Medicine
Program Director, Urology Residency
    Program
Mayo Clinic
Jacksonville, Florida

James D. Brooks, MD
Keith and Jan Hurlbut Professor
Chief of Urologic Oncology
Department of Urology
Stanford University
Stanford, California

Benjamin M. Brucker, MD
Assistant Professor
Urology and Obstetrics & Gynecology
NYU Langone Medical Center
New York, New York

Kathryn L. Burgio, PhD
Professor of Medicine
Department of Medicine
Division of Gerontology, Geriatrics, and
    Palliative Care
University of Alabama at Birmingham;
Associate Director for Research
Birmingham/Atlanta Geriatric Research,
    Education, and Clinical Center
Birmingham VA Medical Center
Birmingham, Alabama

Arthur L. Burnett II, MD, MBA, FACS
Patrick C. Walsh Distinguished Professor
    of Urology
Department of Urology
Johns Hopkins University School of
    Medicine
Baltimore, Maryland

Nicol Corbin Bush, MD, MSCS
Co-Director, PARC Urology
Dallas, Texas

Jeffrey A. Cadeddu, MD
Professor of Urology and Radiology
Department of Urology
University of Texas Southwestern Medical
    Center
Dallas, Texas

Anthony A. Caldamone, MD, MMS, FAAP,
FACS
Professor of Surgery (Urology)
Division of Urology
Section of Pediatric Urology
Warren Alpert Medical School of Brown
    University;
Chief of Pediatric Urology
Division of Pediatric Urology
Hasbro Children's Hospital
Providence, Rhode Island

Steven C. Campbell, MD, PhD
Professor of Surgery
Department of Urology
Glickman Urological and Kidney Institute
Cleveland Clinic
Cleveland, Ohio

Douglas A. Canning, MD
Professor of Urology (Surgery)
Perelman School of Medicine
University of Pennsylvania;
Chief, Division of Urology
The Children's Hospital of Philadelphia
Philadelphia, Pennsylvania

Michael A. Carducci, MD
AEGON Professor in Prostate Cancer
    Research
Sidney Kimmel Comprehensive Cancer
    Center
Johns Hopkins University
Baltimore, Maryland

Peter R. Carroll, MD, MPH
Professor and Chair
Ken and Donna Derr–Chevron
    Distinguished Professor
Department of Urology
University of California, San Francisco
San Francisco, California

Herbert Ballentine Carter, MD
Professor of Urology and Oncology
Department of Urology
James Buchanan Brady Urological Institute
Johns Hopkins School of Medicine
Baltimore, Maryland

Clint K. Cary, MD, MPH
Assistant Professor
Department of Urology
Indiana University
Indianapolis, Indiana

Pasquale Casale, MD
Professor
Department of Urology
Columbia University Medical Center;
Chief, Pediatric Urology
Morgan Stanley Children's Hospital of
New York-Presbyterian
New York, New York

William J. Catalona, MD
Professor
Department of Urology
Northwestern University Feinberg School
of Medicine
Chicago, Illinois

Frank A. Celigoj, MD
Male Infertility/Andrology Fellow
Department of Urology
University of Virginia
Charlottesville, Virginia

Toby C. Chai, MD
Vice Chair of Research
Department of Urology
Yale School of Medicine;
Co-Director of Female Pelvic Medicine and
Reconstructive Surgery Program
Department of Urology
Yale New Haven Hospital
New Haven, Connecticut

Alicia H. Chang, MD, MS
Instructor
Department of Internal Medicine/
Infectious Diseases and Geographic
Medicine
Stanford University School of Medicine
Stanford, California;
Medical Consultant
Los Angeles County Tuberculosis Control
Program
Los Angeles County Department of Public
Health
Los Angeles, California

Christopher R. Chapple, MD, FRCS
(Urol)
Professor and Consultant Urologist
Department of Urology
The Royal Hallamshire Hospital
Sheffield Teaching Hospitals
Sheffield, South Yorkshire, United
Kingdom

Mang L. Chen, MD
Assistant Professor
Department of Urology
University of Pittsburgh
Pittsburgh, Pennsylvania

Ronald C. Chen, MD, MPH
Associate Professor
Department of Radiation Oncology
University of North Carolina at Chapel
Hill
Chapel Hill, North Carolina

Benjamin I. Chung, MD
Assistant Professor
Department of Urology
Stanford University School of Medicine
Stanford, California

Michael J. Conlin, MD, MCR
Associate Professor of Urology
Portland VA Medical Center
Portland, Oregon

Christopher S. Cooper, MD, FAAP, FACS
Professor
Department of Urology
University of Iowa;
Associate Dean, Student Affairs and
Curriculum
University of Iowa Carver College of
Medicine
Iowa City, Iowa

Raymond A. Costabile, MD
Jay Y. Gillenwater Professor of Urology
Department of Urology
University of Virginia
Charlottesville, Virginia

Paul L. Crispen, MD
Assistant Professor
Department of Urology
University of Florida
Gainesville, Florida

Juanita M. Crook, MD, FRCPC
Professor
Division of Radiation Oncology
University of British Columbia, Okanagan;
Radiation Oncologist
Center for the Southern Interior
British Columbia Cancer Agency
Kelowna, British Columbia, Canada

Douglas M. Dahl, MD, FACS
Associate Professor of Surgery
Harvard Medical School;
Chief, Division of Urologic Oncology
Department of Urology
Massachusetts General Hospital
Boston, Massachusetts

Marc Arnaldo Dall'Era, MD
Associate Professor
Department of Urology
University of California, Davis
Sacramento, California

Anthony V. D'Amico, MD, PhD
Eleanor Theresa Walters Distinguished
Professor and Chief of Genitourinary
Radiation Oncology
Department of Radiation Oncology
Brigham and Women's Hospital and
Dana-Farber Cancer Institute
Boston, Massachusetts

Siamak Daneshmand, MD
Professor of Urology (Clinical Scholar)
Institute of Urology
University of Southern California
Los Angeles, California

Shubha De, MD, FRCPC
Assistant Professor
University of Alberta
Edmonton, Alberta, Canada

Jean J. M. C. H. de la Rosette, MD, PhD
Professor and Chairman
Department of Urology
AMC University Hospital
Amsterdam, Netherlands

Dirk J. M. K. De Ridder, MD, PhD
Professor
Department of Urology
University Hospitals KU Leuven
Leuven, Belgium

G. Joel DeCastro, MD, MPH
Assistant Professor of Urology
Department of Urology
New York-Presbyterian Hospital/Columbia
University Medical Center
New York, New York

Michael C. Degen, MD, MA
Clinical Assistant
Department of Urology
Hackensack University Medical Center
Hackensack, New Jersey

Sevag Demirjian, MD
Assistant Professor
Cleveland Clinic Lerner College of
Medicine
Department of Nephrology and
Hypertension
Cleveland Clinic
Cleveland, Ohio

Francisco Tibor Dénes, MD, PhD
Associate Professor
Division of Urology
Chief, Pediatric Urology
University of São Paulo Medical School
Hospital das Clínicas
São Paulo, Brazil

John D. Denstedt, MD, FRCSC, FACS
Professor of Urology
Chairman of the Department of Surgery
Western University
London, Ontario, Canada

Theodore L. DeWeese, MD, MPH
Professor and Chair
Radiation Oncology and Molecular
Radiation Sciences
Johns Hopkins University School of
Medicine
Baltimore, Maryland

David Andrew Diamond, MD
Urologist-in-Chief
Department of Urology
Boston Children's Hospital;
Professor of Surgery (Urology)
Department of Surgery
Harvard Medical School
Boston, Massachusetts

Colin P. N. Dinney, MD
Chairman and Professor
Department of Urology
The University of Texas MD Anderson
    Cancer Center
Houston, Texas

Roger R. Dmochowski, MD, MMHC,
FACS
Professor of Urology and Gynecology
Vanderbilt University Medical School
Nashville, Tennessee

Charles G. Drake, MD, PhD
Associate Professor of Oncology,
    Immunology, and Urology
James Buchanan Brady Urological Institute
Johns Hopkins University;
Attending Physician
Department of Oncology
Johns Hopkins Kimmel Cancer Center
Baltimore, Maryland

Marcus John Drake, DM, MA, FRCS
(Urol)
Senior Lecturer in Urology
School of Clinical Sciences
University of Bristol;
Consultant Urologist
Bristol Urological Institute
Southmead Hospital
Bristol, United Kingdom

Brian D. Duty, MD
Assistant Professor of Urology
Oregon Health & Science University
Portland, Oregon

James A. Eastham, MD
Chief, Urology Service
Surgery
Memorial Sloan Kettering Cancer Center;
Professor
Department of Urology
Weill Cornell Medical Center
New York, New York

Louis Eichel, MD
Chief, Division of Urology
Rochester General Hospital;
Director, Minimally Invasive Surgery
Center for Urology
Rochester, New York

J. Francois Eid, MD
Attending Physician
Department of Urology
Lenox Hill Hospital
North Shore-LIJ Health System
New York, New York

Mario A. Eisenberger, MD
R. Dale Hughes Professor of Oncology and
    Urology
Sidney Kimmel Comprehensive Cancer
    Center;
Johns Hopkins University
Baltimore, Maryland

Mohamed Aly Elkoushy, MD, MSc, PhD
Associate Professor
Department of Urology
Faculty of Medicine
Suez Canal University
Ismailia, Egypt

Mark Emberton, MD, MBBS,
FRCS (Urol), BSc
Dean, Faculty of Medical Sciences
University College London
Honorary Consultant Urological Surgeon
University College London Hospitals NHS
    Foundation Trust
London, United Kingdom

Jonathan I. Epstein, MD
Professor of Pathology, Urology, and
    Oncology
Reinhard Professor of Urological Pathology
Director of Surgical Pathology
Johns Hopkins Medical Institutions
Baltimore, Maryland

Carlos R. Estrada, Jr., MD
Associate Professor of Surgery
Harvard Medical School;
Director, Center for Spina Bifida and
    Spinal Cord Conditions
Co-Director, Urodynamics and
    Neuro-Urology
Boston Children's Hospital
Boston, Massachusetts

Michael N. Ferrandino, MD
Assistant Professor
Division of Urologic Surgery
Duke University Medical Center
Durham, North Carolina

Lynne R. Ferrari, MD
Associate Professor of Anesthesiology
Department of Anaesthesia
Harvard Medical School;
Medical Director, Perioperative Services
    and Operating Rooms
Chief, Division of Perioperative Anesthesia
Robert M. Smith Chair in Pediatric
    Anesthesia
Department of Anesthesiology,
    Perioperative and Pain Medicine
Boston Children's Hospital
Boston, Massachusetts

Fernando A. Ferrer, MD
Peter J. Deckers, MD, Endowed Chair of
    Pediatric Surgery
Surgeon-in-Chief
Director, Division of Urology
Connecticut Children's Medical Center
Hartford, Connecticut;
Vice Chair
Department of Surgery
Professor of Surgery, Pediatrics, and Cell
    Biology
University of Connecticut School of
    Medicine
Farmington, Connecticut

Richard S. Foster, MD
Professor
Department of Urology
Indiana University
Indianapolis, Indiana

Dominic Frimberger, MD
Professor of Urology
Department of Urology
University of Oklahoma
Oklahoma City, Oklahoma

Pat F. Fulgham, MD
Director of Surgical Oncology
Texas Health Presbyterian Dallas
Dallas, Texas

John P. Gearhart, MD
Professor of Pediatric Urology
Department of Urology
Johns Hopkins University School of
    Medicine
Baltimore, Maryland

Glenn S. Gerber, MD
Professor
Department of Surgery
University of Chicago Pritzker School of
    Medicine
Chicago, Illinois

Bruce R. Gilbert, MD, PhD
Professor of Urology
Hofstra North Shore-LIJ School of
    Medicine
New Hyde Park, New York

Scott M. Gilbert, MD
Associate Member
Department of Genitourinary Oncology
H. Lee Moffitt Cancer Center and Research
    Institute
Tampa, Florida

Timothy D. Gilligan, MD, MS
Associate Professor of Medicine
Department of Solid Tumor Oncology
Cleveland Clinic Lerner College of
    Medicine;
Co-Director, Center for Excellence in
    Healthcare Communication
Program Director, Hematology/Oncology
    Fellowship
Medical Director, Inpatient Solid Tumor
    Oncology
Taussig Cancer Institute
Cleveland Clinic
Cleveland, Ohio

David A. Goldfarb, MD
Professor of Surgery
Cleveland Clinic Lerner College of
    Medicine;
Surgical Director, Renal Transplant
    Program
Glickman Urological and Kidney Institute
Cleveland Clinic
Cleveland, Ohio

Irwin Goldstein, MD
Director of Sexual Medicine
Alvarado Hospital;
Clinical Professor of Surgery
University of California, San Diego;
Director, San Diego Sexual Medicine
San Diego, California

Marc Goldstein, MD, DSc (Hon), FACS
Matthew P. Hardy Distinguished Professor
of Urology and Male Reproductive
Medicine
Department of Urology and Institute for
Reproductive Medicine
Weill Medical College of Cornell
University;
Surgeon-in-Chief, Male Reproductive
Medicine and Surgery
New York-Presbyterian Hospital/Weill
Cornell Medical Center;
Adjunct Senior Scientist
Population Council
Center for Biomedical Research at
Rockefeller University
New York, New York

Leonard G. Gomella, MD, FACS
Bernard Godwin Professor of Prostate
Cancer and Chair
Department of Urology
Associate Director, Sidney Kimmel Cancer
Center
Thomas Jefferson University
Philadelphia, Pennsylvania

Mark L. Gonzalgo, MD, PhD
Professor of Urology
University of Miami Miller School of
Medicine
Miami, Florida

Tomas L. Griebling, MD, MPH
John P. Wolf 33-Degree Masonic
Distinguished Professor of Urology
Department of Urology and the Landon
Center on Aging
The University of Kansas
Kansas City, Kansas

Hans Albin Gritsch, MD
Surgical Director, Kidney Transplant
Department of Urology
University of California, Los Angeles
Los Angeles, California

Frederick A. Gulmi, MD
Chairman and Residency Program Director
Chief, Division of Minimally Invasive and
Robotic Surgery
Department of Urology
Brookdale University Hospital and Medical
Center
Brooklyn, New York;
Clinical Associate Professor of Urology
New York Medical College
Valhalla, New York

Khurshid A. Guru, MD
Robert P. Huben Endowed Professor of
Urologic Oncology
Director, Robotic Surgery
Department of Urology
Roswell Park Cancer Institute
Buffalo, New York

Thomas J. Guzzo, MD, MPH
Associate Professor of Urology
Penn Medicine, Perelman School of
Medicine
Division of Urology
Hospital of the University of Pennsylvania
University of Pennsylvania Health System
Philadelphia, Pennsylvania

Jennifer A. Hagerty, DO
Attending Physician
Surgery/Urology
Nemours/Alfred I. duPont Hospital for
Children
Wilmington, Delaware;
Assistant Professor
Departments of Urology and Pediatrics
Sidney Kimmel Medical College of
Thomas Jefferson University
Philadelphia, Pennsylvania

Ethan J. Halpern, MD, MSCE
Professor of Radiology and Urology
Department of Radiology
Thomas Jefferson University
Philadelphia, Pennsylvania

Misop Han, MD, MS
David Hall McConnell Associate Professor
in Urology and Oncology
Johns Hopkins Medicine
Baltimore, Maryland

Philip M. Hanno, MD, MPH
Professor of Urology
Department of Surgery
University of Pennsylvania
Philadelphia, Pennsylvania

Hashim Hashim, MBBS, MRCS (Eng),
MD, FEBU, FRCS (Urol)
Consultant Urological Surgeon and
Director of the Urodynamics Unit
Continence and Urodynamics Unit
Bristol Urological Institute
Bristol, United Kingdom

Sender Herschorn, MD, FRCSC
Professor
Division of Urology
University of Toronto;
Urologist
Division of Urology
Sunnybrook Health Sciences Centre
Toronto, Ontario, Canada

Piet Hoebeke, MD, PhD
Full Professor
Ghent University;
Chief of Department of Urology and
Pediatric Urology
Ghent University Hospital
Ghent, Belgium

David M. Hoenig, MD
Professor and Chief
LIJ Medical Center
The Arthur Smith Institute for Urology
North Shore-LIJ-Hofstra University
Lake Success, New York

Michael H. Hsieh, MD, PhD
Associate Professor
Departments of Urology (primary),
Pediatrics (secondary), and
Microbiology, Immunology, and
Tropical Medicine (secondary)
George Washington University;
Attending Physician
Division of Urology
Children's National Health System
Washington, DC;
Stirewalt Endowed Director
Biomedical Research Institute
Rockville, Maryland

Tung-Chin Hsieh, MD
Assistant Professor of Surgery
Department of Urology
University of California, San Diego
La Jolla, California

Douglas A. Husmann, MD
Professor
Department of Urology
Mayo Clinic
Rochester, Minnesota

Thomas W. Jarrett, MD
Professor and Chairman
Department of Urology
George Washington University
Washington, DC

J. Stephen Jones, MD, MBA, FACS
President, Regional Hospitals and Family
Health Centers
Cleveland Clinic
Cleveland, Ohio

Gerald H. Jordan, MD, FACS,
FAAP (Hon), FRCS (Hon)
Professor
Department of Urology
Eastern Virginia Medical School
Norfolk, Virginia

David B. Joseph, MD, FACS, FAAP
Chief of Pediatric Urology
Children's Hospital at Alabama;
Professor of Urology
Department of Urology
University of Alabama at Birmingham
Birmingham, Alabama

Martin Kaefer, MD
Professor
Department of Urology
Indiana University School of Medicine
Indianapolis, Indiana

Jose A. Karam, MD
Assistant Professor
Department of Urology
The University of Texas MD Anderson
Cancer Center
Houston, Texas

Louis R. Kavoussi, MD, MBA
Waldbaum-Gardner Distinguished
Professor of Urology
Department of Urology
Hofstra North Shore-LIJ School of
Medicine
Hampstead, New York;
Chairman of Urology
The Arthur Smith Institute for Urology
Lake Success, New York

Parviz K. Kavoussi, MD, FACS
Reproductive Urologist
Austin Fertility & Reproductive Medicine;
Adjunct Assistant Professor
Neuroendocrinology and Motivation
Laboratory
Department of Psychology
The University of Texas at Austin
Austin, Texas

Antoine E. Khoury, MD, FRCSC, FAAP
Walter R. Schmid Professor of Urology
University of California, Irvine;
Head of Pediatric Urology
CHOC Children's Urology Center
Children's Hospital of Orange County
Orange, California

Roger S. Kirby, MD, FRCS
Medical Director
The Prostate Center
London, United Kingdom

Eric A. Klein, MD
Chairman
Glickman Urological and Kidney Institute
Cleveland Clinic;
Professor of Surgery
Cleveland Clinic Lerner College of
Medicine
Cleveland, Ohio

David James Klumpp, PhD
Associate Professor
Department of Urology
Northwestern University Feinberg School
of Medicine
Chicago, Illinois

Bodo E. Knudsen, MD, FRCSC
Associate Professor and Interim Chair,
Clinical Operations
Department of Urology
Wexner Medical Center
The Ohio State University
Columbus, Ohio

Kathleen C. Kobashi, MD, FACS
Section Head
Urology and Renal Transplantation
Virginia Mason Medical Center
Seattle, Washington

Thomas F. Kolon, MD, MS
Associate Professor of Urology (Surgery)
Perelman School of Medicine
University of Pennsylvania;
Director, Pediatric Urology Fellowship
Program
The Children's Hospital of Philadelphia
Philadelphia, Pennsylvania

Bridget F. Koontz, MD
Butler-Harris Assistant Professor
Department of Radiation Oncology
Duke University Medical Center
Durham, North Carolina

Martin Allan Koyle, MD, FAAP, FACS,
FRCSC, FRCS (Eng)
Division Head, Pediatric Urology
Women's Auxiliary Chair in Urology and
Regenerative Medicine
Hospital for Sick Children;
Professor
Department of Surgery
Division of Urology
Institute of Health Policy, Management
and Evaluation
University of Toronto
Toronto, Ontario, Canada

Amy E. Krambeck, MD
Associate Professor
Department of Urology
Mayo Clinic
Rochester, Minnesota

Ryan M. Krlin, MD
Assistant Professor of Urology
Department of Urology
Louisiana State University Health Science
Center
New Orleans, Louisiana

Bradley P. Kropp, MD, FAAP, FACS
Professor of Pediatric Urology
Department of Urology
University of Oklahoma Health Sciences
Center
Oklahoma City, Oklahoma

Alexander Kutikov, MD, FACS
Associate Professor of Urologic Oncology
Department of Surgery
Fox Chase Cancer Center
Philadelphia, Pennsylvania

Jaime Landman, MD
Professor of Urology and Radiology
Chairman, Department of Urology
University of California, Irvine
Orange, California

Brian R. Lane, MD, PhD
Betz Family Endowed Chair for Cancer
Research
Spectrum Health Regional Cancer Center;
Chief of Urology
Spectrum Health Medical Group;
Associate Professor of Surgery
Michigan State University;
Grand Rapids, Michigan

Stephen Larsen, MD
Chief Resident
Department of Urology
Rush University Medical Center
Chicago, Illinois

David A. Leavitt, MD
Assistant Professor
Vattikuti Urology Institute
Henry Ford Health System
Detroit, Michigan

Eugene Kang Lee, MD
Assistant Professor
Department of Urology
University of Kansas Medical Center
Kansas City, Kansas

Richard S. Lee, MD
Assistant Professor of Surgery (Urology)
Harvard Medical School;
Department of Urology
Boston Children's Hospital
Boston, Massachusetts

W. Robert Lee, MD, MEd, MS
Professor
Department of Radiation Oncology
Duke University School of Medicine
Durham, North Carolina

Dan Leibovici, MD
Chairman of Urology
Kaplan Hospital
Rehovot, Israel

Gary E. Lemack, MD
Professor of Urology and Neurology
Department of Urology
University of Texas Southwestern Medical
Center
Dallas, Texas

Herbert Lepor, MD
Professor and Martin Spatz Chairman
Department of Urology
NYU Langone Medical Center
New York, New York

Laurence A. Levine, MD, FACS
Professor
Department of Urology
Rush University Medical Center
Chicago, Illinois

Sey Kiat Lim, MBBS, MRCS (Edinburgh),
MMed (Surgery), FAMS (Urology)
Consultant
Department of Urology
Changi General Hospital
Singapore

W. Marston Linehan, MD
Chief, Urologic Oncology Branch
Physician-in-Chief, Urologic Surgery
National Cancer Institute
National Institutes of Health Clinical
    Center
Bethesda, Maryland

James E. Lingeman, MD
Professor
Department of Urology
Indiana University School of Medicine
Indianapolis, Indiana

Richard Edward Link, MD, PhD
Associate Professor of Urology
Director, Division of Endourology and
    Minimally Invasive Surgery
Scott Department of Urology
Baylor College of Medicine
Houston, Texas

Michael E. Lipkin, MD
Associate Professor
Division of Urologic Surgery
Duke University Medical Center
Durham, North Carolina

Mark S. Litwin, MD, MPH
The Fran and Ray Stark Foundation Chair
    in Urology
Professor of Urology and Health Policy &
    Management
David Geffen School of Medicine at UCLA
UCLA Fielding School of Public Health
Los Angeles, California

Stacy Loeb, MD, MSc
Assistant Professor
Urology, Population Health, and Laura
    and Isaac Perlmutter Cancer Center
New York University and Manhattan
    Veterans Affairs
New York, New York

Armando J. Lorenzo, MD, MSc, FRCSC,
FAAP, FACS
Staff Paediatric Urologist
Hospital for Sick Children
Associate Scientist
Research Institute, Child Health Evaluative
    Sciences;
Associate Professor
Department of Surgery
Division of Urology
University of Toronto
Toronto, Ontario, Canada

Yair Lotan, MD
Professor
Department of Urology
University of Texas Southwestern Medical
    Center
Dallas, Texas

Tom F. Lue, MD, ScD (Hon), FACS
Professor
Department of Urology
University of California, San Francisco
San Francisco, California

Dawn Lee MacLellan, MD, FRCSC
Associate Professor
Departments of Urology and Pathology
Dalhousie University
Halifax, Nova Scotia, Canada

Vitaly Margulis, MD
Associate Professor
Department of Urology
University of Texas Southwestern Medical
    Center
Dallas, Texas

Stephen David Marshall, MD
Chief Resident
Department of Urology
SUNY Downstate College of Medicine
Brooklyn, New York

Aaron D. Martin, MD, MPH
Assistant Professor
Department of Urology
Louisiana State University Health Sciences
    Center;
Pediatric Urology
Children's Hospital New Orleans
New Orleans, Louisiana

Darryl T. Martin, PhD
Associate Research Scientist
Department of Urology
Yale University School of Medicine
New Haven, Connecticut

Neil Martin, MD, MPH
Assistant Professor
Department of Radiation Oncology
Brigham and Women's Hospital and
    Dana-Farber Cancer Institute
Boston, Massachusetts

Timothy A. Masterson, MD
Associate Professor
Department of Urology
Indiana University Medical Center
Indianapolis, Indiana

Ranjiv Mathews, MD
Professor of Urology and Pediatrics
Director of Pediatric Urology
Southern Illinois University School of
    Medicine
Springfield, Illinois

Surena F. Matin, MD
Professor
Department of Urology;
Medical Director
Minimally Invasive New Technology in
    Oncologic Surgery (MINTOS)
The University of Texas MD Anderson
    Cancer Center
Houston, Texas

Brian R. Matlaga, MD, MPH
Professor
James Buchanan Brady Urological Institute
Johns Hopkins Medical Institutions
Baltimore, Maryland

Richard S. Matulewicz, MS, MD
Department of Urology
Northwestern University Feinberg School
    of Medicine
Chicago, Illinois

Kurt A. McCammon, MD, FACS
Devine Chair in Genitourinary
    Reconstructive Surgery
Chairman and Program Director
Professor
Department of Urology
Eastern Virginia Medical School;
Sentara Norfolk General Hospital
Urology
Norfolk, Virginia;
Devine-Jordan Center for Reconstructive
    Surgery and Pelvic Health
Urology of Virginia, PLLC
Virginia Beach, Virginia

James M. McKiernan, MD
Chairman
Department of Urology
New York-Presbyterian Hospital/Columbia
    University Medical Center
New York, New York

Alan W. McMahon, MD
Associate Professor
Department of Medicine
University of Alberta
Edmonton, Alberta, Canada

Chris G. McMahon, MBBS, FAChSHM
Director, Australian Centre for Sexual
    Health
Sydney, New South Wales, Australia

Thomas A. McNicholas, MB, BS, FRCS,
FEBU
Consultant Urologist and Visiting
    Professor
Department of Urology
Lister Hospital and University of
    Hertfordshire
Stevenage, United Kingdom

Kevin T. McVary, MD, FACS
Professor and Chairman, Division of
    Urology
Department of Surgery
Southern Illinois University School of
    Medicine
Springfield, Illinois

Alan K. Meeker, PhD
Assistant Professor of Pathology
Assistant Professor of Urology
Assistant Professor of Oncology
Johns Hopkins University School of
    Medicine
Baltimore, Maryland

Kirstan K. Meldrum, MD
Chief, Division of Pediatric Urology
Professor of Surgery
Michigan State University
Helen DeVos Children's Hospital
Grand Rapids, Michigan

Cathy Mendelsohn, PhD
Professor
Departments of Urology, Pathology, and
Genetics & Development
Columbia University College of Physicians
and Surgeons
New York, New York

Maxwell V. Meng, MD
Professor
Chief, Urologic Oncology
Department of Urology
University of California, San Francisco
San Francisco, California

Jayadev Reddy Mettu, MD, MBBS
Department of Urology
Wake Forest School of Medicine
Winston-Salem, North Carolina

Alireza Moinzadeh, MD
Director of Robotic Surgery
Institute of Urology
Lahey Hospital & Medical Center
Burlington, Massachusetts;
Assistant Professor
Department of Urology
Tufts University School of Medicine
Boston, Massachusetts

Manoj Monga, MD, FACS
Director, Stevan B. Streem Center for
Endourology and Stone Disease
Glickman Urological and Kidney Institute
Cleveland Clinic
Cleveland, Ohio

Allen F. Morey, MD, FACS
Professor
Department of Urology
University of Texas Southwestern Medical
Center
Dallas, Texas

Todd M. Morgan, MD
Assistant Professor
Department of Urology
University of Michigan
Ann Arbor, Michigan

Ravi Munver, MD, FACS
Vice Chairman
Chief of Minimally Invasive and Robotic
Urologic Surgery
Department of Urology
Hackensack University Medical Center
Hackensack, New Jersey;
Associate Professor of Surgery (Urology)
Department of Surgery
Division of Urology
Rutgers New Jersey Medical School
Newark, New Jersey

Stephen Y. Nakada, MD, FACS
Professor and Chairman
The David T. Uehling Chair of Urology
Department of Urology
University of Wisconsin School of
Medicine and Public Health;
Chief of Service
Department of Urology
University of Wisconsin Hospital and
Clinics
Madison, Wisconsin

Leah Yukie Nakamura, MD
Associate in Urology
Orange County Urology Associates
Laguna Hills, California

Neema Navai, MD
Assistant Professor
Department of Urology
The University of Texas MD Anderson
Cancer Center
Houston, Texas

Joel B. Nelson, MD
Frederic N. Schwentker Professor and
Chairman
Department of Urology
University of Pittsburgh School of
Medicine
Pittsburgh, Pennsylvania

Diane K. Newman, DNP, ANP-BC, FAAN
Adjunct Associate Professor of Urology in
Surgery
Division of Urology
Research Investigator Senior
Perelman School of Medicine
University of Pennsylvania;
Co-Director, Penn Center for Continence
and Pelvic Health
Division of Urology
Penn Medicine
Philadelphia, Pennsylvania

Paul L. Nguyen, MD
Associate Professor
Department of Radiation Oncology
Harvard Medical School;
Director of Prostate Brachytherapy
Department of Radiation Oncology
Brigham and Women's Hospital and
Dana-Farber Cancer Institute
Boston, Massachusetts

J. Curtis Nickel, MD, FRCSC
Professor and Canada Research Chair
Department of Urology
Queen's University
Kingston, Ontario, Canada

Craig Stuart Niederberger, MD, FACS
Clarence C. Saelhof Professor and Head
Department of Urology
University of Illinois at Chicago College of
Medicine
Professor of Bioengineering
University of Illinois at Chicago College of
Engineering
Chicago, Illinois

Victor W. Nitti, MD
Professor
Urology and Obstetrics & Gynecology
NYU Langone Medical Center
New York, New York

Victoria F. Norwood, MD
Robert J. Roberts Professor of Pediatrics
Chief of Pediatric Nephrology
Department of Pediatrics
University of Virginia
Charlottesville, Virginia

**L. Henning Olsen, MD, DMSc, FEAPU,
FEBU**
Professor
Department of Urology & Institute of
Clinical Medicine
Section of Pediatric Urology
Aarhus University Hospital & Aarhus
University
Aarhus, Denmark

Aria F. Olumi, MD
Associate Professor of Surgery/Urology
Department of Urology
Massachusetts General Hospital/Harvard
Medical School
Boston, Massachusetts

Michael Ordon, MD, MSc, FRCSC
Assistant Professor
Division of Urology
University of Toronto
Toronto, Ontario, Canada

David James Osborn, MD
Assistant Professor
Division of Urology
Walter Reed National Military Medical
Center
Uniformed Services University
Bethesda, Maryland

Nadir I. Osman, PhD, MRCS
Department of Urology
The Royal Hallmashire Hospital Sheffield
Teaching Hospitals
Sheffield, South Yorkshire, United
Kingdom

Michael C. Ost, MD
Associate Professor and Vice Chairman
Department of Urology
University of Pittsburgh Medical Center;
Chief, Division of Pediatric Urology
Children's Hospital of Pittsburgh at the
University of Pittsburgh Medical Center
Pittsburgh, Pennsylvania

Lance C. Pagliaro, MD
Professor
Department of Genitourinary Medical
Oncology
The University of Texas MD Anderson
Cancer Center
Houston, Texas

Ganesh S. Palapattu, MD
Chief of Urologic Oncology
Associate Professor
Department of Urology
University of Michigan
Ann Arbor, Michigan

Drew A. Palmer, MD
Institute of Urology
Lahey Hospital & Medical Center
Burlington, Massachusetts;
Clinical Associate
Tufts University School of Medicine
Boston, Massachusetts

Jeffrey S. Palmer, MD, FACS, FAAP
Director
Pediatric and Adolescent Urology Institute
Cleveland, Ohio

Lane S. Palmer, MD, FACS, FAAP
Professor and Chief
Pediatric Urology
Cohen Children's Medical Center of New
    York/Hofstra North Shore-LIJ School of
    Medicine
Long Island, New York

John M. Park, MD
Cheng Yang Chang Professor of Pediatric
    Urology
Department of Urology
University of Michigan Medical School
Ann Arbor, Michigan

J. Kellogg Parsons, MD, MHS, FACS
Associate Professor
Department of Urology
Moores Comprehensive Cancer Center
University of California, San Diego
La Jolla, California

Alan W. Partin, MD, PhD
Professor and Director of Urology
Department of Urology
Johns Hopkins School of Medicine
Baltimore, Maryland

Margaret S. Pearle, MD, PhD
Professor
Departments of Urology and Internal
    Medicine
University of Texas Southwestern Medical
    Center
Dallas, Texas

Craig A. Peters, MD
Professor of Urology
University of Texas Southwestern Medical
    Center;
Chief, Section of Pediatric Urology
Children's Health System
Dallas, Texas

Andrew Peterson, MD, FACS
Associate Professor
Urology Residency Program Director
Surgery
Duke University
Durham, North Carolina

Curtis A. Pettaway, MD
Professor
Department of Urology
The University of Texas MD Anderson
    Cancer Center
Houston, Texas

Louis L. Pisters, MD
Professor
Department of Urology
The University of Texas MD Anderson
    Cancer Center
Houston, Texas

Emilio D. Poggio, MD
Associate Professor of Medicine
Cleveland Clinic Learner College of
    Medicine;
Medical Director, Kidney and Pancreas
    Transplant Program
Department of Nephrology and
    Hypertension
Cleveland Clinic
Cleveland, Ohio

Hans G. Pohl, MD, FAAP
Associate Professor of Urology and
    Pediatrics
Children's National Medical Center
Washington, DC

Michel Arthur Pontari, MD
Professor
Department of Urology
Temple University School of Medicine
Philadelphia, Pennsylvania

John C. Pope IV, MD
Professor
Departments of Urologic Surgery and
    Pediatrics
Vanderbilt University Medical Center
Nashville, Tennessee

Glenn M. Preminger, MD
Professor and Chief
Division of Urology
Duke University Medical Center
Durham, North Carolina

Mark A. Preston, MD, MPH
Instructor in Surgery
Division of Urology
Brigham and Women's Hospital/Harvard
    Medical School
Boston, Massachusetts

Raymond R. Rackley, MD
Professor of Surgery
Glickman Urological and Kidney Institute
Cleveland Clinic
Cleveland, Ohio

Soroush Rais-Bahrami, MD
Assistant Professor of Urology and
    Radiology
Department of Urology
University of Alabama at Birmingham
Birmingham, Alabama

Jay D. Raman, MD
Associate Professor
Surgery (Urology)
Penn State Milton S. Hershey Medical
    Center
Hershey, Pennsylvania

Art R. Rastinehad, DO
Director of Interventional Urologic
    Oncology
Assistant Professor of Radiology and
    Urology
The Arthur Smith Institute for Urology and
    Interventional Radiology
Hofstra North Shore-LIJ School of
    Medicine
New York, New York

Yazan F. H. Rawashdeh, MD, PhD, FEAPU
Consultant Pediatric Urologist
Department of Urology
Section of Pediatric Urology
Aarhus University Hospital
Aarhus, Denmark

Shlomo Raz, MD
Professor of Urology
Department of Urology
Division of Pelvic Medicine and
    Reconstructive Surgery
UCLA School of Medicine
Los Angeles, California

Ira W. Reiser, MD
Clinical Associate Professor of Medicine
State University of New York Health
    Science Center at Brooklyn;
Attending Physician and Chairman
    Emeritus
Department of Medicine
Division of Nephrology and Hypertension
Brookdale University Hospital and Medical
    Center
Brooklyn, New York

W. Stuart Reynolds, MD, MPH
Assistant Professor
Department of Urologic Surgery
Vanderbilt University
Nashville, Tennessee

Koon Ho Rha, MD, PhD, FACS
Professor
Department of Urology
Urological Science Institute
Yonsei University College of Medicine
Seoul, South Korea

Kevin R. Rice, MD
Urologic Oncologist
Urology Service, Department of Surgery
Walter Reed National Military Medical
    Center
Bethesda, Maryland

Lee Richstone, MD
System Vice Chairman
Department of Urology
Associate Professor
Hofstra North Shore-LIJ School of
    Medicine
Lake Success, New York;
Chief
Urology
The North Shore University Hospital
Manhasset, New York

Richard C. Rink, MD, FAAP, FACS
Robert A. Garret Professor
Pediatric Urology
Riley Hospital for Children
Indiana University School of Medicine;
Faculty
Pediatric Urology
Peyton Manning Children's Hospital at St.
    Vincent
Indianapolis, Indiana

Michael L. Ritchey, MD
Professor
Department of Urology
Mayo Clinic College of Medicine
Phoenix, Arizona

Larissa V. Rodriguez, MD
Professor
Vice Chair, Academics
Director, Female Pelvic Medicine and
    Reconstructive Surgery (FPMRS)
Director, FPMRS Fellowship
University of Southern California Institute
    of Urology
Beverly Hills, California

Ronald Rodriguez, MD, PhD
Professor and Chairman
Department of Urology
University of Texas Health Science Center
    at San Antonio
San Antonio, Texas;
Adjunct Professor
Department of Urology
Johns Hopkins University School of
    Medicine
Baltimore, Maryland

Claus G. Roehrborn, MD
Professor and Chairman
Department of Urology
University of Texas Southwestern Medical
    Center
Dallas, Texas

Lisa Rogo-Gupta, MD
Assistant Professor
Urogynecology and Pelvic Reconstructive
    Surgery
Urology
Stanford University
Palo Alto, California

Theodore Rosen, MD
Professor of Dermatology
Baylor College of Medicine;
Chief of Dermatology
Department of Medicine
Michael E. DeBakey VA Medical Center
Houston, Texas

Ashley Evan Ross, MD, PhD
Assistant Professor of Urology, Oncology,
    and Pathology
James Buchanan Brady Urological Institute
Johns Hopkins Medicine
Baltimore, Maryland

Eric S. Rovner, MD
Professor of Urology
Department of Urology
Medical University of South Carolina
Charleston, South Carolina

Richard A. Santucci, MD, FACS
Specialist-in-Chief
Department of Urology
Detroit Medical Center;
Clinical Professor
Department of Osteopathic Surgical
    Specialties
Michigan State College of Osteopathic
    Medicine
Detroit, Michigan

Anthony J. Schaeffer, MD
Herman L. Kretschmer Professor of
    Urology
Department of Urology
Northwestern University Feinberg School
    of Medicine
Chicago, Illinois

Edward M. Schaeffer, MD, PhD
Associate Professor of Urology and
    Oncology
Johns Hopkins Medicine
Baltimore, Maryland

Douglas S. Scherr, MD
Associate Professor of Urology
Clinical Director of Urologic Oncology
Department of Urology
Weill Medical College of Cornell
    University
New York, New York

Francis X. Schneck, MD
Associate Professor of Urology
Division of Pediatric Urology
Children's Hospital of Pittsburgh at the
    University of Pittsburgh Medical Center
Pittsburgh, Pennsylvania

Michael J. Schwartz, MD, FACS
Assistant Professor of Urology
Hofstra North Shore-LIJ School of
    Medicine
New Hyde Park, New York

Karen S. Sfanos, PhD
Assistant Professor of Pathology
Assistant Professor of Oncology
Johns Hopkins University School of
    Medicine
Baltimore, Maryland

Robert C. Shamberger, MD
Chief of Surgery
Department of Surgery
Boston Children's Hospital;
Robert E. Gross Professor of Surgery
Department of Surgery
Harvard Medical School
Boston, Massachusetts

Ellen Shapiro, MD
Professor of Urology
Director, Pediatric Urology
Department of Urology
New York University School of Medicine
New York, New York

David S. Sharp, MD
Assistant Professor
Department of Urology
Ohio State University Wexner Medical
    Center
Columbus, Ohio

Alan W. Shindel, MD, MAS
Associate Professor
Department of Urology
University of California, Davis
Sacramento, California

Daniel A. Shoskes, MD, MSc, FRCSC
Professor of Surgery (Urology)
Glickman Urological and Kidney Institute
Department of Urology
Cleveland Clinic
Cleveland, Ohio

Aseem Ravindra Shukla, MD
Director of Minimally Invasive Surgery
Pediatric Urology
The Children's Hospital of Philadelphia
Philadelphia, Pennsylvania

Eila C. Skinner, MD
Professor and Chair
Department of Urology
Stanford University
Stanford, California

Ariana L. Smith, MD
Associate Professor of Urology
Penn Medicine, Perelman School of
    Medicine
Division of Urology
Hospital of the University of Pennsylvania
University of Pennsylvania Health System
Philadelphia, Pennsylvania

Armine K. Smith, MD
Assistant Professor of Urology and
    Director of Urologic Oncology at Sibley
    Hospital
James Buchanan Brady Urological Institute
Johns Hopkins University;
Assistant Professor of Urology
Department of Urology
George Washington University
Washington, DC

Joseph A. Smith, Jr., MD
William L. Bray Professor of Urology
Department of Urologic Surgery
Vanderbilt University School of Medicine
Nashville, Tennessee

Warren T. Snodgrass, MD
Co-Director, PARC Urology
Dallas, Texas

Graham Sommer, MD
Professor of Radiology
Division of Diagnostic Radiology
Stanford University School of Medicine
Stanford, California

Rene Sotelo, MD
Chairman, Department of Urology
Minimally Invasive and Robotic Surgery
    Center
Instituto Médico La Floresta
Caracas, Miranda, Venezuela

Mark J. Speakman, MBBS, MS, FRCS
Consultant Urological Surgeon
Department of Urology
Musgrove Park Hospital;
Consultant Urologist
Nuffield Hospital
Taunton, Somerset, United Kingdom

Philippe E. Spiess, MD, MS, FRCS(C)
Associate Member
Department of Genitourinary Oncology
Moffitt Cancer Center;
Associate Professor
Department of Urology
University of South Florida
Tampa, Florida

Samuel Spitalewitz, MD
Associate Professor of Clinical Medicine
State University of New York Health
    Science Center at Brooklyn;
Attending Physician
Division of Nephrology and Hypertension
Supervising Physician of Nephrology and
    Hypertension, Outpatient Services
Brookdale University Hospital and Medical
    Center
Brooklyn, New York

Ramaprasad Srinivasan, MD, PhD
Head, Molecular Cancer Section
Urologic Oncology Branch
Center for Cancer Research
National Cancer Institute
National Institutes of Health
Bethesda, Maryland

Joph Steckel, MD, FACS
Department of Urology
North Shore-LIJ Health System
New Hyde Park, New York;
Vice Chairman, Department of Urology
North Shore University Hospital
Manhasset, New York

Andrew J. Stephenson, MD, MBA, FACS,
FRCS(C)
Associate Professor of Surgery
Department of Urology
Cleveland Clinic Lerner College of
    Medicine
Case Western Reserve University;
Director, Urologic Oncology
Glickman Urological and Kidney Institute
Cleveland Clinic
Cleveland, Ohio

Julie N. Stewart, MD
Assistant Professor
Department of Urology
Houston Methodist Hospital
Houston, Texas

Douglas W. Storm, MD, FAAP
Assistant Professor
Department of Urology
University of Iowa Hospitals and Clinics
Iowa City, Iowa

Li-Ming Su, MD
David A. Cofrin Professor of Urology
Chief, Division of Robotic and Minimally
    Invasive Urologic Surgery
Department of Urology
University of Florida College of Medicine
Gainesville, Florida

Thomas Tailly, MD, MSc
Fellow in Endourology
Department of Surgery
Division of Urology
Schulich School of Medicine and Dentistry
Western University
London, Ontario, Canada

Shpetim Telegrafi, MD
Associate Professor (Research) of Urology
Senior Research Scientist
Director, Diagnostic Ultrasound
Department of Urology
New York University School of Medicine
New York, New York

John C. Thomas, MD, FAAP, FACS
Associate Professor of Urologic Surgery
Department of Urology
Division of Pediatric Urology
Monroe Carell Jr. Children's Hospital at
    Vanderbilt
Nashville, Tennessee

J. Brantley Thrasher, MD
Professor and William L. Valk Chair of
    Urology
Department of Urology
University of Kansas Medical Center
Kansas City, Kansas

Edouard J. Trabulsi, MD, FACS
Associate Professor
Department of Urology
Kimmel Cancer Center
Thomas Jefferson University
Philadelphia, Pennsylvania

Chad R. Tracy, MD
Assistant Professor
Department of Urology
University of Iowa
Iowa City, Iowa

Paul J. Turek, MD, FACS, FRSM
Director, the Turek Clinic
Beverly Hills and San Francisco, California

Robert G. Uzzo, MD, FACS
Chairman
G. Willing "Wing" Pepper Professor of
    Cancer Research
Department of Surgery
Deputy Chief Clinical Officer
Fox Chase Cancer Center
Philadelphia, Pennsylvania

Sandip P. Vasavada, MD
Professor of Surgery (Urology)
Glickman Urological and Kidney Institute
Cleveland Clinic
Cleveland, Ohio

David J. Vaughn, MD
Professor of Medicine
Division of Hematology/Oncology
Department of Medicine
Abramson Cancer Center at the University
    of Pennsylvania
Philadelphia, Pennsylvania

Manish A. Vira, MD
Assistant Professor of Urology
Vice Chair for Urologic Research
The Arthur Smith Institute for Urology
Hofstra North Shore-LIJ School of
    Medicine
Lake Success, New York

Gino J. Vricella, MD
Assistant Professor of Urologic Surgery
Urology Division
Washington University School of Medicine
    in St. Louis
St. Louis, Missouri

John T. Wei, MD, MS
Professor
Department of Urology
University of Michigan
Ann Arbor, Michigan

Alan J. Wein, MD, PhD (Hon), FACS
Founders Professor of Urology
Division of Urology
Penn Medicine, Perelman School of
  Medicine;
Chief of Urology
Division of Urology
Penn Medicine, Hospital of the University
  of Pennsylvania;
Program Director, Residency in Urology
Division of Urology
Penn Medicine, University of Pennsylvania
  Health System
Philadelphia, Pennsylvania

Jeffrey Paul Weiss, MD
Professor and Chair
Department of Urology
SUNY Downstate College of Medicine
Brooklyn, New York

Robert M. Weiss, MD
Donald Guthrie Professor of Surgery/
  Urology
Department of Urology
Yale University School of Medicine
New Haven, Connecticut

Charles Welliver, MD
Assistant Professor of Surgery
Division of Urology
Albany Medical College
Albany, New York

Hunter Wessells, MD, FACS
Professor and Nelson Chair
Department of Urology
University of Washington
Seattle, Washington

J. Christian Winters, MD, FACS
Professor and Chairman
Department of Urology
Louisiana State University Health Sciences
  Center
New Orleans, Louisiana

J. Stuart Wolf, Jr., MD, FACS
David A. Bloom Professor of Urology
Associate Chair for Urologic Surgical
  Services
Department of Urology
University of Michigan
Ann Arbor, Michigan

Christopher G. Wood, MD
Professor and Deputy Chairman
Douglas E. Johnson, M.D. Endowed
  Professorship in Urology
Department of Urology
The University of Texas MD Anderson
  Cancer Center
Houston, Texas

David P. Wood, Jr., MD
Chief Medical Officer
Beaumont Health;
Professor of Urology
Department of Urology
Oakland University William Beaumont
  School of Medicine
Royal Oak, Michigan

Christopher R. J. Woodhouse, MB, FRCS,
FEBU
Emeritus Professor
Adolescent Urology
University College
London, United Kingdom

Stephen Shei-Dei Yang, MD, PhD
Professor
Department of Urology
Buddhist Tzu Chi University
Hualien, Taiwan;
Chief of Surgery
Taipei Tzu Chi Hospital
New Taipei, Taiwan

Jennifer K. Yates, MD
Assistant Professor
Department of Urology
University of Massachusetts Medical
  School
Worcester, Massachusetts

Chung Kwong Yeung, MBBS, MD, PhD,
FRCS, FRACS, FACS
Honorary Clinical Professor in Pediatric
  Surgery and Pediatric Urology
Department of Surgery
University of Hong Kong;
Chief of Pediatric Surgery and Pediatric
  Urology
Union Hospital
Hong Kong, China

Richard Nithiphaisal Yu, MD, PhD
Instructor in Surgery
Harvard Medical School;
Associate in Urology
Department of Urology
Boston Children's Hospital
Boston, Massachusetts

Lee C. Zhao, MD, MS
Assistant Professor
Department of Urology
New York University
New York, New York

Jack M. Zuckerman, MD
Fellow in Reconstructive Surgery
Department of Urology
Eastern Virginia Medical School
Norfolk, Virginia

中文版序

《坎贝尔-沃尔什泌尿外科学》自 1954 年问世以来，一直是世界公认的泌尿外科最权威的经典著作。该书全面反映了本学科领域的最新进展及相关信息，是从事泌尿外科工作者的主要参考书。

2009 年，我们有幸主持翻译了该书的第 9 版，参加翻译工作的学者多达 200 余人，包括全国各地的泌尿外科专家。第 9 版译著出版后得到国内外泌尿外科同仁的一致欢迎和好评，获得了非常好的社会效益和经济效益。时隔十年之后的今天，我们非常欣喜地看到第 11 版译著即将面世。第 11 版的主编译由上海交通大学附属第一人民医院副院长夏术阶教授和北京协和医院泌尿外科主任纪志刚教授担任，他们的专业水平和组织能力被广泛认可，且在译者团队的构建和出版形式的优化方面有独到的见解。审译团队包括了全国各地三甲医院的泌尿外科及男科专家、中华医学会泌尿外科学分会委员、中国医师协会男科与性医学医师分会委员，其中有很多第 9 版译者，以促进本书的传承和提高，推动全国泌尿外科学和男科学的发展。

创新思维来自于临床实践，出版要适合实际需求，要反映本学科领域的最新研究进展和最高技术水平，这样才有助于整个学科的发展。《坎贝尔-沃尔什泌尿外科学》第 11 版中文版的出版是我国泌尿外科学事业的大事，通过编译，加入反映我国本学科领域最新研究进展和最高技术水平的内容，对于编译者来说是一个学习和成长的过程，也是向全国泌尿外科同行传播新知识的窗口。该书的出版，对推动我国泌尿外科进一步发展，提高本领域的理论和技术水平具有重大意义。

郭志禄

2019.9.2

《坎贝尔-沃尔什泌尿外科学》是国际公认的泌尿外科学界最权威的经典著作。第1版于1954年出版即确立了其扛鼎地位,此后历经多位主编不断丰富再版,学术地位不断增强。本版(第11版)由 Alan J. Wein 教授领衔主编,数百位国际顶尖专家编写,共分4卷,比上一版增加了22章,涵盖了当今最新的观念、数据及存在的争论,特别是在机器人手术、影像引导诊断与治疗等热点方面增加了大量篇幅,对国内学科建设与精进有重要意义。

本书内容极其丰富,从基础到临床,从宏观概念到具体操作细节,均做了详细叙述,并全面反映本学科领域的最新研究进展及相关信息,是青年医师成才和从事本领域基础与临床研究人员的必读书,更是临床医师解决疑难病诊治的指导教材,也是本学科教师进一步了解学科最新发展、编写教材的重要参考书。本书中文版的面世必将为泌尿外科医师培训,以及进一步提高我国泌尿外科水平起到积极的推动作用。

为了保证本书的翻译质量,我们组织了200多名代表国内泌尿外科专业领域影响力及水平的专家和骨干组成审译团队,并请第9版主译郭应禄院士担任总主审。为适应国内泌尿外科领域的实际需要,第11版译著采取了编译的形式,依据亚学科对原著进行优化整合,译著相对原著有一定程度的调整,包括篇、章次序和位置的变化,并加入国内本领域创新成果。译后全书分为7卷:第1卷,泌尿外科基础与临床决策;第2卷,泌尿肿瘤与感染外科学;第3卷,泌尿结石与肾病外科学;第4卷,前列腺外科学;第5卷,尿控与盆底外科学;第6卷,男科学与性医学;第7卷,小儿泌尿外科学。各卷既可作为独立专著,也可合成套装出版发行,便于不同亚学科专业的医师和学者阅读。

本书出版的最大意义在于传播知识、发现人才和培养人才,推动我国泌尿外科事业的发展,促进人才梯队建设,践行十九大精神和《"健康中国2030"规划纲要》。在本书翻译过程中,为了做到"信、达、雅"地保留和传递原著的精髓,众多专家和学者付出了巨大的努力,谨向他们表示衷心的感谢!由于我们水平有限,书中可能会有错误和遗漏之处,恳请广大读者不吝指正。

---

* 因版权限制,本书中个别图表未翻译成中文

原著前言

自 1954 年首次出版以来,《坎贝尔-沃尔什泌尿外科学》(最初书名为《泌尿外科学》)一直是我们专业综合评估的金标准。令人自豪与高兴的是,这本书作为第 11 版,是对它之前的 10 个版本的良好传承。这 4 卷实质上是关于泌尿外科每个主要科目的一系列全面的迷你教科书。这个版本在排版、内容和作者上都有重大变化,这些变化反映了我们这个领域不断发展的本质,并且许多科目编写的接力棒已经从上一代传递到了下一代。本版本共增加了 22 个全新的章节,并新纳入了 61 位第一作者。所有其他原有章节也都经过修订,添加了新修订的指南,并保留了广泛使用粗体字、要点框和算法公式等广为接受的格式。

本版本在内容上的变化主要包括以下方面:重组了成人泌尿外科放射成像基本原则的章节;添加了小儿泌尿外科成像的新章节;将男性生殖系统、腹膜后、肾、输尿管、肾上腺、男性及女性骨盆的手术、放射学和内镜解剖学单独分为新章节;关于雄激素不足的章节也已经扩展到了包括心血管风险和代谢综合征在内的综合性男性健康的范畴;增加了关于泌尿外科手术的基本能量方式、尿路出血管理、上尿路结石的医疗管理策略、腹股沟淋巴结清扫术、男性尿失禁的评估和管理概述、逼尿肌功能不全、有关使用网状物治疗尿失禁和脱垂及其修复和微创尿流改道的并发症的全新章节。此外,在儿科领域,增加了关于腹腔镜和机器人手术、下尿路功能紊乱、排便障碍的管理,以及青少年和泌尿外科学原则的全新章节;为性传播感染疾病、结核病和其他机会性感染疾病、男性不育基础理论、男性高潮及射精障碍、勃起功能障碍手术、佩罗尼病(Peyronie disease)、女性性功能和功能障碍、肾血管性高血压、缺血性神经病变、肾移植和上尿路结石的非医疗管理等原有章节提供了全新的内容;在关于尿液输送、储存和排空的部分中,关于膀胱和尿道的生理学与药理学、尿失禁和盆腔脱垂的流行病学和病理生理学、夜尿症、尿失禁的保守治疗、尿瘘、老年人下尿路功能障碍和尿失禁,以及尿液储存和排空障碍的其他治疗方法这些章节都更新了内容;对关于良性前列腺增生的微创和内镜治疗的章节进行了全面的更新,以反映该领域的最新进展;在肿瘤领域,对许多章节也进行了重新编写以反映当代数据和理念,如泌尿外科肿瘤免疫学和免疫治疗的基本原则、睾丸肿瘤、腹膜后肿瘤、肾的开放式手术、肾肿瘤的非手术局部治疗、肾上腺手术、转移性和侵袭性膀胱癌的治疗、膀胱癌经尿道和开放手术治疗、前列腺活检的技术和成像(包括融合技术)、前列腺癌的诊断和分期、前列腺癌的主动监测、前列腺癌的局部治疗、前列腺癌的放射治疗、前列腺癌和尿道肿瘤根治性治疗后复发的管理等章节。在儿科方面,一些原有的章节也进行了重新编写,如儿童肾功能发育障碍、小儿泌尿生殖道感染和炎症、儿童输尿管手术、后尿道瓣膜等章节,并将男孩和女孩外生殖器异常的管理单独置于一个章节。

我们对 Elsevier 的支持表示感谢,并特别感谢我们出色的编辑和支持人员:Charlotta Kryhl 和 Stefanie Jewel-Thomas(高级内容策略师),Dee Simpson(高级内容开发专家),以及 Kristine Feeherty(图书制作专家)。没有他们的专业知识、耐心和得体的催促,这个版本就难以按时完成。

我们希望您在阅读第 11 版泌尿外科金标准教科书时的体验,就如我们看着它逐渐成书时那般愉悦!

Alan J. Wein , MD, PhD (Hon), FACS
代表全体主编
Louis R. Kavoussi, MD, MBA.
Alan W. Partin, MD, PhD, and Craig A. Peters, MD

目 录

第 1 章　前列腺的发育、分子生物学及生理学

Ashley Evan Ross, MD, PhD, and Ronald Rodriguez, MD, PhD

本章主要介绍前列腺及精囊腺的发育、解剖学、组织学和生理学，两者属于男性的附属性腺，分泌物参与精液的构成。关于前列腺形成和生理功能的宏观及分子知识变得越来越重要，因为前列腺发育过程的重新激活或者重新开始似乎发生在一些病理改变过程中，例如良性前列腺增生（BPH）及侵袭性前列腺癌的发展过程（Marker，2008；Schaeffer et al，2008；Pritchard et al，2009）。此外，前列腺特异性抗原（PSA）和前列腺其他细胞成分的生理过程，在临床前列腺生物标记物研究进展中发挥着越来越重要的作用（Mikolajczyk et al，2004；Vickers et al，2011；Loeb and Catalona，2014）。

一、发育及分子生物学

(一)前列腺

1. 下尿路的区域分化

前列腺来源于原始内胚层（肠管）。原始肠管分化为前肠、中肠、后肠，随后其末端膨大，形成泄殖腔。泄殖腔拉丁语意为"下水道"，是泌尿道和消化道的共同排出道，在鸟类、爬行动物、两栖动物、有袋动物和单孔类动物中有着完全不同的形态。然而，胎生哺乳动物在胚胎发育过程中，泄殖腔被直肠间隔分开，形成了独立的泌尿和消化系统。腹侧的泌尿室称为原始泌尿生殖窦，其头端

进一步分化为膀胱，尾端分化为尿道。

2. 前列腺芽

在男性，前列腺通过尿生殖窦上皮细胞的增殖，发育至膀胱颈的尾端。前列腺芽长入固定的区域，这是在啮齿动物中不同前列腺叶，并且可能在人类中不同前列腺区未来的发育模式。上皮细胞芽通过"间充质凝结"长入这些区域，这是泌尿生殖窦的间充质细胞（细胞构成疏松结缔组织并将分化成不同间质成分）紧密连接在一起的过程（reviewed in Thomson，2008）。这个凝结过程在雌性和雄性中均会发生，因此是不依赖于雄激素的。相反，上皮细胞芽是完全依赖雄激素的，并且是在光镜下可以观察到的前列腺发育的第一个事件。前列腺芽的出现需要复杂的上皮-间质细胞相互作用（图 1-1）。在人类，前列腺萌芽发生在妊娠的第 10 周，在小鼠，前列腺萌芽发生在妊娠的第 17 天，出生前 2 天。有一点很重要，那就是雄激素的作用不仅是必要的，而且足以驱动胚胎前列腺的生长和分化。这一事实说明以及我们对实验动物雄激素水平控制能力的提高，使前列腺成为决定上皮细胞结局因素研究中极具吸引力的器官（Cunha et al，1987；Schaeffer et al，2008）。前列腺芽最初生长为实体上皮索，随后（出生后第 1 天至第 14 天小鼠）分支和渠化（Sugimura et al，1986），这是复杂的分支化形态发生过程的一部分。

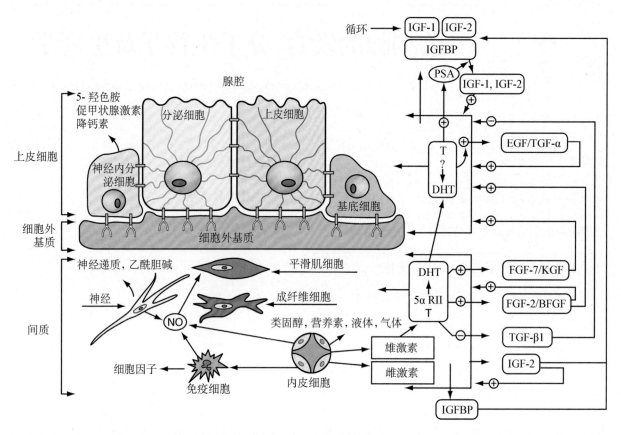

图 1-1 间质-上皮相互作用

　　图 1-1 所示前列腺内信息传递和调节的间质-上皮相互作用类型的示意图。睾酮和生长因子在间质细胞和上皮细胞之间相互作用。雄激素刺激或者抑制生长因子的产生。生长因子可在同一细胞(自分泌)或远处细胞(旁分泌)发挥作用。一氧化氮(NO)由神经细胞、内皮细胞或巨噬细胞产生，并影响平滑肌收缩(详见正文)。图中几个重要特征：①三种类型的前列腺上皮细胞：神经内分泌细胞、分泌细胞和基底细胞；②五种重要的前列腺基质细胞：平滑肌细胞、成纤维细胞、免疫细胞、内皮细胞和神经细胞；③5α-还原酶在基质层将睾酮转换为双氢睾酮(DHT)；④前列腺中一氧化氮的三个来源：神经细胞、免疫细胞(例如巨噬细胞)和内皮细胞；⑤多种生长因子介导的基质-上皮相互作用(见正文)。BFGF. 碱性成纤维细胞生长因子；EGF. 表皮生长因子；FGF. 成纤维细胞生长因子；IGF. 胰岛素样生长因子；IGFBP. 胰岛素样生长因子结合蛋白；KGF. 角质细胞生长因子；PSA. 前列腺特异性抗原；T. 睾酮；TGF. 转化生长因子

3. 细胞分化

　　在小鼠中，泌尿生殖窦上皮初始是一团均质的细胞室，分化(在小鼠出生后)为不同的基底层(邻近间质)和管腔层(Wang et al，2001)。介于中间形态的上皮细胞，称为中间细胞，具有基底和管腔细胞的特征。第四种类型的细胞，即神经内分泌细胞在前列腺上皮萌芽前大量存在，随着胚胎发育，其数量逐渐减少(Aumuller et al，2001)。在小鼠胚胎发育过程中，这种类型细胞的发育还没有被很详细地描述过，并且这些细胞的来源意见不一，其可能来源于神经嵴或泌尿生殖道内胚层(Aumuller et al，2001；Goldstein et al，2008)，

这说明进一步描绘前列腺上皮谱系是必要的。

4. 前列腺发育的分子特征

　　(1)诱导前列腺萌芽：虽然雄激素受体(AR)通过双氢睾酮(DHT)发出的信号是前列腺发育的主要动力，但它只决定发育的时间，而不决定发育部位。雄激素受体信号传导机制广泛存在于下泌尿生殖道(Takeda et al，1985；Berman et al，1995)。前列腺上皮芽在准确的位置上形成，其机制尚不明确。这种空间位置的控制，可能源于平行同源异形(HOX)基因，它们是转录调节因子，控制着不同组织发育过程中头尾向(头到尾)及近端至远端(例如肩膀到指尖)，轴线不同基因的表

达,包括泌尿生殖道(reviewed in Beck et al,2000;Kmita and Duboule,2003)。在脊椎动物中,同源的 Hox 基因以四个相似的基因簇存在(簇 A,B,C,D),每一簇都位于一个单独的染色体上,自染色体 3′到 5′端编码基因,这反映了它们在胚胎期的表达模式。这些同源基因不同于其他的也含有 DNA 结合同源盒序列的远亲转录因子家族,例如 NK 家族,其基因以一种更为离散的、器官特定的方式表达(见后续 Nkx3.1 的讨论)。同源 Hox 基因从 1 到 13 依次编号,在 5′端编号更高,显示出最远端或尾端的表达模式。因此,Hoxa13、Hoxb13 和 Hoxd13 是分别位于 7、17、2 号染色体上的同源基因,它们在远端泌尿生殖道发育中具有相互重叠的表达模式和功能。Hoxb13 调控基因的特点是限制了其对泌尿生殖道和消化道尾端的作用,可以用于雄激素非依赖性前列腺基因表达研究的设计(McMullin et al,2009)。单个 Hox 基因纯合子突变导致前列腺分支模式(Podlasek et al,1997)和(或)有缺陷上皮细胞成熟的细微改变(Economides and Capecchi,2003)。这些基因出现多个突变,将会导致更明显、更严重的泌尿生殖系统表型缺陷,例如在 Hoxd13/Hoxb13 复合突变小鼠中会出现前列腺发育不良,在 Hoxa13/Hoxd13 复合突变小鼠中会出现泌尿器官分离以及胃肠道形成失败的现象(Kondo et al,1997;Warot et al,1997)。

在雄性和雌性中都会发生间充质凝结的现象,因此这不足以驱动前列腺的发育,但可能是必需的。缺乏 Noggin 基因的小鼠腹侧间充质垫的凝结是有缺陷的[见转化生长因子-β(TGF-β)家族的研究,后续将进一步讨论 Noggin 基因在前列腺发育中的作用],而 Noggin 基因有拮抗骨形态发生蛋白(BMP)配体与其受体结合的作用(Cook et al,2007)。这一发现提示 BMP 信号能够增强间充质凝结,或通过直接作用于间质细胞或通过调节这一过程中重要的上皮衍生因子来发挥作用。凝结的间充质富含大量成纤维细胞生长因子(FGFs),这是上皮芽生长所必需的。例如,间充质特异性生长因子 Fgf10 基因工程突变的小鼠,上皮细胞芽发育不良,并且也不会发育成前列腺(Donjacour et al,2003)。

(2)上皮出芽:在前列腺发育过程中上皮细

中最早出现的变化是性别决定区 Y 盒 9 的上调(Sox9),一种间充质依赖性的成纤维细胞生长因子介导的雄激素依赖性转录因子(Huang et al,2012)。Sox9 似乎是前列腺上皮谱系启动的关键。此后,NK 同源盒转录家族成员 Nkx 3.1 的上皮表达增加。这种转录因子影响成熟的小鼠前列腺的分支程度,它也有肿瘤抑制因子的作用(Bieberich et al,1996;Bhatia-Gaur et al,1999;Abate-Shen et al,2008)。

转录调节因子 p63(TP63)(Signoretti et al,2000)或 AR 信号通路(reviewed in Cunha et al,1987)中的突变也可以阻断前列腺诱导启动。值得注意的是,Cunha 和 Lung(1978)发现了诱导前列腺上皮发芽的一个显著特点是在间质中需要 AR 信号通路,但在上皮细胞中并不是必需的。因此,雄激素的作用似乎是间接的,进而提出了 andromedins 假说,即在雄激素的作用下,间质细胞分泌诱导因子(Yan et al,1992)。TP63 具有转录抑制活性和激活活性,具有在上皮细胞中平衡干细胞和祖细胞分化的功能(McKeon,2004)。前列腺上皮细胞(PrECs)TP63 转录靶点的研究有待进一步阐明(Grisanzio and Signoretti,2008)。

Noggin 基因突变会选择性地抑制前列腺腹侧叶的发育,而前叶和背外侧叶发育不受影响(Cook et al,2007)。但总体来说,这个发育过程看起来还是稳定的,有证据表明前列腺上皮芽形成过程中,持续存在着各种基因突变,这会影响前列腺导管形态形成,特别是分支形态形成。

发育过程一旦开始,前列腺的生长和维持功能的整个过程都持续需要雄激素的参与,并且这种对雄激素的需求是间接的,是通过间质细胞和基质细胞的雄激素受体传递信号。前列腺上皮分支的形态发生是通过信号级联的方式进行,这种方式可以抑制前列腺在其长轴的方向进一步生长,同时刺激前列腺上皮芽在其尖端向侧方生长(Hogan,1999)。通过基因工程中转基因小鼠一些基因的缺失,发现经典的形态发生过程中的几个个体基因和组分已被证明是前列腺分支形态发生过程所必需的。事实上,在细胞通路中断时所观察到的形态学畸变,可能是该通路对前列腺生长调节作用最敏感的一处。因此,多种基因和通路与前列腺分支形态的发生密切相关,这里只涉及其中的一小部分。如果需要更全面的观点,包括其他的通路,例如以 Notch 和 Forkhead 蛋白为中心的通路,建议读者可参考最近的文献综述(Leong and Gao,2008;Matusik et al,2008)。

(3)Nkx3.1 和 Sox9:Nkx3.1 有助于确定前列腺的分支模式,通过基因工程敲除小鼠 Nkx3.1 基因会导致其前列腺导管尖端数量减少(Bhatia-Gaur et al,1999)。然而,这种相对细微的表型变化可能是很重要的。例如 Nkx3.1 突变型前列腺细胞,其分泌成熟蛋白的能力显著下降(Bhatia-Gaur et al,1999)。除了在前列腺起始发育中的作用外,Sox9 似乎是前列腺芽生长和分支及导管生长所必需的(Thomsen et al,2008)。

(4)成纤维细胞生长因子:FGF 家族的相关分泌肽通过与细胞表面受体结合并激活细胞内第二信使级联来促进受体细胞的生长。上皮分支的形态发生,无论是在肺、唾液腺、乳腺或前列腺,都需要这样的信号。在 FGFs 中,Fgf-7(角质形成细胞生长因子)和 Fgf-10 在前列腺发育中研究得最广泛。相较于另外三个家族成员(Fgf 受体 1,3,4),这两种配体会优先与 Fgf 受体 2 相结合(reviewed in Thomson,2001,2008)。配体与受体结合激活细胞内微管相关蛋白激酶(MAPK)途径,引起促进生长的转录因子的活性增强和细胞增殖增加。

Fgfr-2 在发育中的前列腺上皮细胞上表达,它可以与其辅助受体 Frs-2α 相互作用。相反,Fgf-7 和 Fgf-10 由前列腺间质分泌。这种排列方式及暴露于这些配体的前列腺器官培养表现出的雄激素非依赖性生长,提示我们这些配体是按 andromedins 假说发挥作用(Yan et al,1992;Lu et al,1999)。因此,Fgf-10 缺陷型小鼠几乎完全没有前列腺发育,缺乏 Fgfr-2 或 Frs-2α 的小鼠表现出前列腺发育不全和上皮分支减少(Donjacour et al,2003)。

(5)hedgehog 信号通路:在各种器官中,通过上皮细胞精确分泌的 hedgehog(Hh)配体(Sonic hedgehog,Indian hedgehog,and Desert hedgehog)并在相邻的间质细胞中接收,来调整 Gli 家族蛋白在调节 hedgehog 通路靶基因中的活性。在前列腺发育的间质细胞中,已鉴定出几种 HH

靶基因(Yu et al,2009),包括细胞因子 Cxcl14,胰岛素样生长因子结合蛋白 Igfbp3 及 delta/notch 样表皮生长因子相关受体 Dner。这些特定基因在前列腺发育中的作用尚未明确。但是,总体来看,这些 Hh 通路的靶基因与前列腺上皮出芽的位置以及随后的前列腺导管分支和生长密切相关。特别是在前列腺中不存在显性 Hh 配体的情况下,前列腺上皮细胞芽可以形成(Berman et al,2004),但是在携带该途径的下游效应因子 Gli 蛋白突变的小鼠的前列腺中前列腺出芽位置错误(Doles et al,2006)。前列腺发育后期,Hh 配体可以增强前列腺上皮生长和分支(Freestone et al,2003),在前列腺器官培养时使用 Hh 通路拮抗剂处理后会导致前列腺上皮生长和分支出现异常(Lamm et al,2002;Freestone et al,2003;Berman et al,2004)。在成年动物中,该通路可能在保持体内稳态中起作用,例如在去势的动物中使用抗体或者阻断 Hh 信号通路的小分子治疗,前列腺不会出现再生(Berman et al,2004)。综上所述,这些数据表明该通路对前列腺上皮生长的促进作用,可能与临床上病理性前列腺生长具有相关性(reviewed in Shaw and Bushman,2007)。

(6)转化生长因子 β 超家族:转化生长因子 β(TGF-β)超家族成员包括 TGF-β 本身及生长和分化因子(GDFs)及骨形态发生蛋白(BMPs)。这些因子通过跨膜受体和细胞内信号转导蛋白的 SMAD 家族起作用(Schmierer and Hill,2007)。关于前列腺中的 GDFs 知之甚少,但 TGFs 和 BMPs 都可能发挥重要作用。

在器官发生中,这个超家族最为人所知的是抑制上皮细胞生长的间充质介质,但是(虽然不常见)它们也可以刺激上皮细胞的生长和(或)由上皮细胞产生。TGF-β_1 抑制前列腺的净生长,但可以刺激腺体的某些区域的生长,特别是腹侧前列腺尖部(Tomlinson et al,2004a)。尽管 TGF-β_1 促进生长的机制尚不清楚,但是其抑制前列腺生长的作用可能与其能够降低另一种间质生长因子 FGF-10 水平有关(Tomlinson et al,2004b)(见前述 FGF 部分)。类似的机制也存在于成年雄性中,其前列腺近端导管中的 TGF-β 信号有助于维持前列腺上皮干细胞处于静止(生长抑制)状态(Salm et al,2005)。BMP-4 和 BMP-7 在前列腺发育中发挥着重要且高度局限的生长抑制活性，这有助于引导前列腺分支形态发生并且防止上皮细胞过度和无序的生长。与 TGF-β 一样，BMPs 在前列腺上皮出芽和随后的前列腺分支过程中最活跃（Lamm et al，2001；Tomlinson et al，2004a；Grishina et al，2005）（小鼠胚胎第 17 天至出生后第 5 天）。BMP 信号的激活抑制前列腺分支形态发生，正如在体外前列腺器官培养的实验中，添加外源性 BMP-4 或 BMP-7 蛋白（Lamm et al，2002；Grishina et al，2005）或敲除抑制 BMP 产生的 Noggin 基因所显示的那样（Cook et al，2007）。而 BMP 的失活会出现相反的效果，如 BMP-7 基因缺失的前列腺上皮会出现过度生长（Grishina et al，2005）。

（7）前列腺区带和叶的解剖：啮齿动物的前列腺可分为成对的前叶、背外侧和腹侧叶。每一叶分别在其近端进入尿道，远端自由浮动在盆腔内。相反，人类的前列腺和大多数灵长类动物及犬科动物一样，发育为包绕尿道的单独器官。然而，前列腺各个区都具有独特的结构和分子特征，并具有不同病理学进展的倾向（表 1-1）。例如，尿道周围的移行区有发生前列腺增生的倾

向，这使男性易患尿路梗阻。而含有前列腺的大部分腺体成分的外周区则是前列腺癌最好发的部位。在啮齿类动物中，前列腺前叶、腹侧叶和背外侧叶以其起源于尿道的不同部位而命名。每叶有不同的分支模式及独特的组织学外观。由 Timms（2008）报道的这些差异，已被用于与人类前列腺不同区域的组织学（Price，1963）、分子学（Berquin et al，2005；Thielen et al，2007）及受疾病影响的倾向对比（例如背外侧前列腺叶与人类外周区最相似）。在小鼠中，精胺结合蛋白、probasin 和肾素-1 的 mRNA 转录物分别对腹侧叶、背外侧叶和前叶有组织特异性（Cook et al，2007），而人类前列腺各区特异性的基因表达还没有得到很好的描述。

虽然人类个体前列腺区的基因表达模式尚未被广泛研究，但至少已经有在人类前列腺中前列腺分泌蛋白尤其是 PSA 呈带状分布的描述。例如 Mikolajczyk 和他的同事将 BPSA（前列腺增生相关的 PSA）描述为移行区中增多的一种游离 PSA（Mikolajczyk et al，2000a）。相反，已发现前体 PSA 酶原（PSA 的前体）最先在前列腺外周区域中检测到（Mikolajczyk et al，2000b）。

表 1-1　前列腺解剖学和细胞生物学概要

成分	特性
发育	
精囊	通过睾酮的刺激由 Wolffian 管发育而来
前列腺	通过双氢睾酮的刺激由泌尿生殖窦发育而来
前列腺分区	
前部肌纤维区	占前列腺体积的 30%，无腺体成分，平滑肌
外周区	前列腺的最大区域，占腺体成分的 75%，癌的好发部位
中央区	占腺体成分的 25%；包绕射精管
移行区	前列腺的最小区域，包绕尿道尖部与括约肌，占腺体成分的 5%，为前列腺增生的好发部位，占前列腺体积的 15%～30%
上皮细胞	
基底细胞	小而扁平的未分化细胞，低增殖指数的非分泌细胞（<1%），分泌角蛋白 5、14 和 18 型
中间型细胞	具有介于基底细胞和分泌细胞之间的特征的增殖细胞类型，包括基底细胞和分泌细胞角蛋白的产生
柱状分泌细胞	终末分化，无分裂，富含酸性磷酸酶和前列腺特异性抗原；直径 20μm，数量最多的细胞，分泌角蛋白 5 和 18 型
神经内分泌细胞	终末分化，表达 5-羟色胺、嗜铬粒蛋白 A、神经元特异性烯醇化酶和突触素蛋白的非增殖细胞

（续　表）

成分	特性
间质细胞	
平滑肌细胞	富含 α-肌动蛋白、肌球蛋白和结蛋白
成纤维细胞	富含波形蛋白并与纤维连接蛋白相关
内皮细胞	与纤维连接蛋白相关；碱性磷酸酶阳性
组织基质	
细胞外基质	
基底膜	Ⅳ型胶原和Ⅴ型胶原网状物，富含层粘连蛋白，支持基底细胞、干细胞、转运扩增细胞和分泌上皮细胞
结缔组织	Ⅰ型和Ⅲ型胶原纤维；弹性蛋白
葡萄糖胺聚糖	皮肤素、软骨素和肝素的硫酸盐；透明质酸
细胞内基质	微管蛋白，α-肌动蛋白和角蛋白的中间丝
核基质	核的动态结构，引导 DNA 的功能组织进入环域；含有核糖核蛋白

（二）前列腺细胞类型

人类前列腺细胞包含上皮细胞和间质细胞两种主要细胞类型（见表 1-1）。前列腺上皮成分包括基底上皮细胞、中间型细胞、神经内分泌细胞以及腔内分泌上皮细胞（reviewed by De Marzo et al,1998a）。前列腺间质成分在结构上起到支持作用，主要由结缔组织、平滑肌细胞和成纤维细胞组成。前列腺的主要细胞类型在体外都得到了确认（Peehl,2005）。

要点：胚胎发育

- Wolffian 管发育成精囊、附睾、输精管、壶腹以及射精管。这些器官成分的发育受到胎儿睾酮的刺激而不是双氢睾酮。
- 通过小鼠和大鼠的组织再结合研究证实，泌尿生殖道间质和上皮发育在前列腺发育过程中是相互协同的。也就是说，男性和女性泌尿生殖系统的发生、发育和功能需要间质-上皮的相互作用以及类固醇性激素的作用。雄激素作用于间质细胞，间接地诱导发育过程中前列腺上皮生长并且在成年个体内保持稳态。

在大多数具有细胞更新能力的腺体中，存在一组稳定的细胞流，可以从大部分处于静止的干细胞转变成能快速分裂的瞬时增殖细胞。这些增殖细胞最终完成分化后演变成代谢活跃的分泌上皮细胞。在前列腺中，细胞谱系还未严格确定，但已可以从多种文献来源中推断。一个假设的前列腺上皮分化方案如图 1-2 所示。与大多数多层上皮细胞一样，干细胞位于基底层，并且可以分化成所有其他类型的上皮细胞及神经内分泌细胞。这些细胞包括分化完全的分泌细胞，呈线状排列于腺管内（管腔细胞），分泌生物活性肽的神经内分泌细胞及具有基底细胞和管腔细胞表型特征的中间细胞。

1. 腔上皮细胞

腔上皮细胞是前列腺的"主力"，负责上皮屏障完整性和前列腺分泌物的产生。腔细胞构成了大部分前列腺上皮细胞。这些高柱状（10～20μm）分泌上皮细胞已经分化完全并且具有低增殖指数特性（De Marzo et al,1998a）；通过细胞的形态特征以及丰富的分泌颗粒和酶能够很容易地区分它们。分泌细胞产生多种表征前列腺分化的蛋白质，包括前列腺特异性抗原（PSA）、酸性磷酸酶、雄激素受体、亮氨酸氨基肽酶以及 15-脂氧合酶-2（Shappell et al,1999；Bhatia et al,2003）。它们还含有丰富的角蛋白丝（8 和 18 亚型）（van Leenders and Schalken,2003）。分泌细胞呈栅栏状排列，细胞与细胞之间通过细胞黏附分子（CAMs）紧密相连；这些细胞的顶端方向突入到管腔内，基底部分通过整合素受体与基底膜相连

（Knox et al,1994）。细胞核位于细胞基底部,在一层富含高尔基体的透明区(2～8μm)下方,细胞上部周围富含分泌颗粒和酶。突入管腔内的顶端质膜具有微绒毛,其分泌物进入腺泡开放的收集空间。这些上皮细胞环绕腺泡的外周并产生分泌物进入腺泡,排入与尿道相连的管道。

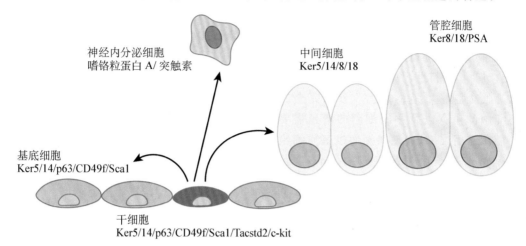

图 1-2　人前列腺细胞分化的假想

　　基底细胞(中蓝色)表达基底细胞蛋白,包括细胞角蛋白(CK)蛋白 5 和 14,p63、CD49f 和 Sca1。基底细胞室中的干细胞(深蓝色)表达基底细胞蛋白及 Tacstd2 和 c-kit。基底干细胞位于基底细胞室(中蓝色),最终分化为中间细胞(淡蓝色)。中间细胞增殖并分化为静止的管腔细胞(橙色)。神经内分泌细胞(紫色)也被认为来源于上皮干细胞。在所有这些细胞类型中均未进行正式的谱系追踪;因此,真正的分化途径还有待确定〔Modified from Wang Y,Hayward S,Cao M,et al. Cell differentiation lineage in the prostate. Differentiation 2001;68(4-5):270-9.〕

2. 基底细胞

　　基底细胞是最小的上皮细胞(reviewed by De Marzo et al,1998a)。它们具有较低的有丝分裂指数,并且数量较少,占细胞总数的 10% 以下。基底细胞表达特异型角蛋白亚型(亚型 5 和 14),而柱状上皮细胞表达亚型 8 和 18。这些细胞通常是金字塔形的,具有相对较少的细胞质和浓缩的染色质。基底细胞位于基底膜与相邻的、高柱状的上皮细胞基部之间。基底细胞成分长期以来一直被认为是前列腺上皮干细胞的可能来源,因为它们是相对未分化的,具有低增殖指数(约 1%),并且几乎没有分泌产物,例如 PSA 和前列腺酸性磷酸酶(PAP)(见图 1-2)。事实上,当用人前列腺原代异种移植物植入小鼠后进行去势手术,然后用睾酮刺激小鼠,基底细胞群会出现高度过度表达,这与人类前列腺基底细胞成分也包含前列腺上皮干细胞的理论一致(Huss et al,2004)。

3. 前列腺上皮干细胞

　　近期在小鼠中的实验工作为前列腺中的干细胞群提供了强有力的功能证据,干细胞位于基底细胞成分中,特别是在前列腺腺管近端部分。这些实验在体内移植试验中证明了干细胞的关键特性,包括长寿细胞无限增殖和产生更多分化表型的能力。Tsujimura 及其同事证明了 DNA 标记保留的前列腺上皮细胞具有长期增殖潜能,其优先定位于成年男性前列腺管的近端(Tsujimura et al,2002)。进一步的研究已经将近端导管细胞的干细胞特性与表达小鼠干细胞抗原 Sca1,基底细胞整合素 α6(Itga6 或 CD49f),肿瘤相关钙信号转导蛋白 Tacstd2(也称为 Trop2)及干细胞因子受体 c-kit 的细胞特性进行了比较(Burger et al,2005;Xin et al,2005;Lawson et al,2007;Goldstein et al,2008;Leong and Gao,2008)。

4. 中间细胞

　　中间细胞之所以如此命名是因为它们具有介于基底细胞和腔细胞之间的表型特征。这些细胞与前列腺癌细胞的相似性,使得它们可以成为致瘤性转化的假想底物(Verhagen et al,1992;De Marzo et al,1998b),虽然它们对致癌因素的易感性尚不清楚。这些研究者提出中间细胞具有瞬时扩增作用,为基底干细胞的长期增殖能力提供短期扩增功能。中间细胞产生基底细胞角蛋白(5 和 14)和分泌细胞角蛋白 8 和 18(De Marzo et al,1998b;Schalken and van Leenders,2003)。Uzgare 及其同事(2004)报道了在培养皿中的人类中间细胞的瞬时扩增特性:具有高增殖特性,能够在有限的几代细胞中增殖的能力。分化完全的管腔分泌细胞的生存以及中间细胞的增殖需要雄激素的潜在作用维持,这是间接通过基质细胞分泌雄激素调节生长因子来完成的(andromedins)(Uzgare et al,2004)。

5. 神经内分泌细胞

神经内分泌细胞是响应神经刺激而释放激素的细胞。在前列腺中,神经内分泌细胞位于正常前列腺大量分泌细胞中的上皮细胞以及前列腺尿道的尿路上皮细胞中(Aumuller et al,2001)。有两种类型的神经内分泌细胞:第一种是开放性细胞具有特殊的微绒毛深入腺腔内;第二种是闭合性细胞具有长的树突样结构和上皮细胞以及与传入传出神经密切相关的基底细胞相连(diSant-Agnese and deMesy-Jensen,1984;diSant-Agnese et al,1985;Abrahamsson,1999;Vashchenko and Abrahamsson,2005)。

关于前列腺神经内分泌细胞起源的研究更深入了。Aumuller 及其同事(2001)认为,在人类前列腺发育之前,在男性和女性泌尿生殖窦上皮细胞中很容易识别神经内分泌细胞,这表明它们可能是不同于前列腺上皮细胞的独立细胞谱系。最近,Goldstein 及其同事(2008)表明,神经内分泌细胞、基底细胞和管腔分泌细胞均可来自一种常见的表达 Trop2 的多能前列腺上皮干细胞前体。

目前的证据表明,神经内分泌细胞可通过旁分泌和自分泌机制影响前列腺上皮的生长、分化和分泌活动(Abrahamsson,1999;Vashchenko and Abrahamsson,2005)。神经内分泌细胞通过分泌激素多肽或生物胺如 5-羟色胺而发挥其调节活性。高压液相色谱仪的测定显示正常的前列腺每克组织中含有大约 1400ng 的 5-羟色胺,这就说明了这些细胞的重要性(Davis,1987)。Higgins 和 Gosling(1989)研究了正常人前列腺的结构和内在神经支配,并且观察了前列腺外周和中央部

分乙酰胆碱酯酶神经与平滑肌的相关性。此外,他们还发现前列腺外周带和中央带的部分腺泡具有丰富的自主神经丛,同时发现了血管活性肠肽阳性神经纤维与腺泡上皮的排列相关。Lepor 和 Kuhar(1984)研究了前列腺组织中胆碱能受体的分布并且发现这些受体定位于上皮细胞。这个结果和神经药理学研究证实的胆碱能受体阻滞药能明显增加前列腺分泌功能的结果一致。然而,α_1-肾上腺素能受体在人前列腺间质中发挥作用。这种作用具有非常重要的临床意义,因为选择性 α_1-肾上腺素能受体阻滞药可以缓解由于前列腺增生引起的膀胱出口梗阻(Lepor,1993)。近来的研究证实 α_1-肾上腺素能受体具有三种不同的亚型(α_{1A}、α_{1B} 和 α_{1D})。其中,α_{1A} 受体似乎与前列腺的平滑肌收缩有关(Lepor et al,1993)。

神经内分泌细胞是分化完全的细胞(即无增殖能力),并且不表达可检测到的雄激素受体、PSA 或者 Bcl-2。这些细胞通过细胞内颗粒与细胞膜的融合和胞质的胞吐作用释放肽类激素或前体激素。除了 5-羟色胺外,神经内分泌细胞也产生多种生物活性大分子(主要包括蛙皮素、神经元特异性烯醇化酶、降钙素基因家族成员、促甲状腺激素样肽、生长抑素、突触素和甲状旁腺激素样肽)。神经内分泌因子可能在正常和恶劣条件下影响前列腺上皮细胞的生长、分化和分泌(Vashchenko and Abrahamsson,2005)。

要点:前列腺上皮细胞类型

- 人类前列腺上皮细胞主要由两种细胞组成,上皮细胞和间质细胞。
- 上皮细胞类型包括分化完全的成熟分泌细胞、神经内分泌细胞、中间细胞和基底细胞。
- 前列腺干细胞存在于基底细胞成分中并且富集在前列腺管的近端部分。

(三)间质和组织基质

由前列腺非细胞成分的间质和结缔组织构成的前列腺主要成分即 Arcadi(1954)第一次提出的细胞外基质在前列腺的生理功能与病理状态中起重要作用。长期以来,细胞外基质被认为是多种不同类型细胞正常发育过程中的重要诱导成分之

一（Cunha,1976；Hay,1981；Bissell et al,1982；Getzenberg et al,1990；Risbridger et al,2005）。Cunha 及其同事(1987)的经典组织重组试验清楚地显示了分离的胎盘间质成分对诱导正常前列腺上皮细胞分化具有重要作用(前面的讨论)。

前列腺上皮细胞位于基底层或基底膜上,这是一种包含Ⅳ型和Ⅴ型胶原、葡糖胺聚糖、复合多糖和糖脂的复合结构。这层结构与细胞间质之间形成一个界面,为基底细胞及其后代提供结构支持。它由细胞外基质、基质和多种基质细胞组成,包括成纤维细胞、毛细血管和淋巴管内皮细胞、平滑肌细胞、神经内分泌细胞和轴突（Taylor and Risbridger,2008）。

细胞基质(细胞质骨架)直接附着于核基质而终止于细胞的中心。因此,前列腺上皮细胞通过基质系统从 DNA 到细胞膜具有直接的结构连接性。然后,细胞基质可以和基底膜、细胞外基质以及间质的基础成分直接接触。这种完全的内锁式超级组织结构被称为组织基质,并且在生物调控及在性附属组织分泌物的传输过程中具有多样性（Getzenberg et al,1990；Konety and Getzenberg,1999；Etienne-Manneville,2004；Miner and Yurchenco,2004；Hallmann et al,2005）。

了解性附属组织中组织基质的生物学成分对于了解其生理特性至关重要。层粘连蛋白是细胞外基质中的糖蛋白,位于细胞与基底膜Ⅳ型胶原蛋白之间（Miner and Yurchenco,2004；Yurchenco et al,2004；Hallmann et al,2005）。层粘连蛋白是由上皮细胞产生,而不是成纤维细胞产生的。它是一个大分子(约 800 kD),其分子结构域与基底膜的Ⅳ型胶原蛋白以及上皮细胞表面的多糖蛋白复合物上的整合素受体相互作用（Aumailley et al,2005）。层粘连蛋白是上皮细胞基底膜主要的固定丝,通过 $\alpha_6\beta_4$ 整合素达到稳定的半桥粒附着（Brar et al,2003；Miner and Yurchenco,2004）。层粘连蛋白的关键作用是细胞附着、增殖、分化、生长和迁移。层粘连蛋白环绕着前列腺上皮细胞基底膜、毛细血管、平滑肌和神经纤维,但不环绕淋巴管、淋巴细胞以及成纤维细胞;在 BPH、高级别前列腺上皮内瘤变以及高级别前列腺癌中层粘连蛋白的结构和分布遭到破坏（Sinha et al,1989；Brar et al,2003；Miner and Yurchenco,2004）。

总之,前列腺的发育和维持是雄激素依赖性的,并且受到上皮细胞分化、增殖和凋亡过程中涉及的高度调节的组织形态改变的影响（Cunha et al,2004）。通过大量的细胞外相互作用的信号交流作用于细胞内的细胞骨架然后到核基质,最终调控能够控制细胞关键表型的转录细胞功能以及细胞的大小、形状、细胞活力、上皮细胞的转化、增殖和分化（Getzenberg et al,1990；Pienta et al,1993；Miner and Yurchenco,2004）。

(四)精囊及其发育

性腺附属器官包括附睾、壶腹腺、精囊、前列腺、尿道球腺和 Littre 腺体。所有这些腺体都具有生殖作用,但是精囊腺与前列腺协同作用,参与前列腺的生物学和病理变化过程。精囊是两个囊状腺体,与输精管汇合后形成射精管,自前列腺的头端外侧进入前列腺。精囊与前列腺一起参与精液形成,滋养、保护和促进哺乳动物的精子输出。前列腺和精囊的功能在不同物种之间变化很大。一类动物,例如狗,它是一种没有精囊的物种,因此,狗的前列腺具有其他物种前列腺和精囊共同的功能。另一类是大多数哺乳动物,包括人类、大鼠和小鼠,精囊产生大部分精液,而前列腺起次要作用。在具有精囊和前列腺的物种中,两个腺体之间的生理合作在分子水平上也是可以检测到的。例如,精囊的主要分泌蛋白产物是半乳糖蛋白,一种大小为 52kD 的蛋白质,它可作为前列腺产生的蛋白水解酶的底物,包括 PSA。在人类中,半乳糖蛋白的蛋白水解产生多种肽类副产物,被认为有生殖和抗菌作用（Curry and Atherton,1990）。在小鼠和大鼠中,精囊和前列腺分泌物在交配过程中协同作用使射出的精液在阴道内凝结成一个坚固的交配栓。当雌性再进行交配时,交配栓作为一个临时的屏障,阻止其他竞争性雄性的精液射入。

在前列腺发育前不久,精囊自中肾管（Wolffian）开始发育。精囊发育严格依赖于完整的雄激素受体信号通路,包括睾酮配体（Wilson et al,1981）。对比人类前列腺的发育要求,它除了需要完整的雄激素受体途径外,还需要将睾酮在 5α-还原酶的作用下转变成更高效的双氢睾酮（Andersson et al,1991；Mahendroo and Russell,1999）。

厚的平滑肌层围绕短柱状立方上皮构成精囊

的肌间质。上皮有明显的基底层和管腔层,两者细胞核的大小和形状明显不同,这个特征在前列腺癌细胞中也存在(Epstein and Netto,2007)。精囊上皮细胞的另一显著特征是金黄色的胞质内色素几乎不会变化,这在前列腺癌细胞中是不存在的,这有助于区分精囊上皮细胞和前列腺癌细胞。精囊色素被认为是来源于精囊上皮吞噬的死亡精子的细胞副产物(spermatophagy)。

精囊对疾病具有很强的抵抗力。精囊与前列腺相邻,功能相似并且与前列腺都有相似的分泌作用,但令人吃惊的是,人类的精囊疾病很少发生。相比之下,至少在西方,前列腺疾病在老年人中普遍存在(见后关于 BPH 和前列腺癌的章节)。因此,对比精囊和前列腺之间的基因表达已被用作发现前列腺癌风险的分子基础的方法(Thompson et al,2008)。

二、前列腺生长的内分泌调控

与其他性腺附属组织一样,前列腺通过某些特定的激素和生长因子持续刺激其生长、修复和分泌功能。其中最重要的是睾酮,它在前列腺内转化为更活跃的双氢睾酮(DHT)。睾酮由孕烯醇酮在睾丸 Leydig 细胞中通过一系列可逆反应合成。然而一旦睾酮通过 5α-还原酶转化为双氢睾酮或通过芳香化酶转化为雌激素,该过程是不可逆的。睾酮可以转化为双氢睾酮或雌激素,但雌激素和双氢睾酮不能转化为睾酮。雄激素、雌激素和肾上腺类固醇激素对身体的不同细胞和组织有很强的影响,而这些作用可以随着年龄的增长而变化。这些变化从胚胎发育到青春期再到成年的维持状态和衰老都各不相同。因此雄激素剥夺或治疗对生理功能产生的广泛影响值得考虑。

前列腺的广义内分泌生理学见图 1-3。下丘脑释放的少量十肽即促黄体生成素释放激素(LHRH)也叫促性腺激素释放激素(GnRH)。在 LHRH 的刺激下脑垂体释放的黄体生成素(LH)被运送到睾丸并直接作用于睾丸 Leydig 细胞激活体内类固醇的合成和释放睾酮,这是机体最重要的循环雄激素。男性体内的大部分雌激素是通过芳香酶的作用将雄激素转化而来的。外源性雌激素(如己烯雌酚)主要通过间接阻断垂体功能而

非直接作用于前列腺。雌激素导致 LH 释放的负反馈从而降低睾丸激素产生的血清信号;因此雌激素是一种有效的"化学性去势"。

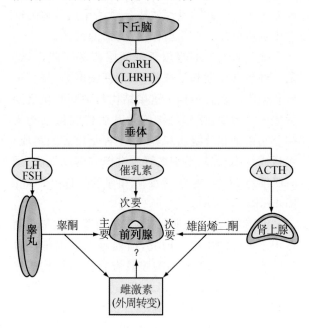

图 1-3　前列腺内分泌

黄体生成素释放激素(LHRH)也称促性腺释放激素(GnRH),刺激垂体释放促性腺黄体激素(LH)以及卵泡刺激激素(FSH)。睾酮是主要刺激前列腺生长的血浆雄激素。通过芳香酶的作用,男性体内外周的睾酮可以转化为雌激素。肾上腺受到促肾上腺皮质激素(ACTH)的刺激释放少量雄激素,如雄甾烯二酮,也能够在外周转化为雌激素。催乳素也在刺激雄激素诱导的前列腺生长方面具有微弱的作用。前列腺能够产生其自身的生长因子(自分泌或旁分泌)或对循环中的生长因子做出反应

最近在前列腺癌生物学的研究显示,前列腺癌细胞能够自行合成雄激素,这使对类固醇 17α-羟化酶/1720 裂解酶阻断(如阿比特龙)或直接 AR 拮抗(例如苯扎他胺)重新成为研究热点。然而,值得商榷的是良性前列腺上皮细胞可分泌大量的雄激素,因为去势可导致前列腺近乎完全退化。此外肾上腺分泌一种较弱的雄激素——雄甾烯二酮也不会对前列腺的生理功能产生主要影响。因为去势导致前列腺几乎完全退化,这意味着肾上腺分泌的雄激素不足以刺激正常前列腺的生长。类似于血清睾酮,雄甾烯二酮可以在芳香酶的作用下转化为雌二醇。雄激素分泌过多如某些先天性肾上腺增生症可以刺激前列腺生长,然

而正常循环来源的肾上腺雄激素在调节前列腺生长中的作用是非常小的。正是由于睾丸以外少量雄激素来源的存在引出了进展性前列腺癌治疗中雄激素全阻断的概念，即 LHRH 类固醇和非甾体类抗雄激素联合应用以消除睾酮的产生并阻断肾上腺来源的雄激素对前列腺的刺激。随着认识到前列腺癌细胞可以胞内分泌雄激素和各种组成性活性的 AR 剪接异构体的实现要做到真正的雄激素阻断还需要进一步添加新的药物如阿比特龙和恩杂鲁胺。

（一）睾丸产生的雄激素

由于睾丸产生的主要血清雄激素可以支持前列腺和性附属组织的生长，简要地回顾其功能是很重要的。在正常男性体内主要的循环血清雄激素是睾酮，它几乎完全（约 95％）来源于睾丸。正常生理状态下睾丸 Leydig 细胞是睾丸雄激素的主要来源。睾丸 Leydig 细胞受到促性腺激素（主要是黄体生成素）的刺激以醋酸盐和胆固醇合成睾酮。精索静脉中睾酮的浓度为 40～50μg/dl，约为外周静脉血浓度的 75 倍（Hammond，1978），即外周血中浓度约为 600 ng/dl。其他雄激素也通过精索静脉流出睾丸包括雄甾烷二醇、雄雌烯二酮（3μg/dl）、脱氢表雄酮（7μg/dl）和双氢睾酮（0.4μg/dl）。这些雄激素在精索静脉中的浓度比睾酮的浓度低得多，只相当于睾酮浓度的 15％。

进入血浆的总睾酮称为血液睾酮产生率，人体每天产生的睾酮量是 6～7mg。虽然其他类固醇如肾上腺来源的雄甾烯二酮可通过外周代谢转化为睾酮但仅占整个血浆中睾酮总量的 5％。睾酮的血浆半衰期仅为 10～20min，这意味着接受双侧单纯睾丸切除术的男性在术后 1～2h 功能去势。因此为了立即缓解因前列腺癌转移而造成的脊髓压迫，最迅速的雄激素抑制方法是手术去势。

成年男性的血浆中平均睾酮浓度大约是 611±186ng/dl，正常波动范围 300～1000ng/dl，相当于 SI 单位的 10.4 到 34.7 nmol/L（表 1-2）。尽管 70 岁后体内血清睾酮水平逐渐下降至 500ng/dl 左右，但在 25－70 岁血清睾酮水平和年龄并无显著相关性。这表明血浆中的睾酮浓度在任何一天都可能在个体中存在很大的差异，睾酮产生率可能存在连续性和昼夜节律的差异。

代谢雄激素如 17-酮类固醇以水溶性葡糖醛酸化合物或结合硫酸盐的形式分泌到尿液中。成年男性尿液中的 17-酮类固醇水平是 4～25mg/d，但这并不是睾酮生成的准确指标，因为肾上腺来源的其他类固醇以及非雄激素类固醇也能代谢为 17-酮类固醇。只有少量睾酮（25～160μg/d）在没有代谢的情况下进入尿液，其总量不足每日睾酮产生量的 2％。

虽然睾酮是诱导前列腺和其他性腺附属组织生长的主要雄激素，但它在功能上更像是一种前体激素，因为在前列腺中最活跃的雄激素形式不是睾酮而是双氢睾酮（Farnsworth and Brown，1963；Anderson and Liao，1968；Bruchovsky and Wilson，1968）（图 1-4）。双氢睾酮的形成涉及通过 5α-还原酶（图 1-5）的酶作用减少睾酮 A 环中的双键。这种酶至少有两种亚型（Ⅰ型和Ⅱ型）。Ⅱ型 5α-还原酶的表达主要存在于人类附属性组织中并定位于纤维肌组织为主的间质成分中（Silver et al，1994）。Ⅰ型 5α-还原酶主要存在于皮肤、前列腺上皮中，只有少量存在于前列腺纤维肌组织中。非那雄胺主要抑制Ⅱ型 5α-还原酶（Iehle et al，1995；Habib et al，1997），新型药物度他雄胺对Ⅰ型和Ⅱ型 5α-还原酶均产生抑制作用。

这两种药物在缩小前列腺体积和降低血清 PSA 浓度方面表现出相似的效果，这提示Ⅱ型 5α-还原酶是存在于前列腺唯一具有临床意义的亚型。正常男性血浆中双氢睾酮浓度较睾酮低，

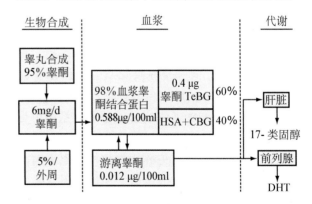

图 1-4　**睾丸生物合成、血浆传输、睾酮代谢的定量测定。血浆睾酮结合于睾酮结合球蛋白（TeBG）、人血清白蛋白（HSA）以及皮质醇结合球蛋白（CBG）。所有数值均为正常成年男性的平均值。DHT. 双氢睾酮**

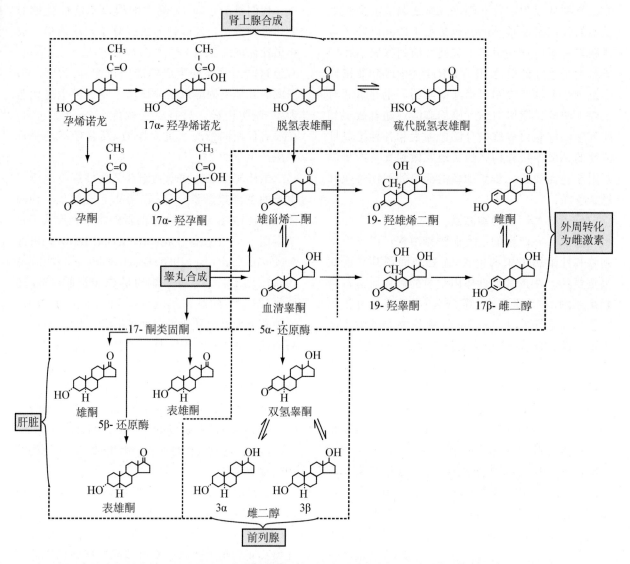

图 1-5　睾酮在体内四种主要组织中的生物合成与代谢：肾上腺合成的雄甾烯二酮；雄激素（雄甾烯二酮和睾酮）向雌激素的外周转化；前列腺内活性雄激素（双氢睾酮）的形成；肝脏中睾酮向三种 17-酮类固醇的灭活

为 56±20 ng/dl，即睾酮浓度比双氢睾酮浓度高 11 倍，约为 611 ng/dl（表 1-2）。总之，尽管双氢睾酮是一种强效的雄激素（在许多生物测定系统中是睾酮的 2～10 倍），但是它的低血浆浓度及与血浆蛋白的紧密结合降低了它作为循环雄激素影响前列腺和精囊生长的直接重要性。相比之下双氢睾酮在前列腺中的作用相当重要，它是由睾酮转化而来的。双氢睾酮是前列腺内发现的主要雄激素形式（5 ng/g，组织湿重）并且比睾酮高 5 倍。在前列腺中双氢睾酮与雄激素受体结合并激活受体以调节细胞代谢过程。总之双氢睾酮是调节前列腺细胞生长、分化及其他次要功能的主要雄激素。

表 1-2 中总结了正常成年男性一些重要类固醇的血浆水平。这些数值来自众多研究的平均值。个体的数值可以随年龄、测定时间、药物治疗、紧张、住院和环境变化的干扰而波动。基于这个原因睾酮的血清测量应该仅在早晨（例如上午 8:00）进行，因为昼夜节律的变化，傍晚测量的结果可以下降多达 25%（Brambilla et al，2009）。

（二）肾上腺来源的雄激素

有证据表明肾上腺类固醇的过量分泌可以刺激前列腺的生长。例如在人类中肾上腺皮质功能亢进的未成年男性可以观察到异常的男性化表现。在哺乳类动物中即使在没有睾丸雄激素的情

表 1-2　**健康男性性激素的平均血浆水平**

类固醇(普通名)	血浆浓度(ng/ml)	相关容积摩尔浓度	每日血中产生率(mg/d)	相关男性特征(大鼠腹侧前列腺)
睾酮	611±186	100	6.6±0.5	100
双氢睾酮	56±20	9	0.3±0.06	181
5α-Androstane-3α，17β-diol (3α-雄甾烷二醇)	14±4	2	0.2±0.03	126
5α-Androstane-3β，17β-diol (3β-雄甾烷二醇)	<2		<0.3	18
雄甾烯二醇	161±52	26	0.21	
雄甾酮	54±32	9	0.28	53
雄甾烯二酮	150±54	25	1.4	39
脱氢表雄酮	501±98	81	29	15
脱氢表雄酮硫酸盐孕激素	135 925±48 000	17 619		<1
硫酸盐		30	4.5	
17β-雌二醇	2.5±0.08		0.4	0.75
雌酮		4.6	0.8	0.04

况下过度刺激肾上腺也可以诱导前列腺的有限性生长。例如在睾丸切除的动物中给予外源性促肾上腺皮质激素确实显著增加性腺附属组织的生长(Tullner，1963；Tisell，1970；Walsh and Gittes，1970)。然而正常水平的肾上腺雄激素对未去势的患者和成年雄性大鼠的前列腺的影响似乎并不显著，因为肾上腺切除术对前列腺体积、DNA 或性腺附属组织的形态学特征几乎没有影响(Mobbs et al，1973；Oesterling et al，1986)。此外，在动物去势后尽管肾上腺完整，前列腺最终仍会减小到非常小的体积(细胞总量减少 90％)。而去势大鼠的腹内段前列腺不会因为额外的肾上腺切除术或垂体切除术进一步减少(Kyprianou and Isaacs，1987)。在去势大鼠中前列腺组织中的双氢睾酮水平约为正常动物的 20％。

肾上腺切除术可将双氢睾酮降低至不可检测的水平而不会伴有前列腺的萎缩。这表明前列腺组织中双氢睾酮的阈值水平对刺激前列腺的生长是必需的，而去势水平的双氢睾酮是低于这个阈值水平的。同样得出的结论是去势后男性的前列腺不会再激发自身的生长功能，表明肾上腺来源雄激素难以弥补去势引起的睾丸功能的减退。人类前列腺的定量图谱分析(Oesterling et al，

1986)也证实肾上腺对正常前列腺的上皮细胞形态几乎没有影响。

肾上腺类固醇脱氢表雄酮和硫酸盐结合的脱氢表雄酮以及雄甾烯二酮是由肾上腺利用醋酸盐和胆固醇合成并且由正常肾上腺分泌的雄激素(见图 1-5)。基本上所有男性血浆中的脱氢表雄酮都来自肾上腺皮质，其产生率为 10～30mg/d。血浆中不到 1％ 的总睾酮来源于脱氢表雄酮(Horton，1976；MacDonald，1976)。大鼠的前列腺和精囊以及人类前列腺可通过前列腺硫酸酯酶的活性变化缓慢地将硫酸盐脱氢表雄酮水解为游离类固醇，但转化程度很低，因此硫酸盐脱氢表雄酮不是一种有效的雄激素。

肾上腺来源的第二种雄激素是雄甾烯二酮，成年男性的血浆浓度约为 150±54ng/dl(见表 1-2)。成年男性血浆中雄甾烯二酮的产生率为 2～6mg/d，其中约 20％ 的雄甾烯二酮由其他类固醇的外周代谢产生。雄甾烯二酮不能直接转化为双氢睾酮，其在男性中的重要作用可能是通过芳香酶作用将其外周转化为雌激素(见图 1-5)。

肾上腺还产生 C21 类固醇(例如黄体酮)，它的血浆产生率非常低，约为 0.75mg/d，血浆中黄体酮的浓度较低，为 30ng/dl。虽然黄体酮是弱

雄性的,但正常男性血浆中存在的低浓度黄体酮对前列腺没有显著影响。总之在正常情况下肾上腺对前列腺的生长没有显著作用。

(三)男性的雌激素

雌激素受体在前列腺中有表达差异。小鼠体内早期(1 周)雌激素受体-α 在腹侧前列腺基质中表达,但是 2 周时优先在上皮细胞中表达,4 周时雌激素受体-α 在腹侧前列腺中完全消失。相反在第 4 周雌激素受体-β 作为优势雌激素受体存在于上皮间质中。然而值得注意的是雌激素受体敲除的小鼠(两种同种型)能够形成非常正常的前列腺(Couse et al,2001),尽管雌激素受体-α 组的生育能力可能有限。睾丸直接产生的雌激素量非常少。年轻健康男性的血浆中 75%～90%的雌激素是雄甾烯二酮和睾酮通过芳香酶反应外周转化而来的(见图 1-5)。雄激素 C19 类固醇(睾酮和雄烯二酮)首先去除 19-甲基组然后形成芳香族或酚类固醇 A 环(芳香酶反应)转化为雌激素 C18 类固醇形成雌二醇和雌酮。雌二醇由睾酮转化而来,雌酮由雄甾烯二酮转化而来;这两种雌激素是可相互转化的。**男性体内雌二醇的日产量为 40～50μg,睾丸直接分泌的仅占 5～10μg(10%～25%)(见表 1-2)。**

(四)血浆中雄激素结合蛋白

人体血浆中不到 2%的睾酮是游离的或未结合状态;剩余的 98%都与不同种类的血浆蛋白结合(见图 1-4)。类固醇结合蛋白包括血清白蛋白,性激素结合球蛋白(SSBG 或 SHBG),皮质类固醇结合球蛋白(也称为皮质激素转运蛋白),黄体酮结合球蛋白以及较少量的 α1-酸糖蛋白。在正常情况下与黄体酮结合球蛋白和 α1-酸糖蛋白结合的睾酮总量是忽略不计的。性激素结合球蛋白水平会被循环雄激素和合成代谢类固醇抑制,糖尿病和肥胖也可降低性激素结合球蛋白的水平。

对游离雄激素的量的调节是一个重要的生理变量并且在不同物种中有所不同。**类固醇结合的总量取决于两个因素①类固醇与特定蛋白结合的亲和力;②结合力即当所有结合蛋白和类固醇结合成饱和状态时的最大潜在结合力。**结合力取决于血浆中结合蛋白的总量。血清白蛋白对睾酮的亲和力很低,但因为体内大量存在所以具有较高结合力。相比之下性激素结合球蛋白具有很高的

亲和力,其浓度相对较低;但是每种结合蛋白的血浆摩尔浓度都超过血浆中总睾酮浓度。多数睾酮都与血浆中性激素结合蛋白结合。例如 Vermeulen(1973)计算出在正常男性血浆中 57%的睾酮与性激素结合球蛋白结合,40%与血清白蛋白结合。小于 1%与皮质类固醇结合,有关球蛋白只有 2%的睾酮是游离的(见图 1-4)。因此正常血浆游离睾酮水平为 12.1±3.7 ng/dl 或 0.42 nM;这种非蛋白质结合的"游离睾酮"是生物可利用的可扩散到性附属组织和肝脏细胞中进行代谢。此外大部分性激素结合球蛋白是饱和的,在正常情况下仅有少部分的皮质类固醇结合球蛋白和白蛋白的结合力得以应用。随着血浆中睾酮水平的增加血浆蛋白增加饱和度的需求从性激素结合球蛋白延伸到皮质类固醇结合球蛋白到白蛋白。因此雄激素与各种不同血清蛋白之间的结合是动态平衡的。因为只有不到 5%的睾酮是以自由形式存在,所以通常不推荐单独测量结合和游离睾酮,通常仅测量总睾酮。

内分泌治疗可以改变性激素结合球蛋白的血浆水平。摄入睾酮降低血浆中的性激素结合球蛋白水平,而雌激素疗法刺激性激素结合球蛋白水平(Forest et al,1968;Vermeulen et al,1969;Burton and Westphal,1972)。雌激素还与睾酮竞争结合性激素结合球蛋白,但雌激素只有睾酮 1/3 的结合亲和力。因此少量雌激素的摄入会增加性激素结合球蛋白的总浓度并且能有效地增加睾酮的结合性进而降低了游离睾酮的血浆浓度。

要点:前列腺生长的内分泌调控

- 血浆中游离睾酮在前列腺通过 Ⅱ 型 5α-还原酶转化为双氢睾酮,其活性高于睾酮 1.5～2.5 倍。
- 双氢睾酮、睾酮和雌激素影响前列腺的多种代谢活动(生长、分化以及生物功能)。游离睾酮能够被转化为雌激素,但是雌激素不能被转化为睾酮。

因为只有游离睾酮具有生物利用性,睾酮与血浆结合蛋白的结合抑制了前列腺的净睾酮摄取量(Lasnitzki and Franklin,1972)。显然雄激素

活性可以部分受雄激素结合的类固醇结合蛋白的调节。

三、类固醇和蛋白生长因子对前列腺生长的调节作用

参与前列腺生长调节的因素有很多，包括类固醇激素作用、生长因子、细胞间的直接作用和细胞与细胞外基质的相互作用。这些生长调控的相互作用涉及数个系统如图 1-6 中所示。

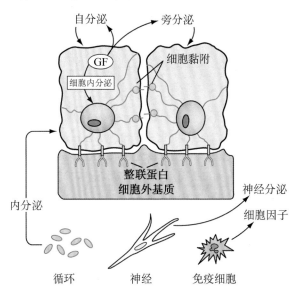

图 1-6　前列腺生长调控的类型。内分泌信号通过血循环到达其他器官。旁分泌信号主要由邻近细胞产生。自分泌信号反馈作用于释放该信号的相同细胞。细胞内分泌信号是自分泌信号的特殊亚群，它们只在细胞内产生作用。细胞因子是由免疫细胞产生的旁分泌类似因子。神经分泌因子由神经释放。细胞黏附分子通常通过与同源黏附分子的相互作用直接连接邻近细胞。细胞也可以通过与其他细胞黏附分子（如整合素）的相互作用与细胞外基质结合。GF. 生长因子

• 内分泌因素或来源于其他器官通过血清作为长期信号被传送到前列腺，包括血清类固醇激素如睾酮和雌激素以及血清多肽激素如催乳素和促性腺激素。

• 源自神经刺激的神经内分泌信号如 5-羟色胺（血清素）乙酰胆碱和去甲肾上腺素。

• 旁分泌因素或可溶性组织生长因子可刺激

或抑制生长的这些因子来源于前列腺组织成分中的邻近细胞（基础成纤维生长因子、上皮生长因子）。

• 自分泌因子由细胞产生、释放然后反馈到同一细胞的外部膜受体上以调节其自身的生长或功能；如自分泌能动性因素。

• 内分泌因素其作用类似于自分泌因子但在细胞内起作用。

• 细胞外基质因素是不溶性组织基质系统，通过基底膜的整合素和黏附分子与细胞骨架组织结合，与细胞外基质成分（包括葡萄糖胺聚糖如硫酸肝素）连接（Getzenberg et al, 1990）。

• 上皮细胞或基质细胞的细胞-细胞相互作用的发生是通过膜蛋白上的紧密膜连接发生，例如连接相邻细胞的 CAM（例如 E-钙黏蛋白）。

在这七类生长调控系统中对前列腺最先广泛研究的是雄激素类固醇（如睾酮），睾酮通过改变血清睾酮水平和转化为双氢睾酮来调节前列腺的生长。然而单独的雄激素对前列腺生长的调节是不充分的。近 20 年来对于其他系统特别是生长因子与其相关受体的相互作用方面取得了广泛的进展。目前这些受体在细胞向细胞核信号传导中的作用以及细胞调控相关基质成分的作用逐渐得到研究。我们对这些作用机制的回顾首先从血清中睾酮到达前列腺使雄激素产生细胞水平的作用开始。

（一）细胞水平的雄激素作用

血清中的睾酮到达前列腺时以与白蛋白和类固醇结合蛋白的形式出现。游离睾酮通过弥散方式进入前列腺细胞然后进行各种类固醇代谢步骤，这些步骤调节类固醇激素及其下游因子的活性。图 1-7 简明地阐述了细胞内事件的时间顺序。

• 细胞摄取睾酮。

• 通过代谢 5α-还原酶将睾酮转化为双氢睾酮。

• 双氢睾酮或睾酮与胞质中特异雄激素受体结合。

• 通过一系列翻译后步骤如磷酸化完成类固醇受体的二聚化和活化。

• 以三磷腺苷（ATP）依赖的方式完成已活化雄激素受体的主动核转运。

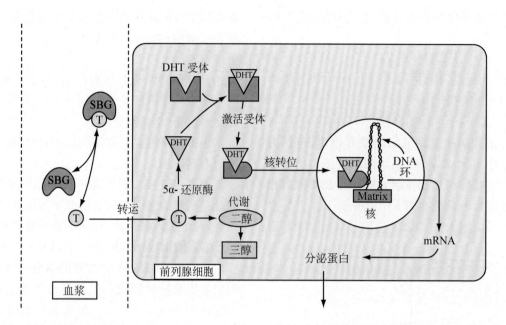

图 1-7 睾酮影响前列腺上皮细胞的生长。在血浆中,睾酮(T)与血清结合球蛋白结合,如睾酮结合球蛋白和白蛋白。未结合的睾酮通过被动弥散转入前列腺,通过Ⅱ型 5α-还原酶被转化为双氢睾酮,进一步代谢成为 diols(3α 或 3β)并且不可逆地代谢成为水溶性的三元醇(6α 或 7α)。双氢睾酮与雄激素受体结合被激活并转入细胞核。雄激素受体位于核基质受体部位并通过调节其 mRNA 的产生随之激活或抑制主要靶点基因。之后,RNA 被转入胞质并被转译成为多种蛋白(分泌蛋白如 PSA)

• 通过与共调节分子的相互作用完成染色质的重塑。

• 通过与其他共激活因子或共同抑制因子的相互作用完成组蛋白乙酰转移酶依赖过程中的反式激活或抑制作用。

• 已活化受体-共同激活因子复合物与雄激素反应成分的结合,这是由雄激素受体二聚体特异性识别 DNA 序列的短暂过程。

• 基因调控。受体作为转录因子当它与 DNA 和基质在雄激素靶基因附近的位置结合时能够促进 RNA 聚合酶Ⅱ转录成 mRNA。转录信息(mRNA)量大并且包含内含子、外显子和多聚腺苷尾。内含子部分从初始 RNA 阶段被删除,因此仅有外显子部分保留在最终信息中。mRNA 通过细胞核传入并通过核孔复合物传出时完成 mRNA 的修饰和加工。稳定的 mRNA 被转运到胞质中,在核糖体上翻译成蛋白质然后转运到特定的细胞位点。根据靶基因的不同,部分蛋白质将在分泌颗粒中储存在射精的生理过程中接受指令分泌到腔内。

上皮细胞是分泌的主要单位,但特定基因也可以在间质细胞中被激活,并且这些过程也受类似事件链中的睾酮、雌激素和生长因子的调节。然而并非所有细胞都对雄激素或雌激素以相同的方式产生反应。为简单起见,这些步骤将在上皮细胞的内容中进行讨论。雄激素和雌激素无论是单独还是同时都可以通过与受体的相互作用影响前列腺细胞,而雌激素似乎可能对基质细胞产生主要影响。

（二）前列腺内 5α-还原酶和雄激素代谢

在血浆中的游离睾酮通过弥散进入前列腺细胞,通过一系列前列腺酶迅速代谢成其他类固醇(Isaacs et al,1981,1983；Isaacs and Coffey,1981；Bruchovsky and Dunstan-Adams,1985)。通过还原型烟酰胺腺嘌呤二核苷酸磷酸(NADP)和位于胞质内质网与核膜上的 5α-还原酶的作用,90% 以上的睾酮不可逆地转化为前列腺的主要雄激素双氢睾酮(图 1-8)。5α-还原酶还原了 4 和 5 号位置之间的睾酮不饱和键进而形成 5α-还原产物双氢睾酮。睾酮的 Km 值为 8.3 nM,而睾酮的血清水平仅在 0.5～3.0 nM,即 5α-还原酶不能被饱和,原因是睾酮底物小于 Km 值。Bruchovsky 和 Dunstan-Adams(1985)报道前列腺组织的最大增长率比上皮增加了 10 倍。他们观察到在间质组织中测量的每毫克蛋白质在 30min 内由睾酮形成 262pmol 的双氢睾酮,但上皮细胞双氢睾酮的含量不到间质组织的 10%。间质 Km 为 76nM,上皮 Km 为 13nM。间质和上皮动力学之间的这些差异表明可能存在两种不同的 5α-还原酶同工酶(Andersson et al,1991)。

在人类大鼠和猿猴中存在两种 5α-还原酶的同工酶(见表 1-3)。人类和大鼠 5α-还原酶亚型包含 254~260 个氨基酸,组成分子量为 28~29kD。

表 1-3　Ⅰ型和Ⅱ型 5α 还原酶的特性与分布

	1 型	2 型
染色体	5p15	2p23
分子质量	29 000	28 000
氨基酸	259	254
外显子	4	4
内含子	5	5
同源性	49%	49%
pH	碱性(6~8.5)	酸性(5.0)
Km 睾酮(μM)	1.5	0.1~1.0
K 非那雄胺(nM)	325	12
半衰期(h)	20~30	20~30
5α-还原酶缺失	正常	变异
前列腺细胞		
人类		
上皮	±	－
基底	－	+
间质	±	+
皮肤	+	－
大鼠		
前列腺细胞		
上皮	－	－
基底	+	－
间质	－	+

这些酶是 N-和 O-糖基化的并且具有高比例疏水性氨基酸遍布在整个酶中。有关人 5α-还原酶亚型基因的染色体定位的报道显示 1 型酶的基因位于 5 号染色体短臂的最末端;2 型酶的基因位于 2 号染色体的短臂上。人类 1 型和 2 型酶之间的同

源性为 49%。Russell 和 Wilson(1994)详细评述了这些酶的性质,同时 McConnell(1995)回顾了这些酶对前列腺生长的影响。Rittmaster(1994)总结了非那雄胺对 5α-还原酶活性的影响。1 型酶存在于皮肤和成人头皮中并认为与毛发的形成有关。它很少出现在前列腺上皮和基质中。在先天性 5α-还原酶缺乏的男性中该亚型保持正常水平。2 型酶在 5α-还原酶缺乏时发生变异并且成为前列腺 5α-还原酶的主要亚型。2 型酶存在于前列腺上皮的基底细胞和间质细胞中,但不存在于上皮分泌细胞中。这提示刺激前列腺上皮细胞的双氢睾酮可能来源于上皮的基底细胞和间质细胞中转化的双氢睾酮。Silver 和同事(1994)已经研究了这些还原酶的细胞类型特异性表达及它们的相关调节。结果显示在不同个体中短期雄激素阻断不能改变前列腺 2 型 5α-还原酶。

Berman 及其同事(1995)研究了在胎儿大鼠泌尿生殖系中两种 5α-还原酶亚型的分布。在发育 17~21d 时 1 型还原酶的表达在上皮细胞中占优势;2 型还原酶仅限于间充质细胞。这对于泌尿生殖系的睾酮依赖性和双氢睾酮依赖性抗原都是如此。这些研究者观察到雄激素可刺激泌尿生殖系中 2 型基因的表达但不刺激 1 型基因的表达。他们认为 2 型 5α-还原酶对该酶的产生表现出正反馈控制即双氢睾酮的产物可以刺激基因的表达;然而在胎儿中并没有支持上述还原酶基因调节的证据。

总之,正是由于双氢睾酮的产生在胎儿前列腺的分化发育中起着重要作用,因此 5α-还原酶非常重要;并且 5α-还原酶的突变还可导致罕见的假两性畸形。在前列腺生理学中,5α-还原酶基因的表达受前列腺和肝脏中雄激素的调节。5α-还原酶还参与男性型秃发、痤疮和多毛症以及 BPH。5α-还原酶抑制药非那雄胺(2 型抑制药)和度他雄胺(1 型和 2 型抑制药)在临床上用于治疗 BPH 和男性型秃发。

当前列腺中的睾酮转变成双氢睾酮后进行一系列可逆的代谢反应形成 3α-二醇(5α-雄甾烷-3α17β-二醇)和 3β-二醇(5α-雄甾烷-3β17β-二醇)(图 1-8)。这些进行双氢睾酮转化的酶是 3α-或 3β-羟基类固醇氧化还原酶。这些酶利用 NADP 作为辅助因子,但与 5α-还原酶相反,它们也可以

利用烟酰胺-腺嘌呤二核苷酸（NAD）。双氢睾酮的代谢平衡有利于双氢睾酮的形成，即 3α-二醇和 3β-二醇的 3-羟基被氧化成双氢睾酮中的 3-酮。它可以迅速地转化为有效的双氢睾酮，动物摄入 3α-二醇是一种强效雄激素。而 3β-二醇则是一种无效的雄激素，因为它在 6α 或 7α 位置通过羟基化迅速且不可逆地转化为三醇形式（图 1-8）。三醇是睾酮代谢的最终产物，因为它们是水溶性的不能重新形成双氢睾酮，是无活性的雄激素。类固醇也可形成葡糖醛酸化合物或硫酸盐化合物并以更易溶的形式分泌。总之睾酮不可逆地代谢为双氢睾酮这一过程平衡了其他类固醇主要在 3 号位的氧化和降解。类固醇通过不可逆地羟基化转化为无活性的三醇。

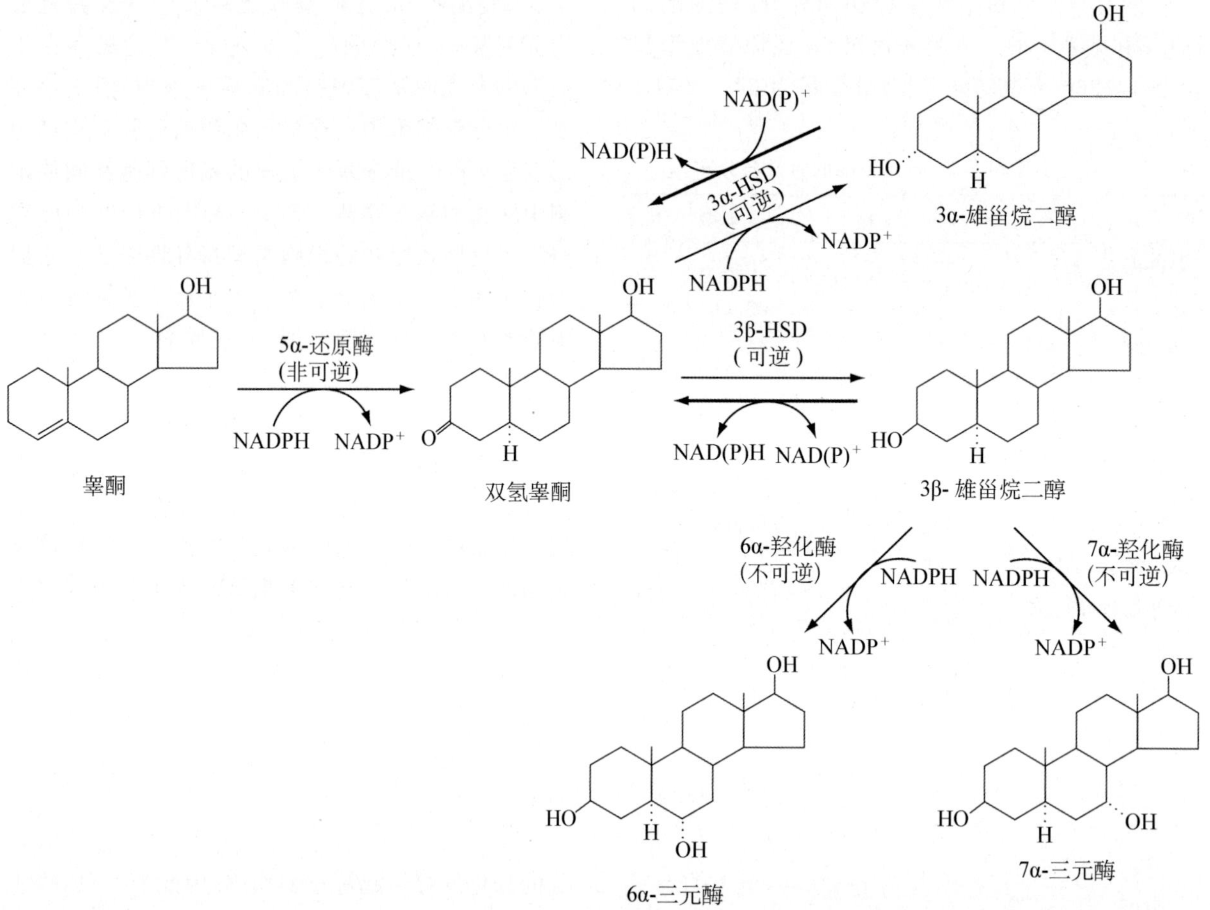

图 1-8　睾酮在前列腺的代谢。通过 5α-还原酶的代谢，睾酮被不可逆地转化为双氢睾酮，而双氢睾酮可以被转化为 3α-雄甾烷二醇和 3β-雄甾烷二醇。3β-雄甾烷二醇可以被不可逆的非活化为易溶性的 6α-三元醇以及 7α-三元醇。3α-HSD. 3α-羟基类固醇脱酯酶

（三）雄激素对基质-上皮细胞相互作用的调节

现在显而易见的是上皮细胞和基质细胞的功能之间存在动态相互作用（Steiner，1993；Cunha，1994；Sikes et al，1995；Cunha et al，2003，2004）。这些相互作用是通过细胞外形成基底膜成分的基质元件的空间组织来介导连接。这种连接可以呈递过滤和组织双向旁分泌信号以及这两个细胞之间的信号交流。例如通过循环到达前列腺的液体、气体、营养、激素和许多生长因子必须首先通过基质底部的物质细胞外基质和基底膜，然后到达分泌上皮细胞的基部前。在发育早期上皮细胞和基质细胞的功能在细胞类型组成性质和相互作用方面不同。在老化过程中这两种组织成分的整合系统生物学以及其动力学在前列腺作为器官和腺体的功能中起着至关重要的作用。这些组织相互作用的衰退是前列腺异常生长的特征之一，启

动于刚刚最大限度获得性征的某个时间,大约 25 岁。由于老化过程中的遗传、环境、饮食或代谢因素,前列腺极易受到形态和结构的早期永久性早期改变的影响(Risbridger et al,2005)。实际上建立在胚胎或新生儿期间发生的激素(雄激素和雌激素)变化之间的联系非常必要,这种联系可能会导致晚年疾病的发生。随着衰老(50-60 岁)前列腺通过从正常的组织学解剖和功能转变到 BPH 的早期征兆——前列腺炎性萎缩,前列腺上皮内增生,最后到各种类型的过渡缓慢进展至前列腺癌。这个概念在几种啮齿类动物模型中获得证实 (Rajfer and Coffey,1978,1979;Naslund and Coffey,1986,1987;Prins and Birch,1995;Singh et al,1999;Prins et al,2001;Risbridger et al,2005)。

(四)细胞黏附分子

细胞-细胞和细胞外基质相互作用正成为理解如何调节细胞表型的主要目标。细胞表面的跨膜受体穿过细胞质膜延伸出来并构成位于细胞外基质和相邻细胞内直接连接由受体构成的细胞骨架的桥梁。细胞黏附分子(CAM)分为四种主要类型①整联蛋白通过异二聚体相互作用将细胞与基底膜和细胞外基质组分连接起来;②钙黏蛋白通过同型聚合物将细胞与邻近细胞连接起来;③选择蛋白主要在血管系统将细胞与碳水化合物连接起来;④免疫球蛋白(Ig)为超家族黏附因子。前列腺中黏附因子中研究得最广泛的是使前列腺上皮细胞相互连接的 E-钙黏蛋白及与转铁蛋白结合的 CD71 以及其他几种整联蛋白分子。这些连接已经在前列腺肿瘤细胞株中进行了体外研究(Rokhlin and Cohen,1995),但是仍需要在正常发育的前列腺和前列腺癌体内进行更广泛的研究。

整联蛋白由两个共价连接的异二聚体组成,称为 α 和 β 亚基。这些整合蛋白向外与细胞外基质的纤维蛋白原纤维结合,层黏连蛋白和黏多糖的受体接触。整联蛋白受体基因在细胞结构内部作为细胞骨架和组织的确认位点。大约 8 个 α 和 β 亚基可以在组织特异性不同的异二聚体中相互作用,甚至在一个细胞上也可以是几种类型。不同的组合可以对细胞外基质组分具有不同程度的结合活性。例如 α3β1 和层黏连蛋白、胶原蛋白和纤维连接蛋白都是通过识别由精氨酸、甘氨酸和天冬氨酸(RGD)构成的蛋白质的三聚氨基酸来结合。

其他类型的跨膜受体也通过细胞扩展识别相似的受体并构成同源二聚体而使细胞与相邻细胞建立直接的细胞-细胞连接。某些需要钙相互作用以与邻近细胞形成细胞-细胞连接的同源二聚体被称为钙黏蛋白。目前已经克隆了四种不同类型的钙黏蛋白。它们含有 723～748 个氨基酸组成一条单肽链,一个具有三个重复结构域的细胞外区域,一个疏水性跨膜区域和一条长的细胞质尾部。不同物种的整联蛋白之间存在大约 50% 的同源性。钙黏蛋白分为三种亚型,E-钙黏蛋白存在于成人上皮细胞中(早期也称为 uvomorulin 细胞,CAM 120/80ARC-1 或 L-CAM);N-肌钙蛋白存在于肌肉的神经组织中(也称为 A-钙黏蛋白),P-钙黏蛋白主要存在于胎盘和上皮细胞中(Albelva,1994)。例如在前列腺细胞中 E-钙黏蛋白从表层细胞膜扩展到与相邻细胞连接并形成同型二聚体并且 E-钙黏蛋白可能穿过细胞膜在细胞内扩展并构成结构中心,称为连环蛋白 α、β 和 γ 结合三种细胞质蛋白的复合物。该复合物定位于小带细胞的黏附素,主要参与连接和维持细胞骨架的稳定。这些内部结构的基质系统相互作用构成一个结构网络从细胞-细胞接触和细胞外基质的相互作用向外扩展,然后在中心形成细胞骨架结构,并与核基质直接接触构成组织特异性 DNA 结构。

非组蛋白组织基质的相互作用可以调节多种 DNA 功能,包括生长和分化(Getzenberg et al,1990;Boccardo et al,2003)。非组蛋白类蛋白如高迁移率组(HMG)蛋白参与多种细胞过程,如调节可诱导的基因转录反转录病毒整合到染色体中以及诱导恶性转化(Reeves and Beckerbauer,2003)。通过蛋白-DNA 和蛋白-蛋白相互作用,HMGA 家族的成员可以影响细胞生长增殖分化和细胞死亡;它们作为对几种组织结构有影响的基因的结构转录因子来影响染色体动力学。这类基因通常在癌组织中高表达(Reeves and Beckerbauer,2003)。这些组织基质相互作用类型对理解基质-上皮相互作用非常重要,因为它们构成基质和上皮核 DNA 之间的直接结构联系。总之在激素(雌激素和雄激素)和饮食的影响下染色质结构和组织通过组蛋白和非组蛋白通路调节取代和维持组织结构以及健康和疾病的相互影响。

到目前为止讨论主要涉及不溶性元素诱导的基质-上皮相互作用的但可溶性激素如类固醇维生素和生长因子也很重要(Sikes et al,1995)。前列腺基质细胞含有类固醇受体对雄激素和雌激素都有反应(见前文)。雄激素和雌激素可以改变前列腺中胶原(Coffey and Walsh,1990)和其他细胞外基质成分(如黏多糖)的形成(DeKlerk et al, 1984;DeKlerk and Human,1985;Kofoed et al, 1990;Horsfall et al,1994)。

总之,不同基质成分的相互作用可能对正常前列腺生长的负调节具有抑制作用或对前列腺肿瘤生长具有促进作用。关于这些上皮-基质相互作用的机制研究有很多,但没有完全明确。

要点:细胞黏附分子

- 细胞表面的跨膜受体穿过细胞质膜并构成细胞骨架与存在于细胞外基质内或邻近细胞上的蛋白和受体的桥梁。
- 细胞黏附分子分为四大类型:①整合素,通过异二聚体相互作用连接细胞与基膜和细胞外基质成分;②钙黏着蛋白,通过同型多聚体连接细胞与邻近细胞;③选择蛋白,主要在血管系统连接细胞与碳水化合物;④免疫球蛋白家族附着因子。

四、分子水平调节前列腺生长:类固醇受体

在体内的绝大部分细胞中,类固醇都可进入细胞核内。但只有少数细胞能将类固醇保留在细胞核内,并保存一定的时间。能保留类固醇的细胞内存在类固醇受体,它可通过细胞核内特异性类固醇敏感基因来调节某些蛋白质的表达。雄激素受体在细胞核内的核受体结合位点是在DNA的特异性序列(雄激素应答元件)上,就像和组织协同调节因子特异性结合一样。它在细胞核内摄取与雄激素受体结合是通过雄激素配体与受体的结合来调节的。当雄激素不存在时,类固醇受体

与细胞核结合能力下降,并很容易被移除;事实上,睾丸切除状态下类固醇受体将转移至细胞质中(Husmann et al,1990)。免疫组化已证明,雄激素受体主要位于细胞核。

1969年Liao和Fang首先发现了前列腺和精囊内含有丰富的(每毫克组织相当的DNA的量100~1000fmol)雄激素受体,该受体与类固醇结合具有特异性和亲和性($10^{-9} \sim 10^{-10}$MK$_d$)。每个细胞都含有5000~20 000个受体分子,明显多于雄激素反应结合位点,通常雄激素反应结合位点可能少于400个。雄激素受体功能的特点是一个基因组过程,其中的转基因过程是通过雄激素受体被激活后来调节的。然而,最近都在关注雄激素的非基因组机制的研究(Benten et al, 1997;Jones et al,2004)。雄激素非基因组的功能特点是能在几秒或几分钟内最大限度地改变细胞的生理环境,而不像靶基因需要转译蛋白来调节细胞生理环境,后者需要更长的时间。雄激素非基因组的作用是否通过相应的基因来调控尚不明确。雄激素受体的特点和激素调节等方面已有详细的阐述(Gelmann,2002;Black and Paschal, 2004;McEwan,2004)。

(一)雄激素受体

雄激素受体的克隆与表达是其机制研究的里程碑(Chang et al,1988b;Lubahn et al,1988)。这引导了雄激素受体的功能,其基因序列和相关蛋白产物的深入研究,例如,这些基因和蛋白在遗传性雄激素不敏感综合征中如何变化的(Chang et al,1995)。

雄激素受体基因位于X染色体长臂的Xq11.2-q12。由于男性只有一个X染色体,在一个等位基因上只存在一个拷贝。这个基因存在8个外显子,它们通过转入合成mRNA并进一步翻译成蛋白质。雄激素受体基因中存在8万个碱基(Marcelli et al,1990),但只有100 600个碱基,相当于总碱基的17%,即2757个碱基对有外表达功能。这与许多其他类固醇受体的组织相似,这些受体也包含来自8个外显子的信息,如孕激素和雌激素受体。雄激素受体是核受体家族中的一员,是一种配体介导的转入因子。目前,核受体超家族成员已超过200种(Escriva et al,2004)。所有的这些受体都具有特定的结构来调节基因的表

达,虽然有些受体的配体尚未明确(也称孤受体)。核受体家族包括糖皮质激素受体、维 A 酸受体(RXR 和 RAR)、维生素 D 受体、雌激素和孕激素受体、过氧化物酶体增殖物激活受体(PPAR-γ)和许多孤受体。与其他类固醇受体一样,雄激素受体有三个功能调节区:氨基酸末端区、DNA 结合区和羧基端配体结合区。尽管所有的核受体的组织结构类似,激活不同的受体后,细胞将产生不同的反应。通过对人类雄激素受体突变的研究,明确了各种功能定位,如图 1-9 所示。

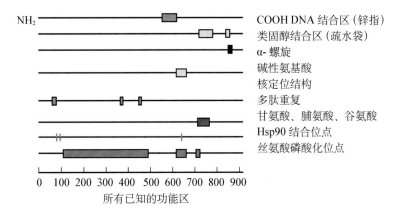

图 1-9 人类雄激素受体的蛋白结构。雄激素受体分成几个功能区域,DNA 结合区(含 2 个锌指),类固醇结合区(含 1 个亲水区),核定位结构以及几个协同激活或抑制的结合位点。在不同人群中,有 3 个不同长度的甘氨酸、脯氨酸、谷氨酸的多肽重复序列。图中显示了功能元件的相对位置

转录起始位点上游(5′方向)是调控基因表达的功能区。与其他经典的 TATA 序列和 CCAAT 序列(常存在于聚合酶Ⅱ依赖基因的启动子)不同的是,它包含 GC 序列。离起始位点较近的只有 70 个碱基对上游是 50 个碱基对富含嘌呤的区域,它是雄激素受体转录的顺式作用元件,还包括其他顺式作用元件:AP-1(与 C-Fos 和 C-Jun 异二聚体结合)、RARE(维 A 酸反应元件)、cAMP 反应元件(AR/CRE1)。说明 cAMP、C-Fos 和 C-Jun、维 A 酸反应元件参与雄激素受体表达的调控(Kuiper et al,1989;Faber et al,1993;Mizokami et al,1994;Young et al,1994)。雄激素受体的激活需要多个步骤的功能特点,包括特定伴侣蛋白的初始复合物合成、配体的结合、转录后修饰、二聚作用、核定位、受体与可改变染色质的协同转录激活因子的结合、启动位点的确定、稳定 RNA 聚合酶Ⅱ转录重复循环机制等。如图 1-10 显示了文中讨论的每个受体已知的结构特点。

1. 伴侣蛋白复合物

在核糖体中,蛋白质合成的初期,受体与其他几种蛋白质形成的复合物,称为伴侣蛋白。这些伴侣蛋白是根据蔗糖梯度沉淀分析中的配合物的大小而形成的,称为 8S 复合物。这种伴侣蛋白复合物至少包含八种已知成分(Hsp90、Hsp70、Hip、p60、p23、FKBP51、FKBP52 和 Cyp40),能将受体隔离至非活性区域(图 1-10)。类似于孕激素受体,它在分子生物学方面有非常详细的研究(Nair et al,1996;Pratt and Toft,1997;Smith,2000),雄激素受体可分解为单节显性形式(在蔗糖梯度中沉淀为 4S),在 8S 中呈对称结构,这使得其在伴侣蛋白复合物中占优势。这种较大的复合物可能仅凭借物质相互作用而特别受到青睐,因为热休克蛋白是细胞中最丰富的蛋白质之一。尽管雄激素受体结构不复杂,但它易受各种不同的翻译后处理步骤的影响,包括磷酸化或糖基化。这种相互作用可以抑制伴侣蛋白的相互结合,使得依赖性和非依赖性配体的激活或蛋白酶介导的受体失活。这种有 PEST 序列的机制与维生素 D 受体的机制类似,后者广泛存在于哺乳动物雄激素受体的铰链区,提示它可能在蛋白酶介导的雄激素受体转运中发挥作用。此外,蛋白酶体抑制导致雄激素受体异构体的显著增加(Sheflin et al,2000)。

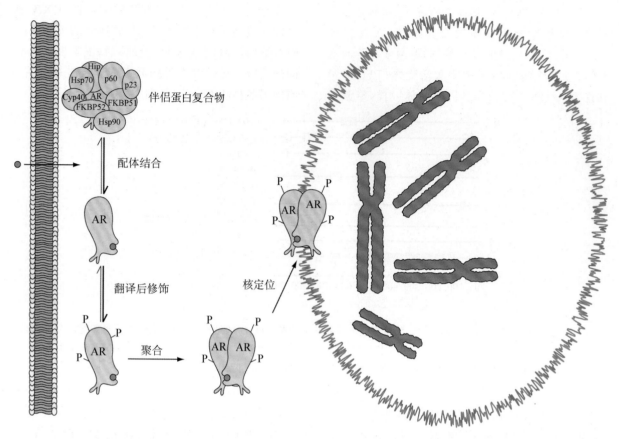

图 1-10 **配体激活雄激素受体机制。** 雄激素通过弥散方式进入细胞内,在胞质内与雄激素受体结合。雄激素受体广泛存在于伴侣蛋白复合物中,其内至少由 8 种不同成分,包括:Hsp90、Hsp70、Hip、p60、p23、FKBP51、FKBP52、Cyp40。一旦被配体结合激活后,即发生翻译后的修饰,如磷酸化。同时发生二聚作用,将激活修饰后的雄激素转运至细胞核内

2. DNA 结合域

在第 1 外显子末端附近延伸到第 3 外显子是 DNA 结合结构域的编码序列。雄激素受体的 DNA 结合结构域由富含半胱氨酸的 72 个氨基酸组成,编码 2 个锌-指序列。后者能特异性识别雄激素应答的 DNA 序列。DNA 结合域通常由三个核苷酸间隔形成的回文重复序列,例如,GG(A/T)ACAnnnTGTTCT(Roche et al,1992)。某些类固醇受体(糖皮质激素和孕激素受体)的 X 线晶体衍射显像提示:第一锌侧链通过直接接触大槽中的 DNA 碱基来引导序列特异性结合;第二锌侧链通过接触磷酸糖骨架来稳定蛋白质-DNA 复合物。虽然蛋白质-DNA 复合物相互作用似乎主要局限于锌侧链,但氨基末端的序列在稳定这些结构中也相对重要,因为这一区域的突变导致 DNA 结合能力轻度下降。DNA 结合域

中的锌侧链在类固醇受体中非常保守。在外显子 2-3 的区域中,与孕激素受体的同源性为 79%,与糖皮质激素受体的同源性为 76%,与雌激素受体的同源性为 56%(Chang et al,1988a,1988b)。雄激素受体与孕激素受体同源性最高(Lubahn et al,1988;Marcelli et al,1990)。雄激素受体中的氨基酸突变使受体不能激活雄激素敏感基因(Govindan,1990),这是遗传性雄激素不敏感综合征睾丸女性化的基础之一。

DNA 结合域结合其同源 DNA 调节位点,称为激素应答元件。激素应答元件可以基于共同结构特征被划分为两种不同的应答元件。第一类激素应答元件包括糖皮质激素受体、孕激素受体和盐皮质激素受体,其特征是都有 TGTTCT 的半位点的序列。第二类激素应答元件包括雌激素受体,其原型半位点序列为 TGACC。能与雄激素

受体结合的激素应答元件属于第一类(Tan et al,1990)。雄激素应答元件的一致序列已通过 RNA 结合位点选择分析证实了,雄激素受体融合蛋白为 GG(A/T)AcAnnnTGTTCT(Roche et al,1992)。这种结合位点的特征是具有对称轴的反常回文重复序列,表明受体以头对头的方式结合。而大鼠的结合位点序列是直接重复的(Schoenmakers et al,2000)。令人惊讶的是,X 射线晶体学数据显示,雄激素受体二聚体是以直接重复目标序列头对头的方式结合,保持反向重复目标序列的正确(Shaffer et al,2004)。迄今为止,只有雄激素受体被发现与直接重复目标序列结合,其方向通常为反向重复。这一差异说明了靶基因是调控雄激素受体差异性的一种方式。

3. 配体结合域

配体依赖性激活过程的特点是配体-受体结合、翻译后修饰(如磷酸化)、核转移和受体基因的激活或抑制。DHT 或睾酮与配体结合域的结合可以促进这些过程,尽管 DHT 的亲和性是显著高于睾酮的。雄激素与配体结合时,其结合域的羧基端是要被激活的,而配体结合域的缺失可导致雄激素受体的失活。在前列腺癌中,已经发现了各种剪接异构体,参与了雄激素受体激活功能(Hu et al,2011)。因此,与伴侣蛋白复合物相互作用的区域一部分是受体的羧基端(Marcelli et al,1990)。然而,配体结合域小的点突变可能导致雄激素受体功能发生显著变化。例如,在前列腺癌 LNCaP 细胞系中雄激素受体配体结合结构域中的单点突变(密码子 877,THR→ALA)使得其不能被类固醇如孕酮诱导,同时保留雄激素激活的活性。Marcelli 和其同事(1990)报道,在雄激素结合和转录激活的过程中,氨基酸 587 或 794 的突变将导致雄激素受体的失活。然而,将氨基酸 708 到 917(即整个配体结合结构域)从羧基末端除去,导致受体蛋白复合体不与雄激素结合,但仍然具有激活转基因的能力。随着新药物已用于前列腺癌雄激素的抑制,对这些新药物的机制(如阿比特龙和蒽杂鲁安)可能与一些雄激素受体剪接异构体相关,或者甚至可能上调其他类固醇受体(Sharifi,2014)。

4. 二聚作用

所有激素受体上应答元件的回文结构介导的这些与 DNA 结合的转录因子为二聚体。随后对受体-DNA 相互作用的研究中证实了这一假说,而二聚作用现在被认为是调节类固醇受体活性的重要步骤。在所有甾体受体的配体结合域内,密码子 859 至 880 之间的疏水七肽重复序列是保守的,这使得二聚作用具有高效性。去除这些序列导致低二聚化,这可能是通过 DNA 结合锌指对雄激素应答元件中回文结构的作用。敲除 DNA 结合域不会抑制在配体结合结构域中发生的二聚作用。强烈的二聚化信号可能与由七肽形成保守的疏水性 α-螺旋结构有关(Centenera et al,2008)。

5. 翻译后修饰

一旦雄激素受体与类固醇配体结合,并与伴侣蛋白复合物分离,则容易接受多种翻译后修饰,其中任何一种修饰都可能影响受体的功能和转运。例如,雄激素受体可以乙酰化(Fu et al,2004)或磷酸化(Goueli et al,1984)。在大鼠前列腺中已有报道,这是通过核 cAMP 依赖性蛋白激酶发生的(Kemppainen et al,1992)。受体磷酸化可能是类固醇受体核易位的重要机制,也可能是 DNA 结合和转录调控的重要机制。受体磷酸化能促进雄激素激动药与雄激素受体的结合,如雄激素拮抗药氟他胺能促进受体磷酸化,提示磷酸化状态可能与受体最终活性有关(Wang et al,1999)。其他类固醇受体中存在丝氨酸和酪氨酸的磷酸化(Landers and Spelsberg,1992;Sadar et al,1999)。除了蛋白激酶 A 的磷酸化之外,雄激素受体可能也激活丝裂原活化蛋白激酶,后者在不同程度参与了基因活性调控。这种激酶经常调节一些转录因子,例如 ELK-1(Peterziel et al,1999)。前列腺内含有大量的酸性磷酸酶,有人认为这些酶可能参与修饰调节雄激素受体的磷酸酪氨酸残基,从使得雄激素受体去磷酸化和失活(Goldsteyn et al,1989),目前这种关系尚不肯定。

6. 核定位

雄激素受体与类固醇结合后,可通过核膜孔复合体进入细胞核内,这一过程通过两个定位信号来完成,分别用于雄激素受体的转出和转入。在多种核蛋白中已发现核定位是通过核定位信号来完成的,比如 SV40 大 T 抗原。SV40 大 T 抗原是由一串碱性氨基酸组成。SV40 大 T 抗原核定位信号的原型是 PKKKRKV，但是仍有一些碱基序列与核定位有关。雄激素受体核定位由多个步骤组成：与碱性氨基酸核定位信号的内运子 α 和 β 结合，核膜孔复合体的结合、核转位和 RAN-GTP 介导受体的释放（Rao et al，2002）。作为受体调节因子，类固醇受体的两个结构得到了最广泛的关注。第一个结构是第二个 DNA 结合锌指区域与空白铰链区（NL1），后者包含亮氨酸信号和核信号[628] RKLKKLGN 两个信号（Kemppainen et al，1992；Ylikomi et al，1992；Poukka et al，2000）。然而，这一假定的核信号肽本身并不具有高易位性，与其他类固醇受体类似，在类固醇结合域中可能存在额外的核定位信号（Kemppainen et al，1992）。NL1 参与物质转入细胞核内，研究显示在糖皮质激素受体中 NL1 可与 α 内运子结合（Savory et al，1999）。许多类固醇受体介导的反式调节因子也能与 NL1 相互作用（Jackson et al，1997；Moilanen et al，1998；Powers et al，1998；McKenna et al，1999）。一些蛋白，如 SNURF 和 UBC9，当与 NL1 的区域重叠后，它们失去与雄激素相互作用的能力（Moilanen et al，1998；Poukka et al，2000）。第二个信号是 NES^AR，位于配体结合区域（Saporita et al，2003），是受体没有与配体结合时的核转运信号。由于 NL1 和 NES^AR 的作用，雄激素受体能在细胞质和细胞核之间主动穿梭，这可能是两种信号有激活或抑制基因表达的能力。

7. 转录激活区域

雄激素受体一旦进入细胞核，就会与基因组 DNA 中的靶基因结合。虽然靶基因发生受体定位的机制尚不清楚，然而，有新的证据表明这是一个高度协调的过程（O'Malley，2008）。现在已知的先驱因子，如 FXA1 通过表观遗传信号定位，然后雄激素受体与这些位点结合，随后调节靶基因的表达（Lupien et al，2008）。一旦雄激素受体在靶基因位点中被定位，就会协调与多个相关因子的结合，称为共激活因子和辅助因子，随后调节基因表达（图 1-11）。最近发现的一些协同激活因子见框图 1-1。虽然发现了一些特异性的雄激素受体协同激活因子，但表中大部分因子都与类固醇受体结合。由于潜在的协同调节因子的数目明显

超过单个受体直接相互作用的能力，最有可能的机制是雄激素受体的转录激活涉及多个因素，它们以顺序和组合方式进行染色体的重组（Pollard and Peterson，1998）。这些因子有序的、精准的结合机制仍有待研究。但从经验上可将其分为染色质和核小体重组（能量依赖的过程）、组蛋白乙酰化转换酶激活和与 TATA 蛋白相关因子的结合，这些过程都是在 RNA 聚合酶Ⅱ的调节下促进基因的表达。在某些条件下，如雄激素受体与拮抗药的结合（如氟他胺），抑制组蛋白乙酰转移酶的活性，并且可能发生去乙酰化。这一过程的发生与抑制因子 N-COR 和 SMRT 相关（Glass and Rosenfeld，2000）。其他因子，如 HBO1 基因可能也有类似作用（Sharma et al，2000）。在氨基末端 46～408 区域的缺失，也将抑制基因的表达。它提示协同因子将与位点或缺失区域相互作用，形成功能失调的受体复合物（Palvimo et al，1993）。

框图 1-1　雄激素受体共激活因子简明列表

ARA24，ARA54，ARA55，ARA70，ARA160

ART-27，ARIP3

β-Catenin

BRCA1，BRCA2

CARM1，CBP，c-Jun，Cdc25B，cyclin E

FHL2（specific to androgen receptor）

GT198

HBO1

Ku

MAGE 11

Oct-1

p68 helicase，p160，pp32-Rb

pCAF，p300，PGC-1，PNRC，p54nrb

RAC3

RNF-4

SNURF

SRC1，SRC1a，SRC3，SRCAP

TIF2

Tip60

TRAM-1

TRAP/DRIP/GRIP/NRIP

Ubc9，UBCH7

Zac1

雄激素受体的转录区域是外显子 1 编码的，这是最大的外显子，包含 1607 个碱基对。发现这一区域是三个同源多聚体区域，它包括近 20 个谷氨酸，8 个脯氨酸和 23 个甘氨酸（图 1-11）。谷氨酰胺重复形成极性拉链的 β 片，这有利于某些蛋白质之间相互作用。这种高分子谷氨酰胺重复结构与酵母中的 GAL4 的 DNA 结构域结合直接增加了 GAL4 转录活性，证明该区域在启动、促进基因活化中扮演重要角色（Gerber et al，1994）。

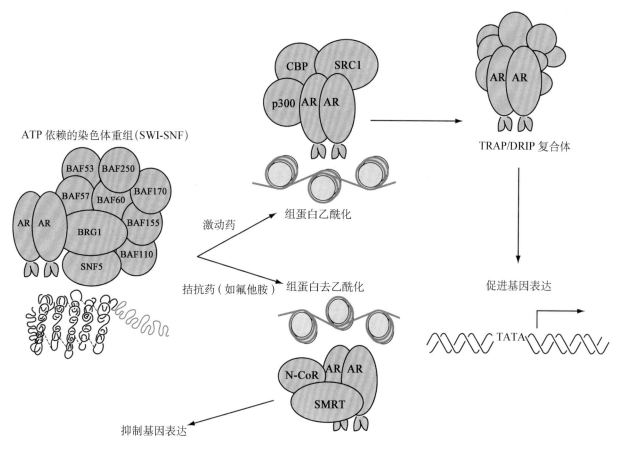

图 1-11　**核激活雄激素受体的机制。一旦雄激素受体转运到细胞核内，它经历几个步骤（其中许多可能同时发生）：①通过 SWI-SNF 复合物发生 ATP 依赖的染色体重组；②激动药（二氢睾酮，DHT）介导的组蛋白乙酰化，它由多种转移因子参与，如 p300、CBP 和 SRC1；在某些拮抗药介导组蛋白去乙酰化，并且激活基因表达抑制因子，例如 N-CoR 和 SMRT，来抑制基因表达。③被激活的雄激素受体复合体通过 TRAP/DRIP 复合物（甲状腺受体相关蛋白/D 受体相互作用蛋白）与雄激素应答元件的靶基因上游的位点上的 γ-反式作用因子结合。该复合体促进了雄激素调控基因的表达**

研究表明，这些多聚谷氨酰胺重复结构可能与转录因子 p160 的羧基端直接相互作用（Irvine et al，2000）。在正常人群中，这些重复序列在 11～31 的长度上变化，导致了等位基因的多态性。这意味着不同的人具有不同的多聚谷氨酰胺重复单元的等位基因。这种多态性是种族差异，有人认为这可能与不同民族前列腺癌发病率的差异相关。最常见的 CAG 重复序列长度在白人中是 21；在非裔美国人中是 18；而在亚洲人中，其平均长度为 23。谷氨酸重复序列越长，雄激素受体的活性就越低。人口学研究表明，在中国人中，较长的谷氨酸重复序列与前列腺癌的发病率密切相关。在 X-连锁脊髓延髓性肌萎缩（Kennedy 病）患者中，谷氨酸重复序列长达 40～60。Kennedy 病患者表现为雄激素受体活性进行性下降（Laspada et al，1991）。此外，男性不育症患者的雄激素受体基因多态性表现为其谷氨酸重复序列比正常人长。通过对遗传性雄激素不敏感综合征基因研究和对前列腺癌患者的雄激素受体过度激活与突变的生物学特性的研究,有助于揭示人类雄激素受体在其结构上的功能作用。

要点:雄激素受体

- 雄激素受体是一种细胞内类固醇结合蛋白,由雄激素激活,介导基因组和非基因组作用,进而起到调节细胞作用。
- 这种调节在前列腺的发育、生长和维持稳态中发挥重要作用,主要发生于前列腺间质和上皮。

(二)雄激素依赖的染色体重组

组织和受体基因的特异性很大部分取决于细胞核内的 DNA(Getzenberg et al,1990)。只有在处于"开放"区域或有转录活性形式的区域中,类固醇受体复合物才能与基因相互作用。研究表明,这些染色质开放区域(常染色质)的长度可以延伸到 100 000 个碱基对,或者超过典型基因大小的 10 倍,通常典型基因是 1000～10 000 个碱基对。这样大的 DNA 结构如何变形尚未知晓,但有可能是与核基质一样,可以在 60 000～120 000 个碱基对的区域中排列大的环结构域。核细胞受体与 ATP 依赖的染色体重复复合物相互作用,是一个由"FXA1"的启动因子引导的过程(Lupien et al,2008),这可能是对靶基因调节的最早步骤之一(Glass and Rosenfeld,2000)。

在细胞分裂过程中,染色体组织在每一个有丝分裂的关键阶段都受到了空间调控(Williams and Fisher,2003)。染色体结构和功能的表观遗传调控在细胞分裂、分化和发育过程中高度有序(Lam et al,2005;Margueron et al,2005)。事实上,染色体蛋白需要维持正常染色质、异染色质和着丝粒染色质的有序结构,以维持正常的细胞和组织功能。为了维持这种调节功能,通过核小体结构达成,它是由一个优雅的紧密缠绕 DNA 系统围绕八组蛋白组成的。该核心由 H2A、H2B、H3 和 H4 的二聚体组成,具有直接调节 DNA 翻译后修饰的功能。这种翻译后组蛋白修饰的选择性调节是基因表达的主要调节机制,被称为组蛋白编码调节(见图 1-11)。组蛋白修饰包括了乙酰化、磷酸化、泛素化和甲基化(Downs and Jackson,2003;He et al,2003;Cosgrove et al,2004;Cosgrove and Wolberger,2005;Lam et al,2005)。

雄激素受体与染色体复合物结合并相互作用。这种复合物包括了人类 SWI-SNF 复合物的亚单元,SWI-SNF 复合物已被证实是以 ATP 依赖的方式重建单核细胞和多核苷酸的模板(Peterson and Tamkun,1995)。分离的 hSWI-SNF 的 ATP 酶亚基 BRG1 和 HBRM 也具有这些活性(Phelan et al,2000)。

核受体(神经内分泌细胞)的转录激活需要多种因素,包括 SWI-SNF 复合物、CPB/p300、类固醇受体激活因子(SRC)。SRC 含有大量的亚基,其中许多亚基与核小体和核基质的相关成分有联系(Huang et al,2003)。这些亚基包括 BAF53A、BAF57、BAF60、BAF110、BAF155、BAF170、BAF250、BRG1、BRM 和 SNF5。因为染色质的凝聚使基因无法进入转录,类固醇受体与 SWI-SNF 复合物的结合是核小体重塑的关键因素,它能让相关的靶基因参与基因调节(Sudarsanam and Winston,2000;Huang et al,2003)。一旦受体 SWI-SNF 复合物,CPB/P300 和其他介质成功地"打开"染色质结构以允许转录调控,雄激素受体必须与不同的协同因子相互作用。翻译后组蛋白修饰也是染色体重建和优化基因表达的必要条件(Ewen,2000;He et al,2003)。在大多数研究中,基因转录效率实际上与组蛋白的乙酰化、磷酸化、泛素化和甲基化修饰程度相关。换而言之,高乙酰化组蛋白区对应于高的基因转录区,而低乙酰化组蛋白区对应于低的基因转录区(Pazin and Kadonaga,1997)。包括雄激素受体在内,许多组蛋白乙酰转移酶复合物与核受体相关。这些复合物包括 p/CaF、酵母同源物 GCN5,后者是酵母 SAGA 复合物的组成成分。这种复合物内存在具有活性的 TBP 因子和 TBP 相关因子。而 P/CaF 蛋白与维 A 酸受体相关,也可能与多核受体有关。还能与其他组蛋白乙酰转移酶(HAT)蛋白结合,包括 CBP/p300 还有一些其他乙酰化组蛋白和乙酰化其他转录因子。CBP/p300 复合物是许多基因必须的协同因子,实际上,在促进基因转录时起到一个分子支架的作用(McKenna et al,1999;Huang et al,2003;Marshall et al,

2003)。此类复合物有着 SRC1 等其他的共激活剂。最近发现,组蛋白代修饰功能越来越多,它包括磷酸化、泛素化和甲基化组成的复杂的酶介导的组蛋白 H2A、H2B、H3 和 H4 的改变,这可以打开染色质,从而允许转录因子的参与调节,以维持细胞的正常功能(Lam et al,2005;Margueron et al,2005)。与核受体和雄激素受体相关的共同激活因子有很多,目前仍未被完全发现。在框图 1-1 中给出了与该基因调控水平相关的受体的一个简短列表。其中最重要的因子是 SRC1,它具有轻微的 HAT 活性,参与并促进了类固醇依赖性转录。其他因子包括 SRA 和 p160 活化剂。SRA 是 RNA 激活剂,是共激活因子复合物中的功能性结构(McKenna et al,1999)。p160 能与氨基末端反式激活域中的多聚谷氨酰胺重复物直接相互作用,是激素依赖性激活所必需的因子(Irvine et al,2000)。

　　大多数基因在转录起始位点的上游有一个调控区域。这一调控区域被核心启动子元件划分,核心启动子元件存在于所有基因的上游基因中,参与调节整个基因表达。该启动子元件是 RNA 聚合酶 Ⅱ 将附着于 DNA 的位点,并确定转录的起始点。RNA 聚合酶将 DNA 编码复制或转录成 mRNA,称为转录。该启动子区位于基因起始位点上游的 16 个核苷酸至 32 个核苷酸之间的区域。这个区域最初被称为 Goldberg Hogness 序列或 TATA 序列,具有 TATAAAG 的一致序列。RNA 聚合酶 Ⅱ 酶结合到这个 TATA 序列作为转录的最初步骤之一。在 TATA 序列上游的是第二个基因控制元件,一般称为激素应答元件,它在许多由类固醇激素调节的基因中被识别,是受体与 DNA 结合的多个位点之一。如前所述,在雄激素调节基因中,这个区域被称为雄激素应答元件;雌激素中,雌激素应答元件;糖皮质激素,糖皮质激素应答元件。该激素应答元件区域可能包含多个离散序列,但其主要作用是调节转录起始频率。在独立的分析中,发现甲状腺激素受体与纯化蛋白的亲和性相关,这明显地增强了配体依赖的无细胞转录。这种结合物被称为 TRAF,即甲状腺受体相关蛋白(Fondell et al,1996)。在一组类似的实验中,类似复合物来自维生素 D 受体,称 DRIP,代表 D 受体反应蛋白(Rachez et al,1998)。在后续

的实验中,发现共有 9 种蛋白组成的协同因子复合物(TRAP/DRIP/ARC)是大型活化剂复合体的组成部分,它在基因转录中起到了调控作用。这些转录因子包括类固醇调节元件结合蛋白(SREBP)、核因子-κB(NF-κB)和 VP16(Sun et al,1998;Gu et al,1999;Ito et al,1999;Naar et al,1999;Ryu et al,1999)。

　　总之,TATA 序列能提供 RNA 聚合酶准确的结合位点、转录开始的位置,激素应答元件与激素受体结合时调节转录的频率。这个过程是通过 TRAP/DRIP 复合物中存在转录因子来实现的。因为 DNA 序列的激素应答元件已被证明与它的位置或其方向无关,它类似于在许多其他类型的基因中已经发现的转录增强子。激素应答元件在不同激素基因的起始位点从 -20 至 -6000。例如类固醇激素,它的起始位点位于核苷酸上游的 -140 处。在糖皮质激素受体识别元件中,糖皮质激素受体识别的位点大约为 -140,并包含 AAAATGGAC 的核苷酸序列。在缺失定位实验中发现,激素应答元件的受体结合区域需要与受体结合,这是类固醇介导转录调控的必要条件。一旦 DNA 转录成 mRNA,一系列腺嘌呤单元被添加到末端(称为聚-A 尾),然后将 mRNA 切割并拼接在位于核基质上的小核颗粒(称为剪接体)上,这剪接去除的是 mRNA 内含子部分。核糖体 mRNA 从细胞核中运出,被认为发生在细胞核基质的结构成分上,并通过细胞核的孔复合体和核糖体,其中 mRNA 被翻译成蛋白质产物,这一步骤称为翻译。被翻译蛋白质具有特异性氨基酸序列,可通过细胞向分泌颗粒或膜区域输送蛋白质。这些蛋白质也可以在翻译后通过加入碳水化合物变成糖蛋白或被激酶磷酸化。在适当的信号,如神经系统控制下,分泌蛋白可以被排泄到前列腺的管腔中。在前列腺和精囊内构成了精液。图 1-7 简单地描述了该过程。分泌蛋白包括 PSA、酸性磷酸酶和其他蛋白产物,这些分泌蛋白都是由雄激素作用于受体来调节的。

　　在胚胎发育过程中,雄激素受体首先出现在大鼠腹侧前列腺和精囊的间充质中,几天后出现在上皮细胞中。但调节时间因素的机制尚不清楚。在精囊和射精管的发育过程中,睾酮是腺体发育的主要雄激素,而在从泌尿生殖道形成的前列

腺中雄激素主要是 DHT。睾酮和 DHT 都能与雄激素受体结合,然而,以摩尔为单位 DHT 的亲和力是睾酮的 3～10 倍。睾酮亲和力低的原因可能是在相同的组织水平下,睾酮解离的速度更快。有报道说,在某些情况下,即使在没有雄激素受体与特异性雄激素应答元件直接相互作用的情况下,也能发生雄激素受体介导的转录调控(Kallio et al,1995)。该报道还指出,雄激素受体可以不与特异性的应答元件结合,直接发挥抑制或激活的作用。这表明,即使雄激素受体在没有直接与雄激素应答元件结合的情况下,雄激素受体可以与转录因子内的调节单元结合,从而改变其性质。

我们将讨论重点放在细胞核的结构,其中基因的遗传信息、雄激素受体的相互作用和 mRNA 加工发生并整合。核内结构高度有序取决于细胞架构,称为核基质,参与细胞核与 DNA 的三维空间调控。

(三)雄激素在核基质中的作用

在不同组织中的每个细胞中,其 DNA 可能是相同的,但它在不同的细胞类型中有不同三维排列。这种 DNA 空间组织结构是由核结构和其成分决定的,也被称为核基质。类固醇受体和 DNA 序列的高度组织特异性是由雄激素的反应成分来决定的,DNA 的三维排列结构也参与了组织特异性的调节。有强有力的证据支持这样一种观念,即细胞核的结构成分中 DNA 的不同表型,含有特异的类固醇受体。还认为 DNA 结构的这些结构修饰可能是分化的一个组成部分。在这种类型的 DNA 组织中,核基质已被认为是一种重要的结构元素(Getzenberg et al,1990;Boccardo et al,2003)。核基质有助于靶基因的定位及其构象,并能促进它们与类固醇受体的相互作用。Barrack 和 Coffey 首先证明了核基质是雄激素和 ER 结合的主要靶点(Barrack and Coffey,1980;Barrack,1987)。由于核基质参与了许多核事件发生,它将为雄激素的作用提供理想的靶点。核基质已被认为是细胞核的动态亚结构组成部分,它引导 DNA 的功能性组织进入环构域,并为核酸的特异性表达提供场所(Nelson et al,1986;Getzenberg et al,1990)。从概念上讲,它可以被视为拥有细胞质或细胞骨架相当的结构。核基质含有核成分,核包括孔膜复合体、核仁及内部的核糖蛋白、动态的纤维蛋白

网(Berezney and Coffey,1977)。使用非离子去污剂梯度离心、DNaseI 消化、高渗盐缓冲液冲洗可提取核基质。剩下的核基质结构只有原核物质的 15% 或更少,98% 以上的 DNA、70% 以上的 RNA 以及 90% 的核蛋白被提取了,剩下的结构主要是组蛋白和脂肪组织。

核基质是细胞的重要结构,有许多生物学功能。在核仁有近 50 000 个 DNA 环区域,每个环有 6 万碱基对,这些环的碱基对是附着在核基质上的(Pardoll et al,1980;Vogelstein et al,1980;Luke and Coffey,1994)。这些环结构在间期和中期得到维持(Nelson et al,1986)。拓扑异构酶 Ⅱ 能调节 DNA 的螺旋空间结构,与核基质和染色体的有丝分裂有关。许多研究发现激活基因与核基质相关,转录失活的基因与基质距离较远。这些活性基因在基质的位置提示了基质在分化中起到的重要作用,使基因进入不同的构型。

雄激素可以激活靶细胞 DNA 的合成和细胞的复制。核基质对 DNA 合成起到了重要作用。核基质含有特定的 DNA 合成位点(Pardoll et al,1980)。位于 DNA 环的基底。在 DNA 复制时,DNA 环通过连接基质上的复制复合物旋转。因此,DNA 的交叉复制、DNA 聚合酶和新复制的 DNA 已被证明与核基质有关。很容易说明激素的作用和核基质结构的改变可以影响 DNA 合成的雄激素调节和前列腺细胞生长。

核基质与 mRNA 的合成转录也有关。Ciejek 及其同事(1982)发现 95% 以上未加工的 mRNA 前体与核基质有关。当 RNA 的内显子部分被剪切后,成熟的 mRNA 就从核基质中释放出来。所以核基质可能与 RNA 的处理有关。Marriman 和 van Venrooij(1985)发现,所有 RNA 裂解产物和 RNA 加工时中间产物都与核基质有紧密联系。再次,核基质结构与类固醇受体相互作用可能是参与转录和 RNA 加工中的重要步骤。最终被转运到细胞质并翻译。核基质包含小核糖体蛋白颗粒的附着位点,这些小核糖体蛋白颗粒是 RNA 的核剪接体系统的一部分,其核心是 RNA 被转运到细胞质进行翻译。

Ahmed 和其同事对雄激素刺激和戒断后大鼠腹侧前列腺核基质和相关蛋白的磷酸化进行了一系列的研究(Ahmed and Goueli,1987;Ahmed et al,1993;Tawfic et al,1993,1994)。他们的研究发现,酪蛋白激酶 2(CK-2)可以使核基质磷酸化。磷酸化的靶点之一是核仁素,核仁素含有丰富的参与合成核糖体核苷酸的核仁磷蛋白,并受到雄激素的精细调节(Tawfic et al,1994)。另一种生长所需的重要的核仁功能蛋白是 B23,它也受 CK-2 的调控(Tawfic et al,1993)。

总之,核基质是一种重要的核调控结构调节剂,是激素调节的理想靶点。事实上,核基质是类固醇激素受体结合的主要部位(Barrack and Coffey,1982;Donnelly et al,1983;Wilson and Colvard,1984;Alexander et al,1987;Barrack,1987;Metzger and Korach,1990;Luke and Coffey,1994)。在前列腺中,60%以上雄激素受体与核基质有关(Barrack and Coffey,1982)。核基质也是许多其他类型的调节相互作用的靶点,包括致癌基因的核产物和病毒蛋白,它们也可以介导类似激素诱导的生长调节。例如,核基质被认为是反转录病毒 Myc 癌基因蛋白和多瘤病毒大 T 抗原的细胞靶点。所有这些细胞核与转化蛋白的结合被认为是致癌或转化过程中的早期分子事件。因此,在调节细胞结构和功能的因素中,对雄激素受体与基质相互作用的研究比核基质作为共同靶点的研究更有意义。

要点:雄激素受体结构与功能

- 雄激素受体是一种配体激活的转录调节因子,它与雄激素结合从分子伴侣中分离出来,通过多种方法被积极地修饰到活化状态,被主动转移至细胞核,与先驱因子结合,引导受体在染色质中发挥作用,然后与大量激动物和抑制物相互作用以调节靶基因表达。
- 雄激素受体的转运是双向的,也就是说,它定位于细胞核,活化后从细胞核中运出。
- 雄激素受体与 DNA 靶序列结合为二聚体,其可为直接或反向重复序列,但受体始终以相同的方向结合。
- 雄激素受体的调节是前列腺生长和发育中最重要的"守门员"之一。

五、前列腺分泌物与蛋白

(一)前列腺分泌的重要非肽成分

精浆主要由附属性腺分泌形成,为精子的存活和发挥功能提供适宜的环境。附属性腺主要包括附睾、输精管壶腹、精囊、前列腺、尿道球腺(bulbourethral gland)、尿道腺(littre)。正常人平均每次射精量大约 3ml,容量为 2~6ml,主要由精子和精浆两种成分组成。精子的量不到精液总量的 1%,精子数约为 10^8/ml。精浆(平均 3ml)大部分来源于精囊(1.5~2ml)、前列腺(0.5ml)、尿道球腺及尿道腺(0.1~0.2ml)。在射精过程中,这些腺体的分泌是以序贯方式释放的(Amelar,1962;Amelar and Hotchkiss,1965;Tauber and Zaneveld,1976;Zaneveld and Tauber,1981)。射精的初始部分富含精子和前列腺液,如枸橼酸。果糖是精囊的主要分泌产物,在射精的稍后部分升高。最近,学者们测定精浆中的白蛋白,发现它与精子的形态密切相关,而与精液的其他参数并不相关(Elzanaty et al,2007)。正常人和啮齿动物前列腺液和精浆的化学成分得到了广泛的研究,具体结果在优秀的综述中有归纳、总结(Mann and Mann,1981;Zaneveld and Tauber,1981;Aumuller and Seitz,1990;Daniels and Grayhack,1990;Chow et al,1993;Gonzalez et al,1993;Elzanaty et al,2007)。基于一小部分男性前列腺液的分析发现枸橼酸盐、肌醇、精胺代谢物的测量有可能区分前列腺癌患者(Serkova et al,2008),组织学分析表明,精胺和枸橼酸盐可以区分良性前列腺病变、前列腺癌(Giskeødegård et al,2013)。

精浆与其他体液不同,因为它富含钾、锌、枸橼酸、果糖、磷酸胆碱、精胺、游离氨基酸、前列腺素和多种酶[最显著的是酸性磷酸酶、二胺氧化酶、β-葡萄糖醛酸酶、乳酸脱氢酶(LDH)、α-淀粉酶、PSA 和精浆蛋白酶]。

1. 枸橼酸

与浓度为 40mM(155 mg/dl)的氯离子相同,枸橼酸盐是精浆主要的阴离子之一(平均 376 mg/dl),其正常范围为 20mM 或 60 mEq/L。枸橼酸盐是金属离子有效的结合因子,精浆中枸橼酸盐的浓度为 20mM,与总的二价金属离子浓度

13.6mM 相当(钙离子:7mM;镁离子:4.5 mM;锌离子:2.1 mM)。前列腺液的枸橼酸盐浓度接近 15.8 mg/ml(Zaneveld and Tauber,1981),然而精囊分泌的枸橼酸几乎减少了 100 倍,只有0.2 mg/ml。枸橼酸在前列腺中形成,浓度是其他软组织的 100 倍(前列腺组织:30 000 nmol/g;其他组织:150~450 nmol/g)。**射精时精液中枸橼酸盐的浓度是血浆中的 500~1000 倍。前列腺分泌上皮细胞通过天冬氨酸、葡萄糖合成枸橼酸盐,前列腺中高浓度的枸橼酸盐是因为一旦合成枸橼酸盐,前列腺细胞内的线粒体就很难将其氧化,所以枸橼酸盐的合成速率远远超过枸橼酸盐的氧化速率**(Costello and Franklin,1989,1994;Kavanagh,1994)。

2. 果糖

精浆中的果糖主要来源于精囊(Mann and Mann,1981),在先天性精囊缺陷的患者中也伴随着射精中果糖的缺失(Phadke et al,1973)。精囊分泌物中含有少量的其他游离糖,例如葡萄糖、山梨醇、核糖,这些糖的浓度通常小于 10 mg/dl。相比之下,精液中还原果糖的浓度大约为 300 mg/dl,精浆中还原果糖的浓度为 200 mg/dl。精浆中的果糖似乎为精子提供了有氧及无氧环境的能量来源(Mann and Mann,1981),它与精子的运动性和精液的黏滞度间接相关。

果糖的水平受到雄激素的调节,但是许多因素例如储存、射精的频率、血糖水平和营养状态也会影响精浆中果糖的浓度(Mann and Mann,1981),这些因素可能就是同一患者不同的精液样本中存在差异的原因。此外,血浆中雄激素的水平并不总是和精浆中果糖的水平相关,所以精浆中果糖的水平并不是雄激素状态的可靠指标,也有学者认为精浆中的果糖水平受到交感神经的调控(Lamano-Carvalho et al,1993;Kempinas et al,1995)。

3. 多胺

多胺是自然界最基本的(带正电荷)有机小分子,广泛高浓度存在组织中,被认为参与多种与细胞增殖相关的生理过程。事实上,多胺可以作为哺乳动物细胞、细菌的生长因子,包括蛋白激酶在内的酶抑制因子。

多胺在分子水平的确切作用仍不清楚,但它们是重要的生物化合物,在精液中含有较高水平的多胺。多胺可以通过膜通道影响物质的控制和运输。在临床上,多胺(亚精胺和精胺)被作为晚期前列腺癌患者去势治疗的标记研究(Cipolla et al,1994),其他学者(Heston,1991;Kadmon,1992;Madhubala and Pegg,1992;Love et al,1993)一直研究多胺在前列腺癌中的病理生理学作用。前列腺中多胺合成过程的第一个限速步骤受到鸟氨酸脱羧酶(ODC)的调控。ODC 被证实高表达于 BPH 组织中(Liu et al,2002),ODC 可以被二氟甲基鸟氨酸(DMFO)抑制,然而 DMFO 可以反过来抑制多胺的合成。DMFO 被提议作为前列腺癌的化学预防剂(Kadmon,1992)。

正常人精浆中精胺的正常范围为 50~350 mg/dl,精胺主要来源于前列腺,前列腺是体内精胺最丰富的来源。精胺$[NH_2-(CH_2)_3-NH-(CH_2)_4-(CH_2)_4-NH-(CH_2)_3-NH_2]$是基本的脂肪族聚胺,由于它带有 4 个阳离子,可以稳定地结合到酸根或者带负电荷的分子,例如磷酸离子、核酸和磷脂质。当精液于室温下,酸性磷酸酶水解精液中的磷酰胆碱形成游离的无机磷酸盐离子,随后与带正电荷的精胺相互作用沉淀为大而透明的磷酸精胺盐结晶。多胺也可以形成酰胺键,使它们共价加成到蛋白羧基(Williams-Ashman et al,1975),这些修饰可能参与功能的调节。

研究者们对精胺及其他相关多胺类,例如亚精胺、腐胺非常感兴趣,因为多胺类的水平及比率的迅速、剧烈的变化与多种被诱导生长的细胞密切相关。Williams Ashman 与同事详细研究了在男性生殖道中多胺的合成与调节,描述了从鸟氨酸到腐胺到亚精胺到精胺的酶促反应(Williams-Ashman et al,1969,1972,1975)。多胺可被二胺氧化酶(存在于精液浆中)氧化形成高反应性醛化物,该醛化物具有精子与细菌毒性(Le Calvé et al,1995)。这些醛类的形成产生精液的气味,同时醛类、多胺可能保护泌尿生殖道免受感染。精浆中精胺的水平与精子数目、活性的关系也被学者们提出(Stamey et al,1968;Fair and Parrish,1981;Fair et al,1993;Le Calvé et al,1995),在前列腺组织中的枸橼酸、精胺可以通过核磁共振(MRI)量化(van der Graaf et al,2000)。

4. 磷酸胆碱

在正常的射精中富含其他带正电荷的胺,包

括胆碱、磷酸胆碱,通常被认为是脂质成分或者脂肪因子。在哺乳动物的精液中富含胆碱 $[(CH_3)_3—N^+—(CH_2)_2—OH]$,在人类精液中,磷酸胆碱占主导地位,然而在大部分其他物种中 α-甘油基磷酸胆碱有更高的水平,精浆中的浓度常大于 1 g/dl。Seligman and associates (1975)已经证实磷酸胆碱是 PAP 的一种高度特异性底物,PAP 在精浆中也具有活性。在射精初期,该酶的活性导致游离胆碱快速形成,相反,α-甘油基磷酸胆碱主要由附睾分泌形成,且不容易被酸性磷酸酶水解。鉴于以上原因,Mann and Mann (1981)提出 α-甘油基磷酸胆碱可作为评估附睾的分泌在射精中作用的指标。附睾中胆碱的分泌同时也受到雄激素的调控,但是这些胆碱化合物的功能尚不清楚,它们既不会被精子代谢,也不会影响精子的呼吸作用(Dawson et al,1957)。

5. 前列腺素

正常男性前列腺素主要来源于精囊(Pourian et al,1995),在精浆中前列腺素的总浓度为 100～300 $\mu g/ml$。Von Euler (1934) 认为前列腺素是精浆中的活性成分且起源于前列腺,但是 Eliasson (1959)证实前列腺素主要来源于精囊而不是前列腺,然而其原名前列腺素仍保留下来了。前列腺素广泛分布于哺乳动物组织中,但是其前列腺素浓度远远低于精囊(Vane and Botting,1995)。

人体存在超过 90 种不同的前列腺素,然而在精液中存在 15 种不同的前列腺素,它们均是前列腺素酸的衍生物,含有双链环戊烷环的二十碳羟基脂肪酸。根据前列腺素的环戊烷环结构,前列腺内的 15 种不同的前列腺素被分为 A、B、E、F 四大类。每一类根据侧链上双键的位置和数据进一步细分,因此,PGE_3 是指 E 型前列腺素侧链上有三个双键。E 型前列腺素是男性生殖系统的主要前列腺素组分,然而 F 前列腺素主要存在于女性生殖系统。Fuchs and Chantharaski (1976)总结了人精浆中的前列腺素水平,其平均值($\mu g/ml$)如下:PGE_1,20;PGE_2,15;(PGE_1＋PGE_2)-19-OH,100;PGA_1＋PGA_2,9;(PGA_1＋PGA_2)-19-OH1,31;PGB_1＋PGB_2,18;(PGB_1＋PGB_2)-19-OH,13;$PGF1\alpha$,3;$PGF2\alpha$,4。

前列腺素是有效的药物分子,涉及男性的各种生物过程,包括阴茎勃起、射精和精子的运动、运输以及睾丸、阴茎的收缩。此外,据报道精液中的前列腺素沉积于阴道会影响宫颈黏液、阴道分泌物以及精子在女性生殖道的运输。前列腺 E 与细胞外细胞器、前列腺小体介导的精浆的免疫抑制效应相关(Kelly et al,1991)。

6. 锌

正常男性精浆中含量较高(140 μg/ml),其主要来源于前列腺的分泌(488±18 μg/ml)(Bedwal and Bahuguna,1994)。相比于其他器官,前列腺中锌的浓度最高(50mg/100g 干重),Byar (1974)回顾了生殖系统中与锌相关的许多早期实验和概念,BPH 中锌的水平稳定或者有所升高,然而前列腺癌中锌的浓度显著下降。通过放射自显影技术发现前列腺中的锌-65 位于前列腺上皮细胞,然而在前列腺的侧叶中,大量的锌与基质,尤其是基底膜、弹力蛋白组分相关(Chandler et al,1977),且口服摄入锌并不能改变前列腺液中锌的水平。

自 Gunn 和同事(1956,1965)从事的在啮齿动物前列腺中锌的吸收与浓度相关的内分泌效应的经典研究以来,锌的许多生理作用已经相继被提出。尽管前列腺中存在很多含锌金属酶,但是前列腺中锌的浓度远超过锌相关酶中锌的含量。众所周知,锌可与很多蛋白结合(Sansone et al,1991),在 Johnson 及其同事(1969)的研究中提到狗前列腺癌中的锌结合蛋白可水解为 8 种类型的氨基酸。Heathcote and Washington(1973)证实在人 BPH 中的锌结合蛋白富含组氨酸和丙氨酸。Jonsson 及其同事提出精液中的锌可以通过结合精液凝固蛋白 I、II 及其片段来调节 PSA 的活性。目前已有许多关于前列腺中锌结合蛋白的研究(Reed and Stitch,1973;Fair et al,1976),但是关于这些蛋白的进一步研究仍是非常有必要的。

锌在前列腺液中的重要作用已在 Fair 及其同事(1976)的研究中得到证实,认为锌作为前列腺抗菌因子直接发挥作用。在这项研究中,在没有慢性细菌性前列腺炎的正常男性中,前列腺液中锌的浓度大约为 350 $\mu g/ml$,范围为 150～1000 $\mu g/ml$。相比之下,来源于 15 例慢性前列腺炎患者的 61 例前列腺液标本,锌的浓度下降了 80%,平均只有 50 $\mu g/ml$,范围为 0～139 $\mu g/ml$,作者提出锌的正常下限为 150 $\mu g/ml$。此外,体外实验证实,前列腺液中正常浓度的游离锌可对多种革兰阳性、革兰阴性菌发挥抗菌作用。然而,前列腺相当部分的锌可与特定蛋白结合,如金属硫蛋白,但是关于结合的蛋白是如何改变锌的生物活性的机制尚不清楚(Suzuki et al,1994,1995)。Yan 及其同事报道:体外实验中正常人 PrEC 中锌的下降可导致 DNA 单链的断裂(彗星试验)及与细胞周期进展、凋亡、转录及 DNA 损伤应答、修复相关基因的差异表达 (Affymetrix HG-U133A gene chips)。因此,前列腺中锌的缺失可能破坏 DNA 的完整性,在前列腺癌进展过程中前列腺细胞中锌的累积,也可能是由于锌消耗产生的遗传和表观遗传的改变而导致。

(二)前列腺分泌的蛋白

研究者对附属性腺组织分泌的主要蛋白进行回顾分析(Lilja and Abrahamsson,1988;Aumuller

and Seitz,1990;Aumuller et al,1990;Lilja,1993a,1993b;Rittenhouse et al,1998;Saedi et al,2001;Diamandis and Yousef,2002;Yousef and Diamandis,2002)。同时也有学者采用高分辨、二维电泳谱对人类精液、精浆、前列腺液中的分泌蛋白标记物进行分析(Edwards et al,1981;Carter and Resnick,1982;Rui et al,1984;Tsai et al,1984;Dube et al,1987;Aumuller and Seitz,1990)。

关于前列腺,目前已经发现几个含量丰富并具有临床意义的分泌蛋白,包括 PSA[人类激肽释放酶 3(hK3,蛋白或 KLK3,基因)]和人类激肽释放酶 2(hK2 或 KLK2),也包括前列腺/KLK-L1(Yousef et al,1999;Lwaleed et al,2004;Clements,2008)、PAP 和前列腺特异蛋白(PSP-94),也被称为 β-微精蛋白或 β-MSP。表 1-4 列出了附属性腺组织主要分泌蛋白的一些特征。

表 1-4 性腺附属组织分泌的主要蛋白

蛋白/基因鉴定	分子量(kD)	精浆(mg/nl)	活性
前列腺特异抗原(PSA)[hk3(蛋)]或 KLK3(基因)]酶	33～36	0.70	丝氨酸蛋白酶;精氨酸酯
人类缓激肽缓释酶 2(hK2 或 KLK2)	28.4	0.012	在体内活化 PSA 前体,精氨酸酯酶
人类激肽缓释酶 L1(KLK-L1)	未知	未知	丝氨酸水解酶,也存在于睾丸、乳腺、肾上腺、子宫、甲状腺和唾液腺
人类缓激肽缓释酶 11	大约 40	0.002～0.037	丝氨酸水解酶,存在于乳腺、卵巢和前列腺
前列腺酸性磷酸酶(PAP)	102～106	0.3～1.0	磷酸酪氨酸蛋白磷酸酶
前列腺特异性谷氨酰胺转移酶	17	未知	参与稳定、有功能性的肽结合谷氨酰胺、伯氨基的形成
精液凝固蛋白Ⅰ和Ⅱ	50,63	2 mM*	具有糜蛋白酶样活性,抑制精液中 PSA 活性
前列腺特异性膜抗原(PMSA)	大约 120	未知	具有与谷氨酸羧肽酶Ⅱ和叶酸水解酶Ⅰ相同结构,可见于肾、睾丸、卵巢、脑、唾液腺、小肠、结肠、肝、脾、乳腺和骨骼肌
前列腺干细胞抗原(PSCA)	大约 24	未知	前列腺癌相关肿瘤抗原,RNA 印迹及其原位杂交表明 PSCA 在正常组织中具有前列腺特异性,在超过 80% 的前列腺中高表达
前列腺特异蛋白(PSP-94),β-微精液蛋白(β-MSP)	10.7～16	0.6～0.9	也可见于胃窦上皮细胞
免疫球蛋白	160	0.007～0.022	人类 IgG
C3 补体	大约 178	0.018	补体级联反应中不可或缺的一部分(C3 活化的替代途径)
转铁蛋白	77	0.18	从血液中朝肝、脾、骨髓转运铁的血浆蛋白

* 只以毫米浓度表示

　　表 1-5 列出了样本数目,正常男性前列腺液中生殖相关参数成分中位数、范围。

1. 前列腺特异抗原

　　PSA 是一种分泌性的丝氨酸蛋白酶,1970 年首次在人体前列腺组织中发现(Ablin and Soanes,1970),1971 年发现精浆中存在 PSA(Hara et al,1971),1979 年从前列腺组织中提取分离出 PSA(Wang et al,1979),1980 年在男性血清中检测到 PSA(Kuriyama et al,1980),1987 年在基因水平克隆出 PSA(Lundwall and Lilja,1987),1988 年作为前列腺癌的临床标记广泛应用(Seamonds et al,1986;Chan et al,1987;Stamey et al,1987;Oesterling et al,1988)。

表 1-5　前列腺分泌物的主要成分

变量	N	中位数	范围
年龄(岁)	916	34	20~64
禁欲时间(d)	916	4.0	1.0~60
精液体积(ml)	916	4.0	1.0~15
精子密度($\times 10^6$/ml)	916	44	0.1~568
总的精子数量($\times 10^6$/ml)	916	167	0.4~2400
a(%)	916	14	0~80
b(%)	916	28	0~80
a + b(%)	916	50	0~90
c(%)	916	16	0~50
d(%)	916	33	0~100
Total a + b($\times 10^6$ per ejaculate)	916	83	0~1200
正常的形式(%)	916	5.0	0~20
尾部缺陷(%)	916	11	1.0~85
DFI(%)	267	15	3.0~90
HDS(%)	267	7.0	1.0~40
NAG(mU/ml)	506	6.0	1.0~15
PSA(mg/L)	900	890	66~3400 或更高
锌(mmol/L)	900	2.0	0~7.0
果糖(mmol/L)	900	14	0~39
FSH(U/L)	351	5.0	1.0~45
LH(U/L)	351	3.0	1.0~13
睾酮(nmol/L)	351	13	3.0~13
抑制素 B(ng/L)	351	150	14~450
SHBG(nmol/L)	351	26	2.0~88

　　DFI. DNA 碎片指数;FSH. 促卵泡激素;HDS. 高 DNA 染色性;LH. 促黄体激素;NAG. N-乙酰葡萄糖胺;PSA. 前列腺特异性抗原;SHBG. 性激素结合球蛋白

　　From Elzanaty S,Erenpreiss J,Becker C. Seminal plasma albumin:origin and relation to male reproductive parameters. Andrologia 2007;39:60-5.

PSA 是通过免疫沉淀反应在精液和前列腺液中发现的,其研究的本意是为了寻找一个可应用于法医鉴定的特异性蛋白。1971 年日本研究者从精液中分离出具有精子抗原特异性的蛋白,描述了该蛋白的物理、化学特性,并将其命名为 γ-精液蛋白(Hara et al,1971)。数年后,为了将它进一步发展为鉴别精子的法医标志,人们从人精浆中提纯出 γ-精液蛋白。这些精液相关蛋白,最初被称为 γ-精液蛋白,最近发现它的序列与 PSA 相同。

PSA 是一分子量为 33kD,具有丝氨酸蛋白酶活性的糖蛋白,碳水化合物的含量为 7%(Watt et al,1986),几乎只存在于前列腺上皮细胞内(Armbruster,1993;Rittenhouse et al,1998)。它由一含有 240 个氨基酸的多肽链构成,侧链通过 O-基与丝氨酸残基相连(Watt et al,1986)。PSA 发挥着丝氨酸蛋白酶和精氨酸酯酶的生理活性,并且具有糜蛋白酶样和胰蛋白酶样活性,其蛋白序列与其他参与前列腺细胞调节机制的其他激肽释放酶相似(Rittenhouse et al,1998)。Lilja(1985)以及 Watt(1986)报道了精液中的一种结构蛋白——精液凝固蛋白,可以导致精液的凝固。精液凝固蛋白是精囊分泌的主要蛋白,是 PSA 的生理底物之一。**溶解精液中凝块可能是 PSA 的一项重要的生物学作用,但是精液的凝固、溶解机制在生殖生理中具有重要意义的原因目前尚不清楚。**

PSA 基因(hKLK3)是人类组织激肽缓释酶基因家族的成员,该基因家族包括 hKLK1、hKLK2、hKLK3 以及 KLK-L1(Lundwall,1989;McMullen et al,1991;Berg et al,1992;Carbini et al,1993;Clements,1994;McCormack et al,1995;Rittenhouse et al,1998;Nelson et al,1999;Yousef and Diamandis,2003)。目前已发现的人类激肽缓释酶超过 15 种,在前列腺、乳腺、卵巢和睾丸肿瘤中均具有显著的表达(Obiezu and Diamandis,2005)。这些基因位于 19 号染色体上(Reigman et al,1992;Yousef et al,1999;Yousef and Diamandis,2003)。有研究表明,在恶性乳腺肿瘤(Yu et al,1994a,1994b,1994c)、正常乳腺组织、乳汁、女性血清以及肾上腺和肾肿瘤中存在低浓度的 PSA 异位表达。然而,从实践与临床应用上来说,PSA 是一种雄激素依赖、前列腺特异性

的标记,但并不具有肿瘤特异性。由于在前列腺良性、恶性疾病中 PSA 的范围存在部分重叠,因此,PSA 作为肿瘤标志物具有一定的局限性(Oesterling et al,1988;Partin et al,1990)。

关于 PSA 的分子生物学、生物化学的大部分研究工作是在精液中蛋白纯化的大量研究的基础上进行的,因为 PSA 在精液中的浓度比血清高出上百万倍(McCormack et al,1995)。正常男性精液中 PSA 浓度范围为 0.5～5.0mg/ml,而在 50－80 岁无前列腺疾病的男性血清中 PSA 的浓度为 1.0～4.0ng/ml(Catalona et al,1991)。

2. 前列腺特异性抗原衍生物

前 PSA 原肽(PreproPSA)(261 个氨基酸)在前列腺上皮细胞的内质网中被加工处理,其 17 肽的先导序列被剪切形成 PSA 前体(proPSA),由 PSA 前体裂解而成 7 个以上的肽随后形成活性 PSA 肽(Rittenhouse et al,1998)。proPSA,无活性(酶原)的前列腺前体在体内主要被 hK2 剪切(Lilja,1985;Villoutreix et al,1994;Rittenhouse et al,1998)。除了在－7 残基处裂解,proPSA 也可以在－2 和－5 残基处裂解产生无催化活性的 PSAs,称之为[－2]proPSA 和 [－5]proPSA。最后,在 PSA 内不同位置的分裂可形成不同形式的失活的 PSA(这个过程可能发生在 PSA 分泌后的精液中),在这些分裂形成的亚型中包含了 BP-SA。

有一小部分活化的 PSA 弥散到血液循环系统中,在血液循环系统中 PSA 可以以共价键的方式迅速结合或络合蛋白酶抑制药(most commonly,α1-antichymotrypsin)(Lilja et al,1991;Stenman et al,1991;Christensson et al,1993;Lilja,1993a;McCormack et al,1995;Partin and Carter,1996;Polascik et al,1999)。失活的 PSA 可以进入血流,在血流中它以类似游离 PSA(fPSA)的非结合状态循环。

依靠单克隆抗体可以检测血清中的 PSA,游离 PSA 以及复合型 PSA 的含量,proPSA 亚型也可以检测到。这具有很高的临床应用价值,因为各种 PSA 衍生物与前列腺的良、恶性肿瘤密切相关。在前列腺癌中,由于腺体结构和基底细胞的丧失,导致 proPSA 被加工成活化的 PSA 的量下降(从而增加了 proPSA),此外由活化 PSA 转变

为 BPSA 的过程减弱(从而降低了 fPSA 的量)。所以,良性前列腺疾病患者血清中 BPSA 的水平升高,然而,proPSA,特别[-2]proPSA 和结合型的 PSA 与前列腺癌密切相关(Balk et al,2003,Tosoian 和 Loeb,2010)。

3. 人类激肽缓释酶 2

人类激肽缓释酶 2[hK2(蛋白)或 KLK2(基因)]是一种前列腺特异性丝氨酸蛋白酶,与 PSA 关系非常密切(Rittenhouse et al,1998)。hK2 首次是在肝基因组文库中的非严格杂交筛查中发现的,据预测,hK2 的氨基酸序列与 PSA(hK3,KLK3)(Young et al,1992)有 80%的同源性。这两种"前列腺特异性"蛋白之间明显的同源性提示其具有紧密的生理学关系。最近,重组 hK2 已经被分离提纯(Kumar et al,1996;Mikolajczyk et al,1998)。与 PSA 不同,hK2 表现为胰蛋白酶样结构,在精氨酸残基上的选择性剪切,具有更强的蛋白酶活性(是 PSA 的 20 000 倍)(Mikolajczyk et al,1998)。Hk2 的单克隆抗体已经被研发出来,与 PSA 的交叉反应率很低(Finlay et al,1998)。如前所述,在生理情况下,在前列腺中 hK2 可将 proPSA 裂解成具有酶活性的 PSA(Kumar et al,1996)。免疫组织化学研究表明,与正常前列腺上皮相比,在转移、低分化的前列腺上皮中 hK2 的表达显著增加(Darson et al,1997)。在关于前列腺癌患者血清中 hK2 的研究提示 hK2 在前列腺癌的早期检测方面具有临床应用价值(Partin et al,1999;Vickers et al,2010)。

4. 人类激肽缓释酶 L1

试图在 19 号染色体上寻找其他新的人类激肽缓释酶样基因的研究中,发现了另外一个人类激肽酶基因家族成员的存在,即 KLK-L1(Nelson et al,1999;Yousef et al,1999)。Nelson 及其同事(1999)通过其他正常组织的 cDNA 进行减法富集构建了一个 cDNA 文库并产生一个表达序列的标签,识别了一个基因,并命名为 prostase。prostase 的序列与人类激酶缓释酶家族的其他成员相似。Yousef 及其同事(1999)在乳腺组织中也发现了 KLK-L1 的存在,并证实它受激素的调节。目前激肽缓释酶基因家族成员在临床上的临床应用价值尚不明确,仍在研究中。

5. 人类激肽缓释酶 11

人类激肽缓释酶(hK11)是一种丝氨酸蛋白酶与人类激肽缓释酶 3(hK3)或 PSA 在核苷酸和蛋白结构水平具有重要的同源性(Diamandis and Yousef,2002)。Hk11 在各种器官上皮细胞的分布已通过免疫组织化学得到证实,hK11 可进一步在羊水、哺乳期女性的乳汁、脑脊液、卵泡液和乳腺癌细胞胞质中检测到。Hk11 在前列腺组织提取物和精浆中的含量最高,比 PSA 的浓度低 300 倍。大约 60%前列腺癌患者血清中 hK11 浓度升高,参考 hK11/总 PSA 的比值可减少需要接受前列腺穿刺活检的患者人数,与游离 PSA(fPSA)检测的数据类似(Diamandis and Yousef,2002;Nakamura et al,2003)。

要点:分泌性蛋白-激肽缓释酶

- 分泌的前列腺蛋白酶对精液液化具有显著的剂量依赖效应。
- 研究的最充分的前列腺分泌蛋白是 hKLK3 (PSA)及与其同源的蛋白酶 hK2,它可将 PSA 裂解。
- PSA 和它产生的衍生物 BPSA、fPSA、[-2] proPSA,以及 hK2 与良性前列腺组织、前列腺癌具有多种关联,目前正应用于前列腺癌的筛查。

---

6. 人类激肽缓释酶 14

人类激肽缓释酶 14 是一种胰蛋白酶样的人类激肽缓释酶相关的肽酶(KLK),对精液的液化产生重要的剂量依赖效应(Emami and Diamandis,2008;Emami et al,2008)。人类精液的液化涉及精液凝固蛋白质的质解和活动精子的释放。人类激肽缓释酶相关肽中的几个成员参与了精液的液化,通过有效地调节蛋白水解级联反应发挥功能。其中 KLK3(前列腺特异抗原)是加工处理精液中凝块主要成分的关键酶。最近,KLK4 被证实为 KLK3 及其他 KLKs 的潜在催化剂(Emami et al,2008;Emami and Diamandis,2008)。Borgono 及其同事(2003)通过酶联免疫吸附试验(ELISA)检测 36 例人类精液样本中 KLK4 水平,发现 KLK4 的范围为 0.6~23.6μg/L(平均值:

10.8;中位数:10.7μg/L)。精液凝固蛋白Ⅰ和精液凝固蛋白Ⅱ可被 PSA 降解形成各种具有生物活性的肽类,参与精液的液化并释放运动的精子。精液凝固蛋白Ⅰ和精液凝固蛋白Ⅱ可与过量的游离锌螯合,也可以被 KLK14、PSA 裂解。此外,KLK14 已经被证实为卵巢癌、乳腺癌潜在的生物标志物(Borgono et al,2003)。

7. 前列腺特异性谷氨酰胺转移酶

人类前列腺特异性谷氨酰胺转移酶是一个酶家族,通过与赖氨酸或主要的胺类(如多胺)反应,产生不可逆性的交联肽结合于谷氨酰胺残基上(Dubbink et al,1998)。谷氨酰胺转移酶在身体内分布广泛,但是具有高度的组织特异性。Dubbink 及其同事(1998)发现了一新型的前列腺特异性谷氨酰胺转移酶,其基因组的 DNA 长度为 35kb,具有 13 个外显子和 12 个内含子。主要的转录起始位点是位于翻译起始编码上游的 52 个碱基对。目前至少一个剪切变异体已被证实,并通过测序和转染实验分析谷氨酰胺转移酶 4(TGM4)启动子进行分析,发现其位置在 -1276 至 -563。随后,TGM4 基础活化所需要的 Sp1 结合位点(启动子)被证实(Dubbink et al,1999)。TGM4 的启动子通过缺失定位和突变分析而确定,同时研究者发现 -113 和 -87 间的序列是启动子的核心活动必不可少的。该序列被确认为 Sp1 和 Sp3 转录因子的结合位点,但是在实验室研究中并不能推断出该序列在 TGM4 调节过程中的确切作用(Dubbink et al,1999)。重要的是,精液中的主要胶质形成蛋白-精液凝固蛋白Ⅰ和精液凝固蛋白Ⅱ,均是谷氨酰胺转移酶 4 的底物(Peter et al,1998)。Esposito 和 Caputo(2005)回顾性分析了谷氨酰胺转移酶底物的范围,并对谷氨酰胺转移酶催化反应的分子基础进行了描述,并对这些相互作用的生理学功能和病理生理学过程进行了评价。前列腺的谷氨酰胺转移酶是谷氨酰胺转移酶 4,分子量 77kD,受雄激素调节,位于细胞外。谷氨酰胺通过在谷氨酰胺残基的 γ-羧胺基和赖氨酸残基 ε-氨基之间形成多聚共价键——以形成稳定的分子复合物,催化蛋白质翻译后修饰。有证据表明,谷氨酰胺转移酶 4 对酰基底物(如精液中分泌的驱动蛋白)的生化亲和力对确保谷氨酰胺转移酶 4 从凝固腺体中正常分泌

具有重要意义(Esposito and Caputo,2005)。

An 及其同事(1999)描述了 TGM4(人类特异性谷氨酰胺转移酶)的克隆,它的启动子位于 -1 至 -500 以及 -520 至 -1400。此外,该研究组应用 RNA 印迹杂交(Northern blot hybridization)和反转录聚合酶链反应(RT-PCR)的方法验证其前列腺特异性,用过 RT-PCR 验证其 Gleason 分级相关的特异性表达,发现其在 Gleason 分级高的和转移性肿瘤中的表达显著下降。Birckbichler 及其同事(2000)通过定量免疫荧光从其蛋白水平进行分析,发现与正常前列腺及前列腺炎患者相比,前列腺癌患者中蛋白的表达水平显著下降,但是这一结果与上述 RT-PCR 研究得出的高 Gleason 分级的肿瘤中其表达显著下降的结果存在差异(An et al,1999)。这一差异需要通过大规模的实验来修正,通过比较 RT-PCR 与蛋白表达来明确差异是否存在技术问题,或者仅仅是由于恶性肿瘤发展过程中谷氨酰胺转移酶 4 的 mRNA 与蛋白翻译造成。

8. 精液凝固蛋白Ⅰ和Ⅱ

精液凝固蛋白Ⅰ和精液凝固蛋白Ⅱ是精液凝块中的主要蛋白,它可被 PSA 降解形成多种生物活性肽,与纤连蛋白结合使射出的新鲜精液形成凝胶状凝固物(Lilja,1985;Malm et al,1996;de Lamirande et al,1997)。编码凝固蛋白Ⅰ和Ⅱ的基因位于 20 号染色体上相隔 11.5kb 的两个区域。精液凝固蛋白的主要生物学功能是参与精子获能,精子获能被定义为精子通过女性泌尿生殖道到达透明带使卵子受精过程中发生在细胞膜、酶活性及离子流中的一系列变化(de Lamirande et al,1997)。Lamirande 及其同事发现,精液凝固蛋白Ⅰ和Ⅱ水解产生的生物活性肽可清除氧化阴离子,并可能通过影响精子氧化酶而作为精子获能的天然调节因子(de Lamirande et al,2001;de Lamirande,2007)。来源于精囊的精液凝固蛋白及来源于前列腺的锌离子在射精过程中对精液的聚合发挥重要作用,也可以通过结合到精子,随后与锌相互作用影响精子的运动(de Lamirande,2007;Yoshida et al,2008)。精液中的主要凝胶形成蛋白,精液凝固蛋白Ⅰ和Ⅱ都是谷氨酰胺转移酶 4 的底物,在生理学、病理生理学中具有重要意义(Peter et al,1998)。这两种蛋白起源于精囊

的腺上皮,具有较高的浓度,但是在附睾只表达精液凝固蛋白 I。通过免疫组织化学研究表明,在其他细胞类型,包括输精管、前列腺和气管中精液凝固蛋白 I 和 II 的表达呈强阳性,然而在骨骼肌细胞中枢神经系统中表达呈弱阳性(Lundwall et al,2002)。

9. 前列腺特异性膜抗原

在有关人类组织和前列腺癌中前列腺特异性膜抗原(PSMA)的生化和生物学研究的综述中描述了其差异调节、酶的功能及其作为体内成像、靶向治疗、免疫治疗的潜在生物标记(Elgamal et al,2000;Ghosh and Heston,2004)。

编码 PSMA 基因位于 11 号染色体的 p11-12,并同时可编码 II 型膜糖蛋白(分子量接近 100 000 Da)的细胞内区(1~18 个氨基酸)、跨膜区(19~43 个氨基酸)和巨大的细胞外区(44~750 个氨基酸)(Israeli et al,1994;Ghosh and Heston,2004;Davis et al,2005)。编码 PSMA 的 cDNA 由 Israeli 及其同事于 1993 年首先报道,其推导出的氨基酸序列已经得到证实(Israeli et al,1994),它可编码一种由 750 个氨基酸构成的蛋白质,预计分子量为 84kD(不包含碳水化合物)。在该蛋白氨基酸残基 20~43 的位置存在疏水氨基酸,提示此蛋白是一个具有小的细胞内区域和大的细胞外区域的完整的 II 型膜蛋白(Fair et al,1997)。PSMA 的启动子已经被克隆出来(Good et al,1999),并且已经从杆状病毒表达系统中分离提纯出来(Lodge et al,1999)。此蛋白的跨膜区域(氨基酸残基 1250~1700)与人类转铁蛋白受体具有 57% 的同源性(Mahadevan and Saldanha,1999)。为了更好地理解这一重要的膜蛋白在前列腺中的临床意义,对 PSMA 的可变剪切变异体进行了研究(Liu et al,1997;Grauer et al,1998;Murphy et al,1998;Ghosh and Heston,2004;Rajasekaran et al,2005)。PSMA 的空间结构已经被成功地推导出来,结构分辨率为 3.5-Å。这些分析结果显示 PSMA 为同型二聚体,与转铁蛋白受体相似,转铁蛋白受体是运载铁的转铁蛋白的一受体,不具有酶的活性(Davis et al,2005)。但是 PSMA 与转铁蛋白受体不同,在 PSMA 的蛋白酶区(谷酰胺羧肽酶 II)含有一个双核锌位点,催化残基以及一个与底物结合的精氨酸残基。

PSMA 在前列腺中高表达,并在前列腺癌和其他肿瘤的新生血管中表达上调(Silver et al,1997;Chang et al,1999b,2001)。在前列腺癌中,PSMA 具有 3 个可变剪切变异体,然而只有一个亚型在正常组织、BPH、前列腺癌中存在差异表达(Elgamal et al,2000;Rajasekaran et al,2005)。在去势状态下,前列腺癌中仍有 PSMA mRNA 的表达,与 PSA 不同,在雄激素缺乏状态下前列腺中 PSA 低表达甚至不表达(Henttu et al,1992;Israeli et al,1994;Wright et al,1995;Rajasekaran et al,2005)。PSMA 与前列腺癌的相关性,使之成为分子成像发展和治疗的良好靶点。

尽管 PSMA 名为前列腺特异性膜抗原,它也可表达于许多非前列腺组织,其中包括肾、小肠、神经系统。在中枢神经系统中 PSMA 可代谢脑神经递质 N-乙酰基-天冬氨酰-谷氨酸酯或 NAAG(被称为 NAALADase)。在肠道内,PSMA 存在于近端小肠,可将 γ-谷氨酸从多聚谷氨酰叶酸(叶酸水解酶 I)上移除,或者作为羧肽酶、谷氨酰羧肽酶发挥作用。

10. 前列腺干细胞抗原

Reiter 及其同事(1998)证实前列腺干细胞抗原(PSCA)是一种细胞表面抗原,表达于前列腺中(包括膀胱在内的其他组织中也有表达)。PSCA 基因编码 123-氨基酸糖蛋白,与干细胞抗原 2(Sca-2)具有 30% 同源性。与 Sca-2 一样,PSCA 也是 Thy-1/Ly-6 家族的成员,被糖基化磷脂酰肌醇链接而固定。通过 mRNA 原位杂交的方法,发现从正常的前列腺到基底细胞上皮(一般认定的前列腺上皮的干细胞区域)均可见 PSCA 的表达,因此,PSCA 可能是前列腺干细胞/祖细胞的标志物。Hara 及其同事(2002)采用 RT-PCR 对 58 例前列腺癌和 71 例非恶性前列腺疾病患者外周血液中 PSA、PSMA、PSCA 的 mRNA 水平进行了分析,结果显示 58 例前列腺癌患者中 PSA 阳性 7 例(12.1%),PSMA 阳性 12 例(20.7%),PSCA 阳性 8 例(13.8%);在非恶性前列腺疾病中 PSA、PSMA、PSCA 均为阴性。根据上述 RT-PCR 分析结果对 PSA、PSMA 和 PSCA 的预后价值进行排序:PSCA>PSA>PSMA。值得注意的是,与 PSA、PSMA 相比,PSCA 阳性患者的无瘤进展生存更短。随着患者 Gleason 评分和肿瘤分期的增加以及肿瘤转移的出现,PSCA 的表达也增加,由此推测,PSCA 可能成为前列腺癌分期的标志物(Hara et al,2002)。Han 及其同事(2004)对 246 例患者的组织标本进行了免疫组化分析,结果提示 PSCA 染色强度 3.0 与一些不良预后因素相关,包括 Gleason 评分 7.0 分($P=0.001$),精囊侵犯($P=0.005$)以及包膜受累($P=0.033$),但是在多因素分析中 PSCA 不是 PSA 复发的独立预测因子。Zhigang and Wenlv (2004)分别通过免疫组织化学、原位杂交组织、mRNA 水平对 BPH、低级别前列腺上皮瘤(LG-PIN)、高级别前列腺上皮瘤(HGPIN)以及前列腺癌进行了研究。在 BPH 和 LGPIN 标本中,PSCA 的蛋白和 mRNA 水平低于 HGPIN 及前列腺癌。通过免疫组织化学与原位杂交分析发现在 8/11 例(72.7%)HGPIN 和 40/48 例(83.4%)前列腺癌标本中 PSCA 蛋白与 mRNA 均有中强度表达,与 BPH(20%)、LGPIN(22.2%)相比差异具有统计学意义($P<0.05$)。PSCA 的表达水平在高 Gleason 分级、晚期、进展为雄激素非依赖型时显著升高($P<0.05$)。此外,在这项研究中 PSCA 的蛋白水平与 mRNA 高度一致,提示 PSCA 可作为预后的生物标志。显然,PSCA 在前列腺上皮组织形态发生有着重要价值,同时也可作为诊断的生物标志物,但是其在前列腺治疗中的作用仍需要进一步证实。

PSCA 是一种高表达于前列腺的膜表面抗原,目前其用作一新型前列腺诊断(血液免疫分析、医学成像)、治疗(疫苗或免疫疗法)的靶向医疗设备正在积极研究中(Olafsen et al,2007;Raff et al,2009)。此外,应用前列腺发育相关知识来管理前列腺癌也许会成为其另一机会,因为在前列腺癌中前列腺发育的某些过程会被放大。

11. 前列腺酸性磷酸酶

前列腺组织中酸性磷酸酶活性是其他组织中的 200 倍,是精液中高浓度酸性磷酸酶的主要来源。磷酸酶可水解多种类型的有机磷酸酯,产生无机磷酸盐和乙醇。许多磷酸酶在酸性(pH 4~6)或碱性(pH 8~10)的体内环境中具有最佳的酶活性,因此,可以将其大致分为酸性或碱性磷酸酶。

酸性磷酸酶的活性可进一步受到抑制酶活性因素的影响。例如:红细胞酸性磷酸酶活性可被 0.5% 甲醛或铜离子明显抑制,前列腺酸性磷酸酶(PAP)的活性可被氰化物离子(1mM)或 L-酒石酸盐(1mM)明显抑制。

破骨细胞是酒石酸非敏感性酸性磷酸盐的重要来源。血清中酸性磷酸盐的轻度升高可见于 Paget 病、骨质疏松症、非前列腺骨转移以及其他导致骨吸收增加的情况,也包括转移性前列腺癌。所有的酸性磷酸酶可以水解多种天然的合成磷酸单酯,并由此产生了许多各种各样的检测分析系统,不同活化单元的表达检测依赖于不同的系统。这些合成的底物包括:苯基磷酸盐(Gutman and Gutman,1938)、酚酞磷酸盐、对硝基苯酚磷酸盐,也称为 Sigma 104 以及百里酚酞磷酸盐(Roy et al,1971)。这些底物的特异性随酸性磷酸酶的类型和来源而发生变化,酚酞磷酸盐是检测血清中前列腺特异性磷酸盐最特异的底物,但是目前常用特异性的抗体用于免疫分析。随着敏感性、特异性更高的 PSA 检测法的出现,血清酸性磷酸酶检测在转移性前列腺癌治疗诊断中的价值已经有所下降(Burnett et al,1962)。

PAP 的天然底物可能是磷酸胆碱磷酸盐,它在精液中可迅速被水解(Seligman et al,1951)。这种酶的生物学功能和反应尚不清楚,但是有趣的是 PAP 能水解蛋白质酪氨酸磷酸酯,它是许多致癌基因蛋白酪氨酸激酶的天然产物(Li et al,1984;Lin and Clinton,1986)。通过磁共振光谱技术检测并计算前列腺细胞内胆碱/枸橼酸的比值可以帮助区分正常前列腺和前列腺癌组织(Scheidler et al,1999)。在这一发现临床实践应用前仍需要临床研究进一步验证。酪氨酰蛋白激酶系统是生长因子发挥功能过程中重要的信号机制,但是酸性磷酸酶能否调节酪氨酰蛋白激酶系统尚不清楚。

人类 PAP 是一种糖蛋白二聚体,分子量为 102 000,碳水化合物占 7%,每摩尔中性糖(果糖、半乳糖、甘露糖)含有 15 个残基,每摩尔唾液酸含有 6 个残基,此外还有 13 个 N-乙酰氨基葡萄糖残基(Chu et al,1977)。这个蛋白可以分解为两个分子量为 50kD 的亚单位。当以 α-磷酸萘酯作为底物时,纯化的 PAP 的活性为 723U/mg,在精液中的含量为 0.3~1g/L 或 177~760U/ml。然而,并不是所有物种的附属性腺组织中的 PAP 都具有高酶活性。人前列腺中每克组织的 PAP 含量是大鼠前列腺的 1000 倍,Romas 和 Kwan 对 PAP 的临床方面进行了回顾性分析(Lowe and Trauzzi,1993;Romas and Kwan,1993)。

12. 前列腺特异性蛋白 94(β-微精液蛋白和β-抑制素)

前列腺分泌物中存在一种由 94 个氨基酸组成,分子量为 16kD 的非糖基化蛋白,富含半胱氨酸,被称之为前列腺特异性蛋白 94(PSP-94)。该蛋白为前列腺分泌的三种主要的蛋白之一,和 PSA、PAP 一样存在于精液中。这种蛋白曾被命名为 β-抑制素和 β-微精液蛋白(Dube et al,1987;Ulvsback et al,1989),并且证实在非生殖组织中也存在该蛋白的 mRNA 转录(Ulvsback et al,1989)。人类基因 PSP-94 位于 10 号染色体 q11.2,在第一个内含子所在的启动子区域存在 3 个糖皮质激素应答元件和 1 个雌激素应答元件。基于以上观察,在人体该基因可能受到激素的调控(Nolet et al,1991;Ochiai et al,1995),因为该推断在大鼠前列腺侧叶中已有报道(Kwong et al,2000)。Valtonen-Andre 及其同事(2008)发现成年、健康男性血清中 PSP-94 的水平与精浆中 PSP-94 的水平密切相关($r = 0.50$,$P < 0.001$)。采用 AutoDELFIA 1235(Wallac)对 205 例男性血清、精浆样本进行自动分析,得出了 PSP-94 的中位数:血清中:12 mg/L(2.5th~97.5th 百分位数,4.9 ~ 26 mg/L),精浆中:0.53 g/L(2.5th~97.5th 百分位数,0.13~2.0 g/L)或 1.8 mg(2.5th 或 97.5th 百分位数,0.32 或 6.6 mg)。这项数据为评价健康男性及前列腺癌患者中的该标志物提供了坚实的基础。

PSP-94 有一项重要的生物学功能就是抑制尿促卵泡素(Garde et al,1999)。虽然尿促卵泡素由垂体产生,但是已经证实前列腺垂体外的尿促卵泡素来源。前列腺中有尿促卵泡素的受体,尿促卵泡素通过自分泌和旁分泌的方式影响前列腺上皮的增殖(Ben-Josef et al,1999;Porter et al,2001)。Chan 及其同事(1999)应用原位杂交的方法对人前列腺中 PSP-94 的表达进行研究,发现在 6-7 个月的胚胎前列腺中合成 PSA 和 PAP,而不是 PSP-94,这可能与前列腺的发育有关。

PSP-94 在成人前列腺中解剖性的区域分布表明:这种蛋白绝大部分分布在前列腺的外周带,而不是中央带或移行带。Anahi Franchi 及其同事(2008)在研究 PSP-94 与人精子间潜在的相互作用及其在生育中的作用时发现:纯化的 PSP-94 可在精子表面发生特异性相互作用。同时采用双抗体 ELISA 技术评估 62 名患者的生育能力,发现生育能力正常的患者 PSP-94 浓度较不育患者低,提示精子的质量受到 PSP-94 浓度的影响。**PSP-94 的另外一个功能可能是通过直接与精子相互作用的方式,影响精子的质量(精子的结构和功能)。**

在肿瘤领域,Chan 及其同事(1999)发现随着前列腺癌 Gleason 分级的升高,PSP-94 的表达显著下降。此外,Shukeir 及其同事(2003)转染了甲状旁腺激素相关蛋白的 Dunning R3327 subline MatLyLu 大鼠转移性前列腺癌模型中,使用从人类精液提纯的不同剂量的 PSP-94[0、0.1、1.0、10μg/(kg·d)]进行治疗,结果发现肿瘤生长显著衰退。血清甲状旁腺激素相关蛋白和血清钙用于检测 PSP-94 治疗的有效性。**因此可以认为,在 Dunning MatLyLu 动物模型中,PSP-94 是激素非依赖型、晚期前列腺癌的有效抑制药。**目前对 PSP-94 的空间结构尚不清楚,然而,Joshi 和 Jyothi(2002)通过计算机模拟分子模型,对 PSP-94 的结构进行预测,并计算它的结合活性及相关的生物活性(对卵泡雌激素的抑制作用)和免疫原特性。Ghasriani 及其同事(2006,2009)通过核磁共振(NMR)构建 PSP-94 的三维结构,发现 PSP-94 存在两个明显不同的结构域,形成了一个扩展结构。这两个结构域通过肽骨架、一个二硫键、氨基与羧基末端的相互作用而相互连接,从而形成了一个扩展结构。此外,Ghasri-ani 及其同事(2009)通过多维核磁共振(NMR)发现 PSP-94 与富含半胱氨酸的分泌蛋白 3(CRISP-3)存在分子特异性相互作用。CRISP 广泛存在于生物体内和蛇毒中,被认为是钙通道阻滞药,但是这些蛋白与蛋白的相互作用与精液通道的关系尚不清楚。

13. 蛋白质 C 抑制药

在人精液中存在凝集系统的多种酶和抑制因子(Lwaleed et al,2004;Fernandez and Heeb,

2007),PSA 与蛋白质 C 抑制药(PCI)以分子复合物的形式存在,随后对 PSA 产生抑制性作用。凝固的精液中的主要结构蛋白来源于精囊的分泌,包括精液凝固蛋白 I 和 II、纤维连接蛋白,37℃条件下这些蛋白可以在精囊的分泌物保持稳定长达 20h,但是当与前列腺液中的蛋白酶[如 PAP,hKLK2(PSA),hKLK3,hKLK14]混合后就会迅速裂解成小分子肽。人类蛋白质 C 抑制药(PCI)基因位于染色体 14q32.1,是一种丝氨酸蛋白酶抑制药,相当于包含丝氨酸蛋白酶抑制药(SERPINA5)相关基因的区域(Suzuki et al,1987;Fernandez and Heeb,2007;Suzuki et al,2007)。PCI 是活化蛋白(APC)的一种肝素依赖型抑制药,其在免疫和功能上与肝素依赖型尿激酶(纤溶酶原激活物抑制药 3)相同。PCI 也可以抑制其他几种血液凝固、纤溶因子(如 FⅩa,FⅪ,plasma kallikrein)(Lwaleed et al,2004;Espana et al,2007;Fernandez and Heeb,2007;Suzuki et al,2007)。Suzuki 及其同事(2007)证实,PSA 可降解精液凝固物,释放 PCI 和 PSA-PCI 复合物进入可溶相,提示在精液凝固物中存在活化的 PCI。随后 PCI 与 PSA、精液凝固蛋白在精液中形成"三元蛋白复合物"。精液凝固蛋白与 PSA、PCI 的结合受到分子微环境的影响,包括 pH、离子强度、肝素、带负电荷的葡聚糖硫酸酯、二价阳离子,特别是锌。这些观察到的结果提示精囊中 PCI 与精液凝固蛋白的结合可调节精浆中 PSA 催化的精液凝固蛋白的降解,同时 PCI、PSA 及精液凝固蛋白复合物的形成受到精浆中多种因子的调节。Espana 及其同事(2007)证实 PCI 是在精囊中以非常高的水平分泌,并在精浆中以活化状态存在且浓度也非常高。在 40 例精液样本中,PCI 的范围为 2.2~7mM(大约 220mg/L),射精后立即检测发现 45%PCI 功能活跃。值得注意的是,不育患者的 PCI 水平显著下降(0.6~3.2 mM),PSA 的浓度远远超过 PCI 抑制这种分子的能力,因此 PCI 的生物学作用有限。Espana 及其同事(2007)应用纯化的 PCI 来评价 PCI 的功能,发现 PCI 参与人类生殖的几个关键步骤,包括受精。因此,精液中含有丰富的 PCI,PCI 在精液凝固蛋白、PSA 和其他蛋白之间的相互作用发挥关键作用,从而使得蛋白-蛋白间的相互作用在精液的凝固、液化过程中至关重要。在精液中凝固蛋白、活化的酶以及代谢间的平衡是维持精子活力及成功受精所必需的(Lwaleed et al,2004;Espana et al,2007;Fernandez and Heeb,2007;Suzuki et al,2007)。

14. 亮氨酸氨基肽酶

氨基肽酶可水解小分子多肽 N-段氨基酸,亮氨酸氨基肽酶对底物 L-亮氨酸-甘氨酸具有显著的活性,并且其中大部分酶因为最佳底物 L-亮氨酸-β-萘胺而被称为芳基酰胺酶。在人类前列腺中富含芳基酰胺酶类型的亮氨酸氨基肽酶,在前列腺液中的浓度为 30 000U/ml。

亮氨酸氨基肽酶是前列腺上皮细胞的产物(Niemi et al,1963),并被分泌到腺泡腔内(Kirchheim et al,1964;Vafa et al,1993)。Rackley 及其同事(1991)发现前列腺癌组织中亮氨酸氨基肽酶的活性较前列腺增生低。

15. 乳酸脱氢酶

在前列腺癌患者精液的乳酸脱氢酶(LDH)中同工酶的比例可能发生变化(Oliver et al,1970;Grayhack et al,1977)。LDH(分子量为 150kD),由 4 个亚单位(分子量均为 35kD)构成,这四个亚单位仅由两种不同的蛋白构成,分别命名为 M 和 H。肌肉的 LDH 由 4 个 M 亚单位构成,心脏的 LDH 由 4 个 N 亚单位构成。根据亚单位的成分可将组织中的 LDH 分为 5 种同工酶:LDH I,MMMM;LDH II,MMMH;LDH III,MMHH;LDH Ⅳ,MHHH;LDH Ⅴ,HHHH。在所有组织中 M 和 H 亚单位的含量基本相同,但是不同组织中 LDH 中 I 到 Ⅴ 同工酶的比例各不相同。Denis 和 Prou 观察发现前列腺癌组织中 LDHⅣ 和 LDHⅤ 的比例增加,另有研究者发现前列腺癌组织中 LDH Ⅴ/LDH I 比例升高(Elhilali,1968;Oliver et al,1970;Flocks and Schmidt,1972)。

16. 免疫球蛋白,C3 补体,转铁蛋白

许多研究证实在人类精浆中存在免疫球蛋白(Liang et al,1981;Gahankari and Golhar,1993)。免疫球蛋白 G(IgG)的浓度为 7~22mg/dl,免疫球蛋白 A(IgA)的浓度为 0~6mg/ml,但是免疫球蛋白 M 的浓度很低,经常低于可测出的水平(Friberg and Tilley-Friberg,1976)。虽然在前列腺液中有免疫球蛋白的存在(Grayhack et al,

1979），并且可能与感染相关（Fowler et al，1982），但是这些抗体的全部来源尚不清楚。免疫球蛋白在精浆中的浓度远远低于血液中免疫球蛋白的浓度，但是它是否能通过"血-精屏障"扩散目前尚未得到证实（见 Friberg 与 Tilley-Friberg 的讨论，1976）。

在前列腺液中含有相当多的 C3 补体成分，浓度为 1.82mg/dl；然而，前列腺癌患者前列腺液中 C3 补体的浓度为 16.9mg/dl，约是正常男性的 10 倍（Grayhack and Lee，1981），慢性前列腺炎与 C3 补体相关（Blenk and Hofstetter，1991），但是在慢性前列腺炎和 BPH 患者中 C3 仅增加 2 倍。与此类似，转铁蛋白在正常前列腺液中的浓度为 5.3mg/dl，而前列腺癌患者中 C3 补体升高至 42.4mg/dl（Grayhack and Lee，1981）。

John 及其同事（2003）主持的一项前瞻性研究中，对 88 例慢性前列腺炎患者精液中 IgG、IgA、IgM、白介素 1α、可溶性白介素 2 受体、白介素 6 的浓度进行调查，并与 96 例正常精液进行对比。慢性前列腺炎患者症状明显时精液量增加，症状改善时射精量减少。研究者同时发现，慢性前列腺炎患者合并存在体液免疫（IgA 和白介素 6）的变化和存在大量的 T 细胞浸润，提示慢性前列腺炎存在自身免疫因素。Alexander 及其同事（2004）对一组慢性肉芽肿性前列腺炎患者进行研究，慢性肉芽肿表现为组织弥散性、非特异性炎症改变，包括上皮样组织细胞、少量多核巨细胞并夹着淋巴细胞、浆细胞，并证实了主要组织相容性抗原 HLA-DRB2 * 1501 与肉芽肿性前列腺炎的相关性，以此推断肉芽肿性前列腺炎可能是一种自身免疫性疾病。

17. 锌-α₂-糖蛋白

在精浆中，锌-α_2-糖蛋白（ZAG）由 PrECs 合成，并分泌到精液中（Ding et al，2007），它占精液蛋白的 30% 左右（Poortmans and Schmid，1968）。ZAG 糖蛋白存在于多种体液中，分子量为 41kD，其空间结构与 I 型组织相容性复合物相似（Burgi and Schmid，1961；Burgi et al，1989；Sanchez et al，1999；Delker et al，2004；Hassan et al，2008a，2008b）。此外，通过荧光杂交核分析发现 ZAG 基因位于 7 号染色体 q22.1。ZAG 的空间结构由一大的沟槽组成，与 I 型主要组织相容性复合物

肽结合槽类似，沟槽的结构和环境反映了它在免疫调节和脂质分解代谢中的作用（Sanchez et al，1999；Hassan et al，2008b）。ZAG 可出现在血液、汗液、精液、乳腺囊性液体、脑脊液和尿液，也存在于肝脏和胃肠道的分泌上皮细胞（Tada et al，1991；Hassan et al，2008a，2008b）。在生物化学方面，ZAG 刺激脂肪细胞中脂肪的变性，这一过程可能参与恶病质，一种消耗性综合征可影响肿瘤患者、获得性免疫缺陷综合征和其他终末期疾病（Hirai et al，1998；Bing et al，2004；Russell and Tisdale，2005；Hassan et al，2008b）。人类精浆中 ZAG 的纯化与鉴定表明它可以与催乳素诱导复合物（PIP）（Hassan et al，2008a）。以 ZAG 胰蛋白肽为标准，采用高效液相色谱-串联质谱法测定 6 例患者中 ZAG 水平为 3.65（0.71）mg/L（Bondar et al，2007）。此外，已有研究报道 ZAG 和 PIP 的浓度在肿瘤中显著升高，因此，它被认为是前列腺癌、乳腺癌、表皮肿瘤中一个良好的生物标记（Hassan et al，2008b）。因此，ZAG 是一受糖皮激素调节的蛋白，可影响受精、脂质动员（脂肪因子）。

18. 精囊分泌蛋白

Williams-Ashman（1983）发表了一篇有关精囊发育和功能的调控特点的综述。精囊分泌的蛋白是参与精液快速凝固的主要蛋白和酶（Cunha et al，1992）。主要的凝块蛋白被称之为精液凝固蛋白（Lilja and Abrahamsson，1988），它是精囊特异性抗原。这些精囊分泌的凝结的蛋白作为 PSA 的底物，PSA 可通过它的酶活性酶解这些凝块（Lilja，1985；Aumuller and Seitz，1990）。除了凝聚反应外，精囊分泌蛋白的作用尚不清楚，但是在小鼠中的研究表明精囊分泌的蛋白对生殖能力及子宫内精子的活力产生影响（Peitz and Olds-Clarke，1986）。精囊分泌的许多蛋白受到雄激素的调节（Higgins and Hemingway，1991；Hagstrom et al，1992），最近研究（Harvey et al，1995）证实在精囊分泌物中存在具有弹力蛋白样活性、受雄激素调节的蛋白酶。精液凝固蛋白 I 和 II 在精囊分泌物中非常丰富，除了具有凝聚形成作用外，可以被激肽释放酶样肽酶水解，产生具有生物活性的产物，精液凝固蛋白被认为可以激活透明质酸酶，从而影响精子活力，具有抗菌活性，作为

谷氨酰胺转移酶的底物,具有淀粉样蛋白的性质(Jonsson et al,2006;de Lamirande,2007;Hassan et al,2008b)。

此外,从人类精液中分离出富含胆固醇、鞘磷脂的脂质膜——狭窄外泌体样囊泡,这些结构的发现为数百种蛋白提供了额外来源,这对充分理解生殖的生物学以及提高我们对精液凝固、液化的认识具有重要的意义(Ronquist and Brody,1985;Arienti et al,1999;Poliakov et al,2009)。前列腺素含有多种蛋白,可以影响生育能力、促进精子的活力、稳定顶体反应(Delves et al,2007)。采用电子显微镜可观察到蔗糖梯度法纯化的前列腺小体,在胰蛋白酶消化后应用液相色谱-质谱法对其成分进行鉴定(Poliakov et al,2009)。在前列腺小体中富含多种参与受精、细胞黏附、凋亡、免疫、代谢、信号转导、运输、血管生成的结构与功能蛋白,为寻求生育的机制及生育相关疾病生物标记打开了一个新的方向(Delves et al,2007;Poliakov et al,2009)。

六、精液的凝固和液化

射精后 5min 内人类的精液凝固成胶体,5～20min 凝块可以自发水解液化为黏性的液体(Huggins and Neal,1942;Tauber and Zaneveld,1976;Mann and Mann,1981)。钙结合底物,如枸橼酸钠和肝素,不能抑制精液凝固过程,精液凝固过程不需要凝血酶原、纤维蛋白原或第 XII 因子的参与,因为它们不存在于精液中(Mann and Mann,1981)。精液凝块由宽度为 0.15～10nm 的纤维组成,其外观形态与血凝块的纤维蛋白不同(Huggins and Neal,1942;Tauber and Zaneveld,1976;Mann and Mann,1981)。影响血液凝固的因素并不能调节精液的黏稠度(Amelar,1962)。综合上述研究及其他研究结果可以发现,人类精液的凝固与血液凝固具有明显差异。

对人类精液进行分段检测发现,精液的初始段由尿道球腺及前列腺分泌产生,富含液化相关因子,精液的终末段富含精囊分泌物,参与精液的凝固(Lilja et al,1987)。

很久以前人们就知道前列腺液具有强烈的纤溶样活性,37℃2ml 的前列腺液可以使 100ml 的血凝块在 18h 内溶解(Huggins and Neal,1942;Mann and Mann,1981)。在精液中与蛋白水解活性相关的因子已经明确(Huggins and Neal,1942;Syner et al,1975;Tauber et al,1975,1976;Tauber and Zaneveld,1976;Mann and Mann,1981;Zaneveld and Chatterton,1982;Lilja et al,1987)。纤维蛋白溶酶原活化因子及 PSA 两种精液蛋白水解酶是精液液化过程中的主要因子。现已从精液中分离出两种纤溶酶原活化因子,它们的分子量分别为 70kD 和 74kD,与尿激酶具有相关性(Propping et al,1974),目前研究认为纤维蛋白酶原活化因子来源于前列腺分泌物。

在精液中含有多种其他的蛋白水解酶,包括胃蛋白酶原、溶菌酶、α-淀粉酶和透明质酸酶。此外,精液对蛋白水解酶中的胰蛋白酶具有抑制作用,这是由于精液中存在胰蛋白酶的抑制药 α_1-抗胰蛋白酶、α_2-抗糜蛋白酶。在不同的物种中精液的凝固、液化过程不同,例如:牛或狗的精液不凝固,而啮齿动物如大鼠、豚鼠射出一坚硬的小颗粒并且不会被液化(Tauber et al,1975,1976;Tauber and Zaneveld,1976)。在啮齿动物中,来源于前列腺前叶名为 vesiculase 的酶与精囊分泌物反应形成精液栓,因此,啮齿动物的前列腺也被称之为 vesiculase 腺。vesiculase 并不是凝血酶,因为它并不能使纤维蛋白原凝固,也不能使精囊分泌物发生凝结。Williams Ashman 及其同事(1977)证实 vesiculase 具有转酰胺酶活性,可催化形成精囊分泌的凝固蛋白中 γ-谷氨酰基-ϵ 赖氨酸交联。这种作为 vesiculase 底物的精囊蛋白,分子量为 17.9kD,其物理性质已被描述证实。

综上所述,精液的凝固、液化受酶的调控,但是这一过程的生物学目的尚不明确。精囊和前列腺的酶[如 hKLK2(PSA),hKLK3,hKLK14,PAP]和蛋白质(如 semenogelins,PSP-94,ZAG)均参与了精液的凝固、液化系统。有报道指出部分男性的不育是由于精液液化缺陷所导致(Bunge and Sherman,1954;Bunge,1970;Eliasson,1973;Amelar et al,1977;Jonsson et al,2006;de Lamirande,2007;Anahi Franchi et al,2008;Hassan et al,2008b;Poliakov et al,2009)。

七、前列腺分泌物及药物转运

Aumuller 和 Sez(1990)对附属性腺组织的分泌机制进行了综述。Isaacs(1983)还回顾了有关前列腺和精囊内精液和药物转运的概念和特点，并比较了射精过程中，毛果芸香碱在基础刺激下和在神经刺激下前列腺分泌物的组成和体积的变化。通过计算发现，在神经刺激时，前列腺分泌的钾、氯、钠含量总量是基础分泌值的 205 倍，且前列腺分泌其总钠、氯的量是其本身含量的 5 倍。这一发现提示了前列腺具有惊人的转运能力。Smith 和 Hagopian(1981)研究了狗前列腺在分泌过程中其上皮的电位变化，其结论是虽然钠离子可以在射精过程中通过被动转运方式从血浆进入前列腺液中，但钾离子和氯离子与主动转运有关。Isaacs 及其同事(1983)发现雌激素可阻断雄激素诱导前列腺的分泌，但不能改变雄激素对前列腺生长和生物学功能的作用。这提示雌激素可直接影响前列腺的主要转运系统。

只有少数化合物，包括乙醇、碘和一些抗生素，能够通过简单扩散进入精液(Reeves,1982)。有关药物进入前列腺分泌物的问题一直备受关注，因为前列腺炎的患病率高和其需要新的药物治疗方式。早期的 Stamey 等对治疗药物聚集到人类和狗的前列腺的能力进行了深入研究(Hessl and Stamey,1971;Stamey et al,1973)，其他研究者也对这一问题作出了一定贡献(Madsen et al,1968,1976,1978;Fowler et al,1982)。能使前列腺液中的药物浓度超过其在血液中浓度的药物很少，但也有一些例外，包括碱性的大环内酯类红霉素和竹桃霉素、磺胺、氯霉素、四环素、林可霉素、甲氧苄啶和氟喹诺酮(Reeves,1982)。

通常认为，这些药物是通过脂溶扩散等非离子扩散方式穿过胞膜的；进入酸性的前列腺液后，它们被质子化并获得正电荷。这些带有电荷的药物能被前列腺液截留。这一过程必须满足一些条件，包括药物的 pKa 和前列腺液的 pH 以及药物在组织间隙中与蛋白结合的能力。碱性药物在酸性前列腺液中比在血液中更易电子化。pH 的轻微变化能对非离子的扩散产生巨大影响。人类前列腺 pH 变化范围是 6～8，平均是 6.6；但在前列腺炎中，pH 可高达 7，甚至更高(White,1975)。虽然前列腺液是弱酸性的，但新鲜的精液是弱碱性的；如果将精液持续放置，精液首先会由于二氧化碳的丢失变成弱碱性，随后由于乳酸的蓄积而呈酸性。将来可能发现更多能转运至前列腺内以调节受体、生殖功能的药物，用来治疗前列腺疾病。但在达成这一目标前，必须对男性生殖系统的转运体系进行深入的研究。

参考文献

完整的参考文献列表通过 www.expertconsult.com 在线获取。

推荐阅读

Balk SP, Ko YJ, Bubley GJ. Biology of prostate-specific antigen. J Clin Oncol 2003;21(2):383-91.

Berezney R, Coffey DS. Nuclear matrix:isolation and characterization of a framework structure from rat liver nuclei. J Cell Biol 1977;73:616-37.

Campisi J. Senescent cells, tumor suppression, and organismal aging: good citizens, bad neighbors. Cell 2005; 120:513-22.

Clement JA. Reflections on the tissue kallikrein and kallikrein-related peptidase family—from mice to men—what have we learnt in the last two decades? Biol Chem 2008;389:1447-54.

Cunha GR, Ricke W, Thomson A, et al. Hormonal, cellular, and molecular regulation of normal and neoplastic prostatic development. J Steroid Biochem Mol Biol 2004;92:221-36.

de Lamirande E. Semenogelin, the main protein of the human semen coagulum, regulates sperm function. Semin Thromb Hemost 2007;33:60-8.

De Marzo AM, Nelson WG, Meeker AK, et al. Stem cell features of benign and malignant prostate epithelial cells. J Urol 1998;160:2381-92.

Diamandis EP, Yousef GM. Human tissue kallikreins: a family of new cancer biomarkers. Clin Chem 2002;48:1198-205.

Dinant C, Houtsmuller AB, Vermeulen W. Chromatin structure and DNA damage repair. Epigenetics Chromatin 2008;1(1):9.

Hayward SW. Approaches to modeling stromal-epithelial interactions. J Urol 2002;168:1165-72.

Josson M, Lundwall A, Malm J. The semenogelins: proteins and functions beyond reproduction? Cell Mol Life Sci 2006;63:2886-8.

Lawson DA, Xin L, et al. Prostate stem cells and prostate cancer. Cold Spring Harb Symp Quant Biol 2005;70:187-96.

Luke MC, Coffey DS. The male sex accessory tissues: structure, androgen action and physiology. In: Knobil E, Neill JD, editors. The physiology of reproduction. 2nd ed. New York: Raven Press; 1994. p. 1435-87.

Margueron R, Trojer P, Reinberg D. The key to development: interpreting the histone code. Curr Opin Genet Dev 2005;15:163-76.

Matusik RJ, Jin RJ, Sun Q, et al. Prostate epithelial cell fate. Differentiation 2008;76:682-98.

Poliakov A, Spilman M, Dokland T, et al. Structural heterogeneity and protein composition of exosome-like vesicles(prostasomes) in human semen. Prostate 2009;69:159-67.

Pollard KJ, Peterson CL. Chromatin remodeling: a marriage between two families? Bioessays 1998;20:771-80.

Schaeffer EM, Marchionni L, et al. Androgen-induced programs for prostate epithelial growth and invasion arise in embryogenesis and are reactivated in cancer. Oncogene 2008;27(57):7180-91.

Thomson AA. Mesenchymal mechanisms in prostate organogenesis. Differentiation 2008;76(6):587-98.

（孙　庭　马　明　杨小荣　谢文杰　龚彬彬 **编译** 孙　庭 **审校**）

第2章 男性泌尿生殖系炎症：前列腺炎及相关疾病、睾丸炎、附睾炎

J. Curtis Nickel，MD，FRCSC

前列腺炎和慢性盆腔疼痛综合征

下尿路的其他炎症和疼痛状况

一、前列腺炎和慢性盆腔疼痛综合征

（一）历史回溯

20 世纪初，Young 等（1906）描述了前列腺炎的临床表现，建立了前列腺炎相关标本的病理和显微镜检方法。后来尿路细菌学和细胞学定位检查方法得以建立（Hitchens and Brown，1913），并在 1930 年进行了标准化（Von Lackum，1927，1928；AC Nickel，1930；JC Nickel，1999c）。20 世纪前列腺炎的首选治疗是反复的前列腺按摩（Farman，1930；O'Conor，1936；Henline，1943；Campbell，1957）。20 世纪 30 年代，随着磺胺类抗菌药的出现，抗生素治疗成为主流的治疗模式（Ritter & Lippo，1938）。然而，即使到 20 世纪 50、60 年代，前列腺按摩液（Eps）（O'Shaughnessy et al，1956；Bowers and Thomas，1958；Bourne & Frisette，1967）中炎症细胞和细菌的意义仍受到了质疑，甚至认为，在大多数情况下，抗生素治疗前列腺炎仅略好于安慰剂治疗（Gonder，1963）。

前列腺炎治疗的另一个时代始于 20 世纪 60 年代，由 Meares 和 Stamey（1968）引入了下尿路四杯法分段检测尿液的方法。随着这项研究的发现，前列腺按摩作为主流的治疗模式逐渐被人抛弃，对小部分前列腺标本中发现细菌的前列腺炎患者实施抗菌治疗被认可。然而，不幸的是大部分被诊断为无菌性前列腺炎的患者却因此而接受了错误的处理（Nickel，1998b）。过去十年，建立

的前列腺炎新的定义和分类体系，能帮助更好地理解其发病机制以及从随机、安慰剂对照试验获得的有效结果使得我们能够从循证医学的角度处理前列腺炎。

（二）流行病学

前列腺炎是小于 50 岁男性最常见的泌尿系疾病，在大于 50 岁男性中是仅次于前列腺增生（BPH）和前列腺癌的第三大最常见泌尿系疾病（Collins et al，1998）。

泌尿系疾病国际咨询委员会（ICUD）预测了前列腺炎和（或）慢性骨盆疼痛综合征的患病率和发病率，并准备将其编入男性下尿路症状（LUTS）指南中（Nickel et al，2013b）。在确定的 24 项研究中，有 13 项来自北美（Moon et al，1997；Roberts et al，1998；Collins et al，1998，2002；Nickel et al，2001a；Roberts et al；2002；Clemens et al，2006，2007；Daniels et al，2007；Walz et al，2007；Tripp et al，2008；Wallner et al；2009；Cheng et al，2010），六项来自亚洲（Ku et al，2001；Tan et al，2002；Cheah et al，2003a；Kunishima et al，2006；Liang et al，2009；Lan et al，2011），两项来自欧洲（Mehik et al，2000；Marszalek et al，2007），两项来自非洲（Ejike et al，2008；Tripp et al，2012），一项来自澳大利亚（Ferris et al，2010）。这些研究共包含 336 846 名患者，前列腺炎患病率约为 7.1%（范围为 2.2% ～ 16%，中位患病率为 6.7%）。其中 13 项研究以人群为基础，统计了 48 824 名患者，前列腺炎总体患病率为 7.7%，范围为 2.2%～14.2%，中位患病率为 8.4%。五项

研究依赖于医生对前列腺炎症状的诊断,结果发现患病率介于2.7%～8.8%,这些研究的总患病率为5.67%(10 592/186 533,平均值5.7%,中位数为8%)。另有五项研究是根据患者的回忆诊断为前列腺炎。在101 489名患者中,有9388名自我报告诊断为前列腺炎的患者,该队列患病率为9.3%,范围为4.3%～16%。另外,据统计,前列腺炎平均患病率:北美为6.9%,亚洲为7.5%,澳大利亚为7.6%,欧洲为8.6%,非洲为12.1%(Nickel et al,2013b)。

一项研究评估了男性慢性盆腔疼痛综合征(CPPS)在管理式护理人群中的发病率为每1000名男性每年3.30例(Clemens et al,2005)。依据此项研究成果和美国总人口推测美国前列腺炎年发病人数为267 000例,这将大量增加医生门诊工作量。美国泌尿外科疾病研究报告指出,前列腺炎的年就诊率为1798人/10万人(Pontari et al,2007)。且有前列腺炎症状的患者出现持续症状和反复发作的风险增加。之前诊断为前列腺炎的患者,后续发生前列腺炎的累计概率要高得多(Roberts et al,1998;Turner et al,2004b)。

总之,前列腺炎样症状(慢性前列腺炎和CPPS)的患病率在2.2%～16%,中位患病率接近7%。

慢性前列腺炎人群每年将造成巨大的经济和资源消耗(Calhoun et al,2004;Turner et al,2004a;Duloy et al,2007;Clemens et al,2009)。2000年,美国用于诊断和治疗前列腺炎的总支出(不包括药品支出)总计达8400万美元,且仍在增加(Pontari et al,2007)。慢性前列腺炎(CP)与医疗费用和资源损耗密切相关(Calhoun et al,2004;Turner et al,2004)。因此,评估其发病率及其治疗应当引起重视。

> **要点:流行病学**
> - 18岁以上的男性,2%～12%有前列腺炎样症状。
> - 约7%的男性有慢性前列腺炎或慢性盆腔疼痛综合征。
> - 前列腺炎占泌尿外科门诊病人的6%～8%。

(三)组织病理

对病理学家来说,前列腺炎可以认为是前列腺基质中炎症细胞的数量增加(Cotran et al,1999)。前列腺的炎症在诊断为前列腺炎(True et al,1999)、BPH(Nickel et al,1999c)和前列腺癌(Zhang et al,2000)的患者中不一定能够观察到。在没有诊断为任何前列腺疾病的前列腺活检组织中44%能够观察到炎症细胞(McNeal,1968)。

虽然在有或许没有前列腺疾病的患者中经常能够发现前列腺的慢性炎症,但持续发现炎症是比较少见的。最常见的炎症是邻近前列腺腺泡腔的淋巴细胞的浸润(Kohnen and Drach,1979;Nickel et al,1999b)。炎症程度差异很大,炎症的浸润可以从单个的淋巴细胞到致密淋巴小结。基质淋巴细胞的浸润经常伴随着外周腺体的炎症。在纤维肌肉基质内可见片状、簇状和有淋巴细胞和散在浆细胞存在的单一结节,与导管和腺泡无明显关系。局限于腺上皮和管腔的炎性细胞浸润与前列腺炎和BPH相关,但也可在无症状患者中发现。腺上皮内的炎症细胞可以是嗜中性粒细胞、淋巴细胞、巨噬细胞或所有这些细胞,然而,典型的中性粒细胞和巨噬细胞常出现在管腔内。一项更详细的研究描述了前列腺中的组织学炎症形式(Nickel et al,2001d)。图2-1显示了慢性前列腺炎(CP)患者前列腺标本中的各种炎症形式。

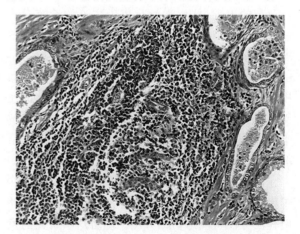

图2-1　前列腺组织标本显示腺体区、外周腺体及基质炎症(×400)(Courtesy Dr. Alexander Boag.)

由脱落的上皮细胞或其他刺激物导致前列腺分泌物的沉积而发展的淀粉样体通常与前列腺炎症无关,除非它们大到扩张或阻塞了前列腺(Attah,1975)。此外,前列腺结石可能通过阻塞中枢前列腺导管而导致前列腺炎症发生,并阻碍了前列腺液引流或可提供细菌在宿主主动防御和抗生素治疗下存活的病灶(Meares,1974;Roberts et al,1997)。

肉芽肿性前列腺炎是一种非特异的、多种组织学反应的炎症。特征性表现为大的结节、混合的各种炎症细胞的浸润,包括组织细胞、淋巴细胞以及浆细胞,它可表现为小的、散在的结节或者明确的肉芽肿。肉芽肿性前列腺炎在接受外科治疗(Eyre et al,1986)或卡介苗(bacillus Calmotte-Guérin,BCG)治疗(Lafontaine et al,1997)的患者中比较常见,在全身性结核的患者中罕见(Saw et al,1993)。

(四)病因学

1. 微生物因素

(1)革兰阴性尿路致病病菌:急性细菌性前列腺炎是前列腺腺体的全面感染,可引起下尿路感染(UTI)和全身脓血症。慢性细菌性前列腺炎与继发于残留在前列腺的局灶性的尿路致病菌引起的复发性的下尿路感染(如膀胱炎)有关。细菌性前列腺炎的最常见病因是起源于胃肠道菌丛的肠源性革兰阴性肠杆菌。最常见的细菌为大肠埃希菌,在 65%～80% 的感染中能检测到(Stamey,1980;Lopez-Plaza & Bostwick,1990;Weidner et al,1991b;Schneider et al,2003)。铜绿假单胞菌属、黏质沙雷菌、克雷伯杆菌以及产气肠杆菌等感染占 10%～15%(Meares,1987;Weidner et al,1991b)。然而,与自发性急性前列腺炎的微生物相比,在急性细菌性前列腺炎中,影响下尿路症状(包括前列腺活检)的微生物显示出不同的毒力和抗性模式(例如与应用喹诺酮和头孢菌素相比)(Millán-Rodríguez et al,2006;Ha et al,2008)。此外,前列腺活检后培养出的超广谱 β-内酰胺酶(ESBL)大肠杆菌似乎是 CP 进展的高危因素(Oh et al,2013)。

细菌毒力在细菌性前列腺炎的发病中占有重要的地位(Ruiz et al,2002;Jollnson et al,2005)。比如细菌的 P 菌毛能够结合到尿路上皮受体上,促使细菌迁移到泌尿道内并导致前列腺的深部感染(Dilworthet at al,1990;Neal et al,1990;Andren et al,1997)。1 型菌毛(也称为甘露糖敏感性菌毛)有利于大肠埃希菌在下尿路的增殖。尿路上皮细胞受体的存在是致病的重要原因,这种相关性已经在人类膀胱炎和前列腺炎中得到证实(Correll et al,1996)。在急性细菌性前列腺炎中能够观察到 1 型菌毛的变异(Schaeffer,1991)。多种毒力因素在细菌学前列腺炎的发生中是必需的(Motsimpri et al,1999;Ruiz et al,2002)。当宿主的防御机制启动以及运用抗生素治疗时,潜伏在前列腺导管深处的细菌聚集(或称之为生物屏障),使得细菌即使由于膀胱炎而抗菌治疗也能持续存在于前列腺(Nickel and Costeron,1993;Nickel et al,1994)。溶血素可能是大肠埃希菌诱导的急性前列腺炎发生中的关键毒力因子,但溶血素也可作为生物膜,提高某些大肠埃希菌菌株持续存在于慢性细菌性前列腺炎患者中的能力(Soto et al,2007)。

(2)革兰阳性细菌:肠球菌在文献记载的前列腺感染中占 5%～10%(Drach,1974a;Meares,1987;Bergman,1994)。其他在前尿道的革兰阳性细菌在引起细菌性前列腺炎中却存在争议(Jimenez-Cruz et al,1984;Fowler and Mariano,1984a;Krieger et al,2002)。腐生性葡萄球菌、溶血性链球菌、金黄色葡萄球菌以及其他凝固酶阴性的革兰阴性细菌也被认为是致病菌(Drach,1974a,1986;Bergman,1994)。Nickel and Costerton(1992)报道在 CP 患者 EPS 以及经会阴行前列腺穿刺活检的标本中能够检测(显微镜镜检及培养)到凝固酶阴性的葡萄球菌。虽然这项研究和其他研究(Carsone et al,1982;Pfau,1983;Bergman et al,1989;Wedren,1989)表明,凝固酶阴性葡萄球菌参与 CP 的发生,但这些研究只显示了细菌在前列腺中的增殖并没有最终证明这些细菌实际上是导致前列腺炎症和系列症状的病因(Krieger et al,2002)。然而,根除最近有前列腺炎症状的前列腺患者中的革兰阳性细菌导致的临床效果与根除定植在前列腺中的革兰阴性致病菌相当(Magri et al,2007a;Nickel and Xiang,2008)。在这两种情况下,根除局限于前列腺中的细菌与患者临床预后密切相关。然而,革兰阳性细菌反复出现在 CP 患者的前列腺标本中表明这种相关性并不是很强（Krieger et al,2005）。

（3）厌氧菌：前列腺相关标本在厌氧培养的环境中有小部分能够检测到厌氧菌（Nielsen and Justesen,1974；Mardh and Colleen,1975；Szoke et al,1998）。这一研究尚未见其他报道，需要进一步探讨。

（4）棒状杆菌感染：棒状杆菌通常认为不是前列腺的致病原，但可能是前列腺疾病的致病因素之一（Riegel et al,1995；Domingue,1998）。Domingue 及其同事（1997）认为在常规的 EPS 培养中，这种难以培养的棒状杆菌很可能被遗漏。直接 EPS 革兰涂片染色显示的不确定的革兰多型类棒状杆菌在常规的培养基中不生长。荧光吖啶橙染色也提示这些多型类棒状杆菌的存在。Tanner 及其同事（1999）采用 PCR 技术鉴定了 17 例 CP 患者中 65％有该种细菌标识（棒状杆菌类种系来源的革兰阳性细菌）。约一半的患者对抗生素治疗有效，而不能检测到这种细菌标识的患者对抗生素治疗无效。

（5）衣原体感染：衣原体是否是慢性前列腺炎的致病因素尚存在争议。Mardh and Colleen（1972）发现 1/3 的 CP 患者有沙眼衣原体的抗体，而对照组中仅占 3％。Shortliffe 及其同事（1992）发现 20％细菌性前列腺炎患者前列腺液中能够检测到衣原体抗体。Koroku 及其同事（1995）在 29％的慢性非细菌性前列腺炎中检测到沙眼衣原体特异性的免疫球蛋白 A（IgA）。Bruce 及其同事（1981）发现 56％亚急性或慢性前列腺炎患者能够找到沙眼衣原体感染（通过检测晨尿、前列腺液或者血清）。在一个随访性研究中，Bruce 和 Reid（1989）发现 55 例非细菌性前列腺炎，包括 31 例被认为是衣原体感染的患者中，仅 6 例通过培养或者免疫荧光的方法被确认为衣原体感染阳性。Kuroda 及其同事（1989）在 20％的前列腺炎患者尿道中检测到沙眼衣原体。其他研究者也得出类似的结论（Nilsson et al,1981；Weidner et al,1983）。在前列腺标本中成功分离出衣原体。Polelti 及其同事（1985）从非急性非细菌性前列腺炎患者经直肠活检标本中分离出沙眼衣原体。Abdelatif 及其同事（1991）通过“原位杂交技术”从 30％组织学诊断为慢性非细菌性前列

腺炎患者的直肠活检标本中检测到衣原体。Shurbaji 及其同事（1998）从 31％组织学诊断为前列腺炎患者的石蜡包埋组织中检测到沙眼衣原体，而没有合并感染的 BPH 患者中未检测到衣原体。虽然 Mardh 和 Colleen（1972）认为多达 1/3 的 CP 患者携带有沙眼衣原体，但是他们采用细菌培养和血清学方法进行的随访研究并不能说明沙眼衣原体是特发性前列腺炎的致病因素之一（Mardh and Colleen,1975；Mardh et al,1978）。Shortliffe 和 Wehner（1986）同时评估前列腺液中抗衣原体抗体的滴度，得出了相似的结论。非细菌性前列腺炎中抗衣原体抗体的滴度为 20％，而对照组为 12％。Berger 及其同事（1989）在 CP 患者的尿道中没有培养出沙眼衣原体，同时血清学检测也未检测到沙眼衣原体，未观察到这些患者对沙眼衣原体的免疫反应。Doble 及其同事（1989b）在慢性非细菌性前列腺炎患者经会阴穿刺异常标本中未培养到或通过免疫荧光的方法检测到衣原体。Krieger 及其同事（1996b）在仅仅 1％的 CP 患者前列腺活检组织中检测到衣原体。Krieger 及其同事（2000）进一步研究仍未在前列腺标本及尿道中培养出衣原体。考虑到分离出的衣原体的来源和及其对前列腺的影响，衣原体在前列腺感染中的作用尚需进一步探讨（Weidner et al,2002）。话虽如此，对于假定的衣原体感染行抗微生物治疗，确实在很多情况下可改善患者症状（Skerk et al,2002b,2003；Perletti et al,2013）。

（6）支原体感染：支原体是一种常见的可以从无症状的男性以及非淋菌性尿道炎患者的尿道中分离出来的微生物。Weidner 及其同事在有症状的非细菌性前列腺炎患者的前列腺特异性标本中检测到高浓度的解脲支原体。Isaacs 及其同事（1993）在 8％的慢性非细菌性前列腺炎患者的前列腺分泌液中培养出支原体。Fish 和 Danziger（1993）发现 13％的前列腺炎患者中支原体含量增高。特异性抗支原体治疗可以清除所有病例的支原体。从 143 例 CP 患者中 Ohkawa 及其同事（1993a）在其中 18 例的前列腺中分离出支原体，这些病例经抗炎治疗清除支原体，其中 10 例症状改善，4 例 EPS 中白细胞消失（Ohkawa et al,1993b）。其他作者采用同样技术并不能在非细菌性前列腺炎患者中检测到支原体（Mardh and

Colleen，1975）。所有这些研究都存在的问题是缺乏对照，难以解释在收集前列腺标本过程中可能存在的尿道污染。然而，当前列腺标本中发现解脲支原体或支原体生物时，大环内酯类似乎可改善 CP 症状（Perletti et al，2013）。

（7）其他微生物：念珠菌属（Golz and Mendling，1991；Indudhara et al，1992）以及其他真菌感染，例如曲霉菌病和球孢子菌病（Schwarz，1982；Chen and Schijj，1985；Campbell et al，1992；Truell and Crum，2004）被认为与前列腺炎症有关。然而，在大多数情况下，念珠菌属以及其他真菌感染被认为是免疫抑制或者系统性真菌感染患者的独特表现。病毒被认为与前列腺炎症有关（Doble et al，1991；Benson and Smith，1992），但是没有系统性评估这些因素在前列腺炎中的重要作用。在有前列腺样症状的前列腺已经发现有毛滴虫属（Kuberski，1980；Gardner et al，1996；Skerk et al，2002a）。76% 的 CP 患者血清中幽门螺杆菌抗体阳性，而对照组为 62%（$P < 0.05$）。尽管 HP 阳性显著增加，但大量无症状的患者其血清反应为阳性（Karatas et al，2010）。

一个较新的概念认为，CP 发生可能不是由特定类型细菌引起，但 CPPS 男性细菌的毒力可能更大，导致症状发生，甚至根除细菌生物后症状仍持续存在（Ivanov et al，2009；Ivanov et al，2010；Rudick et al，2011；Galeone et al，2013；Quick et al，2013）。值得注意的是，先前存在细菌感染的CPPS 的患者其症状模式可能与先前无感染的患者不同（Magri et al，2013）。

（8）不可培养的微生物：运用于前列腺炎病原微生物诊断的培养技术有很多局限性（Lowentritt et al，1995；Domingue et al，1997；Domingue，1998）。细菌可能存在于黏附于前列腺导管壁的生物膜上或者梗阻的前列腺管腔内（Nickel and Macoan，1998）。Nickel 和 Costerton（1993）观察到 60% 以前被诊断为慢性前列腺炎的患者尽管在前列腺活检标本中有阳性的培养结果，但是 EPS 培养却无菌，仍然具有临床症状。这些微生物似乎永久存在于前列腺腺管和腺泡小聚集物或生物膜上。Berger 及其同事（1997）针对共生的和难培养的微生物做了尿液和经会阴前列腺穿刺标本的培养。这些研究显示，EPS 有炎症的患者

中与没有炎症的患者相比，前列腺穿刺培养更能分离到细菌、厌氧菌培养阳性、高滴度的细菌计数和更多的细菌类型。Krieger 及其同事（1996），Keay 及其同事（1999），Riley 及其同事（1998）结合临床、细菌培养和分子生物学技术（多聚酶联反应，PCR）发现 EPS 中炎症和在前列腺组织中检测到细菌特异性 16S rRNA（革兰阴性和革兰阳性微生物）有密切关系。但是其他比较非细菌性前列腺炎与有症状的前列腺炎的研究并没有发现细菌培养与 PCR 检测之间有相关关系（Lee et al，2003；Keay et al，1999；Leskinen et al，2003）。纳米细菌是难以分离和培养的有趣生物，但可能与某些慢性泌尿系统疾病有关，包括 CP（Wood and Shoskes，2006）。许多研究者（Shoskes et al，2005；Zhou et al，2008）已证明某些 CP 病例可能与有或者没有前列腺结石的纳米细菌有关。

据估计不足 10% 与环境有关的细菌能够被鉴定（Domingue，1998）。因此一些需要复杂培养和难以培养的微生物可能存在于前列腺。这类微生物或许参与炎症的发生以及导致临床症状。

2. 前列腺宿主防御机制的改变

导致细菌定居或者前列腺内潜在的致病菌感染的危险因素包括前列腺导管逆流（Kirby et al，1982）、包茎（VanHowe，1998）、特殊血型（Lomberg et al，1986）、未采取保护措施的经肛门性交、尿路感染、急性附睾炎（Berger et al，1987）、留置尿管或采用阴茎套尿管引流（Meares，1998）以及经尿道手术，尤其是未治疗的有尿液感染的患者等（Meares，1989）。前列腺炎的患者由于分泌功能的紊乱导致前列腺分泌物的改变，果糖、枸橼酸、酸性磷酸酶、阳离子锌、镁和钙以及与锌相关的抗菌因素等的水平下降。而 pH、乳酸脱氢酶-5 与乳酸脱氢酶-1 的比值、炎症蛋白（比如血浆铜蓝蛋白）和补体 C3 等的含量表现升高（Meares，1989）。前列腺分泌功能的这些改变削弱前列腺分泌液的抗菌作用，减少前列腺抗菌因子，降低了内源性前列腺液的抗菌作用（Fair et al，1976），碱性 pH 或许能够阻止一些碱性抗菌药物进入前列腺组织和前列腺液（Fair and Cordonnier，1978）。然而，是否这些复杂的改变是炎症的原因或者结果尚不清楚。进一步研究表明，代谢综合征（Wang et al，2013）和动脉粥样硬化

相关的内皮功能障碍(Shoskes et al,2011)可能通过影响炎症通路增加 CP 的发病风险,成为 CP 的发病机制或相关致病因素。

3. 排尿功能障碍

导致高压性排尿紊乱的解剖性或神经生理性梗阻被认为参与前列腺炎综合征的发病机制。Blacklock(1974,1991)认为膀胱颈、前列腺和尿道解剖异常容易导致男性前列腺炎。尿动力学研究证实,许多病人特别是患有前列腺痛的患者,最大尿流率下降同时伴有梗阻性排尿表现(Barbalias et al,1983;Ghobish,2002)。影像尿动力学研究提示,许多前列腺炎的患者膀胱颈部为不完全漏斗状以及膀胱尿道功能失调(Kaplan et al,1994,1997;Hruz et al,2003)。研究人员(Dellabella et al,2006)也描述了 CP 患者的前列腺括约肌的超声形态改变。Hruz 及其同事在一项 48 例无相关感染的、难治性 CP 患者研究中,发现 29 例(60%)具有内镜下和尿动力学上的膀胱颈增生。这种排尿紊乱或许导致自发性过度刺激会阴以及盆腔神经系统,引起慢性神经性疼痛。这些高压的排尿功能紊乱可能导致易感性患者中前列腺内导管的反流(参见下文)。

4. 前列腺内导管反流

尿液反流和潜在的细菌进入前列腺导管,被认为是慢性细菌性和非细菌性前列腺炎症的最重要的致病机制之一。从解剖学上来讲,前列腺外周带导管较前列腺其他区域更易发生导管反流(Blacklock,1974,1991)。Kirby 及其同事(1982)向慢性非细菌性前列腺炎患者的膀胱中灌注炭粒,结果在非细菌性前列腺炎患者 EPS 中的巨噬细胞以及手术后标本的前列腺腺泡和导管中发现炭粒。Persson 和 Ronquist(1996)观察到 EPS 中尿酸和肌酐的含量增高,因此推测是尿液反流进前列腺导管中所致。Terai 及其同事(2000)为急性细菌性前列腺炎感染增高提供了分子流行病学的证据。前列腺结石的成分仅仅在尿液中能够发现而在前列腺分泌液中不能找到(Sutor and Wooley,1974;Ramiraz et al,1980),这进一步说明尿液反流入前列腺同时可能参与前列腺结石的形成。如果致病菌回流到前列腺,它们可能存在于前列腺结石内可受保护的聚集体中(Mazzoli,2010)。Eykyn 及其同事(1974)发现在前列腺结石内可培养出大量的致病原。似乎即使给予足量的抗生素治疗,这种在前列腺结石中由于防护性生物膜的存在和细菌聚集而定植的细菌可以导致顽固性的 CP 以及复发性的 UTI。Ludwig 及其同事(1994)采用经直肠腔内 B 超的方法发现与没有前列腺炎症(即前列腺痛)患者相比,具有慢性前列腺炎症的患者前列腺结石的发生率明显提高。似乎前列腺钙化在非细菌性 CP 患者中很常见,并且与更严重的炎症反应、细菌定植、骨盆底痉挛和症状持续时间相关(Shoskes et al,2007)。通过经会阴穿刺测压可知,这种由化学性、细菌性或免疫性刺激产生的炎症可以导致前列腺内压力增高(Mehik et al,2002)。

5. 免疫改变

在细菌性前列腺炎的患者中,前列腺局部的免疫系统由于细菌感染而激活。在急性细菌性前列腺炎,感染初始血清和前列腺液中就能够检测到针对细菌性抗原相关的 IgG 和 IgA,经过成功的抗菌治疗,IgG 和 IgA 在 6～12 个月恢复至正常(Fowler and Mariano,1984a;Meares,1977,1998;Kumon,1992)。在细菌性前列腺炎的急性感染期,PSA 的水平能显著升高(Dalton,1989;Moonetal,1992;Nealetal,1992),如果没有感染复发,其水平在 6 周至几个月内后逐渐恢复正常。在慢性前列腺炎患者中,血清免疫球蛋白未检测到提高,而前列腺液中 IgA 和 IgG 的水平均提高(Shortliffe and Wehner,1986;Kumon,1992),经成功的抗生素治疗,几个月后 IgG 水平恢复正常,而 IgA(尤其是分泌型 IgA)水平保持增高至少 2 年(Shortliffe et al,1981a,1981b;Fowler and Mariano,1984a)。在尿液、EPS 和精液中能够检测到抗体包被的细菌是慢性细菌性前列腺液的又一突出特征(Riedasch et al,1984,1991)。

非感染性炎症(非细菌性前列腺炎或慢性盆腔疼痛综合征)或许继发于一些未知抗原诱导的或与自主免疫反应有关的免疫性炎症。IgA 和 IgM 抗体(非微生物特异性)水平提高(Shortliffe and Wehner,1986;Shortliffe et al,1989,1992),同样在 CP 患者前列腺活检标本中能够检测到诸如纤维蛋白原和补体 C3 等抗体(Vinje et al,1983;Doble et al,1990)。动物实验(Donadio et al,1998;Ceri et al,1999;Lang et al,2000;Breser et al,2013;Chen et al,2013;Quick et al,2013)和人类实验(Alexander et al,1997;Batstone et al,2002;Maake et al,2003;Motrich et al,2007)均提示前列腺炎症或许是一种自身免疫反应。而自身抗原可能有很多,甚至包括 PSA(Ponniah et al,2000)。其他特异性的免疫或神经内分泌改变,如细胞因子的产生(Alexander et al,1998;Nodlor et al,2000),神经生长因子(Miller et al,2002)和肥大细胞的激活(Done et al,2012)在炎症的发展中扮演着重要的角色。白介素-10(IL-10)被认为与 CP 的病因和临床表现有关(Miller et al,2002;Shoskos et al,2002),其他炎症因子,如 IL-1β 和肿瘤坏死因子-α(TNF-α)也认为与 CP 有关(Nadler,2000)。IL-8 是 CP 患者精液中检测到的最常见细胞因子(Khadra et al,2006;Penna et al,2007)。也许存在某些特定的基因表型可以产生特异的免疫学反应从而诱导前列腺炎(Shoskes et al,2002;Riley et al,2002)。这种免疫类型在非炎症性前列腺炎(如ⅢB CP 和 CPPS)的患者中被观察到(Barghorn et al,2001)。一些文献中出现的最新概念之一是 CPPS 可以在细菌根除后很长时间内通过免疫机制持续存在(Ivanov et al,2009,2010;Rudick et al,2011;Galeone et al,2013;Quick et al,2013)。无论最初的诱发因素是什么,这种免疫级联反应在炎症性前列腺炎的形成中起着重要的作用(Moon,1998;Kumon,1999)。

6. 化学性炎症

目前已经发现在 CP 患者的前列腺分泌液中能够找到尿液及其代谢产物(如尿酸)(Persson & Ronquist,1996)。这些研究认为前列腺的炎症及其症状也许就是由于尿液中有毒物质反流入前列腺导管而导致的化学性炎症。

7. 神经失调/盆底肌肉组织畸形

一些研究者(Zermann et al,1999)认为下尿路的感觉性、运动性或两者同时存在的神经失调有可能继发于中枢神经系统畸形。在许多 CP 患者发现了前列腺外压痛(Berger et al,2007;Shoskes et al,2008)。Zermann 和 Schmidt(1999)描述了 103 例在一家神经泌尿中心住院的患者,发现大多数患者不能完全控制躯体神经支配的纹状盆底肌,这些患者对盆底肌肉的支配程

度不一,但是没有一个患者可以重复而容易地收缩和放松盆底肌肉到最大限度。尽管这个现象确实存在,但还无法确定是否和炎症有关,但却反映出中枢神经系统和外周靶器官-盆底肌肉的不协调。一些临床医生(Anderson,1999;Potts,2003)认为患者的疼痛区域主要是在骶骨、尾骨、坐骨结节、耻骨支以及盆底筋膜等盆底肌肉的附着处,而这些区域是紧紧毗邻前列腺、膀胱的,可以被看作是应激过度点或是肌筋膜疼痛触发点。因此提出假说,这些肌筋膜疼痛触发点可能来源于臀部或下肢的力学畸形,或是诸如排便训练、活跃性活动、重复的小创伤以及便秘等慢性维持模式,或者是导致慢性盆腔疼痛的运动、创伤、非正常性活动、复发感染以及外科手术等(Anderson,1999)。近期,又有假说认为一些 CPPS 患者所经历的疼痛可能来自阴部神经被挤压,并随之引发的神经痛(Miller et al,2002;Yang et al,2003;Yilmaz et al,2007,2010)。

8. 神经敏感化

与 CP 综合征相关的疼痛在许多方面与神经性疼痛相似。CP 患者可观察到客观的自主神经改变,提示自主神经系统反应改变可能也是 CPPS 相关疼痛产生的病因。通过交叉敏感的机制,源于前列腺或骨盆底肌肉的疼痛可以扩散到邻近器官和(或)结构。直到最近,研究人员才开始理解重叠神经通路的复杂性和盆腔器官(包括肠道)相互作用的可能机制(Malykhina,2007;Takahashi et al,2013)。在长期患有 CPPS 的男性中可以观察到实际的脑功能变化(功能学和解剖学上)(Farmer et al,2011;Mordasini et al,2012)。最近研究已经表明,患有 CP 的男性,在皮质醇增强觉醒反应中(Anderson et al,2008),下丘脑-垂体-肾上腺轴会出现功能失调,其可以通过应激进一步诱导(Anderson et al,2009a)。

另一项评估男性 CP 患者肾上腺皮质激素异常的研究表明,一些患有这种疾病的男性,甚至可能符合非典型先天性皮质增生的诊断标准(Dimitrakov et al,2008)。

9. 与社会心理学的相关性

心理因素一直被认为在慢性前列腺炎综合征的发展和恶化中起重要作用。一些研究这些患者的心理病理学的研究人员得出结论,这种综合征

应该被看作是一种心身疾病（Mendlewich et al，1971；Mellan et al，1973；Keltikangas-Jarvinen et al，1982）。De la Rosette 和他的同事们（1993b）分析了 50 例慢性前列腺炎和 50 例行输精管结扎术患者的人格障碍评分，慢性前列腺炎组评分更高，但远低于精神病患组。Berghuis 和他的同事们（1996）通过比较 51 例前列腺炎患者和 34 例无慢性疼痛症状的男性患者，得出前列腺炎患者普遍存在抑郁和心理障碍的结论。Egan 和 Krieger（1994）通过比较慢性前列腺炎和慢性后背痛的患者发现重度抑郁症在前列腺炎患者中更为常见，但腰背痛更易引起躯体化的抑郁和焦虑。Ku 等（2002）认为抑郁症和男性气质不足可能与 CP 的早期阶段有关。一项大型的病例对照研究证实，抑郁症和惊恐障碍在患有慢性盆腔疼痛的男性中远比在对照组中更为常见（Clemens et al，2008）。这些最近的研究表明心理因素与该疾病有关，但似乎没有理由将这一组人归类为病人"神经质"或有精神病理病症。然而，最近针对前列腺炎患者的大量分析表明，心理变量如抑郁、社会适应能力不足（如剧烈疼痛，因疼痛而休息不佳）、不良的社会支持、焦虑和压力对 CP 预后很重要（Tripp et al 2005；Ulrich et al，2005；Tripp et al，2006；Nickel et al，2008c；Chung and Lin，2013；Kwon and Chang，2013）。诸如灾难性的因素尤其重要，因为它们已经被发现比抑郁症更能引起人类痛苦（Tripp et al，2006），这表明消极的疼痛体验认知评估可能是心理社会干预的首要目标。这些研究是特别重要的，因为已经表明疼痛灾难性事件与 CP 患者抑郁、残疾和生活质量降低的高度相关（Tripp et al，2005，2006；Nickel et al，2008c；Hedelin，2012；Tripp et al，2013）。

10. 与间质性膀胱炎/膀胱疼痛综合征的相关性

间质性膀胱炎，现在被许多人称为膀胱疼痛综合征，是一种尚未明确的 CPPS，主要发生于女性，很多研究者认为男性 CPPS 症状可能由相同的病因引起（Pontari，2006；Forrest et al，2007）。可是间质性膀胱炎的原因目前不甚清楚，但致病机制在理论上与男性 CP/CPPS 相似（Sant and Nickel，1999；Eisenberg et al，2003；Parsons，2003）。一些研究者认为，被诊断为前列腺炎的患者，膀胱源性的间质性膀胱炎可以解释其症状，而前列腺可能是间接受累（Sant and Kominski，1997）。当然，在一定程度上间质性膀胱炎和 CP 都可以引起疼痛和排尿症状（Miller et al，1995；Novicki et al，1998；Sant and Nickel，1999；Forrest and Schmidt，2004），同时，一些 CP 患者的膀胱镜检结果（Bergerdal，1998）、尿动力学检测（Siroky et al，1981）以及钾离子敏感性检测（Parsons et al，2002，2005）结果也与间质性膀胱炎类似。然而，Yilmaz 及其同事（2004）并未证实前列腺炎的患者存在阳性钾离子敏感性检测，Keay 及其同事（2004）的研究显示 CP 患者（仅有疼痛）抗增殖因子活性正常，而间质性膀胱炎的患者（有疼痛和尿路刺激症状）在尿中即可检测到抗增殖因子。

11. 小结：前列腺炎和相关综合征的病理生理学

非细菌性前列腺炎综合征可能具有多种原因或者是一系列致病机制，或者更多可能一个或多个启动因素作用下引起的一系列级联反应和进展事件。在关于阐述 CP 发病机制的综述中，Pontari 和 Ruggieri（2004）的结论是"慢性病的症状"即前列腺炎/慢性骨盆疼痛综合征似乎是由于心理因素与免疫，神经和内分泌系统功能障碍之间的相互作用引起。图 2-2 概括了本节描述的相互关联的各种前列腺病因。

要点：病因学

- 革兰阴性的肠杆菌和肠球菌是细菌性前列腺炎常见的病原体。
- 可能涉及其他微生物。
- CPPS 和慢性骨盆疼痛综合征是在遗传或者解剖易感的男性体内，在某种刺激因素的诱导下，炎症、免疫、神经内分泌和神经源机制参与的相关级联反应导致的疾病。

（五）定义和分类

传统分类方法基于 Meares 和 Stamey（1968）的经典论文，该论文描述了前列腺炎的不同诊断，详细叙述了 4 例 CP 患者的尿液和 EPS 的一系列培养和治疗，称之为 Meares-Stamey 四杯法检测。

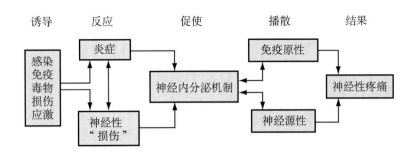

诱导　　　反应　　　　促使　　　　播散　　　结果

图 2-2　CP/CPPS(Ⅲ 型 CPPS)的病因和发病机制是多因素的。在感染、尿液有"毒性"或"免疫原性"物质的反流、会阴/盆腔的"损伤"和(或)精神应激等因素的刺激下,在遗传或解剖易感性的患者中引起级联反应,导致局部炎症或者神经性损伤(或两者)。通过进一步免疫或者神经-内分泌通路介导的神经因素作用下诱发或维持慢性炎症。最后通过局部或者中枢神经机制导致慢性会阴/盆腔疼痛

在"下尿路检查"一节中详细描述这种分段培养和评估下尿路炎症的方法。基于这种检测临床应用的 10 年经验,Drach 及其同事在 1978 年介绍了前列腺炎的四分类方法。四种类型的前列腺炎的区分主要是根据前列腺液分析结果,包括前列腺液镜检(检测白细胞、炎症细胞团、黏液碎片、卵圆形脂质体和巨噬细胞)和培养(鉴别传统的尿路致病菌)。表 2-1 描述了这种传统的分类系统,它将患者分为急性细菌性前列腺炎、慢性细菌性前列腺炎、非细菌性前列腺炎或前列腺痛患者(表 2-1)。

表 2-1　　　前列腺炎的分类系统

传统的分类方法	NIH 分类系统	描述
急性细菌性前列腺炎	Ⅰ 型	前列腺的急性感染
慢性细菌性前列腺炎	Ⅱ 型	前列腺的慢性感染
N/A	Ⅲ 型慢性盆腔疼痛综合征(CPPS)	慢性泌尿生殖系疼痛,通过标准方法不能检测到致病菌
非细菌性前列腺炎	Ⅲ A 型(炎症性 CPPS)	前列腺分泌液、VB3 和精液中能检测到有意义的白细胞
前列腺痛	Ⅲ B 型(非炎症性 CPPS)	前列腺分泌液、VB3 和精液中不能检测到有意义的白细胞
N/A	Ⅳ 型,无症状性炎症性前列腺炎(AIP)	前列腺分泌液、VB3、精液和前列腺组织标本中能检测到白细胞(或细菌)

传统的分类系统的局限性促使了 NIH 分类系统的产生(Krieger et al,1999)。新的定义认识到慢性非细菌性前列腺炎的主要症状是疼痛(伴随各种排尿症状或性功能障碍)并认为疼痛是区分 CP 患者与对照组或其他泌尿系疾病(如 BPH)的最佳标准。这一分类系统与传统分类系统的主要区别在两个方面:Ⅲ 型 CPPS 以及 Ⅳ 型无症状型炎症性前列腺炎。

NIH 分类系统中的Ⅰ型前列腺炎等同于传统分类系统中的急性细菌性前列腺炎。Ⅱ型等同于慢性细菌性前列腺炎,但不包括通常指的复发性下尿路感染患者(伴有前列腺感染)(Schaeffer,2006)。Ⅲ型定义为"临床表现为泌尿生殖系疼痛,但通过标准的微生物检测方法不能够检测到尿路致病微生物"。这一型进一步分为Ⅲ A 型,即炎症性 CPPS[在前列腺液(EPS)、前列腺按摩后尿(VB3)或精液中能够检测到白细胞];Ⅲ B 型,即非炎症型 CPPS(在 EPS、前列腺按摩后尿或精液中不能检测到白细胞);Ⅳ 型,即 AIP,在传统的分类方法中没有分类。Ⅳ类前列腺炎表现为在前列腺标本(EPS、精液和活检组织)中存在大量白细胞、细菌或两者兼有但没有慢性盆腔疼痛的症状。

这种分类系统的价值,不仅体现在临床研究中,而且在临床实践中,已被普遍接受(Nickel et al,1999d)。

要点:分类

- NIH 分类系统目前认为是科研和临床实践中最好的分类系统。

(六)临床表现

1. Ⅰ型:急性细菌性前列腺炎

Ⅰ型即急性细菌性前列腺炎,一种临床比较少见但是重要的下尿路感染疾病。临床表现为急性疼痛伴排尿刺激和梗阻症状以及全身性发热。典型的症状为尿频、尿急和排尿障碍,梗阻症状表现为排尿犹豫、尿线间断、排尿痛,甚至急性尿潴留。会阴以及耻骨上疼痛伴随着外生殖器的不适或疼痛。通常有发热、寒战、不适、恶心及呕吐,甚至败血症伴低血压。其临床表现的严重性每个患者表现迥异。约5%急性细菌性前列腺炎转为慢性细菌性前列腺炎(Cho et al,2005)。

2. Ⅱ型:慢性细菌性前列腺炎

诊断Ⅱ类,即慢性细菌性前列腺炎的重要线索是有记录的反复发作性 UTI 病史。通过四杯法诊断为慢性细菌性前列腺炎的患者 25%～43%有复发性 UTIs 的表现(Weidner and Ludwig,1994;Wright et al,1994)。在急性期患者可能表现为无症状,或有较长的 CPPS 病史(下部分介绍)。细菌性前列腺炎占前列腺炎的 5%～15%(Schaeffer et al,1981;Weidner and Ludwig,1994;Krieger and Egan,1991)。在一大样本的临床研究中,Weidner et al(1991b)发现在有症状的 CP 患者中,菌尿(尿路致病微生物)占 4.4%。

3. Ⅲ型:慢性盆腔疼痛综合征

ⅢACP/CPPS/chronic pelvic pain syndrome 的症状与非炎症类ⅢB型,即前列腺痛(prostatodynia)的临床表现无明显差别。Krieger 及其同事(1996a)详细研究了 50 例 CP 患者和 75 例对照组患者的 CP/CPPS 症状。Alexander 和 Trissel(1996)在网上调查了 163 例前列腺炎患者。Neal 和 Moon(1994),Brahler 及其同事(1997),Krieger 及其同事(1996a)以及 Nickel 和 Sorens-en(1996)为前列腺炎症状评分中的这些典型症状给出了最合适的定义。这些研究的主要症状是疼痛,主要局限于会阴、耻骨上和阴茎,但疼痛也可发生于睾丸、腹股沟或腰部,射精过程中或射精后疼痛是很多患者最显著和忧虑的症状之一(Shoskes et al,2004)。排尿刺激症状如尿急、尿频以及排尿梗阻症状如排尿踌躇以及排尿间断在这一类患者中也较常见。勃起功能障碍(erectile dysfunction,ED)和性功能障碍也可见于 CPPS 患者,但不是前列腺炎综合征的病理特征(Mehik et al,2001;Liang et al,2004;Zaslau et al,2005;Muller and Mulhall,2006;Smith et al,2007a,2007b;Lee et al,2008b;Magri et al,2008;Chung et al,2012)。NIH 协作组提供了对 CPPS/CP 患者的最好描述(Shaeffer et al,2002),488 例 CPPS/CP 患者最常见的疼痛或不适见于会阴部,其次见于耻骨上。超过半数的患者在性交过程中或达到高潮时出现疼痛或不适。3 个月后,症状转为慢性及反复,约 1/3 的患者一年后症状有所改善(对那些症状持续时间较短以及较少症状的患者而言)(Nickel et al,2002;Turner et al,2004)。最近由 Wagenlehner 及其同事(2013)开展的一项包含 1563 名 CP/CPPS 患者的国际队列研究,旨在确定患病率及疼痛位置和类型对疾病的影响,以提高个性化临床表现引导下的治疗策略。该研究证实,会阴部疼痛或不适是最常见的疼痛症状(63%),其次是睾丸疼痛(58%)、阴部疼痛(42%)、阴茎疼痛(32%);射精和排尿期间疼痛的发生率分别为 45%和 43%。该队列研究还发现疼痛对生活质量的影响远大于泌尿系统相关的症状;疼痛的严重程度和频率比疼痛定位或类型更重要。

根据定义,该综合征在 3 个月后转为慢性持续。随着时间的推移,症状会逐渐消退;约 1/3 的患者其症状改善会超过 1 年(通常是患者疾病持续时间较短,症状较少)(Nickel et al,2002;Turner et al,2004b;Propert et al,2006b)。一项为探讨 CP/CPPS 患者危险因素的年龄匹配的病例-对照研究发现(Pontari et al,2005),与无症状对照组相比,CP/CPPS 患者在一生中患非特异性尿道炎(12% vs. 4%),心血管疾病(11% vs. 2%),神经系统疾病(41% vs. 14%),精神疾病(29%

vs.11%），血液或传染病（41% vs.20%）的风险大大增加。

这种情况对健康状况的影响是显著的，许多CP/CPPS患者的生活质量受到影响。Wenninger及其同事（1996）采用"健康状况评分"来评估前列腺炎患者的生活质量，并与文献中报道有心肌梗死、心绞痛或Crohn病的患者有相似的评分。McNaughton-Collins及其同事（2001b）在NIH协作组的研究中采用了相似的生活质量评分方法评价了约300名患者并证实了这一观点。这些研究者发现精神因素比身体因素对生活质量的影响较大。CP/CPPS患者的生活质量较那些充血性心脏衰竭和糖尿病的患者还要差。CP/CPPS对患者生活质量的影响也可见于基层社区的报道（Tumer et al，2002）。诊断为CP/CPPS的患者可能同时患有抑郁症（Tripp et al，2005，2006）、压抑（Ulrich et al，2005）或虐待史（性、身体或情感）（Hu et al，2007）。抑郁症、适应应对不良（例如疼痛灾难化、疼痛持续性存在）和缺少社会支持等皆与生活质量较差相关（Nickel et al，2008c）。

4. Ⅳ型：无症状型炎症性前列腺炎

无症状型炎症性前列腺炎（asymptomatic inflammatory prostatitis，AIP）按照定义不会出现任何临床症状。患者可表现为BPH、前列腺特异性抗原（PSA）增高、前列腺癌或不育。显微镜检EPS、精液或者组织学检测BPH或前列腺癌标本均能发现前列腺存在炎症。

（七）评估

1. 症状评估

对于主要由症状综合征定义的CP/CPPS，分析患者前列腺炎样症状、生活质量、功能状态以及对医疗服务的满意度，不仅可以更好地评估前列腺炎患者，同时改善治疗性的随访。科学有效的症状指数不仅能够提高对患者的照顾，同时通过比较不同的临床结果而作出正确的临床判断。自20世纪90年代开始，一些不同的症状指数零星地用于临床研究（Neal and Moon，1994；Krieger et al，1996a；Nickel and Sorenson，1996；Brahler et al，1997；Chiang et al，1997）和临床实践中（McNaughton Collins and O'Leary，1999）。虽然每一个症状指数都能够成功地运用于每一个相对的研究，但没有一种症状指数通用于所有的研

究和临床实践，由于他们均不能够满足现在被公认的泌尿系疾病特异性指数的严格条件（O'Leary et al，1992）。

NIH慢性前列腺炎协作研究工作组（Chronic Prostatitis Collaborative Research Network，CPCRN）制定了可有效评估CP症状和生活质量的症状指数，不仅可用作科研，同时可以运用到临床实践中（Litwin et al，1999）。建立NIH-CPSI包括系统文献综述、专门的研究小组、某些认知性检测、专家顾问团、有效的检测方法以及心理测验。最终的CPSI由9个问题组成，涉及CP的三个重要方面。疼痛（CP/CPPS的首要症状）包括4个问题，重点关注疼痛位置、严重程度和频率。第二大症状排尿功能主要包括两个问题，排尿刺激症状和排尿梗阻症状。对生活质量的影响包括3个问题，主要涉及对日常生活的影响。NIH-CPSI（图2-3）已经被国际前列腺研究机构公认作为评估预后的方法（Nickel et al，1993c），并有效地应用于初级护理样本（Turner et al，2003）和临床实践中（Propert et al，2006a）。除了英译版本，目前已被翻译成其他语种并应用（Collins et al，2001；Kunishima et al，2002；Leskinen et al，2003a；Schneider et al，2004；Karakiewicz et al，2005）。症状指数也被应用在临床实践机构的患者评估和随访中（Nickel，1999d；Nickel et al，2001c）。疼痛的严重程度分级标准为：轻度：0～3；中度，4～6；重度：7～10。CPSI疼痛范围（0～21）评级为：轻度，0～7；中度，8～13；重度，14～21（Wagenlehner et al，2013）。

要点：症状评估

- 经过验证的美国国立卫生研究院慢性前列腺炎症状指数（NIH-CPSI）是评估慢性前列腺炎和慢性盆腔疼痛综合征患者有用的研究和临床工具。

---

2. 体检

体检是评估前列腺炎的重要部分，但其在决定诊断和进一步分类方面没有太大帮助。但在排除会阴、肛门、神经系统、盆腔和前列腺畸形方面有辅助作用，并通过提供前列腺特异性标本作为评估下尿路症状的一部分（Nickel，2002a）。

NIH- 慢性前列腺炎症状评分 (NIH-CPSI)

疼痛或不适

1. 在过去的一周，你的身体局部是否出现下列疼痛或不适？

　　　　　　　　　　　　　　　　　　　　　是 无否

a. 直肠和睾丸之间（会阴部）　　　　　❏1❏0

b. 睾丸　　　　　　　　　　　　　　　❏1❏0

c. （与排尿无关的）阴茎头部疼痛或不适　❏1❏0

d. 腰部以下，耻骨或膀胱区域　　　　　❏1❏0

2. 在过去的一周，你是否经历过：

　　　　　　　　　　　　　　　　　　　　　是 无否

a. 排尿时疼痛或灼热感？　　　　　　　❏1❏0

b. 性高潮（射精）期间或之后的疼痛或　❏1❏0
　 不适？

3. 在过去的一周，你的上述部位出现疼痛或不适的频率如何？

❏ 0 从不
❏ 1 很少
❏ 2 偶尔
❏ 3 经常
❏ 4 常有
❏ 5 总是

4. 下列哪一个数字最能描述过去一周你所感受到的疼痛或不适的平均值？

❏　❏　❏　❏　❏　❏　❏　❏　❏　❏　❏
0　1　2　3　4　5　6　7　8　9　10
无疼痛　　　　　　　　　你能想象的最痛的感觉

排尿

5. 过去的一周里，你出现尿不尽感的频率如何？

❏ 0 从来没有
❏ 1 少于20%
❏ 2 少于50%
❏ 3 约50%
❏ 4 多于50%
❏ 5 总是感觉排尿不尽

6. 在过去的一周里，你感觉排尿后 2h 内必须再次排尿的频率如何？

❏ 0 从来没有
❏ 1 少于 20%
❏ 2 少于 50%
❏ 3 约 50%
❏ 4 多于 50%
❏ 5 总是感觉排尿不尽

症状的影响

7. 在过去的一周里，这些症状对你的日常活动有多大的妨碍？

❏ 0 没有影响
❏ 1 仅一点点
❏ 2 一些影响
❏ 3 很大影响

8. 在过去的一周，你对你的症状关心程度如何？

❏ 0 一点也不关心
❏ 1 有一点点关心
❏ 2 有些关心
❏ 3 非常关心

生活质量

9. 如果过去一周里你所承受的那些症状会一直伴随你，你的感觉会怎样？

❏ 0 非常高兴
❏ 1 高兴
❏ 2 满意
❏ 3 喜忧参半
❏ 4 失望
❏ 5 不高兴
❏ 6 可怕

NIH- 慢性前列腺炎症状评分得分

疼痛：1a, 1b, 1c, 1d, 2a, 2b 以及 3、4 项的总分

　　　　　　　　　　　　　　　　　=＿＿＿

排尿症状：5、6 两项的总分　　　　=＿＿＿

对生活质量的影响：7、8、9 三项的总分　=＿＿＿

图 2-3　美国国家卫生研究院慢性前列腺炎症状评分 (NIH-CPSI) 关注前列腺炎经历的三个方面：疼痛（部分、频率和程度）、排尿（刺激症状和梗阻症状）以及生活质量（包括影响）。该评分系统对科研和临床实践均有价值 [From Litwin MS，McNaughton Collins M，Fowler FJ，et al. The NIH Chronic Prostatitis Symptom Index (NIHCPSI)：development and validation of a new outcome measure. J Urol 1999；162：369-75.]

　　Ⅰ型即急性细菌性前列腺炎，患者有全身中毒的表现，即潮红、发热、心动过速、呼吸急促，甚至低血压。患者通常会有耻骨上不适，有时也可能会有临床可检测的急性尿潴留，而会阴周围疼痛和肛门括约肌痉挛又会使直肠指检变得复杂。人们通常用热的、质地柔软和触痛明显等来描述

前列腺,而很多人认为挤出前列腺液完全没有必要,甚至是有害的。

体格检查对于Ⅱ型前列腺炎、慢性细菌性前列腺炎以及Ⅲ型慢性盆腔疼痛综合征(CPPS)通常无重要意义(除非有疼痛)。仔细检查以及对外生殖器、会阴、尾骨、肛门外括约肌(张力)、盆底和侧壁的触诊可以对疼痛或不适部位进行定位(Shoskes et al,2008;Anderson et al,2009b)。关于盆底功能障碍和痉挛性疼痛、肌筋膜疼痛或者疼痛的触发点的研究,在制定治疗方案时有重要意义。前列腺指诊应在患者已留取了前列腺按摩前尿液标本后施行(见后)。前列腺大小可能会是正常的,也有学者发现前列腺体积增大且柔软(作者认为比正常者软)。前列腺触诊过程中的疼痛轻重不一,而且对前列腺炎症状的分类没有帮助。在用力按摩前列腺以取得前列腺特异性标本(如前列腺液和前列腺按摩后尿液标本等)之前应仔细检查前列腺结节。

下尿路细胞学检查和培养技术: 对于急性细菌性前列腺炎的Ⅰ类患者,下尿路方面唯一要求检查的是细菌培养。尽管还没有文献证实,很多学者认为为了获得前列腺液而用力按摩前列腺会使临床症状加重。中段尿镜检往往会发现白细胞和细菌,而尿培养则会明确典型的病原体。血培养可以发现同样的病原体。为了鉴别急性前列腺炎患者尿道、膀胱和前列腺感染,Meares 和 Stamey 等于 1968 年描述了经典的四杯尿收集技术。30 余年来,该技术依然是评价下尿路症状的"金标准"。VB1 指最开始的 10ml 尿液,代表尿道标本。VB2 的收集方法类似于中段尿,代表膀胱标本。EPS 应该在前列腺按摩过程中直接用无菌容器收集;前列腺按摩后立即收集的第一个 10ml 尿液即 VB3,含少许残留在尿道的前列腺液。将三杯尿液标本离心 5min 后留取沉渣在高倍镜下镜检,项目包括白细胞(或白细胞聚集物)、巨噬细胞、卵圆形脂肪小体、红细胞、细菌和真菌。该方法也可以检查前列腺液,即将一滴前列腺液涂于载玻片,用盖玻片覆盖后显微镜下观察。有些学者(Muller et al,2001;Krieger et al,2003)指出,用计数板定量检测前列腺液中白细胞浓度的方法要优于标准的涂片法,但也仅限于研究。事实上,美国国家卫生研究院慢性前列腺炎人群研

究(Schaeffer et al,2002;Nickel et al,2003)认为白细胞计数并不能为慢性前列腺炎/慢性盆腔疼痛综合征患者提供更多的临床信息。上述四个标本均应送实验室进行定量培养,图 2-4 示意四杯试验的操作方法和流程。

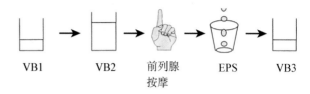

四杯试验（Meares-Stamey试验）

分类	标本	VB1	VB2	EPS	VB3
Ⅱ型	白细胞	−	+/−	+	+
	培养	−	+/−	+	+
ⅢA 型	白细胞	−	−	+	+
	培养	−	−	−	−
ⅢB 型	白细胞	−	−	−	−
	培养	−	−	−	−

图 2-4　Meares-Stamey 四杯试验对慢性前列腺炎和慢性盆腔疼痛综合征定位诊断

如果前列腺液或 VB3 标本细菌数量较 VB1 和 VB2 增加 10 倍,则可诊断Ⅱ型前列腺炎,即慢性细菌性前列腺炎。对于有急性膀胱炎的患者则不能用该法进行定位;在这种情况下可以用抗生素如呋喃妥因进行短期(1～3d)抗菌治疗,该药很难渗入前列腺组织,但能消除膀胱源性菌尿。随后,如果在前列腺按摩后尿液标本或前列腺液标本发现细菌即可诊断为Ⅱ型前列腺炎。如果上述标本均未培养出尿路病原体,但在前列腺特异性标本(EPS、VB3 或两者)中发现白细胞超过正常值(通常指 5～10 细胞/HP),则可诊断为ⅢA 型 CPPS(慢性非细菌性前列腺炎)。如果尿液和前列腺液标本未能培养出尿路病原菌,而 EPS 和 VB3 离心标本又未能检出白细胞增加,则可诊断为ⅢB 型 CPPS。

尽管四杯试验依然是诊断评价前列腺的金标准,但众多研究(Moon,1997;Nickel et al,1998a;McNaughton-Collins et al,1999;McNaughton-Collins et al,2000a)显示临床工作者或多或少地省去了这项既费时又昂贵的严格检查。两杯试验即前列腺按摩前后试验由 Weidner 和 Ebner (1985)首次提出,Nickel(1995,1996,1997a)推

广,用该法筛查以对慢性前列腺炎患者进行分类既简单又经济。患者需留取前列腺按摩前的中段尿液和前列腺按摩后的最初 10ml 尿液,对这些标本的离心沉渣进行镜检或培养可以对大部分慢性前列腺炎进行分类。图 2-5 为两杯试验的方法。

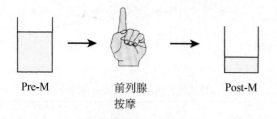

两杯试验（PPMT）

分类	标本	Pre-M	Post-M
Ⅱ型	白细胞	+/-	+
	培养	+/-	+
ⅢA型	白细胞	-	+
	培养	-	-
ⅢB型	白细胞	-	-
	培养	-	-

图 2-5　两杯试验对慢性前列腺炎和慢性盆腔疼痛综合征定位分析

通过回顾性研究,Nickel(1997a)注意到该试验的敏感性达 91%,而特异性与作为金标准的 Meares-Stamey 试验相当。由于该试验不含尿道标本和前列腺标本,有学者认为其存在局限性。然而,Krieger 等(2000)认为对于没有尿道炎症状的患者,尿道拭子比 VB1 更易于检出尿道炎症。但是,在这份多达 235 例病例的回顾性研究中,仅 3% 的病例每高倍镜视野白细胞超过 1 个。因此尿道尿液标本很少能检出尿道炎症,而且在该系列研究中,微生物培养结果几乎不会对前列腺炎患者(不伴有尿道炎)的治疗方案产生影响。在同一研究(Krieger et al,2000)中,通过比较前列腺液和前列腺按摩后尿液,研究发现对于四杯试验和(或)两杯试验检出的前列腺炎患者,前列腺液和前列腺按摩后尿液对于前列腺炎的检出率分别是 76% 和 82%。在一份多达 328 例病例,而且每例患者均留取了 EPS 和 VB3 的研究中,Ludwing(2000)发现 VB3 和 EPS 在检出前列腺特异性炎症方面有着同样的精确性(敏感性 92%,特异性 99%)。Seiler(2003)对 143 例慢性前列腺炎进行

研究后得出了相同的结论。Nickel 通过美国国家卫生研究院慢性前列腺炎临床研究网（NIH CPCRN）(2006)对 353 例慢性前列腺炎/慢性盆腔疼痛综合征（CP/CPPS）的四杯试验数据进行研究后发现,对于四杯试验阳性结果病例,两杯试验的检出率可以接受(高特异性、低敏感性)。

然而,这种检测方法只是筛查试验。对于那些需要将感染灶定位并区分为前列腺或者尿道的患者,如反复出现尿路炎症而怀疑有尿路解剖异常,两杯试验后再进行 VB1 或尿道拭子或许会有帮助。当采用了前列腺按摩前后试验(两杯试验)而临床医生怀疑感染灶位于前列腺而即将对其进行治疗时,应用尿道尿液和前列腺液标本对病灶进行准确定位是非常合适的。一般来说,如果能获得前列腺液并进行镜检是最好的选择。

精液分析在慢性前列腺炎中的诊断价值一直受到广泛讨论和争议。在一项针对 70 例 CP 和 17 名无症状对照的小型研究中,Zegarra Montes 及其同事(2008)发现,尽管精液培养阳性有利于抗生素治疗的实施,但是培养阴性也不能排除其他因素影响。确诊仍需要分段尿培养。Magri 及其同事(2009)对 696 名有症状的患者进行四杯试验,并进行了精液培养和分析,他们认为精液培养在一定程度上可以辅助四杯试验（Meares-Stamey 试验）。

要点:下尿路细胞学检查和培养技术
- 对于慢性前列腺炎患者,两杯试验是下尿路炎症筛查的简单、有用的手段。

3. 微生物学方面

传统分类系统和 NIH 分类系统都依赖于标准的病原体培养,肠杆菌科如大肠埃希菌、沙雷菌、克雷伯菌、变形杆菌以及假单胞杆菌等是最常见的尿路病原体,其次是革兰阳性肠球菌。然而,当讨论"病因学"部分时,其他通常寄生于尿道的革兰阳性微生物如表皮葡萄球菌、腐生葡萄球菌、链球菌类、棒状杆菌和类杆菌等均可在前列腺标本中发现,包括精液(其细菌克隆形成单位是按摩前标本的 10 倍以上),而且它们与前列腺炎综合征的关联目前依然不清楚。这种情况下,这类患

者目前依然被认为是Ⅲ型 CPPS,但随着研究的深入,我们也许会改变我们对在前列腺中细菌致病机制的理解(Nickel and Moon,2005;Nickel and Xiang,2008)。对于急性前列腺炎患者而言,也需要考虑血培养,特别是当患者出现了系统感染的症状和体征时(Etienne et al,2010)。

4. 细胞学方面

区分Ⅲ CP/CPPS 的两个亚型依赖于对尿液和(或)前列腺液的细胞学检查。将尿液标本离心5min,取沉渣重悬后于盖玻片下用高倍镜(×300至×400)观察。而前列腺液则是取一滴前列腺液涂片后用同样的高倍镜观察。传统方法是报告每高倍镜视野有多少个白细胞(图 2-6),鉴别炎性或非炎性 CPPS 需要有效阳性判定值,而每高倍镜视野白细胞数(WBC/HPF)的级别不能提供这种阳性判定值。

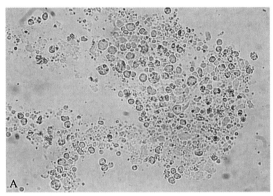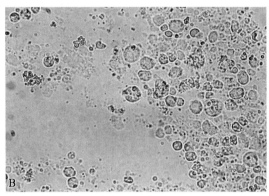

图 2-6　**显微镜下Ⅲ A 型 CPPS 患者 EPS 中单个的白细胞和成团的白细胞(A. ×250;B. ×400)**

尽管前列腺液白细胞正常值下限有文献推荐可低至 2 WBC/HPF(Anderson and Weller,1979),而上限高达 20 WBC/HPF(Blacklock and Beavis,1979),但相对一致的意见是正常的上限值为 5～10 WBC/HPF(Meares and Stamey,1968;Pfau et al,1978;Schaeffer et al,1981)。但是前列腺液中的炎性细胞会随时间(Anderson and Weller,1979;Schaeffer et al,1981)和射精频率(Jameson,1967;Yavascaoglu et al,1999)的改变而改变。用显微镜观察前列腺液或尿沉渣细胞这种方法的一个缺点就是细胞会形成团块,因此难以对细胞精确定量。而且,从未被污染的精液标本中也难以区分其所含有的白细胞类型(如中性粒细胞、淋巴细胞、单核细胞和巨噬细胞)。如果要求较高的精度,如科研需要,那么这些白细胞可以用血细胞计数板计数(细胞数/m²),然后通过染色的方法来鉴别其分别属于炎性细胞的哪一亚型(Anderson and Weller,1979)。

由于需要特殊的染色技术,临床上附带进行精液细胞学检查的可行性还不清楚。当然,肯定的是,精液检查可以提高Ⅲ A 型 CPPS 患者的检出率(Krieger et al,2000)。

Nickle 等(2003a)比较了 CP/CPPS 患者和无症状的正常人 EPS 中白细胞数量后发现,尽管两组 EPS 中白细胞数量有统计学差异,但 50% CPPS 患者和 40% 正常人其 EPS 中白细胞＞5个/HP,因此其临床意义并不明显。由此,有学者(Nickel et al,2003a)对临床实践中常规检查尿液或 EPS 中白细胞的合理性提出了质疑。此外,Nickel 及其同事仍表示,其尚不能证实组织学证明的前列腺炎与前列腺炎症状之间的关联(Nickel et al,2007)。尽管如此,也有研究者(Nickel,2002b)认为对于有前列腺炎样症状的患者,特别是伴有排尿刺激症状和(或)耻骨上/膀胱疼痛者,尿液细胞学检验应该作为一项常规以排除恶性细胞。

5. 尿动力学

疼痛是 CP/CPPS 患者的主要症状,但是该综合征又常伴有诸如尿路刺激症状和梗阻性症状。膀胱颈逼尿肌或外括约肌协同失调、近端或远端尿道梗阻以及膀胱颈纤维化或增生可能是这种持续性尿路刺激和梗阻性症状的原因(Blacklock,1974;Bates et al,1975;Orland et al,1985;Blacklock,1986;Theodorou et al,1999)。这些异常可以通过尿动力学,特别是影像尿动力学检查说明或诊断。其他学者认为一直以来有些有明确的原发性排尿功能障碍的患者被误诊为慢性前列腺炎(Webster et al,1980;Siroky et al,1981;Murnaghan and Millard,1984)。Siroky 等(1981)注意到,尿动力学检查提示 47 例患者中的一半有复发性排尿症状、外生殖器疼痛或两者都有以及以前被诊断为慢性前列腺炎的病例有膀胱失反射。同时可能会伴有盆底失弛缓综合征(横纹肌痉挛)。而其他 36% 出现膀胱反射亢进而括约肌适当松弛。Barbaralis(1990)以及 Barbaralis 等(1983)对诊断为 CP 的患者进行尿动力学检查时发现,在排尿期这些患者最大尿流率和平均尿流率下降,最大尿道关闭压显著升高。膀胱颈漏斗形成不全,同时伴有外括约肌水平的尿道狭窄。Hellstrom 等(1987)也从 3 名有持续性慢性非菌性前列腺炎患者观察到尿道压力增高,尿道外括约肌反射亢进以及前列腺内反流等。Kaplan 等(1994,1996,1997)提出,一些有下尿路症状的年轻人常被误诊为非细菌性前列腺炎,而事实上它们表明一大类人群只是患有未能诊断的慢性排尿功能障碍。该结论的根据是针对 137 例被诊断为慢性前列腺炎的、年龄在 50 岁或年轻一点的患者的影像尿动力学研究(Kaplan et al,1996)。研究发现诸多尿动力学异常:54% 的患者有原发性膀胱颈梗阻,24% 患者的膜部尿道存在功能性梗阻,17% 的患者膀胱收缩功能受损以及 5% 的患者膀胱无收缩功能。他们注意到 49% 的男性存在不稳定性膀胱,尿流率和残余尿测定结果的异常提示应该进行进一步精确的尿流动力学检查(Ghobish,2000)。也有学者在经典的慢性前列腺炎患者很少发现尿动力学异常,因此质疑尿动力学研究的价值(Mayo et al,1998)。

6. 内镜检查

临床经验(而不是对照研究)提示并不适合对大部分 CP/CPPS 患者施行下尿路内镜(如膀胱镜)检查。然而,对于因病史(如血尿)、下尿路检查(如 VB1 尿检)以及辅助检查(如尿动力学)等提示可能为 CP/CPPS 以外诊断的患者建议膀胱镜检查。在这些患者,下尿路恶性病变、结石、尿道狭窄等能通过手术处理的病变时有发生。对标准治疗无效的病例膀胱镜检查是合理的选择。

7. 经直肠超声检查

经直肠超声检查已成为评价前列腺疾病的最佳影像学手段以及前列腺体积测量和临床引导前列腺穿刺活检的特别有效的工具。超声检查在鉴别良性和恶性的前列腺疾病方面的价值目前尚存争议,而在进一步鉴别不同前列腺良性疾病方面更是如此。Di TraPani 等(1988)曾描述前列腺炎为回声结构不均匀、前列腺静脉丛扩张、精囊狭长以及前列腺内部隔膜变薄。与正常对照相比,Doble 和 Carter(1989)描述了有慢性前列腺症状患者前列腺的七个超声体征,尽管随着前列腺液内白细胞数量的增加这些体征的敏感性可以提高,但这些体征的特异性还不足以用来鉴别临床病例。

Peeling 和 Griffiths(1984)描述前列腺炎的超声特征为回声不均匀和前列腺结石。Ludwig 等(1994)认为超声特征如前列腺钙化和精囊异常提示前列腺炎症,但不一定能诊断为慢性前列腺炎。Harada 等(1980)则认为结石的存在与特异性前列腺疾病过程无关。De la Rosette 及其同事(1992b)对 22 例非细菌性前列腺炎患者施行超声检查,并将其结果与 22 例无下尿路症状的患者进行了比较,结果发现两组病例的超声图像并无显著性差异。也有学者应用彩色多普勒超声显像(Veneziano et al,1995)和计算机自动化分析系统(de la Rosette et al,1995)试图提高经直肠超声检查在评价前列腺炎患者中的价值,然而其结果不足以说明该检查是临床上有用的手段。

经直肠超声检查对于有前列腺炎样症状的患者的前列腺囊肿的诊断(Dik et al,1996)、前列腺脓肿的诊断和引流(Granados et al,1992)以及精囊梗阻的诊断和引流(Liltrup et al,1988)方面或许有应用价值。仅仅是那些对合适的抗菌治疗无效的病例,而不是所有的急性细菌性前列腺炎病例都需要该项检查(Horcajada et al,2003)。

尽管经腹(Khorasani et al,2012)和盆底(Davis et al,2011)超声也可用于盆底活动度的评估,但是这些方法并未被标准化,因此,尚不能达到临床使用的推荐标准。

8. 前列腺活检

PSA 水平升高或直肠指检有异常发现是前列腺活检的适应证(Kawakami,2004)。有的临床医生可能会从提高 PSA 筛查水平，或询问前列腺炎病史以及 CPPS 症状对抗生素治疗的反应开始着手，但这些措施仅对急性或慢性细菌性前列腺炎患者（Nickel，2002c）以及那些常常导致 PSA 水平升高的情况来说是合理的。如果仅为诊断 CP/CPPS，前列腺活检可以不进行（Nickel，2002e）。综合性回顾 PSA 水平和前列腺炎病史是可取的（Kawakami et al，2004；Hochreiter，2008；Sandhu，2009）。

在束手无策时，泌尿科医生通常会求助于前列腺活检以试图找到前列腺炎症的组织学证据或培养出那些用标准方法不能培养的微生物。除了前列腺癌筛查原因以外，对于 CP 患者施行前列腺活检的重要性和解释尚不明确。Doble 等（1990）证实在前列腺炎患者中发现免疫复合物，但培养前列腺组织却无益处（Doble et al，1989）。Nickel 和 Costerton（1993）证实在有慢性细菌性前列腺炎病史的患者的 EPS 标本中发现有潜在的尿路病原菌，而且这些标本在使用抗生素治疗后培养结果又会转为阴性。Berger 等（1997）也证实在前列腺炎患者的前列腺活检标本中发现潜在的尿路病原菌（与在 EPS 中的前列腺炎症有某种程度相关），而这种病原菌在患者的标准前列腺标本如 EPS 上却未见生长。Krieger 等（1996b）证明通过 PCR 技术证实大部分有慢性前列腺炎症状的男性其前列腺可能存在微生物。到目前为止，应用组织学、培养学以及分子生物学技术检测 CP/CPPS 患者前列腺活检标本还仅限于科学研究。

9. 评估可疑精囊炎

偶尔，急性和慢性细菌性前列腺炎的细菌感染可诱发精囊炎（Zeitlin，1999），患者可以发展为精囊脓肿（Stearns，1963；Kennelly and Oesterling，1989）。传统上，精液培养阳性可以诊断精囊脓肿（Dunnick et al，1982；Baert et al，1986）。同时，还有 CT（Patel and Wilbur，1987），经直肠超声检查（Littrup et al，1988），MRI（Sue et al，1989）或镓-99m 环丙沙星放射性同位素扫描（Choe et al，2003）等方法。

10. 其他

Wishnow 等（1952）发现相对于细菌性前列腺炎患者（6例），在正常对照（10例）和慢性非细菌性前列腺炎患者（4例）体内均未能检测到革兰阴性菌抗原。于是他们提出假设，认为免疫学分

析或许是一种比培养或显微镜检更好的检测方法。Shortliffe 等（1981a，1981b，1956，1989，1992）发现非细菌性前列腺炎患者前列腺液中总 IgA 和 IgG 水平高于正常对照组。他们还发现对照组或非细菌性前列腺炎患者前列腺液中不含革兰阴性尿路病原体的特异性抗体（而细菌性前列腺炎患者则否）。Nickel 等（2001b）对 102 位 CP/CPPS 患者用相同的抗体筛查操作，随后又给予喹诺酮抗菌治疗。结果发现经过 12 周的治疗后，"抗体阳性"的患者对于抗生素治疗的反应并不比"抗体阴性"者好。Li 等（2001）证实细菌性前列腺炎以及ⅢA 型 CPPS 患者 EFS 和 VB3 中内毒素浓度升高，由此建议应用内毒素水平来鉴别不同类型的慢性前列腺炎。

Alexander 等（1998）发现慢性非细菌性前列腺炎患者精浆内炎性细胞因子（IL-1α 和 TNF-α）平均水平高于正常对照人群。Ruggieri 等（2000）注意到ⅢA 型 CP 患者精液 IL-1α 和 IL-8 水平显著高于ⅢB 型 CP 患者，而两组患者 TNF-α、IL-Ⅰα 和 IL-6 水平的差异则无统计学意义。该组研究并没有发现细胞因子水平与 EPS 中白细胞数有何关联。Khadra 及其同事（2006）和 Penna 及其同事（2007）发现有前列腺炎症状的患者精液中 IL-8 水平升高，提示其可能用于 CP/CPPS 的诊断指标。Nadler 等（2000）发现炎性慢性非细菌性前列腺炎和非炎性慢性前列腺炎患者 EPS 中 IL-1α 平均水平高于正常对照人群。Hochreiter 等（2000）发现 EPS 中白细胞数与 EPS 中 IL-1α 水平间的确存在显著的直接联系，并在 EPS 中找到一些较好的潜在生物学标志物包括单核细胞趋化蛋白-1 和巨噬细胞炎症蛋白-1α，这些标志物可潜在用于前列腺炎患者疼痛症状的预测。但当前其敏感性和特异性目前还不是很清楚，因此还未推荐应用于临床实践中。

Marmar 等（1980）发现慢性非细菌性前列腺炎和细菌性前列腺炎患者 EPS 中锌的水平显著低于对照组和前列腺痛患者，因此提出假设，认为 EPS 中锌的水平是前列腺炎一个很有用的标记物。然而，Zaichick 等（1996）却发现慢性非细菌性前列腺炎、BPH 以及正常对照组 EPS 中锌水平没有差异。因此，目前检测前列腺液或精液锌水平对临床没有帮助。

Tanner 等(1999)通过基于 rRNA 的分子技术在65%的 CP 患者前列腺液中发现阳性信号,11 例患者中的 7 例存在细菌信号,但 6 例没有信号的患者中无 1 例对抗生素治疗有反应。随后更大样本数的研究也证实了这一观点(Shoskes and Shahed,2000)。

这些结果非常有趣,因此应用分子生物学技术鉴别患者的类型的对照研究是非常必要的。

11. 诊断和分类方法

图 2-7 是诊断流程,框图 2-1 是最近被 ICUD 推荐用于男性 LUTS 诊断的指南(2013b)。

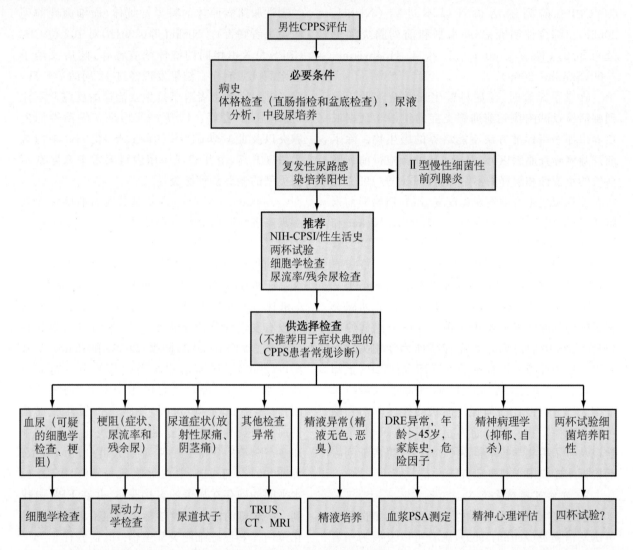

图 2-7 **表现为慢性前列腺炎和慢性盆腔疼痛综合征患者的推荐诊断流程。**TRUS. 经直肠超声;CT. 计算机断层扫描;MRI. 磁共振成像;DRE. 经直肠指检;PSA. 前列腺特异抗原[Modified from Nickel JC, Wagenlehner F, Pontari M, et al. Male chronic pelvic pain syndrome(CPPS). In:Chapple C, Abrams P, editors. Male lower urinary tract symptoms(OUTS). An International Consultation on Male LUTS, Fukuoka, Japan, Sept 30-Oct 4, 2012. Montreal:Société Internationale d'Urologie(SIU):2013. p. 331-372.]

(八)慢性前列腺炎/慢性骨盆疼痛综合征症状评估

研究人员和临床医生意识到患有泌尿系 CPPS,如 CP/CPPS,不是同类患有相同致病机制、泌尿生殖系统疼痛、泌尿系统症状和(或)性心理问题的疾病,而是一种个体差异很大的临床表型。这种认识促使 NIH 为多学科开展慢性骨盆疼痛(MAPP)致病机制和流行病学研究提供更多资金,以助于揭示此类异质性很大的患者间的差异(特别是生物标志物和致病学研究）。期望"表型"患者可以解释治疗结果为何非常不一致，而最终的理念可能有助于对患者直接更好管理。

框图 2-1　男性慢性盆腔疼痛综合征的推荐评估[*]

必要检查项目

病史

体格检查，包括直肠指诊和盆底检查

尿液分析和尿培养

推荐检查项目

两杯试验

症状问卷或指数（NIH-CPSI）

性功能评估（问卷）

尿流率

剩余尿测定

尿液细胞学

初始检查不推荐[*]

下尿路四杯法分段检测

精液分析和培养

性传播感染评估或尿道培养

压力流速测定

尿流动力学图像（包括尿流肌电图）

经直肠超声

骨盆成像（超声、CT 和 MRI）

PSA

---

[*] 可选的病人

Modified from Nickel JC, Wagenlehner F, Pontari M, et al. Male chronic pelvic pain syndrome (CPPS). In: Chapple C, Abrams P, editors. Male lower urinary tract symptoms (LUTS). An International Consultation on Male LUTS, Fukuoka, Japan, Sept 30-Oct 4, 2012. Montreal: Société Internationale d'Urologie (SIU); 2013. p. 331-72.

要点：下尿路评价

- 常规评估包括历史记录、身体状况检查、尿液分析和尿培养。
- 推荐评估包括下尿路定位测试、国立卫生研究院慢性前列腺炎症状指数（NIH-CPSI）、性功能评估、尿流速、残留尿液测定和尿细胞学。

2009 年，临床实用表型分类系统提出泌尿系统 CPPS 患者包括 CP/CPPS 和间质性疾病（Nickel,

2009；Nickel and Shoskes,2009；Shoskes et al,2009a, 2009b）。UPOINT 是一种 6 分制的临床分类系统，其根据患者的临床表型将 CPPS 分为 6 个可被临床识别的域（患者多占其中一个或多个）：包括泌尿、社会心理、器官特异性、感染、神经/系统和压痛（肌肉）（图 2-8）。根据图 2-7 描述的标准临床评估方法，可以在不同患者中对 UPOINT 进行差异鉴别。UPOINT 已经成为泌尿外科医生了解其诊疗患者病情的有效新工具，对指导个体化治疗有很大帮助。当前，UPOINT 已经应用于女性间质性膀胱炎（Nickel et al,2009）和男性 CP/CPPS（Shoskes et al,2009a）的病情评估。对于 CP/CPPS，每个域都已根据其标准临床评估、与其产生或传递相应症状的特定机制及具体治疗方案等进行定义（详见治疗部分）。

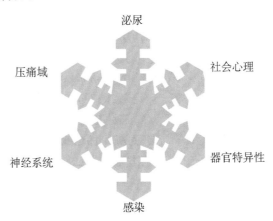

图 2-8　UPOINT"雪花假说"6 分法。包括泌尿、社会心理、器官特异性、感染、神经/系统和压痛（肌肉）

研究人员利用 UPOINT 方法，系统地评估了 CP/CPPS 队列中每个域的占比及它们对疾病症状严重程度的影响（Shoskes et al,2009a）。结果发现，泌尿、社会心理、器官特异性、感染、神经/系统和压痛域分别占到 52%、34%、61%、16%、37% 和 53%。有 22% 的患者只占其中一个域。此外，该研究还发现症状严重程度与域的数量呈正相关。随着症状持续时间的增加，阳性域的数量也在增加（提示疾病正在进展）。对疾病症状影响最大的域包括泌尿、社会心理、器官特异性和神经/系统域。对疼痛影响较大的域包括社会心理、神经/系统和压痛域，然而只有社会心理和神经/系统域影响了患者的生活质量。这表明，骨盆外活动的域最可能对疾病症状和患者生活质量产生深远的影响。域的特异性可进一步划分为骨盆特有域(泌尿、器官特异性和压痛)及系统域(神经/系统、感染和社会心理)(Samplaski et al,2012)。这个观点意味着,两个不同的患者群体可能存在不同的病理生理学和治疗预后。而识别和管理这些表型域利于更好地改善 CP/CPPS 患者症状和生活质量(Nickel,2009;Nickel and Shoskes,2009)。

自该评估系统发布后,众多研究人员评估了其应用价值(Hedelin,2009;Magri et al,2010;Samplaski et al,2012)。其中部分科研人员提出争议(Samplaski et al,2011),也有部分提出了修改建议(Hedelin,2009;Davis et al,2013a),如增加了性功能障碍表型域(UPOINT"s")(Magri et al,2010;Davis et al,2013b)。此外,该表型分类系统已被翻译为英语(Shoskes et al,2009a,2009b)、德语(Magri et al,2010)、意大利语(Magri et al,2010)、瑞典语(Hedelin,2009)和中文(Liu et al,2012;Zhao et al,2013),应用于不同国家临床机构诊疗过程,被证明确是一种切实有效的临床诊疗工具。近期更新的加拿大、欧洲和国际管理指南 CP/CPPS 建议(Nickel,2011;Engeler et al,2013;Nickel et al,2013b),应对临床患者进行表型评估分析,并根据确定的个体表型开展相应治疗。这种表型定向治疗在接下来的治疗部分有作详述。更好地了解疾病的病因、发病机制和鉴定与疾病进展相关的特异性生物标志物(例如来自 NIH 的 MAPP 研究),利于我们更好地了解表型和管理疾病。

> **要点:慢性前列腺炎和慢性盆腔疼痛综合征的表型分类**
>
> • UPOINT 分类可以更好地描述慢性前列腺炎和慢性盆腔疼痛综合征患者个体化的表型

(九)治疗

本节将介绍前列腺炎症候群不同治疗方法的基本原理,并回顾一些支持(或不支持)使用这些特殊临床治疗方法的临床研究数据。近来,大量关于慢性细菌性前列腺炎的前瞻性研究及关于 CP/CPPS 的具有标准定义和有效结果的随机安慰剂对照试验使得我们可以采用循证医学的方法来处理前列腺炎,而不是像过去仅凭少量的临床资料、一些教条和缺乏对照的临床经验来治疗(表 2-2 和表 2-3)(McNaughton Collins et al,2000b,2001a;Nickel,2002c,2002d,2004;Schaeffer,2006;Nickel,2008b;Anothaisintawe et al,2011;Nickel,2011;Cohen et al,2012;Thakkinstian et al,2012;Engeler et al,2013;Nickel et al,2013b)。

表 2-2　慢性前列腺炎和慢性盆腔疼痛综合征(CP/CPPS)疗效评价的随机安慰剂对照临床试验[*]

治疗药物	文献来源	治疗时间	患者数(N)		有效率(%)		NIH-CPSI 变化		有效治疗
			治疗组	安慰剂组	治疗组	安慰剂组	治疗组	安慰剂组	
左氧氟沙星	Nickel et al(2003b)	6 周	35	45	42	37	−5.4	−2.9	2.5
四环素	Zhou et al(2008)	12 周	24	24	NK	NK	−18.5[†]	−1.0	17.5[†]
环丙沙星	Alexander et al(2004)	6 周	49	49	22	22	−6.2	−3.4	2.8
坦索罗辛			49		24		−4.4		1.0
环丙沙星+坦索罗辛			49		10		−4.1		0.7
特拉唑嗪	Cheah et al(2003b)	14 周	43	43	NK	NK	−14.3[†]	−10.2	4.1[†]
阿夫唑嗪	Mehik et al(2003)	24 周	17	20	65[†]	24	−9.9[†]	−3.8	6.1[†]
坦索罗辛	Nickel et al(2004a)	6 周	27	30	52	33	−9.1[†]	−5.5	3.6[†]
阿夫唑嗪	Nickel et al(2008c)	12 周	138	134	49.3[‡]	49.3[‡]	−7.1	−6.5	0.6
					34.8[§]	33.6[§]			
多沙唑嗪	Tugcu et al(2007)	24 周	30	30	66[†]	33	−12.4[†]	−1.0	11.4

（续　表）

治疗药物	文献来源	治疗时间	患者数(N)		有效率(%)		NIH-CPSI 变化		有效治疗
			治疗组	安慰剂组	治疗组	安慰剂组	治疗组	安慰剂组	
坦索罗辛(0.2mg)	Chen et al(2011)	24 周	50	50	50	50	−7.5[†]	−4.0	3.5[†]
西洛多辛 4mg	Nickel et al(2011a)	12 周	45	54	63	35	−12.1[†]	−8.5	3.6[†]
西洛多辛 8mg			52		51		−10.2		1.7
罗非考昔 25mg	Nickel et al(2003c)	6 周	53	59	46	40	−4.9	−4.2	0.7
罗非考昔 50mg		6 周	49	59	63[†]	40	−6.2	−4.2	2.0
泼尼松	Bates et al(2007)	4 周	6	12	50	50	NK	NK	无明显区别
塞来昔布	Zhao et al(2009)	6 周	32	32	78[†]	32	−8.0[†]	−4.0	4.0[†]
他尼珠	Nickel et al(2012)	单剂量静脉滴注	30	32	24	23.1	−4.3	−2.8	1.5
戊聚糖钠	Nickel et al(2005a)	16 周	51	49	37	18	−5.9	−3.2	2.7
非那雄胺	Nickel et al(2004b)	24 周	33	31	33	16	−3.0	−0.8	2.2
美帕曲星	De Rose et al(2004)	8 周	13	13	NK	NK	−15.0[†]	−5.0	10.0[†]
槲皮素	Shoskes et al(1999)	4 周	15	13	67[†]	20	−7.9[†]	−1.4	6.5[†]
花粉提取物(舍尼通)	Wagenlehner et al(2009)	12 周	70	69	62.9[†]	41.8	−7.5[†]	−5.4	2.1[†]
普瑞巴林	Pontari et al(2010)	6 周	103	106	47.2[‡] (31[†])[§]	35.8[‡] (19)[§]	−6.6[†]	−4.2	2.4[†]

[*] 这些研究符合 2012 年国际泌尿系统疾病咨询委员会(ICUD)所更新的循证标准(Nickel et al,2013b),按照随机、安慰剂对照研究设计并将国立卫生研究院定义下的慢性前列腺炎症状指数(NIH-CPSI)作为评价结果之一

[†]治疗组和安慰剂组有统计学差异($P<0.05$)

[‡]主要研究目的(慢性前列腺炎症状指数有效者,见文)

[§] 全身评估有效者

NK. 不详

表 2-3　在非对照试验中使用美国国立卫生研究院定义下的慢性前列腺炎症状指数(NIH-CPSI)作为预后参数对非医学治疗的疗效评价

疗法	文献来源	治疗及随访时间(周)	患者数(N)		NIH-CPSI 变化		有效治疗
			治疗组	对照组	治疗组	对照组	
物理疗法[*]	FitzGerald et al(2009)	12	10	11	−14.4	−6.8	7.6
胫后神经刺激法	Kabay et al(2009)	12	45	44	−13.4	−1.4	12.0[†]
针灸	Lee et al(2008a)	10	44	45	−10	−6	4.0[†]
电刺激	Lee and Lee(2009)	6	12	12	−9.5	−3.5	6.0[†]
体外冲击波治疗	Zimmermann et al(2009)	4	30	30	−3.7	−0.1	3.6[†]
体外冲击波治疗	Vahdatpour et al(2013)	4(随访 12 周)	20	20	−7.1	−0.2	6.9[†]
A 型肉毒毒素	Gottsch et al(2011)	4	13	16	+0.4	−2.2	2.6

[*] 随机对照组的疗法是放松按摩疗法

[†]组间有统计学意义

1. 抗生素

(1)原理:从病因学来讲,人们普遍认为,急性和慢性细菌性前列腺炎是由于细菌感染引起。许多泌尿外科专家深信,尽管前列腺炎患者中仅有 5%～10% 前列腺液细菌培养呈阳性,但细菌仍可能是引起相当部分有症状前列腺炎患者发病的原因。不管细菌培养是否阳性,应用抗生素对慢性前列腺炎(CP)综合征患者进行治疗是最常用的治疗方式(Moon,1997;Nickel et al,1998a;Mc-Naughton Collins et al,2000b,2001a;Taylor et al,2008)。

(2)药理学和药代动力学:大多数抗生素的药代动力学研究是在动物模型上进行的(如狗和大鼠)(Madsen et al,1978;Nickel,1997b)。Stamey (1980)及其同事发现,即便是血浆中有非常高的抗生素浓度,但酸性抗生素在前列腺液中的浓度也非常低,而碱性抗生素在前列腺液中的浓度却高于血浆浓度。离子障现象及药物渗透被认为是一个依赖于浓度和弥散的被动转运过程,前列腺导管中的药物渗透依赖于脂质体可溶性、离子化程度、蛋白结合能力及抗生素分子的大小和形状。在狗模型中,血浆 pH 为 7.4,而前列腺腺管中为 6.4。因此,在这种模型中,弱酸抗生素(低 pKa)集中在血浆中,而高 pKa(弱碱)的抗生素则集中在前列腺分泌液中。

由于感染可能会改变前列腺局部微环境,因此感染可能也会改变药物动力学参数,我们可以通过注入细菌而制备动物模型来模拟此过程(Baumueller and Madsen,1977;Madsen et al,1994;Nickel et al,1995)。所有这些动物实验研究表明(有或者无感染),甲氧苄氨嘧啶主要分布于前列腺腺管和分泌液中(超过血浆水平),而磺胺甲噁唑和氨苄西林则不是如此。氟喹诺酮类药物,既非酸也非碱,既不是单纯的酸性也不是单纯的碱性,而是同时具有两者的特点,是一种两性离子(例如存在两种 pKa 值)(Gasser et al,1986),这使得药物在不同的 pH 下都能在前列腺中聚集。在狗的模型中,羧苄西林和氨基糖苷类抗生素在前列腺液中并没有分布。

将动物的药代动力学研究结果直接推演至人类很难(Sharer and Fair,1982)。Fair 和 Cordonnier(1978)发现正常男性的前列腺分泌液是弱碱性的(pH 大约为 7.3),但是那些有前列腺感染的男性的前列腺分泌液 pH 明显升高(pH 大约为 8.3)。其他研究也证实了这点(Anderson and Fair,1976;Blacklock and Beavis,1978;Pfau et al,1978),因为 pH 分级对离子障至关重要,因此我们不能将动物研究结果直接运用到人体身上。不幸的是,药物扩散研究很难在人体试验,大多数前列腺的抗生素浓度研究是依据经尿道电切下的良性前列腺组织。这些研究更加复杂,因为尿液中的高抗生素浓度可以很大程度上改变试验结果。Naber 和 Madsen(1999)采用了一种减少尿液污染的方法,证明了对大多数的氟喹诺酮类药物来说,前列腺液中药物浓度与血浆药物浓度之比小于 1(诺氟沙星比值为 0.12,环丙沙星比值为 0.18～0.26,洛美沙星比值为 0.48)。环丙沙星和氧氟沙星在精液中的浓度要通常超过其在血浆中的浓度,环丙沙星有最高的精液血浆浓度比(Naber,1999)。许多评估前列腺组织中氟喹诺酮类药物浓度的研究证实,喹诺酮类药物在前列腺体组织中的浓度要比血浆中的高。

(3)临床试验数据:除非患者具有明显的下尿路解剖异常或者是前列腺脓肿,抗生素疗法在杀灭细菌并治愈急性细菌性前列腺炎患者中普遍有效(Nickel and Moon,2005)。在急性炎症前列腺腺体中,上一节描述的药物动力学在抗生素的渗透中可能没有明显的作用,在前列腺炎症急性期内,大多数抗生素在前列腺腺体内都能达到有效的药物浓度。尽管前瞻性临床试验数据很难获得,但多数专家建议初始的抗生素治疗选择非胃肠道途径给药(依据感染的严重程度),随后再口服广谱抗生素(Becopoulos et al,1990)。起始治疗的抗生素组合最常用的是青霉素(氨苄西林)联合氨基糖苷类(庆大霉素),第二、三代头孢菌素类或喹诺酮类中的一种(Neal,1999;Benway and Moon,2008;Ludwig,2008)。这种传统的治疗方法最近发生了变化(Ozden et al,2009;Oh et al,2013),因为前列腺穿刺后前列腺感染产超广谱 β 内酰胺酶(ESBL)微生物的风险增加。这一改变被证实由很多危险因素引起,其中之前使用过喹诺酮类药物就是危险因素之一(Mosharafa et al,2011;Ekici et al,2012)。不同致病微生物导致的前列腺炎(Bang et al,2013)和经泌尿外科治疗后的长时间、疑难前列腺炎(Kim et al,2012)与自发急性前列腺炎具有不同的特点。患者感染产 ESBL 微生物(或疑似)的急性前列腺炎患者(通常与前列腺穿刺术有关),我们推荐使用碳青霉烯类(厄他培南、亚胺培南或美罗培南)、阿米卡星或黏菌素,疗程至少 10～14d(Paterson and Bonomo,2005;Pallett and Hand,2010;Fournier et al,2013)。一旦急性前列腺炎稳定下来,后续治疗将服用某种有效治疗慢性细菌性前列腺炎的药物(甲氧苄啶、氟喹诺酮或基于药敏结果对产 ESBL 有效的抗菌药)。最佳治疗疗程目前还不明确,有研究建议 2～4 周(Bjerkl and Johansen et al,1998;Nickel,1998a;Wagenlehner et al,2007;Ludwig,2008)。有研究认为无效的急性前列腺炎治疗会导致慢性前列腺炎的出现(Rudick et al,2011;Galeone et al,2013),尤其是前列腺穿刺后感染产 ESBL 的大肠埃希菌(Oh et al,2013)。

在 20 世纪 70 年代到 90 年代,治疗慢性前列腺炎的最常用抗菌药是复方新诺明(复方磺胺甲噁唑)(Moon,1997;Nickel et al,1998a),其次是甲氧苄啶。在慢性细菌性前列腺炎患者中,研究发现采用复方磺胺甲噁唑或者单独使用甲氧苄啶治疗,病原体的清除率范围(大多数慢性前列腺炎研究中的唯一客观指标)从 0(Smith et al,1979)到 67%(Paulson and White,1978)。大多数研究表明其有效率在 30%～50%(Meares,1973;Drach,1974b;Meares,1975;McGuire and Lytton,1976;Meares,1978)。长疗程(90d)的治疗可以得到更佳的临床效果。与较新的喹诺酮类药物相比,无论在消除病原体还是在性价比方面,复方新诺明都表现较差(Kurzer and Kaplan,2002)。

除了研究较多的氟喹诺酮类药物外,大多数抗生素(包括米诺环素、头孢氨苄和氨苄西林)在使用足够疗程后并未在临床研究中证实具有明显的临床疗效(Paulson and White,1978;Oliveri et al,1979;Mobley,1981)。大环内酯类药物是个例外,红霉素(Mobley,1974)、阿奇霉素(Skerk et al,2003)、克林霉素(Skerk et al,2002b)等对沙眼衣原体引起的前列腺炎有效。一份循证医学回顾性分析显示(Perletti et al,2013),大环内酯类抗生素对于胞内微生物(衣原体、支原体等)的消除

和临床治愈率高于喹诺酮类,但阿奇霉素和克林霉素之间并没有明显的区别。

已经证实氟喹诺酮类药物能够提高治疗效果,尤其对大肠埃希菌及其他肠杆菌引起的前列腺炎有效,而对铜绿假单胞菌和肠球菌导致的前列腺炎无效。Naber(1999)对许多评价氟喹诺酮类药物治疗慢性前列腺炎效果的文献进行了分析,发现了 8 个可比较的研究。这些研究采用定位的方式诊断前列腺炎,并且在治疗完成之后观察的时间足够长(Weidner et al,1987;Pustetal,1989,Heidner,et al,1990;Sahaeffer and Darras,1990;PFau,1991;Weidner et al,1991a,Ramirez et al,1994,Koff,1996),在这些研究中,研究人员评估了诺氟沙星、环丙沙星、氧氟沙星及洛美沙星。2005 年 Naber(Schaeffer et al,2006)(在第六届国际前列腺癌和前列腺疾病新进展讨论会上的报道,2005 年 6 月,巴黎)又报道了符合严格标准的三个最新研究(Naber et al,2000;Naber et al,2002;Bundrick et al,2003),到 2008 年又进一步增加了研究(Naber et al,2008)。总体得出的结论是氟喹诺酮类药物是治疗慢性细菌性前列腺炎最理想的抗生素。在 2013 年的循证医学研究中,Perletti 和他的同事(2013)开始着手对慢性细菌性前列腺炎抗菌疗法进行浩大的回顾性研究,该研究评估比较了 18 个临床研究(Smith et al,1979;Paulson et al,1986;Cox,1989;Ohkawa et al,1993b;Koff 1996;Bustillo et al,1997;Naber and European Lomefloxacin Prostatitis Study Group,2002;Skerk et al,2002a,2002b;Bundrick et al,2003;Skerk et el,2003,2004a,2004b,2006;Giannarini et al,2007;Aliaev et al,2008;Cai et al,2009,2010;Zhang et al,2012)。这些研究符合严格的入选标准:研究是随机对照试验,并有标准化的微生物诊断和预后评价(微生物学和临床资料),这些随机对照研究中分别比较单用氟喹诺酮类药物与安慰剂组、组合抗生素组(或加入其他药物)在不同治疗时间的疗效。作者研究后得出结论,无论在微生物和临床疗效上,还是在副作用上,口服环丙沙星、左氧氟沙星、洛美沙星、氧氟沙星和普卢利沙星之间没有明显的差异;正如前所说,大环内酯类药物对治疗衣原体感染比氟喹诺酮类有更好的效果;在治疗慢性细菌性前列腺炎

上,抗生素和非抗生素药物(如 5-磷酸二酯酶抑制药或中草药制剂)联合治疗效果还未被随机对照试验的数据所证实。对于由大肠埃希菌引起的慢性前列腺炎,氟喹诺酮类 1 个月疗法要优于常规的复方新诺明 3 个月疗法。有研究提出对于培养阳性或之前治疗有效的患者,抗生素治疗疗程应在 4~6 周(Wagenlehner et al,2007),但是,治疗的持续时间并不能准确地得到(Perletti et al,2013)。一些临床医生发现大约 20% 的初期治疗失败的患者在第二次使用另一种抗生素的治疗下得到治愈(Magri et al,2007b)。在微生物学诊断的慢性细菌性前列腺炎中,根据细菌与临床治愈的时间跨度有关系(Nickel and Xiang,2008)。研究表明男性的前列腺炎可能与传统的尿道定植菌(革兰阴性菌和肠球菌种)和非传统细菌(革兰阳性细菌比如凝血酶-阴性的葡萄球菌和链球菌类)有关(Magri et al,2007a;Nickel and Xiang,2008)。有些研究者(Baert and Leonard,1988;Jimenez-Cruz et al,1988;Yamamoto et al,1996;Guercini et al,2005b)提倡直接向前列腺腺体内注射抗生素,但这种方法从未被严格评估,也没被泌尿科医生大范围普遍使用。慢性细菌性前列腺炎和前列腺结石似乎很难得到完全治愈(Zhao et al,2012)。许多医生延长使用低剂量预防性或抑菌性抗生素来治疗复发和难治性前列腺炎,尽管这种做法尚未得到临床研究证实。

许多研究开始评估医生对前列腺炎综合征的诊疗模式(de la Rosette et al,1992a;Moon,1997;Collins et al,1998;Nickel et al,1998a;McNaughton Collins et al,2000a;Taylor et al,2008),研究发现许多诊断为前列腺炎的患者使用抗生素治疗时并没有参考细菌培养结果。也有些研究显示大约 40% 的慢性非细菌性前列腺炎在抗生素治疗后症状得到改善(Berger et al,1989;Weidner,1992;de la Rosette et al,1993a;Ohkawa et al,1993b;Bergman,1994;Bjerklund Johansen et al,1998;Tanner et al,1999;Nickel et al,2001b)。抗生素治疗对慢性盆腔疼痛综合征的患者有利可能是通过以下机制:①强烈的安慰剂效应;②清除或抑制了一些难培养的微生物(Nickel et al,2001b);③某些抗生素的独立抗炎效果(Yoshimura et al,1996;Galley et al,1997)。有关抗

生素治疗慢性前列腺炎作用的欧洲共识认为(Bjerklund Johansen et al,1998;Engeler et al,2013),抗生素是治疗ⅢA 类慢性骨盆疼痛综合征的经验性方法,但是疗效评价至少需要 2~4 周。如果患者认为治疗有效,抗生素治疗疗程可以达到 4~6 周(Wagenlehner et al,2007)。这些建议目前还是有争议的(Taylor et al,2008),因为新的数据显示出了自相矛盾的解释。两个多中心的随机安慰剂对照研究,对使用诺氟沙星(Nickel et al,2003b)和环丙沙星(Alexander et al,2004)治疗慢性前列腺炎 6 周的效果进行了评价。在这些试验中,所有的参与者均有多年的慢性症状并接受过治疗(包括抗生素治疗)。在Nickel 等(2003b)的研究中 80 位患者被随机分为诺氟沙星组和安慰剂组,而在 Alexander 等(2004)的研究中(NIH 资助),报道 196 位慢性前列腺炎/慢性盆腔疼痛综合征患者按照 2×2因素设计随机分为环丙沙星组、坦(索)洛新组、环丙沙星和坦(索)洛新联合治疗组和安慰剂组。在这两个多中心前瞻性对照试验中,氟喹诺酮类药物和安慰剂在改善患者的症状方面无明显差别。**因此,抗生素不应该用于经过长期治疗的慢性前列腺炎/慢性盆腔疼痛综合征患者。**然而,两项前瞻性研究比较了 4~6 周的抗生素治疗对传统尿路定植病原体及通常不认为是尿路定植病原体(因此被归类为Ⅲ类骨盆疼痛综合征)的治疗效果,显示了类似的病原体根除和临床成功率(75%~80%)(Magri et al,2007a;Nickel and Xiang,2008)。Nickel 和 Xiang(2008)进一步研究表明,无论微生物是否被认为是尿道病原体,根除这些微生物与短期和长期的临床治愈有关。在 Nickel 和 Xiang(2008)的研究中,大多数是有短暂前列腺炎史和未使用抗生素治疗的患者,这可以得出结论:不论细菌培养的结果是什么,最近诊断为前列腺炎并且未使用抗生素治疗的患者可考虑使用抗生素治疗。

2.α-肾上腺能受体阻滞药治疗

(1)原理:慢性前列腺炎患者有明显的下尿路症状,这可能是与排尿时膀胱颈松弛不良有关(Barbalias et al,1983;Murnaghan and Millard,1984;Blacklock,1986;Hellstrom et al,1987;Barbalias,1990;Kaplan et al,1997)。随后"功能紊

乱"的排尿可能使患者易于将尿液反流到前列腺导管中，引起前列腺内炎症并引起疼痛（Kirby et al,1982）。膀胱颈和前列腺有着丰富的 α 受体，因此有了这样的假设：阻断 α-肾上腺能受体可以缓解流出道梗阻，改善尿流情况，从而可能减少前列腺导管内的尿液反流。

（2）临床试验数据：一些较陈旧的临床试验表明，α-肾上腺能受体阻滞药如酚苄明（Dunzendorfer,1983；Osbornd et al,1981）、阿夫唑嗪（de la Rosette et al,1992c；Barbalias et al,1998）、特拉唑嗪（Neal and Moon,1994；Barbalias et al,1998；Lacquanti et al,1999；Gül et al,2001）,多沙唑嗪（Evliyaoglu and Burgut,2002）及坦（索）洛新（Lacquaniti et al,1999）等可以明显改善前列腺炎相关症状。然而，这些试验样本量小，大多数无对照，结果未经证实。Barbalias 等（1998）和 Youn 等（2008）的进一步研究显示抗生素与 α-肾上腺能受体阻滞药联合应用可以改善慢性细菌性前列腺炎的临床治疗结果。

在至少 6 个随机安慰剂对照试验中，患者明确诊断为 CP/CPPS（采用 NIH 前列腺炎分类方法），并将 NIH 慢性前列腺炎症状指数作为评定治疗效果的指标，结果表明 α-肾上腺能受体阻滞药是有效的，但只是针对最近新发、未经正式治疗的前列腺炎而言，并且治疗时间最少 6 周。Cheah 等（2003）随机将 86 位慢性前列腺炎患者分为特拉唑嗪和安慰剂组，治疗 14 周。结果显示，特拉唑嗪组平均症状分数下降 50%，而安慰剂组为 37%。特拉唑嗪改善的程度不太大但在 NIH-CPSI 指数的所有方面均有统计学意义。Mehik 等（2003）随机选取 19 例患者进入 6 个月的阿夫唑嗪治疗组和 20 例患者进入 6 个月的安慰剂治疗组。两组患者均在中断治疗后随访 6 个月。结果显示，阿夫唑嗪组与安慰剂组相比，症状明显改善，4 个月时改善明显，而 6 个月时临床改善更明显。6 个月时阿夫唑嗪组 65% 患者有效，而安慰剂组只有 24% 有效。在阿夫唑嗪中断治疗 6 个月后，其治疗的效果逐渐消失。Nickel 等（2004c）将 57 位事先经安慰剂治疗 2 周的慢性前列腺炎患者随机分为坦（索）洛新 0.4mg 组和安慰剂组，治疗时间为 6 周。坦（索）洛新组与安慰剂组相比，治疗效果具有统计学的差异（但是临床

症状只有中等程度的改善）。对症状轻微者治疗效果不明显，而症状严重者（第 75 个百分位后）的改善具有统计学和临床意义。α-肾上腺能受体阻滞药的治疗效果持续时间较长，对接受治疗中的前列腺炎患者最少可达 24～38 周（Mihik et al,2003；Cheah et al,2004）。另有研究（Tugcu et al,2007）选取了 90 个未经治疗的慢性前列腺炎随机分配到三个治疗组：多沙唑嗪每天 4mg、三联治疗（多沙唑嗪每天 4mg，加抗炎药布洛芬每天 400mg，再加肌肉松弛药硫代秋水仙碱每天 12mg）和安慰剂组。6 个月后，多沙唑嗪组（从 23.1 到 10.5 分）和三联治疗组（从 21.9 到 9.2 分）的患者的 NIH-CPSI 总分得到显著的改善，而安慰剂组（22.9 到 21.9 分）没有明显的变化。Chen 等（2011）也将 100 名诊断为慢性前列腺炎的患者随机分配成坦（索）洛新治疗组（每天 0.2mg）和安慰剂组，治疗 6 个月后，坦（索）洛新组的患者较安慰剂组有一定的症状改善，两组患者 NIH-CPSI 分别平均下降了 7.5±1.9 和 4.0±2.3（$P<0.01$），但终止治疗后，两组间的差距逐渐减小。终止治疗 2 年后，坦索罗辛组和安慰剂组的 NIH-CPSI 总分平均下降了 3.0±1.3 和 1.9±0.9（$P>0.05$），这表明患者 α 受体阻滞药的治疗需要长期维持才能带来治疗的益处。最后，Nickel 等（2011a）选取了 151 名之前未经 α 受体阻滞药治疗的 CP/CPPS 患者来评估两种剂量的西洛多辛（4mg 与 8mg）和安慰剂的疗效及安全性。就 NIH-CPSI 总分下降程度来说，被随机分配到 4mg 西洛多辛治疗组的患者（12.1 分）较安慰剂组（8.5 分）有着明显下降。应用 4mg 西洛多辛治疗的患者，男性的尿路症状和生活质量（健康测量简表中的生活质量评估）都得到改善。在全身疗效评估中，接受 4mg 西洛多辛治疗的患者中有 56% 症状有中度或明显改善（显著），而安慰剂治疗的患者只有 29%。西洛多辛的剂量增加到 8mg 并没有进一步改善治疗效果。

相反，美国国家卫生研究院慢性前列腺炎协作研究网的随机对照试验分别比较了持续 6 周的环丙沙星、坦索罗辛、环丙沙星与坦索罗辛组合和安慰剂组对严重的慢性前列腺炎患者的治疗疗效（Alexander et al,2004），结果显示：与安慰剂组相比，使用坦（索）洛新治疗的患者（无论有无环丙沙

星治疗)并没有取得明显的改善。通过一些 meta 分析和综述分析表明,对新近诊断的具有中到重度前列腺炎症状并接受较少治疗的患者,给予 α-受体阻滞药治疗至少 6 周后才能取得明显的症状改善(Yang et al,2006;Mishra et al,2007;Nickel,2008a)。为了验证这个假设,美国国家卫生研究院开始了一项多中心、随机、双盲和安慰剂对照的研究,研究随机选择了 272 名最近两年内诊断为 CP/CPPS 并且未接受 α 受体阻滞药治疗的患者,分析持续 12 周的阿夫唑嗪和安慰剂治疗后的症状改善情况(Nickel et al,2008a)。结果显示两组达到预期效果的比例(NIH-CPSI 总分)都是 49%。我们使用全身反应评估系统对阿夫唑嗪和安慰剂组进行评价,在第 12 周两组的有效率相似,分别为:34% 与 35%($P=0.90$)。因此,这个研究的重要发现并不支持对新近诊断和未接受 α 受体阻滞药治疗的 CP/CPPS 患者使用 α 受体阻滞药。

　　3. 抗炎药物和免疫调节

　　(1)原理:前列腺的炎症与ⅢA 类慢性前列腺炎/骨盆疼痛综合征相关,并且炎性 CPPS 患者精液(Alexander et al,1998;Ruggieri et al,2000)或前列腺液(Hochreiter et al,2000b;Nadler et al,2000)中细胞因子水平明显上升。理论上非甾体抗炎药、皮质激素、免疫抑制药可以改善前列腺的炎症并可能因此而改善症状(Pontari,2002)。

　　(2)临床试验数据:Canale 等(1993a)发现尼美舒利(一种非甾体抗炎药)可以快速降低炎症性症状,如排尿困难、痛性尿淋漓和射精痛等。另一个研究 Canale 等(1993b)发现酮洛芬通过直肠给药疗效不如尼美舒利(两种药物都被用作肛门栓剂)。甲泼尼松已经被认为是对前列腺炎的一种强有效的抗炎药物(Bates and Talbot,2000)。Dimitrakov 等(2004)报道采用随机研究显示大剂量的甲泼尼松治疗后迅速停药比安慰剂治疗更有效,疗效在 12 个月后仍可体现,但由于其副作用而使得这一方法失去人们的青睐。一个小的随机试验结果显示口服皮质激素相对于安慰剂来说,并没有显示出积极的治疗优越性(Bates et al,2007)。

　　已经证实新的环氧合酶-2 抑制药对长期治疗慢性炎症性状态如类风湿关节炎和骨关节炎非常有效。亦有少数泌尿外科专家应用这些药物成

功治疗前列腺炎患者的报道。北美随机对照试验对环氧合酶-2 抑制药罗非考昔的治疗效果进行研究,结果表明罗非考昔用于治疗慢性前列腺炎有助于改善患者的生活质量和减轻疼痛症状。该研究涉及 161 位患者,并被随机分为罗非考昔 25 mg、50mg 和安慰剂组,结果显示,仅有高剂量组有临床治疗效果。然而,症状完全改善的患者几乎没有(Nickel et al,2003c)。还有一项来自中国的研究(Zeng et al,2004),该研究对环氧合酶-2 抑制药塞来考昔不同剂量的治疗效果进行了评价,结果显示该药的治疗效果呈剂量依赖性(每天 2 次,每次 200mg,治疗 6 周的效果优于每天 1 次,每次 200mg)。赵等(2009)随机选取 64 名Ⅲ A 类 CP/CPPS 进行塞来昔布每天(200mg)和安慰剂治疗 6 周并跟踪随访 8 周。这些研究显示塞来昔布可以明显改善症状,但这种受益仅限于治疗期间,并不推荐大剂量、长疗程单一使用环氧化酶-2 抑制药。

　　由于前列腺炎与间质性膀胱炎在临床和病因上的相似性,有研究证据表明(Sunaga et al,2012;Wedren 1987)治疗间质性膀胱炎的硫酸戊聚糖(一种黏多糖药物)与安慰剂相比有着很好的抗炎效果。在该小样本研究中,治疗组症状明显改善,但是改善的主要症状为非特异性的肌痛和关节痛。一项非对照初步研究评价了口服硫酸戊聚糖治疗 32 位慢性前列腺炎患者的疗效,结果表明经过 6 个月的治疗,40% 患者症状和生活质量得到改善(Nickel et al,2000)。一项多中心、随机、安慰剂-对照试验结果表明每天服用 900mg 硫酸戊聚糖(常规剂量的 3 倍)可以中等程度地改善某些慢性前列腺炎患者的症状(Nickel et al,2005)。

　　在一项随机、对照-安慰剂的研究(Guercini et al,2005)中,随机选择了 30 位精液细胞因子水平(IL-2、IL-6、IL-8、IL-10 和 TNF-α)异常的慢性细菌性前列腺炎患者,对这些患者进行了沙利度胺(一种细胞因子调节药)药效评价(Guercini et al,2005a)。结果显示,尽管沙利度胺可以明显降低精液中细胞因子的水平,但对症状的改善不明显(Gold meier et al,2005)。

　　不同的抗炎药物、免疫调节药和细胞因子抑制药具有作为辅助治疗来改善慢性前列腺炎症状

的潜在价值，但是其临床试验表明单一使用这些药物效果欠佳。

4. 肌松药

(1)原理：许多研究者认为慢性骨盆疼痛综合征是会阴部和骨盆底平滑肌与骨骼肌的神经肌肉调节紊乱的最终反映(Osborn et al，1981；Egan and Krieger，1997；Anderson，1999；Zermann and Schmidt，1999)。因此，应用 α-肾上腺素能受体阻滞药舒张平滑肌(参阅 α-肾上腺素能受体阻滞药治疗一节)、骨骼肌松弛药联合辅助药物和物理疗法治疗 CPPS 的方法被倡导(Anderson，1999；Zerman and Schmidt，1999)。

(2)临床试验数据：在为数不多的几个肌松药与安慰剂对照研究中，Osbomn 等(1981)利用前瞻性双盲研究对酚苄明、巴氯芬(一种横纹肌肌松药)和安慰药在 27 名诊断为前列腺痛(ⅢB类)患者中的疗效进行评价。每位患者用药 1 个月，使用巴氯芬的患者 37% 症状得到改善，而安慰剂组仅为 8%。Simmons 和 Thin(1985)比较了使用地西泮和抗生素治疗慢性非细菌性前列腺炎的治疗效果，结果发现使用地西泮(11 名患者中 8 名改善)和抗生素(12 名患者中 7 名改善)在改善患者的症状方面无显著差别。不足的是，这些研究因缺乏对照和明确的纳入标准，且无测定患者有效性的定量方法而显得参考价值有限，因此肌肉松弛药在慢性前列腺炎治疗中的作用还有待进一步的明确。

5. 激素疗法

(1)原理：前列腺的生长和功能受局部激素环境的影响，尤其是雄激素的影响。理论上，抗雄激素治疗(包括 5α-还原酶抑制药)可以使前列腺腺体组织缩小(炎症被认为起始于前列腺导管上皮细胞)、减轻前列腺体内部压力(Mehik et al，2002)、改善尿流率参数(特别是老年良性前列腺增生合并前列腺炎患者)和减少前列腺内导管反流(Nickel，1999a)。

(2)临床试验数据：Holm 和 Meyhoff (1996)采用 5α-还原酶抑制药非那雄胺治疗 4 位慢性前列腺炎和前列腺痛患者，并首次观察到非那雄胺具有潜在的减轻症状的作用。Leskinen 等(1999)将 41 位慢性特发性前列腺炎(如非细菌性前列腺炎和前列腺痛)患者随机分为安慰剂组

(25%，10 位患者)和非那雄胺组(75%，31 位患者)。治疗 1 年后发现非那胺雄胺可以降低前列腺炎和前列腺痛患者的症状分数，但两组在改善疼痛症状方面无明显差别。两组的基线特征不具有可比性，并且入选患者是由一些不明确是炎症性还是非炎症性前列腺炎症状的患者组成。一项涉及 64 位慢性前列腺炎/慢性盆腔疼痛综合征患者的随机、开放的对比试验表明：与沙巴棕(植物制剂)治疗相比，采用非那雄胺治疗 1 年可以明显改善患者的症状(Kaplan et al，2004)。另一项随机对照试验对比了 64 位慢性前列腺炎/慢性盆腔疼痛综合征患者采用非那雄胺和安慰剂治疗降低 NIH-CPSI 评分的效果(Nichel et al，2004b)。结果显示，非那雄胺治疗与安慰剂相比，6 个月的非那雄胺治疗可以降低患者的前列腺炎症状评分，但无明显统计学差异。在一项持续 4 年的评判度他雄胺减少前列腺癌事件的试验中，研究者发现相比较安慰剂来说，度他雄胺的治疗从统计和临床角度上来看，对改善患者前列腺炎及其症状有着很大的益处(Nickel et al，2011b)。除了前列腺增生患者外，治疗不建议单一使用非那雄胺或度他雄胺。

睾酮和双氢睾酮并不是可能对前列腺的炎症产生作用的仅有激素，雌激素也可能在其中起一定作用。一些小样本、缺乏对照的研究(Caval-linni，2001；Saitaetal，2001)表明，美帕曲星(一种可以降低前列腺中雌激素水平的药物)可能对治疗慢性前列腺炎/慢性盆腔疼痛综合征患者有效。一项前瞻性的小样本随机对照试验(De Rose et al，2004)涉及 26 位慢性前列腺炎/慢性盆腔疼痛综合征患者。该研究显示，美帕曲星或安慰剂治疗 60d 后，相对于安慰剂组的患者症状改善比例(20%)，美帕曲星(60%)治疗更具有统计及临床意义。该研究将进一步促进激素(如雌激素)在治疗慢性前列腺炎/慢性盆腔疼痛综合征作用方面的研究。

6. 植物制剂

(1)原理：在许多体外实验中，一些植物提取物显示出 5α-还原酶的活性和 α-肾上腺素能受体阻滞药活性，其具有收缩膀胱和抗炎的特性(Lowe and Fagelman，1999；Shoskes，2002)。

(2)临床试验数据：已有三种植物制剂进行了

很好的临床对照试验:舍尼通:一种花粉植物提取物(Buck et al,1989;Rugendorff et al,1993;Wagenlehner et al,2009),橡黄素:一种天然生物黄酮素(Shoskes et al,1999),塞棕榈果(Kaplan et al,2004;Reissigl et al,2004):一种沙巴棕浆果提取物。Rugendorff(1993)等发现 72 位不伴有下尿路解剖畸形的慢性前列腺炎患者采用舍尼通治疗后,有超过半数的患者疼痛症状和易激惹的排空症状得以改善,但该研究无对照组。一项随机研究(Wagenlehner et al,2009)将 122 名慢性前列腺炎(ⅢA 类)患者接受花粉提取物(舍尼通)治疗,结果显示患者在疼痛和生活质量(前列腺症状评分中的一部分)方面都得到了明显的改善。另有一个相似的随机对照研究,接受舍尼通(草花粉提取物;包括黑麦花粉)治疗的患者症状得到了明显的改善(Elist,2006),但此研究并没有把结果指数作为研究目的纳入进来。Shoskes 等(1999)随机将 15 位患者接受舍尼通治疗,另 13 位患者接受安慰剂治疗,治疗时间为 1 个月。结果治疗组 67% 的患者有效,而安慰剂组仅为 20%,而 Kaplan 等(2004)采用随机开放的对照研究,发现与非那雄胺对比,经过 12 个月的塞棕榈治疗对改善患者的慢性前列腺炎/慢性盆腔疼痛综合征有益处,但没有明显的长期效果。然而,Reissigl 等(2004)报道,采用沙巴棕浆果提取物对 72 位慢性前列腺炎/慢性盆腔疼痛综合征患者治疗 1 年后,超过 60% 的患者症状有中度和显著的改善,而安慰剂组症状改善比例不足 25%。然而,进一步的随访研究并不支持这一疗法的远期效果(Reissigl et al,2005)。植物制剂治疗慢性前列腺炎/慢性骨盆疼痛综合征可能是值得考虑的,但是需要进一步的多中心随机对照试验(具有良好特征、标准化和稳定的草药成分)来评估它们的治疗作用。

7. 神经调质治疗

(1)原理:一种现在被提出的机制认为 CP/CPPS 患者,特别是慢性、长期存在的病例,表现出的神经源性疼痛综合征及随后的疼痛实际上是神经性疼痛(Pontari and Ruggieri,2004)。CP/CPPS 患者有神经系统疾病史的比例几乎是对照组的 5 倍(Pontari et al,2005),并且 CP/CPPS 患者被发现有传入和传出神经异常(Yang et al,2003;Yilmaz et al,2007;Yang,2013)。与其他慢性疼痛情况以及中枢神经系统敏感有关的这类神经性疼痛使用加巴喷丁类药物治疗有效(Rosenstock et al,2004;Crofford et al,2005)。

(2)临床试验数据:美国国家卫生研究院慢性前列腺炎协作组对长期的、难治性的 CP/CPPS 患者进行了一项随机对照研究试验,目的是评估加巴喷丁类(普瑞巴林)的效果(Pontari et al,2010)。6 周后(初始评价终点),治疗组的 103 名患者中有 43% 的人前列腺症状评分至少下降了 6 分,而安慰剂组的 106 名患者中只有 35.8% 的人下降了 6 分($P=0.072$)。NIH-CPSI 得分在普瑞巴林和安慰剂组中平均分别减少了 6.6 分和 4.2 分(43 分)($P=0.008$),然而,与安慰剂组相比(19%),在普瑞巴林治疗组患者中 31% 患者症状得到中等或明显改善($P=0.023$)。尽管在初始评价终点上 6 周的普瑞巴林疗法对改善 CP/CPPS 的症状并不优于安慰剂组时,但在第二评价终点上普瑞巴林疗法对某些长期的 CP/CPPS 患者还是有效的。最近一项非常有力的研究(Nickel et al,2012)评估他舍尼(一种针对神经生长因子的人源化单克隆抗体)的疗效,研究在一般未经选择的 CP/CPPS 患者中进行,结果显示治疗未见明显的益处。然而,其中一个信号表明它可能有利于特定的男性(可能表达神经生长因子),这个概念后期应该进一步研究(Watanabe et al,2011)。神经调质疗法针对特定表型病人似乎是有效的,然而,这种生物标记物不管是临床的还是实验室的均未被证实。

8. 别嘌醇

(1)原理:Persson 和 Ronquist(1996)认为尿液反流入前列腺导管内增加代谢产物包括嘌呤碱和嘧啶碱在前列腺导管内的浓度,从而导致炎症发生。

(2)临床试验数据:Persson 等(1996)在一项双盲、安慰剂对照研究中,对 54 位男性采用别嘌醇和安慰剂治疗的效果进行了比较。别嘌醇组血清尿酸、尿中尿酸、前列腺液中尿酸和黄嘌呤的浓度较小。在统计学可接受的变异范围内,研究者对试验组和对照组在随访 330d 中的某一时间对患者平均自觉症状评分进行比较,结果发现两者之间存在统计学差异。然而,采用更加标准的统计学分析方法重新评估这些数据并没有在其他研究组证实这一结果,即在这特殊的实验中,尿液和前列腺分泌液中嘌呤和嘧啶的改变导致症状显著改善(Nickel et al,1996a)。一项后续的随机临床试验进一步显示了别嘌醇与安慰剂相比并没有明显优势(Ziaee et al,2006)。

9. 物理治疗

从 20 世纪初开始,前列腺按摩就成为治疗前列腺炎的主要方法(O'Conor,1936;Campbell,1957)。随着 1968 年 Meares 和 Stamey 科学方法的提出,前列腺按摩仅仅作为诊断的手段,泌尿外科专家已经放弃将其作为治疗手段。目前,由于标准药物治疗慢性前列腺炎患者的顽固症状无效,前列腺按摩重新受到青睐。理论上认为,前列腺按摩有利于疏通已堵塞的前列腺导管,改善血液循环以及有利于抗生素的渗透(Hennengent and Feliciano,1998)。独立发起的无对照研究表明,1/3～2/3 的患者经 4～6 周反复的前列腺按摩(每周 2～3 次)并结合抗生素治疗后有临床改善(Nickel et al,1999a;Shokes and Zeitin,1999)。然而,另一项试验表明,前列腺按摩并没有明显改善正在使用抗生素治疗的 CP/CPPS 患者的症状(Ateya et al,2006)。尽管部分患者经前列腺按摩后症状得到改善,但北美"前列腺炎专家小组"(Nickel et al,1999)就其疗效甚至是其疗效(如果确实有的话)的发生机制未能达成共识。一项随后的回顾性系统综述总结:重复的前列腺按摩在慢性前列腺病人管理中有辅助作用的证据是差强人意的,但是前列腺按摩可以在选定的前列腺炎病人中作为多元化治疗手段的一部分实施(Mishra et al,2008)。有研究认为频繁射精可能会取得与前列腺按摩相同的效果(Yavascaogalu et al,1999)。

10. 骨盆底物理疗法[包括定向的会阴和(或)骨盆底按摩以及肌筋膜触发点释放]

大多数临床医师认为有症状的慢性前列腺炎患者,尤其是非炎症类和前列腺痛,具有造成患者不适的特定解剖学区域。Anderson(1999)认为肌肉带的持续慢性紧张、肿胀或者变形导致疼痛性的诱发点可能是造成患者疼痛的原因。造成会阴部或骨盆肌筋膜诱发点形成的易感因素有下肢和髋部机械性异常、长期憋尿(功能失调的排尿功

能锻炼)、性虐待、反复轻微创伤、便秘、创伤、异常性活动、复发性的感染或外科手术,还包括压力和焦虑(Anderson et al,2009a)。诱发点的治疗方法包括热疗、物理按摩、缺血性压迫、伸展、麻醉注射、针灸、电神经调节、心身调节如渐进性的松弛训练、瑜伽和催眠等(Potts,2003)。Anderson(2005)等报道,由包括泌尿外科专家、物理治疗师和心理学家组成的团队采用以上治疗方法对 CP/CPPS 患者进行治疗,结果有半数以上的患者症状得到改善。一个案例研究分析表明,这可能在一些患者中是个有效的治疗方法(Anderson et al,2005),而且这些方法可能不仅改善疼痛,还会改善性功能(Anderson et al,2006)。这种技术已经通过使用放松训练进一步改进了(Anderson et al,2011b),并且被比作应用"筋膜疼痛触发点的魔杖"的自我治疗(Anderson et al,2011a)。当然,许多治疗 CP/CPPS 的医生发现定向物理治疗在那些体检中被诊断为盆底病变的患者中会取得不错的效果(Van Alstyne et al,2010)。美国国立卫生研究院的一项研究:慢性盆腔疼痛的男性和女性随机接受放松按摩或特定盆腔按摩治疗,结果显示治疗可以改善症状,但这种改善作用主要发生在治疗 6 个月的女性身上,而研究者无法证实 23 名随机男性有此效果(Fitz Gerald et al,2009)。相反的,Marx 等(2009)随机将 35 名男性进行整骨疗法,结果得到整骨疗法组在统计学上有明显差异($P<0.0005$)。对 20 名被随机分配到治疗组的男性中的 19 人进行随访,发现在治疗的 5 年时间里有持续效果(Marx et al,2013)。大多数在该领域有经验的临床医生认为,盆底理疗对于证实为盆底病变的患者是非常有用的,尤其对那些使用其他方法无效的顽固性难治患者(Fitzgerald et al,2013)。

11. 阴部神经诱导疗法

有假设认为 CPPS 的症状可能是由于阴部神经的压迫所致,挤压的位置可能是骶结节韧带和骶棘切带之间的阴部管或靠近镰状突处(Robert et al,1998)。阴部神经阻断(Thoumas et al,1999;McDonald and Spigos,2000;Peng and Tumber,2008)和神经离断手术(Robert et al,1993;Mauillon et al,1999)曾被建议用于治疗前列腺炎。阴部神经在慢性会阴痛中的作用需要更

多的科学研究。

12. 生物反馈

与 CPPS 相关的排空和疼痛症状可能仅次于某种形式的排尿期假性协同失调或会阴部肌痉挛症状。生物反馈治疗可能有助于改善这种情况。Kaplan 等（1997）、Nadler（2002）、Ye 等（2003）、Cornel 等（2005）在小样本非对照研究中证实生物反馈确实可以改善某些患者的特异性前列腺炎症状。该治疗方式的有效性尚需要进一步临床对照试验验证。

13. 针灸

针灸是一种可接受的治疗慢性疼痛（包括前列腺炎）的中医疗法（Ge et al,1988；Katai et al,1992；Ikeuchi and Iguchi,1994）。Chen and Nickel（2003）在一项涉及 12 位顽固性症状患者的初步研究中采用针灸治疗，该方法安全有效并持久改善患者的症状。随后的研究比较了 10 周的针灸与假针灸治疗疗效，结果表明主动针灸改善CP/CPPS 症状几乎是假针灸的两倍（Lee et al,2008a），相对于假针灸，随后一项试验同样证明了电针灸具有疗效（Lee and Lee,2009）。2011 年Lee 等进一步确认了假针灸对照在研究针灸治疗效果中是可行的（Lee et al,2011）。一项系统的回顾分析（Posadzki et al,2012）显示针灸治疗对特定的 CP/CPPS 患者是一种合理的可选择的疗法。

14. 心理支持

来自 NIH 的一组前列腺炎队列研究（Tripp et al,2004,2005,2006；Nickel et al,2008c）数据支持生物心理社会医学模式，认为 CP/CPPS 的慢性疼痛及较差的生活质量与患者的抑郁症状相关，表明医生可以建议患者避免采取某种可能加重抑郁症状的疼痛处理方式。Nickel 等（2008b）研发了一种基于证据的认知行为疗法来干预 CP/CPPS 患者心理（描述在 Tripp et al,2011）。该计划特别针对经验支持的生物心理社会变量（例如，疼痛灾难化、抑郁性思维、社会支持），并鼓励患者批判性地评估他们的思维模式，并对令人苦恼的症状进行新角度的思考和行为反应，最终目标是改善整体生活质量。这个项目的一个试点评估显示这个方法是有优势的（Tripp et al,2011）。

研究还表明（Tripp et al,2006；Nickel et al,2008c），应对疼痛的 CP/CPPS 患者自诉采用"疼痛随时休息"（使用休息而不是更积极的行为来控制疼痛）的技术方法应对疼痛。Tripp 等（2006）研究表明疼痛下的久坐可能与 CP/CPPS 患者升高的残疾率有关。双盲随机研究表明参加有氧运动的男性比那些被随机分配到拉伸和移动训练的人要好，这表明增加身体活动对 CP/CPPS 患者是一个有效的选择（Giubilei et al,2007）。一项检验医疗认知帮助和自我管理政策的研究结果表明，临床医生帮助患者使用安全、廉价的自我管理方法（如温水浴、增加水的摄入、锻炼、避免久坐）是有效的（Turner et al,2006）。它进一步显示患者伴侣的支持可能会对疼痛、残疾和性功能障碍产生负面或积极的影响（Smith et al,2007b；Ginting et al,2011）。

15. 生活方式的改变和其他保守疗法

尽管缺乏证据，但保守疗法应该一直被认为是对 CP/CPPS 主要的治疗方式。专家意见和经验证明保守的非医学和（或）非侵入性治疗可能是获益最大的方式（Turner et al,2006；Herati and Moldwin,2013）。作者的经验表明：教育（有时是治疗唯一需要的），避免一些食品、饮料和一些加重症状的活动，低强度的运动（散步、踏步机、游泳、瑜伽、伸展运动），局部热疗（热水袋、加热垫、热浴），积极的态度以及个人应对技能的成熟是所有其他治疗方法的基础。大多数的干预，甚至是饮食改变都没有在 CP/CPPS 的随机临床试验中得到证实（Herati et al,2013），然而，他们已经证明了他们的临床实用价值（Turner et al,2006），并可在其他疼痛综合征中使用（Giubilei et al,2007）。

16. 微创治疗

（1）球囊扩张术：Lapatin 等（1990）使用球囊扩张法对 7 位非细菌性前列腺炎和前列腺痛患者进行治疗。结果显示，在 1～5 个月的随访中患者的排尿症状得到改善，在该研究中，对疼痛和不适症状未做评价。这种治疗效果从未得到证实，在临床实践中仍未作常规应用。Suzuli 等（1995）采用球囊扩张结合热疗对 5 位慢性前列腺炎患者进行治疗，结果显示有 1 位患者的症状明显改善，3位部分改善。Nickel 等（1998b）采用小样本初步研究中未能观察到这种使用"热球囊"（通过射频加热而不是激光)的治疗效果。

(2)**经尿道针刺消融术**:Chiang 等(1997)采用经尿道针刺消融术(TUNA)治疗 7 位慢性非细菌性前列腺炎患者,评价患者治疗前后(随访 6 个月)症状严重性指数(Nickel and Sorensen,1996)。结果显示 4 位患者治疗有效。Chiang 等(2004)采用随访研究发现 32 位行经尿道针刺消融术治疗后大多数患者的症状改善。而 Leskinen 等(2002)随机分配 25 位患者接受 TUNA 治疗和 8 位接受安慰剂治疗,比较两组的治疗效果,结果显示两组的治疗效果相当。因此,他们认为不能推荐 TUNA 作为治疗 CPPS 的常规方法。

(3)**体外冲击波疗法**:体外冲击波碎石术被认为可以缓解与 CP/CPPS 相关的局部会阴症状的方法(Zimmerman et al,2008)。Zimmerman 等(2009)随机将 60 名试验对象分在会阴体外冲击波疗法组(ESWT)和安慰剂组,结果显示,相比较安慰剂组来说,体外冲击波组在统计学上显示了有益的效果。另有一个研究(Vahdatpour et al,2013)将 40 名试验对象随机分在了会阴体外冲击波疗法组(ESWT)和安慰剂组,结果同样是试验组取得了明显的效果。因为此方法似乎没有什么并发症,所以这种疗法应该进一步考虑进行一个更大样本量的临床试验来确认此方法的可靠性。

(4)**微创神经调节治疗**:用于治疗慢性骨盆疼痛的神经调节技术包括:骶神经刺激(SNS)、经皮胫神经刺激(PTNS)及阴部神经的刺激(Yang,2013)。Ruedi 等表明(2003)高频电刺激可以用来治疗 CP。Schneider 等(2013)评估了电刺激疗法,并也表明电刺激疗法是有益的。在非英语文献中发表的一项研究中,Yang 等(2011)随机将 140 名被诊断为 CP/CPPS 的患者分别分到四组:一个对照组($n=20$),一个生物反馈组($n=40$),一个电刺激组($n=40$)和一个生物反馈加上电刺激组($n=40$)。结果表明每一种治疗方法似乎都比对照组好,其中联合治疗是最有效的。在一项评估胫后神经刺激的研究中(Kabay et al,2009),总共 89 个对持续治疗不佳的骨盆疼痛患者被随机分配到接受神经刺激($n=45$)治疗或假治疗($n=44$)。结果表明经皮胫神经刺激可以缓解 CP/CPPS 患者(ⅢB 类)的症状。骶神经刺激在治疗间质性膀胱炎(膀胱疼痛综合征)中有所研究,但

在 CPPS 患者中因典型的疼痛和缺乏排尿症状让使用这种方法来治疗和评估前列腺炎变得困难(Yang et al,2003)。Yang(2013)回顾了侵入性神经调节文献得出结论:这些治疗方法最终可能会被证明为 CPPS 患者提供疗效。然而,由于数据的缺乏和小型研究的局限性,现有文献的结论必须谨慎考虑。

(5)**微波消融和热疗法**:人们认为通过微波的方式将热引入前列腺后可能缩短炎症的自然发生过程,原因可能是加速了慢性炎症区的纤维化过程和瘢痕的形成。此外,热疗特别是经尿道微波热疗可以影响从炎性前列腺区传导客观疼痛症状传入的神经纤维(前列腺内的交感神经切除)(Perachino et al,1993)。甚至也有可能是微波可以杀死前列腺内难以培养的或隐藏的细菌(Sahin et al,1998)。

尽管许多采用热疗的非对照试验显示出一定的疗效(Nickel,1999d;Zeiltin,2002),但仅有三项发表的研究采用了假性对照并且这些研究未将 NIH-CPSI 作为预后评价的指标。Vassily 等(1999)观察到经直肠微波热疗让 75% 的患者症状得到改善,而假治疗组仅为 52%。Shaw 等(1993)报道经直肠微波热疗 3 个月后,55% 的治疗组患者(15 例)有效(治疗有效定义为症状改善 50% 以上),而假治疗组(13 例)这一比例仅为 10%。Nickel 和 Sorensen(1996)将 20 例患者随机分为微波治疗组和假性对照组,对微波治疗的有效性和安全性进行了测定。随访 3 个月后,发现微波治疗组较假性对照组相比,患者的症状评分明显改善(微波治疗组中 7/10 例明显改善,而假对照组中为 1/10 例)。近来,一项采用经直肠冷却微波热疗治疗 CPPS 的报道性研究(Kastner et al,2004)认为热疗对于治疗顽固性慢性前列腺炎仍然是一种有希望的治疗方法,尤其当合并良性前列腺增生时。随访 12 个月后,这项前瞻性研究显示与治疗前症状评分相比,35 名患者的 NIH-CPSI 评分均有明显的降低,但该研究不是一项随机假性对照试验。热疗似乎是一种有前景的治疗方法,但除非有大样本的研究证实,不然热疗仅限于使用在顽固性或疼痛终末期的患者身上。2012 年 Gao 等试图将前列腺内的生理变化与经直肠微波热疗取得的疗效联系起来。

（6）**其他微创外科方法**：Serel 等（1997）报道了钬的使用所带来的明显效益：钇铝石榴石激光器让 30 名慢性非细菌性前列腺炎和前列腺痛患者治疗后获益。许多其他微创治疗方法已经在小型试验研究中验证过，这里包括骨盆和骶部电磁治疗（Leippold et al,2005；Rowe et al,2005；Kim et al,2013）。有人建议直接注射肉毒杆菌毒素到前列腺可能会使一些患者受益（Chuang and Chancellor,2006）。肉毒杆菌毒素 A（BTX-A）注射在一项小规模的试点研究中被评估，该研究中 29 名患者被随机分配接受 BTX-A 100 U 或正常的生理盐水注射到会阴体和球海绵体肌（Gottsch et al,2011）。与对照组相比，BTX-A 治疗组与对照组的 CPSI 总得分没有差异，然而，BTX-A 治疗组与对照组在 CPSI 疼痛域得分上的差别有统计学的意义（$P=0.05$）；30% 的治疗组患者和 13% 的安慰剂组患者都至少获得了部分疗效（$P=0.0002$）。

一些微创外科[电神经调节、体外震波疗法、电针疗法、经尿道微波热疗（TUMT）和肉毒杆菌毒素注射]可能都是对某些选定的 CP/CPPS 患者有益的（见表 2-3）。然而，在这些疗法被推荐之前，尚需要大量精心设计的假对照试验来验证。

17. 传统手术

尿路梗阻是急性细菌性前列腺炎（Ⅰ型）非常常见的症状。通常耻骨上留置膀胱造瘘管是解决梗阻的理想治疗方法，因为留置 Foley 导尿管会进一步阻塞尿道，从而可能导致前列腺脓肿的发生（Dajani and O'Flynn,1968；Pai and Balht,1972；Weiberger et al,1988）。然而，对大多数患者，暂时性的导尿以减轻梗阻症状或短期（12h）留置小号 Foley 导尿管是可以接受的。经直肠超声或计算机断层扫描（CT）是发现前列腺脓肿的最好方法（Rovik and Doehlin,1989）。对抗生素治疗不敏感的进展期的前列腺脓肿最好采用经尿道切开引流（Pai and Baht,1972）但是，如果脓肿穿破前列腺包膜或穿透肛提肌，就应该考虑经会阴切开引流（Granados et al,1992）。最近，有研究表明前列腺脓肿经皮穿刺引流是一种更有效而且并发症更少的方法（Varkarakis et al,2004）。

手术并不是治疗大多数慢性前列腺炎症状的主要方法，除非在评估患者病情时发现患者有特殊的手术指征（Kirby,1999）。这些指征通常在特殊和辅助检查时发现，比如膀胱镜检、经直肠超声、尿动力学检查、CT 或磁共振检查。毫无疑问，有尿道狭窄的前列腺炎患者手术治疗是有帮助的。Kaplan 等（1994）认为，对有慢性非细菌性前列腺炎样症状并且尿动力学检查表明有膀胱颈梗阻的男性患者行经尿道膀胱颈切开是有益处的。

精囊脓肿可以用抗生素、直肠穿刺抽吸、手术切除精囊（必要情况下）等治疗方式。传统上，精囊切除术是一种较为困难的开放手术，但据报道腹腔镜下精囊切除是创伤和并发症最小的方式（Nadler and Rubenstein,2001）。

对于因前列腺腺体内持续有细菌存在而引起的症状复发或难治的慢性细菌性前列腺炎（Ⅱ型）患者，主张行根治性经尿道前列腺切除术（Bames et al,1982；Sant et al,1984）。尽管前列腺结石并不是前列腺炎的特异性病症（Harada et al,1980），但是有明确的证据表明细菌可持续存在于结石的生物保护膜上或聚集于结石缝隙或表面（Meares,1974；Nickel et al,1994）。理论上讲（通过术中恰当的放射线或超声检查），所有的感染物质包括可能感染的结石都是可以去除的。但是，除了少量无对照的病例研究（Barnes et al,1982；Sant et al,1984）外，并没有充分的证据表明大的前列腺手术对Ⅱ型慢性前列腺炎有效。对于Ⅲ型慢性盆腔疼痛综合征患者并不主张行根治性经尿道前列腺切除，但是有一些无对照的临床研究显示，开放性前列腺切除术对少数有非细菌性前列腺炎症状或前列腺痛或二者都有的患者有效（Davis and Weigel,1990；Frazier et al,1992）。目前，还没有明确的临床系列研究或长期的随访资料，所以前列腺切除手术目前并不提倡或推荐用于治疗前列腺炎。

18. 表型指导下的多模式治疗策略 很多原因可以用来解释为什么大多数随机安慰试验或假对照试验的结果要么是"无效果"或者只是轻度"有效"，但这让制定以证据为基础的治疗指南很难。第一，在针对 CP/CPPS 患者试验中，基于单一致病机制的治疗研究被推广到整个前列腺炎患者中时可能注定要失败。如前面关于病因学部分所讨论的，所研究的大多数机制都是基于合理的科学理论，并且所有机制都至少与一些确定的临床数据相关。但是，可以看出患者有不同的发病机制和疾病进展。我们必须知道没有一个包罗万象的致病机制适用于所有的 CP/CPPS 案例。现在很明显的是患者也有相当多的临床表现型，评价这一部分将进一步讨论。除此之外，我们不确定的是在临床上定期治疗的这部分患者与在临床试验中招募的那部分患者是同一批人。事实上，由 NHI 发起的最严格的随机对照试验也并没有招募到超过 90％ 的经过筛选的 CP/CPPS 患者（Alexander et al，2004；Nickel et al，2008b；Pontari et al，2010）。最后，在本文和本章中提到的阴性试验结果真的是阴性的吗？研究结果的重新评估将会得到一个不同的结果。抗生素在非慢性的经过严格前期治疗的患者中往往效果更好［相比于环丙沙星（Alexander et al，2004），左氧氟沙星试验略有改善（Nickel et al，2003b），通过使用环丙沙星或左氧氟沙星治疗非常早期患者（与该特定发作相关的症状在 4～8 周内）中观察到的 75％ 患者有改善就进一步证实了这一点（Nickel and Xiang，2008）。NIH 发起的多中心大型研究并未能证实 α-肾上腺素能受体阻滞药在经历过长期正规治疗和未服用 α-肾上腺素能受体阻滞药的前列腺炎患者中的益处（Alexander et al，2004）。至少有 6 个其他的随机对照研究表明 α-肾上腺素能受体阻滞药有显著疗效，但这些研究都是选择标准不太严格（Cheah et al，2003b；Mehik et al，2003；Nickel et al，2004b；Tugcu et al，2007；Chen et al，2011；Nickel et al，2011a）。虽然基于初始终点目标分析，抗炎药物（Nickel et al，2003b）、硫酸戊聚糖、非那雄胺（Nickel et al，2004b）、塞来昔布（Zhao et al，2009）、他尼珠（Nickel et al，2012）、神经调质普瑞巴林（Pontari et al，2010）等检验的试验结果被认为是弱阳性甚至是阴性，但这些试验在经过验证的整体有效性或全身反应评估量表中显示了有统计学或稍有意义的结果。事实上，使用网络 meta 分析来检验，Anothaisintawee 等（2011）评估了所有的随机对照试验的医学治疗对照数据后得出结论：与安慰剂相比，所有的治疗方式在统计学上都有明显的改善。然而，这种受益的临床意义与症状评分改善和反应者数据的脱节说明了：这些治疗在不加区别地对全部

CP/CPPS 患者使用时，效果则达不到预期效果。我们可能永远不会发掘出某个单一治疗方法对所有被诊断出这种疾病的患者都有益，然而，对这些试验结果的重新评估后有充分的数据表明有些特定患者对几乎所有的治疗方式都有反应。和一个个连续的单一治疗方法相比，多个治疗模式的同时联合使用似乎提供了最好的结果（Shoskes et al，2003；Shoskes and Katz，2005；Nickel et al，2004a；Nickel，2008b）。然而，一些严格的前瞻性研究结果并没有说明 α-肾上腺能受体阻滞药和抗生素（Alexander et al，2004）或者 α-肾上腺能受体阻滞药和抗炎药物（Batstone et al，2005）联合使用会增加疗效。对于治疗 CP 困难的原因可能是病人对外周和中央的敏化，以及针对早期进展、局部初发的治疗策略对那些已经变成慢性炎症或者骨盆外疾病的患者可能效果会下降（Yang et al，2003；Pontari and Ruggieri，2004；Pontari，2007）。我们必须能够识别可能对特殊疗法有反应的患者，以及当前评估章节全面描述的 UPOINT 临床表型分析系统可能是最好的方法。

UPOINT 将成为泌尿科医生用于指导个体化治疗的新临床工具。每个亚型都使用标准临床评估进行临床定义，并与症状产生或传播的特定机制相关联（详见评估部分）。基于最佳证据和专家经验，每个亚型都与特定治疗相关联（图 2-9）。一项使用这种新的分类系统在治疗 CP/CPPS 患者的临床试验表明这种方法能够显示出更好的临床受益。在 Shoskes 及其同事的这项研究中（2010 年），根据 UPOINT 系统对近 100 名在三级慢性前列腺炎诊疗中心的男性进行了分类，然后根据类似于本章所述的策略进行治疗（图 2-9）并随访 6 个月。在慢性重度预处理患者中，NIH-CPSI 总分降低 6 分被认为临床有效，其中 84％ 的男性在第 6 个月达到这种效果水平。整个治疗组的 NIH-CPSI 平均值从 25.2±1 下降到 13.2±7.2，这是一个具有临床和统计学意义的结果（$P < 0.0001$）。基于既往的临床试验数据、提供给 CP/CPPS 患者的失败临床经验、初始研究和正在总结的临床经验，欧盟、加拿大和国际泌尿系统疾病咨询指南建议将 UPOINT 系统描述的表型治疗方法应用于临床实践（纳入特定 CP/CPPS 领域的标准和建议的定向治疗，见图 2-9）。

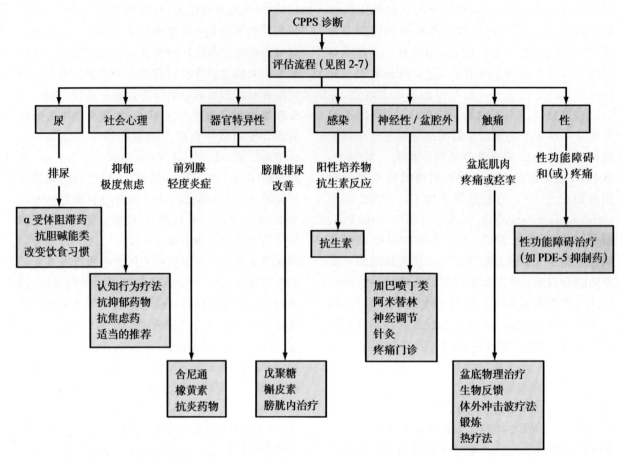

图 2-9　基于 UPOINT 临床表型策略,建议用于治疗慢性前列腺炎和慢性骨盆疼痛综合征(CPPS)患者的诊断和治疗流程。PDE-5. 5 型磷酸二酯酶[Modified from Nickel JC. Prostatitis. CUA Guideline. Can Urol Assoc J 2011;5:306-15; and Nickel JC, Wagenlehner F, Pontari M, et al. Male chronic pelvic pain syndrome (CPPS). In: Chapple C, Abrams P, editors. Male lower urinary tract symptoms (LUTS). An International Consultation on Male LUTS, Fukuoka, Japan, Sept 30-Oct 4,2012. Montreal: Société Internationale d'Urologie (SIU); 2013. p. 331-72.]

19. 治疗小结

急性细菌性前列腺炎的治疗相对比较简单,即采用适当的抗生素治疗以根除细菌感染。然而,与前列腺活组织检查相关的 ESBL 感染正在成为世界性的问题。慢性细菌性前列腺炎短期的治疗目标是细菌的彻底根除,但是有时很难获得相关症状的长期缓解。我们对于慢性前列腺炎/慢性盆腔疼痛综合征(CP/CPPS)的标准治疗,如果是单一治疗则仅能获得症状的轻微改善(Nickel et al,2004a,2008b)。框图 2-2 列出了一份目前推荐的各种标准疗法单,表 2-4 描述了各种治疗方法的标准剂量。

为了评价、比较采用各种方法治疗 CP/CPPS 的诸多临床试验,明确患者的定义及分类(NIH 分类系统)、采用标准化症状指数来判定疗效(NIH-CPSI)、设置与治疗组相似群体的安慰剂对照组以及在权威杂志发表进行了同行评议的论文都是很重要的(Nickel et al,1999b;Propert et al,2002)。在过去的几年里,有大量的诸如此类的研究已经发表(Nickel, 2004; Schaeffer, 2006; Nickel, 2008a; Anothaisintawe et al, 2011; Nickel, 2011; Cohen et al, 2012; Thakkinstian et al, 2012; Engeler et al, 2013; Nickel et al,2013a),读者可以根据这些研究结果去评价和比较抗生素、α 受体阻滞药、抗炎药物,植物制剂、激素以及微创治疗对 CP/CPPS 的治疗效果(表 2-2 和表 2-3)。以患者表型为导向的治疗策略(如 UPOINT 方法),为每个患者提供独特的基于最佳循证证据的多模式治疗计划,可能是使用现有临床试验数据最大化改善 CP/CPPS 患者治疗效果的最佳方式(见图 2-9)。

框图 2-2 慢性前列腺炎和慢性盆腔疼痛综合征的建议疗法（美国国立卫生研究院类别Ⅲ）

推荐

1. α受体阻滞药治疗作为多模式治疗策略的一部分，用于新诊断的具有排尿症状的未使用α受体阻滞药的初治患者。

2. 抗菌治疗针对特定的新诊断的未经抗菌治疗的患者。

3. 选择的植物疗法：舍尼通和槲黄素。

4. 依据临床表型的多模式治疗。

5. 定向物理疗法。虽然没有 1 级证据，但来自多项弱试验和广泛临床经验的证据强烈表明对特定患者有益。

不推荐

1. α受体阻滞药单药治疗，特别是先前用α受体阻滞药治疗的患者。

2. 抗炎药物单一治疗。

3. 抗生素治疗作为主要治疗方法，特别是对于先前使用抗生素治疗失败的患者。

4. 5α-还原酶抑制药单一治疗；考虑良性前列腺增生症的老年患者使用。

5. 大多数的微创治疗，如经尿道针吸消融术（TUNA）、激光治疗。

6. 外科手术治疗，如经尿道前列腺电切术（TURP）和根治性前列腺切除术。

需要进一步评估

1. 低强度冲击波治疗

2. 针灸

3. 生物反馈

4. 侵入性神经调节（如阴部神经调节）

5. 电磁刺激

6. 肉毒杆菌毒素 A 注射液

7. 医学疗法，包括美帕曲星、肌肉松弛药、神经调节药、免疫调节药。

Modified from Nickel JC, Wagenlehner F, Pontari M, et al. Male chronic pelvic pain syndrome (CPPS). In：Chapple C, Abrams P, editors. Male lower urinary tract symptoms (LUTS). An International Consultation on Male LUTS, Fukuoka, Japan, Sept 30-Oct 4, 2012. Montreal：Société Internationale d'Urologie；2013. p. 331-72.

表 2-4 **推荐的针对慢性前列腺炎和慢性骨盆疼痛综合征的治疗**

药物类别	治疗药物	剂量	治疗时间（周）	参考文献
抗生素类	复方新诺明	160/800mg, Bid	12	见文中临床数据总结
	诺氟沙星	400mg, Bid	4～12	
	环丙沙星	500mg, Bid	4～12	
	氧氟沙星	300mg, Bid	4～12	
	洛美沙星	400mg, Qd	4～12	
	左氧氟沙星	500mg, Qd	4～12	
α-肾上腺素能受体阻滞药	特拉唑嗪	5mg, Qd	＞14	Cheah et al, 2003b
	阿夫唑嗪	10mg, Qd	＞12	Mehik et al, 2003 Nickel et al, 2008b
	坦索罗辛	0.4mg, Qd	＞6	Nickel et al, 2004c Alexander et al, 2004

（续　表）

药物类别	治疗药物	剂量	治疗时间（周）	参考文献
植物制剂	西洛多辛	4mg，Qd	>12	Nickel et al，2011a
	花粉提取物	1 片，Tid	24	Buck et al，1989
				Rugendorff et al，1993
				Wagenlehner et al，2009
	橡黄素	500mg，Bid	4	Shoskes et al，1999
	锯棕榈	150mg，Qd	24	Reissigl et al，2004
抗炎药物	尼美舒利	100mg，Bid	2～4	Canale et al，1993a
	罗非考昔	25～50mg，Qd	>6	Nickel et al，2003c
	其他非甾体抗炎药	视病情而定	2～4	Evans，1999
	吲哚美辛			
	双氯芬酸			
	布洛芬			
	聚硫酸戊聚糖	100mg，Tid	24	Wedren，1987
				Nickel et al，2000
				Nickel et al，2005a
激素药物	非那雄胺	5mg，Qd	24	Leskinen et al，1999
				Nickel et al，2004b
	美帕曲星	40mg，Qd	8	De Rose et al，2004
加巴喷丁类	普瑞巴林	50～100mg，Tid	6	Pontari et al，2010

要点：治疗

- 以下医学疗法已经在慢性骨盆疼痛综合征（CPPS）的标准化随机安慰剂对照试验中进行了评估：抗生素、α-肾上腺素能受体阻滞药、抗炎药、激素疗法、植物疗法和普瑞巴林。在 CPPS 的随机安慰剂或假对照试验中评估了以下微创疗法：体外冲击波疗法（ESWT）、经尿道微波疗法（TUMT）和神经调节（电刺激，肉毒杆菌毒素）。
- 以下疗法已在 CPPS 安慰剂假对照研究中显示出疗效：明显益处：无；在一些选定的试验者中适度受益：α-肾上腺素能受体阻滞药和普瑞巴林；轻度受益：抗炎药、植物疗法、ESWT、TUMT、选择的神经刺激。
- 针对个体 UPOINT 表型采用的特定多模式治疗可以带来更好的管理结果。

二、下尿路的其他炎症和疼痛状况

（一）睾丸炎

1. 定义和分类

从定义来看，睾丸炎是指睾丸发生的炎症，但是这个词主要是用来描述没有客观炎症证据证明的睾丸区疼痛。急性睾丸炎主要表现为睾丸突发疼痛以及由于睾丸急性炎症引起的睾丸肿胀。慢性睾丸炎主要为睾丸发炎、疼痛，没有肿胀，病程超过 6 周。Nickel 和 Beiko 在 2001 年提出按病原学分类（框图 2-3）。

2. 病因和发病机制

单纯的睾丸炎相对少见，常由病毒感染引起并经血液循环扩散。大多数睾丸炎，特别是细菌性睾丸炎，继发于同侧附睾炎扩散，这种情况称睾丸-附睾炎。青少年和老年男性尿路感染常常是其潜在病因。在性活跃期的男性中，性传播疾病与其密切相关（Berger，1998）。真正的非感染性睾丸炎常为特发性或由创伤引起，但很少由自身免疫性疾病引起（Pannek and Haupt，1997）。慢性睾丸炎和慢性睾丸疼痛在临床上很难区分开。

框图 2-3　睾丸炎的分类	
急性细菌性睾丸炎	继发于尿路感染、继发于性传播疾病
非细菌感染性睾丸炎	病毒、真菌、寄生、立克次体
非传染性睾丸炎	特发性、创伤、自身免疫性
慢性睾丸炎	
慢性睾丸痛	

　　细菌性睾丸炎常与附睾炎相关，通常由尿路病原体感染引起，包括大肠埃希菌和假单胞菌。葡萄球菌和链球菌感染相对较少。常见的与其相关的性传播疾病病原体有淋球菌、沙眼衣原体以及苍白螺旋体。通常与变形杆菌和大肠埃希菌相关的黄色肉芽肿性睾丸炎是一种极为罕见的睾丸炎性破坏性病变，通常用睾丸切除术治疗。

　　分枝杆菌感染、肺结核（Chen et al，2004；Park et al，2008；Gomez-Garcia et al，2010）和卡介苗治疗（Hill et al，2008）都可能导致睾丸炎。病毒性睾丸炎最常见的病因是腮腺炎病毒感染（Jalal et al，2004；Masarani et al，2006；Emerson et al，2007；Davis et al，2010），感染性单核细胞增多症也是可能的病因之一（Weiner，1997）。睾丸炎的病因还有真菌的条件性感染，现已报道的与其有关的真菌感染有念珠菌病、曲菌病、组织胞浆菌病、球孢子菌病、芽生菌病、放线菌病（Wise，1998）。由寄生虫引起的睾丸炎在西半球很罕见，但丝虫病（Hazen and Lichtenberg，1998）和锥虫病（Ehrhardt et al，2006）引起的睾丸炎在部分非洲、亚洲、南美洲的疫区被观察到。

　　自身免疫性睾丸炎可能与男性生殖力的下降相关，并伴随着抗精子抗体的存在。这种睾丸炎和（或）睾丸血管炎变异的原因与自身免疫性疾病有关，主要是指那些原发性血管炎，如结节性多动脉炎、Behcet 病和过敏性紫癜（Hedger，2011；Silva et al，2012）。

　　3. 诊断
　　对于有急性感染性睾丸炎症状的患者，病史

常提示近来突然出现睾丸疼痛，伴有腹部不适、恶心以及呕吐。在上述症状出现之前，少年或壮年男性患者常会出现腮腺炎症状，少年或老年男性常会出现尿路炎症症状，在性活跃期的男性会出现性传播疾病症状。尽管发病常是单侧的，但有时也会是双侧，特别是病毒感染时。体格检查常会发现患者有毒血症和发热，患侧皮肤出现红斑和水肿，睾丸触诊时痛觉敏感，或者睾丸透照试验时发现睾丸鞘膜积液。临床上这些患者应与前列腺炎和尿道炎患者相鉴别。急性非特异感染性睾丸炎的症状除了不会出现毒血症状和发热外，其余症状与急性感染性睾丸炎相同。

　　慢性睾丸炎和睾丸痛患者常会有睾丸疼痛发作史，通常是继发于急性细菌性睾丸炎、创伤或其他原因。如果患者的睾丸痛（也可能是附睾痛）达到一定程度便会严重影响患者的日常功能和生活质量。被诊断为该症的患者通常会变得消沉，在诊断时他们也不会出现毒血症状和发热。阴囊并不总是出现红斑，但睾丸变得质地坚硬而且痛觉灵敏。

　　对诊断有帮助的实验室检查包括尿液分析、尿液镜检以及尿培养。如果怀疑患者有性传播疾病，应该做尿道拭子检查并培养。如果从病史、体格检查以及简单的实验室检测中未能得出明确诊断，那么就该进行阴囊超声检查，后者的目的主要是排除伴有慢性睾丸炎或睾丸痛的恶性疾病。彩色多普勒超声是评估患者有无阴囊疾病（包括肿胀和疼痛）的合理可靠方法（Rizvi et al，2011），而 MRI 已被建议作为二线筛查手段（Parenti et al，2009；Makela et al，2011）。最重要的鉴别诊断是男孩或青年男性的睾丸扭转，睾丸扭转通常难以与急性炎症相鉴别。多普勒成像可以显示睾丸的血供，因此阴囊超声检查对于鉴别诊断特别有益（Mernagh et al，2004；Gunther et al，2006），但有时也会误诊，特别是间断性扭转和部分扭转，同时临床医生也会错误地支持这种诊断，因为睾丸扭转的错误诊断可以通过手术矫正。

　　4. 治疗
　　治疗的一般原则包括休息、阴囊托高、补液、退热、抗炎药物和镇痛。感染性睾丸炎应该给予抗生素治疗（特别是对尿路炎症、前列腺炎和性传播疾病引起的睾丸炎），而最理想的抗生素的使用是基于培养结果和药敏试验,但通常是根据显微镜检或革兰染色结果而定。结核分枝杆菌感染引起的睾丸炎需要用抗结核药物(利福平、异烟肼和吡嗪酰胺或乙胺丁醇)治疗,很少进行手术治疗(Gomez-Garcia et al,2010)。对于腮腺炎病毒引起的睾丸炎没有特异性的抗病毒药物治疗,上文提及的支持治疗很重要。如果早期的检查结果为阴性或无法取得,首先应采用经验性的治疗,根据临床信息使用针对最可疑病原体的药物,这种情况下,氟喹诺酮类药物将是最好的选择。绝大多数患者可以在门诊治愈。很少采用手术干预,除非怀疑睾丸扭转(或很少出现的黄肉芽肿病性睾丸炎)(如前所述)。对于有严重疼痛的患者可以通过局麻药封闭精索而减轻症状。脓肿形成很少见,一旦发生则需经皮或切开引流。糖皮质激素和免疫抑制药物可能适用于自身免疫性睾丸炎相关的活动性系统性自身免疫性疾病(Silva et al,2012)。

对于慢性睾丸炎/睾丸痛的治疗主要是支持性治疗。抗炎药物、镇痛药、支持治疗、热疗和神经阻滞在改善症状方面均很重要。神经调节、常用医疗药物(三环类抗抑郁药或加巴喷丁类)是有帮助的(McJunkin et al,2009),骶神经刺激疗法(SNS)被认为是一种潜在的治疗方法。但目前还没有证据证明这种侵入性手术的合理性,目前认为该症具有自限性,但需数年甚至数十年才能治愈。仅对于其他治疗均不能控制疼痛的病例才需要施行睾丸切除术,有些病例甚至通过手术都无法减经疼痛(Nariculam et al,2007)。

(二)附睾炎

1. 定义和分类

附睾的炎性疾病即为附睾炎。急性附睾炎为突然发生的附睾疼痛和水肿,同时伴有附睾的急性炎性改变(Nickel et al,2002)。慢性附睾炎指附睾的炎症和疼痛,通常不伴有水肿(但在久病患者可为硬结),持续超过6周者(Nickel et al,2002)。很多局限性附睾痛的病例炎症症状并不明显。参加北美泌尿外科诊所研究的100名患者中大约有1人诊断为附睾炎(Nickel et al,2005b)。20世纪90年代末期,美国附睾炎患者治疗平均成本为368美元(Gift and Owens,2006),这一成本低于诊断为CP的男性。框图2-4中列出了附睾炎的分类(Nickel et al,2002)。

框图2-4　附睾炎分类	
急性细菌性附睾炎	继发于尿路感染
	继发于性传播疾病
非细菌性感染性附睾炎	病毒
	真菌
	寄生
非传染性附睾炎	特发性
	创伤
	自身免疫性
	胺碘酮
	与已知综合征相关病(如Behcet病)
慢性附睾炎	
慢性附睾痛	

2. 病因和发病机制

附睾炎常由膀胱、尿道或前列腺的炎症经射精管和输精管进入附睾而导致。炎症开始于附睾尾,随后通过附睾体扩散至附睾头部。在婴儿和男童,附睾炎常与尿路炎症和(或)潜在的泌尿生殖道先天性异常(Merini et al,1998)或包皮过长(Bentt,1998)有关。而在老年男性,BPH和其伴发的尿潴留,尿路感染以及留置导尿是其最常见原因。在青春期后的各年龄男性,细菌性前列腺炎和(或)精囊炎常伴有附睾感染(Furuya et al,2004)。在低于35岁的性活跃男性,附睾炎通常由性传播疾病所致(Berger,1998)。在绝大多数急性附睾炎病例睾丸常受累,因此称睾丸-附睾炎。

慢性附睾炎可由治疗不彻底的急性附睾炎,复发的附睾炎或其他病因,包括伴发于其他疾病如Behcet病的致病过程(Cho et al,2003;Arromdee and Tanakitivirul,2006;Pektas et al,2008)或使用胺碘酮所致(Nikolaou et al,2007)。慢性附睾痛的发病机制常不明确。当然,其中最广为人知的研究是输精管切除术后某些男性发生的慢性附睾炎或附睾痛。大约1/100的男性描述了输精管结扎6个月内的严重疼痛,这显著影响了他们的生活质量(高达15%的男性在手术6个月后报道有些不适)(Leslie et al,2007)。

儿童和老年组最常见的致病微生物是导致菌尿的大肠埃希菌(Berger et al,1979)。在低于 35 岁的性活跃男子,最常见的致病微生物是导致尿道炎的细菌,即淋球菌和沙眼衣原体(Ito et al, 2012)。肛交的同性恋男子,最主要的致病菌是大肠埃希菌和流感(嗜血)杆菌。结核病(Liu et al, 2005;Tsili et al,2008)和分枝杆菌,甚至卡介苗(Harada et al,2006)都可以与附睾炎相关。正如睾丸炎一样,病毒、真菌和寄生微生物都可以诱发附睾炎(Berger,1998;Hazen and von Lichtenberg,1998;Wise,1998;Scagni et al,2008)。附睾炎作为布鲁菌病的并发症罕见地被报道了(Akinci et al,2006;Queipo-Ortuno et al,2006;Colmenero et al,2007)。

3. 诊断

急性感染性和急性非感染性附睾炎的临床表现分别和急性感染性和急性非感染性睾丸炎的临床表现一致。体格检查易发现局限性附睾触痛(许多病例在其病程中同时伴有睾丸炎症以及随后出现的疼痛,即睾丸-附睾炎)。精索常变得敏感且肿胀。在病程的早期,只有附睾尾部是敏感的,但随着炎症迅速扩散至附睾的其他部位甚至继续扩散到睾丸,肿胀的附睾将很难与睾丸区分开。

慢性附睾炎和附睾疼痛在临床表现和病原体上没有明显的差异。病人常表现为附睾长期疼痛(可加剧、减轻或不变)。和慢性睾丸炎和睾丸疼痛相类似,上述症状会显著影响病人的生活质量(Nickel et al,2002)。

实验室检查应该包括尿道拭子和中段尿革兰染色。对于潜在膀胱炎患者通常可以检测到革兰阴性杆菌。一旦尿道拭子显示有胞内革兰阴性双球菌感染,即可诊断为淋球菌性尿道炎。如果尿道拭子只有白细胞,2/3 的情况下可诊断为沙眼衣原体性尿道炎。尿道拭子和中段尿须进行细菌培养和药敏试验。若婴幼儿或青少年诊断为附睾炎,则需进一步进行腹部、盆腔超声检查以及排尿期膀胱输尿管造影,如有条件需要进行膀胱镜检(Shortliffe and Dairiki,1998;Al-Taheini et al, 2008)。如果还不能明确诊断,可以进行双侧阴囊多普勒超声检查以了解患侧附睾血流是否增加,同时也可以排除睾丸扭转(Meragh et al,2004;

Rizvi et al,2011)。超声检查有时可以帮助排除其他附睾和阴囊疾病(Lee et al,2008)。MRI 可以被认为是二线筛查手段(Parenti et al,2009; Makela et al,2011)。

4. 治疗

急性感染性附睾炎的治疗取决于可能的原因和微生物种类(Tracy et al,2008)。疾病控制和预防中心 2006 年的感染性附睾炎治疗指南包括在 35 岁以下的男性中使用头孢曲松和多西环素,以及在年龄超过 35 岁的男性中使用左氧氟沙星或氧氟沙星(疾病控制和预防中心;Prevention et al,2006)。2010 年更新的指南(疾病控制和预防中心,2010 年)没有改变头孢曲松的建议,但建议可以使用阿奇霉素代替多西环素,这与最近的英国指南(Street et al,2011)非常相似。

要点:睾丸炎与附睾炎

- 睾丸炎通常伴附睾炎(除病毒感染外)。
- 附睾炎和睾丸炎的病因通常与患者的年龄有关。
- 急性表现通常与感染或缺血有关。
- 在年轻患者中,最重要的鉴别诊断是睾丸扭转。
- 治疗慢性附睾炎或附睾-睾丸炎很困难。

应用针对可疑病原菌,特别是沙眼衣原体给予长达 4~6 周的试验性治疗对慢性附睾炎通常有效(Nickel,2005)。抗炎药物、镇痛药、阴囊托高和神经阻滞为推荐的经验性治疗(Nickle, 2005)。一般认为慢性附睾炎具有自限性,可以自愈,但这通常需要数年(甚至数十年)。手术切除附睾仅适合那些对各种保守治疗都无效,而且接受手术切除对去除其疼痛的概率只有 50% 的风险(Padmore et al,1996)。成功的精索阻滞(暂时缓解疼痛)确实可以预测手术可能带来更好的效果(Benson et al,2013)。因输精管切除术后疼痛而行附睾切除术的患者其手术效果更好(高达 70%)(Siu et al,2007;Lee et al,2011)。最近有报道称,局部应用透明质酸和羧甲基纤维素抑制附睾切除术后的粘连和纤维化可改善疼痛和提高患者满意度(Chung et al,2013)。许多临床医生

已经表明,精索的显微外科去神经支配可以达到与附睾切除术相同的结果(Choa et al,1992;Heidenreich et al,2002;Strom and Levine,2008;Parekattil et al,2013)。

参考文献

完整的参考文献列表通过 www. expertconsult. com 在线获取。

推荐阅读

Anothaisintawee T, Attia J, Nickel JC, et al. The management of chronic prostatitis/chronic pelvic pain syndrome:a systematic review and network meta-analysis JAMA 2011;305:78-86.

Drach GW, Fair WR, Meares EM, et al. Classification of benign diseases associated with prostatic pain:prostatitis or prostatodynia? J Urol 1978;120 (2):266.

Kavoussi PK, Costabile RA Orchialgia and the chronic pelvic pain syndrome. World J Urol 2012;31:773-8.

Krieger JN, Nyberg LJ, Nickel JC. NIH consensus definition and classification of prostatitis. JAMA 1999;282:236-7.

Litwin MS, McNaughton Collins M, Fowler FJ Jr, et al. The National Institutes of Health Chronic Prostatitis Symptom Index:development and validation of a new outcome measure. J Urol 1999;162 (2):369-75.

Nickel JC, Alexander RB, Schaeffer AJ, et al. Leukocytes and bacteria in men with chronic prostatitis/chronic pelvic pain syndrome compared to asymptomatic controls. J Urol 2003;170 (3):818-22.

Nickel JC, Shoskes D. Phenotypic approach to the management of chronic prostatitis/chronic pelvic pain syndrome Curr Urol Rep 2009;10 (4):307-12.

Nickel JC, Shoskes DA, Wagenlehner FM. Management of chronic prostatitis/chronic pelvic pain syndrome (CP/CPPS):the studies,the evidence and the impact. World J Urol 2013;31:747-53.

Nickel JC, Wagenlehner F, Pontari M, et al. Male chronic pelvic pain syndrome (CPPS). In:Chapple C, Abrams P, editors. Male lower urinary tract symptoms (LUTS) An International Consultation on Male LUTS, Fukuoka, Japan, Sept 30-Oct 4, 2012 Montreal:Societe Internationale d'Urologie (SIU);2013. p. 331-72.

Pontari MA, Ruggieri MR. Mechanisms in prostatitis/chronic pelvic pain syndrome. J Urol 2004;172 (3):839-45.

Schaeffer AJ. Chronic prostatitis and chronic pelvic pain syndrome. N Engl J Med 2006;355:1690-8.

Schaeffer AJ, Landis JR, Knauss JS, et al. Chronic Prostatitis Collaborative Research Network Group. Demographic and clinical characteristics of men with chronic prostatitis:the National Institutes of Health chronic prostatitis cohort study. J Urol 2002;168 (2):593-8.

Tracy CR, Steers WD, Costabile R. Diagnosis and management of epididymitis. Urol Clin North Am 2008;35 (1):101-8.

Wagenlehner FME, VanTill JW, Magri V, et al. National Institutes of Health Chronic Prostatitis Symptom Index (NIH-CPSI) symptom evaluation in multinational cohorts of patients with chronic prostatitis/chronic pelvic pain syndrome. Eur Urol 2013;63 (5):953-9.

Weidner W, Schiefer HG, Krauss H, et al. Chronic prostatitis:a thorough search for etiologically involved microorganisms in 1461 patients Infection 1991;19:119-25.

(郝宗耀 尹水平 张 蒙 王 辉 **编译**
梁朝朝 **审校**)

第3章　良性前列腺增生:病因学、病理生理学、流行病学及自然病程

Claus G. Roehrborn, MD

病因学

病理生理学

流行病学

未经治疗的良性前列腺增生的自然病史

良性前列腺增生的手术治疗

　　良性前列腺增生的病理改变可引起老年男性下尿路症状(LUTS),但其并不是导致这一症状的唯一原因。在过去的 50 年时间里,尽管研究者为了阐明老年男性前列腺增生的潜在病因进行了大量的研究,但是目前仍无法确定其中的因果关系。例如,雄激素是良性前列腺增生的必要因素,但却不是唯一导致疾病发生的因素。**既往提出的由于前列腺体积增大导致尿道阻力增加从而引起男性下尿路症状(过去被错误地称为"前列腺样"症状)的观点过于简单了。目前比较明确的是导致老年下尿路症状的重要因素是与年龄相关的逼尿肌功能障碍,而其他如夜尿增多,睡眠障碍及全身不适症状的出现与前列腺及膀胱功能无关。**

　　过去认为排尿症状与膀胱出口梗阻有关(Chapple et al,2008)。传统观念上,由于其多与男性前列腺相关,故被称为"前列腺样"症状。然而,排尿症状与潜在的病理生理学改变相关性较差(de la Rosette et al,1998)。相似的症状可由其他形式的梗阻引起,如尿道狭窄,或者由于逼尿肌收缩功能受损导致下尿路功能不良所引起。这使得人们认识到,虽然 LUTS 通常与良性前列腺增生引起的膀胱出口梗阻(BOO)有关,但情况并非总是如此。例如,女性通常也可出现排尿症状(Irwin et al,2006)。Lepor 和 Machi(1993)对社区中经年龄匹配的人群进行研究表明,男性和女性有相似的下尿路症状频率和严重程度。膀胱排

空障碍可能与膀胱出口梗阻或膀胱逼尿肌活动不足有关,或两者兼而有之。排尿后症状,如尿滴沥,在男性和女性中均可发生,但最常见的是男性;这些普遍且令人厌烦的症状对男性的生活质量造成重大干扰(Reynard et al,1996)。目前,储尿期症状主要包括膀胱过度活动症,它被定义为尿急、尿频、夜尿和急迫性尿失禁,并且被认为与潜在逼尿肌过度活动有关(Abrams et al,2003)。这些症状往往比排尿症状更令人烦恼,尤其是同时伴有尿失禁。储尿期症状通常与尿路感染有关,而由膀胱结石、膀胱癌或原位癌等其他疾病引起的比较少见。

　　这个概念可以用部分重叠的人群图表示(图3-1)。虽然许多 40 岁以上的男性会发生组织学前列腺增生(例如 BPH),但并不是所有人都出现令人烦恼的下尿路症状。在这些人群中,如被测量到前列腺增大时就被称为良性前列腺体积增大(BPE)。男性在没有 LUTS 的情况下患有 BPE是很常见的,反之亦然。BOO 也可能存在于有或没有 LUTS 和 BPE 的情况下,在一些情况下,BOO(如狭窄)存在于患有 BPH 的男性中(Roehrborn,2008)。

　　毫无疑问,引起 LUTS 症状的细胞病理学机制远比我们当前了解的要复杂得多。然而,只有弄清这些复杂问题,我们才能制定出可选择性的措施来成功治疗和阻止因 BPH 产生的下尿路功

能不良影响。

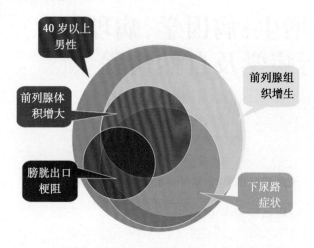

图 3-1　前列腺组织增生、下尿路症状、前列腺体积增大与膀胱出口梗阻的关系。圆圈的大小并不代表实际的比例，而是说明了不同疾病定义之间的部分重叠［From Roehrborn CG. Pathology of benign prostatic hyperplasia. Int J Impot Res 2008；20（Suppl.3）：S11-8.］

一、病因学

组织病理学上，前列腺增生的特点是前列腺尿道周围的上皮细胞和基质细胞增多，因此应被称为增生而非过去的文献中常被称为的肥大。新的前列腺上皮形成通常只在胎儿发育过程中能被观察到，因此，产生了胚胎唤醒基质细胞诱导潜能的概念（Cunha et al，1983；Isaacs，2008）。这一增生过程的分子机制尚不明确。细胞数量的增加可能是由于上皮细胞和基质细胞的增殖或程序性细胞死亡受损导致的细胞聚集所引起。雄激素、雌激素、基质上皮之间的相互作用以及生长因子和神经递质均可能在增生过程中单独或联合发挥着作用。

（一）增生

对某一器官而言，其细胞的数量和体积取决于细胞增殖及细胞死亡之间的平衡（Isaacs and Coffey，1989）。无论是细胞增殖的增加还是细胞死亡的减少均可导致器官体积的增大。虽然在实验模型中已经证实雄激素和生长因子均可刺激前列腺细胞增殖，但因为没有明确的证据表明存在细胞增殖活跃的过程，所以细胞增殖在人类前列

腺增生中的作用仍受到质疑。虽然 BPH 的早期阶段可能与细胞的快速增殖有关，但在疾病形成后主要表现为细胞匀速复制或复制减慢。抗凋亡基因（例如 BCL 2）表达的增加支持这一假说（Kyprianou et al，1996；Colombel et al，1998）。雄激素不仅在前列腺正常细胞增殖和分化起作用，而且还能抑制细胞凋亡（Isaacs，1984）。在犬的实验模型中，雄激素与雌二醇结合可诱发 BPH 的形成（Walsh and Wilson，1976；DeKlerk et al，1979；Berry et al，1986b；Juniewicz et al，1994）。尽管腺体的体积显著增加，但与未经治疗的对照组相比，其 DNA 合成率反而有所下降（Barrack and Berry，1987），这表明雄激素和雌激素均能抑制细胞凋亡率。神经信号途径，特别是 α-肾上腺素能途径，也可能在细胞的凋亡及增殖的平衡中发挥着作用（Anglin et al，2002）。

增生可以导致正常前列腺组织结构的重塑（Untergasser et al，2005）。从腺体小管萌发的上皮细胞和间质小体的出现是早期增生的特征性表现，但不同个体之间的组织表型变化很大。

BPH 可被视为一种干细胞疾病（Barrack and Berry，1987）。据推测，正常前列腺中休眠的干细胞很少分化，而一旦分化，就会产生第二种瞬时增殖的细胞以完成 DNA 的合成和增殖，从而维持前列腺中细胞的数量。当增殖细胞通过终末分化过程成为成熟细胞，它们在经历程序性细胞死亡之前有一个固定的生命周期。在这种模式下，阻止干细胞向成熟细胞的分化过程，可减少其向最终分化细胞的进展，从而降低细胞的总死亡率。这一假说的间接证据来自这样的观察，即分泌是上皮细胞分化的一个因素，随着年龄的增长而减少，表明能够分泌的分化细胞数量可能在减少（Isaacs and Coffey，1989）。一项对人体前列腺增生标本（衰老相关的 β-半乳糖苷酶）的调查显示，在前列腺体积较大的男性中，衰老上皮细胞的比例较高，提示这些细胞的积累可能在前列腺体积增大的进展中起作用（Choi et al，2000）。最近的研究证实了细胞衰老受损可能在 BPH 病因中发挥重要作用的假说（Castro et al，2003）。

激素对干细胞数量的影响，可能开始于胚胎和新生儿期，而不仅仅是在成年后（Naslund and Coffey，1986）。在胚胎发育时腺体中存在的潜在

干细胞的绝对数量决定了前列腺体积的大小。动物模型的研究表明,**出生后雄激素激增所产生的前列腺组织早期特征对后续激素诱导前列腺生长至关重要**。类固醇激素可能通过一系列复杂的信号通路直接或间接地发挥着特定效应(Lee and Peehl,2004)。

(二)雄激素的作用

尽管雄激素不会引起 BPH,但在青春期和老年前列腺的生长过程中,**BPH 的发展需要睾丸雄激素的存在**(McConnell,1995;Marcelli and Cunningham,1999)。在青春期前去势的患者或受到各种遗传疾病导致雄激素的作用或作用出现障碍的患者不会发生 BPH。众所周知,尽管外周睾酮水平随着年龄的增长而下降,但前列腺中的双氢睾酮(DHT)和雄激素受体(AR)水平仍然很高。此外,雄激素的撤离可以导致已形成的 BPH 发生萎缩(Peters and Walsh,1987;Isaacs,2008)。

在正常范围内,老年男性体内雄激素浓度与前列腺体积大小之间没有明确的关系。在对男性泌尿系统症状与健康状况分析的 Olmsted County 研究中(中位年龄 60.9 岁),发现随着年龄的增长,血清生物有效睾酮水平下降,而雌二醇/生物有效睾酮比值增加(Roberts et al,2004)。前列腺体积与有生物有效的睾酮呈负相关,而与雌二醇/生物有效的睾酮比值呈显著正相关,但随着年龄的变化,这种相关性就逐渐不明显了。在一项大规模的 BPH 药物治疗研究中,其基线数据显示血清睾酮、血清前列腺特异性抗原(PSA)与前列腺体积之间缺乏相关性(Marberger et al,2006)(表 3-1)。相反,在一项为期 20 年的后续研究中,Parsons 及其同事(2010)发现,较高的基线血清 DHT 水平与 BPH 的风险增加有关。DHT 第二、第三和第四分位数的 OR 值分别为 1.83[95%可信区间(CI):0.96~3.47]、1.50(0.79~2.85)和 2.75(1.46~5.19)(P 趋势=0.02)。然而,较高的睾酮/DHT 比值降低了 42%的 BPH 风险(Parsons et al,2010;Trifiro et al,2010)。

在大脑、骨骼肌和生精小管上皮中,睾酮直接刺激雄激素依赖的生长过程。**然而,在前列腺组织中,核膜结合酶类固醇 5α 还原酶将睾酮转化为 DHT,并成为这种组织中的主要雄激素**(表 3-1)(McConnell,1995)。90%的前列腺内雄激素以 DHT 的形式存在,主要来源于睾丸雄激素。肾上腺来源的雄激素占前列腺内雄激素总量的 10%,因此这种来源的激素在 BPH 病因中的重要性可以忽略不计。在细胞内,睾酮和 DHT 都与同一种高亲和力的 AR 蛋白结合(Chatterjee,2003)。

表 3-1 **血清睾酮与血清 PSA、前列腺体积无显著关系**

基线睾酮类别(ng/ml)*	个体数($N=4254$)	年龄(岁)	前列腺特异抗原(ng/ml)	前列腺体积(ml)	体质量指数(kg/m²)	基线 SFI 评分
≥300	3092	66.5	4.0	54	27.0	6.8
275~300	291	65.3	3.8	56	28.2	6.6
250~275	269	66.2	3.9	55	28.1	6.4
225~250	225	65.3	4.0	57	29.0	7.2
200~225	143	64.8	3.9	56	30.1	5.9
175~200	115	66.5	4.0	56	29.5	6.8
150~175	67	66.2	3.6	56	29.5	5.8
<150	52	68.7	4.0	61	31.0	5.6

SFI. 性功能量表

* 每升纳米摩尔数,除以 28.8

Modified from Marberger M,Roehrborn CG,Marks LS,et al. Relationship among serum testosterone,sexual function,and response to treatment in men receiving dutasteride for benign prostatic hyperplasia. J Clin Endocrinol Metab 2006;91:1323-1328.

DHT 是一种比睾酮更强的雄激素,因为它对 AR 有更高的亲和力。此外,DHT 受体复合物可能比睾酮受体复合物更稳定。激素受体随后与细胞核中特定的 DNA 结合位点结合,从而增加雄激素依赖基因的转录,最终刺激蛋白质合成(Andriole et al,2004)。相反,雄激素从其敏感组织中退出会导致蛋白质合成减少及组织退化。**雄激素的撤除不但会使关键的雄激素依赖基因(如 psa 基因)失活外,还会导致参与程序性细胞死亡的特定基因的激活**(Kyprianou and Isaacs,1989;Martikainen et al,1990)。尽管雄激素在正常前列腺发育和分泌中起着重要作用,但没有证据表明睾酮或 DHT 对老年男性前列腺生长起直接促进作用。事实上,尚未有激素被证实对培养的前列腺上皮细胞有促进作用(McKeehan et al,1984)。在大鼠前列腺模型中,不同基因表达实验未能证实直接激活有丝分裂通路(Wang et al,1997)。然而,雄激素的确对许多生长因子及其受体具有调节作用(见下文)。因此,睾酮和 DHT 在前列腺中的作用是通过自分泌和旁分泌途径间接完成的。

1. 雄激素受体

不同于其他雄激素依赖性器官,前列腺可以终身保持对雄激素的应答能力。在青春期结束时,阴茎中雄激素受体的表达下降到可以忽略不计的比率(Roehrborn et al,1987;Takane et al,1991a,1991b)。因此,虽然雄激素体内水平很高,但是成年阴茎失去了继续生长的能力。如果阴茎终身保持高水平的 ARs,那么它将会一直生长直到死亡。与此相反,前列腺内 AR 水平在整个衰老过程中保持在一个较高的水平(Barrack et al,1983;Rennie et al,1988)。事实上,这些数据表明,增生组织中的核 AR 水平可能高于正常对照组织。年龄相关雌激素水平的增加以及其他的一些因素,可能会增加 AR 在老龄前列腺中的表达,进而导致前列腺进一步的增长(或细胞死亡的减少),尽管在该阶段外周循环中雄激素水平下降,但前列腺中 DHT 水平"正常"。

AR 突变、多态性或其他改变在前列腺增生症发病中的潜在作用尚不清楚(Chatterjee,2003)。AR 基因 CAG 重复序列的多态性(短于对照组)与前列腺体积变大和手术风险增加有关(Giovannucci et al,1999a,1999b)。来自荷兰的另一项研究表明 CAG 重复次数与 BPH 没有关系(Bousema et al,2000)。一项针对芬兰男性的研究发现,与对照组相比,BPH 患者短 CAG 重复序列明显减少(Mononen et al,2002)。鉴于报告结果的显著差异,如果短的 CAG 重复序列在前列腺增生的发病机制中起作用,它很可能是很小的(Hoke and McWilliams,2008)。

2. 双氢睾酮和类固醇 5α-还原酶

增生的前列腺组织内 DHT 与正常前列腺组织相比并未升高。对切除前列腺组织的初步研究表明,增生性腺体中的前列腺 DHT 水平高于正常对照组。然而,早期研究的前列腺对照组组织主要来源于意外死亡者。死亡后持续的 DHT 代谢降低了尸体组织中的雄激素水平。Walsh 及其同事(1983)以无前列腺增生的男性前列腺手术标本作为对照的研究清楚地表明 DHT 水平在增生性腺体和正常腺体中是相同的。然而,老年男性的前列腺维持高水平的 DHT 以及 ARs,从而证实雄激素依赖性细胞生长的机制。毫无疑问,雄激素在疾病的发展过程中至少起着很大的作用。

两种类固醇 5α-还原酶已被发现,每种酶都由一个单独的基因编码(Russell and Wilson,1994)。Ⅰ型 5α-还原酶主要来源于前列腺外组织(如皮肤和肝脏),通常在 5α-还原酶缺乏综合征中表达,可以被度他雄胺但不能被非那雄胺所抑制。Ⅱ型 5α-还原酶尽管在前列腺外组织中也有表达,但它主要来源于前列腺组织。Ⅱ型 5α-还原酶的突变与 5α-还原酶缺乏综合征的临床表型有关。它对非那雄胺和度他雄胺的抑制作用非常敏感(Carson and Rittmaster,2003)。显然,**Ⅱ型酶对前列腺的正常发育和以后的增生性生长至关重要。**Ⅰ型 5α-还原酶在正常和异常前列腺生长中的作用仍有待确定。有越来越多的证据表明,与 BPH 相比,Ⅰ型同工酶在前列腺癌中可能发挥更重要的作用;同时,mRNA、蛋白质和功能酶在前列腺癌中的表达已得到证实(Thomas et al,2008)。鉴于非那雄胺缩小前列腺体积与双重Ⅰ/Ⅱ型抑制剂相同,大致相当于去势的作用,所以Ⅰ型衍生 DHT 可能对增生不起关键性作用。

运用Ⅱ型 5α-还原酶特异性抗体进行免疫组

织化学研究可以显示该酶的基质细胞定位（Thig-pen et al,1993；Silver et al,1994）。上皮细胞均缺乏Ⅱ型蛋白，并且部分基底上皮细胞染色阳性。虽然在正常前列腺、前列腺增生和前列腺癌中均可检测到Ⅰ型 5α 蛋白的微量表达，但通过最初的抗体仍无法在 BPH 或前列腺癌中检测到Ⅰ型还原酶蛋白（Shirakawa et al,2004）。一项具有选择性Ⅰ型抗体的研究表明，只有 7% 的 BPH 患者呈阳性染色（Thomas et al,2003）。在同一项研究中，29 例 BPH 标本中仅有 2 例发现Ⅰ型酶活性。

这些数据表明**基质细胞在雄激素依赖性前列腺生长中起着核心作用，而其内的Ⅱ型 5α-还原酶是雄激素在扩增过程中的关键**。因此，腺体内雄激素旁分泌作用方式是显而易见的（图 3-2）。此外，皮肤和肝脏中产生的**循环 DHT 可能以内分泌方式作用于前列腺上皮细胞**（McConnell,1995）。如果两型Ⅰ/Ⅱ型 5α-还原酶抑制药在临床上的作用优于选择性Ⅱ型抑制药，则可能是由于对外周产生的 DHT 的抑制所致。

在开放核化的 BPH 标本免疫组织化学研究显示出前列腺内和前列腺间 5α-还原酶表达量相当多，使得基于单次或一次性活检组织进行分布研究非常困难（Sherwood et al,2003）。

已有报道显示Ⅱ型 5α-还原酶具有多态性（SRD5A2），但其与 BPH 的关系尚不确定。染色体 2p23 上的 SRD5A2 基因经常包含 A49T 和 V89L 的替换以及 TA 二核苷酸重复多态性。89L 等位基因与酶的低活性有关，而 49T 等位基因与酶的高活性有关。较长的 TA 重复序列与 mRNA 的不稳定性有关，从而降低了酶的活性。在一项研究中（Salam et al,2005），L 等位基因的数量与 BPH 的发生存在明显相关性，而睾酮等位基因及 TA 重复序列则不具备这种相关性。在 Olmsted County 的研究人群中，虽然 V89L 多态性与前列腺体积之间存在弱相关性，但 SRD5A2 基因型与 BPH 之间的关联未得到证实（Roberts et al,2005）。

雄激素撤除可能通过血管效应部分发挥对前列腺的作用（Buttyan et al,2000）。去势可以使大鼠前列腺血管产生急剧的收缩（Hayek et al,1999）。这种作用似乎不是通过血管内皮生长因子（VEGF）介导的（Burchardt et al,2000）。有间

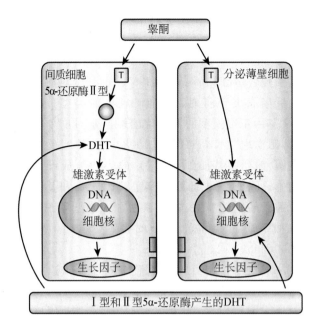

图 3-2　睾酮（T）向前列腺上皮和基质细胞扩散。T 可直接与雄激素调节基因启动子区结合的雄激素（类固醇）受体相互作用。在基质细胞中，大部分 T 被转化为二羟睾酮（DHT）——一种更有效的雄激素，它可以在基质细胞中以自分泌的方式发挥作用，或者通过向邻近的上皮细胞扩散而以旁分泌的方式发挥作用。经外周产生的 DHT 主要发生在皮肤和肝脏中，可以扩散到血液循环中，并以一种真正的内分泌方式发挥作用。在某些情况下，前列腺基底细胞可作为 DHT 的产生部位，类似于基质细胞。自分泌和旁分泌生长因子也可能参与前列腺内雄激素依赖性进程［From Roehr-born CG. Pathology of benign pros-tatic hyperplasi-a. Int J Impot Res 2008；20（Suppl.3）：S11-8.］

接证据表明，由其他疾病（如糖尿病）产生的前列腺血管系统异常可能是 BPH 的危险因素（Parsons et al,2006；Parsons,2007）。

（三）雌激素的作用

动物模型证据表明雌激素在 BPH 的发病机制中起重要作用，但雌激素在人类 BPH 的发展中所起的作用尚不清楚。在犬的体内，通过雌激素与雄激素协同作用产生实验性 BPH 模型，并且雌激素似乎参与了 AR 的诱导（Moore et al,1979）。事实上，雌激素可以使高龄犬的前列腺对雄激素的作用更加敏感（Barrack and Berry,1987）。犬的前列腺内含有大量高亲和力的雌激素受体（ERs）。在其体内，雌激素治疗会刺激基质，导致

胶原的总量增加(Berry et al,1986a,1986b)。ER 至少有两种形式:雌激素受体 α(ER-α)由前列腺基质细胞表达,雌激素受体 β(ER-β)由前列腺上皮细胞表达(Prins et al,1998)。前列腺对雌激素的反应取决于前列腺细胞内 ER 的类型。敲除 ER 基因小鼠模型的实验表明雌激素对前列腺有"抑制作用"(Krege et al,1998)。体外实验研究表明,前列腺基质细胞 ER-α 的表达与成纤维细胞生长因子-2、成纤维细胞生长因子-7 和其他生长因子的上调有关;雄激素的加入降低了 ER 和多种基质源性生长因子的表达(Smith et al,2000,2002)。

不同的作用可能由基质 ER-α 和上皮 ER-β

介导(Prins and Korach,2008)。同时,有证据显示雌激素通过不同受体介导的作用可能与多种前列腺疾病的病因和进展有关(表 3-2)。这些发现为包括前列腺癌在内的前列腺疾病治疗提供了新的途径和替代方法,而这些方法是针对雌激素受体或雌激素代谢途径来发挥作用的。由于这两种 ER 在多种前列腺疾病,包括癌症进展中可能发挥不同的或相反的作用,因此受体特异性激动药和拮抗药可能在未来的临床试验中被证明是有效的治疗策略。最近一项 ER-β 激动药治疗男性 LUTS 随机安慰剂对照研究显示 ER-β 激动药对症状、血清 PSA、前列腺大小和尿动力学参数无任何影响(文章待发表)。

表 3-2　前列腺 ER-α 和 ER-β 表达及活性的比较

	ER-α	ER-β
位置	基质细胞	上皮细胞
增生	上皮鳞状化生基质增生	抗增殖
分化	上皮异常增生	分化前期
免疫反应		抗炎抗氧化剂
表达	前列腺癌中的调控失调在早期癌症中的沉默,随着进展而再次出现	前列腺癌↓器官受限疾病↑在转移性前列腺癌中的调控异常

ER. 雌激素受体

From Prins GS,Korach KS. The role of estrogens and estrogen receptors in normal prostate growth and disease. Steroids 2008;73:233-244.

相对于睾酮,血清雌激素水平随着男性年龄的增长绝对或相对地增加。有证据表明 BPH 患者前列腺内雌激素水平增加。前列腺体积较大的男性前列腺外周循环中雌二醇水平较高(Partin et al,1991)。在 Olmsted County 的队列研究中,甚至在调整了年龄因素后,生物有效睾酮高于中位的男性血清雌二醇水平与前列腺体积呈正相关(Roberts et al,2004)。在肥胖人群中,血清睾酮、雌二醇和前列腺体积的数据是相互矛盾的(Zucchetto et al,2005)。虽然人类 BPH 中存在较低浓度的经典高亲和力 ERs(Farnsworth,1996;Sciarra and Toscano,2000),但可能有足够数量的生物活性。

在动物模型中,从芳香化酶抑制药的实验研究来看,前列腺内雌激素的减少可能导致药物性基质增生的减少(Farnsworth,1996,1999)。然

而,目前雌激素在人类 BPH 中的作用还没有雄激素那么牢固。物种的变化和因果关系仍存在较多疑问。

在正常及增生性前列腺组织中存在高水平孕酮受体,但其在正常前列腺生理和 BPH 中的作用仍有待确定。

(四)程序性细胞死亡的调控

程序性细胞死亡(凋亡)是维持正常腺体内稳态的重要生理机制(Kerr and Searle,1973)。细胞凝聚和碎裂发生在吞噬和降解前,在吞噬和降解过程中,凋亡细胞被邻近细胞吞噬而被溶酶体酶降解。细胞凋亡是在不激活免疫系统的情况下发生的,但同时需要 RNA 和蛋白质的合成(Lee,1981)。在正常浓度睾酮存在大鼠的前列腺中,有活跃细胞死亡发生在前列腺导管系统近端段(Lee et al,1990)。雄激素(可能是睾酮和 DHT)

的作用是能抑制腺体其他部位的程序性细胞死亡。**去势后，活跃细胞死亡在腔上皮群以及每个导管的远端区域增加。**Tenniswood（1986）认为，雄激素的作用和上皮反应存在区域控制，雄激素对腺体不同部位生长调节因子具有局部调节作用。转化生长因子-β（TGF-β）家族中的很多生长因子很可能是该调节因子（Martikainen et al，1990）。

去势大鼠前列腺中至少有 25 种不同的基因被诱发（Montpetit et al，1986）。正常腺体内的稳定需要在生长抑制药和有丝分裂原之间取得平衡，这种平衡既可以抑制或诱导细胞增殖，也可以防止或调节细胞死亡。BPH 等增生性生长模式可能是由局部生长因子或生长因子受体异常所致，从而导致增殖增加或程序性细胞死亡减少。

（五）基质-上皮的相互作用

有大量的实验证据表明，**前列腺基质细胞和上皮细胞之间通过旁分泌相互联系。**犬前列腺上皮细胞的生长通过基底膜和基质间细胞的相互作用来调节。Isaacs 和 Coffey（1989）使用犬前列腺上皮细胞功能标记物，证明具有可塑能力的上皮细胞能迅速改变它们的行为。细胞开始快速生长并改变其细胞骨架染色模式。相反，如果细胞生长在前列腺胶原蛋白上，它们会保持正常的分泌功能和细胞骨架染色模式，且不会快速生长。**这有力地证明了一类基质细胞分泌蛋白［即细胞外基质（ECM）］可部分调节上皮细胞的分化。因此，BPH 可能是由于抑制细胞增殖的正常基质成分缺失，导致细胞增殖缺乏正常的"阻断"机制而形成的。**这种异常也可通过自分泌的方式引起基质细胞的增殖。

Cunha 及其同事们对发育研究的结果不仅表明前列腺基质-上皮相互作用在前列腺中具有重要性，而且显示胚胎前列腺基质在泌尿生殖道上皮分化中起着重要作用（Cunha et al，1980，1983，2003；Cunha and Donjacour，1987；Cunha，1994，1996）。**增生前列腺内新腺体的形成类似于胚胎潜在的前列腺基质诱导上皮细胞发育的"再唤醒"过程**（McNeal，1990）。无论在正常发育还是 BPH 的过程中，许多前列腺基质-上皮细胞的相互作用可能是由生长因子或具有生长因子样的特性 ECM 介导的。考虑到前列腺基质细胞中 5α

还原酶（DHT 产生）的定位，这个模型更加有趣（Silver et al，1994）。

ECM 信号蛋白 CYR 61 的研究揭示了基质细胞-ECM-上皮细胞间关系具有复杂性。CRY 61 是一种 ECM 相关蛋白，能促进上皮细胞和基质细胞的黏附、迁移和增殖。多种生长因子可增加 CYR 61（一种早期即时反应基因）在两种细胞中的表达，而反义寡核苷酸则通过抑制 CYR61 的表达显著影响正常细胞形态（Sakamoto et al，2003，2004a，2004b）。CYR 61 在人类 BPH 组织中的表达明显增加，并可被溶血磷脂酸（一种内源性脂质生长因子）诱导。

随着我们对前列腺中基质-上皮细胞之间关系的了解不断加深，可通过调节这些自分泌/旁分泌机制来诱导抑制 BPH 产生的过程以达到治疗目的。

（六）生长因子

生长因子是刺激或抑制细胞分裂和分化过程的小肽分子（Steiner，1995；Lee and Peehl，2004）。对生长因子产生反应的细胞在其表面有特定的生长因子受体，而这种受体又与多种跨膜和细胞内信号传导机制有关。**生长因子与类固醇激素的相互作用可能改变细胞增殖与细胞死亡的平衡，从而产生 BPH**（图 3-3）。Lawson 小组第一个证明了 BPH 提取物能够刺激细胞生长。这种前列腺生长因子随后在序列分析中被发现为基本成纤维细胞生长因子（bFGF）（Story et al，1989）。随后，在正常前列腺组织、增生性前列腺组织和肿瘤前列腺组织中发现了多种生长因子。除了 bFGF（FGF-2）外，酸性 FGF（FGF-1）、Int-2（FGF-3）、角质形成细胞生长因子［KGF（FGF-7）］，转化生长因子-β（TGF-β）和表皮生长因子（EGF）均被发现与前列腺生长有关。在许多种组织中，转化生长因子-β（TGF-β）是一种正常上皮细胞增殖的有效抑制药。在前列腺癌模型中，有证据表明恶性细胞已经逃脱了转化生长因子-β 的生长抑制作用（McKeehan and Adams，1988）。相似的机制可能在 BPH 中起作用（Salm et al，2000），导致上皮细胞的聚集（Kundu et al，2000）。生长因子可能在调节前列腺平滑肌细胞的表型方面也起着重要作用（Peehl and Sellers，1998）。

越来越多的证据表明，生长因子、生长因子受体和前列腺类固醇激素之间有着内在的联系（Rennie et al，1988；Lee and Peehl，2004）。虽然有关增生组织中生长因子和生长因子受体的绝对水平与正常组织相比较的数据相矛盾，但生长因子可能在 BPH 的发病机制中起着一定的作用。因此，有必要进一步明确生长因子在细胞增殖不明显的疾病过程中所起的作用。

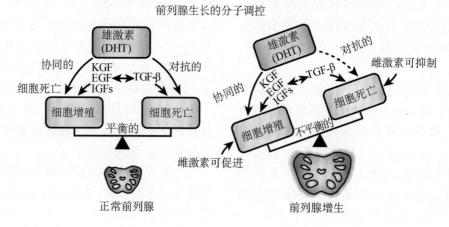

图 3-3　前列腺增生可能是由于细胞增殖与细胞死亡之间的不平衡所致。雄激素起着必要但可能是允许的作用。生长因子更可能是主要缺陷部位。DHT. 二氢睾酮；EGF. 表皮生长因子；IGFs. 胰岛素样生长因子；KGF. 角质形成细胞生长因子；TGF-β. 转化生长因子-β

如果细胞增殖是 BPH 形成过程的组成部分，那么在 DHT 的促进或调节作用下，生长因子如 FGF-1、FGF-2、FGF-7 和 FGF-17、VEGF 和胰岛素样生长因子（IGF）均具有刺激细胞增殖的作用。相反，具有抑制上皮细胞增殖能力的 TGF-β，通常对 BPH 中丢失或下调的上皮增生发挥着抑制作用（Wilding et al，1989；Sporn and Roberts，1990，1991；Peehl et al，1995；Cohen et al，2000；Lee and Peehl，2004）。TGF-β_1 对成纤维细胞和其他基质细胞而言是一种有效的有丝分裂剂，同时也是上皮细胞增殖的重要抑制药（Roberts and Sporn，1993）。TGF-β_1 还调节 ECM 的合成和降解，并能诱导细胞发生凋亡。此外，TGF-β 还促进了基本成纤维细胞生长因子（bFGF）的产生，bFGF 是前列腺基质细胞的自分泌生长因子（Roberts and Sporn，1993），TGF 至少在一个前列腺平滑肌细胞系（PSMC 1）中，具有促自分泌有丝分裂的功能（Salm et al，2000）。因此，在 BPH 过程中上调 TGF-β_1（前列腺基质细胞中表达）将有利于基质间隔的扩张。

重组小鼠前列腺的研究对这一观点给出了间接证明（Yang et al，1997）。有趣的是，TGF-β 可能调节平滑肌收缩蛋白的表达，提示 TGF-β 亚型可能是前列腺平滑肌功能的生理调节因子（Orlandi et al，1994）。Cohen 及其同事（2000）发现，从 BPH 标本中分离出的基质细胞与正常的基质细胞相比，表现出较弱的生长抑制作用，而减弱的反应似乎是由于 FGF 介导的 IGF 结合蛋白 3（IBBP-3）表达的减少所致。通过抑制能正常降解多能聚糖（Chondroitin，硫酸蛋白多糖 2）的关键金属蛋白酶（ADAMTS 谱系），TGF-β 可能刺激多能聚糖在 ECM 中过表达，从而导致其在 ECM 中的聚集（Cross et al，2006）。TGF-β 密码 10 多态性的患者患 BPH 的风险增加（Li et al，2004）。

BPH 中 FGF-2 水平增加的第一个证据来自 Begun 及其同事们的研究（1995），他们证明 BPH 中 FGF-2 的升高是正常腺体的 2～3 倍。进一步的研究表明，FGF-2 和 FGF-7 在 BPH 组织内均过度表达（Ropiquet et al，1999）。尽管转基因小鼠由于 FGF-2 的过度表达会发展成腺体上皮增生，但 FGF-2 的主要靶点仍被认为是基质细胞本身（自分泌）（Konno-Takahashi et al，2004）。KGF 是 FGF 家族中（FGF-7）的一员，产生于前列腺基质细胞（Yan et al，1992）。然而，基质源性 KGF 的细胞表面受体仅在上皮细胞中表达。因此，FGF-7（或同源基因）是介导前列腺上皮基质细胞激素调节的主要因素。有直接证据表明在参与精囊形成的过程中,FGF-7 在雄激素依赖性基质-上皮细胞相互作用的过程中发挥了重要作用(Alarid et al,1994)。基质细胞的 FGF-7 产生或上皮细胞的 FGF-7 受体异常可促进上皮细胞增殖。非典型前列腺增生 FGF-7 过表达转基因小鼠的研究间接证明了这一假说(Kitsberg and Leder,1996)。McKeehan 的实验研究证明,FGF-10 是 FGF-7 的同源基因,在大鼠前列腺中高表达,特别是在平滑肌来源的基质细胞内 (Lu et al,1999;Nakano et al,1999)。其他研究表明 FGF-7 在紧邻上皮细胞的基质细胞内表达,提示上皮细胞可能对 FGF-7 的表达具有诱导作用。最有可能导致这种效应的旁分泌因子是白细胞介素(IL)-1α (Giri and Ittmann,2000;Lee and Peehl,2004)。

一些研究者推测前列腺局部缺氧(可能是动脉粥样硬化或其他血管事件)是诱导 FGF 产生的最初原因(Lee and Peehl,2004)。BPH 结节的进一步生长可能会阻碍血流,导致缺氧的加重(Parsons and Kashefi,2008;Parsons et al,2008)。缺氧导致缺氧诱导因子-1 的升高,进而增加基质细胞 FGF-2 和 FGF-7 的分泌。

其他与 BPH 有关的生长因子包括 FGF-17(Polnaszek et al,2004)、FGF-10 和 VEGF(Walsh et al,2002)。目前尚难以确定哪些生长因子和生长因子受体在 BPH 发病过程中起关键的调节作用。

一种独特的动物模型为类 FGF 因子可能参与 BPH 病因提供了额外的证据。**表达 Int-2/FGF-3 生长因子的转基因小鼠细胞系显示雄性小鼠前列腺雄激素敏感上皮增生,其组织学特征与人和犬的 BPH 相似**(Tutrone et al,1993)。

胰岛素生长因子(IGFS)、结合蛋白和受体似乎也在前列腺生长中起着重要作用,至少因为它与培养中的细胞生长有关(Peehl et al,1995;Lee and Peehl,2004)。过度表达 IGF-1 的转基因小鼠前列腺明显增大 (Konno-Takahashi et al,2003)。对 BPH 组织的研究表明,尿道外周区的 IGF-2 浓度高于前列腺外周带 (Monti et al,2001)。一项对中国男性的研究显示,循环 IGF-1 和 IGFBP-3 水平与 BPH 之间存在显著的相关性

(Dahle et al,2002),但是 Olmsted County 队列研究数据显示血清胰岛素样生长因子-1 与前列腺体积之间无相关性(Roberts et al,2003)。

(七)其他信号通路

交感神经信号通路在 LUTS 的病理生理过程中起着重要的作用,从干预肾上腺素能神经系统的药物使用来看,这是显而易见的。如 α-肾上腺素受体阻滞药对 LUTS 的治疗是非常有效的(American Urological Association Practice Guidelines Committee,2003)。此外,越来越多的证据表明交感神经通路在增生性生长过程中起重要作用(McVary et al,1994,2005)。在某些模型系统中,α-肾上腺素受体阻断可诱导细胞凋亡(Anglin et al,2002)。α-肾上腺素能通路也能调节前列腺平滑肌细胞的形态 (Lin et al,2000)。肾素血管紧张素系统(RAS)的所有成分都存在于前列腺组织中,并可能在前列腺增生时被激活 (Dinh et al,2001,2002;Fabiani et al,2001)。无论是否有交感神经调节,局部 RAS 通路都可能促进细胞增殖和平滑肌收缩。

在 BPH 细胞中发现早期生长反应 1 基因(Egr1)转录调控通路被激活 (Mora et al,2005)。另一个有趣的发现是,α2-巨球蛋白是一种结合 PSA 和多种生长因子的大蛋白,在人类前列腺内高度表达并在 BPH 中上调(Lin et al,2005)。抑制分子的受限和失活可以促进生长途径。

(八)良性前列腺增生中炎性通路和细胞因子的潜在作用

人类 BPH 组织中生长因子的另一个来源可能是许多 BPH 患者的炎性细胞浸润。20 世纪 90 年代,描述性研究表明炎症与 BPH 生长有相关性。Theyer 及其同事(1992)报道了 BPH 组织内被活化的 T 细胞广泛浸润。外周血和肿瘤浸润的 T 细胞被认为是 VEGF 的表达,VEGF 是一种有效的上皮细胞有丝分裂生长因子(Blotnik et al,1994;Freeman et al,1995)。已知 T 细胞产生和分泌多种生长因子,包括肝素结合的 EGF 样生长因子和 bFGF/FGF-2。因此,在局部前列腺环境中存在的 T 细胞被认为能够分泌强有力的上皮和基质有丝分裂原,从而促进基质和腺体的增生。

在过去的 5 年中,通过对特定的炎症介质通

路详细研究阐明了这些途径在 BPH 发病机制中的潜在作用(图 3-4)。在 BPH 组织中可见大量的细胞因子及其受体(Konig et al,2004)。具体来说,IL-2、IL-4、IL-7、IL-17、干扰素-γ (IFN-γ)及其相关受体在 BPH 组织中均有明显的表达(Kramer et al,2002;Steiner et al,2003a,2003b)。IL-2、IL-7 和 IFN-γ 对前列腺基质细胞的体外增殖具有促进作用。前列腺上皮细胞衰老导致 IL-8

表达增加,而 IL-8 促进非衰老上皮细胞和基质细胞的增殖(Castro et al,2004)。巨噬细胞抑制因子 1 在正常前列腺组织中表达,但在 BPH 中明显下调 (Kakehi et al,2004;Taoka et al,2004)。BPH 的慢性炎症也与腺上皮中局部上调的环氧合酶-2 有关(Wang et al,2004)。然而,到目前为止,前列腺炎症与相关细胞因子通路和基质上皮增生之间还没有确定的因果关系。

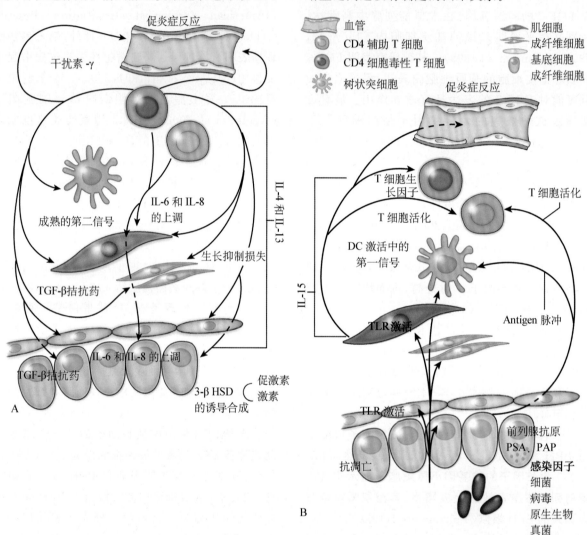

图 3-4　A. T 细胞源性促炎细胞因子在老年前列腺免疫炎症和基质生长(T 细胞)发生发展中的组织作用;B. 平滑肌细胞(红色标记)在老年前列腺免疫浸润维持和增殖中的作用。DC. 树突细胞;HSD. 羟类固醇脱氢酶;IL. 白细胞介素;PSA. 前列腺特异性抗原;PAP. 前列腺酸性磷酸酶;TGF-β. 转化生长因子-β;TLR. Toll 样受体
[From Kramer G, Mitteregger D, Marberger M. Is benign prostatic hyperplasia (BPH) an immune inflammatory disease? Eur Urol 2007;51:1202-16.]

来自意大利实验室最新的研究表明，代谢综合征可能是导致前列腺炎症以及男性 LUTS 和 BPH 的更高风险的因素，睾酮（在兔模型中）和 DHT 对 AR 的激活可能对前列腺炎症有保护作用（Vignozzi et al，2012a，2012b；Gacci et al，2013）。这项工作如果得到证实，将会有效地建立雄激素类固醇和前列腺炎症在男性 LUTS 和 BPH 病理生理学中的作用之间的联系。

Kramer 及其同事发表了一篇关于 BPH 作为一种潜在的自身免疫性疾病的综述（2007）。图 3-4 显示了 BPH 慢性炎症的免疫学关键特征以及目前对这些变化解释了 BPH 发生和发展过程。最近发表了一篇关于炎症在良性前列腺增生中作用的临床观察综述，并建议将炎症作为治疗的目标（Gandaglia et al，2013）。

（九）基因和家族因素

有大量证据表明 BPH **具有遗传性**。Johns Hopkins 的 Sanda 及其同事对接受手术治疗的 BPH 患者和对照组进行了回顾性病例对照分析（Partin et al，1994；Sanda et al，1994）。BPH 患者切除的前列腺重量（＞37g）位于最重的 1/4 人群而年龄位于最轻的 1/4 人群。**手术治疗的 BPH 患者直系男性亲属的危险比例与对照组相比为 4.2（95％CI，1.7～10.2）**，显示很强的相关性（表

3-3）。研究结果似乎并不是由于两组人在就医行为上的差异所致。独立分析研究显示该差异是由**常染色体显性遗传**导致的。使用这种模式**在 60 岁以下即接受前列腺切除术的患者中有接近 50％归因于遗传因素的影响**。相反，**在 60 岁以上接受前列腺切除术的患者中，该比例只有 9％**。此外，单卵双生比双卵双生具有更高的 BPH 一致性（Partin et al，1994）。

Roberts 及其同事在一项针对 2000 多名男性的社区队列研究中发现，与没有病史的人群相比，有前列腺增生大家族史和 BPH 家族史的男性中到重度泌尿系统症状的风险更高（Roberts et al，1995）。对参加美国非那雄胺临床试验的受试者进行分析，发现 69 名男性中有 3 名或 3 名以上的家族成员患有 BPH，包括起源者（Sanda et al，1997）。回归分析显示**家族性 BPH 的特征是前列腺体积偏大**，平均为 82.7 ml，**散发性 BPH 其前列腺平均体积为 55.5 ml**（Sanda et al，1995）。家族性 BPH 和散发性 BPH 的血清雄激素水平和 5α-还原酶抑制反应相似。最近的一项有关非那雄胺的家族聚集性研究证实，与症状的严重程度或其他因素相比，遗传因素对早发和前列腺体积大的 BPH 家族史患者中具有更加重要的影响（Pearson et al，2003）。

表 3-3　**早发性前列腺增生的家族史增加临床显著前列腺增生的危险**

BPH(％)* 亲属	临床 BPH 发生频率		按年龄调整		重要性‡	
	患病亲属	对照亲属	让步比（未调整）†	临床 BPH 的相对危险性‡	卡方	P 值
所有一级男性亲属	28.3	8.6	4.2（1.7～10.2）	4.4（1.9～9.9）	13.36	0.0003
父亲源	33.3	13.2	3.3（1.1～10.2）	3.5（1.3～9.5）	5.94	0.0148
兄弟源	24.2	3.9	8.0（1.6～40.5）	6.1（1.3～29.7）	6.85	0.0089

* 有因 BPH 而接受前列腺切除术（开放或经尿道）病史的男性亲属百分比（60 例患病亲属和 105 名对照亲属）

† 比例的卡方分析；括号中为 Taylor 95％的置信区间

‡ 比例风险生存模型；检查结果为前列腺切除术。时间变量为死亡年龄或现年龄。括号中为 Taylor 95％的置信区间

BPH. 良性前列腺增生

From Sanda MG，Beaty TH，Stutzman RE，et al. Genetic susceptibility of benign prostatic hyperplasia. J Urol 1994；152:115-9.

这些研究清楚地证明了家族性 BPH 的存在，并表明基因在该病的发病机制中起着一定作用。Meikle 及其同事的研究（1997，1999）也支持 BPH

具有基因基础的观点。初步研究证明了 DNA 基因突变（White et al，1990）、DNA 低甲基化（Bedford and van Helden，1987）、核基质蛋白表达异

常(Partin et al,1993)、遗传基因多态性改变(Werely et al,1996；Konishi et al,1997；Habuchi et al,2000)和 Wilms 肿瘤基因(WT1)的异常表达(Dong et al,1997)均与 BPH 有关。通过分析与前列腺癌相关的 14 个单核苷酸多态性，发现 2q31 和 5p15 基因变异与中国人的侵袭性 BPH 有关(Qi et al,2013)。然而，与家族性 BPH 相关的或可能导致散发性疾病中前列腺显著增大风险的特定基因仍有待进一步研究。

(十)其他病因学因素

雄激素和可溶性生长因子显然不是 BPH 进展的唯一重要因素。有研究表明所有哺乳动物的前列腺都有睾酮、DHT 和 ARS 以及大多数已知的生长因子信号传导途径；然而，只有人类和犬才会形成 BPH。有趣的是，另一个在终生保持雄激素反应的腺体器官，即精囊，并不会发生增生。显然，在这两个独特的物种中必然存在其他机制或辅助因素，使它们易受疾病的影响。例如，可能通过输精管或输精管血管传递的来自睾丸的非雄激素物质起到了一定的作用(Dalton et al,1990)。在接受外源性雄激素处理后，睾丸完整大鼠的前列腺生长程度明显高于雄激素去势大鼠。Sutkowski 及其同事(1993)已经证明，在培养中，人的精囊液对人的前列腺上皮细胞和基质细胞均有促有丝分裂作用。同样的结果也出现在去势和睾丸用雄激素、外源睾酮和雌二醇联合治疗的犬身上(Juniewicz et al,1994)。除前列腺重量增加外，睾丸完整的犬组织学 BPH 的发生率也明显增高。Grayhack 及其同事(1998)已经确定了某种物质可能是形成此现象的因素。

由于催乳素能影响体外培养的前列腺细胞，所以长期以来催乳素一直被认为在 BPH 中起着重要作用。过度表达催乳素的转基因小鼠前列腺明显增大(Wennbo et al,1997)。然而，尽管有文献记载，催乳素受体存在于人的前列腺中，且这种激素的循环水平较低，但其在人类前列腺疾病中的作用尚不清楚。在小鼠敲除模型中，催乳素介导的增生性前列腺生长通过上皮催乳素/催乳素受体信号参与上皮-基质相互作用。基质纤维肌 AR 可以调节这种上皮-基质相互作用的信号，因此，通过用降解促进剂靶向基质 AR，可以观察到前列腺变小，这一观察结果可能用于未来的治疗中(Lai et al,2013)。

通过分子图谱、指纹图谱、微阵列和高通量筛选工具发现了新的基因以及先被认为与 BPH 无关的已知基因。Getzenberg 实验室(Prakash et al,2002；Sakamoto et al,2004b；Shah et al,2004；Minnery and Getzenberg,2005)和其他小组(Fromont et al,2004；Dhanasekaran et al,2005)的初步发现表明，BPH 的新标记物和新的治疗目标将在未来几年内发现。

二、病理生理学

BPH 的病理生理很复杂(图 3-5)。**前列腺增生增加尿道阻力，导致膀胱功能的代偿性改变。**然而，在增加流出阻力的情况下维持尿流所需的逼尿肌压力升高，是以损害正常的膀胱储存功能为代价的。**梗阻性逼尿肌功能改变与年龄相关的膀胱和神经系统功能改变，导致了尿频、尿急和夜尿这些 BPH 相关的症状。**因此，对于前列腺增生病理生理学的了解需要详细地观察梗阻性逼尿肌功能的改变。

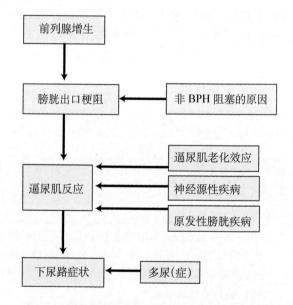

图 3-5 **良性前列腺增生(BPH)的病理生理过程涉及尿道梗阻、逼尿肌功能和功能障碍、尿生成的复杂交互作用**

(一)病理学

1. 解剖学特征

McNeal(1978)证明 **BPH 首先发生在前列腺**

的尿道周围移行区(图 3-6)。移行区由前列腺前括约肌外的两个独立腺体组成。移行区的主要导管出现在膀胱附近尿道角度测量点的尿道壁侧面。邻近的移行区导管是尿道周围区的腺体,其被限制在前列腺前括约肌内且与尿道轴线平行。所有 BPH 结节或在移行区或在尿道周围区域发育(McNeal,1978,1990)。尽管早期移行区结节出现在前列腺前括约肌内或紧邻前列腺括约肌附近,但随着疾病的发展和小结节的数量增加,几乎可见于移行区或尿道周围区的任何地方。然而,**移行区也随着年龄的增长而扩大,与结节的生长无关。**

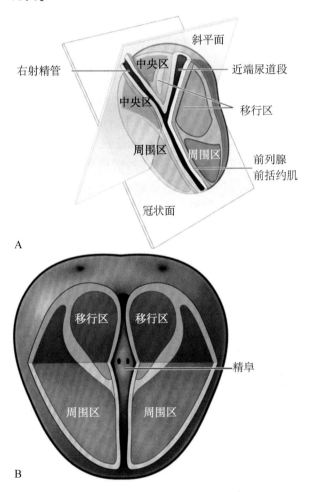

A

B

图 3-6　由 McNeal(1978)首次发现的前列腺的分区解剖。前列腺矢状面(A)和冠状面(B)节段显示外周区、移行区、中央区、Veru-montanum 和近端尿道段以及静息前括约肌和射精导管[From Roehrborn CG. Pathology of benign prostatic hyperplasia. Int J Impot Res 2008;20(Suppl. 3):S11-8.]

人类前列腺的特征之一**在于前列腺包膜的存在,它在 LUTS 的发生发展中起着重要的作用**(Caine and Schuger,1987)。在其他物种中,只有犬可自然形成 BPH,因为犬的前列腺缺少包膜,所以很少会出现 BOO 和尿路症状。据推测,前列腺包膜将组织扩张的“压力”传递给尿道,导致尿道阻力的增加。因此,人类 BPH 的临床症状可能不仅与年龄相关的前列腺体积增大有关,还可能与人类腺体独特的解剖结构有关。**关于包膜的重要性,大量文献提供的临床证据表明,尽管前列腺体积保持不变,前列腺包膜切开术(经尿道前列腺切开)可明显改善流出道梗阻。**

前列腺的大小与梗阻程度无关。因此,其他因素如动态尿道阻力,前列腺包膜和解剖多形性,在临床症状的产生中比腺体的绝对大小更重要。在某些情况下,膀胱颈尿道周围结节的优势生长导致了“中叶”的产生(图 3-7)。中叶可能起源于尿道周围,因为该区域没有移行区组织。BPH 患者中叶生长是随机发生的还是有潜在的遗传易感性,目前尚不清楚。

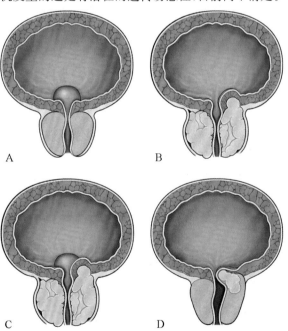

A　　　　　　　**B**

C　　　　　　　**D**

图 3-7　增生性前列腺组织阻塞前列腺尿道后形成“叶”的组织。A. 单纯中叶增大;B. 单纯侧叶增大;C. 侧叶和中叶增大;D. 后连合部增生 (中条)[After Randall(1931), from Roehrborn CG. Pathology of benign prostatic hyperplasia. Int J Impot Res 2008;20(Suppl. 3):S11-8.]

2. 组织学特征

BPH 是一个增生性的而非肥大的过程；也就是说，细胞数量的增加而不是大小有净增加（McNeal，1990）。此外，对犬胸苷摄取的研究清楚地表明实验性 BPH 中 DNA 合成的增加（Barrack and Berry，1987）。**良性前列腺肥大**这一术语在病理上是不正确的。

McNeal 的研究表明，大多数早期尿道周围**结节为纯基质特征**（McNeal，1990）。这些小基质结节类似于胚胎基质，有丰富的苍白基质和极少的胶原蛋白。目前尚不清楚这些早期基质结节是否主要含有成纤维细胞样细胞，或是否正在向平滑肌细胞类型分化。**相反，最早的移行区结节表现为腺体组织的增生**，这可能与基质相对数量的实际减少有关。最初观察到的最小基质主要由成熟的平滑肌组成，并非不像未受累的移行区组织。**这些腺体结节明显来源于新形成的小导管分支**，这些分支从现有的导管中萌芽，从而在结节内形成一个全新的导管系统。**这种新型腺体的形成在胚胎发育之外是非常罕见的。** 这种增殖过程导致腺体在特定区域内的紧密堆积以及被覆上皮高度的增加。单个上皮细胞也出现肥大。同样，随着年龄的增长，可以观察到的移行区体积（TZV）的增加不仅与结节数量的增加有关，也与该区域总体大小的增加有关。

在 BPH 发展的前 20 年中，该病的主要特征可能是结节数量增加以及新结节的后续生长缓慢。然后，随着第二阶段的演化出现，大结节的数量显著增加。在第一阶段，腺体结节往往大于基质结节。在第二阶段，当单个结节的大小增加时，腺体结节的大小明显占优势。

在切除的组织样本中，基质-上皮比率存在明显的多形性。主要切除的腺体的研究表明**纤维肌基质占优势**（Shapiro et al，1992）。大腺体主要为摘除的腺体，表现为上皮结节（Franks，1976）（图 3-8）。然而，基质-上皮比率的增加并不一定表明这是一种"基质疾病"；基质的增生很可能是由于"上皮疾病"。

（二）前列腺平滑肌的重要性

无论增生前列腺上皮细胞与基质细胞的确切比例如何，毫无疑问，**前列腺平滑肌是腺体体积的重要部分**（Shapiro et al，1992）（图 3-9）。虽然前

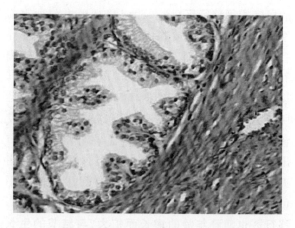

图 3-8　前列腺基质增生显示腺（左上）和基质（右下）组织（苏木精和曙红染色）[From Roehrborn CG. Pathology of benign prostatic hyperplasia. Int J Impot Res 2008；20（Suppl. 3）：S11-8.]

列腺中的平滑肌细胞没有形成明确的特征，但据推测，它们的收缩特性与其他器官平滑肌的收缩特性相似。前列腺中平滑肌细胞的空间排列对于力的产生不是最佳的，但毫无疑问，**前列腺组织中的被动力和主动力在 BPH 的病理生理过程中起着重要作用**。决定前列腺被动张力的因素仍有待阐明。基质细胞和上皮细胞中的一系列弹性因素和（最重要的）ECM 有助于被动组织张力，而不依赖于平滑肌的主动收缩。然而，**肾上腺素能神经系统的刺激明显导致前列腺尿道阻力的动态增加。阻断 α 受体阻滞药对这种刺激的影响明显减弱**。然而，α 受体阻滞药阻断并不能降低前列腺的被动张力，这可能是尿道阻力的同等决定因素。

几项针对前列腺基质/平滑肌细胞的额外观察是很重要的。一般认为基质细胞对雄激素撤除的影响具有抵抗力。在短期研究中，雄激素撤除主要影响上皮细胞群。然而，一般来说，基质细胞的周转速度要比上皮细胞慢得多。如果雄激素撤除的效果主要是增加细胞死亡率，在治疗一年或更长时间之前，基质细胞数量的减少可能得不到重视。因此，需要进一步研究以确定基质细胞是否真的对雄激素撤除有抵抗力。同样，即使基质细胞体积没有减少，也不能认为激素治疗对基质没有影响。在多种平滑肌细胞系统（如血管和肌层）中，收缩蛋白、神经受体和 ECM 蛋白受多种激素和生长因子的调节。体外实验表明，雄激素可以调节 α 受体激动药对前列腺平滑肌细胞的影

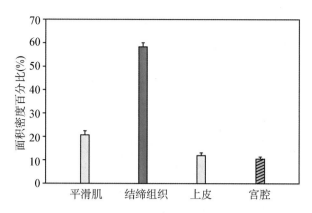

图 3-9　对有症状的良性前列腺增生患者的前列腺切片进行双重免疫酶标染色和定量图像分析。平滑肌和结缔组织的面积密度百分比显著大于腺上皮和腺腔面积密度（均值±标准误）（From Shapiro E，Becich MJ，Hartanto V，et al. The relative proportion of stromal and epithelial hyperplasia is related to the development of symptomatic benign prostate hyperplasia. J Urol 1992；147：1293-7.）

响（Smith et al，2000）。因此，一种特定疗法可能会影响基质细胞功能而不降低细胞的绝对数量或体积。

Lin 及其同事（2000）对人体组织样本的研究清楚地表明，BPH 患者平滑肌细胞的平滑肌肌球蛋白重链显著下调，而非肌肌球蛋白重链显著上调。这种肌球蛋白表达模式是去分化平滑肌的典型表现，指示正常调节通路的增殖或丢失。

人类前列腺平滑肌的主动张力受肾上腺素能神经系统的调节（Roehrborn and Schwinn，2004）。α_1-肾上腺素能受体命名已经标准化（Hieble et al，1995），目的是调节药理学和分子生物学的研究命名的差异。**受体结合研究清楚地表明，α_{1A} 是人类前列腺中最丰富的肾上腺素能受体亚型**（Lepor et al，1993a，1993b；Price et al，1993）。此外，α_{1A} **受体可明显调节人类前列腺平滑肌中的活性张力。**目前尚不清楚其他因素是否可以调节平滑肌收缩。已有文献报道了人类前列腺中存在内皮素和内皮素受体（Kobayashi et al，1994a，1994b；Imajo et al，1997；Walden et al，1998）。然而，这种强效收缩药在前列腺平滑肌功能中的生理作用仍有待确定。激肽释放酶-激肽系统的各个组成部分（如缓激肽）可能在调节前列腺平滑肌的增殖和收缩中发挥作用（Walden et

al，1999；Srinivasan et al，2004）。

前列腺和膀胱逼尿肌中存在 4 型和 5 型磷酸二酯酶同工酶，意味着磷酸二酯酶抑制药可以用于 BPH 相关 LUTS 的治疗（Uckert et al，2001，2008，2009）。事实上，安慰剂对照试验已经证实了市面上可用的治疗 LUTS 和 BPH 患者勃起功能障碍（ED）药物的有益效果（McVary et al，2007；Roehrborn et al，2008；Stief et al，2008）。

在前列腺中肾上腺素的刺激作用可能超过单纯的平滑肌收缩的作用。已知肾上腺素能神经递质调节心肌细胞收缩蛋白基因的表达（Kariya et al，1993），并参与心肌肥厚的发展（Matsui et al，1994）。有趣的是，有证据表明至少在肾脏中，睾酮可能调节肾上腺素受体的表达（Gong et al，1995）。肾上腺素能神经递质在前列腺平滑肌细胞调节和收缩中起着重要作用（Smith et al，2000）。BPH 患者的 α-肾上腺素能阻滞导致正常收缩蛋白的基因表达，特别是平滑肌肌球蛋白重链会出现显著下调。

自主神经系统过度活动可能是导致 BPH 患者 LUTS 的原因。McVary 及其同事（2005）通过一套标准的生理测试、血浆和尿儿茶酚胺测定，证实了自主神经系统活动与症状评分和其他 BPH 指标呈正相关。滴定后血清去甲肾上腺素水平的增加可预测前列腺的大小（移行区）。

（三）膀胱对梗阻的反应

现有证据表明膀胱对梗阻的反应很大程度上是一种适应性过程。事实上，患有 BPH 或前列腺肥大的患者下尿路症状与梗阻引起的膀胱功能改变有关，而不是直接与流出道梗阻相关。在手术解除梗阻后，大约 1/3 的男性仍有明显的排尿障碍和主要的储尿期症状（Abrams et al，1979）。梗阻引起的膀胱改变有两种基本类型：首先，**膀胱逼尿肌不稳定或顺应性下降的变化，导致临床上出现尿频、尿急的症状。**第二，**逼尿肌收缩力下降导致尿流动力减弱，从而临床上出现尿等待、尿流中断、残余尿量增加以及（少数病例）逼尿肌失代偿。**急性尿潴留（AUR）不应被视为这一过程的必然结果。许多出现 AUR 的患者逼尿肌收缩功能亢进，有证据显示可能有诱发性事件导致梗阻。

我们大部分关于逼尿肌对梗阻反应的认识都是基于动物实验的研究。对于人类膀胱对梗阻反应的自然病史了解有限。Gosling 及其同事研究表明,**膀胱镜下逼尿肌的改变和肌小梁形成是由逼尿肌胶原蛋白的增加所致**(Gosling and Dixon, 1980;Gosling et al,1986)。严重的小梁形成与大量残余尿有关(Barry et al,1993),表明膀胱不能完全排空可能是由于胶原蛋白增加而不是肌肉功能受损。然而,大量的肌小梁形成出现在进展较重的病例中。在实验动物模型中,**逼尿肌对梗阻的最初反应是平滑肌增生**(Levin et al,1995, 2000)。肌肉质量的增加,尽管是对膀胱内压升高和保持尿流的适应性反应,却可能与显著的平滑肌细胞内和细胞外改变相关联,而这种改变导致了逼尿肌不稳定和在某些情况下出现收缩力受损。梗阻也会引起平滑肌细胞收缩蛋白的表达、能量生成障碍(线粒体功能障碍)、钙信号异常和受损的细胞间信息传递的改变。

有相当多的证据表明,逼尿肌平滑肌细胞(增加与出口梗阻有关的负荷)不如骨骼肌对应激的反应适应性强。在后一种情况下,相对正常的收缩蛋白基因序列被上调,且肌细胞中正常组织收缩单元数量增加。在逼尿肌平滑肌细胞中,负荷诱导的肥大导致肌球蛋白重链亚型表达的改变(Lin and McConnell,1994;Cher et al,1996)以及多种细丝相关蛋白表达的显著改变(Mannikarottu et al,2005a,2005b,2006)。总之,这些观察结果强烈表明平滑肌细胞对梗阻诱导的肥大反应转变为分泌表型。这种表型转换的一个结果是增加了 ECM 的产生。逼尿肌平滑肌细胞是前列腺梗阻相关症状复杂的关键因素。在这个领域需要进一步的研究(Christ and Liebert,2005)。

在动物实验模型中,未缓解的梗阻与逼尿肌 ECM(胶原蛋白)显著增加相关(Levin et al, 1995,2000)。尽管尚未明确因果关系,但人类似乎也是如此(Gosling et al,1986)。除了梗阻引起的膀胱平滑肌细胞和 ECM 的改变外,越来越多的证据表明,**梗阻也可能调节神经逼尿肌反应**(Steers et al,1990,1999;Clemow et al,1998, 2000)。在高龄大鼠中,已经注意到排尿神经控制的改变,包括膀胱收缩力降低、中枢处理能力受损和感觉改变(Chai et al,2000)。

不受梗阻的影响,衰老导致在膀胱功能、组织学和细胞功能方面出现一些相同的变化(Nord-

ling,2002)。动物模型的证据显示,动脉粥样硬化和其他机制引起的慢性膀胱缺血或缺氧(例如膀胱壁张力的增加)可能会导致膀胱病理学的改变(Tarcan et al,1998;Azadzoi et al,1999,2003, 2008;Azadzoi,2003)。

要点:病因学和病理生理学

- 良性前列腺增生的进展需要一个完整的雄激素信号通路,但雄激素并不会导致这种疾病。
- 在缺乏明显细胞增殖的情况下,增生过程肯定是由于细胞死亡和增殖之间的不平衡产生,导致了在上皮和基质区的细胞积聚。
- 良性前列腺增生被称为是一种"基质性疾病",但发病起始是发生在基质区、上皮区、还是两者兼而有之,目前尚不清楚。
- 良性前列腺增生基质是平滑肌细胞和细胞外基质的复杂混合物。患者的尿道阻力主要是由于前列腺组织的被动弹力特性造成的,不能被 α-肾上腺素能阻断剂"松弛"。
- 旁分泌和自分泌生长因子可能是刺激或抑制基质和上皮生长的主要因素。
- 良性前列腺增生标本中常见的炎症,可能通过促进细胞生长或导致平滑肌收缩的细胞因子在疾病的发病机制中起作用。
- 良性前列腺增生可能具有家族遗传性,特别是在年轻时就患有大前列腺体积和需外科干预患者的家族中。
- 膀胱对梗阻的反应仅仅是部分适应。负荷增加的平滑肌细胞发生肥大,但细胞表型发生改变,细胞外基质产生增加,收缩蛋白表达改变,细胞间信号传导受损。
- 衰老,也许是通过血管机制,在可能增加梗阻效应的情况下,导致膀胱生物学的进一步改变。前列腺增生仅是老年男性 LUTS 的一个因素。医生往往忽视衰老、膀胱功能、神经系统改变和全身性疾病的重要影响,在许多情况下,这些因素比前列腺体积的大小对前列腺症状的影响更大。

三、流行病学

(一)定义

流行病学研究是与人类的疾病分布和决定因素相关的。由此,发展出的分支包括:描述性流行病学用于描述疾病的发病率、死亡率以及从人群、地点和时间角度描述的患病率;分析性流行病学,用于研究决定疾病的危险因素,以加强疾病的预防(Oishi et al,1998)。流行病学家评估和比较疾病的比率,对一个人群是按照性别、年龄和其他人口统计和社会经济参数进行分层。对两个人群则是按照不同文化、种族、生活方式和饮食划分的。

下面是常用率的定义:

• 发病率:每年每 10 万人口中患病的人数。

• 患病率:在特定的期间内每十万人口中存在的病例数。

• 死亡率:每年每 10 万人口中死亡的人数。

• 致死率:每种患病的人群当中的死亡人数。

然而,对于高致死的疾病(即具有高致死率和死亡率),其发病率(即在这一年当中发展为这一情形的人口比率)尤其引人注意,例如 BPH 这一疾病,在患者的病程当中它是良性的,因此其患病率(即在特定的时间内存在此疾病的人数)也非常引人注意。

目前没有世界公认的 BPH 流行病学定义,所以患病率和发病率必须参照研究者报告数据时文章中的规定来定义(Barry,1990a,1990b)。因此 BPH 的患病率是根据组织学标准(验尸患病率)或临床标准(临床患病率)计算出来的。由于临床定义变异性较大,所以采用 BPH 的尸检或组织学患病率更为便利。尽管 BPH 在现代人群中死亡率和致死率极低,但是对于这一组数据的回顾是很吸引人的,从历史的观点看是有启示作用的。

最近,描述性流行病学研究可以被分为横断面研究(评价在特定时间内,根据基线参数分类中的人群中,感兴趣的参数是否有变化以及如何测定)和纵向研究(在同一基线水平上和一定时期内评价人群,研究根据年龄或其他人口统计学标准,测定感兴趣参数的变化)。显然出于成本采用横断面研究较为容易而纵向难度在于需要长时间纵向随访同类人群。从本质上讲涉及 LUTS 和临床 BPH 的大多数研究是横断面研究,这一点会在后面讨论。而且,根据定义,由于需要反复取材组织,目前尚没有任何一种情况下纵向验尸研究,因为根据组织学的纵向研究是非常有难度的。

(二)描述性流行病学研究

1. 组织学与尸检患病率

BPH 的定义是在手术标本或尸体解剖标本中发现前列腺间质腺体增生,而尸体解剖标本来源于在非前列腺疾病死亡后完整取出的前列腺。1984 年 Berry 及其同事总结五项研究数据的结果显示没有证据表明小于 30 岁的男性患有 BPH,患病率随着每个年龄组的增高而增高,80 岁年龄组最高,峰值达到 88％。图 3-10 显示在美国、英格兰、奥地利、挪威、丹麦、中国、日本和印度严格实施的尸检研究的年龄分层患病率。患病率在 40 岁迅速增加,在 90 岁几乎达到 100％。令人惊奇的是,在全部人群中不论种族和地域,年龄特异的尸检患病率惊人地相似(Moore,1943;Swyer,1944;Franks,1954;Karube,1961;Harbitz and Haugen,1972;Haugen and Harbitz,1972;Pradhan and Chandra,1975;Holund,1980;Berry et al,1984;Carter and Coffey,1990)。

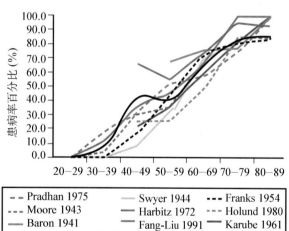

图 3-10　**不同地区按年龄分层尸检组织学良性前列腺增生(BPH)患病率平均值的差异**(From Berry SJ, Coffey DS, Walsh PC, et al. The development of human benign prostatic hyperplasia with age. J Urol 1984;132:474-9)

2. 临床患病率的横断面研究

描述性流行病学需要有一个普遍接受的且唯

一的"疾病"定义。然而 BPH 的定义,却在过去 10 年中发生过多次变化。现在,仍然没有可以采用的唯一标准。过去使用的前列腺病态一词,不恰当地指出前列腺是在老年男性中出现 LUTS 的唯一原因。Tage Hald 指出至少可以独立评估 3 个相关表现即症状(以前称为前列腺病态)、前列腺体积增大和存在梗阻(Nielsen et al,1994)。在患者中,出现所有这三个,三个中的两个或三个中的一个都是有可能的。Paul Abrams 为了替代前列腺病态在这一原来并不恰当的名词使用了下尿路症状(lower urinary tract symptoms)一词(Chapple et al,2008)。当评估老年人时,可以按其 LUTS 的程度,根据标准化症状的严重性和频度调查表,将其分为轻度、中度和重度症状(Barry et al,1992a)。因此,相同的患者可以根据直肠指诊(DRE)、经直肠超声检查(TRUS)或核磁共振(MRI)测量出前列腺增大的程度以及最后通过测量尿流率记录或侵入性压力流率检查明确膀胱出口梗阻的存在及程度来进一步分级。图 3-1 显示运用不同疾病来定义是比较困难的。所有超过 40 岁的人,有一定比例会发展为前列腺的组织学增生,也就是 BPH。在这些人群中,不完全都会出现 LUTS 症状,而有一些人出现 LUTS 是由于非 BPH 的原因导致的(如膀胱过度活动症、膀胱和逼尿肌相关疾病,尿道狭窄、结石、炎症)。有前列腺增大的人群中,也并不是所有人都存在 BPH 和 LUTS,而有些腺体增大的人根本没有症状。最后,尿动力学证实有梗阻的患者可能出现有组织学的 BPH、LUTS 和增大的腺体情况中的一个、几个或全部,而其他人可能存在梗阻而没有任何 BPH 的证据(如尿道狭窄、前列腺癌、原发的膀胱颈口硬化症)。此外,仅尿频的次数、与症状有关的烦恼、对日常生活的干扰以及症状对生活质量的影响都是重要差异的特征。

相应的,BPH 显然是一个不能精确描述 LUTS、烦恼、干扰,是否存在增生、梗阻等存在相互作用因素的词汇,而在临床患病率研究中,定义疾病则可能会考虑到其中的一个或几个。在随后的讨论中,重要的是在极少的情况下才会有很清晰的分界点可以区分是否存在疾病(例如有人可能认为前列腺体积大于 30ml 就构成临床 BPH,但是其他人会将更大或更小的体积作为分界点;

对症状和梗阻的关注也是同样)。所以真正描述这种疾病在人口中的患病率是不可能的,而只能描述诸如这种疾病在不同年龄人群中的分布情况。图 3-11 显示了根据不同定义在尸检以及临床结合健康保险数据所预估的疾病患病率(Berry et al,1984;Garraway et al,1991;Chute et al,1993;Gu et al,1994;Jolleys et al,1994;Bosch et al,1995a;Guess,1995;Moon et al,1995;Overland et al,2001)。

3. 症状的严重性和频率

从实用的观点出发,症状的严重程度和频率研究在疾病研究中是最重要的,此病几乎不会致命而是以影响生活质量为特征。按文化和标准语言制定、确认并翻译的,且可自我实施的七项美国泌尿学会(American Urological Association,AUA)症状评分(也被称之为国际前列腺症状评分),在 LUTS 和 BPH 临床研究中是极为重要的(Barry et al,1992a,1992b;O'Leary et al,1992)。总分是从 0~35 分,患者评分为 0~7 分是轻度症状,8~19 分为中度症状,20~35 分为重度症状。这种方法在各种流行病学及治疗研究中是不可或缺的一部分,且多种常用语言翻译版的有效利用可以使横断面对比研究史无前例地开展。社会经济因素可能不会影响此调查表的反馈(Moon et al,1994),而这一调查表无论是通过自我填写、读给患者、邮寄或通过其他途径给予患者都可以获得基本相似的反馈(Barry et al,1995a)。然而,毋庸置疑的是,在文献报道中对于症状的严重性、翻译后调查表的理解、对症状认知的差异、愿意承认症状的程度以及其他因素都会造成横断面研究有微小的差异。

图 3-12 显示的是在 11 个以全球人群为基础的横断面研究中,中度及重度症状按十年寿命进行分层的患病率(Grraway et al,1991;Chute et al,1993;Hunter et al,1994;Norman et al,1994;Bosch et al,1995a;Moon et al,1995;Tsukamoto et al,1995;Hunter et al,1996;Sagnier et al,1996;Homma et al,1997;Overland et al,2001)。在 Homme 及其同事(1997)对亚洲男性 LUTS 的一次大型的国际调查研究中,来自日本、中国、中国台湾、韩国、菲律宾、泰国、新加坡、巴基斯坦、印度和澳大利亚的 7588 名男性接受了调查。结

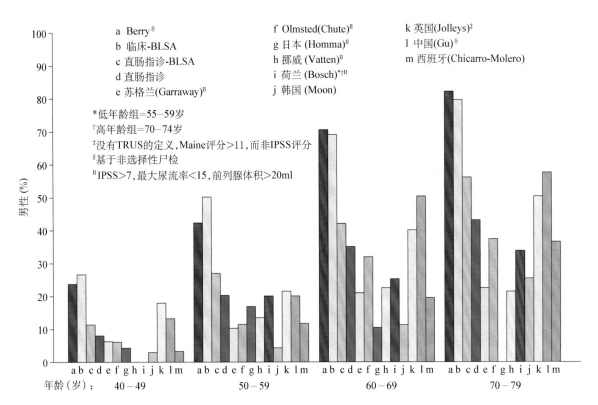

图 3-11　应用尸检、临床诊断、最大尿流率、DRE 触诊前列腺体积和以社区为基础的调查研究显示的疾病患病率。BLSA. Baltimore 老年人纵向调查研究；IPSS. 国际前列腺症状评分（Data from Berry et al，1984；Garraway et al，1991；Chute et al，1993；Gu et al，1994；Jolleys et al，1994；Bosch et al，1995a；Moon et al，1995；Homma et al，1997；Chicharro-Molero et al，1998；Overland et al，2001. ）

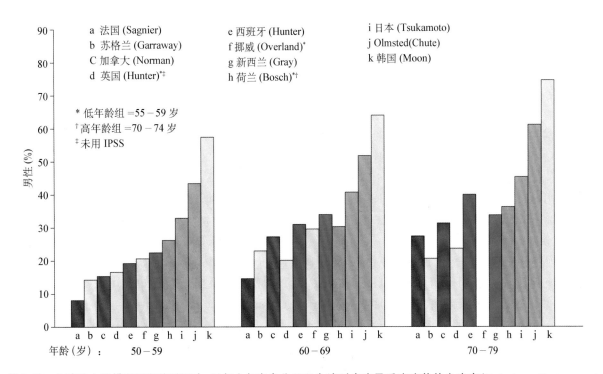

图 3-12　全球的人群横断面研究结果中，以每十年寿命分层至少达到中度及重度症状的患病率（Data from Garraway et al，1991；Chute et al，1993；Hunter et al，1994，1996；Norman et al，1994；Bosch et al，1995a；Moon et al，1995；Tsukamoto et al，1995；Sagnier et al，1996；Homma et al，1997；Overland et al，2001；Gray et al，2004. ）

果发现在 40 岁、50 岁、60 岁和 70 岁的受调查中分别有 18%、29%、40% 和 56% 的人存在中度至重度症状,这与同样来源于亚洲以及欧洲和北美洲的研究报告是一致的。除去所列出的主要以社区为基础的研究之外,其他研究也发表了相似的研究结果,但是研究缺乏严格性(Nacey et al,1995;Tay et al,1996)。尽管其中存在中度至重度症状的人数比例差别较明显,但是在所有研究报告中都有随着年龄增长症状评分有明显增加的趋势。

4. 烦恼、干扰以及健康相关的生活质量

对由 LUTS 所造成的日常活动的烦恼和干扰,如果不特别重视症状的频率及严重程度,可以认为是等同的(Garraway et al,1993b;Roberts et al,1994b)。由此症状带来的烦恼已被认为是患者寻求医疗的重要决定因素(Roberts et al,1994b)。LUTS 和临床 BPH 从整体上评价对生活质量的影响是笼统的(如应用医学结果可信性 36 条目简明量表)(Hunter et al,1995)。相应地也产生了许多方法并可有效地评价烦恼、干扰和疾病特异性的生活质量以及性功能(Epstein et al,1992;Barry et al,1995b;Hansen et al, 1995;Lukacs et al,1995;O'Leary et al,1995;Donovan et al,1996)。

这些方法并没有像 IPSS 评分那样被广泛应用于横断面的描述性流行病学研究。然而,当以症状的严重性和发病频率作为观察点时,烦恼和干扰评分会随着年龄的增长而增加。以人群为基础的研究中,症状频率和严重性分级较高的男性,疾病特异性健康相关生活质量(HRQOL)测定明显变差,这项研究的人群来自美国明尼苏达州 Olmsted County、苏格兰 Forth Valley、法国和日本的小渔村(Shimamakimura)(Girman et al,1998)。

5. 前列腺体积

前列腺体积可以通过直肠指诊评估,尽管研究人员认为此种方法的可信度较差(Roehrborn et al,1997)。对前列腺、肺、结直肠和卵巢癌筛检试验的分析证实了有与直肠指诊评估前列腺相关的显著错误存在(Pinsky et al,2006)。除此之外,DRE 常常会低估由经直肠超声和其他成像物理疗法所测量的前列腺的真实体积。这种低估的程度随着前列腺体积的增大,从 25% 增长至 50% 或

更多(Roehrborn et al,1997)。用作流行病学研究的目的时,虽然为了人群的横断面研究使用 MRI 测量有些昂贵,但也应首选 TRUS 和 MRI 测量。目前最广泛接受的测量前列腺体积的方法是采用扁椭圆体积公式,因其具有合理的统计学性能特征,特别是在由一个或几个熟练的检查者进行操作时(Sech et al,2001)。三维 TRUS 显然提供更加精确的测量方法,尽管这样的技术对于大多数泌尿外科医师来说是不可行的。

总的来说,在所有的横断面研究中,用 TRUS 评估的前列腺体积,随年龄缓慢而稳定的增加。绝对体积测量出现的细小差别以及随年龄增加而出现的增长的不同斜率可能是由于下文所述的接受检查的不同人群间的差异性所引起的(图 3-13)。

在脱发的研究中,对年龄在 40 岁到 60 岁、没有 BPH 证据的 344 名男性进行直肠内线圈 MRI 测量检查(Roehrborn et al,2000)。前列腺的平均体积(TVP)在随后的 5 年中分别由 31.3ml 增加到 33.7ml、36.1ml 和 43.1ml。与 TRUS 相比,MRI 对前列腺体积的测量常常有约 10% 偏大。对年龄在 40 岁至 80 岁,没有 BPH 和 LUTS 的 100 名男性应用 TRUS 进行前列腺体积(TPV)和前列腺移行带体积(TZV)检查。TPV 每十年从 22.1ml、29.1ml 和 41.5ml 增长至 43.2ml,TZV 从 7.2ml 增长至 9.9ml、19.0ml 和 19.6ml(Benaim et al,1998)。一项对 611 名年龄从 55 岁到 70 岁挪威人的横断面研究中,显示每 5 年 TPV 从 26.5ml 增长至 31.0ml 和 32.0ml(Overland et al,2001),Jakobsen 采用 TRUS 测量了 30 岁至 50 岁的患者,每十年平均 TPV 是 23.9ml 和 25.7ml(Jakobsen et al,1988)。在西班牙的横断面研究中,对 1104 名 40 岁以上的男性进行 TPV 和 TZV 的评估,TPV 从 23.4ml 增长至 41.9ml 和 TZV 从 7.9ml 增长至 21.9ml(Chicharro-Molero et al,1998)。最后,40—79 岁的男性基线数据是来自 Olmsted County 的研究(Oesterling et al,1993)。

总之,在这些横断面研究中,男性 TPV 由 30 岁时的大约 25ml 增加至 70 岁的 35～45ml,而相应年龄男性的 TZV 则从 15ml 增长至 25ml。实际上,当考虑到采取不同的测量方法时,在不同研究中 TPV 和 TZV 测量结果惊人地相似(参见图 3-13)。

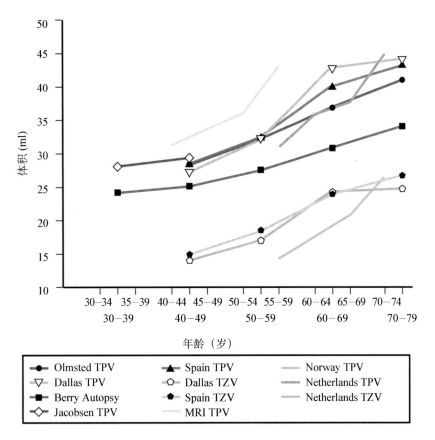

图 3-13 对完整前列腺体积(TPV)和移行带体积(TZV)评估的平均值,其依据包括尸体检查(Berry et al,1984),脱发男性的 MRI 基线测量(Roehrborn et al,2000b)以及以人群为基础的横断面研究。TZV. 移行带总体积(Torp-Pedersen et al,1988;Oesterling et al,1993;Bosch et al,1994;Benaim et al,1998;Chicharro-Molero et al,1998;Overland et al,2001.)

6. 梗阻的测定

膀胱以下梗阻只可以通过侵入性的压力-流率研究测定,自由尿流率至多对梗阻存在的可能性提供间接的依据(Abrams,1995)。不幸的是,由于具有侵入性和检查的高成本,在压力-流率研究没有大规模的横断面研究结果。因此也就没有一个有意义的数据库。

一般认为最大尿流率小于 10ml/s 高度提示梗阻可能,而流率大于 15ml/s 提示梗阻可能性很小,10~15ml/s 代表中间范围。这种分类方法的有效性已经被几项研究削弱了。首先,最大尿流率或多或少是依赖于排尿量的(Girman et al,1993)。这里显示了一些计算图表以修正这一现象;然而,现在没有一个计算图表被广泛接受(Von Garrelts,1956,1957,1958;Scott and McIlhaney,1961;Beck and Gaudin,1969;Susset et al,

1973;Siroky et al,1979,1980;Drach and Steinbronn,1986;Haylen et al,1989)。在一日之内的高度变异(Golomb et al,1992)和被检查者每日的变异(Barry et al 1995c)进一步降低了尿流率记录确诊疾病的有效性。

老年人和女性的最大尿流率几乎呈自然的线性下降。在 Olmsted County 研究中,男性的平均尿流率从 40-44 岁的 20.3ml/s 降至 75-79 岁的 11.3ml/s,相似的下降在其他横断面研究中也有所报道。当采用联合阈值,至少是中等程度的症状(例如 IPSS 评分至少大于 7)和最大尿流率小于 15ml/s,在 Olmsted County 研究中,50 岁男性中的 17%、60 岁男性中的 27% 和 70 岁男性中的 35% 的受试者中都降到这样一个范围(Jacobsen et al,1995b),在西班牙人群的研究中不同年龄组的相应比率分别为 14.4%、28.6% 和 38.7%

(Chicharro-Molero et al,1998)。

(三)分析性流行病学研究

分析性流行病学提出一种疾病发病的危险性因素。由于缺乏一种疾病的明确定义，因此试图发现 LUTS，前列腺体积增生伴或不伴膀胱出口梗阻发病的危险因素与前面阐述的概念一致。青春期有功能睾丸的存在（激素因素）是长期以来被公认和接受的危险因素（McConnel,1991），同样，年龄增长也被证实在众多危险因素中起着十分关键的作用。此外，尚有大量统计方面及环境方面的因素被认为是前列腺增生症进展的危险因素或相关因素。在评价某种危险因素的相关性时，必须考虑到除外这种因果关系是否会受到其他因素的影响。例如，护士的丈夫及家人更容易寻求医疗护理并施行预防性治疗，因此在此类人群中前列腺癌的诊断率更高。究其原因，是因为此类人群就诊率较高，而且癌症诊断例数不断在增加，并非真正意义上发病率的增加。诸如此类的误区在流行病学研究中非常常见，必须多加考虑并仔细加以排除。

1. 宗教信仰

Morrison 的病例对照研究（1978）、Lytton 及其同事们的队列研究（1968）以及标准化老年研究（Glynn et al,1985）均显示犹太人的宗教信仰与较高的前列腺切除率相关（超出正常 2.2～2.6 倍）。然而事实上，犹太人前列腺增生的诊断率并不高，随后推测犹太人就诊率和实施手术的比例增高有关系。

2. 社会经济因素

Araki 等（1983）发现前列腺增生症在高收入人群中发病率更高，然而 Glyn 及其同事（1985）报道了低收入人群中手术率更高。高收入人群有更好的卫生保健途径，而低收入人群更容易接受医生进行手术治疗的建议。教育程度和社会经济状态不影响 IPSS 评分（Moon et al,1994；Badia et al,2001），但却影响 BPH 患者对治疗的预期及对症状改善的感知，高收入人群在得到主观上相同程度的症状改善时通常要求更大幅度的评分下降（Padely et al,1997）。这一研究显示社会经济因素至少可以影响患者对主观症状的感知，而不是对前列腺体积的增大及梗阻程度的加重造成影响。Olmsted County 研究中的数据显示就医行

为与是否退休状态有一定相关性。相关性研究显示退休人员在身体出现问题时更倾向于就医（OR 值为 2.0；95％可信区间为 1.1～2.6），年龄≥65 岁者（OR 值为 1.9；95％可信区间为 1.5～2.4），未完成高中教育（OR 值为 1.6；95％可信区间为 1.1～2.2），年收入低于 $25 000（OR 值为 1.4；95％可信区间为 1.1～1.9）。多变量性回归分析显示退休人员与就医有明显的相关性（OR 值为 1.7；95％可信区间为 1.2～2.4），其他变量没有统计学意义（Roberts et al,1997a）。

在两项研究、欧洲癌症与营养前瞻性调查和 LUTS 流行病学研究以及波士顿地区社区卫生调查（Rosen et al,2008；Kaplan et al,2009）（表 3-4）的帮助下，深化了我们对 LUTS 和 BPH 某些社会经济因素影响的理解。纵向设计的 BACH 调查有以年龄和种族分层的平衡的男性和女性在将来可能非常有助于我们对男性和女性 LUTS 的理解。以症状为基础的聚类分析并且考虑到合并症和其他因素相关联的深入分析，显著相同的症状群就会被识别（Rosen et al,2008）。在 BACH 调查中，家庭收入的减少和健康支出困难的增加与日益更加严重的症状群相关联（Hall et al,2009）。

3. 性活动和绝育手术

Ekman（1989）提出性活动可引起前列腺间质肌纤维增多，此后很多学者都试图寻找其中的相关性。Morrison（1992）报道已婚丧偶男性较单身男性前列腺手术风险降低 49％，但这一结果无法得到其他学者的证实。Omlsted County 研究的横断面数据显示射精的频率不影响 LUTS、最大流率及前列腺体积；2003 年 Jacobsen 等认为得出这样的相关性主要与设计时忽略年龄因素而人为造成的。性能力及性活动的频率随着年龄的增长不断降低，尤其是在前列腺增生症发病率增加的情况下，这至少可以说明前列腺增生症与性功能的下降存在一定的因果关系（Altwein and Keuler,1992）。

近期的证据显示下尿路症状的严重程度与性功能受损的程度高度相关，也就是勃起功能障碍（ED）及射精障碍（Boyle et al,2003；Chung et al,2003；Rosen et al,2003）。不同国家横断面问卷调查结果显示不仅随着年龄增长，阴茎勃起功能

表 3-4 　流行病学 LUTS 研究和 BACH 调查概述

流行病学 LUTS	BACH
描述	
在美国、英国和瑞典 30 000 名男性（其中美国男性为 20 000；英国男性为 7500；瑞士男性为 2500）和女性年龄 40—99 岁（平均年龄为 56.6 岁）中进行了横断面，以人口为代表并以互联网为基础的调查	以人口为基础的流行病学调查在其中 5503 人口中随机挑选了居住在波士顿在 3 个种族小组中 30—79 岁的成年人（其中包含 2301 名男性和 3202 名女性；包括 1767 名黑人和 1877 名西班牙人以及 1859 名白人）
LUTS 患病率	
LUTS 有时至少在男性当中是 72.3％，在女性当中是 76.3％	LUTS（AUASI≥8）：男性占 18.7％，女性占 18.6％；随着年龄的增长而增长（从 30—39 岁的 10.5％ 增长到 70—79 岁的 25.5％）；种族和民族间没有差别（16.2％～19.3％）
LUTS 经常至少是在男性当中是 79.99％，女性当中是 52.5％	
烦恼	
LUTS 划分为有时至少要比划分为经常至少的烦恼率低；然而，在性活动期间遗漏的尿液不会被频繁地报道出来而是特别令人厌烦（82.1％男性；87.2％女性），然而最终的尿液点滴会被频繁地报道出来，也不会令人厌烦（40.6％的男性；40.2％的女性）	与没有 LUTS 的人相比，那些有 LUTS 的人平均困扰得分更高一些；与男人相比，女人的平均困扰得分更高一些
寻找治疗的方法	
寻找治疗的方法概率很低，但是在空白的储存的次组：29.1％的男性，27.5％的女性当中是常见的；在这个次组当中使用处方药物也是概率最高的（各自为 17.6％ 和 10.4％）	即使是在那些 9.8％男性和 2.1％女性中 AUASI≥8 泌尿症状使用处方用药很低
并存病	
并存病条件在次组当中是很常见的，LUTS 与关节炎、哮喘、慢性焦虑症、抑郁症、糖尿病（仅存在于男性）、心脏病、急性肠炎症状、神经疾病、反复性的泌尿道感染以及睡眠紊乱有着显著的联系；儿童夜间遗尿与大多数 LUTS 次组有着显著的联系	LUTS（AUASI≥8）与心脏病、糖尿病（仅存在于男性）以及抑郁症有关联

AUASI. 美国泌尿协会症状指数；LUTS. 下尿路症状

From Kaplan SA，Roehrborn CG，Chapple CR，et al. Implications of recent epidemiology studies for the clinical management of lower urinary tract symptoms. BJU Int 2009；103（Suppl. 3）：48-57.

障碍及射精障碍的发生率增加，而且随着十年的周期 LUTS 增加而增加（图 3-14）。尽管这些相关性尚无法暗示发病机制，但是老年男性出现上述两种症状可能存在同样的病理生理机制，最明显的是生殖和下尿路器官存在缺血现象（Mc Vary，2005）。流行病学下尿路症状数据的回归分析阐明了各种原因的性功能障碍和射精功能紊乱以及 LUTS 之间的密切关系（Wein et al，2009）（表 3-5）。

Sidney（1987）分析了 Kaiser 及 Permanente 的研究结果发现，实施输精管结扎手术的男性患者患 BPH 的风险度高出正常 1.2 倍，但 5 年随访显示相关风险度仅为正常的 0.97 倍，无显著性差异。Jakobsen 等（1988）研究发现输精管结扎术与前列腺增生的发生及体积的大小无相关性。在马萨诸塞州的老年男性研究中，Meigs 及其同事（2001）并没有发现输精管结扎术增加诊断前列腺增生的风险。

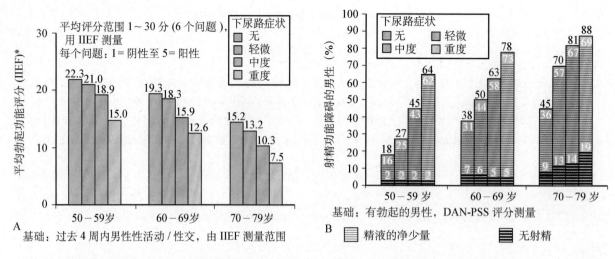

图 3-14　随年龄增长勃起功能(A)下降和射精异常(B)增加,但过去 10 年,伴随着越来越严重的下尿路症状,二者分别下降和增加。DAN-PSS. 丹麦前列腺症状评分;IIEF. 国际勃起功能评分[From Rosen R,Altwein J,Boyle P,et al. Lower urinary tract symptoms and male sexual dysfunction:the multinational survey of the aging male(MSAM-7). Eur Urol 2003;44:637-49.]

表 3-5　减少的性享受、性活动、勃起功能障碍(ED)、射精功能障碍(EJD)以及早发性射精(PE)的回归曲线

协变量	减少的性享受	性活动	ED(IIEF-EF<21)	EJD	PE
人口学			+†	+†	—†
年龄					
体重指数					
西班牙人 vs 白人					
黑人 vs 白人					
亚洲人 vs 白人					
其他人种 vs 白人		+*			
瑞典人 vs 美国人			—†		
英国人 vs 美国人					
下尿路症状					
尿流细	+†	+†	+†		
尿分叉	+*		+†		
间歇性					+*
踌躇					
张力					
尿滴沥					+*
尿频	+*	+*			
遗尿症					
尿急					
害怕漏尿的尿急	+*		+*	+*	
急迫性尿失禁					

（续　表）

协变量	减少的性享受	性活动	ED(IIEF EF<21)	EJD	PE
压力尿失禁(大笑或咳嗽)	—*				
压力尿失禁(身体活动)					
无原因漏尿		+*			
其他漏尿					
夜间尿床					
性活动期间漏尿	+†	+†	+*	+*	
不完全排空	+†	+*			+*
排尿后尿失禁					
排尿困难	+*	+†	+*		
膀胱区疼痛	+†				+*
性活动期间疼痛	+†	+†			
合并症					
心脏病		+†			
高血压			+†		
糖尿病			+†		
前列腺癌	+†	+†		+†	
膀胱癌	+†	+†			
前列腺炎	+†	+*			—†‡
抑郁症			+†	+†	
神经系统疾病					
一致性指数	0.86	0.86	0.77	0.73	0.62

　　—. 估值点负值；+. 估值点正值；IIEF-EF. 国际勃起功能指数

　　* $P<0.01$

　　† $P<0.001$

　　‡ 没有前列腺炎与早发性射精相关联的历史

　　From Wein AJ,Coyne KS,Tubaro A,et al. The impact of lower urinary tract symptoms on male sexual health:Epi-LUTS. BJU Int 2009;103(Suppl. 3):33-41.

4. 酒精和肝硬化

　　酒精可能降低睾酮的产物和血浆睾酮水平，增加对睾酮的清除(Chopra et al,1973)。按照这样的假设，饮酒应该可降低前列腺增生的发病率，但二者的关联性恰恰相反。Morrison(1992)和Sidney 及同事(1991)通过多变量分析报道不考虑年龄因素每日饮酒超过三杯的患者其前列腺增生手术风险度为 0.75，而未饮酒的风险度为0.49。但有人认为酗酒人群中身体状况更差者更多愿意接受内科治疗，而反对手术。事实上，Glynn 及同事(1985)发现饮酒既不会增加 BPH的临床诊断，也不会增加其手术风险。前列腺癌预防试验的最近分析也显示了前列腺的诊断率和饮酒之间存在着相反的关系，也就是说某种程度上的保护影响(Kristal,et al,2008)。酒精摄取、前列腺增生以及下尿路症状的 Meta 分析显示了在所有 6 个层次中酒精摄取减少了前列腺增生的发生而没有减少下尿路症状。与没有摄取酒精相比，每天摄取酒精量为 36g 或者更多与前列腺增生下降 35% 可能性相关联(OR 值为 0.65)(Rees,2009)。

　　在肝硬化和 BPH 相关性的 5 个尸体解剖数

据研究,表明其中 4 个研究显示患肝硬化的男性其前列腺增生的发病率较低(Bennett et al,1950;Stumpf and Wilens,1953;Robson,1966;Frea et al,1987);有一项研究报道了完全相反的结果(Wu,1942),此研究存在一些设计缺陷。因为大多数肝硬化系饮酒所致,孤立地研究肝硬化不考虑酒精的影响是不可能的。

另一方面,非酒精脂肪肝疾病是新陈代谢综合征的一部分,与男性前列腺增生和女性膀胱过度活动症相关联(Uzun et al,2013)。

5. 高血压

交感神经系统通过 α 肾上腺素能神经纤维及受体在高血压及前列腺增生相关症状中起着非常重要的作用。但由于随着年龄的增长高血压和 LUTS/BPH 也随之增加,很难证明两者之间的因果关系(Boyle and Napalkov,1995)。Glynn 团队(1985)和 Sidney 团队(1991a)回顾性地分析了相关文献,并未发现这样的因果关系。Pressler 及其同事(1997)在一个小规模临床队列研究中报道前列腺增生患者具有轻、中、重度下尿路症状者其高血压发生率分别为 15%、18% 和 31%,但此研究在方法学上有一定的缺陷。自主过度活动暗示了老年男性下尿路症状和勃起功能障碍的发生,但是缺乏结论性的临床数据(McVary et al,2005)。在流行病学 LUTS 研究中,心脏病和高血压与更加严重的下尿路症状群相关联(Coyne et al,2009)。总之需要进一步的研究来更好地了解共同潜在的病理生理机制和因果关系。

6. 吸烟

由于尼古丁的水平,吸烟可以增加睾酮及雌激素的水平,因此吸烟对 BPH 的发生具有促进作用。但是,因为吸食大量烟草可导致其他身体疾患,对于长期吸烟的前列腺增生患者医生通常不建议手术治疗,所以吸烟与前列腺手术率相关性并不大。Seitter 和 Barrett-Connor(1992)发现吸烟与前列腺手术率并不存在相关性。Glynn 及同事(1985)的研究也未能确认吸烟和 BPH 临床诊断之间的因果关系。Sidney 团队(1991a)随访了 16 000 名男性长达 15 年,结果发现基线水平的吸烟者与前列腺手术率无相关性。Daniell(1993a)回顾了 345 名施行前列腺切除术患者的个人信息资料,结果发现吸烟组患者前列腺的体积要小于

有过吸烟史的年龄相对较小对照组。Roberts 及其同事在 Olmsted County 研究中(Roberts et al,1994a)及后来的日本人群的研究(Roberts et al,1997b)都验证了这一问题。在 Olmsted County 研究中 2000 名男性中仅有 16% 是吸烟者,考虑到罗彻斯特及明尼苏达州人口的混杂,这一数值还是比较低的。一项双相的联系被发现轻到中度吸烟者很少出现中度或严重的下尿路症状,但吸烟严重者与从不吸烟者至少是有相同的风险。

最新的 Olmsted County 研究进展显示吸烟与尿流率的降低及中重度下尿路症状相关,但并不会导致前列腺体积的增大及血浆 PSA 的升高(Rule et al,2005)。这与早期 Kupeli 的研究结果(Kupeli et al,1997)相反,他们认为吸烟与前列腺体积相关。在流行病学 LUTS 研究中,戒烟者增加了患有更严重下尿路症状群的风险,从不吸烟者减少了风险,然而对于目前的吸烟者风险不是一个因素(Coyne et al,2009)。

来源于 Olmsted County 研究的最新证据证实了吸烟和尿潴留之间缺乏有意义的临床关联(Sama et al,2009)。在 BACH 调查中,吸烟和下尿路症状之间没有关联(Maserejian et al,2012)。

现在或过去吸烟与 LUTS/BPH 任何相关性缺乏足够的临床依据。

7. 体力活动、饮食、肥胖及体重指数和代谢综合征

Chyou 和同事(1993)对 33 种食物与前列腺切除手术率之间的关联性进行了研究,结果发现仅与牛肉的摄入有明显的相关性。Araki 及同事(1983)报道更高摄入牛奶、较少摄入绿色和黄色蔬菜的男性群体中前列腺增生的临床诊断率高。**总之,目前尚无令人信服的证据显示饮食因素在 LUTS/BPH 中起主要作用。**

最近,肥胖、体重指数及代谢综合征与 LUTS/BPH 之间的关系引起了研究者极大的兴趣(Hammarsten et al,1998;Hammarsten and Hogstedt,1999,2001;Rohrmann et al,2005;Gupta et al,2006;Kasturi et al,2006)。代谢综合征是代谢异常的临床症候群,它包含肥胖、糖耐量异常、血脂异常和高血压,这些症状增加了心血管疾病的风险,且其最初是由于可逆的风险因素造成的,尤其是机体运动不足和西式的饮食习惯

(Haffner and Taegtmeyer,2003)。从生物学方面来讲似乎很合理:**脂肪组织是睾酮转换为雌激素过程中芳香类物质的主要来源,体重指数(BMI)低的男性其血清睾酮水平较高**(Eldrup et al,1987)。

在 Kaiser Permanente 的队列显示 BMI 与需手术治疗的良性前列腺增生呈负相关(Sidney et al,1991a),同样诊断标准的老年化研究发现其与良性前列腺增生的临床诊断亦呈负相关(Glynn et al,1985)。与此相反,Soygur 及其同事(1996)对 68 名男性进行了研究,结果发现前列腺的平均重量随患者的年龄和肥胖程度及血清雌激素水平的增加而增加。Daniell(1993b)也发现施行前列腺切除术的肥胖患者其腺体明显增大。这两项研究也指出肥胖与前列腺的体积呈正相关,但与下尿路症状的严重程度无相关性。需要注意的是:由于解剖学上的障碍,直肠指诊并不能提高极度肥胖患者前列腺增生和前列腺体积增大的诊断率,高 BMI 患者一般不推荐外科手术。

在一项健康专业随访研究中,测定了年龄 40—75 岁的无癌症病史且未曾接受过前列腺切除手术男性的体重、身高、腰围及臀围。调整了年龄因素后,发现吸烟、BMI 及腹部肥胖与前列腺切除手术相关(OR=2.38),而且在未手术对象中与频繁的尿路症状相关(OR 值为 2.00)。如不考虑腰围,BMI、臀围及腰臀比与前列腺增生亦无相关性。**这些研究结果显示男性腹部肥胖在可能增加其尿路梗阻症状的频率及严重程度的同时,也增加了其需接受前列腺切除手术治疗的可能性**(Giovanucci et al,1994)。

Hammarsten 和 Hogstedt(1999)研究了 250 名有下尿路症状的患者,结果发现非胰岛素依赖型糖尿病、高血压、身高较高、肥胖及高胰岛素水平、低水平高密度脂蛋白胆固醇等均是前列腺增生进展的危险因素。他们指出高胰岛素水平可能是前列腺增生进展的原因,并推测可能是因为其增加了男性前列腺增生患者的交感神经兴奋性。在住院患者的病历对照研究中,肥胖与前列腺增生形成是相反的关系。肥胖人群低睾酮水平的假设也许会解释不同的前列腺增生的危险和检测的需要(Zucchetto et al,2005)。Parsons(2007)进行了全面的文献综述并且发现了一些因素潜在地增加前列腺增生和下尿路症状的危险,包括肥胖和糖尿病,然而有些因素潜在地降低前列腺增生和下尿路症状的危险,包括增加的体力活动和适度的饮酒(表 3-6)。Parsons 和 Kashefi(2008)也进行了全面的文献综述并且发现了 8 项研究(N=35 675)可用于合并分析以轻度、中度和重度分层的体力活动水平的作用,以固定的种类作为参考。与固定组相比,前列腺增生或下尿路症状的合并 OR 值对于轻度、中度和重度体力活动的男性分别是 0.70、0.74 和 0.74。因此,体力活动显然减少了患有前列腺增生和下尿路症状的危险。流行病学 LUTS 研究报道了随 BMI 增加下尿路症状增加和随体力活动增加下尿路症状减少的可能性(Coyne et al,2009)。

目前的证据显示缺乏体力活动、肥胖、BMI 和代谢综合征的其他测量指标和下尿路症状以及前列腺增生(包含前列腺体积)呈正相关,然而增加体力活动显然具有保护作用。

表 3-6　**可修正的风险因素与减少的或增加的 LUTS 和 BPH 风险相关联的队列研究**

研究	结果测量(风险因素)	参考种类	OR(95% CI)
减少的 BPH 和 LUTS 风险			
职业健康随访研究	临床 BPH:		
	酒精摄取 30.1~50g/d	酒精摄取 0g/d	0.59(0.51~0.70)
	步行≥2h/周	步行 0h/周	0.73(0.63~0.84)
马萨诸塞州老年男性研究	临床 BPH(身体活动 862kcal/d 或更多)	身体活动≤140kcal/d	0.50(0.3~0.9)
前列腺癌、肺癌、结直肠癌、	临床 BPH(酒精摄取≥60g/d)	酒精摄取<5g/d	0.60(0.5~0.7)
卵巢癌癌症筛选试验	TURP(酒精摄取≥60g/d)	酒精摄取<5g/d	0.40(0.3~0.7)
	遗尿症(酒精摄取≥60g/d)	酒精摄取<5g/d	0.80(0.7~1.0)

研究	结果测量（风险因素）	参考种类	OR（95% CI）
第三次全国健康和营养检查 　调查	LUTS： 酒精摄入量≥1 杯/天 身体活动>6 次/周	从不喝酒 身体活动 0 次/周	0.59（0.36～0.97） 0.49（0.29～0.84）
BPH 和 LUTS 增加的风险 Baltimore 老年人纵向研究	LUTS： 糖尿病 快速吸收葡萄糖>110ng/dl 前列腺≥40ml BMI>35 kg/m² 糖尿病 快速吸收葡萄糖>110ng/dl	无糖尿病 快速吸收葡萄糖≤110ng/dl BMI<25kg/m² 无糖尿病 快速吸收葡萄糖≤110ng/dl	2.80（1.10～7.10） 2.60（1.01～6.70） 3.52（1.45～8.56） 2.25（1.25～4.11） 2.98（1.70～5.23）
Flint 男性健康研究	LUTS： 糖尿病 高血压	无糖尿病 无高血压	1.95（1.49～2.57） 1.29（1.04～1.61）
职业健康随访研究	BPH 手术（腰围>109cm） LUTS（腰围>109cm）	腰围<89cm 腰围<89cm	2.38（1.42～3.99） 2.00（1.47～2.72）
第二次德拉格郡健康研究 　（HUNT-2）	LUTS： BMI≤40 kg/m² 糖尿病 腰臀比≤0.94	BMI<25kg/m² 无糖尿病 腰臀比≤0.85	1.79（0.90～3.56） 1.25（1.04～1.49） 1.32（1.15～1.50）
第三次全国健康和营养检查 　调查	LUTS： 糖尿病 高血压 25 岁 BMI 增加＋最高 BMI 腰围>102cm	无糖尿病 无高血压 无增加 腰围<94cm	1.67（0.72～3.86） 1.76（1.20～2.59） 1.90（0.89～4.05） 1.48（0.87～2.54）

　　BMI. 体重指数；BPH. 前列腺良性增生；CI. 置信区间；LUTS. 下尿路症状；OR. 概率；TURP. 经尿道前列腺切除术

　　From Parsons JK. Modifiable risk factors for benign prostatic hyperplasia and lower urinary tract symptoms：new approaches to old problems. J Urol 2007；178：395-401.

8. 药物

　　关于药物与前列腺增生相关性的研究较少。含有 α-肾上腺素能的感冒药可作用于膀胱出口平滑肌而加重 LUTS。仔细分析 Olmsted County 研究的数据发现每日服用抗抑郁药、抗组胺药或支气管扩张药的患者 IPSS 评分要比同年龄组不用药者高出 2～3 分，而且使用抗抑郁药的患者尿流率低于同年龄组不用该药者（Su et al,1996）。

（四）各项因素之间的相关性

　　众所周知，相关参数如尿路症状的严重程度、频率以及烦躁、不便、疾病健康相关生活质量评分（HRQOL）均随着年龄的增长变得更糟。然而，除个别外，总的来说这些参数以及尿流动力学的压力-尿流率参数间相关性较差。正如我们所期待的，主观评价参数如症状严重程度、频率（IPSS 评分）、烦躁、HRQOL 以及生活障碍评分间存在较强的相关性（Barry et al,1995b；Girman et al,1999）（图 3-15）。

　　不管生理学上是否存在真正关联，人们还是人为地找到了一些数据上相关性（Girman,1998）。关联性还受到测量参数的个体差异、时间差异、技术和设备方面的测量误差以及自然历史条件的影响（Bruskewitz et al,1982；Diokno et al,1992；Barry et al,1995c；Sagnier et al,1996）。

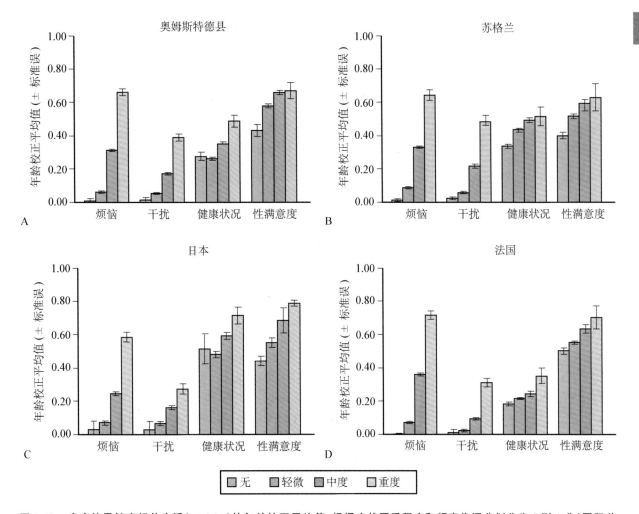

图 3-15　**疾病特异健康相关生活（HRQOL）的年龄校正平均值，根据症状严重程度和频率将评分划分为 0 到 1 分（国际前列腺症状评分）**（From Girman CJ，Jacobsen SJ，Tsukamoto T，et al. Health-related quality of life associated with lower urinary tract symptoms in four countries. Urology 1998；51：428-36.）

　　此外，可用于评估相关性的人群是很关键的。如果研究详细统计了研究对象所有值得探究的参数，那么参数之间的关联性就比较容易得出。然而，在大多数 LUTS/BPH 研究中，很多患者由于筛选条件过于苛刻而被排除在外，这就很难得到一个真正的关联性。临床医疗方面就有很多这样的例子，数据统计结果显示关联性不大，但临床上却普遍认同这样的关联性（Wilson and Cleary，1995）。

　　表 3-7 显示的就是一个前列腺增生治疗方面的临床研究，该研究对象为经严格筛选的患有 LUTS 和 BPH 的人群，结果显示在症状评分、尿流率及前列腺的体积间缺乏有意义的基线相关性。

　　下面这个例子显示对参数进行最大范围的限制影响了研究对象的相关性（图 3-16）。没有已知前列腺疾病的志愿者被要求填写美国泌尿协会的症状评分表并统计尿流率。对所有数据进行分析发现了一个明确的相关性：最大尿流率随着症状严重程度的增加而降低（$R = 0.4$；$P < 0.05$）。然而，如果研究对象仅选择具有典型的 BPH 患者，就是说选择那些症状评分大于 10 分，最大尿流率在 $5 \sim 15 \, \text{ml/s}$ 之间的患者，那么对其进行队列研究相关性则较差（$r = 0.08$；无显著性差异），究其原因可能是因为在两个参数值方面对研究对象进行了限制，进而导致回归曲线变平（图 3-16）。

表 3-7 良性前列腺增生患者治疗研究的基线参数的相关性[*]

	PSA	最大尿流率	IPSS	TPV	TZV
Age	0.092	−0.078	−0.069	0.152	0.154
	<0.0001	<0.0001	<0.0001	<0.0001	<0.0001
PSA		−0.031	−0.016	0.384	0.352
		0.111	0.423	<0.0001	<0.0001
最大尿流率			−0.117	−0.059	−0.047
			<0.0001	<0.001	<0.05
IPSS				0.020	0.005
				0.293	0.761
TPV					0.775
					<0.0001

IPSS. 国际前列腺症状评分；PSA. 前列腺特异抗原；TPV. 总前列腺体积；TZV. 移行带体积

[*] 这个研究包含 2800 例 50 岁以上患者，患者 IPSS 评分>12，最大尿流率<15ml/s，PSA 介于 1.5～10ng/ml，总前列腺体积(TPV)>30ml[移行带体积(TZV)不特异]

各参数之间只有年龄与 PSA 和前列腺体积之间具有相关性

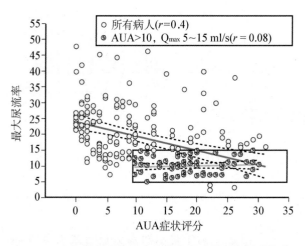

图 3-16 志愿者的症状评分和最大尿流率的相关性和回归分析($r=0.4$；$P<0.05$)。仅当志愿者症状在 10 分以上、最大尿流率在 5～15ml/s 时，才予以考虑，如平坦的回归线(黑色)所示，并没有相关性($r=0.08$；无显著性差异)

下尿路症状、尿流率以及前列腺体积之间的相关性在纯粹的、未经人工筛选的社区人群调查中要比对前列腺增生患者或试验人群的调查要高。在 Olmsted County 研究中，调整年龄因素的影响后，前列腺体积大于 50ml 者出现中、重度下尿路症状的概率是前列腺体积略小者的 3.5 倍，同样最大尿流率小于 10ml/s 者出现中重度下尿路症状的概率是最大尿流率大于 10ml/s 者的

2.4 倍(Girman et al,1995)。前列腺体积较大者其症状相关烦恼(OR 2.4)以及对活动的影响(OR 1.8)是前列腺体积较小者的两倍(Girman et al,1999)。在荷兰的一项小规模研究中，Bosch 及其同事(1995b)发现 IPSS 与 TPV($r=0.19$；$P<0.001$)、峰流率($r=-0.18$，$P<0.001$)以及排尿后残余尿量($r=0.25$，$P<0.001$)间数据上差别细微，但统计学上有显著的相关性。

前列腺体积、下尿路症状以及尿流率之间存在细微的相关性已被接受，目前人们将注意力关注于前列腺移行带与生理指标相关性的研究上。Kalpan 及其同事(1995)首先报道了前列腺移行带与下尿路症状($r=0.48$，$P=0.03$)及峰流率($r=-0.34$，$P=0.05$)存在较强的相关性，而且还指出移行带指数(TZV/TPV)与症状($r=0.75$)、峰流率($r=-0.71$)之间的显著相关性，还意外发现与最大尿流率对应的逼尿肌压力之间相关性($r=0.43$)。这些数据来源于一个相对规模较小仅 61 名研究对象的 BPH 队列研究。有创的压力-流率测定很少在社区研究中应用，因此无法就这一参数与社区人群研究所获得的数据进行对比研究。然而发现前列腺梗阻与前列腺体积之间存在相关性的研究是很少见的，很多研究人员在一系列的关于 BPH 的临床和实验研究中否认存在这一相关性(Bosch et al,1995c；Yalla et al,1995；

Ezz el Din et al,1996;Witjes et al,1997;d'Ancona et al,1998;Homma et al,1998;Kuo,1999;Steele et al,2000)。Olmsted County 研究中的数据显示下尿路症状、峰流率与移行带体积的相关性($r=0.17$,$P=0.001$ 和 $r=-0.20$,$P<0.001$)没有比其与前列腺总体积的相关性($r=0.16$;$P<0.001$ 和 $r=-0.16$,$P<0.001$)更强。前列腺移行带与总体积的比值与 AUA 症状评分($r=0.08$,$P=0.103$)及峰流率($r=-0.08$,$P=0.0823$)间仅有较弱的相关性(Corica et al,1999)。在一个规模较大的关于 BPH 治疗的临床试验中,发现移行带体积与其他参数之间的关联性尚不如与总前列腺体积的相关性强。

PSA 与前列腺体积包括前列腺总体积、移行带体积之间的相关性已有详细阐述(Roehrborn et al,1999b)。尽管个体差异显著,但是通过个体血清 PSA 还是可以精确推算前列腺体积的大小,大规模人群和临床研究均显示前列腺体积与血清

PSA 之间存在着强烈的逻辑线性关系(Hochberg et al,2000;Morote et al,2000;Hedelin et al,2005)。这一相关性受到患者年龄的影响,老年患者每单位血清 PSA 浓度对应的前列腺体积增加明显(图 3-17)。在亚洲男性,也存在同样的相关性,但是总体来讲前列腺体积相对较小、血清 PSA 相对较低(图 3-17B)(Gupta et al,2005)。PSA 派生的参数之间的相关性研究显示 PSA 亚型 BPSA 与总 PSA 相比和 BPH 的相关性更加显著(Canto et al,2004)。

排除年龄因素的影响,基于社区人群的研究显示 LUTS 和 BPH 各参数之间的相关性适度,而此相关性在 BPH 的临床及试验研究人群中较弱。血清 PSA 和前列腺体积之间的相关性适中,并且这个关系受到年龄和种族以及民族的影响。下尿路症状、尿流率以及前列腺体积测量都不能预测梗阻存在及其程度。

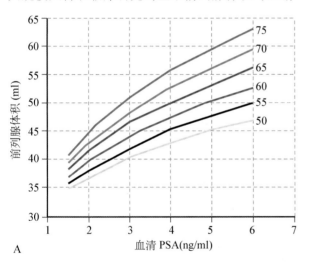
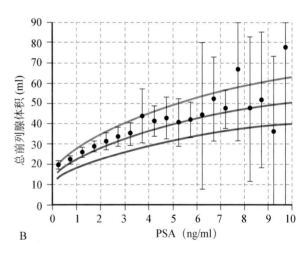

图 3-17　基于血清 PSA 预测前列腺体积,在白人男性(A)和日本男性(B)中以年龄分层。(A. From Roehrborn CG,Boyle P,Gould AL,et al. Serum prostate-specific antigen as a predictor of prostate volume in men with benign prostatic hyperplasia. Urology 1999;53:581-9;B. from Gupta A,Aragaki C,Gotoh M,et al. Relationship between prostate specific antigen and indexes of prostate volume in Japanese men. J Urol 2005;173:503-6.)

四、未经治疗的良性前列腺增生的自然病史

疾病的自然病史是指在疾病从开始发生到最终结局整个发病过程的预后情况,换句话说,就是

指有意义的参数变化评估及重要结果的发生率共同构成了疾病的自然病史。对于临床医生来说,尽可能多地了解疾病的自然病史是非常重要的,因为每位医生应该在任何治疗干预的利弊与等待观察(例如自然病史)的风险性间进行权衡。事实上,我们必须根据疾病的严重性来确定其自然病

程及治疗干预风险性的研究程度。例如,了解腹主动脉瘤的自然病程和瘤体大小决定着病人的预后是非常关键的,这样便于充分地告知患者外科治疗的风险性。

(一)临床参数和研究结果

表 3-8 列出了对于 LUTS 和 BPH 的自然病史和治疗都有意义的测量参数和结果的有益及有害变化。其可进一步被分为直接结果(生物学结果)和间接结果(替代性结果)(Eddy,1990,1992)。直接结果(生物学结果)是指可以被患者立即察觉到的结果,例如症状的变化、感染和死亡;而间接结果(替代性结果)是指虽不能被直接察觉但可以预测直接结果的远期变化,例如压力-流率参数的变化可能预示着尿潴留发生。参数和结果可以是二分类的(是或否,例如尿潴留或无尿潴留),多分类的(严重性分级,例如压力-流率测定梗阻的分级),连续性的(严重性范围,例如症状评分和最大尿流率)。因此,测量二分类或多分类变量的结果最常用的方法是测量其发生率,而测量连续性变量结果的方法是测量其集中趋势(均数、中位数)和变异度(标准差、标准误、可信区间)。

表 3-8　各参数和结果的有利及有害变化

有利变化			有害变化
症状改善的可能性	D	D	症状恶化的可能性
症状改善的幅度	D	Co	症状恶化的幅度
烦恼改善的幅度	D	Co	烦恼恶化的幅度
生活质量改善的幅度	D	Co	生活质量恶化的幅度
尿流率的改善	I	Co	尿流率的降低
残余尿量减少	I	Co	残余尿量增加
前列腺体积缩小	I	Co	前列腺体积增大
压力-流率参数的改善	I	Co	压力-流率参数的恶化
	D	D or Ca	尿失禁
	D	D or Ca	勃起功能障碍
	D	D	急性尿潴留
	D	D	需要手术治疗
	D	D or Ca	血尿
	D	D	尿路感染
	D	D	膀胱结石
	D	D	膀胱憩室
	D	D or Ca	逼尿肌无力
	D	D or Ca	上尿路梗阻/恶化
	D	Co	氮质血症/肾衰竭
	D	D	死亡

左数第二列:D. 直接的/生物学的;I. 间接的/选择性结果

左数第三列:D. 二分类结果;Ca. 分类性结果;Co. 连续性结果

(二)研究前列腺增生自然病史的方法

前列腺增生自然病史理论上可通过多种研究设计进行评估:

• LUTS 和 BPH 患者未经治疗的纵向追踪队列研究(观察等待队列研究)

• LUTS 和 BPH 患者行为研究、对照研究和接受如下任一研究

■ 未接受治疗(与有效治疗相比)

■ 安慰剂治疗(与药物治疗相比)

■ 假治疗(与器械治疗或手术治疗相比)

• 针对无明显进展但要求治疗的社区居民展开的非选择性的纵向追踪研究(以人群为基础的纵向研究)

每一种研究方法都存在一些问题。对于观察等待队列研究,首先需要解决的问题是在研究中入组的有症状的患者是否符合伦理学要求,即使这种疾病研究是不致命的;第二,在研究过程中,病人自研究开始到后续的研究阶段一直与他们的健康管理者保持着联系并受到特殊关照,这将导致有意义的参数发生变化,使其可能不同于没有入组的患者在基线时进行年龄匹配后进行队列研究所观察到的结果(这个人群类似于遗传学中所说的"野生型")。此外,许多患者在疾病自然病史的研究过程中,由于症状加重而要求并接受了治疗导致研究的终止,从而导致研究人数的减少;最后,一个非常重要的偏倚是在队列研究中病人都是基于入选标准和排除标准的阈值而被选择入组的。一般来说,入组的患者是症状较重的病人,他们常具有较高的症状评分和较低的最大尿流率。根据研究原则,患者在随访期内(或是治疗后)要重复接受症状及尿流率的评估。然而,在随访测量中并没有应用相同的入选或排除标准,这将导致均数的单侧回归,从而错误地显示出有意义的参数有所改善。

为了评估实验前筛查的严格性对安慰剂治疗结果的影响,进行了一项有 145 名志愿者参与的队列研究,他们填写了 IPSS 评分表,并且 1 个月内进行了二次尿流率检测,而没有接受任何治疗及指导(Sech et. al,1998)。虽然许多病人的两个参数有增有减,但平均值无显著的差异(IPSS 12.1 vs 11.7,最大尿流率 17.7 vs 17.4ml/s,无显著性差异)。当应用典型的前列腺实验条件,对 IPSS 评分高于($>7,>10,>15$)和尿流率低于($<15,<12,<10$)一定阈值的实验患者进行研究,常发生单侧均数回归,症状较重的志愿者(病人)在接受第二次评估时,仍有相当大的自然变异性,但净效应是"改进"的,也就是低评分和高尿流率。例如,仅研究 IPSS 评分高于 10 分的患者,第一次和第二次评估间均数差异性是 19.9 vs 18.8,即 -1.1($P<0.05$)。同样,仅研究尿流率<12ml/s 的患者,第一次和第二次评估间均数差异性是 9.3 vs 10.9ml/s,也就是$+1.6$ml/s($P<0.01$)(表 3-9)。

表 3-9　**试验前对安慰剂治疗结果进行严格筛查的作用**[*]

选择		均数±标准差	范围	平均差 (95%可信区间)	t 检验	例数
所有受试者						
	No.1	12.1±8.8	0~32	−0.39	0.133	145
	No.2	11.7±9.0	0~32	−1.1~0.29		
>7(试验1)	No.1	17.8±6.5	9~32	−0.97	0.035[†*]	88
	No.2	16.8±7.7	0~32	−2.0~0.08		
>10(试验1)	No.1	19.9±5.6	11~32	−1.1	0.036[†*]	70
	No.2	18.9±6.9	0~32	−2.2~0.1		
>15(试验1)	No.1	22.0±4.6	16~32	−1.4	0.026[†*]	54
	No.2	20.6±6.6	0~32	−2.8~0.01		

[*] 试验应用均数±标准差(SD)和美国泌尿外科协会症状指数范围表示,观察了所有受试者及基于 No.1 组 IPSS 症状评分>7、>10、>15 进行分层研究后,两组之间的平均差及 95%的可信区间的差异性

在研究中,由于患者到达研究终点而退出,使随访患者的数量减少,从而对统计学检验有影响

[†] 两组统计学比较应用 t 检验

From Sech SM,Montoya JD,Bernier PA,et al. The so-called "placebo effect" in benign prostatic hyperplasia treatment trials represents partially a conditional regression to the mean induced by censoring. Urology 1998;51;242-50.

这项实验清楚说明,由严格的入组标准引起和控制的单侧均数回归能够导致在基线筛查时设定的阈值参数发生明显的"改善"。如果不是所有的研究结果参数均使用数学量表进行测量和均采用基线筛查标准,这种数学效益就可能对研究发挥作用。

将随机分入接受无治疗、安慰剂治疗或者假治疗的对照组与接受有效治疗干预的配对组患者进行比较时,也发生了多种的偏倚。正如观察等待队列研究,病人自始至终与其健康管理者保持着联系,了解其是被随机分入假定疗效差或无效组的研究设计,因此,他们比社区居民更易转入有效治疗。另一方面,出于责任感,他们可能选择配合研究进行直至研究结束,然后再接受有效治疗。由于他们接受入组/排除标准,所以也易受到先前讨论的均数回归偏倚的影响。

人群为基础的纵向研究,虽然实施难度大且费用较高,但却能更好地了解疾病的自然病史。当参与者不是根据入组和排除标准进行选择时,均数回归偏倚就不会发生。由于没有先前的诊断标准,自然病史不会受到来自已经被诊断的观察等待组和对照组前期症状、实验终点和任何导致偏倚因素的影响。然而,必须要注意的是监测自然病史需要提问、测试和干预,而这与"自然病史"的概念存在冲突,因此即使最理想的方法也不可避免地存在一些偏倚。

1. 观察等待研究

既往研究者曾尝试对 LUTS 和(或)BPH 患者进行保守性的观察等待队列研究,但仅有的公开报道也缺乏科学严谨性和信息价值,有着明显的缺陷。入组标准和排除标准定义不明确,随诊依从性差,评估方法不确定或不充足,病人叙述不全面。研究仅提供了有关症状变化的可能性和尿流率变化大小方面的结果。

1919－1988 年期间,共有 456 名病人参加并随访 3～6 年这样的研究报道 5 项(Clarke,1937;Craigen et al,1969;Birkhoff et al,1976;Ball et al,1981;Kadow et al,1988)。研究观察了 456 名患者症状方面的变化,但均未能给出一个症状严重程度的量化指标。关于尿流率和残余尿的数据分别来源于 223 和 197 个病人。最大尿流率恶化的占 66%,改善的占 20%;残余尿增加的占

35%,减少的占 37%,无明显变化的占 28%。最大尿流率(数据可用的患者)平均变化为＋2.20(均数 9.0～11.2)ml/s,变化率为 24%;残余尿的平均变化为＋37(均数 115～152)ml,变化率为 32%。症状改善数据呈二分类表现(改善和未改善)。**Meta 分析显示在这些研究中,症状严重度改善的平均概率为 42.5%(90% CI 30.8%～54.8%)**(Eddy and Hasselblad,1992)。

Wasson 和 coworkers 等(1995)采用了一种**更好的被称为"无治疗对照组"的方法对 LUTS 和 BPH 患者进行研究。总共有 556 名有中度症状且 Madsen-Iversen 症状评分在 10～20 的患者被随机分为经尿道前列腺电切组(TURP 组)和保守观察组。**在随访 3 年后,保守观察组(N=276)中有 47 例治疗失败(定义为死亡、反复感染、残余尿＞350ml、继发膀胱结石、尿失禁、症状评分≥24 或者肌酐成倍升高);TURP 手术组(N=280)有 23 例治疗失败(RR0.48,95% CI 0.3～0.77)。保守观察组中有 65 例(24%)患者在随访期内接受了手术治疗,而其中 20 例治疗失败。而这些病人大部分在入组时症状困扰较重,其中大约 40% 的病人排尿困难的困扰得到改善,这与自然病程研究中的 42.3% 相近。在 3 年随访期内,被随机分入保守观察组而未因疾病进展接受手术治疗的患者均有小但值得注意的测量结果的改善,包括最大尿流率增加了 0.4ml/s。

最近的一项研究报道了 996 例 TURP 术后患者和 990 例观察等待患者随访 60 个月的数据(Flanigan et al,1998)。结果显示观察等待组治疗失败率 21%,TURP 组 10%,但所有结果 TURP 组均好于观察等待组(表 3-10)。在随访期内,76 例(27%)观察等待组患者中转接受了 TURP 手术;Kaplan-Meier 曲线评估 5 年内中转接受手术的概率为 36%,并且可选择中转手术人数是治疗失败后根据指导方案而中转手术人数的 2 倍。**预测可选择中转手术的最显著因素是排尿困难相关的高基线困扰**(图 3-18)。如果单独进行分析,观察等待组需中转接受 TURP 手术治疗患者的各项参数改善均小于初始被随机分入 TURP 组的患者。许多结果表明两组间存在统计学差异和临床意义。在 TURP 术后,症状评分下降了 11 分(高基线症状组),最大尿流率增加了 8.7ml/s(低

基线尿流率组);然而,在观察等待组因治疗失败而中转 TURP 术的患者中,症状评分仅下降了 8 分,最大尿流率仅增加了 4.7ml/s。**据此推测,从观察等待到中转行 TURP 这段时间,可能发生了一些不可逆的损害阻止了其症状和尿流率达到与最初即进行 TURP 手术的患者相同程度的改善。**

表 3-10　不同治疗方式在 VA 研究中的随访结果

结果	TURP (N=280)	观察等待 (N=276)	相对风险度[‡]	P 值
治疗失败	28	58	0.476	0.0004
死亡	16	12	1.311	0.562
尿潴留	1	9	0.110	0.011
残余尿量增多	5	19	0.259	0.003
氮质血症[*]	3	2	1.479	1.000
膀胱结石	0	1		0.496
尿失禁	4	8	0.493	0.259
症状评分增加[†]	1	13	0.076	0.0008
失访	16	18	0.876	0.726
取消协议	57	36	1.561	0.023
前列腺癌	24	11	2.151	0.035

TURP. 经尿道前列腺切除术

[*] 氮质血症指肌酐水平成倍上升或大于 3.0mg/ml

[†] 症状评分增加指连续两次测量≥21 分或一次测量≥24 分

[‡] 相对风险度:TURP 相对观察等待的风险

From Flanigan RC, Reda DJ, Wasson JH, et al. 5-Year outcome of surgical resection and watchful waiting for men with moderately symptomatic benign prostatic hyperplasia: a Department of Veterans Affairs cooperative study. J Urol 1998;160:12-6;discussion 16-7.

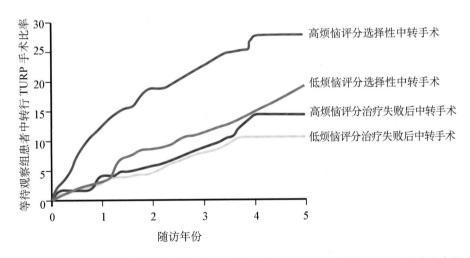

图 3-18　**基线困扰评分及可选择的或治疗失败后指导方案对观察等待组中转行 TURP 手术患者百分比的影响**(From Flanigan RC, Reda DJ, Wasson JH, et al. 5-Year outcome of surgical resection and watchful waiting for men with moderately symptomatic benign prostatic hyperplasia: a Department of Veterans Affairs cooperative study. J Urol 1998;160:12-6;discussion 16-7.)

Djavan 及其同事(2004)随访了 397 名 IPSS 评分小于 8 分的轻度 LUTS 症状的泌尿外科门诊患者,这些患者接受了观察等待治疗 4 年,每 3 个月接受一次再评估。研究评价了临床进展的累计发生率(临床进展指症状由轻度到中度,IPSS 8~18 分;甚至重度,IPSS 19~35 分)。从一个健康状态转变为另一个的可能性在 6、12、18、24、36 和 48 个月时分别为 6%、13%、15%、24%、28% 和 31%。

表 3-11　与基线相比随访 5 年的变化

	分组	高基线	低基线
症状评分	1	$-11.0^{*\dagger}$	$-7.7^{*\dagger}$
	3	$-8.0^{\ddagger}$	$-6.2^{\ddagger}$
	2	-5.8	-2.2
最大尿流率	1	$4.6^{\dagger}$	$8.7^{*\dagger}$
	3	$2.9^{\ddagger}$	$4.7^{\ddagger}$
	2	-2.2	2.2
残余尿	1	$-100^{*\dagger}$	-19
	3	$-81^{\ddagger}$	-24
	2	-50	-7
烦恼评分	1	$-34.9^{\dagger}$	$-14.7^{\dagger}$
	3	$-42.3^{\ddagger}$	-7.2
	2	-10.7	1.6

1. TURP 组;2. 观察等待组;3. 中转行 TURP 组
$^*P$ 值 . 1 组对 3 组
$^\dagger P$ 值 . 1 组对 2 组
$^\ddagger P$ 值 . 3 组对 2 组

From Flanigan RC, Reda DJ, Wasson JH, et al. 5-Year outcome of surgical resection and watchful waiting for men with moderately symptomatic benign prostatic hyperplasia: a Department of Veterans Affairs cooperative study. J Urol 1998;160;12-6;discussion 16-7.

2. 随机试验中的安慰剂和假治疗对照组

通过对比安慰剂或假治疗对照组与配对接受药物或器械治疗组之间的数据,可发现许多参数和有意义的结果。

(1)安慰剂对照组:1994 年 Agency for Health Care Policy and Research(AHCPR)发表的 BPH 诊断与治疗临床实践指南中设计了对 1417 名病人应用 45 种安慰剂治疗的对照试验,对所收集到的数据进行了分析(McConnell et al,1994)。如表 3-12 所示,应用 Meta 分析对前文讨论的观察等待研究与这些安慰剂对照组进行了直接的对比,所有实验参数在两组之间均无明显的差异性。然而,仍有一些问题值得研究。与观察等待研究长期随访不同的是,安慰剂研究均是短期至中期临床治疗试验的一部分,通常为 3d 至 52 周(平均 13 周)。在所有的研究中,病人对治疗方法是单盲的,因此,在大多数的情况下,至少有 50:50 的概率(更好的是 2:1 或 3:1)接受有效药物治疗。因治疗失败而退出的患者不会产生与观察等待研究一样的分歧,因为他们自愿地接受保守治疗方法,即使他们知道治疗有可能失败(例如,他们有可能会失败然后再接受有效的治疗)。相反,在一些安慰剂对照研究中会制定一个严肃的或公开的承诺:在实验得出结论之后,病人会得到免费的有效治疗或者是进入手术等待名单(这在英国是独一无二的)。给予的无效治疗的准备理论上可以增加安慰剂的作用,因此可改善观察等待研究中所观察的结果。然而,在无对照组观察等待研究,随机观察等待与 TURP 研究以及结合了安慰剂治疗组的研究中,患者症状改善概率大约为 40%。最大尿流率与残余尿的变化是相似的,均较小,在三组中也是一样。有证据显示 40% 的病人有改善,最大尿流率与残余尿的微小波动反映了"安慰剂"对照效果,可以更好地显示接受有效治疗其参数发生的实质性改变。

(2)良性前列腺增生器械治疗研究中的假治疗对照组:近些年,大量 BPH 微创治疗器械被研发并进行了随机、假对照、开放、单盲甚至双盲的测试。尽管大量研究对多种多样的热治疗方法(经直肠、经尿道高热或热治疗)进行了假治疗对照研究,但有一名研究者应用随机、双盲的方法对 33 名 BPH 患者进行了球囊扩张与单独膀胱镜假治疗进行了比较(Lepor et al,1992b)。

球囊扩张与膀胱镜假治疗对照试验、一项多中心经直肠或经尿道高热疗法的假对照试验(Abbou et al,1994)以及五个经尿道微波热疗的对照试验(Blute et al,1993;Ogde et al,1993a,1993b;Bdesha et al,1994;de la Rosette et al,1994)的结果及各自的假对照治疗组可被用于分

表 3-12　**观察等待与安慰剂治疗的随访结果比较**

结果	观察等待	安慰剂
患者总数	456	1417
尿流率		
尿流率增加的概率	19.7%	35.8%
尿流率不变的概率	14.2%	41.1%
尿流率下降的概率	66.1%	23.1%
治疗前后的平均尿流率（ml/s）	9.0~11.2	9.1~9.7
差异（ml/s）及变化百分比	+2.2/+24.4%	+0.6/+6.6%
残余尿		
残余尿量减少的概率	35.0%	38.0%
残余尿量不变的概率	28.0%	26.1%
残余尿量增加的概率	37.0%	35.9%
治疗前后的平均残余尿量（ml）	115~152	87~76
差异（ml）及变化百分比	+37/+32.2%	−11/−12.6%
症状		
症状改善的概率	41.7%	41.7%
症状无变化的概率	25.8%	53.5%
症状恶化的概率	32.4%	4.7%
症状改善的平均概率*	41.7%	41.7%
症状改善的90%可信区间*	30.8~54.8	26.3~65.1

　* 应用 hierarchical Bayes 通过 confidence profile 方法计算（Eddy and Hasselblad,1992.）

　Modified from McConnell JD, Barry MJ, Bruskewitz RC, et al. Benign prostatic hyperplasia: diagnosis and treatment. Clinical Practice Guideline No. 8. Rockville（MD）:U. S. Department of Health and Human Services,Public Health Service,Agency for Health Care Policy and Research;1994. p. 1-17.

析研究。尽管每项研究治疗前的症状严重性评分均数存在差别,但假对照治疗组的症状严重度平均改善为 5.6%~15.6%（以百分率衡量）,而热治疗组改善为 27.0%~37.8%,在大部分病例中改善情况是假治疗组的两倍。多中心高热疗法是个例外,其结果显示高热疗法组的改善情况与假治疗对照组相似,正好处于其他假治疗组改善范围内。最大尿流率的改善情况相似,仅有少量的病例最大尿流率出现轻度的改善或恶化（0.5, 0.6,−0.2,−1.0ml/s）;除了高热疗法研究以外,其他器械治疗试验组的最大尿流率均有明显的改善。

　（3）安慰剂/假治疗效果与基线症状严重度:**一个有趣的研究领域是关于安慰剂/假治疗效果对于患者基线情况依赖程度的问题。**这可能与基线症状严重度,基线困扰,生活质量,基线尿流率以及其他可能的参数有关。虽然很少有对基线参数进行分层研究的报道,但仍有一项多中心、安慰剂对照的 12 个月 α 受体阻滞药（特拉唑嗪）研究结果可被参考（Roehrborn et al,1996）。药物治疗组在每·项分层研究中都接近有 2 倍的改善,而安慰剂组根据基线严重度评分的顺序,其改善程度范围为 1.4 分（4.6%）~7.5 分（21.4%）,安慰剂总体改善程度为 3.3 分（10.6%）。

　在非那雄胺Ⅲ期实验研究中同样发现随着基线症状严重度的增加安慰剂治疗效果增加的情况（Gormley et al,1992）。这提示我们基线症状严重度可能影响着在器械研究中假治疗的效果。**这种情况可能是由于基线症状较重的患者对于治疗效果有更大的期待,或者只是由于均数的回归**

效应。

（4）自然病史和长期安慰剂治疗组的疾病进展：当安慰剂对照组长时间接受治疗使自然病史发生改变时，安慰剂或假治疗组与基于人群的纵向研究参数或结果之间的差异变得模糊不清。

非那雄胺长期有效性与安全性研究（PLESS）观察了3000例有中度症状且前列腺增大的患者随机每日接受5mg非那雄胺或安慰剂治疗长达4年的时间（McConnell et al,1998）。在大多数安慰剂或假治疗对照组中，自然病史在整个研究过程中都会受到联合安慰剂作用干扰。然而，在这个4年的研究中，平均症状评分和平均最大尿流率在经历一个典型的初始的安慰剂反应之后缓慢地漂移回基线（McConnell et al,1998）。因此，这种发生在初始安慰剂作用之后的可测量参数的变化反映了疾病的自然病史。各种结果的概率（如急性尿潴留、外科手术及前列腺体积的变化）很少或根本不受安慰剂效应的影响，因此也可以反映自然病史的情况。

在这项研究安慰剂组中的大约1500个病例可用于详细分析安慰剂的反应以及随后的基于基线分层的自然病史变化。研究结果显示前列腺增生患者前列腺体积与血清PSA水平有着相对较强的相关性。在PLESS研究中，仅有10%的患者在基线及随访期内每年一次进行了直肠内MRI检查来测量前列腺体积。基于血清PSA能够较好地反映前列腺体积变化这一假设，安慰剂治疗组中的1500名患者最初都进行了血清PSA检测。

根据血清PSA值将人群可分为三个层次：0～1.3,1.4～3.2,3.3～10ng/ml。分层后，症状评分及最大尿流率的变化出现了三种截然不同的图形（图3-19）（Roehrborn et al,1999a）。在PSA最低组中，患者的症状评分及尿流率的最初安慰剂反应在4年的随访期内保持不变；在PSA中段组中，患者的症状经过一个缓慢的恶化后返回至基线，而尿流率由于自然病史和疾病进展的原因而无改变；在PSA最高组中，患者的症状评分在经历了最初安慰剂反应下降1.5分后出现了一个稳定的增加；在后续的几年时间内，症状评分以每年0.5分的速度增加，使其在研究的最后阶段返回至最初的基线水平。患

者尿流率改善的初始反应在2年后被疾病进展和自然病史完全抵消，在研究结束时，这组病人的尿流率出现了恶化，平均下降了1.0ml/s（图3-19B）。如果根据前列腺体积的大小将150名接受前列腺测量的患者分为三组（14～40ml,42～57ml,58～150ml），其症状和最大尿流率的变化也出现了相似的结果。PLESS研究也对排尿症状，疾病特异性生活质量，性功能情况以及总体舒适感进行了定期的评价。出人意料的是血清PSA水平在最初安慰剂反应之后也可以预测疾病困扰、生活质量及性功能的恶化概率（Bruskewitz et al,1999）（图3-20）。

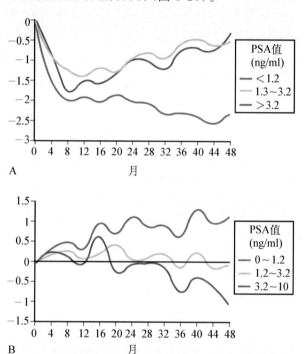

图3-19　非那雄胺长期有效性及安全性研究（PLESS研究）中安慰剂组在不同基线PSA水平下症状评分（A）及最大尿流率（B）的平均变化［From Roehrborn CG, Boyle P, Gould AL, et al. Serum prostate-specific antigen（PSA）is a reliable surrogate for prostate volume. Urology 1999；53：581-9.］

前列腺症状的药物研究（MTOPS）是一项进展性研究，其随访了3045名接受安慰剂、多沙唑嗪、非那雄胺或者联合用药治疗的患者长达4～5年时间（Bautista et al,2003；McConnell et al,2003）。治疗终点为：4周内2次IPSS评分上升4

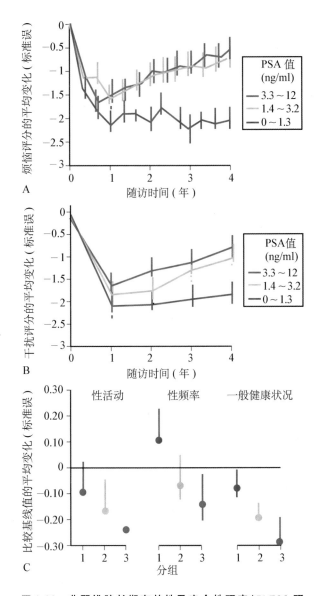

A

B

C

图 3-20 非那雄胺长期有效性及安全性研究(PLESS 研究)中安慰剂组在不同基线 PSA 水平下困扰评分(A)、日常生活的干扰评分(B)及性活动、性频率、一般健康状况(C)的平均变化情况(From Bruskewitz R,Girman CJ,Fowler J,et al. Effect of finasteride on bother and other health-related quality of life aspects associated with benign prostatic hyperplasia. PLESS Study Group. Proscar Long-term Efficacy and Safety Study. Urology 1999;54:670-8.)

分及以上;急性尿潴留;无法接受的尿失禁,反复的尿路感染;由于 BPH 导致的肾功能不全(表 3-13)。IPSS 上升 4 分及以上表示 LUTS 症状的恶化具有临床意义。尽管在安慰剂治疗中患者 IP-SS 总体改善并下降了 4.9 分,但仍有 14% 接受安慰剂治疗的患者在整个治疗过程中出现了 IPSS 评分上升 4 分及以上的情况,发生率为 3.6 每 100 例/年(表 3-13)。

在 PLESS 及其安慰剂对照组中,有一组患者具有中度症状和其他疾病表现的(相对于人群基础研究)可进行初始联合安慰剂反应对自然病史及疾病进展影响的研究。在 MTOPS 研究中,约有 14% 接受安慰剂治疗的患者在 4 年的随访期内其 IPSS 评分上升了 4 分及以上。

(5)安慰剂/假治疗效应与症状改善的关系:Barry 及其同事(1995d)通过评估 1200 例接受药物治疗的 BPH 患者 AUA 症状指数变化与患者整体改善率之间的关系,报道了一项重要的发现:AUA 症状指数下降 3.1 分与症状轻度改善有关,但这种相关性极其依赖于基线 AUA 症状指数。如果患者感受到了轻度、中度或明显的症状改善,那么 AUA 症状指数也会下降,但下降程度是随着基线症状严重度的增加而增加的。较低基线与较高基线评分的患者相比,当症状明显改善时,AUA 症状指数分别下降 −7.4 和 15.3 分;当症状中度改善时,其分别下降 −4.0 和 −8.7 分;当症状轻度改善时,其分别下降 −1.9 和 −6.1 分;当症状无改善时,其分别下降 −0.2 和 −2.0 分;而当症状出现恶化时,其分别上升 +3.3 和 +1.2 分。

3. 人群为基础的纵向研究

Diokno 及其同事(1992)对 803 名社区居住的 60 岁以上的老年男性进行了研究,评估了 LUTS 的患病率、发病率及缓解率。在随访的第一年和第二年,需接受前列腺手术的发生率为 2.6% 和 3.3%。至少有一种症状的患病率为 35%,在随访的第一年和第二年的发生率为 16.4% 和 16.1%。基线症状较重的患者在随访期其缓解率为 22.9%。表 3-14 详细地列出了症状严重的变化情况。**通过对这些数据的分析可以得出症状波动及自行缓解的趋势和均数的回归。**

Garraway 及其同事对苏格兰 Forth Valley 地区的 4 个村落中年龄在 40−79 岁的男性进行了 LUTS 的相关研究,定义前列腺增生为经直肠超声测定体积大于 20ml,最大尿流率小于 15ml/s,且对症状严重度采用了较低的阈值(Garraway et al,

表 3-13　MTOPS 研究中安慰剂组患者 BPH 的临床进展

事件	研究过程中出现的概率	4 年累计事件数	4 年累计发生率(95％可信区间)
总体临床进展	4.5	122	17(14～20)
IPSS 增加≥4 分	3.6	97	14(11～17)
急性尿潴留	0.6	18	2(1～4)
无法接受的尿失禁	0.3	6	<1(0～1)
尿路感染	0.1	1	<1(0～1)
BPH 所致的肾功能不全	0.0	0	0
BPH 所致的侵袭性治疗	1.3	37	5(3～7)

BPH. 良性前列腺增生；IPSS. 国际前列腺症状评分；MTOPS. 前列腺症状的药物治疗

From McConnell J，Roehrborn CG，Bautista O，et al. The long-term effects of doxazosin，finasteride and the combination on the clinical progression of benign prostatic hyperplasia. N Engl J Med 2003；349：2385-96.

表 3-14　症状严重度之间的变化

严重度	年	病例数	随访一年的严重度（％）			
			无症状	轻度症状	中度症状	重度症状
无症状	基线	293	83.6	12.3	2.7	1.4
	第一年	223	83.9	9.0	2.2	4.9
轻度症状	基线	88	18.2	55.7	11.4	14.8
	第一年	84	33.3	52.4	8.3	6.0
中度症状	基线	38	7.9	31.6	26.3	34.2
	第一年	27	3.7	33.3	22.2	40.7
重度症状	基线	35	22.9	17.1	11.4	48.6
	第一年	31	9.7	22.6	12.9	54.8

前一年行前列腺切除术的患者在随后的观察中被排除

Modified from Diokno AC，Brown MB，Goldstein N，et al. Epidemiology of bladder emptying symptoms in elderly men. J Urol 1992；148：1817-21.

1993a，1993b；Guess et al，1993；Tsang and Garraway，1993)。根据这一定义，40－50 岁人群 BPH 的患病率较基线增加了 14％，60－70 岁人群 BPH 的患病率较基线增加了 43％，并且大约一半男性的日常生活受到 LUTS 和 BPH 的影响。研究报道了第一年和第三年的随访数据(Lee et al，1996)。从基线到随访第 3 年，具有中度症状男性的比率从 34％上升到 45％，而症状水平显著增长，12 个症状问题出现了 8 个，AUA 症状指数也由 6.37 上升到 7.88(P<0.001)(Lee et al，1996)。症状的困扰度平行于症状的频率和严重度，随着时间的推移增长(见图 3-20)，影响到 2 种以上日常活动的患者比例由 26％上升到 41％，3 种以上日常活动的比例由 18％上升到 27％，4 种以上日常活动的比例由 15％上升到 18％。这项研究清楚地表明 LUTS 和 BPH 是一个进展性的疾病，但其进展缓慢(图 3-21)。

迄今为止，最有价值的自然病史研究是 Olmsted County Study of Urinary Symptoms and Health Status among Men，其为我们提供了大量关于排尿症状的患病率及严重度，烦恼、焦虑、窘迫，症状相关的生活质量以及症状与尿流率、前列腺体积、PSA 等相关参数关系的信息(Oesterling et al，1993；Girman et al，1994，1995；Guess et al，1995；Jacobsen et al，2003；Sarma et al，2003；Rule et al，2005)。

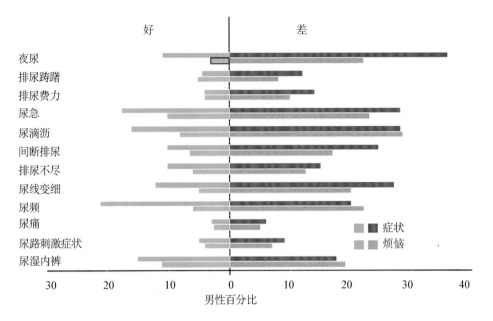

图 3-21 在苏格兰以人群为基础的研究中尿路症状及烦恼程度的 3 年随访变化(From Lee AJ,Russell EB,Garraway WM,et al. Three-year follow-up of a community-based cohort of men with untreated benign prostatic hyperplasia. Eur Urol 1996;30:11-7.)

对这组数据进行持续的随访,这项以人群为基础的研究收集了关于症状和尿流率纵向变化的数据。在基线时无症状到轻度症状(AUA 症状指数 0~7 分)的 904 名患者中,在随访至 18 个月时,有 118 名患者具有中度到重度症状(AUA 症状指数>7 分);在随访至 42 个月时,则有 196 名患者(Jacobsen et al,1995b)。然而,在随访至 18 个月时有中度到重度症状的 47 名患者在 42 个月时其症状消失或仅为轻度症状。在随访至 42 个月时,IPSS 每年平均增加 0.18 分。**平均每年症状评分斜率与斜率的变异性基线随患者年龄的增加而增加,40−50 岁每年平均增加 0.05±1.06(标准差),60−70 岁每年为 0.44±1.35,70−80** 岁下降到每年 0.14±1.42(Jacobsen et al,1996)。**最近,92 个月的数据显示每年增加 0.34 分,31% 的患者症状评分至少增加 3 分。最大的年平均增长是 60−70 岁的患者,每年增加 0.6 分**(Rhodes et al,2000)。

BACH 对年龄在 30−79 岁之间的 5502 名黑人、西班牙裔或白人进行了调查(Piccolo et al,2014)。4144 名参与者经过五年的随访后,出现症状进展(定义为 AUA 症状指数增加≥3 分)的为 21%~33%,症状好转(定义为 AUA 症状指数下降≥3 分)的为 30%~44%,大多为女性或西班牙裔。年龄与高 BMI 与疾病进展有关(P<0.01),但与疾病好转无关(Maserejian et al,2014)(表 3-15)。

表 3-15 LUTS 严重度分层变化:年龄与男性、女性 LUTS 症状严重度的关系

基线 （患病率）	随访（男性）				基线 （患病率）	随访（女性）			
	无症状	轻度	中度	重度		无症状	轻度	中度	重度
无症状（18.1）	26.8	69.9	2.8	0.5	无症状（13.7）	38.9	58.8	1.8	0.5
轻度（62.7）	12.2	77.0	10.3	0.5	轻度（67.4）	11.8	71.9	15.9	0.4
中度（18.4）	7.0	41.3	47.5	4.2	中度（17.0）	4.4	40.9	46.6	8.1
重度（0.8）	0.8	1.0	36.7	61.5	重度（1.9）	0	21.7	60.0	18.3

From Maserejian NN,Chen S,Chiu GR,et al. Treatment status and progression or regression of lower urinary tract symptoms in a general adult population sample. J Urol 2014;191:107-13.

对 Olmsted County 研究中的大约 500 名男性尿流率进行测量,结果显示最大尿流率斜率中位数以每年 -2.1% 下降(第 25 百分位数为 -4.0,第 75 的百分位数为 -0.6)。最大尿流率随着基线尿流率的下降和基线年龄、前列腺体积及症状严重度的增加而呈更为快速的下降(所用 $P = 0.001$)。当每个人的变量同时进行调整后,基线时年龄 $\geqslant 70$ 岁且尿流率 $< 10\text{ml/s}$ 的患者与年龄在 $40-49$ 岁且尿流率 $\geqslant 15\text{ml/s}$ 的相比,更可能出现快速的下降。但即使在变量被同时调整的情况下,前列腺体积和症状严重度在最大尿流率快速下降方面不具有统计学差异的预测价值(Roberts et al,2000)。

基于 TRUS 检查,年龄在 $40-79$ 岁的人群据估计其前列腺以每年 0.6ml 的速度增长,也就是每 10 年增长 6ml。然而,前列腺分别在年龄 $40-59$ 岁,$60-79$ 岁时以斜率为 0.4ml/年 和 1.2ml/年 的速率以指数形式生长(Rhodes et al,1995,1999)。一项更新的分析显示独立于年龄和症状的中位生长率为 $1.9\%/年$。然而,基线时高 PSA 水平和大前列腺体积预示着每年的体积增长更快。

(三)并发症

大多数进展性良性前列腺增生的并发症是少见的,对于并发症的了解大多来源于在治疗并发症过程中的研究,而不是来源于对并发症形成过程中的队列研究。

1. 死亡率

在 $1950-1954$ 年间,24 个国家中有 17 个报道前列腺增生的死亡率高于万分之一,而在 $1985-1989$ 年间,61 个国家中仅有 1 个报道其死亡率高于万分之一(Boyle et al,1996)。如果按 1950 年的死亡率计算,单就美国一个国家在 1990 年的死亡人数就比预期的要少 13 681 人,这是一项重大但未被宣布的卫生保健成就。

2. 膀胱结石

大量尸检研究发现经组织学检查诊断为良性前列腺增生的病例膀胱结石的发病率为 3.4%,是对照组的 8 倍,但并不增加输尿管及肾结石的发病率(Grosse,1990)。在一项对有中度症状的前列腺患者进行观察等待和 TURP 手术的对比研究中,观察等待组中的 276 个病例随访 3 年的时间里只有 1 例发生了膀胱结石(Wasson et al,

1995)。在一项有 2002 例西班牙男性参加的横断面研究中,膀胱结石的自我报告率为 0.7%(Hunter et al,1996)。

在临床实践中,良性前列腺增生患者合并膀胱结石的发生率较低,所以,仅当出现临床症状(如血尿、尿流中断)时才进行相关检查。

3. 膀胱失代偿

当应用内镜对前列腺增生患者的膀胱进行评估时,泌尿外科医生如发现膀胱正常黏膜进展形成了小梁、小室以及憩室,那么要考虑到最终膀胱逼尿肌失代偿情况的发生。然而,这种失代偿变化何时出现,是否与前列腺和梗阻因素有关,何时进行必要的干预从而防止膀胱失代偿导致不能自行排尿,这些问题目前仍不清楚。

对已形成小梁的梗阻性膀胱进行活检发现有高密度的结缔组织堆积,这与动物实验梗阻模型中观察到的情况具有相似性(Gosling and Dixon,1980;Levin et al,1990,2000;Chapple et al,1991)。然而,随着年龄的增加,膀胱纤维化在男性、女性中都可以出现,这可能是与年龄相关的一种正常改变(Lepor et al,1992a)。

关键的问题是延迟的干预是否会导致膀胱功能不可逆性的损害,从而失去治愈的机会。没有纵向人口研究或临床研究的直接证据对其进行说明。然而,在一项 Veterans Affairs(VA)合作研究中,对比了观察等待与 TURP 手术治疗,结果显示先后经历观察等待和 TURP 手术的患者其症状和尿流率并没有像一开始就接受 TURP 手术的患者得到一样的显著改善(Flanigan et al,1998)。

4. 尿失禁

尿失禁是 BPH 手术治疗最可怕的并发症之一。它既可以由 BPH 继发膀胱过度充盈所导致(充盈性尿失禁),也可以由影响着一半以上梗阻病人的膀胱逼尿肌不稳定所产生(急迫性尿失禁)(McConnell et al,1994)。尿失禁也与年龄有相关性。一项社区研究显示 50 岁以上男性尿失禁发生率为 24%,女性为 49%(Roberts et al,1998)。VA 合作研究结果显示在手术和保守治疗组尿失禁的发生率均为 4%(Wasson et al,1995)。在一项有 2002 例西班牙男性参加的横断面研究中,尿失禁的自我报告率为 6.1%(Hunter et al,1996)。在 MTOPS 研究中,社会无法接受的尿失禁发生率为 0.3 每 100 例/年(McConnell et al,2003)。

5. 尿路感染

在既往的手术病例中,尿路感染是进行手术治疗的主要指征,占 12%(Holtgrewe et al,1989;Mebust et al,1989)。**人们倾向认为残余尿的增加会导致尿路感染的发生,但缺乏明确的证据支持。**Hunter 及其同事对 2002 名西班牙马德里男性进行横断面研究后报道了尿路感染的自我报告率为 5.2%。迄今为止,最好的数据来源于 MTOPS 研究,在安慰剂对照组中尿路感染的发生率仅为 0.1 每 100 例/年(McConnell et al,2003)。

6. 上尿路损害和氮质血症

基于对老年患者的随机对照研究,AHCPR 指南报道了有平均 13.6% 的患者因肾衰竭而接受 TURP 手术(McConnell et al,1994)。与肾功能正常的病人相比,肾衰竭的病人发生 TURP 并发症的风险增加(前者 17%,后者 25%)(Holtgrewe et al,1989;Mebust et al,1989),并且死亡率增加了 6 倍(Holtgrewe and Valk,1962;Melchior et al,1974a,1974b)。通过对 25 项研究中 6102 名有术前上尿路影像学检查资料的患者进行分析,发现 7.6% 的患者有肾积水表现,其中 1/3 的患者出现肾功能不全(McConnell et al,1994)。

我们通常用"非活动性梗阻"或"非活动性前列腺疾病"来描述无症状但最终由于 BOO 而导致肾衰竭的病人,这种情况少见但不容忽视(Mukamei et al,1979)。在 VA 合作研究中,手术组 280 例患者有 3 例,观察等待组 276 例患者中 1 例最终发生了氮质血症(血清肌酐较基线上升 2 倍)。在大样本人群队列研究中,没有由于 BPH 导致肾功能不全的病例报道。然而,在一项有 2002 例西班牙男性参加的横断面研究中,肾衰竭的自我报告率为 2.4%(Hunter et al,1996)。

在 MTOPS 研究中,3000 名患者随访 4 年的时间里,未出现由于 BPH 导致肾功能不全的病例(McConnell et al,2003)。然而,需要注意的是我们不能过度解读这种情况。因为 MTOPS 研究中的病例在基线时进行了筛查,所以一些有可能发生肾衰竭的高风险病例已被排除。

7. 血尿

人们通常认为 BPH 患者可能出现肉眼血尿和形成无法用其他原因解释的血凝块。最新研究显示有血尿倾向的患者,其微细血管密度要高于对照组。BPH 相关血尿最新的研究热点源于观察到非那雄胺可通过影响 VEGF 的表达而成为合理的一线治疗药物(Dipaola et al,2001)。在一项有 2002 例西班牙男性参加的横断面研究中,血尿的自我报告率为 2.5%(Hunter et al,1996)。由于缺乏精确的患者数和患病率,所以临床上遵循个性化的治疗方案。

8. 急性尿潴留

急性尿潴留是由于多种因素导致的由于 BPH 长期存在产生的最重要的并发症之一;以往,急性尿潴留是患者需立即接受手术治疗的指征。既往研究中,25%~30% 的患者是由于急性尿潴留才接受 TURP 手术的(Holtgrewe et al,1989;Mebust et al,1989),**目前大多数急性尿潴留患者在导尿管拔除后仍不能自行排尿时才进行手术治疗。**因此,无论从经济学角度还是从病人的角度来说,急性尿潴留都是一个重要的且令人畏惧的事件。急性尿潴留的患者终因无法自行排尿而不得不就诊于急诊,并接受导尿-随诊-拔除导尿管观察排尿情况-最终么么恢复自行排尿,要么接受手术治疗,这一过程对患者来说既痛苦又耗时。既往文献报道第一次发生急性尿潴留后 1 周内复发的概率为 56%~64%,而被确诊为 BPH 的患者,其急性尿潴留的复发率高达 76%~83%(Breum et al,1982;Klarskov et al,1987;Hastie et al,1990)。

急性尿潴留的病因学尚不清楚,梗阻、肌源性及神经性因素可能有一定的作用(Kaplan et al,2008)。**前列腺感染、膀胱过度扩张**(Powell et al,1980)、**过量饮水、饮酒、性生活、衰弱及卧床都可能是致病因素**(Stimson and Fihn,1990)。**前列腺梗死被认为是引发 AUR 的潜在因素**(Graversen et al,1989)。Spiro 及其同事(1974)的研究发现,因 AUR 而行前列腺摘除术的患者,其前列腺梗死率为 85%,而仅因其他症状无 AUR 的患者其前列腺梗死率为 3%。然而,在 Jacobsen 及其同事(1997)的研究中,6 例因发生 AUR 而接受前列腺摘除的患者标本中未发现前列腺梗死。Anjum

等(1998)研究显示有 AUR 发生和无 AUR 发生的各 35 例患者中,前列腺梗死的发生率相似(1.9% vs 3.0%)。

从临床及预后的角度来讲,原发性急性尿潴留应区别于继发性尿潴留,但既往文献并没有一致这么做。继发性尿潴留指因非前列腺相关的手术、导尿、麻醉、口服拟交感、抗胆碱或抗组胺类的药物等因素而发生的不能自行排尿。除此以外的情况都被定义为原发性急性尿潴留(Roehrborn et al,2000a)。区分这两种类型 AUR 有利于评估患者的预后。原发性急性尿潴留患者中 15% 的患者会再发急性尿潴留,且 75% 的患者需接受手术治疗。而继发性尿潴留的患者再发急性尿潴留的概率为 9%,仅有 26% 的患者需接受手术治疗(Roehrborn et al,2000a)。

(四)描述性流行病学研究(表 3-16)

表 3-16　急性尿潴留发病率的描述性研究

作者/年	研究方法	病例数	研究群体	随访时间(年)	总发病率	年发病率	IR/1000人/年	95%可信区间
Ball et al,1981	观察等待研究	2	107	5	1.9	0.37	3.7	
Craigen et al,1969	观察等待研究						15.0	
Birkhoff et al,1976	观察等待研究	10	26	3	39	13	130	
Wasson et al,1995	TURP 与观察等待比较的 VA 合作研究	8	276		2.8	0.9	9.6	
Hunter et al,1996	西班牙男性病例的自我报告	102	2002	?	5.1		50.9	
Barry et al,1997a	前列腺切除术的候选患者	40	500	4	8	2.5	25	
Meigs et al,1999	健康专业随访研究中的自我报告	82	6100	3	1.3		4.5	3.1~6.2
Roberts et al,1997a	40－49 岁社区调查	57	2115	4			6.8	5.2~8.9
McConnell et al,1998	PLESS 研究中的安慰剂组	99	1376	4	7.2	1.8	18	
Andersen et al,1997	2 年 BPH 研究中的安慰剂组	57	2109	2	2.7	1.35	13.5	

IR. 发生率;PLESS. 非那雄胺长期治疗的安全性和有效性;TURP. 经尿道前列腺切除术;VA. 退伍军人服务部

Jacobsen 及其同事(1997)根据既往公开发表的文献数据计算得出急性尿潴留的发病率为 4~15/(1000 人·年),最高达 130/(1000 人·年)(Craigen et al,1969;Birkhoff et al,1976;Ball et al,1981)。由此得出的十年累计发生率为 4%~73%。一项有 2002 例西班牙男性参加的横断面研究中,急性尿潴留的自我报告率为 5.1%(Hunter et al,1996)。

经严格控制的对照研究所得到的最新数据保证了社区男性和临床 BPH 患者急性尿潴留发病率的准确性。在 VA 合作长达三年的研究中,仅有 1 例患者在 TURP 术后发生尿潴留,而在观察等待组的 276 例患者中有 8 例发生急性尿潴留,发病率为 9.6/(1000 人·年)(Wasson et al,1995)。Barry 等(1997a)报道了 500 例被确诊为前列腺增生且按诊疗标准应接受前列腺切除术的患者选择接受保守治疗后的预后情况。在长达 4 年的随访期内,1574 名患者中每年平均有 40 人发生急性尿潴留,发病率为 25/(1000 人·年)。

在健康专业随访研究中,随访的 15 851 人/

年患者中有 82 人发生了急性尿潴留，发病率为 4.5/（1000 人·年）（95％ CI 3.1～6.2）（Meigs et al，1999）。在 Olmsted County 的研究中，年龄在 40－79 岁的 2115 名男性接受了随访，在 8344 人/年的情况下有 57 名男性发生了急性尿潴留，发生率为 6.8/（1000 人·年）（95％ CI 5.2～8.9）（Jacobsen et al，1997）。

第一份较好的关于 BPH 数据来源于 PLESS 研究（McConnell et al，1998）。在 PLESS 研究中，1376 名前列腺增大且有中度症状的患者接受了安慰剂治疗，完成了 4 年的随访，最终有 99 名患者发生了急性尿潴留，经计算发病率为 1.8/（100 人·年）。Boyle（1998）应用 Meta 分析对 3 个

具有相似病人群体为期 2 年的研究进行了综合，结果发现在 2109 名患者中，57 名在 2 年的随访期内发生了急性尿潴留，发病率为 14/（1000 人·年）。在 MTOPS 研究中，安慰剂组的发病率为 0.6/（100 人·年），累计发病率为 2％。

（五）分析性流行病学研究

1. 年龄

一些经严格控制的研究提供了导致急性尿潴留发生的危险因素。其中最重要的危险因素是年龄。欧美国家的研究发现年龄在 40－80 岁的男性急性尿潴留的年龄特异性发生率几乎呈线性增长（Jacobsen et al，1997；Meigs et al，1999；Verhamme et al，2005；Cathcart et al，2006）（图 3-22）。

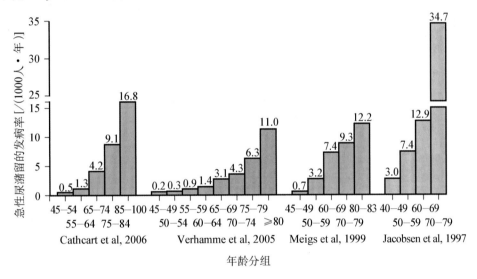

图 3-22　随年龄增加急性尿潴留的发病率呈增长趋势（4 个大规模研究）（From Kaplan SA，Wein AJ，Staskin DR，et al. Urinary retention and post-void residual urine in men：separating truth from tradition. J Urol 2008；180：47-54.）

2. 下尿路症状

一些大规模人群队列研究显示急性尿潴留的发生率与疾病症状的严重度相关（表 3-17）。在健康专业随访研究中，对于有轻度症状，年龄在 45－49 岁的患者，急性尿潴留的发病率为 0.4/（1000 人·年），而年龄在 70－83 岁的患者发病率为 7.9/（1000 人·年）；症状评分为 8～35 分，年龄在 45－49 岁的患者急性尿潴留的发病率为 3.3/（1000 人·年），而年龄在 70－83 岁患者发病率却上升到 11.3/（1000 人·年）。确诊为 BPH 且症状评分大于 8 分的患者其急性尿潴留的发病率最高[对年龄进行校正后的发病率为 13.7/（1000 人·年）]。构成 AUA 症状指数的 7

个下尿路症状均可单独预测急性尿潴留的发生。尿不尽感，排尿间隔小于 2h，尿线细，尿无力是最好的独立预测因素。肾上腺素能类药物或抗胆碱类药物的副作用也可以预测急性尿潴留的发生（Meigs et al，1999）。

Olmsted County 研究的主要关注点是年龄、症状严重度、最大尿流率和前列腺体积（Jacobsen et al，1997）。**有轻度症状的患者，其发病率由 40 岁时的 2.6/（1000 人·年）上升到 70 岁时的 9.3/（1000 人·年）；有轻度以上症状的患者，其发病率由 40 岁时的 3.0/（1000 人·年）上升到 70 岁时的 34.7/（1000 人·年）**（表 3-17）。

表 3-17　与年龄及 AUA 评分相关的急性尿潴留发病率

年龄组	AUR 事件/(1000 人·年)(95%CI)	
	健康专业随访研究*	男性尿路症状与健康状态的 OLMSTED COUNTY 研究†
AUASI≤7		
40—49		2.6(0.8～6.0)
45—49	0.4(0.02～1.8)	
50—59	1.2(0.4～2.6)	1.7(0.3～4.8)
60—69	3.6(1.9～6.1)	5.4(2.0～11.6)
70—79		9.3(3.4～20.3)
70—83	7.9(4.1～13.5)	
AUASI>7		
40—49		3.0(0.4～10.8)
45—49	3.3(0.2～14.4)	
50—59	10.0(5.4～16.8)	7.4(2.7～16.1)
60—69	14.1(9.4～20.2)	12.9(6.2～23.8)
70—79		34.7(20.2～55.5)
70—83	11.3(6.4～18.3)	

AUASI. 美国泌尿外科协会症状指数；AUR. 急性尿潴留；CI. 可信区间

* 急性尿潴留的发生率粗略计算为 5.2/(1000 人·年)(95%的可信区间：4.1～6.4)

† 急性尿潴留的总发生率为 6.8/(1000 人·年)(95%的可信区间：5.2～8.9)

From Kaplan SA, Wein AJ, Staskin DR, et al. Urinary retention and post-void residual urine in men: separating truth from tradition. J Urol 2008；180：47-54.

3. 尿流动力学参数

与相应的对照组基线 1.0 的危险度相比，有中-重度症状的老年患者发生急性尿潴留的风险为 3.2 倍，尿流率小于 12ml/s 的老年患者发生急性尿潴留的风险为 3.9 倍，经直肠超声检查前列腺体积大于 30ml 的老年患者发生急性尿潴留的风险为 3 倍(图 3-23)。经危险度模型测定，年龄在 60—69 岁，有轻度以上症状且尿流率小于 12ml/s 的患者具有最高的风险(10.3 倍)；而年龄在 70—79 岁，有轻度以上症状且尿流率小于 12ml/s 的患者也具有较高的风险。年龄在 40—49 岁，有轻度症状且尿流率大于 12ml/s 的患者相比，年龄在 70—79 岁，有中度及以上症状且尿流率小于 12ml/s 的患者发生急性尿潴留的风险是前者的 12.9～14.8 倍。

4. 前列腺体积和血清 PSA

年龄是导致社区人群发生急性尿潴留重要的危险因素，而在被诊断为 BPH 的患者中，需分析其他的危险因素。在三个为期二年(Marberger et al，2000)和一个为期四年(PLESS)(McConnell et al，1998；Kaplan et al，2000；Roe-

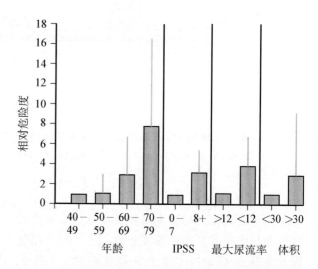

图 3-23　在 Olmsted County 研究中发生急性尿潴留的相对危险度(按年龄、IPSS、最大尿流率及前列腺体积进行分类)。圆柱代表相对危险度为 1 的基线，垂直线代表 95% 的可信区间。IPSS. 国际前列腺症状评分(Data from Jacobsen SJ, Jacobson DJ, Girman CJ, et al. Natural history of prostatism: risk factors for acute urinary retention. J Urol 1997；158：481-7.)

hrborn et al,2000a)随访研究的安慰剂组中,前列腺体积、血清 PSA 及症状严重度均被作为预测因素而被研究。

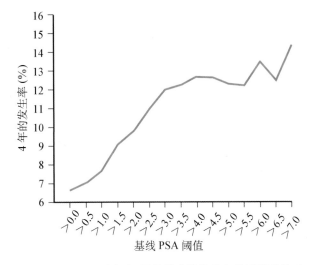

图 3-24 PLESS 研究中,原发性或继发性急性尿潴留的 4 年发生率(以基线血清 PSA 阈值进行分层)(From Roehrborn CG,McConnell JD,Lieber M,et al. Serum prostate-specific antigen concentration is a powerful predictor of acute urinary retention and need for surgery in men with clinical benign prostatic hyperplasia. PLESS Study Group. Urology 1999;53:473-80.)

为期 4 年的 PLESS 研究显示当血清 PSA 小于 1.4ng/ml 时,患者急性尿潴留的发病率由有轻度症状的 5.6%上升到有重度症状的 7.7%;而当血清 PSA 大于 1.4ng/ml 时,患者急性尿潴留的发病率由有轻度症状的 7.8%上升到有重度症状的 10.2%(Kaplan et al,2000)。在一项为期 2 年的研究中,血清 PSA 大于 1.4ng/ml 的患者急性尿潴留的发病率(3.9%)是血清 PSA 小于 1.4ng/ml 患者(0.4%)的 9 倍。前列腺体积大于 40ml 的患者急性尿潴留的发病率(4.2%)是前列腺体积小于 40ml 患者(1.6%)的 3 倍(Marberger et al,2000;Roehrborn et al,2001)。PLESS 研究较详细地分析表明随着血清 PSA 值的增加,无论是原发性还是继发性急性尿潴留,其发生率均呈接近线性的上升(Roehrborn et al,1999c)。两种急性尿潴留的发病率同样随着前列腺体积的增加而增加(图 3-25)。相似的情况也出现在 MTOPS 研究中,随诊前列腺体积及基线血清 PSA 值的增加,急性尿潴留的发生呈上升趋势(图 3-26)。同样在一项为期 2 年的度他雄胺-安慰剂对照Ⅲ期研究中(Roehrborn et al,2002),对 100 多种危险因素进行单独或相结合分析,结果表明将血清 PSA、排尿间隔大于 2h、症状指数、最大尿流率

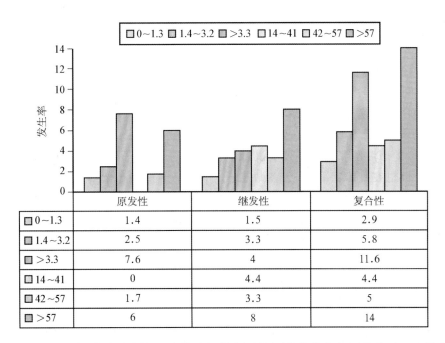

	原发性	继发性	复合性
☐0~1.3	1.4	1.5	2.9
☐1.4~3.2	2.5	3.3	5.8
☐>3.3	7.6	4	11.6
☐14~41	0	4.4	4.4
☐42~57	1.7	3.3	5
☐>57	6	8	14

图 3-25 PLESS 研究随访 4 年中原发性、继发性及复合性急性尿潴留的发生率(以基线时 PSA 浓度或前列腺体积进行分层)(From Roehrborn CG,McConnell JD,Lieber M,et al. Serum prostate-specific antigen concentration is a powerful predictor of acute urinary retention and need for surgery in men with clinical benign prostatic hyperplasia. PLESS Study Group. Urology 1999;53:473-80.)

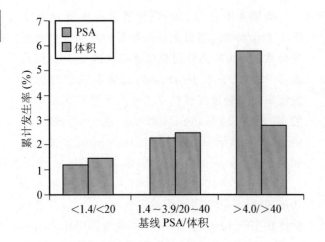

图 3-26 MTOPS 研究中安慰剂治疗组 BPH 患者发生急性尿潴留的累计发生率（以基线时前列腺体积及 PSA 水平进行分层）(From Roehrborn CG, Mc-Connell JD, Lieber M, et al. Serum prostate-specific antigen concentration is a powerful predictor of acute urinary retention and need for surgery in men with clinical benign prostatic hyperplasia. PLESS Study Group. Urology 1999; 53: 473-80.)

及排尿踌躇相结合仅仅略优于单独应用 PSA 对 AUR 的发生进行预测(Roehrborn et al, 2001)。

五、良性前列腺增生的手术治疗

手术治疗和急性尿潴留的发生都预示着前列腺增生已经发展到终末阶段。然而，他们之间有着本质的区别。AUR 是疾病进展的结果，而手术治疗通常是干预方式之一。AUR 可能是明确的手术适应证之一，这类患者除了导尿外没有其他的内科治疗选择。但是在临床实践中，大多数患者不是因为 AUR 而是由于 BPH 其他症状才接受手术治疗的(Holtgrewe et al, 1989)。由于各地的医疗模式不同，因 AUR 而行手术治疗的患者占全部手术患者的 5%～30%。AUR 与骨折在许多方面具有可比性。医生不可能通过与患者交流的方式增加或降低 AUR 的发生。此外，一旦发生 AUR，仅通过交流和咨询是不能解决问题的。但是，医生的建议影响着患者选择接受手术治疗的决定。由于医患交流的方式，所引用的关于疾病结果利弊的可能性以及其他更多因素将直接影响

着前列腺手术的比率，因此 AHCPR 制定了 BPH 诊疗指南(Wennberg et al, 1988)。这种情况类似于心肌梗死(MI)与冠状动脉旁路移植术(CABG)间的关系。心肌梗死的分析流行病学已很完善，相关的危险因素也较明确。接受 CABG 手术的患者并不全是因为发生了心肌梗死，事实上许多未发生心肌梗死的患者为了预防而选择接受了手术治疗。因此，大量的文献报道了 CABG 使用的地区差异性。综合分析，我们不难理解，从流行病学角度看，与 AUR 相比，BPH 的手术治疗是一个相对较弱的疾病终点。前列腺切除术比率的相关数据，则能够体现出医疗机构、地区、医疗计划及时间上的差异性。

在所有的前列腺手术中，TURP 和前列腺激光剜除术是最常用且研究最多的手术方式。医保数据库提供了相关横断面研究的手术比例。至 1962 年，TURP 占了全美泌尿外科手术的 50% 以上。而到 1986 年，这一比例已下降至 38%(Holtgrewe et al, 1989)。虽然医保患者行 TURP 的数量由历史最高的 1987 年 25 800 下降至 1993 年的 16 800(下降了 34%)，但它仍排在医保花费最高手术名单中的第二位，仅次于白内障手术。为了进一步明确美国 TURP 手术的特定比例，医保对 20% 的患者进行了抽样调查。在 1990 年，接受 TURP 手术患者的比例在大于 75 岁、70－74 岁、65－69 岁年龄段分别接近 25‰、19‰ 和 13‰。TURP 术后 30d 内死亡率从 1984 年的 1.2‰ 下降至 1990 年 0.77‰(Lu-Yao et al, 1994)。与 1984－1990 年相比，对年龄因素进行校正后，1991－1997 年间因 BPH 而行 TURP 手术的白种人患者比例下降了近 50%(14.6～6.72/1000)，而黑种人下降了 40%(11.8～6.58/1000)(Wasson et al, 2000)。医保数据库内仅有 65 岁以上的参保患者，从纵向流行病学的角度讲，其数据仍有不足之处。

在既往关于 BPH 自然病史的研究中，Craigen 及其同事(1969)曾报道在第一年和第七年接受前列腺切除手术的比例分别为 35% 和 45%，但其数据的可信度较差。Diokno 等(1992)进行的大样本人群纵向研究报道了 1 年和 2 年前列腺手术的比例分别为 2.6% 和 3.3%，其结果显示尿频、排尿踌躇、排尿费力及尿流中断都与前列

腺手术的比例相关。

　　Baltimore 纵向老年人研究是第一个关于前列腺手术比率及危险因素的具有较高参考价值的研究(Arrighi et al,1990,1991;Guess et al,1990)。该研究对超过 1000 名男性进行了长达 30 年的随访，且每年都对其进行症状评估、调查问卷及体检。**结果显示患者年龄、膀胱排空障碍、前列腺体积变化、排尿费力及直肠指诊测定的前列腺增大都是前列腺手术独立的危险因素。**在没有危险因素的 464 名男性中，仅有 3% 在随访中需要接受手术治疗。有一个危险因素的男性，其手术累计发生率为 9%，二个危险因素的为 16%，三个危险因素的为 37%。在一项类似的 VA 标准化老年研究中，对年龄在 49－68 岁的 1868 名男性进行了长达 20 多年的随访，结果显示夜尿和排尿踌躇是前列腺手术独立的预测因素(Epstein et al,1991)。加利福尼亚的皇家永久健康计划对 16 219 名年龄在 40 岁以上的男性进行了长达 12 年的随访，其中 1027 名接受了前列腺切除术治疗，结果显示年龄和 5 个下尿路症状(排尿困难、尿失禁、尿等待、夜尿、尿速慢)与手术风险相关(Sidney et al,1991a,1991b)。

　　在 VA 合作研究中，将手术治疗与观察等待治疗进行了比较。结果在 276 名接受观察等待治疗的患者中，有 65 人在三年的随访期内中转行手术治疗，而在这其中有 20 人出现了研究终点事件(氮质血症、大量残余尿、尿失禁、高症状评分)。高基线困扰评分是需手术治疗的预测因素(Wasson et al,1995)。

要点：流行病学与自然病史

- 目前世界上对 BPH 无明确的流行病学定义，因此，研究结果在报道时需告知研究所选择定义中的患病率与发病率。
- 尽管患者症状从中度至重度之间的比例存在明显差异，但在所有的已报道的研究中值得注意的是：随着年龄的增长，患者的症状评分呈明显的上升趋势。
- 在所有的横断面研究中，经直肠前列腺超声检查测定的前列腺体积随年龄增长呈缓慢但稳定的增长。
- 分析性流行病学资料对分析传统意义认为的 BPH 决定因素(如宗教、社会经济因素、性生活、酒精摄入、过度紧张、饮食习惯等)作用有限。相反，吸烟及一些如饮食、肥胖、高 BMI 水平等因素决定着 BPH 的严重度。
- 随年龄的增长，所有相关的参数(如症状严重度和频率、疾病困扰指数、干预指数、疾病特异性 HRQOL、最大尿流率、前列腺体积等)呈恶化的趋势。然而，有一些例外的是，在这些参数之间及与尿流动力学压力-流率研究中，已报道的相关性总体较弱。较强的相关性存在于症状严重的测定与尿频(IPSS)、疾病困扰指数、疾病特性 HRQOL 及干预指数之间。
- 对疾病自然病史的研究主要包括：人群纵向研究、有症状患者的安慰剂和假治疗对照研究。这些研究表明，患者的 LUTS/BPH 随时间进展呈恶化趋势。根据疾病进展的风险性对患者进行分层后，可以发现一些关键性的基线参数(如年龄、症状严重度、尿流率、前列腺体积及血清 PSA 水平)可以预测疾病的进展。
- 一般情况下，只要患者积极的随访，LUTS/BPH 的并发症(包括死亡、尿路感染、膀胱失代偿、膀胱结石、血尿、尿失禁、上尿路损害导致的肾功能不全等)并不常见。
- BPH 进展的两个重要事件：急性尿潴留和 BPH 相关的手术治疗。虽然二者并不十分常见，但其显著的基线发病率及累计发病率值得关注。此外，随着时间的进展，二者发生率呈线性增长。
- 在某种程度上，发生急性尿潴留和需手术治疗的风险性与基线参数有关，其危险因素包括年龄的增长、前列腺体积的增大及血清 PSA 的水平。

在 Barry 及其同事（1997b）对 BPH 自然病史的观察研究中，对确诊为 BPH 的患者进行了 4 年的随访，结果显示有轻度症状的患者，其接受手术治疗的比例是 10％，而中度和重度症状的患者，其比例分别为 24％和 39％。

在 Olmsted County 研究和 PLESS 研究安慰剂治疗组中的患者，让我们对接受前列腺手术的社区男性和因 BPH 选择治疗试验的男性患病危险因素有了更进一步的认识。

在 Olmsted County 研究中，在多达 10 000 人/年的随访过程中，有 167 名患者接受了手术治疗，其比例为 16.7/（1000 人·年）。因 BPH 需接受治疗的比例与年龄具有较强的相关性，年龄在 40—49 岁的男性中，这一比例为 3.3/（1000 人·年）；年龄大于 70 岁的男性中，这一比例上升到 30/（1000 人·年）。具有中-重度症状、较低的最大尿流率（＜12ml/s）、增大的前列腺体积（＞30ml）或较高的血清 PSA 值（≥1.4ng/ml）的男性需接受临床治疗的风险性是没有以上异常指标人群的 4 倍。对所有指标同时校正后，可独立预测需临床治疗风险性的指标是：增大的前列腺体积（HR 2.3,95％ CI 1.1～4.7）、较低的最大尿流率（HR 2.7,95％ CI 1.4～5.3）、中-重度的症状（HR 5.3,95％ CI 2.5～11.1）。综合分析，年龄在 80 岁左右的男性中有 1/4 需接受临床治疗。**这些数据表明有中-重度 LUTS 症状、较低的尿流率或增大的前列腺体积的男性接受临床治疗的可能性较大，此外，这些男性发生相关的并发症（如急性尿潴留）的可能性也相应增加**（Jacobsen et al,1999）（见图 3-23）。

在 PLESS 安慰剂对照研究中，1500 名具有中度 LUTS 症状及前列腺增大的患者接受了为期 4 年的随访。在这些患者中，10％（每年 2.5％）接受了前列腺增生手术治疗（McConnell et al,1998）。虽然在整个研究过程中，接受手术治疗的危险度呈稳定的线性增长，但是如果在基线时根据血清 PSA 值或前列腺体积将患者进行分层，其结果明显存在着差异（图 3-27）。与 AUR 的发病率相似，当患者血清 PSA 值逐渐升高时，其需接受手术治疗的比例就从 6.2％上升到 14.0％，而当前列腺体积逐渐增大时，手术比例也从 6.7％上升到 14.0％。

在 MTOPS 研究中，安慰剂组中 BPH 患者

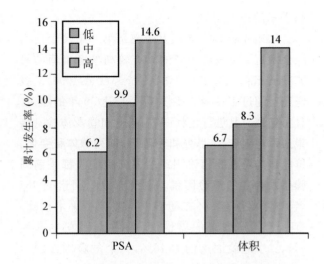

图 3-27 PLESS 研究中安慰剂治疗组 BPH 患者接受手术治疗的发生率（以前列腺体积及血清 PSA 浓度进行分层）（From Roehrborn CG,McConnell JD, Lieber M, et al. Serum prostate-specific antigen concentration is a powerful predictor of acute urinary retention and need for surgery in men with clinical benign prostatic hyperplasia. PLESS Study Group. Urology 1999;53:473-80.）

接受侵入性治疗的比例随着基线时血清 PSA 值和前列腺体积呈近似直线上升（图 3-28）（McConnell et al,2003）。

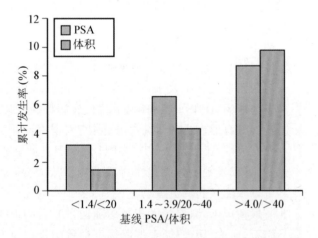

图 3-28 MTOPS 研究中安慰剂治疗组 BPH 患者接受侵袭性治疗的累计发生率（以基线时前列腺体积及 PSA 水平进行分层）（From Roehrborn CG,McConnell JD,Lieber M,et al. Serum prostate-specific antigen concentration is a powerful predictor of acute urinary retention and need for surgery in men with clinical benign prostatic hyperplasia. PLESS Study Group. Urology 1999;53:473-80.）

参考文献

完整的参考文献列表通过 www. expertconsult. com 在线获取。

推荐阅读

Abrams P. Objective evaluation of bladder outlet obstruction [review]. Br J Urol 1995;76(Suppl. 1):11-5.

Abrams P,Cardozo L,Fall M,et al. The standardisation of terminology in lower urinary tract function:report from the standardisation sub-committee of the International Continence Society. Urology 2003;61:37-49.

Abrams PH,Farrar DJ,Turner-Warwick RT,et al. The results of prostatectomy:a symptomatic and urodynamic analysis of 152 patients. J Urol 1979;121:640-2.

American Urological Association Practice Guidelines Committee. AUA guideline on management of benign prostatic hyperplasia. Chapter 1:Diagnosis and treatment recommendations. J Urol 2003;170(2 Pt. 1):530-47.

Andriole G,Bruchovsky N,Chung LW,et al. Dihydrotestosterone and the prostate:the scientific rationale for 5alpha-reductase inhibitors in the treatment of benign prostatic hyperplasia. J Urol 2004;172(4 Pt. 1):1399-403.

Arrighi HM,Guess HA,Metter EJ,et al. Symptoms and signs of prostatism as risk factors for prostatectomy. Prostate 1990;16:253-61.

Arrighi HM,Metter EJ,Guess HA,et al. Natural history of benign prostatic hyperplasia and risk of prostatectomy. Urology 1991;38:4-8.

Barry MJ,Cockett AT,Holtgrewe HL,et al. Relationship of symptoms of prostatism to commonly used physiological and anatomical measures of the severity of benign prostatic hyperplasia. J Urol 1993;150:351-8.

Barry MJ,Fowler FJ Jr,O'Leary MP,et al. The American Urological Association symptom index for benign prostatic hyperplasia. The Measurement Committee of the American Urological Association. J Urol 1992;148:1549-57,discussion 1564.

Barry MJ,Williford WO,Chang Y,et al. Benign prostatic hyperplasia specific health status measures in clinical research:how much change in the American Urological Association symptom index and the benign prostatic hyperplasia impact index is perceptible to patients? [see comments]. J Urol 1995;154:1770-4.

Berry SJ,Coffey DS,Ewing LL. Effects of aging on prostate growth in beagles. Am J Physiol 1986a;250:R1039-46.

Berry SJ,Coffey DS,Strandberg JD,et al. Effect of age,castration,and testosterone replacement on the development and restoration of canine benign prostatic hyperplasia. Prostate 1986b;9:295-302.

Berry SJ,Coffey DS,Walsh PC,et al. The development of human benign prostatic hyperplasia with age. J Urol 1984;132:474-9.

Boyle P, Maisonneuve P, Steg A. Decrease in mortality from benign prostatic hyperplasia:a major unheralded health triumph [see comments]. J Urol 1996;155:176-80.

Boyle P, Robertson C, Mazzetta C, et al. The association between lower urinary tract symptoms and erectile dysfunction in four centres:the UrEpik study. BJU Int 2003;92:719-25.

Bruskewitz RC,Iversen P,Madsen PO. Value of postvoid residual urine determination in evaluation of prostatism. Urology 1982;20:602-4.

Chapple CR,Wein AJ,Abrams P,et al. Lower urinary tract symptoms revisited:a broader clinical perspective. Eur Urol 2008;54:563-9.

Cunha GR. Role of mesenchymal-epithelial interactions in normal and abnormal development of the mammary gland and prostate [review]. Cancer 1994;74:1030-44.

Cunha GR,Chung LW,Shannon JM,et al. Hormone-induced morphogenesis and growth:role of mesenchymal-epithelial interactions. Recent Prog Horm Res 1983;39:559.

Flanigan RC,Reda DJ,Wasson JH,et al. 5-Year outcome of surgical resection and watchful waiting for men with moderately symptomatic benign prostatic hyperplasia:a Department of Veterans Affairs cooperative study. J Urol 1998;160:12-6,discussion 16-7.

Garraway WM,Armstrong C,Auld S,et al. Follow-up of a cohort of men with untreated benign prostatic hyperplasia. Eur Urol 1993;24:313-8.

Girman CJ. Natural history and epidemiology of benign prostatic hyperplasia:relationship among urologic measures. Urology 1998;51(Suppl. 4A):8-12.

Girman CJ,Epstein RS,Jacobsen SJ,et al. Natural history of prostatism:impact of urinary symptoms on quality of life in 2115 randomly selected community men. Urology 1994;44:825-31.

Girman CJ,Jacobsen SJ,Guess HA,et al. Natural history of prostatism:relationship among symptoms, prostate volume and peak urinary flow rate. J Urol 1995;153:1510-5.

Girman CJ,Jacobsen SJ,Tsukamoto T,et al. Health-related quality of life associated with lower urinary tract symptoms in four countries. Urology 1998;51:428-36.

Glynn RJ,Campion EW,Bouchard GR,et al. The development of benign prostatic hyperplasia among volunteers in the normative aging study. Am J Epidemiol 1985;121:78-90.

Gormley GJ,Stoner E,Bruskewitz RC,et al. The effect of finasteride in men with benign prostatic hyperplasia. The Finasteride Study Group [see comments]. N Engl J Med 1992;327:1185-91.

Gosling JA,Dixon JS. Structure of trabeculated detrusor smooth muscle in cases of prostatic hypertrophy. Urol Int 1980;35:351-5.

Gosling JA,Gilpin SA,Dixon JS,et al. Decrease in the autonomic innervation of human detrusor muscle in outflow obstruction. J Urol 1986;136:501.

Holtgrewe HL,Mebust WK,Dowd JB,et al. Transurethral prostatectomy:practice aspects of the dominant operation in American urology. J Urol 1989;141:248-53.

Irwin DE,Milsom I,Hunskaar S,et al. Population-based survey of urinary incontinence,overactive bladder,and other lower urinary tract symptoms in five countries:results of the EPIC study. Eur Urol 2006;50:1306-14,discussion 1314-15.

Isaacs JT. Prostate stem cells and benign prostatic hyperplasia. Prostate 2008;68:1025-34.

Jacobsen SJ,Jacobson DJ,Rohe DE,et al. Frequency of sexual activity and prostatic health:fact or fairy tale? Urology 2003;61:348-53.

Kaplan SA,Wein AJ,Staskin DR,et al. Urinary retention and post-void residual urine in men:separating truth from tradition. J Urol 2008;180:47-54.

Kramer G,Mitteregger D,Marberger M. Is benign prostatic hyperplasia (BPH) an immune inflammatory disease? Eur Urol 2007;51:1202-16.

Kyprianou N,Tu H,Jacobs SC. Apoptotic versus proliferative activities in human benign prostatic hyperplasia. Hum Pathol 1996;27:668-75.

Lepor H,Tang R,Meretyk S,et al. The alpha-adrenoceptor subtype mediating the tension of human prostatic smooth muscle. Prostate 1993;22:301-7.

Lu-Yao GL,Barry MJ,Chang CH,et al. Transurethral resection of the prostate among Medicare beneficiaries in the United States:time trends and out-comes. Prostate Patient Outcomes Research Team (PORT). Urology 1994;44:692-8,discussion 698-9.

Marberger M,Roehrborn CG,Marks LS,et al. Relationship among serum testosterone,sexual function,and response to treatment in men receiving dutasteride for benign prostatic hyperplasia. J Clin Endocrinol Metab 2006;91:1323-8.

McConnell JD,Barry MJ,Bruskewitz RC,et al. Benign prostatic hyperplasia:diagnosis and treatment. Clinical Practice Guideline No. 8. Rockville (MD):U. S. Department of Health and Human Services,Public Health Service,Agency for Health Care Policy and Research;1994. p. 1-17.

McConnell JD,Bruskewitz R,Walsh P,et al. The effect of finasteride on the risk of acute urinary retention and the need for surgical treatment among men with benign prostatic hyperplasia. Finasteride Long-Term Efficacy and Safety Study Group. N Engl J Med 1998;338:557-63.

McConnell JD,Roehrborn C,Bautista O,et al. The long-term effects of doxazosin,finasteride and the combination on the clinical progression of benign prostatic hyperplasia. N Engl J Med 2003;349:2385-96.

McNeal J. Pathology of benign prostatic hyperplasia:insight into etiology[review]. Urol Clin North Am 1990;17:477-86.

McVary KT. Erectile dysfunction and lower urinary tract symptoms secondary to BPH. Eur Urol 2005;47:838-45.

Mebust WK,Holtgrewe HL,Cockett AT,et al. Transurethral prostatectomy:immediate and postoperative complications. A cooperative study of 13 participating institutions evaluating 3,885 patients. J Urol 1989;141:243-7.

Nordling J. The aging bladder—a significant but underestimated role in the development of lower urinary tract symptoms. Exp Gerontol 2002;37:991-9.

Oishi K,Boyle P,Barry M,et al. Epidemiology and natural history of benign prostatic hyperplasia. In:4th International Consultation on Benign Prostatic Hyperplasia. Plymouth (UK):Plymbridge Distributors Ltd;1989. p. 23-59.

Parsons JK. Modifiable risk factors for benign prostatic hyperplasia and lower urinary tract symptoms:new approaches to old problems. J Urol 2007;178:395-401.

Partin AW，Oesterling JE，Epstein JI，et al. Influence of age and endocrine factors on the volume of benign prostatic hyperplasia. J Urol 1991；145：405-9.

Partin AW，Page WF，Lee BR，et al. Concordance rates for benign prostatic disease among twins suggest hereditary influence. Urology 1994；44：646-50.

Roehrborn CG，Boyle P，Bergner D，et al. Serum prostate-specific antigen and prostate volume predict long-term changes in symptoms and flow rate：results of a four-year，randomized trial comparing finasteride versus placebo. PLESS Study Group. Urology 1999a；54：662-9.

Roehrborn CG，Boyle P，Gould AL，et al. Serum prostate-specific antigen as a predictor of prostate volume in men with benign prostatic hyperplasia. Urology 1999b；53：581-9.

Roehrborn CG，Bruskewitz R，Nickel GC，et al. Urinary retention in patients with BPH treated with finasteride or placebo over 4 years：characterization of patients and ultimate outcomes. The PLESS Study Group. Eur Urol 2000；37：528-36.

Roehrborn CG，Lange JL，George FW，et al. Changes in amount and intracellular distribution of androgen receptor in human foreskin as a function of age. J Clin Invest 1987；79：44-7.

Roehrborn CG，McConnell JD，Lieber M，et al. Serum prostate-specific antigen concentration is a powerful predictor of acute urinary retention and need for surgery in men with clinical benign prostatic hyperplasia. PLESS Study Group. Urology 1999c；53：473-80.

Roehrborn CG，Schwinn DA. Alpha1-adrenergic receptors and their inhibitors in lower urinary tract symptoms and benign prostatic hyperplasia. J Urol 2004；171：1029-35.

Rosen R，Altwein J，Boyle P，et al. Lower urinary tract symptoms and male sexual dysfunction：the multinational survey of the aging male（MSAM-7）. Eur Urol 2003；44：637-49.

Rosen RC，Coyne KS，Henry D，et al. Beyond the cluster：methodological and clinical implications in the Boston Area Community Health survey and EPIC studies. BJU Int 2008；101：1274-8.

Russell DW，Wilson JD. Steroid 5alpha-reductase：two genes/two enzymes. Annu Rev Biochem 1994；63：25.

Sagnier PP，Girman CJ，Garraway M，et al. International comparison of the community prevalence of symptoms of prostatism in four countries. Eur Urol 1996；29：15-20.

Sech SM，Montoya JD，Bernier PA，et al. The so-called "placebo effect" in benign prostatic hyperplasia treatment trials represents partially a conditional regression to the mean induced by censoring. Urology 1998；51：242-50.

Sherwood JB，McConnell JD，Vazquez DJ，et al. Heterogeneity of 5 alpha-reductase gene expression in benign prostatic hyperplasia. J Urol 2003；169：575-9.

Steers WD，Ciambotti J，Erdman S，et al. Morphological plasticity in efferent pathways to the urinary bladder of the rat following urethral obstruction. J Neurosci 1990；19：1943.

Walsh PC，Hutchins GM，Ewing LL. Tissue content of dihydrotestosterone in human prostatic hyperplasia is not supernormal. J Clin Invest 1983；72：1772-7.

Walsh PC，Wilson JD. The induction of prostatic hypertrophy in the dog with androstanediol. J Clin Invest 1976；57：1093.

Wang W，Bergh A，Damber JE. Chronic inflammation in benign prostate hyperplasia is associated with focal up-regulation of cyclooxygenase-2，Bcl-2，and cell proliferation in the glandular epithelium. Prostate 2004；61：60-72.

Wang Z，Tufts R，Haleem R，et al. Genes regulated by androgen in the rat ventral prostate. Proc Natl Acad Sci U S A 1997；94：12999-3004.

Wasson JH，Bubolz TA，Lu-Yao GL，et al. Transurethral resection of the prostate among medicare beneficiaries：1984 to 1997. For the Patient Outcomes Research Team for Prostatic Diseases. J Urol 2000；164：1212-5.

Wasson JH，Reda DJ，Bruskewitz RC，et al. A comparison of transurethral surgery with watchful waiting for moderate symptoms of benign prostatic hyperplasia. The Veterans Affairs Cooperative Study Group on Transurethral Resection of the Prostate. N Engl J Med 1995；332：75-9.

Wein AJ，Coyne KS，Tubaro A，et al. The impact of lower urinary tract symptoms on male sexual health：EpiLUTS. BJU Int 2009；103（Suppl. 3）：33-41.

Wennberg JE，Mulley AG Jr，Hanley D，et al. An assessment of prostatectomy for benign urinary tract obstruction：geographic variations and the evaluation of medical care outcomes. JAMA 1988；259：3027-30.

Yang G，Timme TL，Park SH，et al. Transforming growth factor beta 1 transduced mouse prostate reconstitutions：Ⅱ. Induction of apoptosis by doxazosin. Prostate

1997;33:157-63.

Zucchetto A，Tavani A，Dal Maso L，et al. History of weight and obesity through life and risk of benign prostatic hyperplasia. Int J Obes Relat Metab Disord 2005；29:798-803.

（张　强　邵白杨　强　菁　**编译**　杨志刚　**审校**）

第 4 章　良性前列腺增生的评估与非手术治疗

Thomas A. McNicholas, MB BS, FRCS, FEBU, Mark J. Speakman, MBBS, MS, FRCS, and Roger S. Kirby, MD, FRCS

良性前列腺增生症(benign prostatic hyperplasia,BPH)的定义在过去 20 年中发生了很大的变化。对于泌尿科医生、病理学家、放射科医生、患者和制药公司来说,它的内涵和定义各不相同,往往令人困惑。然而,一个明确的学术定义是十分重要的。准确地说,对病理学家而言,BPH 是一种显微镜诊断,其特征是前列腺基质和上皮细胞的增殖。放射科医生或泌尿科医生可以通过超声或三维成像确诊前列腺增大,但这应该被描述为良性前列腺增大(benign prostatic enlargement,BPE)(Haas and Resnick,2000)。对于尿动力学家来说,排尿压力升高同时伴低尿流率应该被描述为膀胱出口阻塞(BOO)(Nitti,2000)。

最重要的是我们需要摒弃过去的观念,即总是将男性人群中出现的下尿路症状与老年和前列腺增生相关联,应该采用普遍使用的"下尿路症状(LUTS)"这一术语来描述这些临床症状(Abrams,1994)。患者本人通常关注 LUTS 对生活质量的影响,而不是细胞增殖、前列腺增大或排尿压力升高。在过去 20 年中不同国家接受从 BPH 到 LUTS 这一定义转变的程度各不相同,但大多数国内和国际指南逐渐接受这一转变(Chapple and Abrams,2013;Oelke et al,2013)。但由于制药企业以及美国食品药品监督管理局(FDA)等许多监管机构对 BPH 这一定义的坚持,使得这一概念转变推迟了。

我们过去所谓的显微镜下的 BPH 就是真正的组织学层面的 BPH;大体观的 BPH 应归类为前列腺肥大(BPE),有一系列症状的临床 BPH 应更准确地称为 LUTS。

组织学层面的 BPH 描述了前列腺基质和上皮成分的增殖过程(Bartsch et al,1979)。增生过程起源于移行带和尿道周围腺体(McNeal,1978;Shapiro 1990)。在 40 岁以下的男性中很少发现(Berry et al,1984)。尸检提示 BPH 的发生与年龄相关,70 岁和 90 岁的男性增生现象发生率分别约为 70% 和 90%。显微镜下 BPH 的发展主要和年龄及来源于睾丸的雄激素有关(Walsh,1984)。雄激素在增殖过程中扮演了被动角色。尚未发现启动和促进组织学 BPH 的特定分子事件。生长因子,如表皮生长因子(EGF)可能通过自分泌和旁分泌参与基质和上皮的相互作用

（Steiner，2000）。

相对经直肠超声检查（Bosch et al，2005）或磁共振成像（magnetic resonance imaging，MRI）而言，直肠指检（digital rectal examination，DRE）可以最快速地诊断 BPE 并粗略估计前列腺体积。前列腺体积大小可以在临床上帮助医生选择合适的药物或手术治疗。血清前列腺特异性抗原（prostate-specific antigen，PSA）水平与前列腺体积之间存在很强的相关性（Roehrborn et al，1999），并且在排除前列腺癌的情况下，PSA 值可以用作估计前列腺体积的指标（Roehrborn et al，2001）。移行带（内腺）占 BPH 组织的大部分。移行带体积可以使用经直肠超声检查（Lepor et al，1994）或 MRI（Tempany et al，1993）来量化。关于前列腺体积达到多少可以确定为 BPE 尚未达成共识。通常体积在 20ml 以下的前列腺可被认为是正常大小（Garraway et al，1991），然而体积大于 100ml 的前列腺没有发生 BPH 相关症状在临床上也并不少见。体积超过 30～40ml 的前列腺似乎与 LUTS 和 BPH 进展的风险相关（Jacobsen et al，1997）。

患者可能有 LUTS，尿潴留，膀胱过度活动症（overactive bladder，OAB），尿路感染（urinary tract infection，UTI），血尿或肾功能不全等表现（Jepsen and Bruskewitz，2000）。以前认为 LUTS 的病理生理学表现通常继发于 BPE 和 BOO。这一假设得到了流行病学数据的支持，这些数据表明 BPH、BPE 和 UTS 的患病率均与年龄有关，具有因果关系（Isaacs and Coffey，1989）。这种过于简单化的 LUTS 病理生理学理论最近受到质疑，一些文献表明前列腺大小、BOO 严重程度和症状严重程度之间仅存在微弱的相关性（Barry et al，1993；Bosch et al，1995；Girman et al，1995；Yalla et al，1995；Chapple and Abrams，2013）。许多流行病学数据证实 LUTS 或组织学 BPH 是一种进展缓慢的疾病，大体积前列腺（或 PSA 升高）患者的 LUTS 进展风险显著增加，生活质量下降，容易出现急性尿潴留（AUR）等并发症（Roehrborn et al，2001）。

国际泌尿疾病咨询会（ICUD）关于前列腺疾病新进展和男性 LUTS 相关前列腺疾病的第六届国际咨询会明确了目前术语的正确使用：即下尿路症状（lower urinary tract symptoms），良性前列腺增生（benign prostatic hyperplasia），良性前列腺增大（benign prostate enlargement）和良性前列腺梗阻（benign prostatic obstruction），并建议放弃临床良性前列腺增生（clinical benign prostatic hyperplasia）或良性前列腺增生患者（benign prostatic hyperplasia patient）等术语（Chapple and Abrams，2013）。

在治疗男性 OAB 患者，尤其是夜尿增多的患者时，采用这些正确的定义尤其重要。

一、诊断

LUTS 症候群并非 BPH、BPE 或 BOO 特异性的。LUTS 仅仅描述了症状而没有归因于特定原因。LUTS 并不具有性别、年龄或疾病的特异性（Abrams，1994）。使用临床 BPH（clinical BPH）这一定义的风险在于它可能导致患者在没有正确诊断的情况下接受治疗（Chapple and Abrams，2013）。

这些患者初步诊断的重点和难点在于明确这些症状实际上由良性前列腺疾病导致。幸运的是绝大多数患者可以根据病史、体格检查和尿液分析排除非前列腺疾病的原因。初步评估后诊断仍不明确的患者需要进行额外检查。这些检查在预测疗效方面也可能具有一定（但仍未经证实）的价值。以下有关 LUTS 男性初步评估的建议综合反映了几个独立团体的共识意见，并由美国泌尿学会（AUA）BPH 指南委员会在 1994、2003、2006 年和 2010 年报告（McVary et al，2011）。欧洲泌尿外科协会（EAU）还发表了关于非神经源性男性下尿路症状（包括良性前列腺梗阻）的治疗和随访的指南（Oelke et al，2013）。LUTS 和 BPH 的处理流程见图 4-1 至图 4-3。

（一）初步评估

1. 病史

应记录详细的病史，明确是否有其他引起排尿和储尿功能障碍的因素和合并症。在记录患有 LUTS 的男性患者病史时，应包括有无血尿、尿路感染、糖尿病、神经系统疾病（如帕金森病或脑卒中）、尿道狭窄、尿潴留以及有无使用治疗感冒和鼻窦炎药物而导致症状的恶化等病史。此外，还

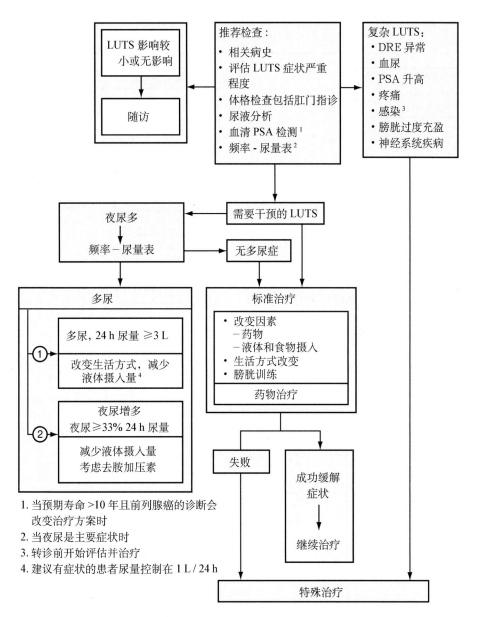

图 4-1　**国际共识指南（2009）下尿路症状管理流程（LUTS）：基本管理。** DRE. 直肠指检；PSA. 前列腺特异性抗原[From Abrams P，Chapple C，Khoury S，et al. Evaluation and treatment of lower urinary tract symptoms in older men. J Urol 2009；181（4）：1779-87.]

应考虑患者是否正在服用损害膀胱收缩力（抗胆碱能药）或增加流出道阻力（拟交感神经药）的药物。下尿路手术史可能会导致尿道或膀胱颈狭窄。使用膀胱日记和频率-尿量表（记录时间和尿量）将有助于鉴别患有多尿症或其他非前列腺疾病的患者。

　　2. 体检

　　DRE 和神经系统的体检应该作为常规检查。此外，检查外生殖器可以排除尿道狭窄或可触及的尿道肿块，腹部体检可通过叩诊检查膀胱是否过度

充盈。DRE 和针对性的神经系统检查可以评估前列腺情况和有无直肠恶性肿瘤并评估肛门括约肌张力，以排除可能导致这些症状的神经系统问题。若发现前列腺质地坚硬或者扪及结节，应联合血清 PSA 值以判断是否需要行前列腺穿刺活检术。

　　DRE 可以粗略评估前列腺的大小。评估前列腺体积对指导临床医生采用最合适的药物或手术方法非常重要。在决定是否需要手术治疗时，前列腺的大小并不重要。前列腺大小与症状严重

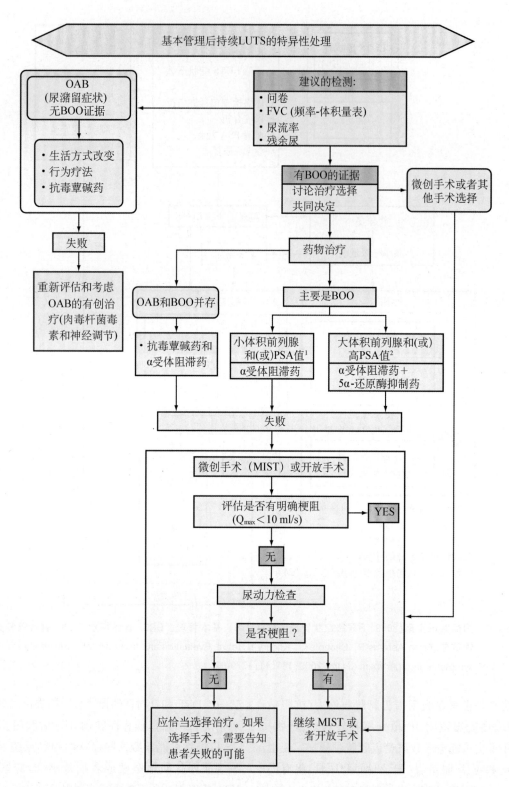

图 4-2 国际共识指南 (2009) 下尿路症状管理流程 (LUTS)：特异性处理。1. PSA＜1.5 ng；2. PSA＞1.5 ng；BOO. 膀胱出口梗阻；MIST. 微创手术治疗；OAB. 膀胱过度活动症；PSA. 前列腺特异抗原 [From Abrams P, Chapple C, Khoury S, et al. Evaluation and treatment of lower urinary tract symptoms in older men. J Urol 2009;181(4):1779-87.]

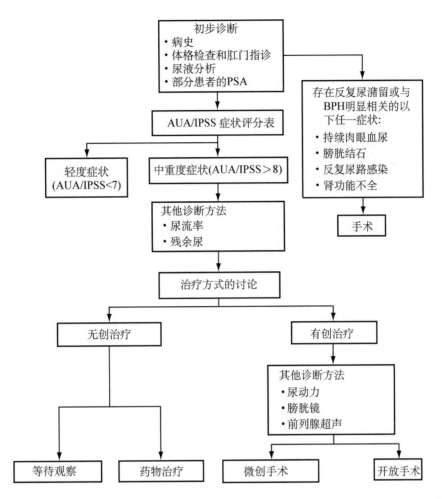

图 4-3　美国泌尿学协会（AUA）用于治疗良性前列腺增生的指南流程（2006 年更新）。IPSS. 国际前列腺症状评分；PSA. 前列腺特异抗原［From Kaplan SA. Update on the American Urological Association guidelines for the treatment of benign prostatic hyperplasia. Rev Urol 2006；8（Suppl. 4）：S10-7.］

程度、尿动力学提示的阻塞程度以及治疗效果并非密切相关（Roehrborn et al，1986；Simonsen et al，1987）。如果需要更精确地测量前列腺体积来确定是否行开放前列腺切除术而不是经尿道前列腺切除术（TURP）或其他一些手术，如激光汽化或剜除术时，超声检查（经腹或经直肠）（Bosch et al，2005）或 MRI 比尿道膀胱镜要更加准确。更大的腺体和更高的 PSA 值，与更高的 BPH 进展风险相关（Roehrborn et al，2001）。

3. 尿液分析

尿液分析应该使用试纸法或显微镜检查离心沉淀物来排除尿路感染和血尿，这两者都强烈提示症状可能不是前列腺增生导致的。由于严重的泌尿道疾病相对并不常见，它们的筛查阳性预测值很低，而早期检测和干预的有效性也尚未得到

证实。然而，在有 LUTS 和这些泌尿道疾病易感老年男性人群中，尿液分析等无创检查是有益处的。对那些需要使用肾脏影像学检查和膀胱镜检查的部分患者最可能从尿液分析中受益。更重要的是，对于良性前列腺疾病来讲，尿液分析有助于鉴别尿路感染和膀胱癌。因为二者可以出现类似 LUTS 或 BPH 的泌尿道症状（如尿频和尿急）。如果用试纸法，应使用包括白细胞酯酶和亚硝酸盐测试的方法来检测脓尿和菌尿。

尿液分析对癌症或其他泌尿系统疾病的阳性预测值为 4%～26%，具体取决于筛查的患者本身和后续是否严格随访（Mohr et al，1986；Messing et al，1987；Mohr et al，1987）。对于有严重尿潴留和排尿困难的男性，尤其是有吸烟史的患者，必须进行尿细胞学检查。如果漏诊了膀胱原位癌

可导致严重的后果。

4. 血清肌酐测量

尽管对所有 LUTS 患者的初步评估中都建议测量血清肌酐,以排除因尿路阻塞性疾病引起的肾功能不全(McConnell et al,1994;Denis et al,1998),但在第五次 BPH 国际咨询会上有人建议血清肌酐检验应该作为可选项目。AUA 关于 BPH 的指南不再推荐患者进行常规肌酐检验。然而,对于已确定肾功能不全的患者,术后并发症发生的风险会增加。数据显示肾功能不全患者的这一风险为 25%,而无肾功能不全的患者的风险为 17%(Mebust et al,1989)。此外,如果患者有肾功能不全,手术治疗的死亡率可增加 6 倍(Holtgrewe and Valk,1962;Melchior et al,1974)。在 25 项研究共 6102 名接受前列腺手术的患者中,术前通过静脉尿路造影(intravenous urography,IVU)共提示 7.6% 的患者伴有肾积水的表现(McConnell et al,1994)。在这些肾积水患者中,33.6% 合并肾功能不全。LUTS 患者血清肌酐升高是影像学检查(通常是超声)评估上尿路情况的指征。在一项对 345 例接受过前列腺切除术患者的回顾性分析中,1.7%(n=6)的患者合并隐匿性或进行性肾功能受损(Mukamel et al,1979),而这些患者很少或没有泌尿系统症状。血清肌酐的检验是识别这些高危患者的一种有效方法。在最近一项对韩国老年男性(N=3713)的大规模研究中,患有严重 LUTS 和前列腺增大的患者肾功能恶化的风险增加,但与前列腺体积无关(Kwon et al,2012)。2013 年 ICUD 男性 LUTS 指南推荐了 Creati-9 评估(Chapple and Abrams,2013)。

5. 血清前列腺特异性抗原

前列腺癌也可引起类似于前列腺增生的膀胱流出道梗阻而导致 LUTS。此外,局限性前列腺癌通常与前列腺增生共存。对于大多数预期寿命在 10 年以上的男性,伴随前列腺癌这一认识可能会改变对于 LUTS 的处理。通过肛门指诊发现大的结节性前列腺癌无疑会改变治疗方案;然而,对于一名 80 岁男性,早期发现小体积前列腺癌并不会延长预期寿命。PSA 检验联合肛门指诊比单独肛门指诊可以提高前列腺癌的检出率。因此,对于确诊癌症后会明显改变 LUTS 治疗方式的患者,应进行血清 PSA 检验(Abrams et al,2009;McVary et al,2011;Oelke et al,2013)。前列腺增生患者和临床局限性前列腺癌患者的血清 PSA 值存在重叠现象。经组织学证实的前列腺增生患者中有 28% 的血清 PSA 大于 4.0 ng/ml(McConnell et al,1994)。血清 PSA 随时间的变化趋势(PSA 速度),游离 PSA 与总 PSA 的测量以及 PSA 密度可能有助于提高 PSA 对 BPH 患者鉴别。较新的标志物如 p2PSA 和前列腺健康指数(PHI)评分(Lazzeri et al,2013)或尿 PCA3 也有助于鉴别前列腺增生和前列腺癌。

在排除前列腺癌的情况下,PSA 值可以估计前列腺体积,提示 5α-还原酶抑制药治疗的疗效以及评估 LUTS 或 BPH 的进展风险。然而,使用 5α-还原酶抑制药(例如非那雄胺、度他雄胺)治疗的 LUTS 患者,治疗 12 个月后血清 PSA 降低 40%~50%(Guess et al,1993)。因此,未能建立基线(治疗前)PSA 水平可能会使未来 PSA 值的分析变得复杂。服用这些药物的男性应该将其 PSA 值加倍,以正确评估其罹前列腺腺癌的风险,并且密切关注 PSA 对于基线水平上升的患者。最近的证据表明 5α-还原酶抑制药治疗实际上提高了 PSA 检测癌症的敏感性(Andriole et al,2011)。

6. 症状评估

AUA 症状评分或国际前列腺症状评分(IPSS)是具有 LUTS 症状的男性患者在初诊时用于评价其症状严重程度的推荐的评分系统(Abrams et al,2009;McVary et al,2011)。可将患者的症状分为轻度(0~7 分)、中度(8~19 分)和重度(20~35 分)(Barry et al,1992b)。随访时评价 IPSS,可以了解患者的治疗疗效和疾病进展情况。尽管存在其他的症状评分,但是目前 IPSS 仍然是美国以及国际的标准。

然而,IPSS 并不能用于诊断 LUTS 或 BPH。男性(或女性)患各种不同类型的下尿路疾病(感染、肿瘤、神经源性膀胱等)均可以导致 IPSS 评分很高。但无论如何,IPSS 是一种理想的症状评价手段,可以评价初诊时症状的严重程度、患者治疗后的效果以及观察等待期疾病的进展情况。对于每位患者制定合理的治疗方案还需考虑所评定出的症状评分对患者生活质量的影响。

IPSS 是由 AUA 测量委员会制定的 AUA 症

状评分发展而来(Barry et al,1992a,1992b)。IP-SS 中每个问题分为 0～5 分,由此其总分范围为 0～35 分。这七个问题是内在相一致的(Cron-bach's alpha,0.85),也是可信的(Test-retest correlation,0.93)。患者的症状评分与排尿困难的级别具明显相关性($r=0.78$)。评分系统对治疗反应的敏感度也很高。

2009 年 Johnson 和他的团队通过研究表明,无论是在公立医院或是大学附属医院,受教育程度较低的患者对于美国泌尿协会的症状评分的理解能力明显较差。这部分患者的症状评分更容易与其实际病情存在一定偏差,从而导致患者最终接受了不适当的治疗。8% 的大学附属医院和近 25% 的公立医院的患者将其本身的中度症状低估为轻度症状,而 33% 的大学附属医院和 16% 的公立医院的患者则将其本身的轻度症状高估为中度症状。当有医学专业人士介入调查问卷的过程中,并予以相应帮助时(虽然问卷本身建议患者自行填写,无相关专业人员介入),大多数的偏差将会消失。同时使用额外的烦恼程度评分以及生活质量量表等都可以更有效地指导适当的治疗。

虽然 IPSS 基本与生活质量评分结果相一致(Sagnier et al,1995),但是仍然需要更为灵敏的 LUTS 和 BPH 特异性的生活质量评分体系。另外,由于储尿期症状占到主导地位,因此仍然需要进一步优化尿频、尿急的量化方法以及记录每一次尿失禁的情况。国际尿失禁协会的标准化小组委员会将可能的症状分为三类:储尿期、排尿期和排尿后(Abrams et al,2003)。将 IPSS 进一步细分为 4 个梗阻性问题和 3 个储尿期问题同样有效。目前有 1 级证据表明 IPSS 有助于识别继发于良性前列腺梗阻的 LUTS 患者,并且可用于监测治疗过程中的病情变化情况。AUA 症状评分的修改简略版本 UWIN 同样被验证有效(Bar-qawi et al,2011)。在一项 278 名男性参与的研究中,AUA 症状评分和 UWIN 被证实存在良好的相关性(Crawford et al,2011)。一些其他的评分系统[例如 King 健康调查问卷、国际尿失禁咨询委员会男性 LUTS 问卷(ICIQ-MLUTS)、丹麦前列腺症状评分(DANPSS)、膀胱过度活动症状评分表(OABSS)]可能对储尿期症状的变化更加敏感,在研究方面具有一定的价值。详细记录排尿

频率和排尿量的排尿日记同样有助于诊断,尤其是对于部分存在明显夜尿症状的患者(Weiss,2006;Chapple and Abrams,2013)。排尿日记一般需要记录至少 3d,理想情况下为 7d(Homma et al,2002)。

很明显,单纯 IPSS 评分不能完全反映出患者所有的主观症状。症状对患者生活规律的影响也应考虑到。干预治疗对症状评分中度但自认为症状非常烦扰者比对症状重度但自认为很能耐受者显得更有作用。

(二)其他诊断方法

当患者经过初评后无法明确其 LUTS 来源于 BPH 或 BOO 时应考虑采取进一步的其他诊断方法以明确。患者初始评定正常且 IPSS 评分症状轻微(0～7 分)时,或是患者具有重度症状,但自身觉得无影响时,无需进一步行其他检查,当然这些患者需接受进一步的监测和观察(Kaplan,2006)。当患者出现严重的 BPH 并发症时往往需要接受手术治疗。患者症状为中、重度时(IPSS 评分 8～35 分)进行尿流率、残余尿(PVR)和压力流率尿动力学检查是合理的。但对是否应选择进行压力流率检查尚有争议,特别是患者考虑先接受观察等待或药物治疗时。膀胱镜检查不应作为常规的检查方法,但当患者需接受有创治疗时膀胱镜检查可作为一种选择性的检查手段。尿流率和残余尿检查是一种推荐性的检查方法。同时大多数专家推荐使用频率-尿量表格进行详细记录(Abrams et al,2009;Jones et al,2010;McVary et al,2011;Oelke et al,2013)。

医生给患者制订治疗方案时可以不进行任何更进一步的检查手段。特别是当患者接受观察等待治疗或无创的治疗方案时,有创的诊断措施肯定没有必要。相反的,当患者需要接受有创治疗时,有必要进行进一步评价。

(三)LUTS 或 BPH 手术治疗前的诊断方法

当患者出现难治性尿潴留(至少拔尿管失败 1 次)或高压慢性尿潴留(high-pressure chronic retention,HPCR)或以下因 BPE 或 BOO 所致的一种情况时应考虑进行前列腺手术治疗:反复 UTI、反复肉眼血尿(5α-还原酶抑制药治疗无效)、膀胱结石、肾功能不全或膀胱大憩室(Abrams et al,2009;NICE,2010;McVary et al,

2011;Oelke et al,2013)。

出现以上情况无需进一步检查,除非怀疑患者的尿潴留源于逼尿肌无力,此时尿动力学检查(如充盈期膀胱测压检查)能提供明确的证据,因患者可能无法排出尿液,压力流率检查可能无法完成并提供有用信息。手术前进行膀胱镜检查可能帮助医生选择更为谨慎的手术方式。若患者在手术前存在泌尿系感染和血尿,除应进行合理的检查以明确其原因外,也应积极处理以完善术前准备。

1. 尿流率检查

总的来说,尿流率检查(AUA,McVary et al,2011)对于专家调查研究[第六次国际讨论会(Abrams et al,2009)]或有创性治疗前是推荐的(EAU,Oelke et al,2013)。尿流率检查是将整个排尿过程中的尿流速率记录下来。存在 BOO 症状的患者进行诊断评价时,尿流率检查无疑是一种常用的、无创的检查方法。但尿流率检查不能鉴别导致症状的原因,比如尿流率下降可能源于膀胱出口梗阻(如增生的前列腺、尿道狭窄或尿道外口堵塞等),也可能源于逼尿肌收缩力低下。AHCPR 诊治指南专家小组针对尿流率检查做以下规定:

• 若排尿量低于 125~150ml,尿流率的测定值有偏差。

• 虽然尿流率检查是一种又好又简单的评价下尿路梗阻的无创尿动力学检查方法,但不足以提供对患者进行何种治疗的确定性证据。

• 在对患者的 BPH 诊断中最大尿流率（PFR;Q_{max})比平均尿流率(Q_{ave})更重要。

• 尽管 Q_{max} 随着年龄增加和尿量减少而下降,但目前尚不能提供 Q_{max} 与年龄和尿量的确切的关联性数据。

• 尽管尚有一些不确定性因素,但一般认为,若患者术前的 Q_{max} 大于 15ml/s,则前列腺切除术后效果比术前 Q_{max} 小于 15ml/s 时差。

• Q_{max} 小于 15ml/s 不能鉴别是梗阻造成的还是膀胱功能失代偿所致(或逼尿肌功能低下,在非神经源性男性 LUTS 患者进行尿动力学评估中占 9%~48%)(Osman et al,2014)。

尽管有一定局限性,尿流率检查在诊断因 BPE 所致的 BOO 方面具有一定的敏感性。Scott(1967)和 Shoukry 及他们的同事(1975)发现,不论通过尿动力学压力流率检查证实有无梗阻,Q_{max} 与症状的相关性最强。Siroky 及其同事(1979)认为尿流率检查可以区分患者是否存在生理性梗阻或无梗阻。Gleason 及其同事(1982)发现通过 Q_{max} 能区分正常男性及患者是否存在 BPH、尿道狭窄和前列腺炎,但他们同时也认为单纯通过 Q_{max} 不能从梗阻患者中区分出那些逼尿肌失代偿的患者。

Chancellor 及其同事(1991)认为尿流率检查不能鉴别 Q_{max} 的下降是来源于 BOO 还是逼尿肌肌力受损。8 种无创的尿动力学参数在 31 例梗阻患者与 14 例逼尿肌肌力受损之间并无明显差异。Abrams 及其同事(1977,1979)的研究证实了在前列腺切除手术前尿流率检查的重要性。在手术前的评价中,除症状评价外进行尿流率测定可以明显降低手术的失败率。

有些研究显示 Q_{max} 可以预测手术结果。Jensen 及其同事报道(1984):通过术前 Q_{max} 的高低将 53 例单独依据临床手术适应证而施行前列腺切除术的患者分成 3 组,虽然 3 组患者术后 Q_{max} 均有一定程度的改善,但术前 Q_{max} 小于 10ml/s 的患者其主观症状的改善最明显。

另一项对前列腺切除术术前和术后 6 个月的尿流率前后对比研究中发现(Jensen et al,1988a),总的主观症状改善率为 80%。若以 10ml/s 的 Q_{max} 临界点分组,两组患者的手术成功率上无差别($P=0.2$),但若以 15ml/s 作为临界点则两组间存在明显的手术成功率上的差别。

McLoughlin 及其同事(1990)通过尿动力学检查和 12ml/s 的 Q_{max} 临界点对 108 例临床 BPH 患者进行研究,通过术前及术后 1 年的比较发现,将 Q_{max} 小于 12ml/s 作为梗阻的诊断指标,则 TURP 术后仅 3% 的患者主观症状无改善。由此他们认为,BPH 术前无需常规行尿动力学检查或膀胱测压检查,但尿流率很有必要,若 Q_{max} 大于 12ml/s 则应考虑进行进一步的尿动力学测定。极低的尿流率并不预示着很差的治疗效果。在一项 84 例 BPH 患者施行手术治疗的研究中发现(Donkervoort et al,1975):Q_{max} 大于 7ml/s 与小于 7ml/s 的患者术后症状的改善程度一致。

患者的主观症状及量化的症状评分均与尿流

率高低无明显相关性，它们各自均是独立的评价指标。Q_{max} 大于 15ml/s 的患者比小于 15ml/s 的患者术后效果要差。其他不同 Q_{max} 临界点（如 12ml/s）的研究获得类似的结果。BPH 患者的症状很重但 Q_{max} 大于 15ml/s 应考虑进一步尿动力学检查（如压力流率检查），以避免手术失败。

　　2. 残余尿

　　残余尿（post void residual urine，PVR）是指排尿结束后立刻测得的膀胱内残留尿液量。研究显示（Hinman and Cox，1967）：正常人残余尿量的范围为 0.09～2.24ml，平均为 0.53ml。另有研究（DiMare et al，1963）报道：78％ 的正常人的残余尿量小于 5ml；100％ 的正常人残余尿量小于 12ml。AHCPR 前列腺诊治指南小组针对残余尿做出以下规定（McConnell et al，1994）：

　　•残余尿量个体间的差异太大导致其临床价值受限。

　　•残余尿量与 BPH 患者的其他症状和体征并没有很好的相关性。

　　•残余尿量多会使观察等待治疗的失败率轻度上升，但其阈值大小并不能确定。

　　•残余尿量能否预测手术的疗效尚不能确定。

　　•残余尿量不能预测可能出现的膀胱及肾功能损害。

　　•通过无创的经腹 B 超检查可精确地获得残余尿量值。

　　第四届国际咨询委员会将残余尿量测定推荐为初评方法以及患者接受观察等待或其他保守治疗过程中的监测方式（Denis et al，1998）。然而，最新的男性 LUTS ICUD 报告（Chapple and Abrams，2013）指出，标准患者 PVR 的证据水平较弱，主要基于专家意见，即证据等级为 5D 级。

　　残余尿的测定可通过无创的超声检查获得，也可通过有创的导尿法获得。如果操作正确，有创的导尿法测定残余尿量最精确，但可出现不适、尿道损伤、泌尿系感染及一过性菌血症等并发症。另外，一些小型、便携和相对价格较低的测量 PVR 的仪器设备，其报道的测量精准度可以与昂贵的超声诊断设备以及导尿法相比拟。Birch 及其同事（1988）发现，对 30 例 BPH 患者在同一天内进行 3 次 PVR 测定，其中 66％ 的患者 PVR 差

异明显，34％ 的患者 3 次 PVR 结果无明显差异，而 58％ 的患者至少存在 2 次测定值的明显差异，8％ 的患者所有 3 次之间结果均有明显差异，对于大部分患者 2 次测定值之间其结果类似，但第三次测定值则存在明显差异。Bruskewitz 及其同事（1982）对 47 例前列腺切除术前的患者进行反复的导尿法 PVR 测定（重复 2～5 次）发现类似的结果，他们同时发现 PVR 的多少与患者的膀胱镜检查结果、尿动力学检查结果、症状及有无泌尿系感染史无明显相关性。多数的研究结果显示，PVR 与基线症状、尿流率和尿动力学梗阻之间存在较小的相关性（Griffiths and Castro，1970；Shoukry et al，1975；Abrams and Griffiths，1979）。然而，Neal 及其同事（1987）对 253 例男性患者的研究中发现，PVR 与年龄、低于正常的 Q_{max} 和高的尿道阻力之间存在明显的相关性。而低的排尿压力与 PVR 之间无相关性。为此作者认为 PVR 的增加与流出道阻力相关。Barry 及其同事（1993）在 AUA 中报道，高 PVR 与低尿流率之间存在明显的相关性，但与 IPSS 无相关性。

　　在泌尿外科的传统概念中认为，PVR 增多显示 LUTS 或 BPH 的进展，因此是上述疾病的手术适应证之一。这个概念成为各个政府部门制定合理标准的依据，然而，尚无数据能证明 PVR 的价值。Andersen（1982）对 104 例 BPH 患者进行研究，发现两种类型的 BPH 进展，慢速型的特点是 PVR 增多源于逼尿肌的失代偿，最终导致尿潴留的出现；快速型的特点是尿动力学检查中显示逼尿肌无抑制性收缩（UDCs）。在本研究中 PVR、UDCs 和症状之间无相关性。即便如此，Andersen 仍然认为在前列腺梗阻患者的整个临床过程中残余尿量是一个安全的测量指标。

　　一个在退伍军人合作研究组（Veterans Affairs Cooperative Study Group）中进行的 TURP 与观察等待的随机对照试验研究显示，PVR 不能预测手术效果，也没有证据证明在前列腺手术前需要存在一个 PVR 的临界点作为手术的适应证标准（Wasson et al，1995）。另外，PVR 并不能预示观察等待的失败率高。在 3 年的持续研究过程中发现大部分具有大量 PVR 的患者并不需要手术治疗。PVR 应被看成是一个安全的测量参数，存在明显 PVR 的男性患者在选择使用非手术治

疗方案时随访应该更为密切。

3. 压力-流率检查

假如对患者的初评、尿流率检查及 PVR 测定仍不能充分明确 BOO 的诊断，那么应该考虑进行压力流率测定这样的进一步尿动力学检查，特别是当患者要进行有创的治疗（如手术）时或手术治疗失败时，尿动力学检查尤为重要（McConnell，et al，1994；Denis et al，1998；Abrams et al，2009；McVary et al，2011）。压力流率检查能鉴别患者的低 Q_{max} 是源于膀胱出口梗阻还是逼尿肌收缩受损。上述两者病因将影响最终治疗方案的选择，因此此时选择压力流率检查显得至关重要。患者若存在被公认为可能影响膀胱或括约肌功能的神经系统疾病病史时，或尿流率虽然正常（Q_{max}>15ml/s）但排尿症状明显时，压力流率检查能使患者获益，特别是患者可能要接受手术治疗时，压力流率检查更应考虑。

压力流率检查对手术治疗的预测作用并不确定。Abrams 及其同事研究表明，若患者手术前没有进行压力流率检查，则手术的失败率为 28%，而采用压力流率检查则可使患者的手术失败率降至 12%。然而 28% 的手术失败率明显高于其他研究中 TURP 的失败率（McConnell et al，1994）。Jensen 和 Andersen（1990）推荐当 Q_{max} 大于 15ml/s 时进行有创的尿动力学检查，这样可另外排除 9% 的患者入围手术治疗，为此使患者的手术失败率降至 8.3%。然而这种推荐存在争议，在 Jensen 及其同事的早期的研究中（1988b，1988d）发现尽管术前进行了尿动力学检查，手术仍然不满意的患者大部分是由于术前没有被恰当分类。

压力流率检查确实能对患者进行更精确的分类。Abrams 及其同事（1979）在尿流率检查外加做压力流率检查，研究发现大约一半的 LUTS 患者可单独通过 Q_{max} 测定来区分梗阻与非梗阻，剩余患者中的 2/3 可通过 Q_{max} 时的逼尿肌压力来明确分类，而另 1/3 患者需借助压力流率图分析来明确梗阻诊断。其中也存在部分患者压力和 Q_{max} 都低，提示逼尿肌失代偿是低 Q_{max} 的原因。

压力流率检查比尿流率提供更多的逼尿肌内在功能信息以及排尿功能障碍的病因。很多研究结果提示，压力流率检查比症状和尿流率提供更

多额外的价值。在施行压力流率检查前应与患者进行治疗方案的细节讨论。

4. 充盈期膀胱测压检查（膀胱压力容积测定）

充盈期膀胱测压检查对大多数男性 LUTS 患者仅提供有限的信息，因此不常规推荐此项检查。当患者考虑存在 OAB 或神经源性病变及 LUTS 症状时充盈期膀胱测压检查可能有所帮助，但此时压力流率检查能提供更有价值的信息。

5. 尿道膀胱镜检查

在决定患者是否需要治疗时，尿道膀胱镜检查不是推荐的项目，因为目前下尿路内镜检查结果与实际治疗效果之间的关联记录和可获取信息很小，提示两者之间无明显相关性（McConnell et al，1994）。尿道膀胱镜检查适用于有镜下或肉眼血尿的男性 LUTS 患者，或者患者有尿道狭窄（或患者存在尿道狭窄的危险因素，如尿道炎病史、尿道损伤病史）、膀胱癌或怀疑有原位癌、既往有下尿路手术病史（特别是 TURP 手术史）等情况时。另外，当中、重度症状的患者需要选择手术治疗还是其他有创治疗时，尿道膀胱镜检查能有助于医生选择合理的手术入路。

如发现前列腺中叶增大，则经尿道前列腺切开术（TUIP）可能未必有效。选择做开放的前列腺摘除术还是激光前列腺汽化术与前列腺的形状和大小均有关系。在对患者已经决定施行有创的治疗时，尿道膀胱镜检查不能改变是否需要治疗的决定，但可以选择或排除某些治疗技术手段。

6. 上尿路影像学检查

对于有 LUTS 症状的男性患者，不推荐进行常规的上尿路影像学检查，除非患者存在血尿、泌尿系感染、肾功能不全（此时推荐超声检查）、尿石症病史或有泌尿系统手术史时应考虑上尿路影像学检查（McConnell et al，1994；Denis et al，1998；Kaplan et al，2006；Abrams et al，2009）。20 世纪 80 年代后期，73.4% 的美国泌尿外科医生在 LUTS 或 BPH 治疗前进行 IVU 检查（Holtgrewe et al，1989）。IVU 的严重不良反应发生率约为 0.1%。相比较而言更推荐超声检查，但对于非复杂性病例，超声检查是不必要的。

当患者存在血尿、肾功能不全、泌尿系感染、尿石症病史或有泌尿系统手术史时，影像学检查

发现明显异常的可能性升高（Juul et al,1989；Andrews et al,2002）。虽然上述情况下，影像学检查提示异常的具体数据尚不明确，但大约 1/3 的 LUTS 男性患者需要进行尿路影像学检查。

二、药物治疗下尿路症状的有效性和安全性的评估

任何疾病的治疗作用取决于临床效果以及与治疗相关的病变发生率和严重程度。评估 LUTS 临床治疗的有效性需要定义临床上相关的终点，找到定量且可靠的临床结局测量方法，消除研究者和患者的偏倚，解释安慰剂反应，纳入合适数目的患者。只有这样临床上发生的显著改变才会有统计学意义。评价药物治疗的安全性需要严格监视药物治疗相关的临床、生化、致畸和突变的副作用。

(一)临床终点

BPE 或 BOO 的临床结果包括 LUTS 和相关的生活质量影响；以逼尿肌无收缩、逼尿肌过度活动和逼尿肌纤维化为表现的逼尿肌功能的紊乱；急、慢性尿潴留；UTI；肾功能不全以及血尿（Shapiro and Lepor，1995）。治疗目标包括缓解 LUTS，降低 BOO，增加膀胱排空，改善逼尿肌过度活跃，逆转肾功能不全和防止疾病进展（包括症状加重、出现肉眼血尿、UTI、AUR 或者需要手术介入）。

(二)定量的结果测定

1. 症状

AUA 症状指数或 IPSS 的初步目标是制定一个广泛接受的工具来对 LUTS 治疗干预的效果进行量化（Barry et al,1992b）。目前没有标准的报告格式来反映治疗后 AUA 症状评分或者其他症状严重程度量化指标的变化。症状反应报告为达到反应阈值患者所占的百分比或者是组内症状评分的平均改变。文献主要报道了取得症状评分下降 30% 到 50% 的患者的百分比。将症状反应作为单一的阈值反应并不会忽视整体临床效果的大小。当基线临床症状评分为轻到中度时，较大比例会出现临床改变不显著的情况。当基线症状评分为重度时，相对较大的绝对改变可能在临床上的改变并不显著。症状结果应该表现为取得阈值反应患者的百分比和症状评分的组平均改变。

Barry 及其同事报道了 AUA 症状指数改变的临床显著性（1995）。总共 1165 名患者参加了随机、双盲、安慰剂对照的药物治疗研究，并且完成了 AUA 症状指数的基线和治疗 3 个月后的评估。AUA 症状指数和 BPH 影响指数的绝对改变和百分比改变与五个总的症状改善评级相关。AUA 症状指数将患者症状改善分为显著、中等或者轻度改善，无变化，或者加重的组平均改变分别为：-8.8，-5.1，-3.0，-0.7 和 $+2.7$。病人改善的总体评级和 AUA 症状指数与 BPH 影响指数改变的关系取决于 AUA 症状指数的基线水平。这项重要研究提供了在 BPH 临床试验中决定样本大小和解释症状改善的临床显著性所需的数据。对有症状的患者来说出现 3 个点数的变化即可察觉。

2. 膀胱出口梗阻

BOO 的实验动物模型展示了 BOO 导致的膀胱超微结构、细胞构成、代谢和功能改变（Levin et al,2000）。这些实验发现推广到人身上需要非常谨慎，因为对 BOO 的反应取决于物种、梗阻的严重性和持续时间。动物研究显示在实验条件下，BOO 造成的改变可能负向影响膀胱功能。对 BOO 情况进行评估和治疗是为了逆转或预防梗阻造成的有害的结局。

由于同步的压力流率尿动力学测量与膀胱功能障碍的严重程度、症状的严重程度或对治疗的反应无关，因此在评估 LUTS 的药物治疗有效性时，很难要求进行这些研究。需要长期的研究来判定尿动力学检查是否能够预测疾病进展。目前使用尿动力学检查是为了消除表现为多种可能原因的 LUTS 的患者的诊断差异。

尿流率测定是一种非侵袭、便宜但间接的评估 BOO 的泌尿系统功能指标（Siroky，1990）。最大尿流率（PFR）的报告已经标准化（Abrams et al,2003）。在 PFR 较低区域，较小的绝对值改变如（4~6 ml/s）能出现相对较高的百分改变。然而在 PFR 较高区域，较大的绝对值改变（如 12~17 ml/s）可能只对应相对小的百分改变。由于缺乏相关的临床、病理和生化结局的统计，我们尚不能界定 PFR 改变的临床显著性。

3. 膀胱排空

PVR 的临床意义尚有争议。Barry 和同事（1993）报道 AUA 症状评分和 PVR 之间没有相关性。据报道，继发于尿潴留和扩张过度的 PVR 可导致 UTI 和不可逆的膀胱功能障碍。没有明确的数据证明 UTI 的发生与 PVR 有关。PVR 测量的另一个局限性是短时间内的可变性（Bruskewitz et al，1982）。如果这个参数会影响治疗决策，那么必须多次测量 PVR。PVR 报告没有标准化。通常，数据以绝对组均值变化的形式呈现。由于担心对安慰剂或无效治疗组随机化的潜在风险，大多数的 LUTS 和 BPH 临床试验排除了 PVR 高基线水平的患者（>300 ml）。因此，大多数参与临床试验的患者在临床上的 PVR 基线不显著，这可能会削弱大多数临床试验与实际情况的相关性。

4. 逼尿肌过度活动

逼尿肌过度活动的定义是在膀胱容积小于 300ml 时逼尿肌收缩压力超过 $15cmH_2O$ （Jepsen and Bruskewitz，2000）。LUTS 或者 BPH 患者 OAB 的临床显著性无法判断。对于有 LUTS 或 BPH 的男性，OAB 的临床意义尚不明确。没有证据表明，有逼尿肌过度活动的人选择观察更容易导致疾病的发展。因此，OAB 的改善在临床试验中并不总是标准的检测指标。

5. 尿路感染，肾功能不全，血尿

不同于 BOO 的其他表现，UTI、肾功能不全、血尿的诊断不存在争议，并且其检查是非侵袭性、便宜的。因为这些情况不具有疾病或者性别特异性，因此在判定因果关系时要谨慎。没有令人信服的证据表明老年男性中的 UTI 与 PVR 或 BOO 有关。如果在导管引流后肾功能衰竭得到逆转，我们有理由认为肾功能不全是尿潴留引起的。血尿可能与前列腺血管分布有关，有时可能会对药物治疗中的 5α 还原酶抑制药有反应。

由于泌尿道感染、肾功能不全和血尿的发生率在老年男性人群中相对少见，且为非疾病特异性事件（McConnell et al，2003），因此要设计一项前瞻性研究，以确定任何 LUTS 疗法是否能在一组未经选择的男性中预防这些事件，是极其困难的。

（三）消除偏倚

偏倚可以定义为系统误差或真实值与实际值之间的差异，它实际上是由除抽样之外的所有原因造成的。确保患者和研究者的潜在偏见不影响结果的唯一方法是随机的、安慰剂对照的双盲设计。由于患者通常是随机地接受药物或与其匹配的安慰剂，研究者的任何影响都会在干预和对照组中同样发生。

消除偏倚的重要性在临床试验中再怎么强调也不为过。有些病人对接受新的治疗很积极。在没有使用盲法随机化的情况下，这些患者可能会不成比例地被导向积极治疗组。接受已知安慰剂的患者不愿报告任何不良事件或临床反应。如果已知是治疗组，研究者可能倾向于关注各种结果。尽管诸如症状等主观的结果指标更有可能受到安慰剂效应的影响，但 PVR 和 PFR 等定量结果测量也受到安慰剂效应的影响，但前列腺体积不会受到影响。

安慰剂效应可以在 LUTS 药物治疗的试验中发挥重要作用（Nickel，1998）。Roehrborn 描述了这种效果（Roehrborn，1996）。因此，试验应包括在记录基线值之前的安慰剂治疗期。在进行任何比较之前，这些基线值已经包含了安慰剂效应。在理想的情况下，任何试验设计都应包括在治疗开始前 4 周进行安慰剂处理。

同样，在试验设计中也应考虑"均值回归"的统计概念。例如，如果测量尿路症状评分或尿流率，那么在任何人群中都会有一些人的检测值会处于这个人群的极端范围内。当这些个体对相同的参数进行连续测量时，它们往往会产生更小的值，更接近被研究群体的平均值。安慰剂导入期将至少在某种程度上导致这样的情况发生，以便安慰剂导入期后确定的基线值能够反映真正的治疗效果。

（四）样本量

人们普遍错误地认为，临床试验的有效性与登记的病人数量成正比。临床试验的目的之一是确定两个不同治疗组之间观察到的差异是否与临床相关。如果在早期规划阶段正确地确定了临床试验的样本量，有统计学意义的结果则代表其有临床意义。规范地计算样本大小以提供足够的显著性和效能值是规划试验的重要部分。

招募过多的病人可能导致研究效能过度。也就是说,小的和临床上不显著的差异可能具有统计学意义。相反,注册的患者数量不足可能导致研究力度不足;也就是说,较大的临床显著性差异可能在统计学上并不显著。参与研究的患者数量越多,取得统计意义所需的变化就越小。因此,读者必须检查组间差异的大小,并对临床意义作出判断。

(五)不良事件

一种药物要进入人类的临床研究,必须证明它在至少两个动物模型中不会引起明显的化学、行为、生理、致畸、诱变或致癌作用。在临床试验中发生的典型不良事件包括体格检查结果、实验室结果和主诉。在基线和试验结束时需要进行全面的体格检查和一系列常规实验室检测,以发现任何不良事件。每次研究访视中都要记录患者的主诉。不良的临床结果可能是预期的或意外的。

主诉可以通过检查表或患者主动回忆事件来反映。不良临床事件通常需要更全面的检查项目。不良事件的评估应了解事件发生的频率和严重程度以及事件是否严重到足以终止研究。大多数临床试验是基于结果去衡量而非不良事件。有一种趋势是研究时对严重的不良事件检验效能低下,从而导致这些事件可能只在上市后的监测中发现。

三、良性前列腺增生的非手术治疗

(一)观察等待或"自助"

很大一部分 LUTS 病人不会选择药物或者手术干预,因为其症状并不严重,他们认为治疗的并发症比症状本身带来的不便更严重,并且由于副作用和(或)治疗的成本不愿每天服药。如果能确认这些症状不是由癌症或其他严重的泌尿生殖系统疾病引起的,或者治疗的延迟不会产生不可逆转的后果,观察等待通常是患者在缺乏干预的绝对适应证的情况下选择的治疗方法。在荷兰,670 名 LUTS 或者 BPH 患者连续咨询 39 名泌尿科医生,有 41% 的患者选择了观察等待(Stoevelaar et al,1999)。尽管药物治疗安全有效,但是让症状严重却没有 LUTS 和 BPH 其他后果的知情患者放弃观察等待是不合理的。观察等待并不意味着完全不进行干预。通过一些简单的措施可以改善症状的严重程度和困扰程度,比如减少总液体摄入量,尤其是睡前的,控制酒精和咖啡因的摄入量以及保持合理的时间安排。

观察等待的效果在一项研究中得到了证实,在这项研究中,556 名有中度 BPH 症状的患者被随机分为 TURP 和观察等待组(Wasson et al,1995)。在 TURP 组中,所有结果测量的变化都显著增加。选择观察等待的患者的相关结果是疾病进展。在 3 年的随访中,TURP 组和观察等待组观察到的治疗失败分别为 23 例(8.2%)和 47 例(17%)。观察等待组的治疗失败通常是 PVR 或症状评分增加导致。显著的肾损害并未见到。

Brown 和他的同事(2007)在伦敦的一家教学医院和一家地区综合医院的随机对照试验(RCT)中评估了自我管理作为 LUTS 患者的一线干预的有效性。共有 140 名男性在标准护理和自我管理项目之间进行了随机分配(Brown et al,2004),该项目由三个小组组成,其中包括标准化泌尿教育和生活方式建议。自我管理显著降低了治疗失败的频率,减轻了泌尿系统症状。自我管理的多中心 RCT 显示,与单纯的标准护理相比,严格的行为程序可以显著降低 LUTS 的严重程度,减少客观症状,如夜尿、尿频和尿急(Yap and Emberton,2010)。来自中国的研究显示自我管理对于已经得到 α 受体阻滞药治疗的患者有更进一步的益处(Chen et al,2012)。自我管理可以被认为是男性 LUTS 的一线治疗。给出的自我管理计划建议总结如下(Yap et al,2009)。

(二)非复杂性下尿路症状患者自我管理计划

1. 教育和安慰

• 讨论 LUTS 的病因,包括正常的前列腺和膀胱功能。

• 讨论 BPH 和 LUTS 的病史,包括预期的未来症状。

• 确保没有发现可检测到的前列腺癌的证据。

2. 液体控制

• 建议每天摄入 1500～2000ml 的液体(根据气候和活动做轻微的调整)。

- 避免在频率-尿量表的基础上摄取不足或过量。
- 建议在症状发作极不方便的时候（如长途旅行或在公共场合）进行体液摄入限制。
- 夜尿症者建议夜间液体控制（睡前两小时无液体摄入）。

3. 咖啡因和酒精
- 避免使用咖啡因，取而代之的是替代品（如无咖啡因或不含咖啡因的饮料）。
- 如果夜尿带来麻烦，则晚上避免喝酒。
- 用少量的酒精饮料（如葡萄酒或烈酒）代替大量的酒精饮料（如啤酒）。

4. 合并用药
- 在极不方便的时候（例如，长途旅行和在公共场合）调整对泌尿系统有影响的药物使用时间，以改善 LUTS 症状。
- 采用对尿路作用更小的药物替代利尿剂型降压药（需要通过患者的全科医生来决定）。

5. 排尿和膀胱再训练的类型
- 建议男性两次排尿。
- 建议排尿后滴尿的男性进行尿道挤压。
- 建议膀胱再训练。使用分散注意力的方法（预先终止的心理训练、会阴压力或盆底训练），目的是将排尿间隔至少增加到 3h（白天）和（或）间隔后的最小容积增加到 200～400ml（白天）。抑制排尿冲动从 1min 开始，然后是 5min、10min，以此类推，在每周基线的基础上逐渐增加。使用频率-尿量表来监测这个过程。

6. 其他
- LUTS 患者应避免便秘

病人和医生对治疗的看法可能并不总是一致的，特别是患者更喜欢影响长期疾病进展的治疗方法，而不是提供短期症状改善的治疗方法，这与他们的医生的理念相反。改善医患沟通可能有助于确定最佳治疗方案，并可能带来更好的疗效和增加治疗成功率（Emberton，2010）。制定自我评估目标达成（SAGA）问卷，以确定治疗目标和评估 LUTS 患者的目标达成情况，并可能促进患者与医生之间的互动，帮助患者建立较为实际的治疗目标，进而可能改善治疗依从性和结果（Brubaker et al，2011）。

四、下尿路症状和良性前列腺增生的药物治疗

经过大量研究，治疗 LUTS 和 BPH 的药物包括 α-肾上腺素能受体阻滞药、5α-还原酶抑制药、芳香化酶抑制药和许多植物提取物。新疗法包括抗胆碱能药、β_3 受体激动药、磷酸二酯酶抑制药（PDEIs）以及几个这些药物的组合。这里我们强调 α-肾上腺素能受体阻滞药、5α-还原酶抑制药，或这两种药联合，因为这些药物的安全性和有效性已经严格审查，并且这些药物被广泛用于治疗 LUTS 和 BPH。这里简要回顾了芳香化酶抑制药的历史。植物提取物也将被提及，因为这些药剂在世界一些地方被广泛使用，尽管缺乏适当设计的临床试验。由于植物提取物不被归类为药物，所以市场营销和索赔并没有受到监管机构的严格限制。

(一)药物治疗的影响

20 世纪 80 年代之前，前列腺切除术是唯一被广泛接受治疗 LUTS 和 BPH 的方法。前列腺切除术的局限性在一定程度上支持了药物治疗的热情，其中包括外科手术的并发症发生率、手术失败以及概率很小但意义重大的再治疗率（Lepor，1993）。虽然药物治疗不能达到前列腺切除术的同样效果，但是相比于前列腺切除术，药物治疗的吸引人之处是取得临床治疗的显著结果的同时其副作用更少，更轻且相对可逆。由于对绝大多数 LUTS 患者进行干预的适应证是通过缓解症状来改善生活质量（Emberton et al，2008），在病人驱动的治疗决策中，药物治疗的低并发症率是至关重要的。

1990 年，TURP 在美国联邦医疗保险计划的支出方面仅次于白内障手术。目前，对于那些没有绝对手术指征的人来说，药物治疗被认为是首选的治疗方法。由于绝大多数接受 TURP 的男性缺乏干预的绝对适应证（Mebust et al，1989）更倾向于非手术治疗（Emberton et al，2008），世界范围内前列腺切除术的数量显著减少。对美国医疗保险数据库的一项调查还显示，前列腺切除术的绝对数量从 1987 年的 25 万例减少到 1996 年的 116 000 千例，到 2000 年的 88 000 例（Wasson et al,2000),并从那时起趋于稳定。尽管越来越多的男性加入了医保计划,美国在 BPH 上的支出也在增加,但是 TURP 下降了 55%(Wei et al,2005)。法国、加拿大、丹麦、德国和英国也报道了类似的 TURP 减少情况。

大约 30% 的 50 岁以上的美国男性有中到重度的症状(Chute et al,1993;Lepor and Machi,1993)。根据美国流行病学统计数据,大约有 650 万~870 万男性需要探讨 LUTS 和 BPH 治疗方案(Jacobsen et al,1995;Wei et al,2005)。绝大多数人不会选择前列腺切除术,因为手术干预会带来风险。这些人是药物治疗的潜在人群。

(二)选择药物治疗的对象

理想的药物治疗对象应该有影响生活质量的症状,这样患者才愿意长期坚持药物治疗,前提是药物有效副作用少。目前还没有科学数据支持为有绝对手术干预指征的病人提供药物治疗。复发性尿潴留、复发性尿路感染、肾功能不全、膀胱结石和复发性肉眼血尿的患者,如果不进行手术治疗,可能会因 BOO 带来的并发症而危及生命。在严谨的临床研究证实良好的结果之前,有绝对干预适应证的患者不应选择药物治疗。如果知情的患者愿意接受潜在的风险,可以尝试药物治疗但需要严密随访,并且当证明药物治疗无效时行前列腺切除术。

(三)药物治疗以预防良性前列腺增生

药物治疗的一个潜在作用是防止 LUTS 或 BPH 的发展或疾病的进展。有几个因素限制了人们预防 LUTS 和 BPH 发展的意愿。LUTS 和 BPH 的临床表现很少危及生命。预防性干预必须在 50 岁之前开始,与 BPH 的发展相一致(Partin,2000)。长期服用药物引起的不良事件和高昂的费用是预防性治疗的主要限制因素。此外,当最终临床上发生 LUTS 或 BPH 时,有效的药物和外科治疗手段也是存在的。因为没有临床的、生化的或基因的预测因子来预测 BPH 的发展或进展,所以每个男性都有潜在的危险。能够识别出那些倾向于对药物治疗产生抵抗的 LUTS 或 BPH 患者,将为预防提供更令人信服的理由。有充分的证据表明,男性前列腺体积较大时(通常 PSA 值高)发生尿潴留的风险更大(Jacobsen et al,1997)。药物治疗(非那雄胺或度他雄胺)可以

显著减少尿潴留发生的风险(McConnell et al,1998;Roehrborn et al,2004)。是否需要对尿潴留进行预防性治疗取决于其发生的风险高低、与治疗相关的成本以及患者对治疗的偏好。

五、α-肾上腺素能受体阻滞药的治疗

(一)α-肾上腺素能受体阻滞药的基本原理

α-肾上腺素能受体阻滞药治疗 LUTS 的基本原理是基于以下假设:LUTS 的病理生理学部分由 BOO 引起,BOO 由与前列腺平滑肌相关的 α_1 肾上腺素能受体介导(Caine et al,1976,1978)(图 4-4)。这种动力学梗阻的重要性依赖于前列腺形态学研究的支持,BPH 的主要细胞成分是平滑肌,占增生前列腺体积的 40%(Shapiro et al,1992)。Caine 及其同事报道,人体前列腺在 α-肾上腺素能受体激动药——去甲肾上腺素存在下缩小。几位研究人员随后证实,前列腺平滑肌的张力是由 α_1 肾上腺素能受体介导的(Hieble et al,1985;Lepor et al,1988;Gup et al,1989)。Lepor 和同事第一次使用放射性配体证实了前列腺中 α_1 肾上腺素能受体的存在。随后有报道,98% 的 α_1 肾上腺素能受体位于前列腺基质(Kobayashi et al,1994)。观察到人前列腺中存在高水平的去甲肾上腺素(Lepor,1990)进一步支持了前列腺肾上腺素能神经支配的重要性。虽然在人类前列腺中发现高水平的平滑肌 α_1 肾上腺素能受体和去甲肾上腺素,说明了肾上腺素能神经支配在前列腺功能中的重要作用,但不能简单地认为这些因素是 LUTS 的直接原因。Lepor(1990)报道,在从患有症状和无症状 BPH 的男性获得的 BPH 组织中去甲肾上腺素水平没有显著差异,α_1 受体无差异,和肾上腺素的等长收缩反应无差异(Gup et al,1989)。其他研究者表明前列腺腺体中 α_1 肾上腺素能受体水平高于前列腺包膜(Yamada et al,1987;Kawabe et al,1990)。这些观察结果仅显示前列腺 α_1 肾上腺素能受体的区域差异,并未证明 LUTS 是由 α1 肾上腺素能受体的上调引起的。

α_1-肾上腺素能受体阻滞药减轻 BOO 的最明确证据是 26 例接受前列腺穿刺活检的患者在使用特拉唑嗪开始治疗前前列腺平滑肌密度与最大尿流率的改变直接相关(Shapiro et al,1992)。虽

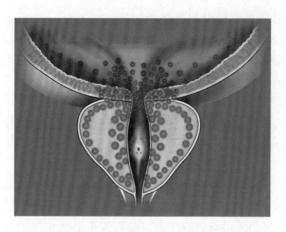

图 4-4　下尿路 α_1-肾上腺素能受体的分布

然与症状改善不明显的人相比,症状改善明显的患者前列腺具有更高密度的平滑肌,但是没有观察到前列腺平滑肌密度与前列腺症状评分变化之间存在关联。这些观察结果表明,α 受体阻滞药可能对非前列腺平滑肌组织也有作用,并且 α_1 受体介导的症状改善和 BOO 的缓解存在不同的机制介导的。

(二)α-肾上腺素能受体阻滞药的分类

α-肾上腺素能受体阻滞药可根据 α 肾上腺素能受体选择性和血清消除半衰期进行分类(表 4-1)。

表 4-1　α-肾上腺素能受体阻滞药分类和推荐剂量

α-肾上腺素能受体阻滞药	剂量
非选择性	
酚苄明	10 mg bid
α_1	
哌唑嗪	2 mg bid
阿夫唑嗪(速释)	2.5 mg tid
吲哚拉明	20 mg bid
长效 α_1	
特拉唑嗪	5 或 10 mg qd
多沙唑嗪	4 或 8 mg qd
阿夫唑嗪(缓释)	10 mg qd
亚型选择性	
坦索罗辛	0.4 mg qd
西洛多辛	4～8 mg qd
萘哌地尔	25～75 mg/d

Bid. 每天两次;IR. 立即释放;qd. 每天一次;tid. 每天三次

非选择性 α 受体阻滞药酚苄明对 LUTS 和 BPH 的疗效非常好(Caine et al,1976,1978)。但其弊端在于高发生率和严重的不良临床事件。Berthelsen 和 Pettinger(1977)描述了 α 肾上腺素能受体(α_1 和 α_2)的两种亚型。哌唑嗪是首批研究用于治疗 LUTS 和 BPH 的 α_1-肾上腺素能受体阻滞药之一(Hedlund et al,1983)。酚苄明和哌唑嗪的疗效相当;然而,哌唑嗪的耐受性更好,这意味着疗效和毒性主要分别由 α_1 和 α_2 肾上腺素能受体介导的(Lepor,1989)。哌唑嗪和其他 α_1 受体阻滞药,包括阿夫唑嗪(Jardin et al,1991)和吲哚拉明(Ramsay et al,1985),由于较短的半衰期,需要每天至少两次给药。

α 受体阻滞药的一个重要进展是开发了具有半衰期较长的先进药物,允许每日仅一次给药。特拉唑嗪(Lepor et al,1992)和多沙唑嗪(Gillenwater et al,1995),坦索罗辛(Chapple et al,1997;Narayan and Tewari,1998;Wilt et al,2002b)和缓释(ER)阿夫唑嗪(van Kerrebroeck)(et al,2000;McNeill et al,2005)是长效 α 受体阻滞药,已被证明对 LUTS 和 BPH 的治疗是安全有效的。

分子克隆技术可以将 α_1 肾上腺素能受体分为三种亚型(Andersson et al,1997)。Price 和同事(1993)报道,编码 α_{1A} 肾上腺素能受体的 mRNA 在人类前列腺中占主导地位。α_1 amRNA 翻译并不意味着编码蛋白的翻译。Lepor 及其同事报道,使用放射自显影(Kobayashi et al,1994)和免疫组化(Walden et al,1997)技术,α_{1A} 肾上腺素能受体和 α_{1B} 肾上腺素能受体分别在人体基质和上皮细胞中占主导地位。前列腺平滑肌张力显示由 α_{1A} 肾上腺素能受体介导(Forray et al,1994)。

坦索罗辛是一种每日一次的 α_1 受体阻滞药,对 α_{1A}/α_{1B} 肾上腺素能受体表现出中等的选择性,但没有 α_{1A}/α_{1D} 选择性(Foglar et al,1995)。制药工业已开发出一种 α_1 受体阻滞药,其对 α_{1A} 的选择性较 α_{1B}/α_{1D} 相比高 1000 倍(Forray et al,1994)。最近已经推出了西洛多辛。该药物对 α_{1A} 受体与 α_{1B} 受体的选择性为 162:1。

(三)α-肾上腺素能受体阻滞药文献解读

α 受体阻滞药文献的 meta 分析的结果通常具有误导性,因为某一给定药物的试验研究都有各自的剂量和研究设计。

1. 试验设计

α受体阻滞药治疗 LUTS 和 BPH 的研究方案有四种:滴定至固定剂量法,滴定至出现反应法,滴定至最大剂量法以及随机剂量撤退法。

参加滴定至固定剂量研究的患者接受几种预定的剂量中的一种,而且不管患者有无效果,除非遇到显著的不良反应。这种试验的优点是确定了不同剂量的剂量依赖性功效和安全性。缺点是需要较大的大样本量来确定安慰剂和所有治疗组之间在统计学上的显著差异。

滴定至出现反应法试验设计中,允许研究者将剂量滴定至患者出现反应或达到最大剂量。这种设计的优点是样本量较小,因为所有接受积极治疗的患者都接受了阳性药物的治疗统计分析时所有的患者作为一个整体来进行分析。这种设计的缺点是,没有给到出现最佳效果的剂量,因此药物的最大疗效可能被低估。如果根据最终剂量组的平均变化值表示,这样的数据也是具有误导性的,因为所有没有疗效且无毒性的患者都使用了最大剂量。

随机剂量撤退法试验设计是开始给予一个固定剂量,所有有疗效的患者随机给予活性药物或安慰剂。这种设计的优点是对药物有反应的患者明显增加。缺点是对未治疗的患者缺乏普遍适用性。

滴定至最大剂量法的设计,如滴定至出现反应那样,只需要相对较小的样本量,因为所有的患者都服用阳性药物。该研究设计可以了解药物最好的临床反应,其最大剂量也是最有效的可耐受剂量。

2. 剂量反应

多中心随机安慰剂对照研究一致表明症状和尿流率的改善和 α_1 受体阻滞药的剂量是相关的。不同剂量组的疗效之间的差异通常没有统计学意义,因为这些剂量的差异太小尚不足以出现剂量组之间的疗效差异。MacDiarmid 及其同事(1999)提供了最有说服力的证据,表明了在治疗 LUTS 和 BPH 时 α_1 受体阻滞药剂量和疗效之间存在正相关。将对 4mg 多沙唑嗪有反应的患者以双盲方式随机化接受 4mg 或 8mg 多沙唑嗪。8mg 组比 4mg 组患者症状评分下降了 3.7 分(P =0.03)。在三期临床试验中,这种对药物有效患者中的剂量影响被缺乏疗效的无反应者所淡化。在临床试验中,无反应者退出治疗。

(四)回顾文献

已经有一些综述总结了 α 受体阻滞药在 LUTS 和 BPH 中的许多临床经验(Chapple,1998;Djavan 和 Marberger,1999;Lowe,1999;Lepor et al,2000;Kaplan,2008)。迄今为止,至少有 15 篇关于 α 受体阻滞药系统评价的文献被报道(Yuan et al,2013),这些证据都表明它们在症状改善方面优于安慰剂。

由于患者的耐受性和需要多次每日剂量的特性,非选择性和短效的 α_1 受体阻滞药在临床中较少被使用。随机、双盲、安慰剂对照研究对下面的药物的安全性和有效性进行了报道,包括酚苄明(Caine et al,1978;Abrams et al,1982),哌唑嗪(Hedlund et al,1983;Kirby et al,1987;Le Duc et al,1990;Ruutu et al,1991;Chapple et al,1992),吲哚拉明(Iacovou and Dunn,1987;Chow et al,1990;Stott and Abrams,1991)和阿夫唑嗪(Ramsay et al,1985;Carbin et al,1991;Jardin et al,1991;Hansen et al,1994)。除阿夫唑嗪外,这些研究的病例数均较少而且仅是观察了单一剂量的短时间结果,而没有进行量化的症状改善评估。

多中心、随机、双盲、安慰剂对照研究验证了长效 α 受体阻滞药如特拉唑嗪、多沙唑嗪、坦索罗辛和缓释阿夫唑嗪的安全性和有效性。所选的患者通常为中度至重度症状,残余尿小于 300 ml,并且没有绝对的外科手术指征。下面将对具有代表性的研究进行回顾,用以说明 α 受体阻滞药在 LUTS 和 BPH 中的安全性、有效性。读者可以参考引用文献进一步的了解。

1. 特拉唑嗪

多个随机、双盲、多中心,安慰剂对照研究均证明了特拉唑嗪对 LUTS 和 BPH 的有效性和安全性(Di Silverio,1992;Lepor et al,1992,Lloyd et al,1992;Brawer et al,1993;Elhilali et al),1996;Lepor et al,1996;Roehrborn et al,1996)(表 4-2)。其中,Lepor 及其同事(1992)的一项多中心,双盲,平行组,随机,安慰剂对照研究中,每天一次给予特拉唑嗪治疗 LUTS 或 BPH 的患者,该项研究是应用特拉唑嗪治疗的代表性研究。其中 285 名患者进入双盲治疗,每天一次接受安慰剂或 25mg 或 10mg 特拉唑嗪。对于所有特拉唑嗪治疗组，观察到梗阻症状、刺激性症状和总症状评分均具有明显的统计学意义。并且，症状评分的改善是剂量依赖性的。相对于安慰剂组，5mg 和 10mg 特拉唑嗪治疗组的梗阻性评分呈现了最明显的差异（图 4-5）。

表 4-2　特拉唑嗪在良性前列腺增生中的疗效

研究	入组人数	随机治疗（月）	剂量（mg）	各组与安慰剂组的平均差	
				PFR（ml/s）	症状评分
Lepor et al，1992	285	3	2	+1.1	-1.0
			5	+0.6	-1.3 *
			10	+1.9 †	-2.3 ‡
Brawer et al，1993	160	6	Titration to response §	+1.4 *	-3.5 *
Roehrborn et al，1996	2084	12	Titration to response §	+1.4 *	-4.0 ‡
Elhilali et al，1996	224	6	Titration to response §	+1.3	-1.8

* $P<0.05$

† $P<0.01$

‡ $P<0.001$

§ Maximal dose 10mg

PFR. 峰值流速

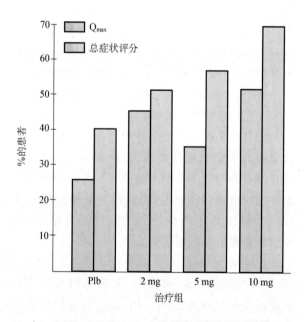

图 4-5　285 名患者参加了一项随机双盲研究，比较安慰剂（Plb）和 2mg、5mg、10mg 特拉唑嗪，每日一次。显示了总体症状评分和尿流率峰值改善超过 30％ 的患者百分比（From Lepor H. Medical therapy for benign prostatic hyperplasia. Urology 1993;42:483-501.）

所有治疗组患者的最大尿流率和平均尿流率与基线相比都具有明显的统计学意义的改善。特拉唑嗪对最大尿流率的改善也是剂量依赖性的。与安慰剂组相比，10mg 治疗组在最大尿流率和平均尿流率方面显示最优的效果。与安慰剂组相比，10mg 特拉唑嗪治疗组中最大尿流率改善超过 30％ 的比例是所有组中最高的。总体而言，四个治疗组中的不良事件比较轻微，并且是可逆的。虽然在特拉唑嗪治疗组中观察到具有较高的乏力、流感症状和头晕的发生率，但与安慰剂的差异在统计学上并不显著。5mg 特拉唑嗪组的体位性低血压发生率明显高于安慰剂组。所有特拉唑嗪治疗患者的晕倒发生率均低于 0.5％。

关于主要在三级医疗中心进行的多中心研究的结果是否可以推广到社区，尚存在一定的疑问。Roehrborn 及其同事（1996）报道了社区评估试验（HYCAT）的结果，该试验将 2084 名患者纳入一项为期 1 年的随机双盲研究，比较了特拉唑嗪与安慰剂的安全性和有效性。绝大多数患者由泌尿科医生在社区中招募，并且用药剂量主要由研究者决定，特拉唑嗪的每日最高剂量为 10mg。AUA 症状指数评分和最大尿流率的改善（特拉唑嗪组减去安慰剂组）分别为 1.4 ml/s 和 3.9 分。治疗相关的不良反应如头晕、乏力和外周水肿的发生率分别为 5.9%、4.6% 和 3.1%。

Kirby(1998)分别检测了正常血压和高血压的患者服用特拉唑嗪后的平均血压变化(表 4-3)。一般而言,在血压正常的男性中,血压变化较小,血压下降没有明显的统计学意义。未经治疗的高血压男性可以发现血压下降幅度较大。在高血压降压稳定的男性中,特拉唑嗪对血压没有明显的影响,而在高血压控制不佳的男性中,特拉唑嗪显著降低血压。

表 4-3　特拉唑嗪对血压正常和高血压患者血压的影响

	治疗相关的收缩压/舒张压(mmHg)变化	
	正常人	高血压患者
没有抗高血压治疗	−3.1/−1.7	−13.7/−10.7
抗高血压治疗	−2.8/−0.2	−12.6/−11.5

2. 多沙唑嗪

多沙唑嗪的半衰期比特拉唑嗪的半衰期长

(22hvs12h)。许多多中心、随机、双盲、安慰剂对照研究证实了多沙唑嗪的有效性、安全性和持续性(Chapple et al,1994;Fawzy et al,1995;Gillenwater et al,1995)(表 4-4)及长期的开放标签扩展研究。

Fawzy(1995)报道了一项为期 16 周的多中心、随机、双盲、安慰剂对照的根据反应调节剂量的研究,对 100 名 LUTS 和 BPH 血压正常的患者进行了研究。在 41 名可评估患者中,88% 接受了最大剂量(8mg)。与安慰剂组相比,多沙唑嗪组的最大尿流率和症状评分的变化更大(表 4-4)。这些改善的程度与特拉唑嗪的效果相似。应用多沙唑嗪会让血压正常的患者收缩压变化大于应用特拉唑嗪的患者。治疗相关的不良反应如头晕、乏力、头痛、困倦、低血压和恶心的发生率分别为 20%、8%、8%、6%、8% 和 8%。在多沙唑嗪组和安慰剂组中,因不良事件而退出的患者百分比分别为 14% 和 2.1%。多沙唑嗪研究中不良临床事件的发生率略高于特拉唑嗪,可能是因为多沙唑嗪对血压影响更大的结果。

表 4-4　多沙唑嗪在良性前列腺增生中的疗效

研究	入组人数	随机治疗(月)	剂量(mg)	各组与安慰剂组的平均差	
				PFR (ml/s)	症状评分
Chapple et al,1994	135	3	4	+1.5	NR
Fawzy et al,1995	100	4	滴定 2~8 mg	+2.2*	−3.2†
Gillenwater et al,1995	248	3.5	2	+1.4	−2.5
			4	+2.2‡	−4.7*
			8	+3.2*	−3.9†
			12	+3.5*	−2.1

* $P < 0.01$

† $P < 0.001$

‡ $P < 0.05$

NR. 没有报道;PFR. 峰值流速

Gillenwater 及其同事(1995)报道了一项多中心、随机、双盲,安慰剂对照的固定剂量治疗研究,具体为对比安慰剂与 2、4、8 和 12mg 的多沙唑嗪在 248 名前列腺增生同时伴有患有轻中度高血压男性的临床研究。表 4-4 总结了最大尿流率和 Boyarsky 症状评分的组平均值变化。由于被随机分入治疗组的患者病例数较少,因此安慰剂

和治疗组之间的统计学意义不明显,反映了样本量较小的影响。对于所有治疗组,最大尿流率的改善是剂量依赖性的并且相对于安慰剂组具有统计学差异。对于 4mg 和 8mg 多沙唑嗪组,相对于安慰剂组的症状评分的改善是具有统计学意义的。安慰剂组和 4、8 和 12mg 多沙唑嗪组观察到收缩压有明显下降。在这些高血压患者中血压的

降低是非常理想的结果。治疗相关的不良反应头晕和乏力发生率分别为 15% 和 10%。由于多沙唑嗪与安慰剂组的不良反应而退出的患者分别为 11.1% 和 4.1%。在长期开放的多沙唑嗪研究中已经报道了症状评分和最大尿流率的改善有着统计学意义（Lepor，1995）。450 名患者的症状评分和最大尿流率的改善维持了长达 42 个月。Kirby (1995)总结了多沙唑嗪对正常血压和高血压男性血压的影响，这些患者参加了两项双盲，安慰剂对照试验（Fawzy et al，1995；Gillenwater et al，1995）。与多沙唑嗪引起的治疗相关正常血压和高血压患者的坐位收缩压降低分别为 3 和 17 mmHg。而坐位舒张压降低分别为 4 和 3 mmHg。

多沙唑嗪的控释（GITS）制剂降低了药物在血浆中的峰/谷比值。为了比较两种剂型多沙唑嗪的效果，795 名 LUTS 或 BPH 患者的研究中，多沙唑嗪标准剂型以 1 mg/d 开始，1 周后改为 2 mg/d，3 周时改为 4 mg/d，如果必要，在 7 周时增加至 8mg/d，这种方案对比固定每天一次 4mg 开始的控释多沙唑嗪，有需要则在 7 周后增加到至 8mg，并且安慰剂对照观察 13 周。用 IPSS 评分测量 LUTS 的症状，其中有 7 个问题(包括频率、夜尿、排尿费力、尿等待、尿间断、残余尿和尿急)评分为 0(无)至 5(严重)。在 IPSS 评分中，多沙唑嗪标准剂型和控释剂型分别有 8.4 分和 8.0 分的改善，而安慰剂组为 6.0 分。与安慰剂相比，多沙唑嗪两种剂型的平均最大尿流率方面产生了明显的增加，并且多沙唑嗪控释剂型比多沙唑嗪标准剂型有更大的改善。两种多沙唑嗪组中达到最大剂量 8mg 的患者数量基本一致。多沙唑嗪标准剂型的不良反应发生率略高于多沙唑嗪控释剂型和安慰剂，而后两者差距不大。

另一个研究同样对 680 名患者多沙唑嗪标准剂型和控释剂型之间进行了比较（Kirby et al，2003）。除了验证了上一个实验的结果，有一存在性功能障碍的亚组在两种多沙唑嗪制剂的性功能方面都有了一定的改善。治疗相关不良反应发生在多沙唑嗪控释组、多沙唑嗪标准剂型组、安慰剂组分别为 16.1%、25.3%、7.7%。控释多沙唑嗪患者的头痛和头晕分别为 6.0% 和 5.3%，而标准剂型多沙唑嗪患者分别为 5.1% 和 9.1%(安慰剂组分别为 4.5% 和 1.9%)。因不良反应停止试验

的比率为控释多沙唑嗪(5.7%)、安慰剂(2.6%)，这两组要明显少于标准剂型多沙唑嗪(7.2%)。在血压正常的患者中血压的降低并不明显，但在高血压患者中，两种多沙唑嗪的制剂都出现了血压下降。对特拉唑嗪(见表 4-2)和多沙唑嗪(见表 4-4)的多中心、随机、双盲、安慰剂对照研究的比较显示了两种药物相似的疗效。多沙唑嗪与坦索罗辛(Kirby et al，2003)和多沙唑嗪与阿夫唑嗪(de Reijke et al，2004)的研究揭示了安全性和有效性方面差异非常小。

α 受体阻滞药比如多沙唑嗪可影响前列腺中的平滑肌生长。在用 $α_1$-肾上腺素能受体阻滞药治疗的 BPH 患者中，肌球蛋白重链 mRNA 的表达降低，这是平滑肌表型的功能标记(Lin et al，2001)。

来自未经过多沙唑嗪治疗的 BPH 患者的活检和前列腺切除术标本表明，多沙唑嗪可诱导上皮细胞和基质细胞凋亡，而对细胞增殖几乎没有影响。细胞凋亡与平滑肌肌动蛋白 α 表达减少和间质退化有关。另一项研究表明，上皮和间质细胞在治疗前基线凋亡指数分别为 1.9% 和 1.0%。多沙唑嗪治疗 BPH 3 个月后，细胞凋亡指数在上皮细胞中增加至 6%，在平滑肌细胞中增加至 12%。治疗后 12 个月，上皮细胞凋亡已降至基础水平，而前列腺基质细胞的凋亡指数仍然很高(Kyprianou et al，1998)。

在人前列腺基质细胞的原代培养细胞中，多沙唑嗪增加细胞凋亡并减少细胞数量。转化生长因子-β1（TGF-β1）也降低了细胞数量，并且由于多沙唑嗪增加了细胞中 TGF-β1 的水平，因此提示多沙唑嗪的作用可能通过 TGF-β1 介导(Ilio et al，2001)。

多沙唑嗪诱导细胞凋亡的能力，其他喹唑啉类的 $α_1$-肾上腺素能受体阻滞药同样具有，但这种作用似乎不太可能是 $α_1$ 肾上腺素能受体介导的(Gonzalez-Juanatey et al，2003)。喹唑啉类的 $α_1$-肾上腺素能受体阻滞药的凋亡作用可能与其抑制 hERG 钾通道的能力有关，而这一现象已经在用非洲爪蟾卵母细胞表达克隆的钾通道被证实了(Thomas et al，2004)。

最近的数据还表明，多沙唑嗪可能对 LUTS 和 BPH 患者的性功能产生一些有益影响（Kirby

et al,2005)。这种现象的机制尚不确定,但可能是药物引起阴茎海绵体内血管扩张作用的结果。

3. 坦索罗辛

坦索罗辛是目前针对 LUTS 和 BPH 患者使用最为广泛的 α 受体阻滞药(Foglar et al,1995)。它的一个特点就是对 α_{1A} 受体有一定的特异性(Foglar et al,1995)。它的有效性和安全性已经被四个随机、双盲、对照以及多中心的研究所证实(Kawabe et al,1990;Abrams et al,1995;Lepor,1998;Narayan et al,1998)(表 4-5)。

表 4-5　**坦索罗辛在良性前列腺增生中的疗效**

研究	入组人数	随机治疗(月)	剂量(mg)	各组与安慰剂组的平均差	
				PFR(ml/s)	症状评分
Kawabe et al,1990	270	1	0.1	+0.3	NR
			0.2	+2.6	NR
			0.4	+2.1	NR
Abrams et al,1995	313	2¼	0.4	+1.7[*]	−1.3[†]
Lepor,1998	756	3	0.4	+1.3[†]	−2.8[‡]
			0.8	+1.7[‡]	−3.2[‡]
Narayan et al,1998	735	3	0.4	+0.6	−1.5[†]
			0.8	+0.9[†]	−2.2[†]

[*] $P < 0.05$

[†] $P < 0.01$

[‡] $P < 0.001$

NR. 没有报道;PFR. 峰值流速

Lepor(1998)和他的同事报道了一项多中心、随机、双盲对照研究。共 756 名临床诊断为 LUTS 和 BPH 的美国患者,随机分为 3 组,分别接受安慰剂每日 0.4mg 坦索罗辛(0.4mg 组)和每日 0.8mg 坦索罗辛(0.8mg 组),共观察 13 周。表 4-5 展示了 3 组 AUA 症状评分,PFR 的变化情况和副作用。0.8mg 组患者症状评分的改善明显优于 0.4mg 组。0.4mg 组与治疗相关的头晕、乏力、鼻炎和异常射精的发病率分别为:5%、3%、3% 和 6%;而 0.8mg 组则分别为 6%、3%、9% 和 18%。对于高血压和正常血压的患者,其平均收缩压和舒张压的改变,在安慰剂组中和坦索罗辛组中均没有统计学差异。而在那些未控制的高血压患者中,其收缩压的改变在安慰剂组、0.4mg 组和 0.8mg 组中分别为:−8.4、−7.2 和 −10.2mmHg。

LePor(1998)和同事报道了在一项随机化研究中,618 例患者在完成了 13 周随机化研究后,418(68%)患者继续参加了相同的双盲药物和剂量的 40 周延长研究。在 13 周研究结束时观察到的患者症状和尿流率的改善率在整个 40 周的延长研究中得以维持。

Narayan 和 Associates(1998)报道了 0.4mg 和 0.8mg 坦索罗辛对安慰剂的安全性和有效性的随机、双盲、安慰剂对照试验的结果。在研究中随机抽取 730 名男性,积极治疗 13 周。与治疗相关的 AUA 症状评分和最大尿流率的改善与 LePor(1998)和同事报道的改善相仿。0.4 mg 与 0.8 mg 之间的差异无统计学意义;然而该研究所显示的临床治疗组之间的临床差异缺乏统计学意义。0.4mg 坦索罗辛组治疗后的乏力、头晕、鼻炎和异常射精的相关发生率分别为 2%、5%、3% 和 11%。0.8mg 组逆行射精和鼻炎的发生率明显高于 0.4mg 组。治疗组间收缩压无统计学差异或临床差异。

一项已发表的系统回顾分析了坦索罗辛治疗 LUTS/BPH 的疗效(Wilt et al,2002b)。这个系统回顾包括 14 项研究,共有 4122 名患者。症状评分的平均变化为 0.4mg 组的 12% 和 0.8mg 组的 16%。尿流率的改善在两组中均为增加了 1.1ml/s。一般情况下,不良事件轻微,包括头晕、鼻炎和异常射精。这些不良事件的增加以剂量依赖性的方式,在 0.2mg 组的发生率类似于安慰剂组,但随着剂量增加到 0.8mg/d,不良事件的发生率增加到 16%。

4. 阿夫唑嗪

Jardin 和他的同事(1991)报道了一项大规模、多中心、随机、安慰剂对照试验,证明阿夫唑嗪治疗 LUTS 和 BPH 是安全有效的(表 4-6)。长期研究表明,阿夫唑嗪的有效性长达 30 个月(Jardin et al,1994)。阿夫唑嗪的主要不足是需要每天多次服用(2.5mg,每日三次或 5mg,每日两次)。与一天服用一次的药物如特拉唑嗪、多沙唑嗪和坦索罗辛相比没有明显优势的情况下,没有明确的理由来应用阿夫唑嗪。

表 4-6　阿夫唑嗪在 BPH 中的疗效

研究	入组人数	随机治疗(月)	剂量(mg)	各组与安慰剂组的平均差	
				PFR(ml/s)	症状评分
Jardin et al,1994	518	6	7.5~10	1.5*	−1.0
Buzelin et al,1997b	390	3	5 bid	1.3†	−1.6‡
van Kerrebroeck et al, 2000	447	3	10 qd	0.9*	−2.0‡
			2.5 tid	1.8†	−1.5‡

* $P<0.05$

† $P<0.001$

‡ $P<0.01$

PFR. 峰值流速

缓释或控释剂型的阿夫唑嗪是一种新剂型,允许每日一次给药方案。Buzelin 和同事(1997a,1997b)报道了随机、多中心、安慰剂对照试验,评估缓释阿夫唑嗪治疗 LUTS 和 BPH 的安全性和有效性。390 例患者随机分为每日 5 mg 阿夫唑嗪组和安慰剂组治疗 12 周。IPSS 和 PFR 的治疗相关改善分别为 1.6ml/s 和 1.3ml/s。缓释阿夫唑嗪组和安慰剂组不良事件发生率分别为 4.6% 和 7.1%。收缩压和舒张压的 2mmHg 变化与安慰剂组差异不显著。缓释阿夫唑嗪组和安慰剂组头晕和乏力的发生率相似。

缓释阿夫唑嗪(10mg,每日一次)与速效阿夫唑嗪(2.5mg,每日三次)和安慰剂(van Kerrebroeck et al,2000)相比。在 1 个月的安慰剂导入后,447 名患者被随机分配到三个治疗组 3 个月。在缓释阿夫唑嗪组,速效阿夫唑嗪组和安慰剂组中,IPSS 的改善分别为 6.9%、6.4% 和 4.9%。两组治疗后症状改善明显大于安慰剂组。与安慰剂组相比,主动治疗组的储尿期和排尿期症状评分和生活质量指数均显著改善。在缓释阿夫唑嗪组,速效阿夫唑嗪组和安慰剂组中,PFR 的改善分别为 2.3ml/s、3.2ml/s 和 1.4ml/s。与安慰剂相比,两组阿夫唑嗪治疗组的 PFR 均有明显改善。在缓释阿夫唑嗪组,速效阿夫唑嗪组和安慰剂组中,晕厥的发生率分别为 2.1%、4.7% 和 1.3%,乏力的发生率分别为 3.5%、0.7% 和 2.6%。10mg/d 的阿夫唑嗪组无性功能障碍发生。治疗相关的血压变化在血压正常或高血压患者中无统计学意义或临床意义。在基线高血压的男性中,在缓释阿夫唑嗪组,速效阿夫唑嗪组和安慰剂组中的站立血压平均降低分别为 8.1、8.6 和 5.8mmHg。

在 ALFORTI 试验中,基线生活质量方面得到了 35% 的改善(van Kerrebroeck et al,2000)。这种结果的一部分原因可能是对性功能的轻度改善所致(van Moorselaar et al,2005)。

由于副作用较少和对血压的变化影响较小,阿夫唑嗪已被描述为一种超选择性药物(Kirby,

1998)。缓释阿夫唑嗪对任何 α_1 亚型均无药理性超选择性(Andersson et al,1997)。大鼠体内研究表明,阿夫唑嗪能显著降低尿道压而无明显血压变化(Martin et al,1995)。这种实验观察并不能证明临床上的超选择性,因为特拉唑嗪和多沙唑嗪也不改变正常血压患者的血压。不良事件较少的另一种解释是阿夫唑嗪低渗透到脑内(Rouker et al,1994)。

一个为期 3 年的前瞻性开放性试验,其中 3228 例伴有 LUTS 或 BPH 入选,证实了 2.5mg,每日三次的速效阿夫唑嗪的长期有效性(Lukacs et al,2000)。在 3 个月随访期间 BPH 相关的健康生活质量指数评分得到改善,并且一直持续到之后 36 个月的随访中。总共有 20.1% 退出了研究,有 4.2% 的男性因为不良事件而停止治疗,只有 0.3% 的男性经历过急性尿潴留。

5. 西洛多辛

在日本,西洛多辛是一种选择性 α_1-肾上腺素能受体阻滞药,是 LUT-BPH 市场领导者,并于 2008 年 10 月获得 FDA 批准(华生制药,NJ)。在两个 3 期的临床研究中,与安慰剂相比,服用 12 周的 8mg 每日一次的西洛多辛能使 IPSS 评分显著快速的改善。西洛多辛在初始剂量后 2~6h,就能使尿流增加,症状的改善在 3~4d 实现。大多数患者,包括服用心血管药物的患者,无论年龄或症状的严重程度,至少在 IPSS 评分上获得 3 分的改善。它的直立性低血压、晕厥和头晕的不良事件的发生率很低(Marks et al,2009)。作为最新的药物,西洛多辛必须满足 FDA 更严格的心血管方面的要求。西洛多辛对心血管系统的影响最小,没有任何有意义的 QT 间期延长。最常见的药物相关副作用是逆行射精(描述为不射精可能更好)。由于逆行射精而停止治疗的患者比率较低。第二个最常见的不良事件是头晕,其发生率仅略高于安慰剂治疗的患者。在健康男性勃起功能障碍(ED)单剂量服药时,没有症状性体位性低血压或头晕症状。

在日本的 88 个中心(Kababe et al,2006)进行了一项随机、双盲、安慰剂对照研究,比较了西洛多辛与坦索罗辛或安慰剂的疗效和安全性。入组条件为:年龄在 50 岁或以上的患者,IPSS 为 8 或更高,生活质量评分为 3 或以上,PFR 小于 15ml/s,前列腺体积为 20ml 或以上,PVR 尿量小于 100ml。457 人随机分为三组,分别接受西洛多辛 4mg,每日两次,或者坦索罗辛 0.2 mg,每日一次(比美国或欧洲使用的剂量更低),或安慰剂,持续 12 周。其中西洛多辛,176 人;坦索罗辛,192 人;安慰剂,89 人。西洛多辛、坦索罗辛和安慰剂组的总 IPSS 从基线分别减少了 8.3、6.8 和 5.3。西洛多辛组与安慰剂组相比,1 周时 IPSS 就有了显著性差异。在早期比较中,西洛多辛组相比较坦索罗辛组在 2 周时就能使 IPSS 评分明显下降。相较于基线时生活质量评分的变化在西洛多辛、坦索罗辛和安慰剂组中分别为 1.7、1.4 和 1.1。西洛多辛的生活质量评分与安慰剂相比明显改善。在严重症状患者亚组(IPSS≥20)西洛多辛在 IPSS 评分上也比安慰剂组有显著改善(-12.4 相比-8.7)。不良事件发生率和药物不良事件发生率分别为 88.6%、82.3%、71.6% 和 69.7%、47.4% 和 36.4%。西洛多辛组最常见的不良反应为异常射精,较坦索罗辛组更为常见(22.3% 比 1.6%)。然而,只有 2.8% 的患者因为异常射精而停止治疗。目前还不清楚其他人群中男性对这种效应的反应。Noguchi 及其同事(2008)测定了麻醉后狗的前列腺尿道压力和输精管腔内压力。这些狗分别给予 α_1-肾上腺素能受体激动药苯肾上腺素和一系列 α_1-肾上腺素能受体阻滞药,结果显示西洛多辛对输精管的选择性最高(7.5 倍),其次是萘哌地尔(4.3 倍)、阿夫唑嗪(3.8 倍)、坦索罗辛(2.6 倍)和哌唑嗪(2.5 倍)。这些结果表明,在尿道上的输精管组织选择性高可能是导致异常射精的发生原因。

最近的一项 meta 分析包括四项 RCT,共有 2504 例患者,提示西洛多辛治疗男性 LUTs 的有效性,且疗效不劣于 0.2 mg 坦索罗辛(Ding et al,2013)。此外,最近的一项研究表明,西洛多辛是治疗男性 LUTS 或 BPH 的一种快速、安全的药物。没有临床上严重的心血管副作用,使其在老年人中具有潜在的应用价值。射精功能障碍的高风险可能使其不适合年轻男性(Osman et al,2012)。在 57 名患者的尿动力学研究中,储尿期的压力流量曲线表明,在初始感觉到排尿这一过程中,膀胱容量增大明显,UDCs 患者的数量减少,最大尿流率时的逼尿肌压力从 72.5 下降到

51.4 cmH$_2$O,4 周后用 8 mg 西洛多辛治疗,平均膀胱出口梗阻指数评分从 60.6 降至 33.8(Matsukawa et al,2009)。

6. 萘哌地尔

萘哌地尔是一个选择性 α_{1B}-肾上腺素能受体阻滞药,对于显示 α_{1B} 肾上腺素受体亚型的患者似乎更有效。对 96 例 LUTS 或 BPH 患者给予 α_1-肾上腺素能受体阻滞药坦索罗辛和萘哌地尔治疗,共 8 周。两药均显著降低 IPSS,最大尿量明显增加。而萘哌地尔单药治疗降低了 IPSS 的储尿期症状,坦索罗辛单药治疗降低了排尿期症状(Ikemoto et al,2003)。有人认为 α_1 肾上腺素能受体亚型使得萘哌地尔对于 LUTS 患者的储尿期症状更有效。Cochrane 系统回顾发现,萘哌地尔(Garimella et al,2009)发表的数据相对较少,最近的研究显示它与西洛多辛之间没有实质性差异(Masuda et al,2012)。

(五)α-肾上腺素能受体阻滞药对于膀胱出口梗阻的影响

药物治疗的主要目的是改善泌尿系统症状。用尿动力学来评估 LUTS 患者的药物治疗是有争议的。在不减轻患者 LUTS 症状的情况下即使改善尿动力学指标,该药物仍然只有有限的临床实用性。相反,在不改善尿动力学结果的情况下,却减轻 LUTS 的症状,该药物仍然具有重要的临床意义。目前,α 受体阻滞药对压力-流量曲线影响的随机、安慰剂对照的研究比较少。对于临床上治疗结果有意义与否的定义不同,是造成这些尿动力学研究较少的原因之一。

Martorana 和他的同事(1997)报道了一项随机、双盲、安慰剂对照的研究,研究 1 个月的阿夫唑嗪(每天 2.5 mg,每日三次)对压力-尿动力学参数的影响。阿夫唑嗪治疗组最大尿流率时逼尿肌压力、逼尿肌开放压力和最大逼尿肌压力的改变明显优于安慰剂组。阿夫唑嗪与安慰剂对 PFR 的影响无显著性差异。

(六)α-肾上腺素能受体阻滞药对于性功能及其相关副作用的影响

性功能是复杂的,包括多个范畴,如性欲、勃起功能、射精功能。勃起功能和射精功能在 LUTS 患者中经常减少并会影响他们的生活质量。因此,治疗 LUTS 的目的应该是维持甚至恢复性功能。在安慰剂对照研究中,α_1-肾上腺素能受体阻滞药对性欲的影响不大(van Dijk et al,2006)。对勃起功能影响的报道不一致,既有受益也有不良影响的报道,但 ED 可能在一些患者中出现,而与所用的药物没有明显的差异。射精功能障碍在治疗过程中可能主要表现为不射精。相对于其他这一类药物,它主要发生在服用坦索罗辛,更多是服用西洛多辛的患者中。

(七)α-肾上腺素能受体阻滞药在老年人中的应用

与特拉唑嗪和多沙唑嗪相关的不良事件可能包括老年人特有的问题,如头晕和直立性高血压。Kaplan 和他的同事(1997)回顾了一组 36 名年龄超过 80 岁的 LUTS 或 BPH 患者,用特拉唑嗪或多沙唑嗪治疗。α-肾上腺素能受体阻滞药耐受性良好,未见严重不良反应。但这一研究没有足够的样本量来说明跌倒的发生率。对多特拉唑嗪(Zhang and Mang Skin,1998),多沙唑嗪(Kaplan and D'Alisera,1998)和坦索罗辛(Chopple et al,1997)的多中心、随机、安慰剂对照研究进行汇总分析,发现不良事件的发生率不是年龄依赖性的。重要的是要强调,男性进入这些研究是高度选择的,因此耐受性和安全性不可推广到所有老年男性。

来自人口研究的数据,有 5872 个参加者的骨质疏松性骨折研究和基于加利福尼亚南部的一个护理组织的超过 300 万成员的数据表明,中度和重度的 LUTs 作为独立因素,增加在社区居住的老年男性 1 年内的跌倒风险,尤其是经常跌倒的风险(Parsons et al,2009),并且与服用 α 受体阻滞药相关的髋部骨折风险有适度的增加,但这需要进一步的研究(Jacobsen et al,2008)。

坦索罗辛的正式临床试验在服用坦索罗辛 0.4 mg 的患者中观察到 12% 的体位性低血压发生率,而在给药后 4~8h 服用安慰剂的患者的发病率为 6%,但不需要紧急治疗(美国食品和药物管理局,1997)。

Bird 和他的同事(2013)查看了 40-85 岁的美国健康护理数据,这些数据是在 2001 年 1 月至 2011 年 6 月间首次服用坦索罗辛或 5α-还原酶抑制药,并发生低血压需要入院治疗的。研究者观察到坦索罗辛治疗后出现严重低血压的比率(每万人每年发生 42.4 次事件)相比 5α-还原酶抑制药治疗(每万人每年发生 31.3 次事件)增加。最大的风险增加幅度从 151％～256％,并且在新药使用的第 8 周和重新开始药物治疗后的第 8 周为主,这与非选择性 α 受体拮抗药的发生情况类似。这表明医生应该告诉患者与坦索罗辛有关的首次剂量现象。在坦索罗辛维持治疗期间,持续低血压的风险增加,从 19％～36％。最近的 Cochrane 评价还发现了眩晕发生率与坦索罗辛剂量相关(0.8mg,17％头晕;0.4mg,9％;0.2mg,3％),这表明剂量依赖性的影响(Walt et al,2002b)。

(八)α 受体阻滞药治疗下尿路症状和伴发的高血压

约 30％ 的患者在治疗 LUTS 或 BPH 的同时,并发高血压(Boyle and Napalkov,1995)。α 受体阻滞药特拉唑嗪和多沙唑嗪是治疗高血压的有效药物。绝大多数的临床证据表明特拉唑嗪和多沙唑嗪主要是在高血压男性中降低血压,血压下降是临床上疗效的标志(Fawzy et al,1995;Gillenwater et al,1995;Kirby,1995;LePor et al,1997;Kirby,1998;Lowe et al,1999)。

中期分析抗高血压和降脂治疗用以防止心脏病发作试验(ALLHAT),表示使用多沙唑嗪会增加男性患充血性心力衰竭的风险(ALLHAT 合作研究小组,2000)。在这项研究中,24 335 名高血压患者和至少含有一个冠心病危险因素的患者,被随机分为氯沙利酮、多沙唑嗪、氨氯地平或赖诺普利。多沙唑嗪组与氯沙利酮组相比,充血性心力衰竭的风险增加从而导致终止了多沙唑嗪作为抗高血压药物的试验。多沙唑嗪与其他降压药在充血性心力衰竭中无显著性差异。两种药物均能达到相当的降低血压水平。ALLHAT 研究质疑多沙唑嗪作为一线治疗高血压的作用。这项研究并没有评估多沙唑嗪在 BPH 和高血压患者中的相对危险性和受益情况,因此并不影响多沙唑嗪和其他抗高血压药的联合使用。多沙唑嗪被认为可治疗 LUTs 和伴有高血压的药物。在治疗高血压时,医生应酌情增加额外的治疗高血压的药物。值得注意的是,具有 β 受体阻滞药和强有力的选择性 α1-肾上腺素能受体阻滞药首选抗高血压药物卡维地洛,最近被证明对高血压和 LUTS 或 BPH 的患者明显受益(LeavokSkyet et al,2013)。

(九)α 受体阻滞药的不良反应机制

头晕和乏力是最常见的与 α 受体阻滞药治疗相关的不良事件。阐明这些不良事件的作用机制对于 α1 亚型药物的开发计划至关重要。据推测,头晕和乏力可能是由心血管效应引起的。LePor 和同事(2000)认为特拉唑嗪相关的不良事件的发生率与血压变化相关。在特拉唑嗪治疗时,男性出现头晕和乏力,但血压没有表现出很大的变化,只有体位性低血压与血压的变化有关。α1 肾上腺素受体介导的头晕和乏力也可能是影响了中枢神经系统(CNS)的结果。因此,如果能开发出一种不影响血压的 α 受体阻滞药,则能明显提高 α 受体阻滞药的耐受性。

(十)α 受体阻滞药与术中虹膜松弛综合征

术中虹膜松弛综合征(IFIS)使约 2％ 的白内障手术病例复杂化。IFIS 的临床表现是术前瞳孔扩大,虹膜滚动和脱垂以及术中进行性瞳孔缩小。当外科医生没有预期或识别 IFIS 时,手术并发症会增加。自 IFIS 于 2005 年首次描述(Chang et al,2005)以来,其与 α1-肾上腺素能受体阻滞药坦索罗辛的关联已经确立。似乎 α1A 也是虹膜扩张肌中的主要受体亚型。在坦索罗辛停药后很长时间内,IFIS 的持续存在表明半永久性的肌肉萎缩和失调。目前尚不清楚服用坦索罗辛多长时间后会出现这些慢性肌肉变化。有报道表明 IFIS 在患者服用坦索罗辛治疗 4～6 个月后才会发生。IFIS 也可在停用坦索罗辛后持续长达数年。IFIS 也有报道,但较少见于非选择性 α1-肾上腺素能受体阻滞药,如特拉唑嗪、多沙唑嗪和阿夫唑嗪。根据一项在线调查,美国白内障和屈光外科学会 95％ 的成员认为,坦索罗辛使白内障手术更加困难,77％ 的人认为增加了手术的风险(Chang et al,2008)。

在术前了解患者坦索罗辛使用的病史,能够使白内障外科医生预测 IFIS,并使用替代方法来减少并发症。通过术前停用坦索罗辛来预防 IFIS 并未显示出一定的受益。因此,在已知诊断为白内障的患者中,处方医师可能希望在开始坦索罗辛或 α 受体阻滞药治疗之前考虑让患者的白内障外科医生参与。在进行任何眼科手术之前,还应鼓励患者向眼科医生报告任何先前或当前的 α1 受体阻滞药使用史。术中筋膜下使用利多卡

因可显著降低口服 α-肾上腺素能受体阻滞药患者 IFIS 的发生率(Klysik and Korzycka,2014)。

(十一)几种 α 受体阻滞药的比较

因为与 α 受体阻滞药相关的治疗效果和不良事件都是剂量依赖性的,所以两种不同 α 受体阻滞药的有效性和耐受性仅可以在随机、双盲、安慰剂对照试验中确定。必须对这些研究进行适当的推动,以显示有效性和耐受性的统计学差异。

Buzelin 及其同事(1997a)报道了一项比较 α 受体阻滞药(速效阿夫唑嗪,每日三次,每次 2.5mg,坦索罗辛,每日 0.4mg)的随机,安慰剂对照研究。Boyarsky 症状评分和 PFR 的改善以及头晕和虚弱的发生率在两个治疗组之间没有显著差异。阿夫唑嗪和坦索罗辛对高血压患者的收缩压和舒张压,仰卧位或站立血压的影响也没有显著差异。该研究表明速效阿夫唑嗪和坦索罗辛具有相同的有效性和耐受性。坦索罗辛的明显益处是剂量非滴定。

特拉唑嗪、多沙唑嗪、坦索罗辛和缓释阿夫唑嗪的推荐日剂量分别为 10mg、8mg、0.4mg 和 10mg。临床数据表明,10mg 的特拉唑嗪和 8mg 的多沙唑嗪比 0.4mg 坦索罗辛和 10mg 的阿夫唑嗪更有效(见表 4-2,表 4-4,表 4-5,表 4-6)。但特拉唑嗪和多沙唑嗪的虚弱和头晕的发生率似乎更高。坦索罗辛和缓释阿夫唑嗪明显更好的耐受性可能仅仅是因为 α_1 受体阻滞程度,而不是其选择性。评估每日特拉唑嗪,10 mg 或多沙唑嗪,8 mg 与坦索罗辛,0.4 mg 或缓释阿夫唑嗪,10 mg 的相对有效性和耐受性将解决此问题。在缺乏这些研究的情况下,可以采用非并发性研究,从而发现研究设计、患者选择、不良事件记录和给药方式的潜在影响。

特拉唑嗪和多沙唑嗪具有非常相似的药理学和药代动力学特性。因此,这两种药的有效性和耐受性也具有可比性并不令人惊讶。特拉唑嗪和多沙唑嗪的有效性均是剂量依赖性的,在 10mg 和 8mg 日剂量下观察到的症状评分的改善最大。这些剂量均显示出比低剂量显著有效。虽然不良事件的发生率也是剂量依赖性的,但通常,10mg 和 8mg 剂量的特拉唑嗪和多沙唑嗪耐受性良好。

特拉唑嗪是单位定价的,因此从经济角度考虑没有理由滴定至 10mg 剂量。10mg 特拉唑嗪和 8mg 多沙唑嗪之间没有显著的成本优势。因此,除非是来自随机,双盲对照试验的数据证明,10mg 特拉唑嗪和 8mg 多沙唑嗪应被认为是等效的。

坦索罗辛和缓释阿夫唑嗪已被定位为选择性 α_1 受体阻滞药。随机研究表明,与 0.4mg 剂量相比,0.8mg 坦索罗辛在缓解症状方面显著有效(Lepor,1998)。但是没有用缓释阿夫唑嗪进行剂量滴定的研究。不幸的是,尚未生产 0.8mg 剂量的坦索罗辛。尽管 0.8mg 坦索罗辛似乎导致比特拉唑嗪和多沙唑嗪更少的乏力,但头晕的发生率是相当的,并且鼻炎和异常射精的发生率显著更高。由于与 0.8mg 剂量相关的成本和不良事件,0.4mg 坦索罗辛是最合适的剂量。0.4mg 坦索罗辛的优点是该临床有效剂量可以在没有剂量滴定的情况下给药。

0.4mg 坦索罗辛和缓释阿夫唑嗪的主要优点是没有剂量滴定的要求。对于尿潴留的男性,由于缺乏有效剂量的滴定,坦索罗辛和缓释阿夫唑嗪可能会缩短排尿试验的时间。数据表明,与特拉唑嗪和多沙唑嗪相比,坦索罗辛和缓释阿夫唑嗪对高血压男性的血压影响较小。

(十二)小结

多中心、随机、双盲、安慰剂对照研究明确证实了 α 受体阻滞药治疗 LUTS 的安全性和有效性。临床反应快速且依赖于剂量。长期的开放标签研究显示其临床效果的持久性。长效 α_1 受体阻滞药具有良好的耐受性。α_1 受体阻滞药在老年人中是安全的(但要防止首剂效应)并且能改善 LUTS。对坠落和骨折风险的影响需要进一步研究。特拉唑嗪和多沙唑嗪仅在高血压患者中显著降低血压。α 受体阻滞药的直接比较研究很少,并且涉及少数患者,因此这些药物之间没有明确的优劣关系。

六、雄激素调控

(一)雄激素调控的基本原理

雄激素阻断治疗的基本原理基于观察发现胚胎前列腺发育依赖双氢睾酮(DHT)(Shapiro,1990)。5α-还原酶将睾酮转化为双氢睾酮。男性 5α-还原酶遗传性缺失导致前列腺发育不全并且外生殖器呈女性形态(Walsh et al,1974)。BPH 的进展也是依赖雄激素的过程（Coffey and Walsh，1990）。对于已出现 LUTS 及 BPH 的男性，去势以及使用药物阻断睾酮和双清睾酮的合成可以缩减前列腺体积（McConnell，1990）。Peters 和 Walsh（1987）证实雄激素阻断可以导致前列腺上皮结构退化。缩减前列腺体积被认为可以降低由 BPE 导致的 BOO 的静力学部分。雄激素抑制假说的主要缺陷在于 LUTS 的病理生理学基础并不完全依赖前列腺的大小。

（二）药理学制剂分类

早在 19 世纪 90 年代，就有报道手术去势可以有效治疗增大的前列腺（White，1895；Cabot，1896）。Scott 和 Wade（1969）首先报道了雄激素阻断（药物去势）治疗 LUTS 和 BPH 的研究。有报道使用抗雄药物环丙孕酮可以缓解患者症状并提高 PFR。在过去 30 年中，对雄激素阻断治疗 LUTS 和 BPH 的药理学策略的总结在表 4-7 中。

（三）与干预雄激素调控研究相关的警示

雄激素阻断治疗 LUTS 和 BPH 的有效性是基于该方法可以缩小前列腺体积的假设。前列腺体积的最大程度减小发生在开始雄激素阻断治疗后 6 个月（Peters and Walsh，1987；Gormley et al，1992）。因此，随机治疗必须至少维持 6 个月以上方能取得最大治疗效果。

表 4-7 雄激素抑制：药学制剂和剂量分类

药物	剂量	参考文献
促性腺激素释放激素类似物		
亮丙瑞林	3.75 mg，IM，qd	Schroeder et al，1986
		Keane et al，1988
		Eri and Tveter，1993b
醋酸那法瑞林	400 mg，SC，qd	Peters and Walsh，1987
西曲瑞克	1 mg，SC，qd±负荷剂量	Lepor et al，1997
	三种给药方案	Debruyne et al，2008
孕激素类药物		
17α-羟皮质醇	200 mg，IM，每周一次	Meiraz et al，1977
甲地孕酮	250 mg，PO，tid	Donkervoort et al，1975
	40 mg，PO，tid	Geller et al，1979
抗雄激素		
氟他胺	100 mg，tid	Caine et al，1975
	250 mg，tid	Stone，1989
氧雄龙	200 mg，IM，每周一次	Ostri et al，1989
比卡鲁胺	50 mg，qd	Eri and Tveter，1993a
扎诺特龙	100～800 mg，qd	Berger et al，1995
5α-还原酶抑制药		
非那雄胺	5 mg，PO，qd	Gormley et al，1992
	5 mg，PO，qd	Finasteride Study Group，1993
	5 mg，PO，qd	Andersen et al，1995
	5 mg，PO，qd	Marberger et al，1998
	5 mg，PO，qd	McConnell et al，1998
度他雄胺	0.5 mg，PO，qd	Roehrborn et al，2002
	0.5 mg，PO，qd	Debruyne et al，2004
	0.5 mg，PO，qd	Roehrborn et al，2004

IM，肌内注射；PO，口服；qd，每日一次；SC，皮下；tid，每日三次

因为治疗的机制是缩小前列腺体积,因此可以假定,前列腺越大的患者获益越大。随机双盲安慰剂对照临床试验针对较大前列腺男性的雄激素阻断治疗进行了评估[Gormley et al,1992(finasteride);Eri and Tveter,1993a(Casodex)and 1993b(leuprolide);McConnell et al,1998(finasteride); and Roehrborn and colleagues,2008a,2010(dutasteride)]。该临床研究因为加入了不成比例的大前列腺男性患者,因此研究结果不能被概括为代表"典型"LUTS 或 BPH 患者。

(四)文献回顾

关于评估雄激素阻断的绝大多数药物研究不是随机的,入组病例数较少,且使用定性的结果测量。本章节仅回顾多中心、随机、双盲、安慰剂对照的临床试验。本节中重点介绍雄激素阻断的代表:非那雄胺和度他雄胺,前者是一种 2 型 5α-还原酶抑制药,后者是一种针对 1 型和 2 型 5α-还原酶的双重抑制药。

1. 非那雄胺

非那雄胺是 5α-还原酶的竞争性抑制药(Vermeulen et al,1989)。非那雄胺可以降低血清和前列腺内双氢睾酮水平。5α-还原酶至少存在两种同工酶(1 型和 2 型)(Jenkins et al,1992)。非那雄胺是 2 型同工酶的选择性抑制药。非那雄胺并不能将双氢睾酮水平降低至去势水平,因为循环中的睾酮可以通过存在于皮肤和肝脏内的 1 型同工酶转化为双氢睾酮(Thigpen et al,1993)。Gormley 及其同事(1992)首先报道了多中心、随机、双盲、安慰剂对照的临床试验(经常称为北美非那雄胺试验),研究 895 例 LUTS 和 BPH 男性接受非那雄胺治疗的安全性和有效性。研究将患者随机分组,接受安慰剂或 1mg 非那雄胺或 5mg 非那雄胺为期一年的治疗。安慰剂组、1mg 非那雄胺组和 5mg 非那雄胺组平均前列腺体积的基线值分别为 61、61 和 59cm³。使用改良的 Boyarsky 症状评分(最大分数,36)和 PFR 评价各组主要变化从而测量主要治疗结果(图 4-6,图 4-7)。各组平均值改变,通过症状评分、PFR 和前列腺体积显示(表 4-8)。安慰剂组、1mg 非那雄胺组和 5mg 非那雄胺组在治疗第 12 个月症状评分变化的平均百分比分别为 -2%、9% 和 21%。相应地,各组 PFR 变化的平均百分比为 8%、

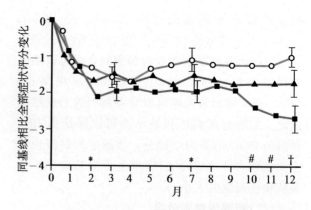

图 4-6　良性前列腺增生症男性治疗期间症状评分均数(±标准误)变化,安慰剂(圆),1mg 非那雄胺(三角),5mg 非那雄胺(方块)。星号($P \leqslant 0.05$),井号($P < 0.01$),短箭符号($P < 0.001$)标明了各非那雄胺治疗组同安慰剂组差异统计学意义程度的不同。0 月视为基线(From Gormley GJ, Stoner E, Bruskewitz RC, et al. The effect of finasteride in men with benign prostatic hyperplasia. N Engl J Med 1992;327:1185-91. Copyright © 1992 Massachusetts Medical Society.)

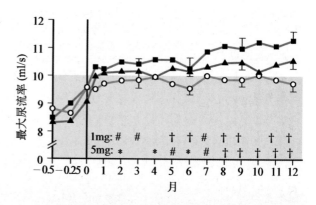

图 4-7　良性前列腺增生症男性患者治疗期间最大尿流率均数(±标准误)变化,安慰剂(圆),1mg 非那雄胺(三角),5mg 非那雄胺(方块)。蓝色区域代表尿流存在梗阻的范围。0 月视为基线。0 月以前的数值在为期二周的安慰剂带入期取得。星号($P \leqslant 0.05$),井号($P < 0.01$),短箭符号($P < 0.001$)标明了各非那雄胺治疗组同安慰剂组差异统计学意义程度的不同(From Gormley GJ, Stoner E, Bruskewitz RC, et al. The effect of finasteride in men with benign prostatic hyperplasia. N Engl J Med 1992;327:1185-91. Copyright © 1992 Massachusetts Medical Society.)

23％和22％。各组前列腺体积变化的平均百分比分别为－3％、－18％和－19％。在对比 1mg 非那雄胺组和 5mg 非那雄胺组与安慰剂组时，PFR 和前列腺体积平均值变化的差异有统计学意义。在对比 5mg 非那雄胺组同安慰剂组时，症状评分的平均值变化差异有统计学意义。剂量依赖的症状反应与剂量依赖的前列腺体积或 PFR 并不相关。前列腺体积的变化，与对非那雄胺的临床反应量级并不直接相关。上述结果提示，非那雄胺的有效性并非仅仅由于前列腺体积的缩小。非那雄胺组中，性欲减退、射精障碍、阳痿的发生率显著高于安慰剂组。在 1mg 非那雄胺组和 5mg 非那雄胺组，治疗相关的性欲减退、射精障碍和阳痿的发生率分别为 4.7％、2.7％ 和 3.7％，以及 3.4％、2.7％和 1.7％。三组中，都有病人因为临床不良反应而退出。前列腺体积最大减小出现在治疗后第 6 个月。最大症状评分和 PFR 变化出现在治疗开始后的最初 2 个月。

表 4-8　**非那雄胺在良性前列腺增生中的疗效**

研究	入组人数	随机治疗（月）	剂量（mg）	各组与安慰剂组的平均差		
				PFR（ml/s）	症状评分	前列腺体积（cm³）
Gormley et al,1992	895	12	1	+1.6*	−0.8	−13.0*
			5	+1.8*	−1.7†	−12.3*
Finasteride Study Group,1993	750	12	1		NR	NR
			5	+1.3†	−1.3‡	NR
Andersen et al,1995	707	12	5	+1.4‡	−1.2†	NR
		24	5	+1.5‡	−2.2†	NR
Marberger et al,1998	3720	12	5	0.6‡	−1.0*	−7.6*
		24	5	0.8‡	−1.7*	−9.6
McConnell et al,1998	3040	48	5	1.7*	−1.6*	NR

* $P<0.001$

† $P<0.05$

‡ $P<0.01$

NR. 无报道；PFR. 尿流率峰值

Andersen 及其助手(1995)报道一项多中心、随机、双盲、安慰剂对照研究，该研究考察 707 名斯堪的纳维亚患者持续接受非那雄胺治疗 2 年的安全性和有效性。安慰剂组和非那雄胺组的基线平均前列腺体积分别为 41.7cm³ 和 40.6cm³。使用改良 Boyarsky 症状评分来体现患者症状的变化。表 4-8 总结了非那雄胺组和安慰剂组在治疗 12 和 24 个月后，症状评分和 PFR 的平均变化差异。该研究中非那雄胺治疗 1 年后，组间评分和 PFR 平均变化的差异，较北美非那雄胺研究小。这可能是由于本研究中前列腺体积基线值较小的缘故。

尽管安慰剂组和非那雄胺组中，由于不良反应而退出试验的病人比例不存在差异，与安慰剂组相比非那雄胺组伴随更高的性功能障碍发生率（19％ vs. 10％）。安慰剂组的反应在治疗 1 到 2 年后返回基线，而非那雄胺组的反应保持稳定。Andersen 和其同事(1995)通过临床试验表明，非那雄胺暂停或改变了疾病的自然进程。

Marberger 及其同事(1998)报道了一项为期 2 年的随机、安慰剂对照临床研究。在该研究中 3270 名男性使用非那雄胺和安慰剂的对比结果与 Andersen 团队的(1995)报道类似。安慰剂组和非那雄胺组的平均前列腺基线体积分别为 39.2cm³ 和 38.7cm³。在所有非那雄胺临床试验中，该试验的前列腺基线体积最低。在第 1 年和第 2 年，治疗相关的标准 AUA 症状评分改善分别为 1.0 症状单位和 1.7 症状单位。在非那雄胺组和安慰剂组，急性尿潴留的发生率分别为 1.0％和 2.5％。

　　Stoner(1994)及其助手们报道了一项为期 3 年的关于非那雄胺的安全性和有效性研究。参加北美和国际非那雄胺临床试验的患者获得一项机会,可以在完成 1 年的随机治疗之后,继续参加一项揭盲延伸研究。针对 543 名患者的长期(3 年)有效性和安全性分析限定于使用 5mg 非那雄胺。在 543 名患者中,有 297 名(55%)完成了为期 3 年的治疗并且数据可以进行分析评估。在 246 名无法评估的患者中,有 178 名中途退出了该项研究,有 68 名数据不充足。治疗组结果数据的平均变化揭示,症状评分、PFR 以及前列腺体积最急剧的变化发生在第 12 个月到第 18 个月,这与从盲法阶段转化为揭盲阶段的时间相符。第 18 个月之后,时间依赖性变化变得稳定,提示对药物治疗的作用持续。该开放标记延伸研究的后续报道论证了非那雄胺 5 年使用的有效性(Hudson et al,1999)。

　　Boyle 团队(1996)报道了一篇总结六项非那雄胺的随机、安慰剂对照临床试验的荟萃分析。治疗组症状评分和 PFR 的平均变化与平均前列腺基线体积相关。这项发现可以解释在不同临床试验中所得到的治疗效果的差异性。

　　保列治长期有效性和安全性研究(PLESS)是当时在所有 BPH 治疗文献中持续时间最长的多中心、随机、双盲、安慰剂对照临床研究(McConnell et al,1998)。3040 名中等至严重排尿症状的男性随机分组,分别接受为期 4 年的每日 5mg 非那雄胺以及安慰剂治疗。使用标准 AUA 症状评分评价。该研究中前列腺体积的基线值约为 55cm³,提示可能会引入由于前列腺明显偏大而导致的偏倚。图 4-8 展示了整个研究期间非那雄胺组和安慰剂组症状评分、PFR、前列腺体积的平均变化。在研究结束时,通过积极治疗,非那雄胺治疗相关效果表现在症状评分、PFR 和前列腺体积上,分别为 2.0 症状单位,1.7ml/s,前列腺大小缩减 32%。症状和 PFR 的改善相对温和,并与早先非那雄胺临床研究的结果相一致。PLESS 项目解释了非那雄胺对症状和尿流的持续改善,以及相较于安慰剂组在试验终点时十分温和的进展。

　　PLESS 研究独一无二的发现是 LUTS 和 BPH 相关的急性尿潴留和手术干预(图 4-9)。4 年中非那雄胺组和安慰剂组逐步累计的急性尿潴留发生率分别为 7% 和 3%(57% 的风险减低)。安慰剂组

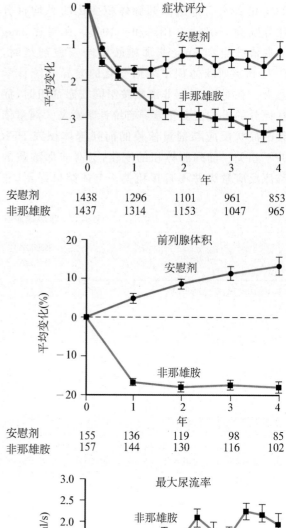

| 安慰剂 | 1438 | 1296 | 1101 | 961 | 853 |
| 非那雄胺 | 1437 | 1314 | 1153 | 1047 | 965 |

| 安慰剂 | 155 | 136 | 119 | 98 | 85 |
| 非那雄胺 | 157 | 144 | 130 | 116 | 102 |

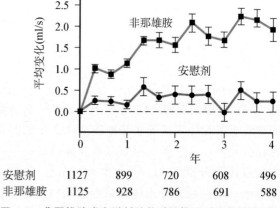

| 安慰剂 | 1127 | 899 | 720 | 608 | 496 |
| 非那雄胺 | 1125 | 928 | 786 | 691 | 588 |

图 4-8　**非那雄胺或安慰剂随着时间推移对症状评分(标准 AUA 症状指数)、前列腺体积、最大尿流率的影响。数值均为相比基线的平均(±标准误)变化。项目下方的数字表示仍在临床试验中且数据完整的例数**(From McConnell JD, Bruskewitz R, Walsh P, et al. The effect of finasteride on the risk of acute urinary retention and the need for surgical treetment among men with benign prostatic hyperplasia. N Engl J Med 1998;338:557-63.)

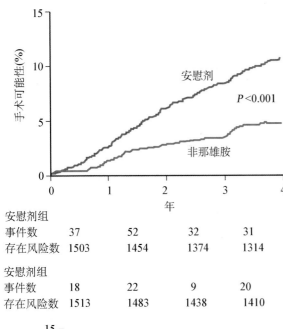

安慰剂组
事件数	37	52	32	31
存在风险数	1503	1454	1374	1314

安慰剂组
事件数	18	22	9	20
存在风险数	1513	1483	1438	1410

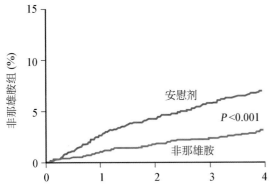

安慰剂组
事件数	36	25	20	18
存在风险数	1503	1454	1398	1347

安慰剂组
事件数	14	11	7	10
存在风险数	1513	1487	1449	1421

图 4-9 **在为期 4 年的研究中,安慰剂组和非那雄胺组中,需要手术治疗良性前列腺增生以及进展到急性尿潴留的可能性。该图显示每种结果部分的生命表分析。图下方每项事件的数字表示在每 1 年期间发生的例数。存在风险数字是指在每 1 年期间开始时的例数。死亡男性的数据包括,诊断为前列腺癌或在随访中失访,从而在死亡时间上取截尾数据,或者未完成治疗** (From McConnell JD, Bruskewitz R, Waish P, et al. The effect of finasteride on the risk of acute urinary retention and the need for surgical treatment among men with benign prostatic hyperplasia. N Engl J Med 1998;338:557-63. Copyright © 1998 Massachusetts Medical Society.)

和非那雄胺组患者行 BPH 相关手术的累计风险分别为 10% 和 5%(55% 的风险减低)。在前列腺体积大于 55cm³ 的男性中,非那雄胺对急性尿潴留或手术干预的风险减低为 70%。急性尿潴留和 BPH 相关手术的风险减低是临床相互关联的,尤其对于巨大前列腺的患者更是如此。对于前列腺尤其巨大或极为严重的 LUTS 患者,必须告知急性尿潴留的巨大风险,并且告知使用非那雄胺可以获益。

PLESS 研究在非那雄胺对于前列腺癌的检出方面也提供了视角。首席研究员使用其自由裁量权决定在研究中寻求前列腺癌的诊断,因而使其成为该研究的标准内容。在安慰剂组和非那雄胺组中,前列腺癌并无显著差异,因而非那雄胺并不会掩盖前列腺癌的诊断(Andriole et al,1998)。

Tammela 和 Kontturi(1993)报道了一项随机、双盲、安慰剂对照研究。该研究在 36 名常规等待前列腺切除术的 BOO 男性中检测非那雄胺的效果。非那雄胺组和安慰剂组的平均前列腺体积分别为 50cm³ 和 48cm³。安慰剂组和非那雄胺组的最大尿流率下逼尿肌压力基线平均值分别为 115 和 126cmH₂O,提示患者梗阻情况非常严重。安慰剂组和非那雄胺组的最大尿流率下逼尿肌压力变化平均值分别为 +3 和 −39cmH₂O。尽管安慰剂组和非那雄胺组的差异有巨大的显著性,绝大多数非那雄胺组患者在治疗后仍存在梗阻。治疗相关的逼尿肌压力明显变化与症状评分的改变,在统计学上并无相关性。作者并未对逼尿肌压力变化与前列腺体积变化是否相关做出评价。参与该随机双盲临床试验的患者中,有 27 名完成了为期 4 年的揭盲延长研究(Tammela and Kontturi,1995)。随着时间的推移,最大尿流率下逼尿肌压力显示出进一步的改善。

作为前列腺癌的筛查工具,PSA 已获广泛接受(Tchetgen and Oesterling,1995)。PSA 的显著上升常被视为前列腺活检的指征。非那雄胺可以降低组群患者血清 PSA 水平大约 50%(Guess et al,1993)。非那雄胺对个体血清 PSA 的效应存在很大差异。也由于 PSA 效应的差异性,存在早期筛查前列腺潜在必要性的男性,需要在开始非那雄胺治疗前,检测 PSA 水平。在非那雄胺治疗开始后,如果 PSA 值渐进性升高,则需要考虑行前列腺穿刺活检。

前列腺癌预防试验(PCPT)(Thompson et

al,2003)显示非那雄胺降低了前列腺癌诊断的概率(vs. 安慰剂)。而高级别前列腺癌的概率升高,这可能由于前列腺体积变化效应,该现象通过

以后的 REDUCE 研究在度他雄胺上也有发现(Andriole et al,2011)。有关 PCPT 和 REDUCE 的更多细节,读者可以参考本卷第 7 章。

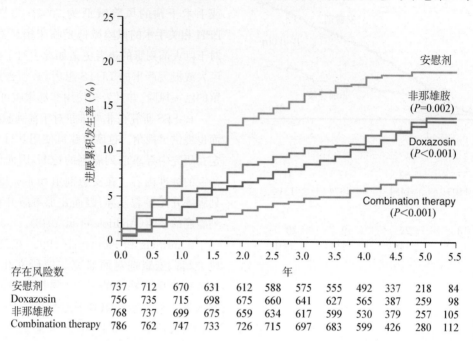

图 4-10 MTOPS 试验中的疾病累计进展率(From McConnell JD, Roehrborn CG,Bautista OM, et al. The long-term effect of doxazosin,finasteride, and combination therapy on the clinical progression of benign prostatic hyperplasia. N Engl J Med 2003;349[25]:2387-98.)

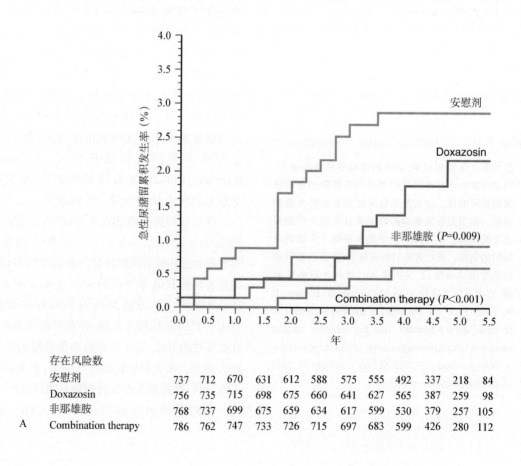

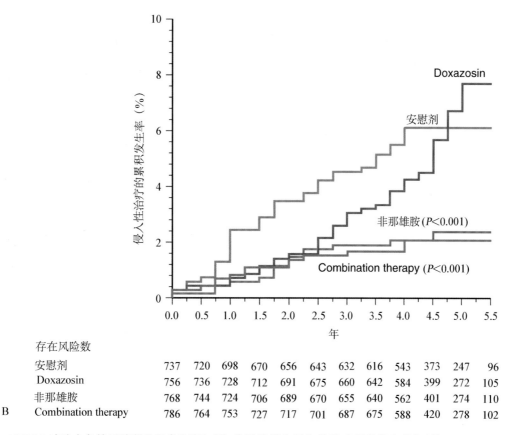

存在风险数												
安慰剂	737	720	698	670	656	643	632	616	543	373	247	96
Doxazosin	756	736	728	712	691	675	660	642	584	399	272	105
非那雄胺	768	744	724	706	689	670	655	640	562	401	274	110
Combination therapy	786	764	753	727	717	701	687	675	588	420	278	102

图 4-11　MTOPS 试验中急性尿潴留累积发生率(A)和前列腺增生侵入性治疗累积发生率(B)〔From McConnell JD, Roehrborn CG, Bautista OM, et al. The long-term effect of doxazosin, finasteride, and combination therapy on the clinical progression of benign prostatic hyperplasia. N Engl J Med 2003;349(25):2387-98.〕

　　肉眼血尿是 LUTS 和 BPH 相对少见,却棘手的临床表现。Puchner 和 Miller(1995)报道了一则非对照的个人经验,关于使用非那雄胺治疗 18 例继发于 BPH 的难治性肉眼血尿。在 18 例病人中,12 例早先接受过前列腺切除术。非那雄胺在治疗前列腺切除术后肉眼血尿方面有很好的疗效。Miller 和 Puchner(1998)报道了一系列的随访情况,证实了非那雄胺对于治疗 BPH 引发的血尿具有长期有效性。Carlin 和其同事(1997)报道了非那雄胺治疗 12 例肉眼血尿男性,12 例全部得到解决。上述初步观察被 Foley 团队(2000)开展的一项随机、双盲、安慰剂对照研究所证实,该研究证明,非那雄胺可以预防 BPH 引发的复发性肉眼血尿。对应于随机安排的安慰剂和非那雄胺治疗,难治性肉眼血尿在 1 年内的复发率为 63% 和 14%。

　　2. 度他雄胺

　　度他雄胺是 1 型和 2 型 5α-还原酶的双重抑制药,也因此对于抑制血清双氢睾酮水平有巨大作用(Clark et al, 2004)。Roehrborn 团队(2002)报道了一项涵盖 4325 名男性(2951 人最终完成)的随机对照研究,认为度他雄胺将血清双氢睾酮水平降低 90.2%。在第 24 个月,症状评分提高 4.5 单元(21.4%)(P<0.001),最大尿流率显著提高了 2.2ml/s(P<0.001)。与安慰剂组相比,急性尿潴留风险降低了 57%,BPH 相关的手术风险降低了 48%。Debruyne 团队(2004)报道了一项为期 2 年的揭盲延伸研究结果,在该研究中,安慰剂组和度他雄胺组随后均接受 0.5mg/d 度他雄胺治疗。两组中症状评分和最大尿流率均显著改善。该研究总结认为,度他雄胺长期治疗可以持续改善症状和尿流速率,而对急性尿潴留和 BPH 相关手术的风险降低可以在 4 年内持续。与非那雄胺相似,主要的不良反应为性欲减退和勃起功能障碍,但上述不良反应在治疗刚开始时常见,且随着治疗时间的推移可以逐渐减少。Roehrborn 团队(2004)报道了类似的结果,并确

认在第 4 年双氢睾酮有 93％被抑制。Andriole 团队(2009)报道了 REDUCE 研究的结果,该研究将度他雄胺与安慰剂对比,观察其对预防前列腺癌方面的差异。在度他雄胺组,前列腺癌的总体发生率减低 23％,但是 Gleason 评分 8＋的前列腺癌比例有小幅增加。在 2010 年 12 月,FDA 的肿瘤药物咨询委员会表决反对将度他雄胺用于降低前列腺癌风险,而后生产厂商也撤回了相应申请。在治疗组 BPH 和 LUTS 以及前列腺癌高风险男性中,也观察到度他雄胺在症状、最大尿流率和疾病进展风险方面带来的获益。近期更多文章报道联合应用度他雄胺和坦索罗辛(CombAT)在 4 年中坦索罗辛和度他雄胺的获益研究(Montorsi et al,2011;Roehrborn et al,2011,2012),研究显示了联合治疗的获益与病人满意度以及 IPSS 评分改善存在相关性。只有在 2011 年 Nickel 团队真正将非那雄胺和度他雄胺进行背靠背的比较,发现在 1600 名前列腺增大男性中,两种药物对前列腺体积的缩小、最大尿流率以及 LUTS 症状改善方面的作用相近,并且不良事件的发生也类似。

3. 扎诺特隆

扎诺特隆是一种甾体类竞争性肾上腺素受体拮抗药(Juniewicz et al, 1993)。Berger 团队(1995)报道了一项多中心、随机、双盲、安慰剂对照研究,该研究中,463 例病人分别接受为期 6 个月的安慰剂、100mg、200mg、400mg 或 800mg 扎诺特隆治疗。研究报道了各组 AUA 症状评分的平均变化;然而安慰剂组同所有扎诺特隆组的差异不具统计学意义。有趣的是,尽管药物对前列腺体积的无明显影响,治疗组血清 PSA 平均变化的百分比仍显著高于安慰剂组。扎诺特隆治疗组中,分别有 56％和 22％的病人出现乳房疼痛以及男性乳房发育。临床不良事件的发生率以及严重程度,与模棱两可的治疗效果一起,为该药治疗 LUTS 和 BPH 的进一步发展蒙上阴影。

4. 氟他胺

氟他胺是一种口服非甾体类抗雄激素药物,它抑制雄激素同雄激素受体的结合(Sufrin and Coffey,1973)。第一项针对 LUTS 和 BPH 的随机、双盲、安慰剂对照研究检视了 31 名存在临床症状的 BPH 男性中氟他胺的治疗效果和安全性(Caine et al,1975)。在症状、前列腺体积、PVR 和 PFR 方面,没有观测到安慰剂和 300mg 氟他胺之间存在显著差异。Stone(1989)报道了一项旨在比较氟他胺和安慰剂治疗 LUTS 和 BPH 男性的多中心、随机、双盲研究。84 名患者随机分组并分别接受为期 24 周的每日三次,250mg 氟他胺或安慰剂治疗。在双盲治疗的 84 例病人中,58 例(69％)和 12 例(14％)在第 12 周和第 24 周被评估。在第 24 周时样本量小,对得到有意义的结论造成妨碍。在任意时间点,安慰剂和氟他胺组间基线平均值差异均没有统计学意义。在氟他胺组中,乳房压痛和腹泻的发生率分别为 53％和 11％。尽管期中分析报道于 1989 年,该项多中心研究的后续报道仍未发表。

5. 西曲瑞克

西曲瑞克是一种促性腺激素释放激素拮抗药,其也被研究用于治疗 LUTS 和 BPH。针对治疗 LUTS/BPH,相对于黄体激素释放激素激动药而言,促性腺激素释放激素拮抗药的优势在于,它可以滴定雄激素抑制的水平。如果不同程度的雄激素抑制可以介导前列腺体积减小以及不良反应发生(潮热、性欲减退和勃起功能障碍),那么上述情况就很有临床价值。一项涉及 11 名男性的揭盲研究论证认为,西曲瑞克可以缩减前列腺体积并改善 LUTS 症状,且不伴随显著的不良反应事件。Lepor 团队(1997)报道了一项西曲瑞克应用于 LUTS 和 BPH 男性的概念验证性随机、双盲、安慰剂对照研究。患者在接受 8d 的安慰剂洗脱后,再接受为期 27d 的安慰剂或 1mg 西曲瑞克(group C01)皮下注射。一组在最初 4d 内接受了负荷剂量为 10mg 西曲瑞克的积极治疗(C 10)。在 24h 内观测到睾酮的最大下降。C10 组的睾酮水平达到去势水平,而非负荷剂量组(C01)达到中等睾酮抑制水平(0.20ng/dl)。在之后的一年,患者开始显现出临床效果。在 C10 和 C01 组,治疗相关的 AUA 症状评分改善分别为 3.0 和 2.0 症状单元。两组的治疗相关 PFR 改善均为 2.0ml/s。两组的治疗相关前列腺体积缩小分别为 5.5 和 3.0cm³。C01 组中治疗相关的潮热和性功能障碍发生率可以忽略不计。在揭盲延长试验中,前列腺体积并未回归至基线水平,提示药物对疾病的延迟效应。由于药物配方问题,西曲瑞克的Ⅲ期临床研究直至近期才开展(Debruyne et al,2008)。

在该项剂量发现研究中,考察三种剂量方案:每周一次或二次注射,共持续 4 周。在所有治疗组中,得到快速改善的平均 IPSS 值,高峰效应为-5.4 到-5.9(安慰剂,-2.8)。在 20 周时,基线变化与安慰剂组相比,差异有统计学意义。与口服药常见的安慰剂反应相比,该研究的安慰剂反应缺少持续性。后续研究表明,肌内注射取得快速的症状和尿流改善可以维持 6 个月(Debruyne et al,2010)。

西曲瑞克和其他促性腺激素释放激素拮抗药的主要缺点在于,它们需要通过肌内注射给药以及其成本较高。如果单次注射取得满意的临床反应(如 6 个月间)且不良反应较小,该类拮抗药可以在 LUTS 和 BPH 治疗方面发挥作用。

6. 醋酸氯地孕酮

Fujimoto 及其同事通过一项涵盖 114 名男性的多中心单一队列前瞻性研究,发现了一种强有力的孕激素来源的抗雄药物——醋酸氯地孕酮(CMA)。临床上该制剂用作激素避孕药。研究者发现在第 16 周前列腺体积减少 25%,症状评分和尿流率也得到改善,但性功能有所退化(Fujimoto et al,2013),因此对于性功能非活跃状态的老年男性,该药可以发挥治疗作用。

(五)芳香化酶抑制药

芳香化酶抑制药的理论基础在于,雌激素可能参与 BPH 的发病机制。雌激素效应可能介导基质上皮相互作用,并调节前列腺的增生过程。数个临床观察都支持基质在 BPH 发展中的作用以及雌激素对前列腺基质的影响。前列腺间充质(基质)的诱导潜力,通过 Cunha 及其同事(1980)在鼠胚胎动物模型中的观察得到支持。Coffey 和 Walsh(1990)报道了雌激素治疗去势的比格犬,可以增加其前列腺基质数量 3~4 倍。犬模型中,雌激素可以极大地加强雄激素的能力,从而诱导 BPH 发生(Walsh and Wilson,1976;DeKlerk et al,1979)。该协同效应通过雌激素上调前列腺肾上腺素能受体含量来介导。基质增生可以在犬和猴前列腺中通过使用芳香雄激素来诱导,可以通过使用芳香化酶抑制药如阿他美坦来预防(Habenicht et al,1987;Habenicht and el Etreby,1989)。

阿他美坦是一种高选择性芳香化酶抑制药,它可以降低血清和前列腺内的雌二醇和雌醇水平(el Etreby et al,1991)。Gingell 及其同事(1995)报道了一项多中心、随机、双盲、安慰剂对照研究,该研究在 160 例 LUTS 和 BPH 患者中对安慰剂和 400mg 阿他美坦进行比较。阿他美坦可以显著降低血清雌二醇和雌醇水平,并显著提高血清睾酮水平。而安慰剂与阿他美坦组间关于 Boyarsky 症状评分、PFR 或者前列腺体积的差异则不具统计学意义。关于阿他美坦无法取得临床效果的一种解释认为,阿他美坦可以升高睾酮水平。阿他美坦治疗 LUTS 和 BPH 的开发暂停,因为临床观察得到的是阴性结果。阿他美坦并未能改善 BPH 或临床症状,尽管如此,不能否定雌激素对前列腺发病机制的影响。

迄今为止,非那雄胺和度他雄胺是仅有的既能取得雄激素抑制效果,又具备可接受的耐受度的药物。症状和尿流都可以得到改善,尤其对于大前列腺的男性更明显。阳痿和射精量下降是主要的治疗相关不良反应。文献也建议,非那雄胺和度他雄胺可以治疗前列腺来源的血尿以及降低 LUTS 和前列腺增大男性患者中急性尿潴留的风险。

(六)小结

关于非那雄胺和度他雄胺的多中心、随机、双盲、安慰剂对照研究支持两者对 LUTS 和 BPH 的治疗作用。非那雄胺可以缩小前列腺体积大约 20%。与安慰剂相比,总体治疗相关改善在症状评分方面(大约 1.0 症状单元)和 PFR 方面(大约 1.5ml/s)较为温和。非那雄胺的长期安全性以及疗效可持续性已被论证。非那雄胺相关的临床不良事件较少,且主要与性功能相关。非那雄胺在治疗 BPH 尤其是脆性前列腺组织相关的肉眼血尿方面效果明确。度他雄胺是 1 型和 2 型 5α-还原酶的双重抑制药,其疗效和不良反应与非那雄胺类似。非那雄胺和度他雄胺改变了 LUTS 和前列腺增大男性发生尿潴留的自然病程。在前列腺和长期治疗的选择性病例中,度他雄胺显示比坦索罗辛更能让患者得到症状获益。在 REDUCE 研究中,度他雄胺降低 23% 前列腺癌的发病率,却小幅提高了高级别肿瘤的发病率,这些内容必须向患者充分告知。抗雄药物治疗 LUTS 和 BPH 也得到研究。但这些研究无法得到治疗相关有效性的具有统计学意义的结果。模棱两可的有效性以及抗雄药物的毒性限制了市场开发该类药物治疗 LUTS 和 BPH 的热情。促性腺激素释放激素拮抗药的作用还需要深入研究。

七、α 受体阻滞药和 5α-还原酶抑制药联合治疗

1996 年，Lepor 等通过一项多中心、随机、双盲试验（即著名的 VA 研究），首次比较了安慰剂、非那雄胺、特拉唑嗪以及联合用药（非那雄胺和特拉唑嗪）在 1229 名患前列腺增生（BPH）的美国退伍军人中的疗效，其中 1007 名（81.9%）患者完成了该药物研究的 1 年随机治疗。研究发现，非那雄胺和安慰剂对 AUA 症状指数、前列腺增生影响指数和最大尿流率（PFR）方面的差异无统计学意义。除了对前列腺体积影响无明显差异外，特拉唑嗪与安慰剂以及特拉唑嗪与非那雄胺对于其他各项指标影响的组间差异均具有显著性。除了

前列腺体积以外的所有结果，特拉唑嗪组和联合治疗组之间的差异均无统计学意义，因为在此期间缺乏与非那雄胺相关的治疗效果。VA 研究证明，1 年治疗时间内，α-肾上腺素能受体阻滞药比雄激素抑制药在改善 LUTS 和 BPH 的治疗中更具优越性。在非那雄胺组和联合用药组中，前列腺体积均减少近 20%。非那雄胺、特拉唑嗪和联合用药组中，因为不良临床事件退出研究的患者数量相似。

Kirby 等完成的一项多中心、随机、双盲对照研究，即前瞻性欧洲多沙唑嗪和联合用药治疗试验（PREDICT），通过比较安慰剂、多沙唑嗪、非那雄胺和联合治疗的疗效，进一步证实了 VA 研究结果（Kirby et al，2003）。该研究中 1089 名男性被随机分配到上述四个治疗组中，持续治疗 1 年，多沙唑嗪每日剂量为 8mg，前列腺的基线体积约为 36cm³。该研究起始与最终研究结果之间的 AUA 症状评分、最大尿流率以及前列腺体积的变化见表 4-9。

表 4-9 PREDICT 研究中安慰剂、多沙唑嗪、非那雄胺和联合用药组的比较情况

结果	基线数据和最终结果间的变化			
	安慰剂	多沙唑嗪	非那雄胺	联合用药
IPSS 评分	−5.7	−6.6	−8.3*	−8.5*
最大尿流率	1.4	1.8	3.6*	3.8*
急性尿潴留	1.5	1.1	0	0.0

* P<0.05 与安慰剂相比。PREDICT. Prospective European Doxazosin and Combination Therapy Trial.

Debruyne 等进行的另一项多中心、双盲研究比较了 SR 阿夫唑嗪（5mg）、非那雄胺（5mg）和联合用药方案对 1051 名男性治疗 6 个月的疗效（Debruyne et al，1998）。结果发现，阿夫唑嗪组与联合用药组患者 IPSS 的改善没有显著差异，并且第 6 个月时所有治疗组之间的最大尿流率没有显著差异。

（一）MTOPS 研究：前列腺症状药物治疗试验

上述三项大规模的研究结果似乎表明，5α-还原酶抑制药作为一种针对 LUTS 的单一疗法其作用可能有限，这与最初的一些关于非那雄胺的研究结果并不完全一致。与上述研究同时进行的另一项长期试验，即 MTOPS 试验，结果认为 5α-

还原酶抑制药无论是单药治疗还是与其他药物联用都具有较好的临床潜力价值。MTOPS 试验是一项前瞻性、随机、双盲、多中心的安慰剂对照试验，目的在于确定药物治疗是否能够长期预防或延缓 LUTS 或 BPH 的进展；而进一步阐明 BPH 的自然病史、确定与疾病快速进展相关的基线因素是该研究的次要目标。

美国 18 个学术中心共招募了 3047 名患者，随机接受多沙唑嗪、非那雄胺、两药联合或安慰剂治疗。参与者平均年龄 62.6 岁，其中白人占 82.6%，黑人占 8.8%，西班牙裔占 7.2%。纳入和排除标准：血清 PSA 低于 10ng/ml 的所有不同大小前列腺体积的男性患者。这导致前列腺的体

积和血清 PSA 值分布较为广泛,允许基于这些标准对子集进行分层分析(McConnell et al,2003)。

根据 AUA 症状评分(AUA 症状评分与 IP-SS 评分系统相同),疾病进展被定义为 LUTS 恶化。以下任一情况皆被认为发生疾病进展:在 4 周内第二次就诊时,AUA 症状评分增加 4 分;肌酐相对于基线水平增加 50%;急性尿潴留;BOO 引起的 1 年内两次或多次尿路感染、或单独一次尿脓毒血症;社会上不可接受的尿失禁。任何这些事件的第一次出现表明 LUTS 或 BPH 进展。把疾病进展作为研究终点是 MTOPS 研究的一个新的理念,而 PLESS 以及度他雄胺研究后来也使用 AUR 和手术干预作为研究设计的终点(McConnell et al,1998;Roehrborn et al,2002)。全新的理念是使用阈值来定义症状进展。根据 VA 研究结果,一旦 AUA 症状评分改善超过 3 分,男性在症状状态总体上有所改善,选择 4 分的阈值(在 4 周内确认)表明患者的主观症状状况恶化。

为了评估 LUTS 和 BPH 的自然病史,定期记录描述 BPH 症状的最大尿流率、前列腺体积、性功能和生活质量。经直肠超声和直肠指诊用于评估前列腺体积,性功能问卷评估性功能,Short Form-36 健康调查仪记录生活质量评分。在自愿参加前列腺组织活检的研究参与者中,有 37% 的患者在基线和 5 年(或在主要终点)接受了前列腺活检。患者随机接受 5mg 非那雄胺和多沙唑嗪安慰剂、5 mg 非那雄胺和 8 mg 多沙唑嗪、多沙唑嗪和非那雄胺安慰剂或两种安慰剂药物。

MOTPS 试验的结果表明,多沙唑嗪和非那雄胺联合治疗对控制 BPH 疾病进展的疗效显著。接受联合用药治疗的男性患 LUTS 和 BPH 的比率明显低于接受单药治疗或安慰剂治疗的患者,并且与安慰剂相比,多沙唑嗪能降低 39%,非那雄胺能降低 34%,联合用药治疗能降低 67%。

非那雄胺和联合用药均显著降低了侵入性治疗和发生急性尿潴留的风险(分别为 69% 和 64%,79% 和 67%),而所有上述治疗方案(安慰剂、多沙唑嗪、非那雄胺和联合用药)均能显著改善 AUA 症状评分(分别为 4.0、6.0、5.0 和 7.0)和 4 年时的最大尿流率(分别为 1.4、2.5、2.2 和 3.7ml/s)(表 4-10 和表 4-11)。与单药治疗组相比,联合用药治疗组的 AUA 症状评分和最大尿流率有显著改善,而不良事件与先前报道的研究相似。

表 4-10　CombAT 研究和 MTOPS 研究的基数参数

均值±标准差	CombAT[*] (N=4844)	MTOPS[†] (N=3047)
年龄(岁)	66.1±7.01	62.6±7.3
总 IPSS	16.4±6.16	16.9±5.9
总前列腺体积(ml)	55.0±23.58	36.3±20.1
血清 PSA(ng/ml)	4.0±2.08	2.4±2.1
最大尿流率(ml/s)	10.7±3.62	10.5±2.6
残余尿量(ml)	67.7±64.87	68.1±82.9

[*]Roehrborn 等,2008a;[†]McConnell 等,2003.CombAT. Avodart 和坦索罗辛的联合;IPSS. 国际前列腺症状评分;MTOPS. 前列腺症状的医学治疗;PSA. 前列腺特异性抗原

表 4-11　抗毒蕈碱(抗胆碱能)药物治疗的随机对照试验总结

数据来源	Abrams et al, 2006	Lee et al, 2005	Athanasopoulos et al, 2003	Saitoh et al,1999	Dahm et al,1995
病例数	221	228	50	134	70
药物	托特罗定	丙哌维林+多沙唑嗪	托特罗定+坦索罗辛	丙哌维林+坦索罗辛	黄哌酯酮
Q_{max}(ml/s)	-0.3 vs. +0.5	+1 vs. 1.7	+1.32 vs. +1.16	+0.5 vs. +2.9	-0.1 vs. +0.1
P 值变化	无差异	无差异	无差异	无差异	无差异
PVR(ml/s)	+25 vs. +0	+20.8 vs. -4.7	-4.2 vs. -8.2	+24 vs. -9.5	-2 vs. -6
P 值变化	升高 0.004	升高 0.002	无差异	无差异	无差异
VFC(ml)	+59 vs. -31	—	+100.4 vs. +30.4	—	—

（续　表）

数据来源	Abrams et al, 2006	Lee et al, 2005	Athanasopoulos et al, 2003	Saitoh et al, 1999	Dahm et al, 1995
P 值变化	升高 0.003	—	升高＜0.001	—	—
MCC(ml)	＋67 vs. －8.0	—	＋36.4 vs. ＋0.8	—	—
P 值变化	升高＜0.001	—	升高 0.002	—	—
尿频	—	－1.9 vs. －0.9	—	－1.74 vs. －1.87	—
P 值变化	—	下降 0.004	—	无差异	—
夜尿	—	－0.7 vs. －0.6	—	－1.32 vs. －0.65	－0.6 vs. －0.8
P 值变化	—	无差异	—	下降 0.004	无差异
IPSS 排尿期评分	—	－1.2 vs. －0.7	—	－0.62 vs. －0.55	
P 值变化	—	下降 0.02	—	无差异	
IPSS 总分	—	－7.4 vs. －7.3	—	－5.01 vs. －5.51	
P 值变化	—	无差异	—	无差异	
IPSS 储尿期评分	—	－3.8 vs. －2.9	—	－2.99 vs. －0.22	
P 值变化		下降 0.03			

　　表中提到的数据变化是指干预组与对照组之间的变化，组间差异有统计学意义为 $P<0.05$。IPSS. 国际前列腺症状评分；MCC. 最大膀胱容积；NS. 无差异；PVR. 残余尿；Q_{max}. 最大尿流率；VFC. 膀胱首次收缩时的容量

　　来源：Blake-James BT，Rashidian A，Ikeda Y，et al. The role of anticholinergics in men with lower urinary tract symptoms suggestive of benign prostatic hyperplasia: a systematic review and meta-analysis. BJU Int 2007；99：85-96.

　　除了表明联合用药治疗的潜在益处外，MTOPS 还提供了有关未经治疗的 LUTS 自然病史的重要数据，以及对治疗反应最有效的 LUTS 患者的预测。虽然单独或联合使用非那雄胺治疗前列腺的体积会缩小，但单独使用安慰剂或多沙唑嗪的患者前列腺体积分别从 34.0ml 增加 9.3ml（30.3％，安慰剂组）和从 36.4ml 增加 9.9ml（31.4％，多沙唑嗪组）。按 PSA 四分位数分层法，安慰剂和多沙唑嗪治疗患者的前列腺总体积从 4.9ml（24.9％）增长到 16.2ml（34.5％），即从最低四分位数增加到最高四分位数的年化增长率为 1.1～3.6ml/年。这些研究表明，多沙唑嗪尽管具有促细胞凋亡作用（Glassman et al，2001），但不会干扰前列腺生长的自然进程，并且基线 PSA 是 LUTS 和 BPH 患者前列腺生长的有价值预测的指标。

　　通过使用安慰剂治疗的 737 例患者的基线数据和最终结果发现，PSA、最大尿流率、膀胱残余尿和前列腺体积与 BPH 的临床进展和最终手术率具有相关性（$P=0.03$ 至＜0.001）。年龄与 BPH 临床进展有关（$P<0.001$），AUA 症状评分

与 BPH 是否需要手术干预相关（$P=0.002$）。基线 PSA 和前列腺体积与发生急性尿潴留的风险相关（$P=0.03\sim0.003$）。疾病进展风险方面，BPH 相关手术和急性尿潴留随血清 PSA 水平的增加而增加。然而，接受药物治疗的患者各项基线数据对 LUTS 或 BPH 结果的预测具有不确定性。例如，多沙唑嗪治疗组中，PSA、最大尿流率和前列腺体积可预测结果；而单用非那雄胺或联合用药治疗的患者情况并非如此。

　　为预防总体人群中 MTOPS 定义的 LUTS 或 BPH 症状进展，需要治疗（NNT）的患者数量分别为：联合用药组 8.4，多沙唑嗪和非那雄胺组分别为 13.7 和 15.0。然而，对于那些接受联合用药且 PSA 基线值超过 4.0ng/ml 的男性来讲 NNT 为 4.7；前列腺体积超过 40ml 的男性 NNT 为 4.9。上述研究表明，联合用药对疾病进展风险较高的 BPH 患者更为经济有效。

　　MTOPS 数据也证实了性功能障碍与 LUTS 严重程度之间的联系。在 LUTS 和性功能障碍的五个领域（性欲、性功能、射精功能、患者对其性问题的评估和总体满意度）之间有相关性。此外，

前列腺体积较大的男性更容易出现性欲低下、性功能低下、射精功能下降和性功能问题增多。

Barkin 及其同事（2003）报道了另一项使用度他雄胺联合坦索罗辛治疗 LUTS 和 BPH 的研究。327 名患者接受了这两种药物为期 247 周的治疗，然后停用 α-肾上腺素能受体阻滞药 12 周；在 IPSS 小于 20 分的患者中，84％的患者症状无显著加重。相比之下，在 27％的症状更严重（IPSS 高于 20 分）的患者中，42.7％的患者症状恶化，而仍联合用药治疗的患者则为 14％。结果表明：对具有潜在疾病进展风险的患者，5α-还原酶抑制药可以与 α-肾上腺素能受体阻滞药联合使用，待症状迅速缓解后可以停用 α-肾上腺素能受体阻滞药；对于症状严重的患者，应予长期联合用药治疗。

（二）度他雄胺和坦索罗辛（CombAT）联合研究

Roehrborn 及其同事（2008a,2010）报道了度他雄胺联合坦索罗辛治疗前列腺增生为期 2 年和 4 年的研究结果。对于治疗前 PSA 水平 1.5～10ng/ml 的男性患者，度他雄胺和坦索罗辛的联合用药比单独使用任何一种药物更有效。对体积较大的前列腺增生患者，服用坦索罗辛治疗起效快，但度他雄胺的长期疗效却更为明显。为期 4 年的研究数据显示，在降低急性尿潴留或 BPH 手术风险方面，联合用药明显优于坦索罗辛单药治疗，但并不优于度他雄胺单药治疗。进一步分析显示，前列腺体积≥40ml、PSA≥1.5ng/ml 的男性，联合用药或度他雄胺单药治疗要比坦索罗辛单药治疗能够显著降低急性尿潴留或 BPH 手术风险率、临床进展以及症状恶化的概率（Roehrborn et al,2011）。此外，前列腺体积≥30ml 的男性，在改善储尿期和排尿期下尿路刺激症状方面，度他雄胺和坦索罗辛联合用药要比单药治疗达到更佳的远期疗效（长达 4 年）（Montorsi et al,2011；Roehrborn,2012）。

值得注意的是，MTOPS 和 CombAT 研究的入组标准在前列腺体积和 PSA 水平方面并不相同。尽管 MTOPS 和 CombAT 研究在年龄、总IPSS、最大尿流率和残余尿量等基线数据方面非常相似（见表 4-10），但在患者的前列腺平均体积（36.3ml vs. 55.0ml）和平均 PSA（2.4ng/ml vs. 4.0ng/ml）方面存却在显著差异，这导致了研究

结果以及上述不同药物方案疗效的显著不同。在 CombAT 研究中，对于前列腺体积较大的患者，5α-还原酶抑制药度他雄胺比 α 受体阻滞药坦索罗辛在改善 IPSS 症状评分（−5.3 vs. −3.8）和尿流率（+2.0ml/s vs. +0.7ml/s）方面效果更明显，相对于其他研究，这是前所未见的；而与联合用药（度他雄胺和坦索罗辛）相比，IPSS 和尿流率的改善率分别为−6.3ml/s 和+2.4ml/s。

八、抗胆碱能（抗毒蕈碱）药

传统意义上的 LUTS、BPH 相关症状与膀胱过度活动综合征（OAB）相关症状存在重叠。OAB 症状可以与 LUTS、BPH 或膀胱颈口梗阻（BOO）共存，也可能继发于下尿路梗阻或者其他原因。美国（Stewart et al,2003）和欧洲（Milsom et al,2001）的两项电话调查显示，有 12％～16％的成年人承认患有 OAB 症状。在欧洲，60％有 OAB 症状的人曾向医生咨询，其中 2/3 的人反映 OAB 症状对他们的日常生活有影响。通常情况下，抗毒蕈碱药物（通常称为抗胆碱能药物）更多地被用于有 OAB 症状的女性患者；然而，男性患者经常存在担心抗毒蕈碱药物会降低膀胱逼尿肌收缩力、增加尿潴留发生的风险，特别是对于那些存在明显膀胱颈口梗阻的患者，即使不引起急性尿潴留，也可能会因为残余尿量的增加导致其他并发症，如泌尿系感染等。

一些小规模研究和证据表明，抗毒蕈碱药因其确切疗效和较小的副作用而逐渐被临床应用。最近，越来越多的新型抗毒蕈碱药物已经投入临床使用。研究显示，托特罗定可以改善 OAB 和 BOO 患者的症状而不增加急性尿潴留风险（Abrams et al,2006），这表明抗毒蕈碱药物可以安全地应用于患有 BOO 的男性。Abrams 及其同事共调查了 222 名年龄大于 40 岁、经尿动力检查证实存在 BOO 和 OAB 的男性患者，这些患者被随机使用托特罗定（2mg，每日 2 次，149 例）或安慰剂（72 例）治疗 12 周，其中 87％的患者完成了试验。该研究主要终点是最大尿流率（Q_{max}）和最大尿流率时逼尿肌压力（$pdetQ_{max}$）。两组 Q_{max} 的中位治疗差异［−0.7ml/s,95％置信区间（CI）−1.6～0.4］和 $pdetQ_{max}$（−7cm H_2O,95％

CI $-3\sim11$)是相当的。与安慰剂相比,托特罗定显著降低了膀胱出口梗阻指数评分(-9 对 0,$P<0.02$),尽管这些变化的尿动力学价值并没有完全得到认可。经过治疗后两组的初始逼尿肌收缩和最大膀胱容积时的膀胱容量存在显著的差异,容量差分别为 $+59ml$(95% CI $19\sim100$)和 $+67ml$(95%CI 为 $35\sim103$),即托特罗定优于安慰剂($P<0.003$)。托特罗定治疗组膀胱残余尿量增加 25ml,安慰剂组残余尿量未观察到变化($P<0.004$),但在不良事件的发生率上两组没有明显差异。一名接受安慰剂治疗的患者发生尿潴留。托特罗定似乎没有对患有 OAB 和 BOO 的男性患者的排尿功能产生不利影响,如尿流率没有变化、膀胱逼尿肌压力和残余尿量或尿潴留发生率也没有临床意义的变化,并且托特罗定具有较好的耐受性。这些结果表明,抗毒蕈碱药物可以安全地应用于患有 BOO 的男性。

Martin-Merino 及其同事(2009)报道了一项基于普通人群的回顾性队列研究,研究收集了那些包括泌尿系统症状在内的多种原因而应用抗毒蕈碱药物的 1844 例患者,结果显示,患者中急性尿潴留(AUR)的总发病率为 $1.0/$(1000 人·年),并且随着年龄增加而增加。Roehrborn 及其同事总结认为,那些应用抗毒蕈碱药物的男性患者(尤其是因为泌尿生殖系统疾病而用药),在用药治疗的前 30d 内应密切监测有无发生尿潴留的症状或体征,因为此阶段发生尿潴留的风险率是后期的 4 倍(Martin-Merino et al,2009)。

Blake-James 及其同事(2007)根据现有文献提供的充足数据进行了系统性综述,并且通过 Meta 分析评估了抗毒蕈碱药物治疗 LUTS 或 BPH 的安全性和有效性,包括 5 项随机对照研究和 15 项高质量的观察性研究(见表 4-11)。除了其中一项随机对照研究中患者储尿期症状评分有所改善,大多数研究认为最大尿流率或 IPSS 仅有轻度改变。膀胱残余尿量虽然略有增加,但变化很小,并且急性尿潴留发生率也没有明显增加。因此,上述作者认为虽然抗毒蕈碱药物治疗 LUTS 或 BPH 是安全的,但其疗效尚需要更多的研究来证实。

(一)联合治疗:α-肾上腺素能受体阻滞药和抗胆碱能(抗毒蕈碱)药

通过观察抗胆碱能药与 α 受体阻滞药联合治疗 LUTS 或 BPH 患者 OAB 症状的反应,提示二者联合治疗可降低尿潴留或膀胱功能恶化的风险,同时也能改善 LUTS 或 BPH 患者的排尿梗阻症状(Athanasopoulos et al,2003)。

韩国一项随机研究报道(Lee et al,2005)211 名有 OAB 症状并由尿动力学检查证实存在 BOO 的男性患者被随机分为两组(1:2)。一组给予多沙唑嗪(4 mg/qd),另一组给予丙哌维林(20mg/qd)联合多沙唑嗪(4mg/qd),治疗周期为 8 周。治疗后两组患者在尿频、最大尿流率、平均排尿量和 IPSS 评分等方面均有显著改善,其中尿频改善率分别为 23.5% vs. 14.3%($P=0.004$)、平均排尿量改善率分别为 32.3% vs. 19.2%($P=0.004$)、储尿量改善率为 41.3% vs. 32.6%($P=0.029$),并且尿急的改善率差异两组更为显著($P=0.019$)。第 2 组患者的满意率显著高于第 1 组($P=0.002$)。该研究也发现,第 2 组患者的 PVR 尿量显著增加,但并无尿潴留事件发生。第 2 组的不良事件总体发生率较高($P=0.002$),但是不良事件导致的停药率在两组之间没有差异,提示 α_1-肾上腺素能受体阻滞药和抗毒蕈碱药的联合治疗方式是安全和有效的。

2006 年,Kaplan 等在美国 95 个医学中心进行了一项包括 879 名男性患者的双盲、安慰剂对照研究。除了大多数试验研究中观察的 LUTS 和 BPH 相关参数外,这些患者还存在尿频($\geqslant8$ 次/d)和尿急(排尿日记中每 24 小时至少 3 次)症状。上述患者被随机分组并分别给予托特罗定(4mg/qd)、坦索罗辛(4mg/qd)、托特罗定和坦索罗辛联合用药以及安慰剂治疗,治疗周期 12 周。针对患者自身获益的单项调查问卷反馈显示,联合用药组显著优于安慰剂组(80% vs.62%),这是该研究的主要终点。该研究提供的数据显示患者的需要治疗指数(NNT)为 5,这也是合理的。值得注意的是,尽管坦索罗辛组显示 IPSS 评分有改善(图 4-12),但是相比于安慰剂组,单一用药组的患者并没有感觉明显获益。此研究中,各组只有极少量不良事件发生,且不良事件发生率的组间比较无差异。

研究表明,为了能使那些患有 LUTS 特别是以 OAB 症状为主的男性人群(例如,至少合并 24% 的尿失禁发生率)获得最大的疗效,建议采取

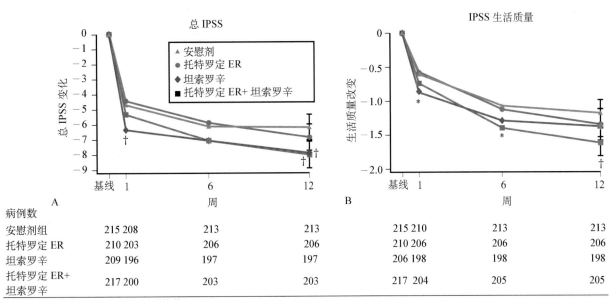

病例数								
安慰剂组	215	208	213	213	215	210	213	213
托特罗定 ER	210	203	206	206	210	206	206	206
坦索罗辛	209	196	197	197	206	198	198	198
托特罗定 ER+ 坦索罗辛	217	200	203	203	217	204	205	205

校正后的平均值(即最小二乘平均值)
*P<0.05
†与安慰剂相比 P<0.01

图 4-12　应用托特罗定、坦索罗辛、两者联合使用治疗下尿路症状与安慰剂的对比。ER. 缓释;IPSS. 国际前列腺症状评分(From Kaplan SA, Roehrborn CG, Rovner ES, et al. Tolterodine and tamsulosin for treatment of men with lower urinary tract symptoms and overactive bladder: a randomized controlled trial. JAMA 2006;296:2319-28.)

针对膀胱和前列腺同时治疗的策略。2006 年 Kaplan 和同事们推测这种联合治疗的最佳对象可能是那些单一应用 α 受体阻滞药治疗后未即刻起效的患者。

另外,尽管继续需要治疗指数(NNT)结果令人鼓舞,但是联合用药治疗费用的增加也需要考虑。一项针对患 OAB 男性的大样本随机、双盲、对照(RCTs)3 期研究显示:Trospium 缓释剂型(XR)安全、有效,尽管也有 2 例(2.1%)大于 75 岁的男性发生尿潴留,但可以显著减少尿频和急迫性尿失禁的发生(MacDiarmid et al,2011)。

针对适宜剂量非索罗定的研究在 943 名应用 α 受体阻滞药治疗 LUTS 或 BPH 后仍有 OAB 症状的男性中进行。虽然结果显示非索罗定疗效并不优于安慰剂,但是非索罗定组的尿频和困扰患者的各项症状都有显著的改善(Kaplan et al,2012)。最近的一项关于索利那新联合坦索罗辛口服(OCAS)的研究并未发现研究人群的 IPSS 评分有显著改善,但是通过 IPSS 评分、生活质量评分和膀胱状况评分的评估发现,对于有排尿和储存症状的男性 LUTS 患者单用坦索罗辛治疗后,患者的排尿次数、排尿量以及生活质量方面有显著改善(Van Kerrebroeck et al,

2013)。目前欧洲指南建议,当单用 α 受体阻滞药治疗疗效不佳时,可加用抗毒蕈碱药物以解决患者的储尿期症状(Oelke et al,2012)。

一项短期研究表明,谨慎选择抗毒蕈碱药物和 α 受体阻滞药的联合治疗是安全的,并且在经过严格选择、具备适应证的人群中采用联合用药疗法发生急性尿潴留的风险也较小。最佳选择是尽量避免应用抗毒蕈碱药物治疗有大量残余尿(多数研究认为≥200ml)的男性患者。当正在接受治疗的患者出现排尿费力加重、膀胱残余尿增加或发生尿潴留的临床证据时,应该告知患者立即停止使用包括抗毒蕈碱药物的联合治疗。**对于存在明显的尿路梗阻以及持续大量残余尿的男性患者应该考虑外科手术治疗而不是加用抗毒蕈碱药物。**

(二)β₃ 受体激动药(mirabegron)

Mirabegron 是一种新药——β₃ 受体激动药,它可以通过阻断逼尿肌上的 β₃ 肾上腺素能受体来增强膀胱充盈期间的膀胱松弛度。Mirabegron 可以在不影响膀胱逼尿肌收缩的情况下来增加膀胱容量。2013 年 Herschorn 等报道,应用 25mg 和 50mg 剂量可以显著改善尿失禁发作和排尿次数,并且患者的耐受性良好。Mirabegron 现已获得日本、美国和欧洲大部分国家的监管批准并应用于临床。有关详细信息请参见第5卷第11章。

九、磷酸二酯酶抑制药

PDEI类药物用于治疗LUTS和BPH的最初理由是基于流行病调查显示，男性随着年龄增长ED和LUTS均频繁发生（表4-12）。这增加了两种病症存在某种共同的潜在致病机制的可能性。反过来，这又增加了可能对这两种病症同时有效的新治疗方案的可能性。

2002年，临床首次报道了服用西地那非（万艾可）治疗ED可以改善男性LUTS（Sairam et al，2002）。此后，人们对PDEI作为LUTS治疗手段的作用越来越感兴趣，尤其是对于同时患有这两种疾病的男性患者（临床上常见）。这种科学依据正在快速增强。有来自多项临床试验的很好的一级证据显示，与使用安慰剂［McVary et al，2007a，2007b；Roehrborn et al，2008；Stief et al，2008；Porst et al，2011 或坦索罗辛（Oelke et al，2012）］（表4-13）相比，使用一系列PDEI治疗后，LUTS明显改善。

表 4-12 结合下尿路症状(LUTS)与勃起功能障碍(ED)的流行病学研究摘要

研究	研究设计或名称	N	研究发现
Braun et al，2000	Cologne男性调查	4000	患ED vs. 不患ED患者罹患LUTS的比例分别为72.2%和37.7%；流行病风险非常大
Blanker et al，2001	Krimpen社区患者组	3924	ED RR：1.8～7.5，增加泌尿系统投诉；与吸烟或心脏疾病相比，患LUTS的同时患ED的风险更大
Moreira et al，2003	Brazilian患者组研究	428	ED发病率RR：如果是自行报告的BPH-2-yr随访，则为3.67；暂时解决BPH→ED
Boyle，2003	UrEpik研究	4800	IPSS>7，在加权多元回归模型（包括年龄）中显示ED的比值比为1.39；相似的比值比：心脏病、高血压和吸烟
Vallancien et al，2003	欧洲横断面研究	1274	轻度LUTS患者中有55%患有ED，重度LUTS患者中有70%；多元回归分析后仍有显著性
Rosen et al，2003	老年男性的跨国调查	12 815	RR 3.7～7.6；IPSS与IIEF、性生活和射精参数相关；控制年龄和合并症，仍然性活跃的老年男性
Braun et al，2003	Cologne男性调查	4489	ED男性中LUTS患病率约为72.2%($n=621$)，而正常勃起男性中LUTS患病率为37.7%($n=1367$)；即使控制了年龄，比值比也是2.11
Chung et al，2004	横断面社区调查	2115	与ED相关的LUTS；性满足和性欲与LUTS呈负相关
Ponholzer et al，2004	Austrian研究	2858	患有LUTS（IPSS>7）的男性ED的RR为2.2；控制年龄、血管风险因素和梗阻或刺激症状的优势
Hansen，2004	丹麦研究	3442	LTUS多元回归预测ED；RR 2.3～3.4；总LUTS流行率为39%，ED流行率为29%
Elliott et al，2004	美国退伍军人管理局调查	181	多因素分析显示，ED与年龄、抑郁、高血压和冠心病控制后的梗阻性LUTS相关
Terai et al，2004	日本横断面调查	2084	RR：1.5；ED与LUTS相关（IIEF vs. IPSS）；年龄控制后相关性保持不变
McVary et al，2004	MTOPS次级分析	3000	AUASS与ED和其他领域相关；包括与最大流速的相关性（混杂因素的多变量分析）
Shiri et al，2005	芬兰患者组研究	1126	DAN-PSS评分为7～11的ED发病率RR为2.7，DAN-PSS>12的ED发病率RR为3.1；解决BPH→ED的暂时性问题

（续　表）

研究	研究设计或名称	N	研究发现
Paick et al,2005	PLESS 研究和问卷调查	2981	PLESS LUTS 调查每增加一单位,ED 风险增加 2%,控制年龄后有显著性
Brookes et al,2008	BACH 研究子集分析	2301	ED 的多元回归模型发现,AUASS 与 ED 的相关性强,与年龄无关;夜尿、尿失禁和前列腺炎是相关性最强的因素;没有发现种族或民族的差异

DAN-PSS. 丹麦预后症状评分;IIEF. 国际勃起功能指数;IPSS. 国际前列腺症状评分;MTOPS. 前列腺症状药物治疗试验;PLESS. 前列腺长期疗效及安全性研究;RR. 相对风险(From Kohler T, McVary K. The relationship between erectile dysfunction and lower urinary tract symptoms and the role of phosphodiesterase type 5 inhibitors. Eur Urol 2009;55:38-48.)

表 4-13　磷酸二酯酶 5 型抑制药的双盲、随机、安慰剂对照临床研究中,国际前列腺症状总评分(IPSS)、IPSS 分项评分和最大流速从基线到终点的平均变化

研究	期间	治疗		N	总 IPSS[*]	IPSS 存储分项评分[*]	IPSS 无效分项评分[*]	Q_{max} (ml/s)
他达拉非								
McVary et al,2007b	12 周	安慰剂		143	−1.7	−1.0	-0.7	0.9[*]
		他达拉非 5mg/ 20mg		138	−3.8[†]	−2.2[†]	−1.7[†]	0.5[*]
Roehrborn et al,2008 b	12 周	安慰剂		210	−2.3	−1.0	−1.3	1.2[*]
		他达拉非 2.5mg		208	−3.9[†]	−1.6	−2.2[†]	1.4[*]
		他达拉非 5mg		212	−4.9[†]	−1.9[†]	−2.9[†]	1.6[*]
		他达拉非 10mg		216	−5.2[†]	−2.0[†]	−3.1[†]	1.6[*]
		他达拉非 20mg		208	−5.2[†]	−2.1[†]	−2.3[†]	2.0[*]
Ports et al,2011	12 周	安慰剂		164	−3.6	−1.3	−2.3	1.1[*]
		他达拉非 5mg		161	−5.6[†]	−2.3[†]	−3.3[†]	1.6[*]
Egerdie et al,2012	12 周	安慰剂		200	−3.8	−1.6	−2.2	1.2[*]
		他达拉非 2.5mg		198	−4.6	−1.9	−2.7	1.7[*†]
		他达拉非 5mg		208	−6.1[†]	−2.5[†]	−3.6[†]	1.6[*]
Oelke et al,2012	12 周	安慰剂		172	−4.2	−1.6	−2.6	1.2[*]
		他达拉非 5mg		171	−6.3[†]	−2.2	−4.1[†]	2.4[*†]
		坦索罗辛 0.4mg		165	−5.7[†]	−2.2	−3.5[†]	2.2[*†]
西地那非								
McVary et al,2007 a	12 周	安慰剂		162	−1.9	VNR[‡]	VNR[‡]	0.2[*]
		西地那非 50 或 100mg		179	−6.3[†]	VNR[†‡]	VNR[†‡]	0.3[*]
伐地那非								
Stief et al,2008	8 周	安慰剂		110	−3.6	−1.6	−1.9	1.0[§]
		伐地那非 10mg[‖]		104	−5.9[†]	−2.7[†]	−3.2	1.6[§]

[*] 从基线到终点的平均变化

[†] $P < 0.5$

[‡] 分项得分以图形形式报告,没有实际值

[§] 通过从基线减去第 8 周报告的结果计算的变化

[‖] 每天两次

Q_{max}. 最大流量;VNR. 未报告值

Modified from Giuliano F, Ückert S, Maggi M, et al. The mechanism of action of phosphodiesterase type 5 inhibitors in the treatment of lower urinary tract symptoms related to benign prostatic hyperplasia. Eur Urol 2013;63:506-16.

然而,在目前可获得的研究成果中,并没有发现最大尿流率有显著变化,这表明单独使用 PDEI 可能更针对于膀胱功能而不是前列腺组织,或者说该药物对储尿期症状的疗效比膀胱流出道梗阻症状的疗效更明显。LUTS 和 ED 治疗之间的关系已经得到了深入的研究(Kohler and McVary,2009)。

ED 常见于有患 LUTS 风险的男性。在西方

和亚洲的研究中都有发现这种联系。这两种疾病之间的病理生理学联系尚不清楚,但研究人员已经通过不同水平的支持性数据提出了多种理论(图 4-13)。这些可能的机制中的每一种机制所发挥的作用很可能有所重叠,最终的结果是导致前列腺、膀胱颈或勃起组织的平滑肌松弛。可能的机制如下。

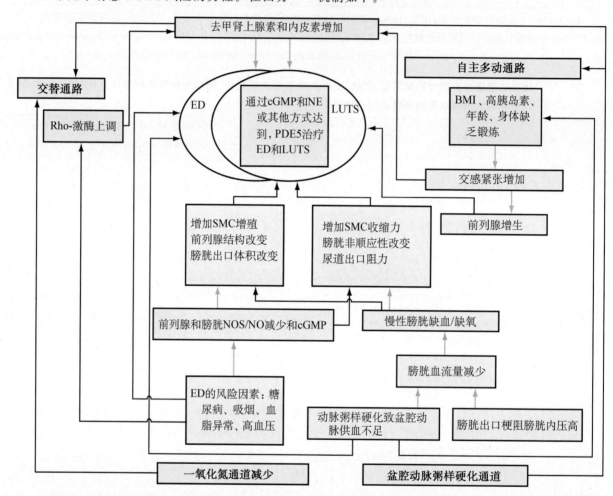

图 4-13　勃起功能障碍(ED)和下尿路症状(LUTS)病理生理学相关理论。BMI. 体重指数;cGMP. 环磷酸鸟苷;NO. 一氧化氮;NOS. 一氧化氮合酶;PDE5.5 型磷酸二酯酶;SMC. 平滑肌细胞(From Kohler T,McVary K. The relationship between erectlle dysfunction and lower urinary tract symptoms and the role of phosphodiesterase type 5 inhibitors. Eur Urol 2009;55:38-48.)

1. 盆腔动脉粥样硬化

盆腔动脉粥样硬化理论认为,与阴茎缺血导致阴茎平滑肌丧失一样,膀胱平滑肌损伤也会降低顺应性,并容易导致膀胱平滑肌被胶原蛋白和纤维变性取代。局部缺血时,一氧化氮合酶(NOS)表达减少。此外,ED 和 LUTS 都涉及导致盆腔动脉粥样硬化恶化的情况,例如高血压、吸

烟、低胆固醇血症和糖尿病。

2. 自主性多动症

自主性多动症(特别是交感神经紧张度增加)见于代谢综合征的各个组成部分,并与 LUTS 的病程有关(McVary,2005)。

3. 钙依赖性 Rho 激酶激活通路

高血压、血管痉挛和动脉硬化的发病机制涉

及 Rho/Rho 激酶通路的异常激活。因此,后者是这些疾病新疗法的潜在靶点。RhoA/Rho 激酶可抑制内皮型一氧化氮合酶(eNOS)。Rho 激酶似乎通过抑制肌球蛋白磷酸酶介导的肌球蛋白 II 调节链的去磷酸化,在调节平滑肌中肌动球蛋白交叉桥连的力和速度方面发挥关键作用。这种不依赖于钙的通路会导致平滑肌收缩,可能是通过产生 α 肾上腺素能(nor-肾上腺素)和内皮素-1(ET-1)的介导促进平滑肌收缩。异常的 Rho 激酶激活或上调导致尿路平滑肌松弛不足,从而导致膀胱顺应性和 LUTS 的改变。

　　4. 一氧化氮水平降低(可能是目前为止研究最充分的过程)

　　一氧化氮是平滑肌活动的非肾上腺素能、非胆碱能(NANC)介质。Burnett 及其同事们(1995)发现了前列腺中的 NOS 活性。Takeda 及其助理们(1995)证明了前列腺平滑肌紧张是由一氧化氮介导的。NO 激活平滑肌细胞的可溶性鸟苷酸环化酶(sGC),进而增加环磷酸鸟苷(cGMP)水平。这反过来又导致平滑肌细胞松弛和阴茎勃起。这个过程很可能涉及 cGMP 激活钾通道,导致超极化和电压依赖性钙通道的关闭。细胞内钙水平降低,影响肌球蛋白及其与肌动蛋白的分离和肌肉松弛。

　　临床研究真正开始于 2000 年,研究课题是112 名男性对西地那非的反应,同时也对他们的 IPSS 和 Q_{max} 进行了超过 3 个月的检测,从而对他们的泌尿症状进行前瞻性评估(Sairam et al,2002)。这项开放标记描述性研究是首次测量 ED 和泌尿系统症状参数的研究。研究证明,使用西地那非可以改善 LUTS 和 ED。之后,研究人员还使用西地那非、他达拉非和伐地那非进行了一系列小规模的随机对照试验(McVary et al,2007a,2007b;Roehrborn et al,2008;Stief et al,2008)。这些早期试验的结果总结在表 4-13 中。试验也证明了其他 PDEI[udenafil,UK-369003(Tamimi et al,2010),米罗地那非]的疗效。

　　第一项阐明 PDEI 对 LUTS 疗效的 RCT 来自 McVary 及其同事(2007a)。这是第一项正规的随机对照研究。从 2004 年 3 月到 2005 年 5月,这项为期 12 周的双盲安慰剂对照研究在美国41 家医疗中心展开。同时患有 ED[国际勃起功能指数(IIEF)中得分低于 25]和 LUTS(在 IPSS 中得分高于 12)但排除前列腺癌的男性纳入人群。共有 369 名男性被随机分为西地那非组(189名男性)和安慰剂组(180 名男性)。研究人员根据一系列其他参数(如 BPH 影响指数、生活质量评分、自尊和关系问卷)对他们进行评估。如预期的那样,他们发现这些男性的 ED 得到了改善。然而,他们的 IPSS 和其他泌尿症状评分也有所改善。IPSS 比安慰剂组的 1.93 提高了 6.32 分。BPH 影响指数得分比安慰剂组的 0.9 提高了 2分,生活质量得分比安慰剂组的 0.29 提高了0.97 分。有趣的是,LUTS 越严重的男性改善幅度越大(症状较重的男性提高了 8.6 分,而症状较轻的男性只提高了 2.4 分)。由于 Q_{max} 没有显著差异,这使得作者们认为,除了膀胱和前列腺的平滑肌松弛,可能还涉及其他机制。他们指出,前列腺中还存在其他磷酸二酯酶,特别是 4 型和 11 型磷酸二酯酶,它们可能起到了一定作用。

　　为了回答有关这项研究的问题,研究人员随后提供了更多有关基线 IPSS 评分的信息。这些数据显示,被随机分为西地那非组和安慰剂组的基线 IP-SS 评分分别为 20.76(±5.6)和 20.55(±5.5)。西地那非组比安慰剂组的 1.93 提高了 6.32 分。随后的数据还表明在 ED 有所改善的男性中,IPSS 评分的提高更大:在 ED 没有改善的男性中,IPSS 评分只提高了 3.2 分,而在 ED 有所改善的男性中,IPSS 评分提高了 7 分($P<0.0001$)。

　　第二项 RCT(McVary et al,2007b)研究了他达拉非的疗效。这项研究的目的是在进行更大规模和更确定的试验前进行原理验证。这是一项在美国 21 个中心进行的双盲、安慰剂对照、随机多中心研究。在确定基线值和依从性之前,这项研究首先进行了 4 周的冲洗阶段,和 4 周的单盲安慰剂磨合阶段,以减少安慰剂效应并回复到平均现象。然后进行的是双盲阶段,将男性随机分为他达拉非组和安慰剂组。这项研究中的男性患者是根据他们的泌尿系统症状来选择的(45 岁以上的男性 LUTS 患者,IPSS 为 13 或更高,Q_{max} 为 4~15ml/s,PSA 水平低于 10,PVR 低于 200ml)。他们被随机分为安慰剂组或他达拉非组,每次给药5mg,持续 6 周,之后剂量增加到每天 20mg,持续12 周。这项研究于 2004 年 11 月至 2005 年 7 月进行。和以前一样,研究人员测量了一系列参数。

在 281 名男性中,138 名被随机分配给他达拉非组,143 名被随机分配给安慰剂组。6 周时出现中度反应,但 12 周时双臂间的差别更大。他达拉非组的基线 IPSS 评分提高了 3.8 分,而安慰剂组的基线 IPSS 为 18.3 分,提高了 1.7 分($P <$ 0.001),表明主动臂净增 2.1 分。虽然还不确定 2 分的变化在临床上是否显著或是否容易被男性患者察觉,但这个结果与 AUA BPH 指南更新小组进行的荟萃分析中对 α 受体阻滞药治疗的疗效相当(McVary et al,2006,2011)。如果包括安慰剂洗脱期,那么 IPSS(± 0.6)7.1 分的活性臂疗效已经接近西地那非组研究(6.32 分)。更令人信服的是,在 12 周时,他达拉非组的男性比安慰剂组男性的 IPSS 更有可能提高 3 分或以上(60.9% vs. 42.7%),表明 NNT 为 5.5,这可以被合理地视为一种有效的疗法(Bandolier,2003)。

在这项原理验证的基础上,Roehrborn 及其同事(2008b)进行了一项剂量探索研究,他们在 10 个国家的 92 个中心对 1058 名男性进行了一项更大规模的研究。男性患者被随机分为安慰剂组或 2.5、5、10 或 20mg 他达拉非组,每天给药一次。这项为期 12 周的随机、双盲、安慰剂对照的研究还包括一个为期 4 周的单盲安慰剂磨合期(在此期间,67 名男性缓和的 IPSS 从"中度/重度"范围提高到"轻度")。他们采取了大致相似的纳入标准和结果评估,主要研究结果是 IPSS 对 5mg 他达拉非疗法的反应。与安慰剂组相比,每日服用 5mg 他达拉非导致 IPSS 显著提高 2.6 分(4.87 vs.2.27),同样接近 α 受体阻滞药的疗效。大部分疗效在 8 周前出现。而在较高剂量组,评分进一步提高的幅度很小(图 4-14)。Q_{max} 在任何剂量下都没有显著变化,PSA 或 PVR 也没有变化。

在 2005 年 10 月至 2006 年 6 月期间,Stief 及其同事(2008)在德国 16 个中心进行了一项随机、双盲、安慰剂对照的 2b 期研究,通过类似的方法研究了伐地那非的疗效。男性患者被随机分为伐地那非组 10mg 组(每日给药两次,109 名男性)和安慰剂组(113 名男性),并且分别在第 4 周和第 8 周对患者进行评估。这是另一项概念验证研究,不包括安慰剂磨合期。最终,105 名男性服用了伐地那非,另外 110 名服用了安慰剂。与安慰

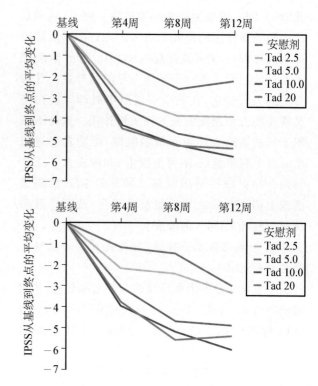

图 4-14 他达拉非对下尿路症状的疗效。使用安慰剂或他达拉非(Tad)治疗后,国际前列腺症状评分(IPSS)和良性前列腺增生影响指数在 5、10 和 20 mg/d 剂量疗法中的平均变化(From Roehrborn CG, McVary KT, Elion-Mboussa A, Viktrup L. Tadalafil administered once daily for lower urinary tract symptoms secondary to benign prostatic hyperplasia:a dose finding study. J Urol 2008;180:1228-34.)

剂相比,伐地那非与 IPSS 的显著提高相关。伐地那非组的 IPSS 评分从 16.8 提高到 11(也就是大约提高了 5.9 分);相比之下,安慰剂组从 16.8 提高到 13.2(提高了 3.6 分),也就是说,两组平均相差 2.3,再次接近 α 受体阻滞药对阿夫唑嗪或坦索罗辛的反应。Q_{max}(15.9~17.5ml/s)有微小改善,但是不显著。这项研究的患者组相对年轻,因此基线上有比较合理的 Q_{max} 值。因此,一项针对年龄较大且流速较低男性患者的研究可能更容易评估 PDEI 对 BPH 和 LUTS 的流速是否有影响。

尽管男性患者的 IPPS 显著提高(两种疗法之间的平均差异为 4.2,$P < 0.001$),但是在详细的尿动力学研究(Dmochowski et al,2010)中,为期 12 周的比较他达拉非 20mg 组和安慰剂组

（每日给药一次）的随机对照试验显示,尿动力学指标在研究期间基本保持不变,他达拉非组和安慰剂组在最大尿流率下的逼尿肌压力变化或评估的任何其他尿动力学参数方面没有统计学上的显著性或临床上的不利差异,包括最大尿流率、最大逼尿肌压力、膀胱出口梗阻指数评分或膀胱容量。

在一项尿动力学研究中,男性患者随机分为坦索罗辛 0.4mg 前后和当前他达拉非 5mg 标准剂量组（第 1 组;$n=20$）或坦索罗辛 0.4mg 与安慰剂组（第 2 组;$n=20$）。两组患者每日服药一次,第 30 天的 $pdetQ_{max}$ 显示,相比于坦索罗辛-安慰剂组（-1.2 ± 14.35）,坦索罗辛-他达拉非组的尿动力（13 ± 17.0）显著降低（$P=0.03$）。两组 Q_{max} 均增加:坦索罗辛-他达拉非组为 1.0 ± 2.4,坦索罗辛-安慰剂组为 1.4 ± 2.4（Regadas et al,2013）。

进一步的高质量研究证实了 PDEI 的好处。由于半衰期短以及服用方便（每日 5mg）,使他达拉非成为主要药物,目前已被广泛用于男性 LUTS 处方。对 4 项国际他达拉非 RCT 中 1500 名男性的汇总数据进行的分析表明,与安慰剂相比,他达拉非在多个亚组——例如,年龄、前列腺体积、早期治疗、症状严重程度和存在性腺功能减退中均显示出一致的疗效（Porst et al,2013）。在患 ED 或不患 ED 的男性患者组（Broderick et al,2010;Brock et al,2013）（这表明改善不仅仅是因为性功能更好）和诸如亚洲男性等其他种族组（Yokoyama et al,2013）,他达拉非也有类似的疗效。

(一)联合疗法:α-肾上腺素能受体阻滞药和磷酸二酯酶抑制药

器官浴槽研究表明,PDEI 和 α 受体阻滞药联合使用可降低前列腺、膀胱颈和海绵体平滑肌组织中的肾上腺素能紧张度（Oger et al,2009;Angulo et al,2012）,引发研究人员考虑将 PDEIs 和 α-肾上腺素能受体阻滞药组合用于男性患者。迄今为止,α-肾上腺素能受体阻滞药和 PDEIs 联合治疗的证据有限。在一项为期 12 周的开放标识单中心试验研究中,Kaplan 及其同事（2007）将 62 名男性随机分为 25mg 西地那非组（21 名男性）、10mg 阿夫唑嗪组（20 名男性）和两种药物组合组（21 名男性）。西地那非组的 IPSS 提高了 11.8%（从 16.9 降至 14.9）,阿夫唑嗪组提高了 15.6%,西地那非和阿夫唑嗪组合组提高了 24.1%,这表明两种药物的使用可能有协同效应。

Q_{max} 在所有组中都有改善,但接受联合疗法（29.6%）的患者比只接受阿夫唑嗪（21.7%）或只接受他达拉非（9.5%）患者的改善幅度更大。阿夫唑嗪组 IPSS 显著改善（27.2%）,但是联合治疗组的改善更明显（41.6%）。仅服用他达拉非组的 IPSS 略有增加,但不显著（8.4%）。

在一项随机、开放标签、三臂研究中,Liguori 及其同事（2009）让 66 名患有 ED 和 LUTS 分别服用他达拉非、阿夫唑嗪或联合服用他达拉非和阿夫唑嗪,发现单独使用阿夫唑嗪后,IIEF 勃起功能部分（IIEF-EF）性功能得分确实有所改善（+15）。不出所料,单独服用他达拉非（+36.3%）后性功能评分改善更加显著,而联合治疗的改善幅度最大（+37.6%）。Q_{max} 在所有组中均有改善,但接受联合疗法（29.6%）的患者比仅接受阿夫唑嗪（21.7%）或仅接受他达拉非（9.5%）的患者有更大改善。阿夫唑嗪组的 IPSS 明显改善（27.2%）,联合治疗更明显（41.6%）;他达拉非组（8.4%）虽然在统计学上不显著,但是仍然有小幅改善。

研究人员让 120 名患有 LUTS-BPH 和 ED 的男性患者服用了乌地那非（Chung et al,2009）。在 8 周时间内,他们让接受稳定 α 受体阻滞药治疗的 LUTS 或 BPH 的男性患者服用 100mg 的乌地那非。与基线相比,LUTS 和 ED 得到了显著改善（IPSS 从 14.3 改善到 11.5,IIEF 从 11.95 改善到 18.32）。在这项研究或类似的研究中,虽然在 α 受体阻滞药疗法中加入了米罗那非,但是没有发现血压或心率有显著变化（Bang et al,2013）。这点很重要,同时使用 α 受体阻滞药和 PDEIs 可能导致一些患者出现症状性低血压,因为两者都是血管扩张药。显然,泌尿科医生应该小心用药。但 Lee 及其同事建议将磷酸二酯酶 5 型抑制药（PDE5I）与氯沙坦、硝苯地平、氨氯地平、多沙唑嗪或坦索罗辛联合使用。对同时治疗 ED 及其并存病的医生来说,这可能是一种安全的药理学策略,可以提高 PDE5Is 的疗效（Lee et al,2012）。

Gacci 及其同事(2012)对 12 项已发表的研究进行了荟萃分析(7 项研究涉及 3214 名男性患者,对比了 PDE5Is 与安慰剂的疗效;另外五项研究涉及 216 名男性,比较了联合使用 PDE5Is 和 α_1-肾上腺素能受体阻滞药与单独使用 α_1-肾上腺素能受体阻滞药的疗效)。他们的结论是,与安慰剂相比,单独使用 PDEIs 可显著改善性功能和 IPSS;与单独使用 α_1-肾上腺素能受体阻滞药相比,联合使用 α_1-肾上腺素能受体阻滞药和 PDE5Is 可显著改善性功能、IPSS 和 Q_{max}。

因此,似乎可以得出这样的合理建议,只有在患者已经在稳定接受 α 受体阻滞药治疗后,才能结合使用 PDEIs 进行治疗。在那些稳定接受 α 受体阻滞药治疗的患者中,应从推荐的最低初始剂量开始使用 PDEIs。在那些已经服用优化剂量的 PDEIs 的男性患者中,α 受体阻滞药疗法应该从最低剂量开始。α 受体阻滞药剂量的逐步增加可能与服用 PDEIs 患者血压的进一步降低有关。

迄今为止的研究表明,伐地那非可随时与坦索罗辛一起服用,而同时服用伐地那非和特拉唑嗪的男性患者更容易低血压。患者可以 6h 间隔的剂量服用伐地那非和特拉唑嗪,从而将这种效应最小化。多沙唑嗪(每天 4mg 与 8mg)与他达拉非(每日 5mg 或间歇性单剂量 20mg)的联合用药会导致血压进一步下降,因此不推荐这种组合。

(二)小结

PDEIs 将在 LUTS 和 BPH 的治疗中发挥作用。现在有很好的一级证据表明,PDEIs 对泌尿系统症状有显著疗效。虽然疗效的作用机制尚不清楚,但由于许多其他身体系统也受到影响,因此该疗法已经成为大量研究的课题。PDEI 疗法很可能是有价值的,特别是对于患有 LUTS 和严重 ED 的男性患者。美国最近的数据显示,患有中度或重度 LUTS 的男性比例从 30—39 岁年龄段的 8% 到 70—79 岁年龄段的 26%。此外,ED 的患病率也很高,而且会随着年龄的增长而急剧增加:30—39 岁男性的患病率为 10%,而 70—79 岁男性中有 59% 轻度至中度或中度至重度症状。显然,有相当多的男性可能需要得到治疗(Brookes et al,2008)。现在人们普遍认识到,应

该询问 LUTS 患者是否同时患有 ED;同样,也应该询问 ED 患者是否同时患有 LUTS(Kirby et al,2013)。

需要关于安全和成本效益的更多数据,特别是联合疗法。目前,PDEIs 比 α 受体阻滞药或 5α-还原酶抑制药的价格更高,后者目前在许多国家和医疗保健系统中不受专利保护。需要进行研究,以确定是否可以先使用联合疗法,随后停用较昂贵的药物来降低成本。

十、植物制剂

大约从 1990 年植物制剂就广泛应用于 LUTS/BPH 的治疗(Lowe and Fagelman,1999)。以往,这些植物制剂在欧洲很盛行,特别是在法国、奥地利和德国。在法国和德国,这些药物不但应用广泛而且费用无需自理(Lowe et al,1998)。来自欧洲的数据显示(Fourcade et al,2008),虽然 α 受体阻滞药是最常使用的治疗药物(总应用率 62.5%,德国应用率 87.1%,法国应用率 46.1%),植物制剂的临床应用同样非常普遍(23.5%),5α-还原酶抑制药只能排在其后(3.75%)。治疗方式的选择通常由症状严重程度决定,IPSS 评分低患者可单独使用植物制剂,而 IPSS 较高的患者需要联合用药。目前美国植物制剂应用明显增加,据估计其花费已超过了 10 亿美元。这些药物号称可以促进前列腺健康,因此大量男性尝试使用这些药物并不令人惊奇。促使其广泛使用的因素包括天然制造(非药物合成)、假定安全、易于获得(不需要处方),并且认为可以避免前列腺手术及预防前列腺癌(错误假设)。这些药物在健康食品店、维生素店、传统药房及超市内广泛销售,甚至在互联网上也可以买到,同时也反映了这类药物的市场需求很大。

(一)植物制剂的起源

植物制剂并不是从实体的植物而是从不同植物的根、种子、皮或果实中提取的成分(表 4-14)。

虽然有单一制剂的植物药物,但许多公司在生产时都采取了联合制剂以增强疗效、提高市场份额、使产品易于注册,因为此类药物没有专利保

护。本文仅对单药制剂进行评价和综述。

表 4-14 植物提取物来源

种类	通用名
锯叶棕	锯叶棕果实、美国矮棕榈
Hypoxixrooperi	非洲星草
非洲臀果木	非洲李树
大荨麻	荨麻刺
黑麦	黑麦花粉
南瓜	南瓜子
仙人掌	仙人掌花
松树	松树花粉
云杉	云杉

（二）植物提取物成分

植物提取制剂成分非常复杂，包含了众多化合物如植物固醇、植物油、脂肪酸和植物激素（框图 4-1）。但哪种是具体的活性成分尚未确定。游离脂肪酸和谷甾体醇曾经被认为是活性成分。

框图 4-1 植物提取物成分

植物固醇
β-谷甾醇
Δ 5-甾醇
Δ7-甾醇
豆甾醇
油菜甾醇
植物雌激素
拟雌内酯
染料木黄酮（异黄酮）
黄酮类化合物
　游离脂肪酸
　酯化脂肪酸
萜类化合物
Lectins
多糖
脂肪族乙醇
植物油

绝大多数植物的提取物并非单一的。首先，该类植物本身并不完全相同，存在自然变异。其次，各厂家植物制剂提取过程中也大相径庭，

并且在提取过程中也使用了不同的提取物。因此，即使是同一种植物在两个不同的厂家进行提取，其最终产品的精确成分也可能不尽相同，因而其包含的活性成分也可能存在一定差异。例如，由国家消费者实验室在 2000 年进行的产品分析结果显示 27 种锯叶棕制剂的游离脂肪酸含量变异程度从 0 到 95％，只有 17 种产品的游离脂肪酸含量超过了标准含量的 85％。有报道在少部分治疗前列腺增生症的植物制剂中掺杂了 α 受体阻滞药或 5α-还原酶抑制药（Elterman et al, 2010）。

（三）作用机制

植物制剂的作用机制仍不明确（Lowe et al, 1998），已经有许多体外试验研究试图阐明植物制剂的作用机制，并且提出了许多可能的作用机制（框图 4-2）。但这些研究中所应用的药物剂量均比临床实际应用的标准剂量高出许多倍。植物制剂的生物效应通常是在组织培养的情况下测定的，并不能准确反映药物在体内的作用效果（Lowe and Ku, 1996）。目前引起最大关注的三种作用机制包括抗炎作用、5α-还原酶抑制作用和改变生长因子作用。

框图 4-2 植物制剂可能的作用机制

抑制 5α-还原酶
抗炎作用
干扰生长因子
抗雄激素作用
雌激素氧作用
抑制芳香化酶
降低性激素结合蛋白
改变胆固醇代谢
对 α 肾上腺素能受体作用
游离自由基清除作用
改变脂质过氧化
调节泌乳素介导的前列腺增生
保护膀胱和逼尿肌功能
安慰剂作用

抗炎作用可以由前列腺素合成效果调控。植物黄酮类物质是环氧合酶和脂肪氧化酶双重抑制药（Bach and Walker, 1982; Buck, 1996）。黄酮是

一种植物雌激素,常见于植物和草本中,已经有研究显示其具有强大的环氧合酶抑制作用(Mower et al,1984;Alcaraz and Ferrandiz,1987)。锯叶棕(哌米松)显示出对磷脂酶 A2 活性具有抑制作用,因此可以降低花生四烯酸代谢,减少前列腺素 E_2 合成(Plosker and Brogden,1996)。此外,在另两项不同的研究中,Paubert-Braquet 及其同事(1994,1997)证实锯叶棕和非洲臀果木制剂(太得恩)可以抑制脂质氧化酶代谢产物,抑制中性粒细胞产生白细胞三烯。

锯叶棕最可能的作用机制是 5α-还原酶抑制药作用(Plosker and Brogden,1996)。DHT 可以减少睾酮转换,并可能减小前列腺体积。尽管在一些实验模型中观察到锯叶棕制剂的 5α-还原酶抑制药作用(Sultan et al,1984),体外或体内试验研究仍不能证实这一效果(Rhodes et al,1993;Weeisser et al,1996)。

有两项离体研究的结果还存在矛盾。在一项研究中,耻骨上前列腺切除 3 个月前给予治疗,与安慰剂组相比,前列腺内 DHT 水平下降,睾酮浓度增加,提示锯叶棕具有 5α-还原酶抑制药效果(Di Silverio et al,1998)。在另一项相似的研究中,应用锯叶棕(IDS-89)治疗 3 个月后,前列腺组织中 5α-还原酶、3α-羟基氧甾醇和 3β-羟基氧甾醇氧化还原酶与安慰剂组相比并无差异(Weisser et al,1996)。在健康男性志愿者中进行的一项体内研究证实非那雄胺可以降低血清 DHT 水平,而锯叶棕没有类似效果(Strauch et al,1994)。临床研究方面,一项大规模多中心试验比较了锯叶棕和非那雄胺的治疗效果,锯叶棕治疗对于患者 PSA 水平没有影响,前列腺体积仅有 6% 的缩小。而非那雄胺组患者的 PSA 水平下降了 41%,前列腺体积缩小了 18%(Carraro et al,1996)。

锯叶棕可以使细胞核膜崩解,但对于细胞膜完整性没有影响(Bayne et al,1999)。因此有了细胞内理论。但这种超生理状态下的细胞培养研究是否能反映体内实际情况尚没有证据证实。

植物制剂还被认为可以通过改变生长因子介导的生长和增殖途径发生作用。体外研究证实非洲臀果木可以抑制碱性成纤维生长因子(bFGF)和表皮生长因子(EGF),而这两种生长因子可以诱导人和鼠前列腺成纤维细胞增生(Paubert-Braquet et al,1994;Yablonsky et al,1997)。其后对于锯叶棕在人前列腺穿刺标本细胞培养进行研究,也显示出对 bFGF 和 EGF 介导的 BPH 细胞增生具有抑制作用(Paubert-Braquet et al,1998)。此外,在人体转移试验研究中发现锯叶棕治疗后前列腺切除标本中组织 EGF 水平降低,特别是尿道周围组织降低更明显(DiSilverio et al,1998)。

虽然研究数据提示植物制剂可能有多种作用机制,但目前还不能确定这些可能的作用机制中哪种会引起临床治疗反应。

1. 锯叶棕(锯叶棕果实)

锯叶棕是美国塞润桐或矮棕榈的浆果,是目前治疗 LUTS 或 BPH 最有效的植物成分。虽然已有众多关于锯叶棕果实提取物的临床研究结果发表,但多数是非对照开放性试验,对确定这些植物制剂的临床有效性仅能提供很少的有价值的信息。虽然已经有许多安慰剂对照研究结果发表,但绝大多数有缺陷,而且没有一项研究符合国际 BPH 咨询委员会评价 LUTS 治疗结果的标准(Denis et al,1998)。先前的研究价值有限,因为其病人数量少、时间短(1~3 个月)、缺少标准化症状评分应用。例如,在两篇 meta 分析(Wilt et al,1998;Boyle et al,2000)总结发现只有夜尿症状在所有研究中都进行了分析。在 Wilt 及其同事(1998)的 meta 分析中总结了 18 项临床研究,涉及 2939 例服用不同种类锯叶棕单药或者联合治疗的患者,在 10 项临床研究中,治疗组和安慰组患者平均夜尿数量的加权差异在 -0.76 倍(-1.22~-0.32)。Boyle 及其同事研究(2000)的 meta 分析了 13 项临床研究,涉及 2859 例只服用哌米松(一种锯叶棕制剂)的患者,患者的夜尿次数减少了 0.50 次(±0.01)。Wilt 及其同事的系统回顾分别在 1998、2002、2009 及 2012 年(MacDonald et al,2012)出版以用于评估锯叶棕有效性及不良反应。最初他们的研究是中度支持锯叶棕的有效性。2009 年 9 项新研究包含 2053 名患者(增加了 64.8%)被纳入研究。其中 3 个重要的关于锯叶棕及安慰剂的研究增加了 419 个病人及 3 项评估要点(IPSS、最大尿流率、前列腺体积)。最终纳入了 30 个持续了 4~6 周的随机试验,共5222 名患者。其中 26 项是双盲试验,并且 18项研究的治疗效果不公开。通过这些由 Bent 及其同事(2006)、Tacckllind 及其同事(2009)报道的双盲、安慰剂对照的试验揭示了锯叶棕在改善 IPSS、最大尿流率及降低前列腺体积方面并不优于安慰剂。在夜尿症方面,9 项短期且非高质量研究表明锯叶棕并不显著优于安慰剂(平均减少 0.78 次/晚,95%CI −1.34~−0.22,$P<0.05$)。锯叶棕同样也不优于非那雄胺和坦索罗辛。最新研究(MacDonald et al,2012)表明即使剂量提高 2~3 倍,对比安慰剂组,锯叶棕治疗依旧不能改善 BPH 病史的 LUTS 症状、最大尿流率及夜尿症状。

虽然 meta 分析有其内在缺陷(框图 4-3),但其把锯叶棕治疗症状性 BPH/LUTS 临床研究的信息最大程度的收集分析,在没有完善的随机安慰剂对照研究前这些 meta 分析还是能够提供最好的信息。然而,在以前的 meta 分析中有将近35%的分析结果并不能准确地预测其后的随机对照研究(LeLorier et al,1997)。当前 meta 分析表明在对于 LUTS 治疗上锯叶棕并不比安慰剂更加有效。CAMUS 的研究用于解决这些问题并且得出以下结论:增加锯叶棕制剂剂量不会比安慰剂组更能改善 LUTS 症状(Barry et al,2011);即使使用高剂量锯叶棕制剂,其对于血清 PSA 水平效果影响也不优于安慰剂组(Andriole et al,2013);锯叶棕制剂是安全的(Avins et al,2013)。

框图 4-3 Meta 分析的内在缺陷

将单一研究偏倚合并
产生新的偏倚
　研究的选择偏倚
　发表偏倚(通常只发表阳性试验结果)
　语言偏倚
研究的异质性
　入选/排除标准
　研究设计
　效果评价
　不同的安慰剂反应率
　研究时间

---

2. 非洲臀果木(非洲李树)

除了以前讨论过的可能作用机制,推测非洲臀果木对 LUTS 的治疗获益还包括对梗阻性膀胱的保护作用。应用部分 BOO 兔动物模型,Levin 及其同事(1996)证实如果预先应用非洲臀果木治疗,膀胱的重量、顺应性及对各种不同形式的收缩反应变化都可以得到调节。

在一篇对非洲臀果木(太得恩)进行的临床经验综述中确定共有 2262 例患者接受治疗,其中1810 例为开放性研究,452 例为对照研究(Andro and Riffaud,1995)。在 1972 年至 1990 年间共有12 项双盲、安慰剂对照研究,但只有一项研究入选患者超过 100 例,而且没有观察期超过 12 周或者应用标准症状评分的研究。一项持续 2 个月的开放研究(Breza et al,1998)与一项持续 2 个月的以 50mg 每日 2 次与 100mg 每日 1 次对比的研究(Chatelain et al,1999)都显示其可以使 IPSS 评分降低 40%(5.4 分 vs.6.4 分)并使得 PFR 改善18%(2.1vs.1.7ml/s)。但是因为缺少安慰剂对照,药物的实际作用效果大小不能确定。因此,至少在太得恩与 IPSS 相关性研究中,非洲臀果木的有效性不能得到证实。此外,很少有关于其他的非洲臀果木提取物的研究数据。因此,这些研究中没有符合国际 BPH 咨询委员会推荐临床指南标准的研究。另有一项 Cochrane 协助完成的Mate 分析(Wilt et al,2002a)总结认为该药物可能有效但仍缺乏验证。因此,有关非洲臀果木的临床疗效尚无定论。

3. 非洲星草

有关非洲星草的两项研究包括为期 6 个月涉及 200 例患者的双盲、安慰剂对照研究(Berges et al,1995)和其后的开放性随访研究(Berges et al,2000)。在开始的研究中症状评分(IPSS)、生活质量、PFRs 和 PVRs 的改善具有统计学意义(Berges et al,1995)。安慰剂组患者上述参数也有轻度改善。β-谷甾醇组患者的 IPSS 评分改善 7.4 分,安慰剂组患者的 IPSS 评分改善 2.3 分。与之相似,治疗组患者最大尿流率改善 5.2ml/s,安慰剂组改善1.1ml/s。在以往治疗 BPH 的其他任何药物研究中还没有观察到如此明显的改善。

在随访研究中,患者可以继续谷甾醇治疗或转为谷甾醇治疗。在 38 例继续接受谷甾醇治疗的患者中,IPSS 评分仍然持续有改善。在 27 例开始接受安慰剂治疗而后改为谷甾醇治疗的患者中,其 IPSS 评分和 PFRs 可以到达相似的改善水平。令人惊讶的是,在 12 例患者停止治疗 12 个月内还能维持相似的改善水平。这提示间歇治疗可能是一种选择。

另一种制剂——阿唑前列素(azuprosta)主要包含从非洲星草及松树和云杉(云杉苷)中提取的 β-谷甾醇。虽然是混合提取制剂,但活性 β-谷甾醇在这三种植物成分中很常见。阿唑前列素的效果曾经在一项为期 6 个月涉及 177 例患者的随机安慰剂对照研究中进行评估(Klippel et al,1997)。结果发现患者的 IPSS 评分、PFRs 和 PVR 都有明显改善。患者的 IPSS 评分改善 8.2 分,安慰剂组患者 IPSS 评分改善 2.8 分。治疗组 PFRs 改善 8.9ml/s,安慰剂组改善 4.4ml/s。在以往治疗 BPH 或者 LUTS 的其他任何药物中还没有观察到如此明显的改善。这些研究结果让人难以置信,治疗后的 PFRs 竟然能够达到 19.4ml/s,这是青年男性的尿流率正常值,而不是研究中该年龄段男性的典型表现。如果这一结果能够重复,简直可以与手术干预相媲美。

Wilt 及其同事(1999)对 β-谷甾醇的临床研究进行了 Meta 分析。共有 4 篇试验研究三种不同的制剂入选,包括谷甾醇、阿唑前列素和 WA184,这三种制剂包含不同剂量的 β-谷甾醇。WA184 并不能改善 PFRs(Kadow et al,1986)。同样,因为前述原因,Meta 分析结果可信度有所降低。Meta 分析结论认为 β-谷甾醇能够改善泌尿系统症状和尿流率,但长期疗效、安全性以及能否预防 BPH 并发症还不确定(Wilt et al,1999)。

4. 番茄红素及其他提取物

Llic 和 Misso(2012)进行的一项系统回顾包括 8 项最好的番茄红素的研究,并认为这些研究既不能支持也不能反对番茄红素对于 BPH 的治疗和预防效果。异黄酮类化合物(Soylife 40)的研究包含了 176 名男性,结果显示其疗效相对于安慰剂组仅有微弱优势。而表 4-14 中列出的其他提取物(荨麻、西葫芦籽、黑麦、仙人掌属植物)有关的已发表的临床研究更少。这些提取物中,关于舍尼通有 2 项安慰剂对照研究发表于 20 年前,并且没有进行标准评分。这两项研究通过使用不同剂量的药物,分别持续了 12 周和 24 周,录入了 103 名及 60 名患者(Buck et al,1990)。Wilt 及其同事(1999)进行的关于舍尼通的一项系统回顾及 meta 分析认为其可以改善整体的泌尿系统症状包括夜尿症,但仍需额外的试验来评估其临床疗效(MacDonald et al,1999)。Zhang 和他的同事(2008)报道了一项随机、双盲、安慰剂对照的关于亚麻籽提取物(包含 33% 亚麻木酚素,SDG)的试验。SDG 被用于一项包含 87 名 LUTS 或 BPH 患者的研究中以评估其缓解 LUTS 症状的能力。该研究持续了 4 个月,分别给予每日 0mg(安慰剂组)、300mg 和 600mg。共 78 名患者完成 4 个月的研究。对于每日 0、300 和 600mg SDG 分组,IPSS 分别下降 3.67 ± 1.56、1.18 ± 1.18、6.88 ± 1.56(均值 ± 标准误,与基线相比 $P = 0.100$,< 0.001 和 < 0.001),生活指数评分提高了 0.71 ± 0.23、1.48 ± 0.24、1.75 ± 0.25(均值 ± 标准误,对比安慰剂组 $P = 0.163$ 和 0.012,对比基线 $P = 0.103$,< 0.001 和 < 0.001)而且 LUTS 等级由"中度/重度"变为"轻度"的人数分别增加 3、6、10 名(相比基线 $P = 0.188$、0.032 和 0.012),最大尿流率无明显增加,分别是 0.13 ± 1.57、1.86 ± 1.08 和 2.7 ± 1.93ml/s(均值 ± 标准误,无统计学意义);并且残余尿量也无明显变化,分别减少 29.4 ± 20.46、19.2 ± 16.91 和 55.62 ± 36.45ml(均值 ± 标准误,无统计学意义)。研究观察到 IPSS 评分和生活质量评分变化与血浆中木脂素浓度变化呈正相关。Zhang 和他的同事(2008)认为膳食亚麻籽木脂素提取物可显著改善 LUTS,并且其疗效显著,与 α_{1A} 受体阻滞药和 5α-还原酶抑制药效果相当。

(四)小结

绝大多数植物制剂的提取方法和提取成分都存在差异,因此很难对这些制剂进行相互比较。虽然有体外试验研究已经提出可能的药理作用机制,但还不确定哪种体外作用机制可以产生体内临床疗效。因此还需要有第三方监督的随机安慰剂对照研究来明确这些植物制剂的临床疗效。同时,植物制剂应该像其他管制药物一样接受监督和试验验证。

十一、急性尿潴留

(一)急性尿潴留的处理

急性尿潴留是全世界多数泌尿外科医师最常见的泌尿系统急症,同时也是多数外科或老年科医师会遇到的情况。急性尿潴留可以是自发的,这种情况通常与 LUTS 或 BPH 有关,或者一些其他的因素如药物诱发,特别是抗胆碱能药物或者交感神经药物,这些药物通常存在于咳嗽药或者感冒药中。泌尿系统感染、过量液体摄入和手术因素(术后疼痛、麻醉、镇痛等)可能导致继发的急性尿潴留。这两种情况显然存在重叠,病情具有潜在或者进展性的 BPE 或 BOO 的患者可以被以上因素诱发尿潴留。

来自美国(Jacobsen et al,1997;Meigs et al,1999)、荷兰(Verhamme et al,2005)及英国(Cathart et al,2006)人群队列研究叙述了急性尿潴留的发病率,虽然它在人群中发病率并不算高。Verhamme 及其同事通过覆盖全荷兰男性的全科医生记录研究认为急性尿潴留发病率为 2.2 人/(1000 人·年),其中 40% 是继发的(图 4-15);急性尿潴留是 49% 的 LUTS 或 BPH 患者的首发症状,而且这类患者发生尿潴留的概率是一般人群的 11 倍[18.3 人/(1000 人·年)]。因此他们认为急性尿潴留在一般人群中发病率很低,而在 LUTS 或者 BPH 患者中占有相当大的比例。Cathcart 及其同事(2006)回顾了英国的数据,认为急性尿潴留的发病率为 3.1 人/(1000 人·年)。

这些数字都低于美国的两个队列研究。Jacobsen 及其同事(1997)在奥姆斯特德县的队列研究报道为 6.8 人/(1000 人·年),而卫生人员专业随访研究报道为 4.5 人/(1000 人·年)。这可能是因为美国地区的 BPH 或者 LUTS 患病率高于欧洲导致的选择偏倚(33% 的奥姆斯特德人IPSS 评分大于 8 分,30% 的上述随访对象诊断为BPH 或者 LUTS,而荷兰的仅为 8%)。那些有安慰剂对照一系列大型研究如非那雄胺、MTOPS和 CombAT 的研究提示年龄增加、LUTS 存在、尿流率下降、前列腺增大或 PSA 升高都会增加急性尿潴留的风险。

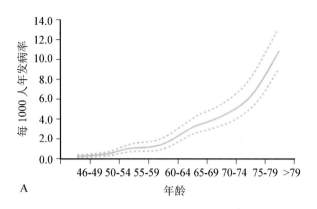

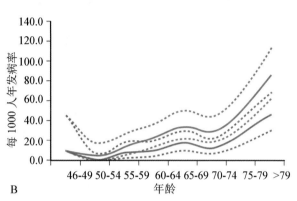

图 4-15　**荷兰男性普通人群急性尿潴留发生率(A)和具有下尿路症状或良性前列腺增生患者急性尿潴留发生率(B)**(From Verhamme KM, Dieleman JP, van Wijk MA, et al. Low incidence of acute urinary retention in the general male population: the triumph project. Eur Urol 2005;47:494-8.)

急性尿潴留发生时,多数患者接受了导尿或周期性自行导尿治疗。有时候置管患者可以通过试验性拔管直接拔除导尿管(Emberton and Fitzpatrick,2008)。Taube 和 Gajraj 推测部分尿潴留是动态的而非静态梗阻引发,所以相当比例的男性在拔除尿管后能自行排尿(Taube and Gajraj,1989)。如果尿潴留是由前列腺平滑肌水平交感神经活动引起的,α 受体阻滞药应该可以增加拔管后自行排尿的成功率。

阿夫唑嗪(McNeill et al,2005)和坦索罗辛(Lucas et al,2005)可以增加急性尿潴留排尿成功率。在一项多中心研究中,360 名接受急诊导尿患者双盲随机使用阿夫唑嗪或者安慰剂 10mg每日一次,持续 3 日(第一期)。所有成功拔管的患者,无论治疗效果如何,继续双盲随机口服阿夫唑嗪片或者安慰剂 10mg 每日一次,持续 6 个月(第二期)。与安慰剂相比,应用阿夫唑嗪片患者拔管成功率显著提高(分别为 58/121,47.9%;146/236,61.9%;$P=0.12$)。在第二期,阿夫唑嗪组有 14/82 例(17.1%)患者接受手术治疗,其中治疗 1 个月后手术的为 5/14 例(36%),治疗 3 个月后手术的为 8/14 例(57%);而安慰剂组分别为 20/83 例(24.1%)、13/20 例(65%)和 14/17 例(85%)。因急性尿潴留复发而进行手术治疗是 2 组治疗失败的主要原因[阿夫唑嗪组为 11/14 例(78.6%),安慰剂组为 16/20 例(80%)]。与安慰剂组相比,治疗 1 个月、3 个月和 6 个月后阿夫唑嗪组分别使 Kaplan-Meier 生存率提高了 9.6%($P=0.04$)、11.4%($P=0.04$)和 8.3%($P=0.20$),手术风险降低了 61%、52% 和 29%。高 PSA 和拔管后残余尿量可显著提高急性尿潴留和前列腺手术风险(McNeill et al,2005)。

一项经济学分析(Annemans et al,2005)显示,在成功的拔管前后使用阿夫唑嗪可以降低前 6 个月的治疗成本。但是即使曾经成功的患者也有很高的治疗失败率,而其中 80% 发生在 6 个月以内(Cathcart et al,2006)。此时应考虑外科手术和(或)压力流率检测。

(二)药物治疗在预防急性尿潴留中的应用

想要了解药物治疗能否预防急性尿潴留,大规模、随机、双盲、安慰剂对照的长时间持续研究是必须的。在 MTOPS 试验中,使用非那雄胺或者非那雄胺联合多沙唑嗪可以降低急性尿潴留的发病率,而多沙唑嗪单独治疗无此效果(McConnell et al,2003)。DeBuuye 及其同事(2004)对于度他雄胺的研究也显示出相似的结果。由于大体积前列腺患者发生尿潴留的可能性提高了 3 倍(Jacobsen et al,1997),因此加入这些大体积前列腺的男性增加了观察到急性尿潴留的可能。一项持续 3 年的开放性前瞻性研究显示尿潴留的风险为 0.3%(Lukacs et al,2000)。这明显低于一项男性年龄匹配的队列研究中尿潴留的预测值(Jacobsen et al,1997),但这更多的可能是药物延迟而非预防了尿潴留的发生。试验表明,5α-还原酶抑制药可以预防急性尿潴留的发生。

十二、男性下尿路症状非手术疗法展望

LUTS 和 BPH 的非手术治疗发展缓慢,偶尔才会显著突破。对于多数患者来说,药物治疗比观察等待症状改善更明显(Hutchison et al,2007),但药物治疗效果仍然弱于手术治疗。正如 Clifford 和 Farmer(2000)在 α 受体阻滞药和非那雄胺的 meta 分析中所说"无论是症状抑制还是流速改善,无论是非那雄胺还是 α 受体阻滞药都不能接近前列腺手术效果",因此,在已知范围内探索新的治疗方式可能比现有疗法更有效。在本文最后,最大的变化是强调了 PDE5I 通路在 LUTS 治疗中的重要性,并且认为单独使用 PDE5I 抑制药或将其与 α 受体阻滞药联合使用是有效的尝试。开发其他类型的松弛平滑肌的药物和进一步靶向非前列腺因素可能是潜在的机会(图 4-16)。

Langenstroer 和 Associates(1993)报道了人类前列腺组织中含有内源性内皮素,而内皮素可以引起前列腺强烈收缩。Kobayashi 及其同事(1994)已经描述了人前列腺内皮素受体亚型的结合特性。内皮素在人前列腺中的收缩反应不能通过 α_1 受体阻滞药预处理而消除,这表明了内皮素拮抗药可能使前列腺增生中前列腺平滑肌舒张。炎症通路参与 LUTS 和 BPH 发病的机制目前已非常清楚,炎症过程中的调节机制仍处于发展阶段。联合使用环氧化酶-2(COX-2)和 α 受体阻滞药能改善提高效果(Jhang et al,2013)。研究代谢综合征、脂质代谢、性激素疾病和炎症途径之间的联系也可能在将来开发有用的药物。LUTS 的其他潜在调控药物包括生长因子,例如维生素 D3 受体类似物(依卡他醇)、催产素拮抗药和大麻素系统调节药(脂肪酸酰胺水解酶抑制药),但这些仍需要在临床研究中进行进一步的评估。其他的化合物如瞬时受体潜在的香草醛拮抗药、Rho 激酶抑制药、嘌呤受体阻断药、己糖激酶阻滞药和内皮素靶向药物,仍处于试验阶段(Füllhase et al,2014)。在接下来的 5 年内,LUTS 和 BPH 的治疗将更重视个体差异性,并且可能更强调基

因影响,以考虑疾病的遗传性和变异性,虽然就目前来说还没有哪个单个基因多态性与临床使用的 LUTS 或者 BPH 参数具有相关性(Berges et al,2011)。

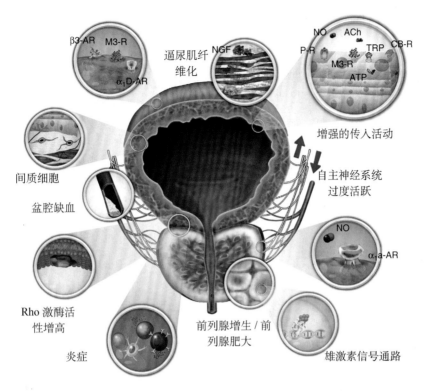

图 4-16　**未来非手术治疗的病理生理机制和靶标**(From Soler R,Andersson KE,Chancellor MB,et al. Future direction in pharmacotherapy for non-neurogenic male lower urinary tract symptoms. Eur Urol 2013;64:610-21.)

要点:良性前列腺增生处理的评估和非手术治疗

- BPH 是中年以上男性 LUTS 最常见的原因。
- 评估需要病史、症状评分(IPSS)和详细的体格检查,包括肛门指检。
- 尿流率和残余尿量测定是有益的;当考虑前列腺癌需要改变个体诊疗策略时,检测 PSA 是必要的。
- 使用 α 受体阻滞药或者 5α-还原酶抑制药(当前列腺体积较大时)是治疗非复杂性 LUTS 的首选药物。
- α 受体阻滞药与 5α-还原酶抑制药联合治疗已被证明是最有效的预防疾病进展的手段,并且在适当情况下可以成为护理标准。
- M 受体阻滞药和磷酸二酯酶抑制药可以有效帮助男性对抗储尿期症状和 ED,并且这些药物的真正重要性将随时间推移变得更加显著。

　　非前列腺因素也对 LUTS 和 BPH 有帮助。LUTS 具有复杂的病理生理学原因,不仅仅涉及前列腺和膀胱,还有其他途径的介入,如内分泌、肾脏、神经系统和心血管通路等,这些因素的重要性可能在以后的 LUTS 治疗中得到重视。我们目前对于 LUTS 和 BPH 的病理生理学了解尚不成熟,必须在这方面有更深入的发展。这些知识将更有效地利用现有疗法,并为下一代治疗方式

提供理论依据。

参考文献

完整的参考文献列表通过 www. expertconsult. com 在线获取。

推荐阅读

Berry SJ, Coffey DS, Walsh PC, et al. The development of human benign prostatic hyperplasia with age. J Urol 1984;132 (3):474-9.

Chapple C, Abrams P, editors. Male lower urinary tract symptoms (LUTS). An international consultation. Montreal, ICUD : Societe Internationaled' Urologie;2013.

Garraway WM, Collins GN, Lee RJ. High prevalence of benign prostatic hypertrophy in the community. Lancet 1991;338 (8765):469-71.

Hutchison A, Farmer R, Verhamme K, et al. The effi cacy of drugs for the treatment of LUTS/BPH, a study in 6 European countries. Eur Urol 2007;51 (1):207-15,discussion 215-206.

Jacobsen SJ, Jacobson DJ, Girman CJ, et al. Natural history of prostatism:risk factors for acute urinary retention. J Urol 1997;158 (2):481-7.

Kohler T, McVary K. The relationship between erectile dysfunction and lower urinary tract symptoms and the role of phosphodiesterase type 5 inhibitors. Eur Urol 2009;55 (1):38-48.

McConnell JD, Roehrborn CG, Bautista OM, et al. The long-term effect of doxazosin, finasteride, and combination therapy on the clinical progression of benign prostatic hyperplasia. N Engl J Med 2003; 349 (25): 2387-98.

McNeill SA, Hargreave TB, Roehrborn CG. Alfuzosin 10 mg once daily in the management of acute urinary retention:results of a double-blind placebo-controlled study. Urology 2005;65 (1):83-9,discussion 89-90.

McVary KT, Roehrborn CG, Avins AL, et al. Update on AUA guideline on the management of benign prostatic hyperplasia. J Urol 2011;185 (5):1793-803.

National Institute for Health and Care Excellence (NICE). Lower urinary tract symptoms:the management of lower urinary tract symptoms in men. London : National Clinical Guideline Centre;2010.

Oelke M, Bachmann A, Descazeaud A, et al. EAU guidelines on the treatment and follow-up of non-neurogenic male lower urinary tract symptoms including benign prostatic obstruction. Eur Urol 2013;64 (1):118-40.

Roehrborn C, Siami P, Barkin J, et al. The effects of dutasteride, tamsulosin and combination therapy on lower urinary tract symptoms in men with benign prostatic hyperplasia and prostatic enlargement:2-year results from the CombAT study. J Urol 2008;179 (2):616-21,discussion 621.

Roehrborn CG, Boyle P, Bergner D, et al. Serum prostate-specific antigen and prostate volume predict long-term changes in symptoms and flow rate:results of a four-year, randomized trial comparing fi nasteride versus placebo. PLESS Study Group. Urology 1999;54 (4):662-9.

Roehrborn CG, Malice M, Cook TJ, et al. Clinical predictors of spontaneous acute urinary retention in men with LUTS and clinical BPH:a comprehensive analysis of the pooled placebo groups of several large clinical trials. Urology 2001;58 (2):210-6.

Wasson JH, Reda DJ, Bruskewitz RC, et al. A comparison of transurethral surgery with watchful waiting for moderate symptoms of benign prostatic hyperplasia. The Veterans Affairs Cooperative Study Group on Transurethral Resection of the Prostate. N Engl J Med 1995;332 (2):75-9.

（朱依萍　施国伟　阮　渊　赵宇阳　郭三维　王永传　魏若晶　李中兴　**编译**　荆翌峰　**审校**）

第5章 良性前列腺增生的微创和内镜治疗

Charles Welliver, MD, and Kevin T. McVary, MD, FACS

流行病学和市场份额

病情检查

效果定义

术前因素

特定技术

良性前列腺增生（benign prostate hyperplasia，BPH）可以引起尿路梗阻在人类最早的医疗活动中就被认识到。18世纪，Morgagni是最早对良性前列腺增生做描述的学者之一（Morgagni，1760）。对前列腺良性增生的最初手术治疗是通过耻骨上入路和会阴入路的开放手术。这些手术往往出血量很大并伴随着令人无法接受的高死亡率与致残率。经尿道前列腺切除术（transurethral resection of the prostate，TURP）的出现在等待观察与开放前列腺切除术（open prostatectomy，OP）之外提供了新的选择。但是由于设备原始和缺乏对术后并发症的完整理解，这种手术的致残率甚至致死率依旧居高不下。

随着20世纪90年代以来药物治疗的引入，需要手术治疗的良性前列腺增生相关下尿路症状（LUTS）比例逐年下降。对于患者而言，药物治疗相对传统的手术治疗是一种低风险选择，然而代价是较差的预后和长时间的治疗过程。虽然药物治疗取得长足进步，仍有许多患者需要最终的手术治疗。

随着包括多种微创外科技术（MISTs）丰富了内镜操作的选择，泌尿外科医生可以在药物治疗和手术切除之间有更多的治疗选择。随之而来的是治疗下尿路症状和良性前列腺增生手术方法的井喷式发展。新技术的诞生虽然令人振奋，但其中一些应用范围小、随访时间短的技术也随着时间的推移被遗忘。

激烈的市场竞争让泌尿外科医生在选择一项新技术时不得不审慎。当把新技术与经典的单电极TURP（M-TURP）手术做对比时，过时的数据无法反映同时代TURP手术的结果。另外，安慰剂效应在所有LUTS-BPH治疗中都不容忽视，如果研究方法设计不严谨，比如无对照单队列研究，固有的安慰剂效应或假效果会被误认为新技术的效果。

本章节我们将探讨可用于LUTS-BPH治疗的多种方法。我们将着重分析各种技术的优势和不足及其它们对患者预后的影响。经尿道前列腺切除术的地位非常重要，它在几个世纪的时间里是唯一的内镜手术方法，而且有大量的相关文献。这种方法至今仍被认为是手术的金标准，几乎所有新技术都要与TURP做随机对照研究。

一、流行病学和市场份额

（一）市场份额

随着20世纪80年代α受体阻滞药治疗的兴起，BPH手术治疗比率不断下降。多中心的医疗数据库研究发现，1999年至2005年间，BPH手术率以每年5%的速度下降。但是同样在1999年至2005年间，BPH手术治疗的总例数增长了44%，这是由于热疗或激光治疗增加了529%。

最新的研究数据（Malaeb et al，2012）显示，BPH和LUTS手术治疗的总例数于2005年达到最高点,到 2008 年时减少了 19.8%。这项研究同时指出,虽然出现了双极电切设备,TURP 手术仍持续减少。2005 至 2008 年,热疗和激光治疗的总数也在下降。唯一在 2005 年后保持增长势头的手术方法仅有激光汽化疗法。

分析泌尿外科医生治疗日志可以得到更深入的结果——通过分析 3995 份日志,发现 59% 的医生只做 TURP,8% 只做激光手术。2004 年到 2010 年,激光手术的占比从 11% 增至 44%。选择 TURP 手术或激光手术与医生年龄无关,选择激光手术的医生往往有更多的病人。有趣的是,2008 年以后激光手术(44%)和传统 TURP 手术(56%)的占比趋于稳定,这可能意味着市场的饱和已经到来(Lowrance et al,2013)。

(二)良性前列腺增生外科治疗的流行病学

良性前列腺增生引起的下尿路症状和组织学良性前列腺增生随年龄增加而更加普遍。巴尔的摩纵向研究(Guess et al,1990)检查了 1057 名男性,发现"前列腺疾病状态"或良性前列腺增生排尿功能障碍发生率从 40—49 岁年龄组的 26% 增至 70—79 岁年龄组的 79%。Chute 等在 1993 年的美国罗切斯特市奥姆斯特德县的研究显示有症状的前列腺增生在 40—49 岁年龄组为 26%,大于 70 岁年龄组则增至 46%。

有组织学证据的良性前列腺增生发生率也与年龄相关。Berry 等 1983 年的调查结果显示 70—79 岁组检出率为 82%,30—39 岁组仅有 8%。1964 年,Robson 在尸检中发现在 50—59 岁,60—69 岁和 70 岁以上组,大体观察前列腺增生并有组织学证据的比例为 14%、37% 和 37%。

1. 年龄增长

Glynn 等于 1985 年发表的前瞻性研究结果显示,80 岁良性前列腺增生手术的概率显著高于 40 岁。Lytton 等于 1968 年发表的回顾性研究同样显示手术概率在 70—79 岁明显增加。

2. 良性前列腺增生药物治疗作用

药物治疗 LUTS 和 BPH 所取得的成功曾经降低了 BPH 需要手术的比例。BPH 患者手术治疗的年龄较之前普遍延后(Vela-Navarrete et al,2005),并且术后并发症也有所增加(Choiet al,2012)。

2011 年,Izard 和 Nickel 进行了一项有趣的

加拿大单中心回顾性研究进一步指出了 LUTS 和 BPH 手术干预患者的改变。他们对 1988、1998 和 2008 年做 TURP 手术的患者进行了以下几点的对比:术前 BPH 药物使用情况、手术指征、术后并发症以及术前 BPH 相关事件。研究发现,1998 年到 2008 年,TURP 手术总量虽然减少了 60%,但手术人数占比却有所增加,而且药物治疗无效的手术指征占比在 1988、1998 和 2008 年分别为 0、36%、87%,增长势头显著。非常棘手的是,术前 BPH 相关的急性尿潴留和肾积水在 2008 年非常多见,而 1988 年则相对很少。另外,术后并发症概率和术后带管出院的比例,2008 年显著高于 1988 年。这项研究非常明确地指出多年来药物治疗造成的 BPH 手术病人群变化情况,药物治疗有可能造成了膀胱和上尿路功能的失代偿。这项研究的结果与 Flanigan 等在 1998 年的研究结果一致:他发现患者不经过药物治疗,直接做 TURP 手术相较于长期等待观察后的患者术后可以获得更高的尿流率和更低的症状量表评分。这提示等待对手术效果是有影响的。然而,排尿功能在无治疗情况下的恶化基线特征未做定义。

3. 前列腺大小

虽然前列腺大小与膀胱出口梗阻(bladder outlet obstruction,BOO)之间没有必然联系,但前列腺体积却似乎与是否决定手术有关联。虽然 Berry 等于 1984 年发表的研究结果在药物治疗普及之前,但仍然提示前列腺体积与是否决定手术有关联。同时期的数据还显示前列腺体积与是否需要手术的关联度还受到其他多种因素的影响。目前普遍应用的 5α-还原酶抑制药同时减小了前列腺体积和需要手术的比例(McConnel et al,1998 和 Roehrborn et al,2002),如果前列腺体积较小,则手术的需求更低。

但值得注意的是,其他的大规模研究,分析前列腺体积造成手术必要性的分析,其数据往往容易受到其他种类 BPH 治疗方法的干扰。虽然无法缩小前列腺体积,α 受体阻滞药可以在前列腺持续增大的情况下减轻排尿症状。在一些使用药物治疗直至药物无效必须手术的病例中,前列腺体积往往更大。这种情况就会对前列腺体积增大导致需要手术干预的推论造成干扰,因为药物治

疗造成了选择性偏倚。

告知。

> **要点：流行病学和市场份额**
>
> - 药物治疗和新技术的引入改变了治疗 LUTS 和 BPH 的选择。
> - 虽然多因素影响其接受程度，但基于激光的治疗有显著增长趋势。
> - 过去几十年间，多种因素的影响已经改变了既往 BPH 发展到手术治疗的病程。这种改变正在带来更多挑战。

二、病情检查

对 LUTS 和 BPH 的评估必须保证病史完整翔实，尤其是对于 LUTS，必须用可靠的量表认真评估。全面且重点突出的体格检查必须包括简单的神经系统功能筛查、腹部体检和泌尿生殖系统体检，包括肛门指诊（digital rectal examination, DRE）。尿液分析同样重要，另外对于以夜尿增多为主要症状的患者需要记录排尿日记。病情检查的具体流程见图 5-1 及图 5-2（McVary et al, 2011）。治疗所要达到的目标应在充分的医患沟通前提下予以明确。

前列腺癌筛查的必要性近年来变得有争议。美国泌尿外科医师协会（AUA）指定的良性前列腺增生诊疗指南（McVary et al, 2011）建议对预期生存超过 10 年且有下尿路症状的高龄男性进行 PSA 筛查。最新的指南则指出，PSA 筛查对 55－69 岁男性获益最大。如果患者依从，则筛查内容应当包括直肠指诊和血清 PSA 检测。虽然 PSA 是作为前列腺癌的筛查指标，但其同时具有反映前列腺大小的作用，从而对 BPH 治疗方法的选择有指导意义。因此，我们认可这项检查。

治疗的目的应当指导对患者病情的评估，在评估患者排尿情况的同时需要考虑其他全身疾病对排尿的影响。应当明确 BPH 引起排尿症状的作用，这对评估治疗可能的收益非常重要。任何形式的治疗，其必要性和有效概率都应与治疗相关的风险充分权衡。最后，医生的评估结果和相应的治疗方案应当用患者可以理解的语言，充分

三、效果定义

（一）反应率

1. 主观评估

让患者根据有效的问卷对症状进行汇报是一项惯例，但其他数据则更加直观。患者自己如何定义排尿困难或血尿的严重程度因人而异，这就会对经常使用的二进制量表（即用有或无描述一项症状）有效性造成影响。

2. 客观评估

虽然客观性评估在不同研究中都是可信度最高的，但其仍然有赖于准确的报告，因此也就容易受到多种混杂因素的影响。最常见的干扰因素见于长期随访的患者。这些资料容易被多种因素所干扰，比如患者失访、对治疗无反应以及接受其他形式的额外治疗等。能够根据"从意向到治疗"进行完整体系汇报的研究太少，事实上，研究终点往往主要是那些治疗有效并且继续做新的预约的患者。

（二）再次手术

既往的良性前列腺增生诊疗指南中对再次手术进行了充分探讨。总结起来，再次手术对于不同医生而言，有着不同的定义。所以再次手术的定义很难统一，因为由于患者的主观诉求、医生的客观所见或两者兼而有之的情况都有可能导致再次干预的决定。是否决定再次手术往往是由医生或患者决定，这就造成自身研究和交叉研究的可信度与可重复性不高。另外，由于被纳入研究的患者资料会被更加仔细地审阅，随访也更加认真，这也会影响具体的临床决策，导致这些患者再次手术的把握标准有所改变。虽然治疗失败是显然的研究终点，因为这会造成额外的医疗支出，但是目前的文献却让这些问题难以被解答。

（三）与其他治疗方法的对比

不同外科治疗方法之间、外科治疗与药物治疗之间进行公平的对照研究是很困难的。尤其是在对照研究中，某些干预因素本身不包含安慰剂效应，当与包含安慰剂干预的研究（最常见的是药物治疗）进行对照时，前者会将干预因素的效果认定为真实效果和安慰剂效应的总和；后者则只

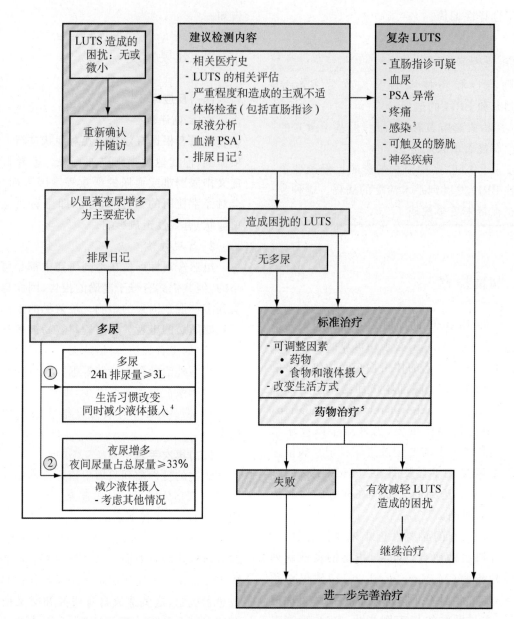

[1] 如果预期寿命＞10 年，前列腺癌诊断可改变治疗方案。依据 AUA2009 年发布的 PSA 最佳方案
  (www.auanet.org)
[2] 如果明显的夜尿次数增多为主要症状
[3] 评估并在转诊前开始治疗
[4] 在实际操作中可建议患者争取将 24h 排尿量定在 1L 左右
[5] 见图 5-2

图 5-1　男性下尿路症状（LUTS）的基础治疗（Modified from McVary KT，Roehrborn CG，Avins
　　　AL，et al.Update on AUA guideline on the management of benign prostatic hyperplasia. J
　　　Urol 2011;185:1793-803.）

　　　PSA. 前列腺特异性抗原

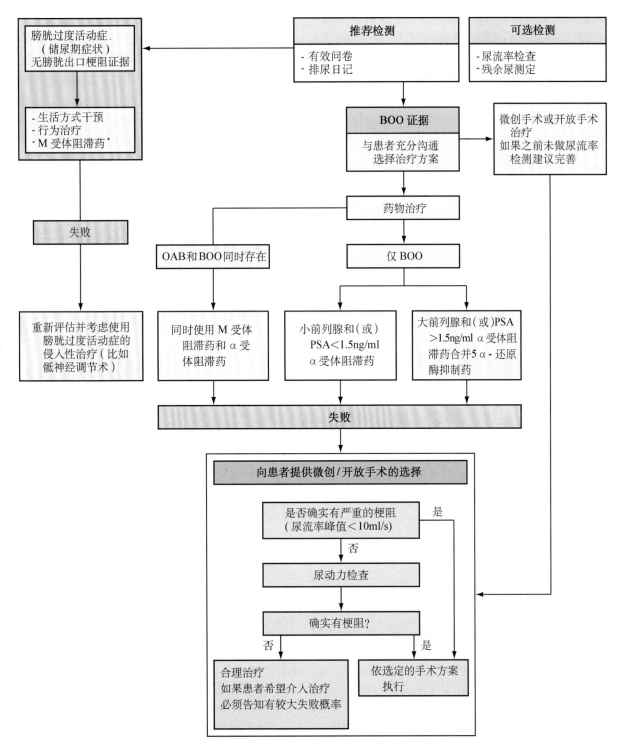

图 5-2　**基础治疗后对患者造成困扰的持续性下尿路症状(LUTS)治疗细节**(Modified from McVary KT，Roehrborn CG，Avins AL，et al. Update on AUA guideline on the management of benign prostatic hyperplasia. J Urol 2011；185：1793-803.)

BOO. 膀胱出口梗阻

OAB. 膀胱过度活动症

PSA. 前列腺特异性抗原

＊注意先检测残余尿

认定真实效果。虽然对于患者而言并没有什么区别，但这种对比本身就有瑕疵。

一般而言，当有新的术式被泌尿外科医生接受时，临床研究往往因为入组条件严格而从较小样本量的队列研究开始，如果成功了再以更加宽松的入组条件选取大样本进行研究。这些研究的结果往往与早期的 TURP 手术资料进行对比。这种对比其实是不太公平的，因为与之对比的，是老旧的、相对不完善的技术资料。一些研究的对照资料较陈旧，对待其得出的结论应该慎重。

如果某种技术确实看上去有效，则应进入随机对照试验（RCT）阶段与其他治疗方法进行比较。虽然效果对比试验是一项更高标准的检测，但是其结果仍应当谨慎解读。比如，在与 TURP 手术的对照研究时，默认做新技术的手术医生都得到了充分的培训，并能够达成预期结果。

表 5-1 指出了不同技术造成术后并发症的概率。表 5-2 则总结了由随机对照试验得出的不同

表 5-1　内镜良性前列腺增生手术治疗后可能并发症的预期

	M-TURP	B-TURP	TUNA	TUMT	HOLEP	PVP	TUVP	TUIP
一过性尿潴留	4.3~6.8[a]	3.3~3.7[h]	23[c]	10~24[d]	2.7~5.9[e]	5.2~9.9[e]	2~9.8[f]	4.9~11.3[g]
泌尿道感染	4.1~6.2[a]	2.6~8.4[c]	4[c]	15~20[h]	0.9~2.7[e]	4.2~12[e]	0[f]	IE
膀胱颈挛缩	2~3.2[a]	0.5[b]	IE	0[d]	1.2~1.5[e]	1.1~5[e]	0.5~1[f]	IE
尿道狭窄	3.4~4.1[a]	0.5~4.7[i]	0.5[c]	0~2[h]	1.9~4.4[e]	1~6.3[e]	1.9~3.3[f]	2.9~8.8[g]
尿失禁	0.6~1.5[a]	0~1[i]	IE	IE	0.9~1.1[e]	0~0.4[e]	0~2[f]	0.3~1.8[g]
输血	2~4.4[a]	1.5~2.3[i]	Very rare	0[d]	0~1[e]	0[e]	0~0.5[f]	1.1[j]
血凝块滞留	4.9~7.2[a]	2.7~7.9[i]	IE	1[d]	0[k]	0[k]	0~0.5[f]	IE
术后血尿	3.5~15.7[a]	1[b]	6~28[e]	1~26[d]	0[k]	0.7[k]	0[f]	4.3[i]
排尿困难	0.8[a]	0[b]	8~14[c]	14[d]	1.2[k]	8.5~13.9[e]	2.9[f]	IE
急迫感	2.2[a]	0.2[b]	10[c]	IE	5.6[k]	0[k]	0[f]	IE
储尿期症状	IE	IE	IE	18~31[d]	IE	IE	21[f]	IE
非因 BPE 造成的再次手术	1.1[a]	0.2[b]	0[c]	IE	1.9~2.8[e]	IE	5.4[f]	9.6~18.4[g]
因 BPE 造成的再次手术	0.5[a]	0.2[b]	19[c]	4[d]	0[k]	0.7~5.6[e]	2.4[f]	IE
包膜穿孔	0.1[a]	0[b]	IE	IE	0.2[k]	0[k]	0[f]	IE
转为 TUPP	n/a	0[b]	n/a	n/a	0[k]	3.5[k]	0[f]	IE
经尿道切除术综合征	0.8~2.5[a]	0[b]	0[c]	0[d]	0[k]	0[k]	0[f]	IE
膀胱黏膜损伤	0[a]	0[b]	0[c]	IE	3.3[k]	0[k]	0[f]	IE

[a] 随机对照试验荟萃分析（Ahyai et al,2010；Mayer et al,2012，Omar et al,2014）

[b] 随机对照试验荟萃分析（Ahyai et al,2010；Omar et al,2014）

[c] 系统回顾荟萃分析（Bouza et al,2006）

[d] 随机对照试验荟萃分析（Hoffman et al,2012）

[e] 随机对照试验和系统回顾荟萃分析（Ahyai et al,2010；Kuntz,2006）

[f] 随机对照试验荟萃分析（Hammadeh and Philp,2003；Poulakis et al,2004；Ahyai et al,2010）

[g] 随机对照试验荟萃分析，部分数据补充自大型病例系列（Lourenco et al,2010；Orandi,1985）

[h] 综述（Floratos et al,2001）

[i] 随机对照试验荟萃分析，部分数据来自系统回顾（Ahyai et al,2010；Omar et al,2014；Issa,2008）

[j] 随机对照试验荟萃分析（Lourenco et al,2010）

[k] 随机对照试验荟萃分析（Ahyai et al,2010）

[l] 大型病例系列（Orandi,1985）

手术术后尿流率和残余尿的改善情况。通过对手术效果和并发症进行直观的对比,高可信度的优质资料被放在前列。所列出的很多技术的数据都是通过对大量临床试验进行荟萃分析(meta-analysis)所得,其他技术的相关资料则依据大型临床病例系列得出。虽然任何对照都因为涉及不同技术和不同时间段而无法做到完全公平,我们仍然尝试使用荟萃分析和随机对照研究的资料,如有不完整则使用大型病例系列的数据加以填补。

表 5-2　**12 个月术后客观改变汇总**

	M-TURP	B-TURP	HoLEP	PVP(120 W)
AUA 症状量表得分减少	71%±11	71%±10	79%±11	67%±9%
前列腺体积减少	46%±19	46%±5	59%±14	44%±12%
残余尿减少	77%±19	83%±14	85%±13	84%±14%
尿流率峰值增量(ml/s)	12.1±6	13.3±4	17.1±4	12.5±2

　　AUA. 美国泌尿学协会;M-TURP. 单极经尿道前列腺切除术;B-TURP. 双极 TURP;HoLEP. 钬激光前列腺剜除术;PVP. 绿激光前列腺汽化术

四、术前因素

(一)治疗指征

　　在过去的几十年间,TURP 的手术指征变化很大。**这起初是因为没有正规的主观或客观量表对排尿症状加以量化,我们现在认识到,过去的手术指征很可能是由药物治疗无效的 BPH 引起的轻到中度、药物治疗无效的排尿症状。**无一例外,问卷和客观指标(比如尿流率、尿动力学和压力-尿流率检查)在决定外科治疗前会对病史和体检结果有所放大。

　　急性尿潴留(AUR)常作为膀胱功能失代偿的标志。虽然疼痛的小体积(<500ml)尿潴留被认为是非迟缓性膀胱的一种可能表现,但明确评估只能根据压力-尿流率检测结果。根据 Taube 和 Gajraj1989 年的报道,在导尿后引流出少于 900ml 尿液的 34 名患者中有 15 人可不经任何外科治疗自行排尿。与此相对的,在导尿后引流出超过 900ml 尿液的 29 名患者中仅 2 人可在此后自行排尿。如果是因为服用了 α 受体激动药和抗胆碱药物造成的尿潴留,可以先予以留置导尿,等待药物代谢完全后在密切观察下尝试拔管。如果是其他因素引起的急性尿潴留(如急性细菌性前列腺炎、术后状态等)可同样处理,避免病情加重。根据 Olmsted 郡社区的研究(Jacobsen et al,1997),2115 名研究对象中有 57 人发生了急性尿潴留。这些急性尿潴留中约一半由手术引起,其中仅 8 人在出现急性尿潴留后需要于 6 个月内接受 TURP 手术。自发急性尿潴留的患者在插导尿管的同时普遍会接受 α 受体阻滞药治疗。这对患者拔管后排尿功能有积极意义。根据 McNeill 等于 2005 年的报道,同时服用 α 受体阻滞药的患者有 61.9% 可通过排尿试验,而安慰剂组则只有 47.9%(P=0.012)。

　　反复、显著的肉眼血尿,如排除其他病因(如感染、恶性肿瘤和创伤),则可作为前列腺治疗的合理指征。治疗方案可以选择给反复发作的患者行择期手术,或者当患者发生血凝块阻塞或持续出血时行急诊手术(当然也可以选择其他保守治疗方法)。5α-还原酶抑制药对于尚不需要手术治疗但反复发作的患者有益。

　　发现**膀胱结石和膀胱憩室**或其他膀胱失代偿征象的情况,如果先前尝试过药物治疗的也可作为外科治疗指征。因残余尿增多而造成的**反复泌尿道感染**也可考虑。但细菌性前列腺炎无论急慢性都应该排除,因为这是潜在的感染源。膀胱憩室并非手术的绝对指征,但如果造成反复的泌尿道感染,或膀胱功能持续恶化则应尽早手术。虽然膀胱结石是良性前列腺增生的手术指征,但最近的 AUA 临床指南指出,膀胱结石一旦发现,本身应该治疗,但结石清除后仍可予以药物治疗。

双侧肾积水合并肾功能损伤需要尽快解除梗阻,最优先目标是保留肾功能和上尿路。留置导尿、手术解除梗阻后可能会出现多尿。如果梗阻水平被确认在膀胱出口,应在患者一般情况好转,由梗阻导致的肾功能损伤和水肿恢复后再继续治疗。双侧肾积水(或血浆肌酐升高)如果留置导尿后未见减轻,需考虑做其他检查。如果因长期膀胱出口梗阻造成膀胱张力亢进或膀胱壁增厚,输尿管在膀胱段往往有梗阻,需要放置输尿管支架。由于目前对良性前列腺增生患者不主张常规筛查上尿路,但应充分考虑上尿路扩张的可能。Sarmina 和 Resnick 对 1980 年到 1986 年间因良性前列腺增生接受治疗的 909 名患者进行了统计,3.7％的患者因被忽略上尿路扩张而造成肾衰竭。他们估计,未经缓解的,由 BPH 造成 BOO 的患者中,不少于 5％的患者有慢性肾功能不全。尤其是那些有遗尿、泌尿道感染、尿潴留病史,且症状不短于 1 年的患者。

残余尿增多也是一项手术指征。但应当注意,长时间监测其数值波动可以比较大。上述的这些"经典"BPH 指征依旧是中肯的,在这些情况下,尝试药物治疗、保守治疗甚至直接手术都是合理的。然而,总的来讲患者在术前应该先尝试药物治疗。如果药物治疗无效,可以通过外科治疗解除梗阻,改善下尿路症状并获得更高的生活质量。手术适用于有中-重度症状(AUA 症状量表,即 AUASS,得分高于 8),且药物治疗无效的患者(McVary et al,2011)。

虽然 AUASS 在评估患者下尿路症状时是一份有效的问卷,但是它并不能完全代替病史采集,因为它并不是 LUTS 和 BPH 的诊断标准。患者汇报的症状特征需要通过 AUASS 和面诊认真对照,如果患者仅表现为储尿期症状,手术的决定需谨慎,除非这些储尿期症状是由于膀胱排空障碍导致的。

开放手术几十年来一直是治疗 BPH 引起LUTS 的中流砥柱,至今仍不失为一个很好的选项。这种方法对于内镜治疗较为困难的大前列腺以及合并了膀胱结石或憩室的患者更有效。

(二)抗生素覆盖

抗生素覆盖对于每一个患者都要参照 AUA 的最佳实践指南认真考虑。其最低标准是至少包含氟喹诺酮类或磺胺甲基异噁唑(trimethoprim-sulfamethoxazole,TMP-SMX)。但是,如果患者带管(膀胱造瘘管或导尿管),抗生素覆盖要考虑扩大。

败血症依旧在 TURP 术后偶尔发生,抗生素需要谨慎选择。一项欧洲的研究(Vivien et al,1998)发现,在 857 名术后患者中有 2.3％出现菌血症或感染性休克。危险因素包括术前菌尿、手术时间超过 70min。不同的手术医院也被列为危险因素之一,这意味着外科医生的因素(如抗生素选择、手术技术)也不容忽视。

额外的抗生素使用,其依据是带管患者的尿培养多呈现阳性,甚至经常是多种细菌阳性(Warren et al,1982)。微生物谱很重要,当地病患数量、不同医疗机构和既往抗生素使用史等因素都可以影响患者潜在的微生物谱。另外,长期带管患者往往长时间使用抗生素,这些患者发生抗药的风险更高。

(三)组织样本

在 PSA 筛查普及以前,前列腺癌的诊断往往根据 TURP 手术中切除的前列腺病理标本。但是越来越多的治疗手段不再能够获取病理组织样本,所以许多学者担心我们可能会漏诊一些前列腺癌。Mai 等在其单中心研究中发现随着 PSA 筛查的出现,手术顺带发现的前列腺癌比例从12.9％降至 8％。Tombal 等于 1999 年报道,在为期 13 年的多中心研究中发现,PSA 筛查使前列腺癌在良性前列腺增生治疗切除标本中的检出率显著下降。其中 T_1 期从 23％降至 7％,T_{1b} 期更加显著,从 15％降至 2％。而且,在切除标本中检出前列腺癌的患者,相比通过前列腺活检诊断前列腺癌的患者,癌症局限且 Gleason 评分更低(Helfand et al,2009)。2013 年,Meeks 等报道PSA 低于 4ng/ml 的 382 名患者中,TURP 切除物检出前列腺癌的仅有 1 人,而这种情况 3 年内全国也仅有 390 例。在 60 000 例前列腺激光汽化术中,163 例前列腺癌会被漏诊。**综合这些研究得到一个结论:如果做了充分的 PSA 筛查,前列腺癌被漏诊的概率会大大降低,而且 PSA 检查并不依赖病理标本。**

(四)因人施治

多种患者自身因素会影响医生的治疗选择;每

一种治疗方案都有其风险和优势。前列腺大小、治疗史、尿潴留史、无法暂停抗凝药、医生经验、当然还有患者自己的选择都会影响治疗方案的决定。对于医生而言，更重要的是自己不同治疗方案的经验和机构的软硬件条件。过去主要通过直肠指诊或膀胱镜估计前列腺大小。直肠指诊容易过高估计小前列腺体积并过低估计大前列腺体积，即使有经验的医生也是如此。如果通过膀胱镜检查估计，则超过正常的 2.5cm，每超过 1cm 约等于增加 10g 的前列腺重量。虽然这些方法能提供大致的大小数据，但仍旧是不准确的。**如果前列腺大小直接决定两种治疗方案选择哪一个，则应该通过经直肠超声获得更准确的前列腺体积。**多数医生都会有一个通过前列腺大小决定外科治疗方案的算法：大体积前列腺一般选择双极 TURP(B-TURP) 或开放手术(OP)，较小的前列腺选择绿激光汽化术(PVP)。但是越来越多的数据表明，激光手术对于大前列腺的效果很好（后面激光和 TURP 部分详述）。对于体积小于 100ml 的前列腺我们推荐激光和 TURP 手术，100～150ml 的则推荐 B-TURP。大于 150ml 的则推荐开放手术。一个明智的泌尿外科医生，会根据 AUA 的指南，从患者个人特征出发（如解剖、医生经验、手术获益和并发症风险）选择合适的治疗方式(McVary et al,2011)。

其他因素也可不用激光治疗，而使用传统的经尿道切除术，比如有中央叶存在或前列腺环状突入膀胱。这样的好处在于可以让不那么精通的医生有条件在术中处理突入膀胱的前列腺。随着高龄和疾病，需要手术的患者中多有使用抗凝药物者，如果患者基础疾病不允许停用抗凝药将给外科医生选择治疗方案造成一定的困难。对于这样的患者一般建议采用经尿道激光手术，因为传统 TURP 手术出血的风险更高。

要点：术前因素

- 一般患者在外科干预前应先经过药物治疗。药物治疗无效则考虑外科治疗。
- 术前抗生素覆盖不应被忽视，因为一些严重的不良结果仍然时有发生。
- 患者和医生因素都应在选择治疗方式前充分考虑。

五、特定技术

（一）非激光治疗

1. 单极经尿道前列腺切除术

TURP 是最常见的内镜技术，通过病人尿道手术切除环绕尿道的前列腺组织（主要是移行带）。一个电极环用于膀胱的前部和精阜之间部分切除到外科包膜的深度。电极环电流是通过组织（患者）回到地垫中的电极。尽管这项技术仍旧是 BPH 治疗的金标准，但是随之产生的并发症推动着许多替代经典 M-TURP 产品的发展。

最初的 M-TURP 为了保证前列腺的电切除术要求使用非离子冲洗剂（水、甘露醇）。如果使用离子溶液（比如生理盐水）会导致切割电流的损耗和切割效率差。令人烦恼的是这些非离子溶液都是低渗溶液，可能通过开放的前列腺窦吸收进入全身循环产生问题。为防范此类情况，许多新的治疗使用等渗溶液比如生理盐水。

20 世纪早期，第一个经尿道前列腺组织切除术在美国发展起来。其最初的光学系统是由一组小镜片组成，1976 年 Hopkins 将其更新为光纤照明的固体玻璃柱透镜。成像系统的添加是另一个有意义的改进，医师可以不使用眼睛看透镜，改善了手术的可视化和操作。

（1）技术（从术前准备区到恢复室）

①术前：一般来说，TURP 手术在全麻或者腰麻下进行。传统上，TURP 患者行腰麻手术，因此麻醉师会监测患者是否会由低钠血症引起 TUR 综合征。尽管这方法仍然有用，但是越来越少见。

Restall 和 Faust(1979) 多次强调经尿道前列腺切除术的患者来说，局部阻断麻醉是一个很好的选择。骨骼和平滑肌的放松使得膀胱容易充盈和减少膀胱痉挛。然而神经损害，出血，慢性腰背痛和骨转移都是潜在的问题。另外，病人依从性也会限制局部阻断性麻醉的使用(Brunner and Echenhoff,1977)。

一旦开始麻醉，患者应该放置截石位，适当垫着保护防止体位性损伤，尤其注意患者的腿部。患者的臀部移至手术床边,防止手术床妨碍一定范围内的操作。如果位置摆放不到位,前列腺的前部可能难以到达,尤其是需要固定骨盆的患者,比如骨盆损伤史,整形史,辐射或者创伤。如前所述,应适当使用抗生素。如果术中发生包膜穿孔可能会导致冲洗液外渗,一个快速的腹部检查可以为随后术中的检测提供一个基准。不要求会阴备皮,一些标准皮肤制剂可以用于擦洗下腹部,会阴和生殖器。如果有需要,应该在手术准备区域外的腿上放置衬垫,对于任何之前进行过关节置换手术的患者,衬垫应放置对侧腿部。准备 O′Conor 直肠护罩,万一切除术中需要顶起前列腺的前部,O′Conor 直肠护罩可保证无菌操作。冲洗液应维持在体温状态,并放置在可以提供足够清醒视野的最低高度。术中如果由于出血导致视野不清,可以适当提高冲洗液高度。

②术中:在前列腺电切镜置入前,应该确保所有的部件均安装合适并正常运转。安装在镜头上的摄像机的使用在这一点上基本上是标准的,因为很少有泌尿科医生喜欢将眼睛直接放在镜头上观察。一些医师偏爱可以持续冲洗的仪器,可通过一个被动的机械装置放入膀胱镜里或者使用一个机器使液体可持续的从膀胱中清除出去。

切除术的手术计划会因为很多患者因素被改变,一般来说,最好的治疗是泌尿科医师最佳的理解和实践。尽管治疗的方法很多,但是考虑到外科医生应该始终采取有系统和有组织的方法,所以提出一些概括性的总结。

切除术开始前,应该检查膀胱内的所有可能存在的病理学特征(比如肿瘤、憩室等),如果存在术前未知的膀胱肿瘤需要改变手术计划,立即进行膀胱肿瘤切除,行 TURP 计划需要在病理分期完成以后考虑。应注意膀胱颈、膀胱三角区、输尿管口位置、精阜和尿道外括约肌,确认它们与前列腺腺瘤的关系。如果医师难以确认输尿管口,麻醉师可通过静脉注射靛胭脂,几分钟可看到液体从输尿管口流出。冲洗剂使用一般取决于切除术的类型,比如生理盐水通常用于双极切除术,而甘露醇用于单极切除术。当切割系统无法运行的情况下,一些通用的检查法则是:检查切割环和能量平台的连接,检查灌洗液与使用的能量平台是否

一致,如果正在用单极技术,需要检查患者是否与地面产生回路。手术的开始应该从切除任何阻碍冲洗液移动的障碍物开始。中叶的存在应该会迫使外科医生在那里开始切除。电流的数值的选择取决于外科医师的偏好,但是混合电流通常可以提供切割稍差但止血好的能力。一旦中叶被切除,可进而处理两侧叶。

当切除侧叶时,一些外科医师可能优先切除前列腺部尿道的基底(5—7 点),而有些医师可能会选择使用改良的 Nesbit 法(1943)。(图 5-3,参见 Expert Consult 网站图 105-3)Nesbit 法是首先从 11 点到 9 点位腺体和 1 点到 3 点位腺体位置开始切除。腺体被切除暴露至膀胱颈纤维并将近端的切除移至精阜的基底,避免损伤外括约肌。从前列腺底部开始的外科医生通常在 5 点或 7 点的位置切出一个"通道"(图 5-4),然后切除到前列腺外科包膜。手术早期通过发现外科包膜,确定手术的切除深度,然后扩大通道(通常是侧向的),沿着侧壁向上延伸到前列腺的前部,切至外科包膜。外科医师可能会注意到,侧叶在切除后会开始出现"凹陷"窝,从而使得后续的切除更容易。最后,为了切除前列腺底部,顺利完成手术同时在视角多次移动期间避免破坏膀胱颈,手术过程最后阶段切除 5—7 点腺体的区域。

在任何一个切除方案中,切除术的初始阶段都应该是长而平滑的切除组织片。获取的前列腺组织片应该是长形的,外观像舟,其长度相当于扩大的切除环。与电切镜同步的摇摆运动可以使切除者随前列腺的形状获得期望的切屑形状并切除。医师应该避免切割长度或厚度不够的组织片,因为低效而且可能导致一个不规则的切除,切到隐藏血管的区域。随着切除术的进展,外科医师需要对前列腺切除器施加更大的压力,以达到前列腺的侧面和前部。对于使用 O′Conor 直肠护罩的外科医生来说,前列腺的抬高可能有助于切除。一般来说,前列腺前部和尖部的切除应放在手术最后。前列腺窝的前部是腺瘤最浅的部位,容易穿孔。另外,括约肌有轻微倾斜,括约肌前部是尿道最近的部分。

虽然排空膀胱可使外科医师更容易看到前面的部分,但在切除时膀胱中仍应保留足够的液体,以避免因疏忽而导致膀胱穿孔。

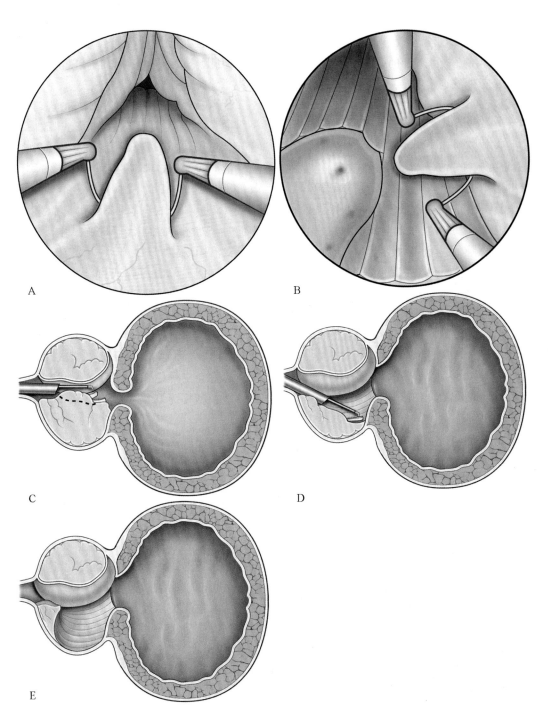

图 5-4　经尿道前列腺电切术的手术途径：A. 从电切镜下观察，用电切环切除前列腺层面；B. 切除外侧叶；C. 矢状面观察切除前列腺层面；D. 继续切除直至前列腺包膜；E. 完整切除这部分前列腺，留下一些残留的尖部组织以避免外括约肌受伤（Modified from May F，Hartung R. Surgical atlas：transurethral resection of the prostate. BJU Int 2006；98：921-34. ）

在腺瘤主体部分被切除之前，任何区域进行过度的切除（包括包膜穿孔）都可能暴露大量的静脉窦。暴露这些静脉窦会导致出血、冲洗液外渗和吸收，危及术中安全和患者的预后。前列腺尖部的切除最好安排在近手术结束且无出血的情况下，这样可以精确切除以避免外括约肌损伤。采用 O'Conor 护罩放在直肠也可以帮助切除前列腺尖端。一定数量的残余组织可以保留在精阜的附近，因为重复这个过程比在前列腺尖部附近过度切除使得病人失禁更好。

手术全程持续止血。动脉出血的特点是呈鲜红色，即使在出血区域冲洗液仍持续流动。另外，在充满和排空膀胱的过程中，此类型的出血仍将持续。动脉出血应持续加以控制，精准的电灼疗法尤为重要。如果视野模糊，切割环应被推进到一个出血区域，使用电灼疗法控制动脉末端。

即使从对面或者隐藏的出血点快速出血，要求更进一步、更深地切除也应该牢牢记住（Greene and Holcomb，1979）。通过排空膀胱有利于识别膀胱颈出血（尤其是尖部出血）。

静脉出血也可能更令人烦恼，典型的表现为颜色比动脉出血暗。当膀胱充满时，由于它对前列腺窝施加压力，静脉通常不会明显出血。识别静脉窦可能困难，因为随着快速的冲洗液体流动，静脉不会持续的出血，电灼控制出血可能更具有挑战性。另外，用精准的电灼疗法时，切割环可用于临时填塞任何静脉出血。如果静脉出血不能完全控制（通常情况下是这样），可以插入导管，并用气囊牵拉压迫止血。

手术结束前，所有的组织必须从膀胱中取出，注意确保前列腺组织片没有落入任何可能存在的膀胱憩室。Ellik 或 Toomey 注射器可以帮助清除组织。为了控制动脉出血，前列腺窝腔二次检查应作为最后的步骤之一。如果需要，应使用导丝将大口径导尿管小心放置在膀胱内。球囊内注入的液体量应与切除组织的体积相适应，以避免导尿管球囊落入去除腺体后的前列腺窝。在我们的实践中，通常将 Foley 导尿管牵引上一小段时间，根据血尿情况释放牵引。持续膀胱冲洗不是强制性的，但如果手术的最后冲洗剂不清亮，可以使用标准冲洗。

在手术结束时放置三腔的导尿管并不能确保患者接受 CBI，因为流入口总是会被导尿管堵塞。如果选择 CBI，熟练的护理是更好的选择。流出道阻塞未被及时发现可能会导致膀胱过度充盈和出血恶化。间歇性的冲洗也可以使用，但需要额外注意流入和流出模式。

③术后：大多数接受 TURP 的患者术后都有一个简单的术后疗程。术后可迅速改善饮食，如有轻微血尿，患者可在手术当天走动。在安排术后输液时，要记住，即使是简单的切除手术也会吸收 800～1000ml 的液体（Oester and Madsen，1969）。患者若出现持续不断的膀胱痉挛或直肠不适时，应该提醒临床医师检查导尿管，以确保导尿管没有阻塞。

在无明显包膜穿孔或持续出血的情况下，导尿管可在 24～48h 取出。如果少量的出血持续时间超过这个时间范围，病人可能会出院回家，留置导管，密切门诊随访。然而存在各种各样的现实情况，即病人可以出院回家留置或不留置导管。我们通常会安排患者在术后 1 天出院。应用麻醉药品来控制疼痛几乎是没有必要的，在出院时应该避免使用。

术后使用湿润性泻药（手术后延长一个月）可能是有益的，因为硬的、阻性大便可能会导致再次出血。术后 4～6 周，切除腺体后的创面重新上皮化，为了不引起术后出血，患者应避免进行会阴部压力过大或受力不均的活动（比如骑马或者使用坐式割草机）。前列腺创面的上皮化是由切除边缘移行细胞的迁移和增殖引起的。这通常需要几周的时间，而患者在这段时间内可能会反映排尿困难。不建议长期使用非那吡啶，但术后短时间内其可以帮助患者克服排尿困难。需要提醒的是，这种药物可能会使体液呈橙红色，并会使隐形眼镜染色。并告知患者在手术后的 1～4 周，可能会频繁地排出组织或结痂，并伴有一些轻微的延迟出血，以缓解见到这种情况时的焦虑。尽管这只是一个专家意见，但是我们的做法是让患者避免发生任何性行为，因为担心会有突然的出血。

长期存在梗阻的患者（尤其是那些术前的急迫性和频繁梗阻），在术后的一定时间内往往会出现这些症状的延续或恶化。如果证实没有残余尿，在此期间抗胆碱能药物可能会帮助病人感觉更舒服。我们通常会提醒那些在术前就记录有逼尿肌过度活动的患者,在手术后的几个月里,我们需要耐心观察这种情况能否得到解决。应该注意需要长期鼓励患者采用强有力的应对机制而不是采用多药疗法。

(2)预后:虽然 TURP 手术后男性的发病率数据通常被援引为一种消极的趋势,但这些数据应该不会影响到大量因 TURP 手术获益的男性患者。判断自身排尿症状"较好"或"更好"的患者数量部分取决于症状的最初严重程度和随访的持续时间,但总体上超过 75%,最高可达 93%(Bruskewitz et al,1986;Fowler et al,1988;Lepor and Rigaud,1990)。卫生保健政策和研究机构的回顾性数据表明,行 TURP 的患者 88% 得到总体症状的改善。总体来说外科手术[OP,TURP,经尿道前列腺切开术(TUIP)]使得症状评分提高了80%,相比之下,安慰剂和非手术治疗仅提高30%~40%。一项大型的多中心退伍军人管理局的研究分析,在使用 BPH 常见治疗前,比较了行 TURP 手术和观察等待之间的区别。在改善症状和避免治疗失败方面,TURP 比观察等待要有效。严重尿路症状的男性可发现更大的好处,其中被严重困扰的男性有 91% 的机会改善,而被少量困扰的男性只有 62%。

行 TURP 治疗可以观察到 AUASS、生活质量(QoL)评分、最大流量(Q_{max})以及许多其他排尿和生活方式指标的显著和持久的变化。Masumori 和他的同事(2010)最近的研究显示患者行 TURP 后有效性可达 12 年,显示该手术疗效的持久性。尽管患者开始时的 AUASS 总体水平较低(16.7),但术后 3 个月可改善 75%。虽然差异不明显(与基线相比下降了 40%),随访12 年仍有统计学意义。QoL 评分符合类似的规律,与基线相比,3 个月下降 67%,12 年后仍约有 52% 下降有意义。经尿流动力学研究证实BOO 的患者表现优于没有 BOO 的患者。尿流动力学研究(UDS)发现逼尿肌过度活跃或不活跃的患者,与其他组相比,在 AUASS 的变化方面没有差异。在 M-TURP 手术后,Nielsen 和同事(1989)进行为期 7 年的一项分析中发现,在术后 1 年,最大尿流率改善为 106%,7 年随访可改善 28%。7 年随访时 44 例仍能获得评估,约16% 需要重复切除。

一般来说,关于 M-TURP 的最新数据往往被作为 RCTs 的对照组。AUASS 和 QoL 分数的显著降低通常表现为 Q_{max} 和 UDS 参数的显著改善。Q_{max} 从 125% 增加到 175%,AUASS 也经常减少到 75%。此外,很少有技术具有如此低的BPH 特异性再治疗的风险。

在 RCT 中,将 TURP 与 LUTS 和 BPH 的其他治疗方法进行比较时,如果排除 TURP 治疗排尿效果上的优势,其与大多数其他治疗方案都一样具有安全性和不良反应特征。

2. 抗凝患者经尿道前列腺切除术

Dotan 和其同事(2002)的一项对照研究观察在术前 5d 停止使用华法林后,使用低分子肝素桥接并早期恢复华法林使用的患者。血红蛋白的平均变化没有统计学差异,尽管试验组更多的需要输血,但这种差异无明显统计学意义(NS)。

Chakravarti 和其同事(1998)采用了不同的研究方案:患者在手术前仅停用华法林 2d,停药期间进行静脉肝素替代。仅有 11 名患者接受手术,手术中血红蛋白(1.6g/dl)略有下降。然而有3 名患者在 30d 内因术后出血问题再次入院。在一项针对 612 名患者的多中心研究中(Descazeaud et al,2011),33% 的患者在手术前服用活血药物(华法林 55 例,氯吡格雷 74 例,阿司匹林62 例)。所有患者手术前均停用华法林和氯吡格雷,大多数患者都需要用某种形式的肝素维持直到手术。只有 3 名患者手术中继续服用阿司匹林,而大多数停止服用阿司匹林的患者需要肝素过渡。随访 3 个月,患者接受不同形式的抗凝治疗都存在较高的输血率(1.9vs.1.0,$P=0.026$),膀胱凝块(13vs.4.7,$P<0.001$)和血栓(2.4vs.0.7,$P=0.02$)。多项随访研究发现不同的结果(Raj et al,2011;Taylor et al,2011)。

通过设置剂量梯度、随机实验、双盲实验、安慰剂对照试验对一项肝素类的药物进行研究,结果显示在 TURP 期间给予药物,失血量呈剂量依赖性地增加,而且使用最高剂量时出血明显,以至于这项研究被提前终止。在围术期对阿司匹林进行研究,通过设计前瞻、随机、双盲、安慰剂对照研究观察患者在 TURP 前 10d 随机服用 150mg 阿司匹林或安慰剂的状态。研究表明阿司匹林组术中失血量无明显差异,术后失血量明显增高。阿司匹林组输血需求没有统计学差异,但输血用量较多(Nielsen et al,2000)。两项较早的对照研究结果显示手术继续服用阿司匹林的患者,他们的失血率没有差别(Thurston and Briant,1993;Ala-Opas and Gronlund,1996)。

综上所述,抗凝患者采用 TURP 治疗存在显著的风险,Descazeaud 曾提出激光治疗可能是手术中不能停止持续抗凝的患者更合适的一种疗法(Descazeaud et al,2009)。

(1)并发症:尽管使用了几十年,M-TURP 术中并发症的发生率仍很高。虽然总体上,并发症发生率有所改善,但至少仍有 3% 的患者术中主要由于出血导致并发症的发生(Ahyai et al,2010)。然而,随着其他的 MIST 经常需要二次手术,M-TURP 的围术期和晚期并发症率优势使其继续成为可行选择。当研究包括失血性输血、尿道感染、尿道狭窄、性功能障碍、尿失禁、尿潴留和发展性的 TURP 综合征时,TURP 的总体并发症发病率接近 20%。

(2)术中和围术期:在切除前列腺组织期间,冲洗液吸收到患者的体循环和 TUR 综合征仍然存在。我们目前对 TUR 综合征病因的理解多数始于 20 世纪 50 年代(Hagstrom,1955;Harrison et al,1956)。前列腺静脉系统的压力约为 10mmHg,当切除过程中血管暴露出来时,压力超过此值的流体将导致液体被吸收。低渗冲洗液的吸收可引起急性稀释性低钠血症,并导致神经系统紊乱(混乱、恶心、呕吐、视觉变化、高血压、呼吸急促和心动过缓)。目前使用等压、等渗冲洗溶液和双极电切系统,理论上这种风险已经被抵消。在 AUA 的合作研究中,2% 的患者会出现 TUR 综合征。腺体较大(>45g)和切除时间长(>90min)均是危险因素。最近对 RCTs 研究的 Meta 分析发现 TUR 综合征的发病率较低,只有约 0.8% 的发病率。大多数学者都认为 TUR 综合征是由稀释性低钠血症引起,但也有其他原因。Hoekstra 和他的同事(1983)、Ryder 和同事(1984)注意到切除术中使用甘氨酸冲洗剂后,血清氨水平升高,过量的甘氨酸吸收可导致氨从代谢途径中释放,引起急性或慢性的脑病症状。

通过采取一些措施可防止并发症的发生。首先,考虑使用双极电极切除法。再者,应注意选择术中冲洗液的高度,Madsen 和 Naber(1973)研究证明,理想的液体高度是在患者上方 60cm。从他们的研究结果来看,这似乎是保持良好视力的最低高度,同时不会导致过多的全身液体吸收。其中增加 10cm 以上的高度,会导致前列腺窝压力增加,全身液体吸收增加两倍以上。可通过对神经状况的评估和与实验室值的比较来诊断并发症,较大和较长时间的腺体切除的术后应该诊断血清钠的水平(或如果术中存在可疑)。血清钠含量低于 120 mEq/L 表明明显的稀释,可能导致昏迷或癫痫发作。若短暂的视觉障碍或失明,表明中枢神经系统的毒性,这对所有发生的人来说都是非常痛苦的。

如果发现严重的中枢神经症状,应适当地给予高渗生理盐水。为了帮助恢复可参考一些指南;过度快速的纠正低钠血症可能导致大脑的脱髓鞘损伤(中央脑桥髓鞘溶解)。

在任何一种切除方法中,观察镜可能需要多次穿越前列腺膀胱交界处,导致膀胱三角区损伤。如果在最初的切除过程中,这个交界处的背侧部分过度切除,那么这些过程可能会变得更具挑战性,因为这个视角需要移动"上坡",并增加膀胱三角区与前列腺基底分离。

输尿管损伤是一种少见的并发症。 在切除前列腺组织前应尝试分辨输尿管口,70°透镜和静脉注射一种颜色的尿液(亚甲基蓝、靛胭脂)可能有助于鉴别输尿管。如果外科医师仍然不能识别它们,可能由于存在一个高的膀胱颈或大的中叶腺体,那么切除应该从中叶开始,使得中叶凹陷(如前所述)。这部分手术完成后,外科医师可清楚地看到输尿管口,而不会因中叶的影响而模糊视野。

创面出血 是 TURP 过程中和术后常见的并发症,在手术过程中要尽力止血,以避免需要二次手术。在接受 TURP 治疗的患者中输血的风险较低,但输血仍有发生,患者应得到适当的建议。理想情况下,出血区域是在手术进行过程中被控制的。一般来说,在手术过程中动脉出血需要电灼,尽管外科医师可能会继续切除动脉出血,直到包膜暴露,并在这个阶段电灼出血的血管。这种做法应该谨慎进行,其是合理的。静脉出血通常更难控制,静脉窦出血尝试使用电灼疗法,但即使是在最熟练的医师,可能也无法有效止血。在这种情况下,气囊压迫止血可能是最有效的。一旦动脉出血得到控制,一个大的气囊(30ml)可以放50~60ml 的水,然后可以短时间牵引导尿管,看看是否能缓解出血。在某些情况下,可能需要谨慎的过夜继续牵引。退伍军人管理局的合作研究发现 3885 例病人的输血率为 2.5%(Mebust et al,1989)。其他早期数据显示输血率很高,超过20% 的病人接受输血(Doll et al,1992),而最近的RCT 分 析 数 据 显 示,4.4% 的 病 人 需 要 输 血(Mayer et al,2012)。

在切除过程中,穿孔可能发生在许多地方——前列腺膀胱交界处、外科包膜和膀胱。前列腺外科包膜区域的过度牵拉或者电切除器械本身可能导致穿孔,而穿孔的视觉证据往往是细微的。前列腺周围或者膀胱周间隙中出现闪烁的脂肪颗粒通常是穿孔的迹象。在不清楚的情况下,可以使用膀胱造影(带有引流膜)来评估穿孔程度和引流的模式。与前列腺切除相关的外渗几乎都是腹膜外。如果膀胱穿孔发生在顶壁附近,那么应该考虑使用膀胱造影术排除腹膜破裂,这将需要开放封闭空间。由于切除术引起的腹膜外破裂伴随着一些外渗,通常可以通过延长导尿管引流时间和密切随访进行处理。如果腹膜外破裂发生广泛的外渗,可能需要经皮穿刺或开放引流。

阴茎持续勃起在手术过程中的任何时刻都可能出现,并会严重限制内镜的移动。如果没有主动处理措施,勃起消退也可以自行发生。当自行消退没有出现时,可以用像苯肾上腺素这样的药剂处理。麻醉师应该注意这类血管活性物质注射,因为过度的使用可能导致系统性的心血管发生变化。对于血管活性物质应该进行大量的尝试,但是如果这些都失败了,那么可以用会阴尿道造口术来应对严重的情况。

(3)术后:膀胱颈部挛缩发生率的最初估计为2%(Greene and Holcomb,1979),尽管 Ahyai 和他的同事认为其发生率的差异很大 (2%~21%)(2010),但是随后的数据显示,这个发病率与 2%是几乎一致的。这个并发症被认为是由于过度切除膀胱颈部的组织,并伴随此区域不恰当的电灼

所引起。膀胱三角区损伤可能会产生一个裂口,然后膜性愈合。通常情况下,有这种并发症的患者的尿流率术后会即刻改善,在接下来的几周、几个月或几年里缓慢下降。这个过程会在一个BPH 症状进展的过程中被夸大。从手术开始,手术创面的恢复时间 3 周到 10 年不等,平均恢复时间是 6 个月(Greene and Holcomb,1979)。如果在此期间内可以获得连续尿流率监测,那么随着挛缩的发生,其结果将会逐渐变差。提示应立即进行膀胱镜检查以证实诊断。可以尝试在治疗室内用尿扩或者球囊进行轻轻地扩张。如扩张不可行,则需要在手术室内进行内镜下的评估。如果膀胱出口完全消失,静脉注射亚甲蓝和耻骨弓上加压出现一股蓝色的尿液有助于鉴别,并引导泌尿科医生看到膀胱出口(通常位于前面)。一个两端开口的输尿管导管可以通过狭窄段并引导狭窄环切开。切口可以用柯林斯刀或光学尿道刀切开,直到狭窄环打开。通常情况下,在 TURP 后膀胱颈挛缩的患者,由于括约肌在解剖学上相距较远,所以可以进行积极的切开;这与根治性前列腺切除术后的吻合口狭窄相反,后者狭窄段与括约肌非常接近。一旦狭窄扩开到足以进入膀胱镜,就应避免过多的切除,因为它可能加剧瘢痕反应并导致再狭窄。棘手的膀胱颈部挛缩可能需要通过开放式 VY-成形术来解决。

在并发症的研究中,TURP 术后尿道狭窄的发生率报道差异较大。Mayer 和同事的研究(2012)显示,尽管没有列出严重程度和必要的进一步治疗,但在 34 例分析的 RCT 中有 4.1%的病例出现尿道狭窄。尿道狭窄可能与手术的创伤、导尿管留置或细菌感染有关。外科医生应该谨慎选择适当大小的手术镜鞘以避免不必要的创伤。有趣的是 Emmett 和他的同事(1957)的调查数据显示,只有 62% 的男性尿道口或舟状窝能够达到 28F 或更粗。校准和轻微扩张尿道,沿着尿道仔细插入膀胱镜,可能有助于防止狭窄的创伤。切除镜应该一直保持润滑状态。通过比较耻骨弓上的导管和导尿管,发现前者的狭窄形成的发生率较低,因此确认导管是导致狭窄形成的原因(Hammarsten and Lindqvist,1992)。

内括约肌调节男性的控尿机制。在一个常规的切除术中,这种括约肌机制会被阻断或使其处

于无作用状态（Rolnick and Arnheim，1949）。毫无例外，外科医生术中必须保留完整尿道外括约肌，否则病人会出现完全或压力性尿失禁。这种损伤可能是由于误切或过度电灼横纹肌纤维造成的。精阜是一个非常有意义的指示标志，不仅在切除过程中应该作为指示标志，在膀胱尿道镜检查中也应该作为一个明显标志。切除术终止于精阜的近端或邻近，可能不会对外括约肌造成明显的伤害。然而，由复杂尿道平滑肌和横纹肌纤维组成的尿道外括约肌并不总是有清晰的界定。这些肌肉纤维的前部最不坚实，括约肌位于前倾的位置，背部部分最接近，因此最有可能延伸到切除部分。当考虑外括约肌切开术中切口的范围时，才更加显得人们对外括约肌复杂性的理解欠佳。这种有目的行为通常需要相当深入的理解，并凸显出我们对 TURP 术后尿失禁研究的匮乏。尽管如此，对于前列腺远端部分的过度切除还是要小心。即使在当代的研究中，这仍是一个持续出现的问题。Ahyai 和同事（2010）的研究发现，术后压力性尿失禁的发生率为 0.6%，一些研究报道显示高达 5%。这通常是一个暂时的问题，几乎不需要干预处理。

术后即刻明显出血通常是手术中没有止血彻底的结果。轻微出血需要简单的冲洗是相当常见的，不同术者之间发生率差异很大（Mayer et al，2012）。一些患者术后 1~4 周经常出现迟发性出血，常伴有一些脱落的组织或焦痂。在这个时间窗口期后，出血的可能性会随着手术后时间的延长而降低。术后数周，可能会出现局部出血，但通常是少量的和短暂的，可通过减少活动和增加液体摄入缓解症状。

术后尿潴留是任何 BOO 手术后常见的并发症，发生率根据手术技术和手术类型的不同出现差异。一般来说，持续的出血或外科医生的习惯选择，会延长导尿管的使用。在大样本病例研究中，其发病率从 6.5%~7.1%，并且似乎没有随着时间的推移而发生变化（Mayer et al，2012）。

需要再次治疗的原因有很多，切除不彻底（可能在顶端或前端）、患者选择不当、诊断错误和术中技术失误都是可能的原因。需要再次治疗可能与术后尿道狭窄、膀胱颈挛缩、BPH 的复发有关，

也可能与之前手术后腺体残留有关。在对 RCT 研究的 Meta 分析结果中显示，Ahyai 和他的同事（2010）发现 BPH 型症状的复发率为 0.5%，另外 0.1%需要对其他并发症（如膀胱颈挛缩、尿道狭窄）进行二次治疗。随着腺体体积的增加，手术干预的需要也增加，术前尿潴留也是一个危险因素（Reich et al，2008）。

尿潴留是 BOO 手术后尿道上皮被破坏的常见情况。前列腺窝腔重新上皮化需要时间，病人很可能会在此期间经常出现尿急或排尿困难的症状。尽管很多研究报道显示尿急（0~38%）和排尿困难（0~22%），但医生预计两者的平均值分别是 2.2%和 0.8%（Ahyai et al，2010）。

由于膀胱颈部被切除是手术的一部分，射精障碍成为一个重要的问题。在 TURP 与钬激光剜除术的随机对照研究中，TURP 组逆行射精的发生率分别为 62%和 78%（Briganti et al，2006；Wilson et al，2006）。多个大样本临床报道显示 TURP 可改善患者勃起质量。在一项针对 644 名男性的试验中，30%的患者在术后勃起功能有所改善，而只有 20%的患者出现功能恶化。患者在手术前后进行性行为的比例基本上是相同的（Muntener et al，2007）。另一组研究显示，术中出现包膜穿孔的患者术后勃起功能障碍（ED）中有 1.12 的相对危险度（RR）（Poulakis et al，2006），而其他研究没有发现其危险因素（Jaidane et al，2010）。在 TURP 或经尿道膀胱肿瘤切除（TURBT）患者的对照研究中，TURBT 组患者的排尿基线和勃起功能远优于 TURP 组。然而，在前列腺电切除术后，TURP 组患者的国际勃起功能指标（IIEF-15）显示出明显改善，尤其勃起功能有很大的改善（评分从 7.18 分提高到 20.74 分）。TURP 组患者后，术前术后在排尿和性功能方面差异无统计学意义（Jaidane et al，2010）。

（4）总结：尽管大多数男性在 M-TURP 术的总体生活质量有所提高，重要临床症状和尿动力学结果方面都有所改善，但是其高的发病率和不良事件率使得多种不同的、一般来说侵入性更小的治疗方案已经出现。许多这些技术并没有达到与 TURP 相同的效果，但是它们具有更低的风险或者具有特定的治疗优势。

3. 经尿道前列腺双极电切术

(1)概念:双极电极切除术是使用一种特殊的电极回路,该回路将电路的输出部分和返回部分合并在同一电极上。因此,电流不需要通过病人身体到达回路电极(以接地的形式),电流保持激发在切除部位。这种创新的设计使切除术可以在离子冲洗剂中进行,并解除了大多数 TUR 综合征的风险。

真正的双极系统符合国际电外科委员会制定的标准,该标准要求在一个系统中同时安装输出和回流电极。通常采用双环设计,其中两个环在切割电极的末端彼此接近。在这个设计中,电能可以连接到回路之间,并提供组织切割所需的能量。另一种双极技术是 Gyrus PlasmaKinetic (PK)组织管理系统(Olympus Surgical Technologies America,Maple Grove,MN),其能量最初从环路传输到周围的生理盐水中。这是美国常用的 B-TURP 技术,这里详细描述一下该技术的机制。生理盐水被蒸发成环路周围的气体,通过环路的额外能量将气体转化为等离子体。等离子体激发钠离子赋予了这项技术独特的光辉。一旦产生,等离子体分子就能被激发用于切除。这似乎是一个动态的爆炸过程,但它实际上可在较低的温度和较低的电压下进行组织切除。在实践中,组织切开和封凝血管可同步进行,研究表明这可以全面改善止血效果。

虽然 PK 环路和视野看起来几乎与传统的单极系统相同,但双极环是由铂而不是钨制成。这种特殊的回路能够承受等离子体激发带来的电和热压力(Issa,2008)。当使用该系统中的电凝装置时,会发生不同的过程。不产生等离子体,来自发生器的输入能量被用来提高组织温度并密封前列腺中的血管。能量传输的深度不像以前单极系统那样重要。此外,在等离子系统中使用的较低电压和温度可减少组织的碳化,可尽可能减少不必要的组织凝固和储尿期症状。

(2)技术:B-TURP 和 M-TURP 对于电切术的方法几乎相同。然而,外科医师可能会注意到双极技术可更快速的切除;术中极少出现出血,主要是因为组织切割和止血同时进行,减少了止血时间。先前使用的 PK 系统,能量发生装置常常难以克服点燃等离子体所需额外能量方面的问题。新一代的超脉冲发生器已经增加容量,使这不再是个问题。然而,当切除过程中接触到组织时,仍然会体会到环上的阻力。

(3)结果

①单队列研究:由于 B-TURP 与单极的前身类似,很快就出现了比较的临床试验。与其他治疗系统相比,文献中关于 B-TURP 的单队列研究相对较少。早期的一项大型研究报告了 PK 系统的出色结果(Falsaperla et al,2007)。平均导尿管留置时间较短,约 1.3d,作者发现在术后 12 个月 Q_{max} 平均增加 190%,AUASS 平均下降 79%。并发症相对较少,AUR、尿道狭窄、膀胱颈挛缩、尿失禁分别仅占 1.57%、2.57%、1.28% 和 0.77%。与此同时发表的一项规模较小的研究也取得令人印象深刻的结果,其中包括很大比例(49%)的尿潴留患者(Ho et al,2006)。患者术后 1 年随访见 Q_{max}(6.5~18.3ml/s)和 AUASS(22.6~6.5)均明显改善,这些改善大约在术后第 3 个月即明显出现。

②比较研究:在 Issa(2008)对双极技术的高质量综述显示,对 M-TURP 和 B-TURP 的结果进行 1997 年至 2007 年为期 10 年的检索回顾。他发现在 AUASS、QoL 评分、最大尿流率和残余尿量方面也有类似的效果。一个欧盟杂志已经发表了双极和单极技术的多重比较。使用 Autocon Ⅱ 400 ESU 系统(Karl Storz,Tuttlingen,德国)(图 5-5,参见 Expert Consult 网站图 105-5),他能够对单极技术和双极技术进行 RCT 比较。这个发生器有一个触摸屏系统,可以选择单极或双极电流。尽管这项研究声称它是双盲研究,但研究人员报告称外科医生不可能在手术过程中毫不知情,只有评估者不知道选择的治疗方法。此外,手术过程中的切除技术、功率设置、冲洗和麻醉类型都没有标准化。两组患者治疗效果均有明显改善,6 周内排尿改善无差异。在短期随访中,唯一的显著差异是血清钠含量的降低,尽管在 TUR 综合征的发生率上差异没有统计学意义,可能是因为该事件的总体发生率低。这些功能的广泛应用可能很困难,因为这是一个很少使用的平台,也是唯一使用这项技术的 RCT 研究报道。

对于普遍研究的 PK 技术,Patankar 和他的同事(2006)报道了一个为期 3 周的随访数据。两组患者 AUASS 和 Q_{max} 均有显著改变,但无统计学差异。双极组患者在失血量和留置导管时间上具有优势,术后并发症如血尿、血块沉积、输血在 M-TURP 患者中更为常见。

一项针对 RCT 的 Meta 分析发现,两种术式在 AUASS、QoL 评分、Q_{max} 或 PVR 的变化上没有差异(Ahyai et al,2010),而另一项 12 个月针对尿流率的 RCT 的 Meta 分析发现,B-TURP 组的尿流率略有增加(0.72 ml/s)(Mamoulakis et al,2009)。这一发现并不具有明显临床意义,并且这一结论在一项高质量的研究中得到支持。

Omar 及其同事最近发表了一篇大型 Meta 分析和系统回顾研究(2014)。他们检查了 949 份摘要,发现有 24 项试验可以纳入分析。组间在 AUASS 或 QoL 评分上无显著差异。对 Q_{max} 的分析显示,双极组在术后 3 个月、6 个月和 12 个月时改善更为显著,但仍没有获得一些高影响力研究的支持。Meta 分析不能显示研究之间的同质性,其结果没有临床显著意义。另一项仅评估术后 12 个月时结果的 Meta 分析发现,与 M-TURP 相比,双极器械在改善 AUASS 或缩小前列腺体积方面没有显著差异。然而,B-TURP 似乎与改善最大尿流率和获得更低的 PVR 相关联(Cornu et al,2014)。

(4)并发症:Issa(2008)也回顾了从 1997 年到 2007 年的并发症。与 M-TURP 相比,B-TURP 总体的不良反应发生率较低(15.5% vs. 28.6%,$P<0.001$)。出血率、输血率、导管留置时间、CBI 需求、低钠血症和 TUR 症状的差异都是导致这种差异的主要原因。虽然并发症的总发生率在统计学上差异是显著的,但是单独的个体研究结果始终倾向于 B-TURP,只是偶然差异有统计学意义。

①术中和围术期:尽管双极技术最令人兴奋的创新是能够在离子等渗溶液中进行切除,但其他可能的预后改善与技术的提升有关。M-TURP 一个公认的并发症是出血风险,它可能导致反复膀胱冲洗和长时间留置导尿管。双极系统的能量激发对血管具有切割-密封作用,可以改善止血效果,降低出血并发症和输血率(Issa,2008)。

在对经历 B-TURP 患者的 Meta 分析中,没有患者出现 TUR 综合征。Mamoulakis 和他的同事(2009)认为 50 例患者行 B-TURP,可以预防一例 TUR 综合征产生。双极切除过程中的止血措施减少了许多出血情况的发生。与单极电切手术相比,双极切除后输血的 RR 值为 0.53,血栓形成的 RR 值为 0.48,双极组中患者出现这些并发症的比率分别为 2.3% 和 2.7%(Omar et al,2014)。改善止血效果和避免 TUR 综合征的风险使泌尿科医生可以进行更长时间的切除和获得治疗大体积腺体的能力。改善的可视化程度也可以减少包膜穿孔概率和缩短手术时间(Erturhan et al,2007)。在另一项 Meta 分析中发现整体二次手术率明显下降[比值比(OR),0.43](Cornu et al,2014)。

②术后:有许多不同类型的双极系统,使用不同的工作原理。TURis 系统(Olympus)最初被错误地认为是双极系统(Issa,2008)。实际上,该类系统中的回路电极是前列腺切除器的外鞘。这可能会使病人的整个尿道和阴茎暴露在回路电流的能量中。Ho 和他的同事(2006)报道显示在使用 TURis 系统的过程中,尿道狭窄发生率为 6.3%。Issa(2008)的研究发现,尿道狭窄的总体风险为 4.7%,高于 TURP 组(2.7%,$P=NS$)。然而,其他作者并没有发现这种差异(Michielsen and Coomans,2010)。Cornu 及其同事的 Meta 分析(2014)发现,M-TURP 与 B-TURP 对于尿道狭窄或压力性尿失禁的发生率无差异。

其他晚期的并发症,如膀胱颈口挛缩和 BPH 的二次处理需求,似乎与传统的 M-TURP 不太一样(Ahyai et al,2010)。在 M-TURP 组和 B-TURP 组中,1 年的整体二次手术率都较低,且无统计学差异(Cornu et al,2014)。双极技术良好的止血性能在术后护理中再次得到证明;患者更有可能缩短导管留置和住院时间(Singh et al,2005;de Sio et al,2006)。

(5)结论:双极切除系统的临床结果令人鼓舞,这一技术很可能在未来几年取代 M-TURP 成为治疗 BPH 的金标准。虽然临床结果大致相同,但改良的止血操作和可使用等渗冲洗液使得耐受切除手术时间更长、更安全。不同的系统采用不同的方法来达到双极标准,但是发现不同系统之间关于预后的差异是很有挑战性的。

4. 经尿道前列腺汽化术

(1)概述与概念：前列腺汽化术最早是在1995年被首次应用(Kaplan and Te,1995)。这几乎是和其他微创手术同时出现的。它与 TURP 的装置一样，除了切除环换成了更大表面积的接触头，理论上讲这一改变使得电流传导至前列腺组织而不会切除组织，更高的能量传导可以引起前列腺组织汽化而同时组织发生凝固。它可以为术者提供一个清晰的操作视野，并且不需要购买其他代替 TURP 的设备。

经尿道前列腺汽化术(transurethral vaporization of the prostate,TUVP)优势在于电流沿着电极传导后通过电极头传导至低电阻的组织上，产生的高能量导致组织汽化。而电极后端与具有更高电阻的烧灼后组织接触，相互作用产生组织烧灼并伴有血管凝固。总体来讲，电极头端产生组织汽化作用，电极后端产生组织凝固作用。这经过一个小规模病例的人体试验而证实。TURP 术后所获得的前列腺组织进行了电切或电凝电流处理。当使用电切电流时，组织损伤是以汽化伴有小的凝固性坏死形式。当使用电凝电流时，组织损伤主要以凝固性坏死为主(Juma,1996)。

很多不同的电极都被应用过，包括 VaporTrode(图 5-6，参见 Expert Consult 网站图 105-6；之前由 ACMI 生产，现在由 Olympus 生产)是一种带沟的滚轮电极，是研究最广泛的单极电极。其他电极包括带有凹槽的电极及粗短刺的电极(图 5-7、图 5-8，参见 Expert Consult 网站图105-7、图 105-8)。每一个这种电极都有不规则的边缘，当接触组织时电荷累计而发挥作用(Narayan et al,1996)。所有的电极头只有轻微的区别，不同的电极头都可以与现在的机器兼容并且产生相似的结果。

汽化术在 20 世纪 90 年代技术更新，现在通常使用双极电流，配合等渗盐水作为冲洗液。在之前的 B-TURP 章节有阐述过，双极电流将电流汇聚在电极头。一开始的双极汽化电极为 Gyrus 的(现归属 Olympus)Axipolaire，是一种通过瓷绝缘体在不锈钢中提取的不可旋转的 80∶20 铂铱合金。当电极工作时其头部形成高温汽袋，当汽袋与前列腺组织接触时，产生汽化。当低电阻的等渗盐水使得活性电极与回流电极相连接从而产生电流。电流不通过患者身体，深层的前列腺组织不会被影响。

目前，Olympus 推出了使用等离子技术的最新双极电极。其电极(图 5-9，参见 Expert Consult 网站图 105-9)使用半球形电极，具有更大的表面积释放电流。等离子产生的具体机制如 B-TURP 章节所述。由于电极头表面积更大，每次与前列腺组织接触时都会产生橙色光环。不像其他 TURP 替代手术，汽化术需要全身麻醉或局部麻醉。因为组织被汽化，因此无法获得组织进行病理检测。

(2)技术

①术前：总体来讲，手术需要行全身麻醉或局部麻醉，患者截石位，身体受力点使用棉垫保护。术前行预防性抗生素治疗及备皮准备。使用单极时需要配备一个接地垫，而双极则不需要。术中冲洗液应保持在 37℃左右，置于可以保持术中视野清晰的高度进行冲洗。

②术中：如 Kaplan and Te(1995)所描述一样，术中操作技术与 TURP 类似，且使用经尿道切除的设备工具。不同点是使用汽化专用的电极，而不是 TURP 环状电极。这项技术最早由 VaporTrode 使用，单极技术需要非离子溶液。VaporTrode 使用横断面半球形电极与组织接触，可以保持与组织的持续接触。而 Olympus 的 PlasmaButton 等离子技术因可在术中使用生理盐水作为冲洗液而代替 VaporTrode 技术。PlasmaButton 的半月形电极具有与组织接触更大的接触表面积，去除了 VaporTrode 可活动部分。使用前视镜与可活动部件需要仔细检查，前列腺切除鞘需要配备密封装置使用。进行前列腺手术前需要对膀胱、射精管、精阜等进行再次检查。

后来的汽化技术有改进，但是初始技术为电切电流用来汽化，电凝电流用来组织凝固，常用的单极电源为电切电流设置 200～240W 功率，电凝电流设置 60W 功率，双极电源电切与电凝设置 280W 与 140W。

汽化过程中，术者首先将 5-7 点钟方向的前列腺中叶从膀胱颈到精阜进行汽化，以便为冲洗液形成通道以及使视野清晰。手术过程中反复推拉电极来加深加宽这一通道,手术深度与其他手术一样,即汽化至有白色纤维的手术包膜。

冲洗液通道开通后,从 1 点钟至 5 点钟顺时针方向对侧叶进行汽化。术者操作过程中会遇到小的出血点,当看到出血点时立即进行止血:将电极放置在出血点使用电凝模式即可。电凝模式使用低能量电流,产生组织凝固并伴有进一步微小的组织汽化。

当左侧叶汽化完毕后,开始从 11-7 点钟方向逆时针进行右侧叶汽化。除前叶外前列腺组织都被汽化。膀胱内冲洗液体积会影响术者对前列腺窝体积的判断,因为当膀胱充满冲洗液时会使前列腺窝开启。当膀胱内冲洗液较少时,汽化前列腺前叶更容易。

汽化前列腺顶部组织是操作过程中的难点,因为可能会汽化到视野外引起括约肌损伤。括约肌损伤与前列腺增生复发需要做一个权衡,避免括约肌损伤是优先的。由于这些困难及担心汽化深度,一个研究小组推出了一种先切除前列腺顶组织随后凝固切面的技术。手术需要使用两套电极因此花费较多,但是效果尚可(Tefekli et al,2005)。止血完毕后撤除手术设备,留置 Foley 导尿管,直到冲洗回流液显示淡红色至清亮结束冲洗。

③术后:术后 24h 内即可拔除导尿管,术后次日无明显出血及无明显术中并发症发生时也可拔除导尿管,拔除导尿管后患者可以立刻排尿。得益于止血技术的进步,有的术者尝试术后当天拔除导尿管(Eaton and Francis,2002)。汽化术后恢复相当快,与 TURP 一样,术后禁止对会阴部施加压力。术后焦痂或其他实质组织会在术后 7~14d 脱落。

(3)结果:总之,早期单极 TUVP 的结果与 TURP 类似,减少了不良事件的发生。而其长期持久性仍存疑问,而 20 世纪 90 年代末至 20 世纪初单极 TUVP 的热潮逐渐褪去。而双极 TUVP 的出现重新引起了人们对于汽化术的关注并认为这是具有前景的提升,虽然其治疗持久性尚无报道。然而几乎在所有的研究中,其最多应用在 70~80 g 前列腺,在较大体积前列腺应用仍然存疑。

(4)动物及体外试验:将带纹圆柱滚轮电极

(Richard Wolf Medical,Vernon Hills,IL)用在犬类试验获得电凝深度及周围热损伤的基本信息(Perlmutter et al,1995)。Perlmutter 在一个区域多次使用电极会增加凝固区域深度(比单次操作增加 78% 深度)。神经血管束及直肠壁的温度在操作时无明显变化,电极外 6~7mm 处温度会上升 2℃。前列腺包膜距离气化区边缘 5 mm 时,温度上升 4.3℃。当使用犬类肝脏时,电凝深度及宽度都增加。总体来讲,前列腺窝凝固深度在 2~3mm。温度在冲洗液变化最大,研究者认为是操作过程中冲洗液带走了热量。

Benjamin 等(1997)对前列腺汽化术术后慢性组织病理学改变进行了探究,在愈合过程中,凝固坏死区始终在 2mm 以内,术后 3 周开始上皮重新生长,术后 5 周开始上皮分层。

①单队列研究:Kaplan and Te 在 1995 年对 25 名患者接受 VaporTrode 治疗,术后 3 个月时治疗结果尚可,AUASS 由 17.8 降为 4.2,而 Q_{max} 由 7.4 提升到 17.3 ml/s。术后平均 14.6h 即拔除导尿管,术后 1 周各项客观指标改善。术后 14 名患者存在逆行射精,但较少的花费及较短的住院时间促使这一研究继续进行。Kaplan 与 Te 在 1998 年对 114 名患者进行了 TUVP 18 个月的随访。AUASS 与 Q_{max} 术后 12 个月仍改善明显。需要输血的患者,术中平均血红蛋白降低 1.7 g/dl。术后 89% 的患者在 24h 内拔除导尿管。虽然勃起障碍(Erectile Dysfunction,ED)的发生率没增加,但是 84% 患者出现逆行射精。其他学者报道了相似的结果(Narayan et al,1996)。

Botto 等在 2001 年进行了双极 TUVP 与 TURP 的随机对照试验,Gyrus(现属于 Olympus)为第一个使用双极汽化的系统,电极头为轮船状。术后 3 个月时,42 名患者显示 AUASS 从 19 降为 9 分,Q_{max} 从 7.9 提高至 19.7 ml/s。术后 2 名患者发生尿道狭窄,4 名患者发生排尿困难,其中 1 名患者术后膀胱持续冲洗 3d,无关于输血及更低的出血风险报道。

Dincel 等在 2004 年对 20 名患者使用了 Olympus 等离子系统配合老式电极进行了前列腺汽化术。AUASS、QoL、Q_{max} 分别改善了 72%、61%、111%,前列腺体积及 PSA 都降低了 50% 以上,证明前列腺体积显著降低。根据前列腺体积及手术时间,术者估算每克前列腺需要汽化2.8min。

Reich 等于 2010 年报道了现在 Olympus 的蘑菇头等离子电极,无术中及术后并发症的发生。对 12 名患者进行了吸入乙醇试验,无患者显示体内乙醇浓度上升,表示冲洗液吸收很少(Cummings et al,1995)。13% 的患者治疗过程中持续使用血小板抑制药,血红蛋白仅仅降低 1.1 g/dl。虽然 53% 的患者需要术后膀胱冲洗,1 名患者还因出血术后留置导尿 8d,但是无患者接受输血治疗。AUASS、Q_{max}、PVR 分别显著改善了 61%、174%、77%。其中 1 例患者因前列腺较大(>100 g)且为开始研究的前 5 名患者,术中出现出血遂改为 TURP 术。

瑞士苏黎世对 83 名患者进行了单中心研究(Kranzbuhler et al,2013),术前每位患者 Q_{max} 都在 10 ml/s 以上,下尿路症状及 BPH 手术指征均不明确。术后拔除导尿管后尿流率增加到 14 ml/s,无统计学意义。术后 6 周时,所有的功能指标(AUASS,QoL,PVR)均改善显著。术后 6 个月,AUASS 及 QoL 较术后 6 周进一步改善,PSA 在术后 12 个月平均下降 60%。其中一名前列腺较大(110 ml)患者因术中出血严重视野不清,改为 B-TURP。其中有 31% 患者治疗期间行抗血小板治疗。

②对照研究:单极 TUVP 研究。Hammadeh 与 Philp 分析了 6 个有关 TUVP 与 TURP 的早期 RCT 研究,他们分析了每组超过 200 名的患者,认为两种手术在改善 AUASS(两组均改善 73%),Q_{max}(TUVP 改善 216%,TURP 改善 191%)具有相似的结果。Poulakis 等(2004)对术后并发症的研究更为深入,他们研究了患者术后 1 年时的并发症,发现 TUVP 与 TURP 相比在手术时间、术后置管时间、住院时间、是否输血、膀胱内血块等具有优势。而 TURP 在术后再次治疗、术后尿潴留等方面更具有优势。

这 6 个早期 RCT 研究其中 1 个由 Gallucci 等(1998)完成,只对术前尿流动力学检查确认排尿梗阻的患者进行研究。术后 3 个月时尿流动力学显示 TURP 组中有 92.5% 解除了梗阻症状,TUVP 组 88.6% 解除了梗阻症状。TUVP 组有 1.4% 患者术后尿流动力学仍然显示梗阻,随后接

受 TURP 手术,而 TURP 组患者术后尿流动力学检查显示无排尿梗阻症状。其他各项指标如 AUASS,Q_{max},Pdet,Q_{max},PVR 等两组间无明显差别。然而 TURP 组有 18.6% 患者术后出现一过性尿失禁,所有患者中有 5.7% 术后 12 个月有真性压力性尿失禁。尿失禁的原因可能是由于在前列腺顶部操作时无法观察到电凝深度导致括约肌损伤。

术中使用低渗液体冲洗,可能会引发电切综合征。有研究使用乙醇标记的甘氨酸加入冲洗液,结果显示 TUVP 相比 TURP 冲洗液吸收更少(672 vs.1347ml)且具有统计学意义($P < 0.005$),这可能与汽化对前列腺组织与血管有更好的密封有关。

另一项研究对接受 M-TURP 和 TUVP 的患者进行了术后 5 年的随访(Hammadeh et al,2003),分析了 104 名患者中的 53 名患者,结果显示两组在 AUASS,QoL,PVR,Q_{max} 均与术前相比改善明显,TUVP 组患者改善更加明显,但是无统计学意义。

一项有关 TURP、激光前列腺切除术、TUVP10 年随访研究于 2010 年发表(Hoekstra et al,2010),150 名患者中 56% 失访。只有 TURP 组在 Q_{max}、PSA 仍然有明显改善。研究开始时,TURP 组与激光前列腺切除术组在开始时前列腺体积基本相同,10 年后激光前列腺切除术组的前列腺重量显著上升(43 g vs. 28 g,$P < 0.05$)。TURP 的手术失败率是 TUVP 和激光前列腺切除术的一半,但是无统计学差异。

双极 TUVP 研究。很多学者对双极 TUVP 术与 M-TURP 进行了 RCT 研究。双极 TUVP 术后 12 个月及 36 个月显示再次治疗率、留置导尿管时间减少,且无患者需要输血,2 名 TURP 患者需要输血。TUVP 组患者 AUASS 改善更加显著,而 TURP 组患者 AUASS 仅改善 45%。虽然早期的数据显示 TUVP 效果更佳,但是 36 个月时结果相反,有更多的 TURP 患者失访,这可能导致数据偏倚,结果似乎对 TURP 更加有利。术后 3 年时,TURP 与 TUVP 在 AUASS、Q_{max} 分别改善了 -74% vs. -64%,263% vs.140%。3 名 TUVP 组患者再次接受前列腺治疗,其中 1 名接受 TURP,TUVP 组患者的总体满意率比

TURP组低(48% vs. 60%,P=NS),而在ED及逆行射精方面两组患者无明显差异。

术后并发症越多代表治疗有效率越低,而TURP组有更多的患者需要术后再次留置导尿管及膀胱冲洗(30% vs. 5%,19% vs. 0)(Dunsmuir et al,2003)。Hon等(2006)报道M-TURP组红细胞比容变化更大,需要更多的膀胱冲洗液。虽然在冲洗液吸收上无明显统计学差异,但仍有4名接受M-TURP患者需要输血。

双极技术应用在TUVP上进一步提高了结果,Geavlete等2010年发表的单中心经验发现等离子技术更大程度改善了AUASS,QoL及Q_{max},且血尿、输血、膀胱内血块术后6个月的发生率相比M-TURP更低。术后18个月报道显示(Geavlete et al,2011)双极TUVP与TURP在穿孔、手术时间、留置导尿管时间方面更有优势,而术后AUASS,QoL,Q_{max}两组相差无几,均改善明显。

(5)并发症

①术中:汽化技术带来的汽化与止血同时进行减少了术中出血的可能(Kupeli et al,2001),大多数RCT研究输血率为0~2%(Ahyai et al,2010)。其他如穿孔、中转TURP发生率较少,中转TURP术在治疗大体积前列腺容易发生(Kranzbuhler et al,2013)。

②术后:TUVP术后常见的并发症是因下尿路症状而进行再次手术和再次留置导尿。Ahyai等(2010)进行了meta分析后发现8.2%的患者在TUVP术后需要再次留置导尿,这一发生率在同类手术中最高。术中更完善的止血可以减少术后膀胱内血块的发生率(Geavlete et al,2010)。

初学者由于不能准确判断能量穿透深度,常会担心疏忽的电凝导致损伤前列腺尖部。Hammadeh及Philp(2003)的研究认为这可能导致了TUVP术后轻微上升的尿失禁发生率,虽然较TURP无明显统计学差异。同样,有学者认为不能准确判断能量穿透深度会加重ED发生(TUVP vs. TURP,12% vs. 5%)(Ahyai et al,2010)。

如B-TURP章节中所述,TURP与TUVP系统使用前列腺切除器外鞘作为回路电极。在一个有关使用该系统的研究中,记录了若干严重并发症。3名患者中,有1名患者产生膀胱坏死导致严重储尿期症状,2名尿道坏死患者导致尿道皮肤瘘(Robert et al,2012)。相比TURP与TU-VP系统,我们更推荐使用等离子系统。

(6)结论:前列腺汽化术是治疗BPH引起下尿路症状的可行手术方案,其手术效果在排尿症状方面与TURP相当,但是其术后排尿困难及再次治疗率影响了进一步推广。其术中较好的止血能力带来了较好的术中视野。虽然前列腺汽化术是这个时代伟大的发明,激光前列腺汽化术似乎是前列腺汽化术的更佳选择。

5. 经尿道微波治疗

(1)概述与概念:经尿道微波治疗(transurethral microwave therapy,TUMT)目的是对前列腺局部组织热消融而其他区域保持正常温度。微波治疗使用带有天线的导管,该导管可以产生放射状电磁波。这些电磁波的频率为915~1296 MHz,穿透前列腺组织并在局部产生热量。治疗温度在44℃以下称为温度过高,44.5~65℃称为热疗,大于65℃称为热消融(Perlmutter et al,1993)。

当达到临界热剂量时前列腺组织开始消融,消融是温度与治疗时间协同作用的结果,因此前列腺组织的温度及维持温度的时间最为关键。热量需要被限定在前列腺组织内而尽可能减少对周围组织的损伤如外括约肌、膀胱颈及直肠。对周围组织的损伤会引发并发症,并可能导致机器自动关机而影响治疗效果,而且还会使患者产生不适感,妨碍患者日常适用。

微波治疗的优势在于可以自行使用,具有较快的恢复期及较低的麻醉要求。同时它也是最少依赖术者的术式,学习曲线较短。术前对患者的筛选至关重要,有以下指标需要检查,如:前列腺体积、腺体结构及患者能否在局麻下行经尿道手术治疗。显著增大的中叶会影响导管位置,因为中叶对微波治疗反应欠佳且会使微波投射到其他不安全的区域。前列腺重量大于100g或小于25g会妨碍组织均匀受热导致治疗效果欠佳。前列腺体积过小会导致前列腺外组织损伤,导致一系列如括约肌损伤等并发症。装有心脏起搏器、心脏除颤器、盆腔或阴茎假体的患者不适宜接受微波治疗,因为微波治疗可能对这些装置产生电流或机械损伤。患者有前列腺手术治疗史行微波治疗会导致微波不受控制致严重后果。

不同的微波治疗系统具有很大区别,包括天线设计、加热模式、治疗方案等,所以治疗不同患者时需要选用不同的微波系统。初始的微波治疗系统设计经过大量研究后增强了能量功率,以期得到更好的治疗效果。相比对微波频率的影响,天线设计对加热模式影响更大(Bolmsjö et al,1996)。目前使用的微波系统主要有 CoreTherm (ProstaLund,Lund,Sweden)、Prolieve (Boston Scientific,Boston,MA)、Prostatron (Urologix,Minneapolis,MN)、TherMatrx (American Medical Systems,Minnetonka,MN)及 Cooled ThermoTherapy (Urologix,Minneapolis,MN)(图 5-10)。

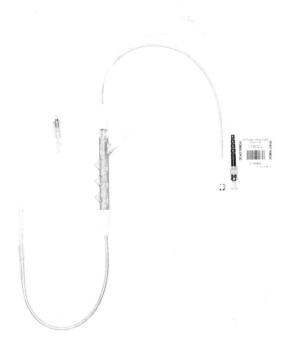

图 5-10 **可冷却热疗用经尿道微波治疗导管**(Courtesy Urologix,Inc.)

现使用的经尿道微波治疗系统在前列腺内治疗温度为 45～70℃,早期的微波系统治疗温度为 42～44℃而疗效欠佳。随着微波治疗装置的进步,前列腺内治疗温度随之上升。高能经尿道微波治疗是指拥有更先进设备及更高治疗温度,得益于导管可以冷却来降低尿道温度及减少患者不适感。

在治疗过程中温度缓慢上升,使患者逐渐适应。当前列腺实质被加热时,前列腺内血管扩张进行散热。为了使治疗更加温和,逐渐增加的热量会延长治疗时间并降低治疗效果。热冲击或高强度经尿道微波治疗被用来减少代偿性血管舒张。在热冲击或高强度经尿道微波治疗中,热量快速传导使得前列腺血管栓塞而热量被限制在前列腺中,降低了治疗时间。前列腺血管密度越大,治疗反应越差(d'Ancona et al,1999a)。

(2)作用机制:经尿道微波治疗前列腺增生引起的下尿路症状机制并未完全阐明,不同的学说共存。这些学说关注前列腺神经支配或组织学改变。

①神经退行性变与感觉改变:这些概念中最早的是依赖于前列腺梗阻的动态概念,具体为前列腺的平滑肌导致梗阻。有研究对经尿道微波治疗后的前列腺取材,进行组织学及免疫组织化学染色。相比对照组,治疗组的组织神经纤维紊乱,且几乎无轴突。研究者认为肾上腺素能神经的热损伤导致长效 α 阻滞(Perachino et al,1993),但是该理论支持者甚少。

神经退行性变同时也发生在前列腺平滑肌纤维中。有研究对 10 名前列腺增生患者及微波治疗 1 周的患者取得前列腺组织行非特异性神经标志蛋白基因产物染色。对照组组织全层都可以看到染色的神经,几乎所有手术组在固有层和上皮层都有神经组织染色,然而除了一个手术组外,其他所有手术组几乎都没有显示平滑肌层的神经组织。微波治疗后无平滑肌神经纤维改变的前列腺重量仅有 20g。即使无组织的大片坏死仍然可以观察到前列腺平滑肌组织的损伤(Brehmer et al,2000)。然而此前研究只是注重一些神经的变化,仍然有其他纤维迟发性退神经变化的可能。在动物实验中,对狗的坐骨神经进行与经尿道微波治疗同样时间和温度的治疗后并未发现组织学改变。然而实验 3 周后至 1 年可以观察到节段性脱髓鞘与轴突的消失(Vujaskovic et al,1994)。

研究人员对经尿道微波治疗后神经纤维损伤的 α_1 受体进行了更为细致的研究。10 名患者组成对照组,在进行穿刺活检前接受了经尿道微波治疗,穿刺后行经尿道前列腺电切术治疗。5 名患者接受经尿道微波治疗后行耻骨后前列腺切除术。结果显示对照组(96.4 fmol/mg)的 α_1 受体密度相比微波治疗组（71.3 fmol/mg）具有统计学差异。所有组的受体都有一个相似的解离常数（Bdesha et al,1996）。

有一项研究使用电流刺激对 13 名患者经尿道微波治疗术前及术后进行前列腺尿道检查，结果发现大部分患者都有储尿期症状的提升，主要为夜尿症状改善。尿急症状改善与感觉阈值提升有关。研究者认为前列腺部尿道的感觉降低或许会减少尿道逼尿肌兴奋的反射，进而改善排尿症状（Brehmer and Nilsson,2000）。

②形态学改变：当局部前列腺达到一定热度及时间的微波治疗后，局部组织会坏死凋亡而形成瘢痕组织，减少前列腺体积。一项研究观察了TUMT 术后不同时间的前列腺及组织学形态。微波治疗时，使用光纤热传感器对前列腺多个位点进行了热图分析。微波治疗时热量深入前列腺实质，温度峰值达 80℃。而组织学改变与温度有关，温度从尿道处至距离尿道 0.5 cm 处温度急剧上升，达到 54℃。距离尿道越远，温度呈指数型下降，但是在距离尿道 1.6 cm 内始终在 45℃ 以上。所有组织的病理学检测结果类似,45℃微波治疗 60min 后出现明显的前列腺内出血性坏死，而前列腺正常区和坏死区分界明显，此边界距离尿道 0.5～2.5 cm，平均 1.6 cm。研究者还发现在坏死区和正常区之间有一非炎性失活区，但是具体机制尚未阐明（Larson et al,1996）。

其他一项相似的研究试图解释正常区和坏死区分界线上的组织。患者接受 TUMT 后坏死区距离尿道 20～25 mm。在分界区可以观察到大量的凋亡细胞（Brehmer,1997），而该研究中并未完全阐述细胞凋亡的原因。而另一项研究表明凋亡细胞源于热量损伤（Harmon et al,1990）。对前列腺间质细胞进行 1h 的 47℃热疗发现 76％细胞凋亡,14％细胞坏死，而这一发现巩固了热负荷会决定细胞凋亡或坏死这一观念（Brehmer and Svensson,2000）。而前列腺体积的改变与能量有关，低能量模式只会缩小 14％ 的前列腺体积，而高能量模式可以缩小 25％ 的前列腺体积（Devonec et al,1993）。

（3）技术

①术前：术前对患者筛选后可以局麻下在医院外场所对患者行手术治疗，还要考虑患者对手术的耐受性,术后当天即可出院。术前需要行膀胱镜检查，确认无前列腺中叶增生，因为中叶增生对微波治疗效果欠佳，而且会影响导管位置，影响治疗效果。术前膀胱镜还需要对前列腺长度进行测量。前列腺长度小于 25 mm 不是前列腺增大的标志，并且可能会影响手术操作、提高手术风险。前列腺体积 30～100 g 是 TUMT 的适应证。

TUMT 手术禁忌证包括心脏起搏器、除颤器、阴茎假体、人工尿道括约肌、盆腔金属置入物如全髋关节置换等。尿道狭窄会导致放置导管困难，因此是手术禁忌证。有前列腺手术史会导致微波异常方向发射，同时外周动脉疾病伴有跛行、前列腺癌、膀胱癌、神经源性膀胱也是手术禁忌证。

②术中及围术期：将特制的导管插进尿道后放到前列腺部，直肠的前壁使用直肠测温探针检测。随后微波程序开启，自动进行加热程序并检测尿道和直肠温度。导管的水囊保持在膀胱内使导管固定，微波散到前列腺移行带（图 5-11）。术者在操作中所起的作用是安抚患者，使清醒的患者保持平静。持续检测患者的舒适度是十分重要的，不适感可能提示导管放置错误。若不持续检测患者舒适度可能会造成严重的损伤。

③术后：TUMT 的一大优势在于其术后相对平稳安全。围术期并发症几乎没有所以并不需要

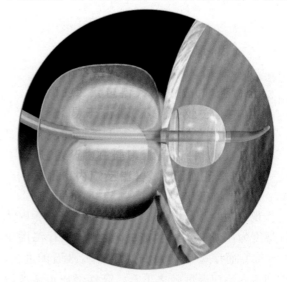

图 5-11　经尿道微波导管治疗前列腺移行带（Courtesy Kevin T. McVary.）

入院观察。手术完毕患者可直接回家,术后恢复期很快。早期 TUMT 术后几乎都需要术后留置导尿时间,但现在术后留置导尿越来越少。高能量微波治疗术后一过性尿潴留发生率较低,但需要充分告知患者术后尿潴留风险。

(4)结果:热疗或微波疗法用于治疗良性前列腺增生(benign prostatic hyperplasia,BPH)得益于使用方便,并且可以随身携带。因为有不同能量的微波治疗,所以很难获得大量数据分析,总体来说,TUMT 的研究都属于异质性研究、单一队列研究及非对照研究,随访时间较短。这些研究需要个体化详细分析,但是通过这些研究可以得出很明显的结论,即相比低能量微波治疗,微波治疗能量越高,治疗效果越好。

①预期结果:近来有发表关于 Prostatron 2.5 平台初始结果的报道,其定义了术后治疗的中止点来帮助泌尿外科医生治疗 TUMT 术后患者(d'Ancona et al,1999a)。术后进行 6 个月随访,虽然无长时间随访数据,但是仍可以得到治疗时年纪越轻、前列腺体积越大及更高程度的膀胱出口梗阻治疗效果更佳的结论。治疗时能量的选择同样可以预测治疗结果,但是由于其后验所以有效率欠佳。PSA 可以代表前列腺体积,因此有一部分研究使用术前 PSA 来预测治疗效果(Djavan et al,2000)(Laguna et al,2002)。

通过美国泌尿协会症状评分(American urological association symptom score,AUASS)来预测治疗结果更加困难。一个对照研究显示中等症状组及严重症状组患者在治疗后,有相同比例的患者达到轻微症状(AUSS 评分小于 9 分)。术前中等症状组患者中,经过治疗后 50% 的患者达到轻微症状,38% 仍然为中等症状,而 12% 的患者症状加重。在术前严重症状组中,经过治疗后 14% 的患者症状无明显改善,36% 的患者达到中等症状,49% 的患者达到轻微症状(Larson et al,1998)。很多泌尿外科医生将 TUMT 用作高危患者的治疗,因此其对高危患者的疗效也有被研究。一项对于高能经尿道微波治疗研究显示,其对高级别(3,4 分)及低级别(1,2 分)美国麻醉师协会(American Society of Anesthesiologist,ASA)评分患者疗效一样,术后置管及耐受手术均无明显差别。

②单对列研究:TUMT 操作方便而且并发症较少,但其主要存在的问题是改善下尿路症状不明显以及治疗效果不持久。一项低能量经尿道微波治疗(Pros-tatron 2.0)研究结果显示了术后患者满意度显著提升(Hallin and Berlin,1998)。术后 1 年时 62% 的患者满意,而术后 4 年时仅仅有 23% 的患者满意。术后的排尿症状及尿流率的改善在 4 年时再次复发。而且这些患者中的 2/3 在这 4 年内再次接受前列腺的其他治疗。研究显示术后 5 年累计有 40.5% 的患者再次行经尿道前列腺电切术(TURP),累计有 57% 的患者再次行其他治疗,包括 α 受体阻滞药等治疗(Keijzers et al,1998)。另一项相似的研究同样显示了其较高的术后再次治疗率:术后 3 年内有 35% 的患者再次接受治疗(Daehlin and Frugard,1999)。对于 TUMT 的主观及客观评价的提升有着不同的结果。几乎所有低能量经尿道微波治疗术后主观症状评分都有改善,但客观评价指标如最大尿流率、残余尿、尿流动力学结果如最大流量时逼尿肌压力等都无明显改变。而高能量经尿道微波治疗术后的主观评价指标改善,虽然有更多的热量释放,但是局部麻醉使得其更加耐受(Eliasson and Wagrell,2000)。热冲击治疗的疗程更短,术后疼痛明显,但是远期疼痛评分与其他相似(Francisca et al,2000)。

一个研究小组对高能量经尿道微波治疗装置(Targis)研究,术后 AUASS 评分、生活质量评分(QoL)、最大尿流率(Q_{max})残余尿术后显著改善,而且疗效维持 24 个月(Thalmann et al,1999)。每位患者都行尿流动力学检查,术后 6 个月显示平均逼尿肌开放压力和最大流量时逼尿肌压力术后 6 个月显著改善。有 77% 的患者术后有前列腺窝空洞,经直肠超声显示前列腺超声从 57.6 ml 降到 42.4 ml。虽然治疗结果尚佳,但仍有 13% 的患者再次接受治疗。

一项近来的 TUMT 研究与之前研究结果类似(Mynderse et al,2011),使用冷导尿管在 Targis 系统 30min 热冲击模式下,术后置管率仅有 50%,相比之前 TUMT 下降,只有 3% 的患者需要置管 7d 以上。术后 5 年随访有 43% 的患者 AUASS 评分改善,39% 的患者 Q_{max} 下降。29% 的患者需要再次行前列腺相关治疗,而 9% 的患者需要再次行手术治疗。

HE-TUMT 的术后症状改善定义为术后 3 个月随访时症状评分下降 60%。术后 6 个月及 12 个月随访症状仍然控制尚可，而 HE-TUMT 不同设备之间无明显统计学差异。术后 3 年症状只提升 45%，但是前列腺再次治疗率只有 20%（Floratos et al，2001）。术后 3 个月 Q_{max} 提升 50%，效果维持 1 年（Gravas et al，2003），几乎没有报道术后 Q_{max} 大于 15 cm/s。

曾患尿潴留代表治疗更加困难，使用 HE-TUMT 治疗急性尿潴留患者显示术后 4 周可以自行排尿（Djavan et al，1999c）。虽然无尿流动力学检查，但是这代表了逼尿肌的功能恢复。与之相反的是，使用 HE-TUMT 治疗慢性尿潴留的研究中，发现术后 1 年手术失败率是 25%，术后平均置管时间为 38d（Floratos et al，2000）。对有高危因素合并急性尿潴留患者中，术后 3 个月有 87% 的患者可以自行排尿，7.3% 的患者 2 年内再次尿潴留（Berger et al，2003）。

③对比研究

a. TUMT 与假手术对比。很多 TUMT 的对照试验都有开展，假手术组装入对照装置风险小，而且麻醉损伤小。假手术组强调了安慰剂在前列腺手术中的作用。Nawrocki 等着重强调了安慰剂的作用。在其研究中，患者随机分为 3 组：TUMT 组，假 TUMT 组及观察组，术后进行 6 个月随访。假 TUMT 组手术操作与 TUMT 组一样，但是微波发生器只运行模拟程序，包括机器的噪声、屏幕参数、热量由下方的加热毯发生。假 TUMT 组无客观数据的变化，如压力流率、尿流动力学结果等。TUMT 和假 TUMT 组的 AUASS 评分（19 降低到 9.5，17.5 降低到 9.5）均有明显降低，而观察组无明显改变，AUASS 从 18 降低到 17。结果表明 TUMT 有效，但是各组无客观数据的变化，仅行假手术对于降低 AUASS 同样有效。

其他回顾性研究同样显示了最大尿流率及 AUASS 改善，Urologix 与 Dornier 的微波治疗系统显示了相似的结果。Dornier 微波治疗系统结果显示治疗组与假手术组患者的 AUASS 均下降。术后 6 个月时治疗组患者的 AUASS 由 23.6 降低到 12.7，而假手术组由 23.8 降低到 18.0，虽然两组都有降低，但治疗组下降更明显。治疗组患者最大尿流率从 7.7 升高到 10.7 ml/s，而假手术组 8.1 升高到 9.8 ml/s，治疗组相比改善更明显。

Targis 微波治疗系统结果相似，治疗组与假手术组的 AUASS 评分均显著下降：治疗组由 20.8 降低到 10.5，假手术组由 21.3 降低到 14.3。而治疗组的最大尿流率由 7.8 升高到 11.8 ml/s，假手术组由 7.8 升高到 9.8 ml/s（Larson et al，1998）。

b. TUMT 与 α 受体阻滞药对比。很多学者认为在 BPH 的持续性治疗上，TUMT 与药物治疗和其他手术疗法相比具有自己独特的优势（Djavan et al，1998a）。此观点认为 TUMT 操作简单且风险较低，可以减少医疗治疗费用。虽然行 TUMT 治疗病人确实需要频繁的 BPH 其他辅助治疗，但是结果同医疗管理失败的结果相差无几。TUMT 术行 α 受体阻滞药联合治疗 3 年后评估治疗效果，结果显示坦索罗辛、阿夫唑嗪、特拉唑嗪失败率分别为 27%、37% 及 49%（de la Rosette et al，2002）。TUMT 与 α 受体阻滞药（特拉唑嗪）的随机对照研究显示两组患者的 AUASS 与 Q_{max} 均有改善，TUMT 在术后 6 个月和 12 个月时改善更明显。TUMT 相比药物治疗 AUASS 提升 35%，Q_{max} 提升 22%，特拉唑嗪组失败率相比增高 7 倍（Djavan et al，2001）。然而不同组对于治疗失败的定义是不一样的，因此需要对结果进行仔细解读。

c. TUMT 与 TURP 对比。虽然在非对照研究及假手术组中 TUMT 可以改善病情，但是其治疗的持久性存疑。很多研究的再次治疗率较高，有的患者术后仅仅几个月就再次行手术治疗。当一项治疗成为临床常规操作前需要与金标准进行比较。TUMT 不同能量的变换改善了很多患者的症状，但是与 TURP 相比还是显示了其劣势。

一项使用 Prostatron 2.5 系统的 HE-TUMT 进行了术后 6 个月的随机试验（Ahmed et al，1997）。研究的评价指标包括 AUASS、最大尿流率、残余尿、最大流量时逼尿肌压力及前列腺体积。TURP 的所有指标均有改善，但是 TUMT 组只有 AUASS 改善，其他指标变差。总之，

TURP 的不良时间发生率更高,TUMT 的术后置管时间延长。

同样术式的不同研究,结果也不尽相同。TURP 患者术后 1 年随访显示 Madsen-Iversen 症状指数降低了 78%,TUMT 患者降低了 68%。TURP 组与 TUMT 组的最大尿流率分别提升了 100% 与 69%,通过尿流动力学参数,两组都显示了膀胱出口症状的改善。虽然 TURP 组在各项数据改善更明显,但是两组无明显统计学意义。两组患者的再次治疗率基本一样,但是有更多的行 TURP 患者需要再次入院行电凝治疗(TURP vs. TUMT,3 vs. 0)。TUMT 患者术后置管时间更久,有 1 例患者术后留置导尿管 35d,所以 TUMT 相应的泌尿系感染发生率更高,有 1 例术后因感染再次入院。而且 TUMT 术后刺激症状更加常见(29% vs.14%)(d′Ancona et al,1997)。

一项随访 33 个月的相似研究表明 TUMT 可以使得尿流率提高 64%,使得 AUASS 减少 60%,而 TURP 可以使 Q_{max} 提高 214%,使 AUASS 减少 85%。随着随访时间的延长,前列腺再次治疗率应该仔细解读。TUMT 与 TURP 的再次治疗率分别为 19.8% 与 12.9%,且无统计学差异($P = 0.28$),然而再次治疗的原因不尽相同。在 TUMT 组,14 名患者中有 10 名患者再次行前列腺治疗(前列腺钬激光剜除术、TURP、TUNA、α 受体阻滞药),相比而言 TURP 组 8 名患者中只有 1 人需要再次前列腺治疗(α 受体阻滞药),TUMT 组相比来说更有可能再次接受前列腺治疗(Floratos et al,2001)。

近来一项随访 5 年的多中心随机研究结果补充了术后第 1 年与第 3 年时的随访数据,研究者发现术后 1 年时两组患者在 Q_{max}、逼尿肌压力、前列腺体积等无明显统计学差异,但是相比而言 TURP 组改善更加明显。TUMT 有着更长的术后置管时间(14 vs. 3)。根据术后不良事件的严重性分级来看,TUMT 组容易发生轻度及中度不良事件,而 TURP 更容易发生严重不良事件,如血凝块导致尿潴留需要再次入院治疗等(Wagrell et al,2002)。5 年后有 34% 的患者失访,结果显示接受 TUMT 的患者中 16% 治疗失败,而 TURP 患者失败率只有 6%(Mattiasson et al,

2007)。使用尿流动力学检测梗阻程度,结果显示 TURP 效果更佳。术后 30 个月时比较 HE-TUMT 与 TURP 显示有 1/3 的 TUMT 患者尿流动力学显示尿流梗阻,而 TURP 这一数据仅为 14%(d′Ancona et al,1998)。

一项近来的系统评价分析了四个对比 TUMT 与 TURP 的临床试验,结果显示 TURP 组患者的 AUASS 均值下降 77%,而 TUMT 组数据为 65%。TURP 组患者 Q_{max} 提高 119%,而 TUMT 组数据为 77%,加权平均值显示 TURP 组高 5.08 ml/s(Hoffman et al,2012)。在一项比较 TURP 与 TUMT 生活质量的研究中,术前与术后使用了 41 个问题,来评估总体幸福度、排尿症状、性功能、日常活动、社交活动、心理幸福感等指标。两种手术对生活各个方面均产生积极作用,如日常生活及排尿困难均得到改善。虽然都可以有效提高生活质量,但是在 147 名患者中显示 TURP 相比 TUMT 对生活质量改善更加明显(Francisca et al,2000)。

(5)并发症

①术中及围术期:很多倾向使用 TUMT 的术者认为相比 TURP 来讲,TUMT 可以显著降低并发症发生率,尤其是围术期并发症。相比 TUMT,TURP 术后因并发症的再次治疗率更高。不过大多 TUMT 试验并没有不良事件发生的阐述,这可能导致潜在的偏倚,因为这些报道的并发症发生率低于平均水平。几乎所有患者均可以耐受 TUMT 的随身治疗。局部或会阴部发热、尿急都是 TUMT 术后常见的并发症,但是这并没有影响治疗。虽然很多学者提倡对每个病人使用镇静药或镇痛药,但随机对照证明单用局部麻醉效果良好(Djavan et al,1998b)。术中密切观测、正确放置导管及直肠温度检测等措施可以防止对周围组织结构的损伤。阴茎坏死、尿道瘘管等严重并发症的报道已经在美国食品和药品管理局(Food and Drug Administration,FDA)注册备案,但是这些病例都是由于导管位置放置错误或治疗过程中没有密切观察病情变化所致(Walmsley and Kaplan,2004)。

②术后:不同于之前讨论的围术期资料,总体来讲 TURP 在术后长时间并发症方面相比 TUMT 更有优势,TUMT 的术后前列腺再次治

疗率相比 TURP 更高，前文已经讨论，这里就不仔细阐述。TUMT 术后血尿导致输血等并发症较少。尿道狭窄及膀胱颈口狭窄是术后不常见的并发症，发生率约为 2%（Floratos et al，2001）。术后一过性尿失禁发生率仅为 2%，术后永久性尿失禁几乎没有。TUMT 术后恢复相当快，出院恢复平均只要 5d，有 55% 的患者 3d 以内恢复（Ramsey et al，1997）。早期的 TUMT 患者术后几乎都会长时间留置导尿管及急性尿潴留，几乎所有研究都认为 TUMT 留置导尿管时间比 TURP 更长，留置 2 周以上也很常见（de la Rosette et al，1997）。

为了减少术后置管时间及术后并发症，有尝试使用生物降解支架（Dahlstrand et al，1997）、临时尿道支架（Djavan et al，1999a）及围术期 α 受体阻滞药辅助治疗（Djavan et al，1999d）。联合应用 α 受体阻滞药可以将 TUMT 术后尿潴留发生率从 12% 减少到 2%。一项前瞻性研究比较了 α 受体阻滞药和尿道支架的有效性，结果表明尿道支架在术后 2 周对于减少症状评分及提高尿流率方面更加有效。使用尿道支架的患者术后 1 周无尿潴留发生，但其中 11% 的患者因血栓形成或支架迁移需要去除尿道支架，而单独行 TUMT 的患者术后尿潴留发生率为 11%（Djavan et al，1999b）。

术后长时间留置导尿管所引起的泌尿系感染是 TUMT 术后常见的并发症。并发症发生率报道较为分散，但是高达 13.5% 的报道已经发表，但大多数大型研究认为发生率在 5% 以下。虽然并没有术前术后量表准确评估性功能障碍，也很少有较高性功能障碍发生率的报道，但是更高能量的微波系统对性功能影响更为显著。一项研究显示只有 5% 的患者术后发生性功能障碍（Erectile Dysfunction，ED）（Kirby et al，1993），55% 的患者仍然对性功能满意（Francisca et al，1999）。在 TURP 组只有 21% 的患者对性功能十分满意。

有关 TUMT 术后射精功能障碍并没有仔细研究调查，大多数研究认为发生率极低，或无射精功能改变，但是有研究显示术后射精功能障碍发生率高达 44%（de la Rosette et al，1996）。另一项研究显示术后逆行射精发生率为 74%（Fran-cisca et al，1999）。在 TUMT 与 TURP 系统性评价中，TUMT 在逆行射精、尿道狭窄、血尿、输血及经尿道电切综合征等发生率都更低。但是 TUMT 更容易发生排尿困难、尿潴留及 BPH 再次治疗（Hoffman et al，2012）。

（6）结论：TUMT 是指将热量用于治疗前列腺，虽然已经面世 20 年，但是其具体工作机制仍然没有一个定论。虽然与其他手术相比操作更为简单，但是因为术后下尿路综合征及 BPH 可能再次行前列腺治疗。相比 TURP，TUMT 术后并发症更少，但考虑到再次行前列腺治疗的风险，因此进行 TUMT 治疗前需要仔细权衡。需要注意的是治疗持久性及术后排尿症状有可能受到选择偏倚的影响，因为资料只包括随访者且未接受其他治疗。通过大量文献总结，TUMT 对于治疗 BPH 有效。虽然症状改善没有 TURP 显著，但是 TUMT 具有安全性高及麻醉风险小的优势，成为治疗 BPH 的合理选择。

6. 经尿道前列腺细针消融术（transurethral needle ablation of the prostate，TUNA）

（1）概述与概念：TUNA 系统包括射频发生器、带有可重复使用导管手柄的一次性尿道内镜导管以及光学系统。该疗法的概念和设计思路最初在 1996 年被 FDA 批准，并在 2003 年进行了大规模的更新。该装置的首次演示在 1993 年实施。在这次演示中应用了专用的尿道内镜导管，该导管可连接到可重复使用的控制手柄上。这种硬性导管可通过尿道并在直视下到达前列腺。导管可根据手术医生的需要使用 0 或 15° 偏角的嵌入式镜头。导管到达前列腺后，消融针可从导管的末端伸出插入前列腺组织中。消融针与导管的纵轴线成直角伸出，两根消融针之间形成锐角向外展开。针的长度可变，可根据前列腺的宽度和大小进行调整。在导管外侧延伸至消融针的近端有聚四氟乙烯（PTFE）和尼龙护套，可保护尿道免受热损伤。治疗过程中尿道未受治疗影响且未被剥脱，所以理论上可将患者的术后局部症状控制在最小程度。保护套上还有一个热电偶，用于监测护套外缘的温度。针和护套可通过导管手柄上的控制装置进行调节（图 5-12，图 5-13）。

与超声波一样，频率越低，射频能量（或声波）

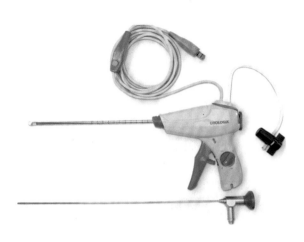

图 5-12　**经尿道针状消融手件**(Courtesy Urologix, Inc.)

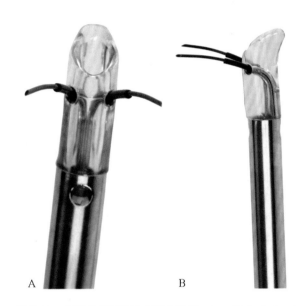

A　　　　　　　　B

图 5-13　**展开的经尿道针状消融针**(Courtesy Urologix,Inc.)

对组织的穿透深度越大。低能量单极射频具有优良的组织穿透性。射频传入前列腺实质并与细胞中的水分子相互作用。这种相互作用在消融针周围产生局部热能。由于组织与针的距离越远，温度越低(辐射半径每增加 4cm，温度降低 1℃)，热能散发到正常组织中的能量耗散相当低。当适量的热量被应用到组织中时，会产生球状区域的凝固性坏死，随后会发生空化。这种空化会导致前列腺的整体尺寸减小，但也有人认为该区域实际上后来将变成瘢痕组织，并且不会导致前列腺大小的显著减少。因为膀胱颈部不受影响，术后逆行性射精大大减少。

最早的细针消融系统对组织阻抗的变化是

反应性的。2003 年该平台进行了重新设计，改称为"Precision Plus"，引入了一个测量温度和阻抗的系统，现在由 Urologix 销售。在老一代完全基于阻抗的系统中，发生器传递能量，而针与针之间的组织阻抗作为完整电路的一部分进行监测。随着两针之间的组织被干燥并破坏，阻抗增加。一旦阻抗达到一定水平，该区域的治疗就完成了；组织被干燥并且不再能够传导电流。输出能量的水平取决于操作者，能量的大小和频率对于治疗的成功至关重要。如果输送的能量太低，热坏死区会很小并且不完整。如果能量频率过高，组织会干燥得太快，总热负荷(能量和时间的乘积)不足，疗效降低。热坏死区的大小和消融针接触的组织面积以及所输送的能量大小成正比。在一项观察前列腺体积变化的磁共振成像(MRI)研究中，坏死的平均面积为 7.56ml(占前列腺总体积的 11.28%)(Huidobro et al,2009)。

现代系统更加简单直观。在该系统中，消融针的尖端具有热电偶电极，能够监测目标组织的温度，并且还能监测整个组织的阻抗。目前美国唯一认证的设备由 Urologix 销售。

(2)技术

①术前：TUNA 适用于对药物不敏感并且前列腺大小达 80g 的 LUTS 男性患者。术前应验证尿液无菌。有金属骨盆假体的患者不推荐使用 TUNA。此外，除颤器或起搏器可能会受到术中的电磁干扰，有这些设备应被视为禁忌证。TUNA 的一个优点是可以在局麻下对患者进行手术。尽管手术后 23h 再入院并不罕见，但 TUNA 仍可作为门诊手术安全地进行，无需术后住院。治疗过程中应使用最少量的利多卡因胶浆，但口服或静脉镇静(地西泮)对焦虑患者可能也有益。麻醉的程度根据治疗者的不同有很大的差异(Bouza et al,2006)。

术前行经直肠超声检查(TRUS)测量前列腺大小，解剖结构和前列腺宽度。常规进行膀胱镜检查以排除任何膀胱病变并测定膀胱颈到精阜的距离。前列腺的长度和宽度测定特别重要，前列腺的长度将决定消融针部署的区域水平。3cm 或更小的前列腺将在两个不同的区域水平进行治疗。3～4cm 的长度将需要进行三个区域的治疗。

大于 4cm 的前列腺需要四个治疗区域。进入前列腺的消融针长度取决于前列腺的宽度。

②术中:患者治疗体位采用截石位,腰背部放置治疗垫,施予麻醉。尿道注入利多卡因胶浆,使用阴茎夹以使利多卡因在尿道中保持 10min。若选择外周静脉麻醉,麻醉方式与前列腺活检类似。直视下将专用膀胱镜放入尿道。使用导管手柄基部处的控制器将消融针展开,通过可 180°旋转的控制器调整消融针以使其和前列腺腺叶接合。调整针头上特氟龙护罩的长度,使前列腺尿路上皮不受灼伤(一般 4～6mm)。通常情况下,需要将膀胱镜压入前列腺腺叶中以便消融针能"抓住"腺体组织,并且在针头前进时能防止导管被推离腺叶。消融针被直接横向部署到腺叶中(在 8－10 点位置和 2－4 点位置)。

消融针伸出后,将穿过尿道黏膜放入前列腺组织。确认消融针的位置正确并且特氟龙护套就位后,激活射频发生器。热电偶监测尿道和针尖温度,能量缓慢增加,直到达到组织温度。针尖需距离前列腺包膜超过 6mm,以确保包膜外结构不受损伤。然后将针尖加热至至少 100℃。达到治疗温度仅需 20～30s,达到该温度后,对该治疗区域消融 2～3min。通过软件调节输送的能量以维持温度。

针头在针尖周围形成一个离散的区域,形成凝固性坏死。为了处理整个腺体,必须对腺体中的多个平面进行消融。治疗所需的区域和平面的数量取决于前列腺的大小和形状(图 5-14)。通常,针首先在膀胱颈下方 1cm 的平面中部署到实质中,随后在前列腺中以 1cm 的间隔放置,并且最后放置在距离精阜近 1cm 处。使用通过术前经直肠超声检查的宽度和其他测量值可计算前列腺尺寸的软件来计算消融针被部署到前列腺组织的长度。在治疗过程中,发生器激活 20s 内针尖附近的温度将升至 115℃。然后将温度保持在该水平 2～3min。该温度和持续时间可引起局部组织的坏死。在整个手术过程中应监测组织温度以及尿道温度。如果尿道温度升高到危害水平,机器会自动关闭。所有预定的前列腺区域治疗结束后,整个治疗就完成了。

③术后:手术后患者能够即刻返回家中,术后恢复期很快。术后持续数日的刺激症状是正常

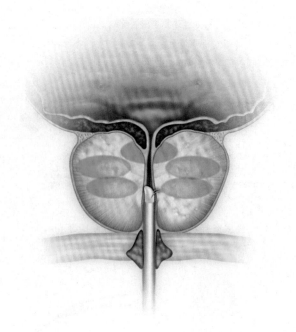

图 5-14　接受经尿道针状消融治疗的前列腺(Courtesy Kevin T. McVary.)

的,并且由于该手术造成的尿道黏膜损伤很小,刺激症状也会最小化。如果放置导尿管,则根据术者的需要维持 1～3d。抗生素可以使用长达 2 周,NSAID 使用持续 10d。经验性抗生素治疗是为了避免细菌增殖而在 TUNA 术后的前列腺空洞坏死中形成脓肿(Barmoshe et al,2006)。大多数患者 2～3d 重返工作岗位。

(3)结果:尽管 TUNA 确实在主观和客观上对排尿有所改善,但结果并不如 TURP 那样显著。尿流动力学检查经常表明患者不会从阻塞分类中迁移。患者对术后再次治疗的迫切需要也会削弱热情。有文献报道了与 TURP 的比较,但是没有 TUNA 与药物治疗疗效的比较。虽然可能整体疗效较低,但 TUNA 治疗相对安全,几乎没有重大不良反应。

①单队列研究:人们一致认为,至少在短期研究中,TUNA 治疗在主观和客观上可以改善排尿症状。然而,目前发表的研究都普遍缺乏长期数据,只有少数研究报道患者的手术时间超过 2 年。Rosario 及其同事于 1997 年完成了一项主要使用早期 TUNA 设备的综合研究(Rosario et al, 1997)。该研究纳入了 71 名在压力-流量测定中发现梗阻的患者入组。患者在术前和每次就诊前

都完成了5d的排尿日记。术后12个月的研究分析发现了各种积极的结果。包括 AUASS（21.9～10.6），QoL 评分（4.8～2.2），白天排尿次数（8.7～5.6）和夜尿次数（2.7～1.7）在内的多项主观结果测量显著改善。术后1年时，原有71名患者中有45名患者再次接受了尿流动力学检查。结果显示最大逼尿肌压力（Pdet Q_{max}）在统计学上发现有所减少（97～82cmH_2O），但临床上该结果仍存在疑问。没有病人能够进入 Abrams-Griffiths 列线图的"排尿无障碍"部分，78%的病人仍然表现为"排尿受阻"。前列腺体积或 PSA 没有显著变化。只有54%的患者对治疗"完全满意"。共有22名（30.1%）接受了额外的 TURP 治疗。Steele 和 Sleep 的研究（1997）报道了 Pdet Q_{max}（92.4～58.9 cmH_2O）在术后2年时更显著的下降。最大尿流量从 6.6ml/s 增加到 11.2ml/s，AUASS 从 22.4 减少到 9.5。在研究期间，最初47名患者中有6名患者需要行 TURP。研究人员没有找到任何有显著相关性的可预测出失败结果的术前数据。

在一项较大的非比较性研究中，Roehrborn 及其同事（1998a）前瞻性地研究了130名 TUNA 术后患者。研究显示患者的 AUASS（23.7～11.9）和 Q_{max}（8.7～14.6ml/s）再次出现改善。值得注意的是，13.1%的患者 AUASS 有改善，但其峰值尿流量却降低或无变化。相反，4.8%的患者 Q_{max} 增加，而 AUASS 没有改善。整体手术治疗时间都很短（平均37.4min）。虽然患者都不需要全身麻醉就能完成手术，但22%的患者出现了一定程度的疼痛。手术后大多数患者（59.2%）能够正常排尿。术后需要留置导尿管的患者中，导尿管平均留置时间为 3.1d，其中1名患者留置了 35d。

在少数研究时长超过2年的研究中，Zlotta 和同事（2003）施行了一项纳入188例 TUNA 术后患者的多中心研究。在术后5年，121名患者随访有效，另外10名患者随访时间达到了4年。研究显示，这些患者 Q_{max}（40.7%），AUASS（－58.4%），QoL 评分（－55.1%）和 PVR（－31.8%）均有显著改善。患者具有相当大的前列腺基线水平，平均大小为 53.9ml，并且和前述研究相同，该研究没有发现前列腺体积的明显变化。

此外，术后 PSA 也没有显著变化。最后有176名患者（2名死亡，10名失访）纳入了最后的分析研究，23.3%的患者需要其他形式的再次治疗。在总队列分析中，6.4%的患者接受了额外的药物治疗，3.7%接受了第二次 TUNA 手术，11.1%接受了其他手术。

一项为急性尿潴留患者行 TUNA 的研究中纳入了20名患者。纳入标准包括尿流动力学检查显示逼尿肌功能良好。所有患者留置导尿管后尝试排尿都失败了。所有患者术后依据 Schafer 梗阻级别仍评判为存在梗阻，但20位患者中有17位能自发排尿。5名患者因症状进展而接受 TURP 治疗（Millard et al，1996）。Bouza 及其同事（2006）在综述中分析了现有数据，发现与术前相比，TUNA 可以有效地使症状评分和 QoL 值降低50%～60%。他们得出结论，这种改善的维持随时间变化，3年后出现下降趋势。根据客观参数，这种改善更加温和，但仍具有统计学意义。在诸如 Q_{max} 等客观测量中，基线值提高了30%～35%，而从尿流动力学获得的测量结果甚至更差。在评估急性或慢性尿潴留患者的研究中，70%的患者在术后的最初几周内可有自发排尿。

②比较研究：很少有研究将 TUNA 与其他治疗方法进行比较，而在这些比较研究中，随机化设计仅用于少数患者。尽管大多数的研究中报道了标准的排尿主观和客观测量数据，但并发症的报道却不规则。任何类型的研究中都很少见到3年以上的随访，关于 TUNA 长期耐用性的结论应谨慎。

a.经尿道细针消融术与其他微创手术比较

在一项比较患者选择 TUNA，TUMT 或高强度聚焦超声（HIFU）治疗 BPH 的非随机治疗方案中，发现 MIST 治疗的结果令人沮丧（Ohigashi et al，2007）。尽管在治疗6个月后所有3种 MIST 治疗中 AUASS 方面均有统计学上的下降，且 HIFU（52%）表现好于 TUNA（45%）和 TUMT（38%），但所有三种治疗方法在术后24个月均无统计学意义上的改善。尽管大量患者失访，但术后再次治疗率却出乎意料地高，34%的 TUMT、36%的 TUNA 和58%的 HIFU 术后患者在3年内需要术后再次治疗。术后5年时，各组的术后再次治疗率从 54% 到 68%。在一项有趣的分析中,研究人员发现,初始 Q_{max} 小于 10 ml/s,AUASS 大于 19 是术后再次治疗的风险因素。这提示具有更严格的 BOO 指标的患者可能更适合于使用其他治疗手段。Arai 和其同事(2000)发现,接受 TUNA 治疗的患者对手术的满意度高于接受 TUMT 治疗的患者,但该研究只收集了术后 3 个月的数据。有研究将 TUNA 与 TUVP 相比较(Schatzl et al,1997,2000;Minardi et al,2004),结果显示,TUVP 发生不良事件的风险较高,并且在主观和客观排尿结果方面具有更显著的改善(Bouza et al,2006)。

b.经尿道细针消融术与经尿道前列腺电切术比较

一组随机对照试验将 TUNA 与 TURP 进行了严格的比较,报道了多个时间点的数据。第一组数据来源于随机分组后 1 年,表明两种方法都有效,但在 TURP 组表现更具有优势(Bruskewitz et al,1998)。术后 1 年时间内两组 AUASS 均出现显著下降,TURP(下降 64%)与 TUNA 相比有统计学优势(下降 55%)。在 TUNA 组中测得的前列腺体积实际上增加(+2.4%),而 TURP 组减少 17%($P=0.014$)。两组患者的尿流峰值基线水平都有所改善,但与 TUNA 组(72.4%)相比,TURP 组患者的改善更为显著(147.6%)。TURP 组住院时间更长,而 TUNA 组的所有患者在手术当天即出院。第二组数据主要侧重于治疗组之间的尿流动力学变化(Roehrborn et al,1999)。在 TURP 组中,Abrahms-Griffith 数和最大尿流率时逼尿肌压力的变化更具优势。当比较尿流动力学改变和症状改善时,研究人员无法通过术前尿流动力学结果预测术后主观成果。该研究的最后一项成果发表于术后 5 年(Hill et al,2004)。对这些结果中得出的结论应谨慎对待,因为至少有一半的初始队列没有提供术后 5 年时的数据,有些类别只分析了初始队列的 20%。两种治疗均被发现对 BPH 有效,但 TURP 在几乎所有指标中都具有优越性。经 TURP 治疗的患者,AUASS 的改善从术后 1 年到术后 4 年更加明显。与 TUNA 相比,TURP 组在所有分析时间点的尿流峰值都更高。TUNA 的不良事件发生率较低,但需要术后再次

治疗的比例较高(13.8%),而 TURP 组仅为 1.8%。Cimentepe 及其同事的另一项随机对照试验(2003)显示 TUNA 的各项数据均良好,但总体并不好于 TURP。他们报道 TUNA 组术后无并发症,但术后 18 个月内再次治疗的风险为 7%。

一项随机对照试验的荟萃分析(Bouza et al,2006)得出结论,TUNA 和 TURP 在术后 3 个月时的结果相当,但 TURP 在此之后提供的结果更优于 TUNA。症状评分的结果在术后 1 年时提高了 1.3 倍,在术后 3 年时提高了 1.49 倍。QoL 得分差距较小,术后 1 年结果为 1.14,术后 3 年为 1.34。在整个分析过程中,TURP 组的最大尿流量至少是 TUNA 的两倍。

(4)并发症:Bouza 及其同事(2006)进行了一项优秀的系统评价和荟萃分析,其分析了开放性和对比性试验的总并发症发生率。研究人员发现,与 TURP 相比,TUNA 二次手术率(OR 7.4)更高,但并发症发生率更低(OR 0.14)。他们指出,性功能障碍和术后出血的风险差异尤为显著。

①术中和围术期:在 Steele 和 Sleep 的研究中(1997),所有 47 名患者均出现轻微的术后血尿。术后 1 个月,8% 的患者仍有一定程度的尿路刺激症状。术中疼痛相当普遍,有报道指出 22% 的患者存在术中疼痛(Roehrborn et al,1998a)。

② 术后:之前提到的 Rosario 及其同事(1997)的综合研究中,患者常因术后尿潴留而带导尿管出院。可能由于这个原因,他们的尿路感染率很高(14%)。只有 5.8% 的患者报道术后出现性功能障碍,但其在个体研究中的严密性值得怀疑。7% 的患者出现术后排尿困难,而其他研究报道其发病率高达 25%(Ramon et al,1997)。术中和术后会阴部疼痛常见;有研究报道 50% 的患者术后持续 1～2 周的疼痛,23% 的患者使用镇痛药来控制疼痛(Daehlin et al,2002)。在比较试验中,Bruskewitz 及其同事(1998)指出 TURP 组的 ED 发生率为 12.7%。没有 TUNA 患者出现术后 ED。TURP 组有 54% 的患者出现射精减少,只有 13% 的 TUNA 患者有相同表现。在该组数据的最终分析中(Hill et al,2004),41% 的 TURP 组患者有逆行射精,而 TUNA 组患者则无。几乎

没有患者有导尿管留置时间延长,因为 90%～95% 的患者在治疗后 1 周内已拔除导尿管(Chapple et al,1999)。

(5)结论:TUNA 在持久性 BPH 治疗中的作用很难确定,因为证据不足并且缺乏具有重要长期数据的高质量研究。虽然 TUNA 在统计学上可见症状的改善,但与 QoL 评分和尿流率相关的结果并不像 TURP 那样优秀。前列腺体积的减少几乎可以忽略,因为空化区域被瘢痕组织代替,导致整个前列腺体积的缩小不明显。关于 TUNA 的初期研究数量很多,但在近几年里几乎没有研究发表。这种技术的作用越来越小,归因于效果更持久和更加优秀的术式在不断发展。尽管 TUNA 安全性很高,但相比其他 MIST 欠缺吸引力。

7. 经尿道前列腺切开术(transurethral incision of the prostate,TUIP)

(1)概述与概念:已有科学家证实,前列腺实质周边凝缩形成的外科包膜对于导致 BPH 相关的下尿路症状可起到推动作用(Hutch and Rang-Bo,1970;Ohnishi,1986)。使用 α 受体阻滞药治疗后前列腺增生症的缓解也支持包膜挛缩或前列腺高张力将导致症状出现的观点。显然,包膜挛缩可进一步加重前列腺增生引起的症状。早在 1800 年的报道中就证实了切除前列腺或膀胱颈可减少排尿症状。其中,Hedlund 和 EK(1985)在 1834 年施行了第一例膀胱颈切除术。

TUIP 是一种破坏前列腺包膜以缓解排尿症状的手术方法。该术式多运用于小前列腺(<30g),但也有外科医生尝试用于较大的腺体。通常该术式经膀胱颈做单侧或双侧切口,并且可以一直延伸到精阜。切口通常在后外侧(在 5 和 7 点位置)。采用该术式最理想的病人是希望保留射精功能的年轻的小前列腺患者。与其他 BPH 治疗方案相比,该手术具有较低的逆行射精风险(特别是仅单侧切口)。然而作者也提出,如果要真正避免逆行射精,则不能进行膀胱颈和包膜的完全切开(Ordii,1987)。

(2)技术:在 TUIP 术前准备中最关键的部分是正确选择患者。腺体较大或症状明显的患者临床获益较小,且可能需要额外治疗。许多研究排除了中叶患者的手术,这应该被认为是潜在的禁

忌证。然而,也有研究者发现,中叶的存在不是禁忌,并认为,随着前列腺切开,中叶通常会萎缩(Ordii,1985)。

该技术本身相当简单,技术上也很简单。可以使用冷刀、热刀、电切环甚至钬激光电切镜来完成手术。切口应从输尿管口的远端开始。该切口通过膀胱颈进入前列腺,终止于精阜前。切口的深度应至少到达外科包膜,也有外科医生更喜欢在切开包膜时看到外周脂肪。充分止血,不出现明显的出血(图 5-15)。患者可在术后拔除导尿管并迅速出院(手术当天或术后第一天)。术后恢复通常较快,术后几乎没有尿路刺激症状。

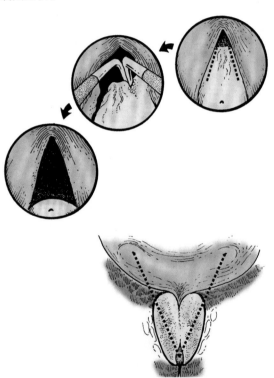

图 5-15　**经尿道前列腺切开术。从输尿管口开始切开,膀胱颈部向上切至精阜。两边都进行这样的操作**(From Mebust WK. A review of TURP complications and the National Cooperative Study,lesson 24,volume Ⅷ. AUA Update Series 1989:189-90.)

(3)结果

①单队列研究:与其他 BPH 治疗相比,TUIP 相关的研究较少且严谨。只有少数几个大型系列研究存在,且作者主要集中在少数几人。在 Sirls

及其同事(1993)的一项研究中,对一小组患者采用主观和客观的方法严格地评估了手术。41 名患者常规进行尿流动力学检查以及访谈和问卷调查。仅在患者被随访至少 12 个月时才报告数据。结果显示,患者平均峰值尿流量(从 10ml/s 增加至 15ml/s)和 Madsen-Iversen 症状评分(从 12.5 降至 6.9)出现显著变化。最大流量时的平均逼尿肌压力从 85cmH$_2$O 降至 44 cmH$_2$O,具有显著统计学差异,但是许多患者在 Abrams-Griffiths 列线图中仍属于阻塞(29%)或可疑阻塞(43%)分类。访谈调查获得了额外的主观信息。虽然没有使用客观问卷来评估性功能,但只有 11% 的患者出现了新发逆行性射精。此外,只有 67% 的患者对手术总体满意。在 Orandi(1985)发表的大型系列研究文章中,评估了研究为期 15 年的 646 名患者。虽然没有随机化,但在此期间许多患者接受了 TURP,并获得了一些匹配的结果。

②比较研究:经尿道前列腺切开术与经尿道前列腺切除术对比。

比较 TUIP 和 TURP 的试验通常其方法学质量较差,其不一致性无法进行大的荟萃分析。随机化的细节缺失最明显。此外,这些试验对一组相当同质的小前列腺患者进行了抽样。在一项随机研究中,Jahnson 及其同事(1998)主要用直肠指检评估患者的前列腺体积(在某些情况下为 TRUS)。在 TRUS 评估的患者中,两组的平均前列腺体积均小于 27g。值得注意的是,TURP 比 TUIP 的手术时间更长,估计失血量更大,但术后 Q$_{max}$ 确实得到了提高。TUIP 组的 10 名患者需要再次手术,而 TURP 组仅有 3 名($P=0.039$)。

Tkocz 和 Prajsner(2002)的另一项随机研究仅纳入了 TRUS 检查前列腺体积小于 30 g 的患者。纳入患者的年龄范围为 51—78 岁,并在 24 个月时对两组进行评估。尽管两组在 AUASS、PdetQ$_{max}$ 和 Q$_{max}$ 方面都有统计学上的改进,但这些指标中各组之间没有显著差异。仅有 12% 的 TUIP 组出现逆行射精,而 TURP 组为 32%,尽管尚不清楚这是否具有统计学意义差异。

最大的随机系列研究由 Soonawalla 和 Pardanani(1992)出版。该系列研究排除了腺体重量大于 30g 的前列腺增生患者。患者随机分为 TURP 组($n=110$)和 TUIP 组($n=110$),TUIP 组切除了少量前列腺组织用于组织病理学检查。TURP 治疗的患者中接受输血治疗的患者数令人惊讶(110 人中的 38 人)。TURP 组(157%)和 TUIP 组(145%)的 Q$_{max}$ 均增加。

就在近期,Lourenco 及其同事(2010)发表了一项涉及 TUIP 的随机试验分析。他们得出的结论是,现有的随机试验是“质量差至中等”,而且在许多比较研究中,只有少数试验可以被纳入,因为有些试验没有全面报道方法或结果。TURP 在尿流率方面有更显著的改善,但无法从数据中得出症状评分变化的结论。

(4)并发症

①术中及围术期:尽管 TUIP 手术出血和术中输血很少,但仍应迅速控制出血。如果发生包膜穿孔(有意作为手术的一部分或由于过度激进的切口),通常可以通过延长术后导尿时间来治疗。在 Orandi(1985)的系列研究中,11% 的患者在 TUIP 后出现暂时性尿潴留。显著的出血很罕见,只有 0.9% 的患者需要输血。之前讨论的 RCT 分析(Lourenco et al,2010)更可靠地报道了发病率数据。在 TURP 中发现了较高的输血率,但可能是因其中两个研究(Soonawalla and PaldANI,1992)(尼尔森,1988)异常高的比率造成(分别为 35% 和 80%)。

②术后:与其他形式的 BPH 治疗相比,TUIP 不太关注逆行射精。报道的逆行射精率在 0~37%,但实际很可能接近该范围的下限。行单侧切口发生这种并发症的可能性较小(Turner-Warwick,1979),但其他报道得出的结论是双侧切口并没有增加该风险(Hedlund and Ek,1985)。与 TURP 相比,TUIP 的逆行射精风险较低(RR 0.54,$P<0.001$),但再次手术的风险较高(RR 2.40,$P<0.01$)。任何一种治疗发生术后 ED 的风险都没有差异。此外,研究人员发现,在发生术后尿潴留、尿路感染、尿道狭窄或尿失禁方面,两种治疗方法没有差异(Lourenco et al,2010)。在 Orandi(1987)的系列研究中,2.9% 的患者发生术后尿道狭窄,9.6% 需要再次前列腺手术。不到 1% 的患者出现术后尿失禁或膀胱颈挛缩。

(5)总结:TUIP 在正确选择的患者中提供了

合理的结果。与其他治疗方案相比,它似乎确实具有较低的逆行射精风险,特别是相较于 TURP。其手术时间及住院时间均较短。对于前列腺体积较大的患者,不建议行该治疗,但对于特别关注逆行射精的患者可能有益。简要说明。TUIP 在正确选择的患者中提供合理的结果。与其他治疗方案相比,它似乎确实具有较低的逆行射精风险,特别是 TURP。手术时间短,住院时间短。对于前列腺较大的患者,不应该鼓励这种治疗,但对于特别关注逆行射精的患者可能有益。

要点:非激光手术

- M-TURP 仍然是 LUTS 和 BPH 的重要治疗方法,但由于安全性方面的多重改进,M-TURP 将继续发展为 B-TURP。
- 诸如 TUNA 和 TUMT 等 MIST 治疗一直受到对再治疗的高度需求的困扰,并可能在医疗管理和 BPH 更具侵入性、更有效的治疗之间发挥作用。
- 对于精心挑选的特定患者,TUIP 是一个合理的治疗选择。

(二)激光治疗

BPH 的激光治疗已成为泌尿科医生和患者越来越常见的选择。在过去的十年中,激光技术得到了更多的发展,从而改善了治疗方法和结果。激光术语源自"通过受激发射的辐射的光放大"的首字母缩写。激光前列腺治疗依赖于前列腺与光能相互作用并将其转换成局部热能。由激光加热的组织体积取决于多个变量,包括光散射、反射以及最重要的吸收。最初的激光技术依赖于组织凝固,最终激光更倾向于汽化。组织被加热的温度决定组织是否汽化或凝固。在汽化温度以下,组织蛋白质变性,导致凝固性坏死,延迟组织坏死和脱落。当组织被加热到高于汽化(沸腾)温度时发生汽化,这导致细胞内水汽化和快速组织破坏。

在激光治疗前列腺期间加热超过目标温度的组织量基于激光和组织的特征。激光特性包括照射时间和功率以及输出特性,如功率强度,光束角度和扩散。诸如碳化和光散射的组织变量也影响

组织加热以及对能量的响应。激光技术的吸引力在于允许进行门诊手术或通过微创方法(例如替代开放手术的钬激光剜除术)来完成传统手术的能力。

这里简要讨论了激光器的几个特性。激光的波长是激光能量的正弦波之间的距离,并且以纳米为测量单位。激光的能量以焦耳为测量单位,是激光产生的功或热量。激光功率以瓦特为测量单位,是激光器在一定时间内产生的能量。

1. 激光安全性

将激光能量引入到手术室中已经用于许多治疗 BPH 的新技术。破坏组织的能力对于前列腺治疗很重要,但是如果使用不当会导致意外后果,例如患者或手术室人员受伤。特别是由于缺乏保护层(如大多数身体的表皮),人眼发生意外伤害的风险最高。

受伤的眼睛部分取决于使用的波长。对于具有较大波长的激光器,例如钬激光或铥激光,角膜受伤的风险最大。钾-钛氧基-磷酸盐(KTP),三硼酸锂(LBO)和钕:钇-铝-石榴石(Nd:YAG)激光器特别危险,因为该波长集中在视网膜上。眼睛的晶状体将这种能量聚焦在视网膜上,导致强度增加到 100 000 倍(Donnell,2014)。

职业安全与健康管理局(OSHA)对操作环境的监管进行了标准化。激光器的固有波长,最大输出功率以及损坏眼睛或皮肤的风险都是分类的。泌尿科医生使用的所有激光都是 4 级激光(最高分类),并且可能因各种暴露(包括间接光束接触)而造成永久性眼损伤。

在手术中安全使用激光应作为安全文化的一部分。应在房间外展示适当的 OSHA 批准的标牌,以便进入房间的人员知道激光的使用。进入手术室(包括患者)的所有人员都应佩戴适当的激光防护眼镜。任何用于激光手术的手术室的窗户或其他门户都应适当阻挡,以防止激光逃逸。

激光技术人员或外科医生应在每个病例之前检查激光,以检查是否有任何明显的损伤迹象,并且所有的激光操作员都应接受适当的培训。如果机构可能具有激光安全性问题,可以咨询有关激光使用或安全性的任何问题。

2. 钬激光和前列腺剜除术

(1)概述与概念:钬:钇铝石榴石(Ho:YAG)

激光器的波长为 2140nm,不是连续能量发射激光而是脉冲式激光。该波长能被水(和富含水的组织)充分吸收,吸收深度为 0.4mm,具有优异的止血性能(Kuntz,2006)。光线很容易沿着可见的石英光纤传播,并产生高能量密度,造成高凝聚区域汽化。来自组织相互作用的热量在短距离(2~3mm)内消散,可以使中小型血管凝结。

虽然这种激光在泌尿科中有很多用途,但一般来说,它可以做精确的组织切割,可用于 BPH 治疗。从历史上看,钬激光也用于前列腺的钬激光消融术(HoLAP),但与其他现代激光技术相比,它的止血能力表现不足。现在,它主要用于前列腺剜除术,其手术名称为经尿道前列腺钬激光剜除术(HoLEP)。这个手术要求外科医生遵循解剖学平面去切除前列腺的整个腺叶。然后将这些腺叶推入膀胱随后进行组织粉碎。经尿道前列腺钬激光切除术(HoLRP)是 HoLEP 的前身手术。在 HoLRP 中,大块的前列腺组织碎片被切除并推入膀胱中以便后续取出。然而,随着组织粉碎器的应用,切除的组织碎片可以更大(现在为整个腺叶),所以 HoLRP 术逐步被更有效的 HoLEP 术所取代。内镜下微创激光剜除术逐渐取代了开放手术,并且激光手术是前列腺手术中技术最先进的。关于 HoLEP 的许多综述和荟萃分析使其成为被分析最多的激光技术(Gravas et al,2011)。

尽管这是一种具有优异效果的治疗方法,但在开展该技术的过程中始终存在困难较长的学习曲线。腺叶剜除也并非没有可能的并发症,组织粉碎器的使用可能导致膀胱的损伤,并伴有严重的并发症(如膀胱硬化,膀胱损伤和需要尿流改道等)。

(2)技术

①术前:这项技术对于小体积的前列腺可能不是必需的手术(因为有许多可以选择的手术),它更合适较大腺体的患者,过去这样的患者都本认为需要行开放手术。这项手术之前不一定需要血液交叉配血,这个程序作为手术的常规预防措施。但泌尿科医生还是建议考虑术前确定血型和准备相应血制品。抗生素应如前面关于 TURP 所述的方案进行用药。一般来说,HoLEP 是在医院(或门诊手术中心)完成的,麻醉选用区域或全身麻醉。建议患者留观一天,第二天拔除导尿管。

②术中:HoLRP 和当前的 HoLEP 技术都使用 Ho:YAG 激光发生器。需要使用端部发射激光的 550μm 光纤,配合使用连续冲洗的激光电切镜(尺寸通常选用 26F)。改进的激光电切包含光纤导向器,以稳定和防止光纤在使用中移动。也可以使用 6F 输尿管当作光纤导向器。选用 30° 内镜镜头,冲洗液选用生理盐水。

HoLEP 技术最初由新西兰的 Gilling 团队报道(Fraundorfer and Gilling,1998)。

使用组织粉碎器改进了手术技术,使 HoLRP 术转变成 HoLEP 术。最初,切除的腺体受到体积的限制,只有体积足够小才能被改良的电切镜冲出。随着引入组织粉碎器,较大的组织也能够被切碎和吸出,使前列腺剜除成为可能。手术中可以把整个腺叶剜除下来,然后推入膀胱,用组织粉碎器完整吸出。

手术需使用 80 或 100W 的激光发生器。一般来说,能量设置为 2.0 J 频率设置为 50Hz,给外科医生总共 100W。手术从膀胱颈部 5 点和 7 点位置切开。一直切到前列腺包膜处,包膜通过其纵向延伸的组织纤维来识别。前列腺包膜是一个重要的参考点,因为它标志着手术其余部分的深度。切口向远端延长到刚好靠近精阜的位置。通过沿着前列腺包膜平面横向剜除两侧叶。打通至膀胱后,冲洗液灌流更通畅,视野也会更清晰。之后的步骤是在从远端离断的地方延伸至膀胱颈部。可以先逆行切除前列腺的中叶。沿着前列腺的包膜将中叶抬起上浮,可以使手术视野更为清晰,完全将中叶剜除并进入膀胱。处理后方时应注意不要损伤膀胱。然后沿着前列腺的包膜处理两侧叶。沿着原先切开的地方沿包膜向两侧横向延展,先从前列腺的尖部进行,然后逐步推进至近端朝向膀胱颈,将前列腺从包膜上分开,在 12 点钟位置切开至前列腺包膜。沿着前列腺包膜在 12 点钟位置离断整个腺体,最后推入膀胱。处理完一侧腺体后可以用同样方法处理另一侧腺体,手术中使用激光散焦止血基本上可以凝固任何出血。使用组织粉碎器从膀胱吸出大块的腺瘤;组织粉碎器把大块的组织咬碎成更易于处理的组织条带。配合使用拥有 5mm 工作通道的专用肾镜。组织粉碎器自身在长的空心内腔内有两个刀片。在进行组织粉碎时,膀胱应尽量保持充盈,以防组织粉碎刀头吸到膀胱壁。吸力大小可根据脚踏操作来改变,可以将腺瘤组织吸向组织粉碎器。一旦组织被吸附咬住,刀头可来回切割吸取组织碎片。这些较小的组织碎片可以通过粉碎器的内腔吸入。组织粉碎过程中独有的并发症就是膀胱损伤,如果粉碎刀头吸到膀胱黏膜,应该小心停止负压吸引。残留的小腺体可以通过镜鞘冲出或者利用大口径灌注注射器吸出。

另一种组织粉碎技术或称为"蘑菇"技术是将腺体悬挂附着在窝腔内,然后将腺体切成小碎块,通过镜鞘将腺体碎片冲出(Hochreiter et al,2002),在所有腺体碎片都冲出后留置导尿管。当然,这种技术可以保存组织的组织学特征,并将粉碎的碎片进行病理学检查。其他的一些混合钬激光切除术的改良手术被报道,可以缩短剜除技术学习曲线,并且其并发症发生率与传统的 HoLEP 相比有所降低(Helfand et al,2010)。

③术后:大多数医生建议至少住院一晚,患者一般可以在术后第一天出院。如果没有明显的包膜穿孔,导尿管可以在一早拔除。如果术中有较大的包膜穿孔,导管应该多留置几天后在医院拔除,基本上没有进一步的影响。而在组织粉碎期间所出现的膀胱损伤一般比较浅表,不需要特殊的治疗。大面积的腹膜外或腹膜内的膀胱损伤可能需要手术探查和缝合。如果腹膜外有大量的冲洗液外渗,通常可以延长留置导尿管时间。

(3)结果

①单队列研究:大批患者很快接受了这项手术。其中一位学者在 2005 年早期回顾性地报道了 552 名患者,Elzayat 及其同事(2005b)发现术后患者最大尿流率 Q_{max} 增加了 200%,并且 AUASS 评分在 1 年内下降了 75%。其中平均留置导尿时间(1.4d)和住院时间(1.5d)也大大缩短。之后有作者迅速报道成功手术治疗了大于 100g 的巨大前列腺病例(Moody and Lingeman,2001)。这项微创内镜手术技术可以迅速处理体积较大的腺体,打破了其他研究报道的微创手术只能适用 70ml 或 80ml 以下的腺体的局限。其他一些研究还显示了该手术对于急性尿潴留的患者具有良好的疗效。在一项研究中,术前残余尿为 670ml 而留置导尿的患者中,手术后只有

1.75% 的患者无法排空(Elzayat et al,2005a)。在另一项尿潴留患者的研究中,所有患者手术后均能成功拔除导尿管(Peterson et al,2005)。

长期随访数据也十分令人鼓舞。Elzayat 和 Elhilali(2007)对 118 例患者进行了客观综合分析,26 名患者完成了 6 年的随访,但平均尿流率从 6.3ml/s 上升至 16.2ml/s,平均 AUASS 评分从 17.3 降至 5.6 分(两者均 $P<0.0001$)。研究人员观察到前 50 名患者中有 8% 需要再次治疗,但后来 68 名患者中只有 1.5% 需要再次治疗,这提示了可能存在的学习曲线长度。后面的患者中剜除腺体的重量和术中所用激光能量增加,因此再次手术率较低。Krambeck 及其同事(2010a)报道了 1065 名 HoLEP 患者的数据。研究人员虽然平均随访时间不到一年,至少随访 287d(范围 6 到 3571d),他们观察到随着随访时间的延长,最大尿流率逐渐增加,AUASS 评分逐渐下降,进一步证明了这项手术的长期疗效。

由于 HoLEP 术的学习曲线较长,制约了其被广泛接受。一项研究显示,自学这项手术的外科医生大约需要 125 例手术患者(Placer et al,2009)。对于熟练掌握这项技术的外科医生,HoLEP 术可以治疗超过 175g 的腺体,报道显示其效果及复发率相当于开放手术(Krambeck et al,2010b),据估算,如果自学这项手术的医生需要大概完成 20 例中等体积大小的前列腺手术后才能够较高质量地完成该项手术(El-Hakim and El-hilali,2002)。

HoLEP 技术的一个优点是对于有经验的外科医生,这项手术可以完成任意体积大小的前列腺。研究人员打破前列腺大小的局限,他们将病例分为三组,随着腺体重量的增加,各组在 AUASS 评分、尿流和残余尿均得到了明显的改善。而并发症发生率随着前列腺大小增加并没有明显提高,仅仅是出血量略有增加(Kuntz et al,2004b)。

②比较研究:经尿道前列腺钬激光剜除术与经尿道前列腺电切术比较。一项关于 HoLEP vs. TURP 的大型随机对照试验,包含了 200 名排尿困难需要手术的患者,他们被随机分到 HoLEP 组或单极 TURP 组。结果分为两部分报道。通过经直肠前列腺 B 超测量前列腺体积两组均

约为 50g,两组患者残余尿量 PVR 均较高(两组均＞200 ml)。后续随访时间持续 36 个月;手术相关的和术后 12 个月的统计数据发表在初步报道中。最初的研究显示,血红蛋白(1.3 vs. 1.8 g/dl),导尿时间(27.6 vs. 43.4h)和住院时间(53.3 vs. 85.8h)明显下降(Kuntz et al,2004a)。HoLEP 组的手术时间较长(94.6 vs. 73.8min)。术后 12 个月时,HoLEP 组中,最大尿流率从 4.9 提高到 23.1;在 TURP 小组中从 5.9 提高到 25.5,两组间无明显的差异。与 TURP 相比,HoLEP 组残余尿量更少(6 个月时为 4.8 vs. 16.7 ml,12 个月为 5.3 vs. 26.6 ml),因为总的残余尿量较少,可能不具有太大的临床意义。在术前,两组的 AUASS 评分在术前均不佳,术后 1 个月时为 4.3(HoLEP)和 5.5(TURP)。在 36 个月时评估显示,HoLEP 的 PVR 继续显著降低(202 vs. 8.4 ml)。AUASS 评分方面,两者之间的统计差异不再存在,两组的得分都非常低(HoLEP 为 2.7,TURP 为 3.3)。两组间最大尿流率没有明显差异,两组均超过 27 ml/s(Ahyai et al,2007)。其他随机对照试验验证了 HoLEP 较长的手术时间和较短的导尿和住院时间(Tan et al,2003;Montorsi et al,2004)。

Gilling 等最近公布了 7 年的随访数据(Gilling et al,2012)。最初的 61 名患者中有 31 名患者包括在内。最初的手术数据显示手术时间略长以及切除腺体的重量较多。HoLEP 与 TURP 相比,导尿(17.7 vs. 44.9h)和住院时间(27.6 vs. 49.9h)均较低。研究人员得出结论,至少是 HoLEP 在耐久性方面相当于 TURP。在他们的数据中,3 名 TURP 患者需要再次手术,而 HoLEP 组中没有患者复发。

目前已经有多项荟萃分析研究了 HoLEP 与 TURP 比较的 RCT 研究。Lourenco 及其同事(2008)发现 HoLEP 相较于 TURP,最大尿流率 Q_{max} 增加了 1.48ml/s。症状评分方面趋向于 HoLEP 更具优势,但并不完全符合统计学意义。Lourenco 及其同事在另一项荟萃分析中(Tan et al,2007)发现留置导尿时间和住院时间 HoLEP 组更短。在后续的综述分析中,增加了不同的 RCT 后,最大尿流率没有达到统计学意义。

关于 HoLEP 疗效的最有说服力的数据发表

在 Ahyai 及其同事的基于随机对照试验的荟萃分析中(2010)。他们得出的结论是,手术时间确实增加了,但由于剜除腺体的重量也随之增加,HoLEP 和 TURP 具有相似的时间效率(手术切除重量/手术时间)。HoLEP 组中留置导尿时间更短。有趣的是,AUASS 和 Q_{max} 的变化 HoLEP 组更具有统计学上的优势。作者的结论是,HoLEP 是唯一优于 TURP 的内镜手术。对于长期数据,Cornu 和其同事们(2014)分析了手术后 3～8 年的结果。虽然只能从两项研究中可靠地得出数据并分析,结果似乎仍然有利于 HoLEP。

经尿道前列腺钬激光剜除术对比开放前列腺摘除术。HoLEP 治疗 BPH 非常有效,甚至可以与开放手术 OP 相当。两项随机试验研究了在大腺体中使用 HoLEP 与 OP 的比较。所有腺体均大于 70g(HoLEP 中平均大小为 113g,OP 组中大小为 124g)研究为标准随机化(Naspro et al,2006)。作者发现 HoLEP 组导尿管拔除的时间较短(4.1d vs. 1.5d),患者住院时间较短(5.4 vs. 2.7d)以及 HoLEP 组输血风险较低(7 vs. 2 患者)。OP 组的手术时间较短(72 vs. 58min),并且该组切除腺体重量较多(87.9 vs. 59.3g),患者在 12 个月时进行了重复尿流动力学检查并且在 24 个月时进行尿流和 AUASS 评估。OP 和 HoLEP 组均可见相应的尿流动力学改善。HoLEP 组的 Q_{max} 从 7.8 ml/s 提高到术后最初的 26.6 ml/s 和 2 年时的 19.2 ml/s。OP 组最初为 8.3 ml/s,1 个月时改善为 24.3 ml/s,2 年时改善为 20.1 ml/s。在各组之间,任何时候的尿流率都没有统计学差异。研究者还对两组患者进行了 AUASS 评分评估。两组的初始评分均较高(HoLEP 为 20.11,OP 组为 21.6),HoLEP 和 OP 组 1 个月时分别降至 6.9 和 4.7,术后 2 年为 7.9 和 8.1。任何时间点的 AUASS 评分都没有统计学差异。在另一项研究中,对于所有腺体超过 100 g 的患者进行了为期五年的随访(Kuntz et al,2008)。同样的,AUASS 在手术后得到了明显的改善。HoLEP 组 AUASS 从术前的 22.1 降至 1 年的 2.3,OP 组从 21.0 降至 2.3;组间差异无统计学意义。HoLEP 组手术时间较长,但没有患者接受输血(OP 组为 13%),HoLEP 患者住院和留置导尿时间较短。5 年时,AUASS 在两组中均为

3,表明这两种治疗方案均具有出色的耐久性。治疗组之间的 PVR 和 Q_{max} 没有差异。两组均出现膀胱颈挛缩和尿道狭窄,但这些延迟并发症的发生率和需要再次干预的比例无统计学差异。

经尿道前列腺钬激光剜除术治疗口服抗凝药物的前列腺增生患者。Tyson 和 Lerner(2009)观察了在 HoLEP 期间持续使用华法林的 13 名患者和持续服用阿司匹林的 25 名患者与 39 名对照组相比。各组是等同的;两组之间的结果没有统计学上的显著差异,并且没有患者在研究中接受输血。然而,华法林组的平均 INR 为 1.5,只有两名患者的国际标准化比率(INR)高于 2。另一项仅研究华法林患者的试验(Hochreiter et al,2002)发现治疗范围内的平均 INR 为 2.7(范围2.1~3.9)。这些研究人员调查了 19 名患者,并使用他们的"蘑菇技术"对 137 名对照进行了比较。没有患者需要输血,但华法林组的 2 名患者有血凝块残留,通过膀胱灌注保守治疗。在华法林治疗范围内的患者中,只有 2 例患者术后出现血尿。

(4)并发症

①术中和围术期:尽管与 HoLRP 相比,使用组织粉碎器可以使手术时间缩短(Gilling et al,1998),但可以造成一种独有的并发症,即组织粉碎过程中可能损伤膀胱。这些损伤通常是浅表的,但是由于组织粉碎器在接触组织时不能区别是否为膀胱黏膜,因此也可能发生更严重的膀胱损伤。在膀胱内无明显出血的情况下保持合理的冲洗量可以帮助视野更清晰并降低这种损伤膀胱的风险。膀胱损伤范围的报道差异很大,一项研究报道发生率为 18.2%(Montorsi et al,2004)。

另一个独特的并发症是腺体残留而需要后期再次粉碎吸引。这通常是由于粉碎装置故障或出血引起视野不清等引起。在整个剜除或粉碎过程中,有可能损伤输尿管。这一结果仅在几个系列中进行了报道。Shah 及其同事的报道(2007)发现 2.1% 的发生概率,而另一个研究(Kuntz et al,2004b)发现,在发生的四种此类损伤中,有三种是发生在大体积前列腺组(>80 g)。

当在前列腺腺瘤和包膜之间的平面中进行切除时,经常会发生包膜穿孔。这个区域内剩余腺瘤会引起出血,但反之则会导致包膜穿孔。许多作者将这些穿孔分类为"轻度","有可能穿透"或"严重"等类别,并根据穿孔程度来考虑进一步治疗方案。一般来说,作者通过长时间导尿(多几天)来治疗完全或"严重"的包膜穿孔,其他类型的穿孔无需特殊处理。据报道,这种并发症的发生率高达 9.6%(Shah et al,2007);另一项大型研究将发病率降至 1.5%(Kuo et al,2003)。

HoLEP 期间出血的总体风险相当小。散焦钬激光束可用于控制大多数出血,中途换用其他微创设备来进一步处理的情况很少。虽然相关性相当弱,但看起来出血的风险随着腺体大小的增加而增加(Kuntz et al,2004b)。钬激光的止血特性也很好地控制了出血。有些系列报道 HoLEP后输血率高达 1.7%(Shah et al,2007),但 Lourenco 和同事(2008)的荟萃分析数据发现 HoLEP输血的 RR 相比 TURP 降低了(RR 0.27)。

②术后:在 HoLEP 之后,尿急和其他储尿期症状是常见的,并且被认为是由于在剜除期间包膜收到一定的激光能量引起的(Shah et al,2007)。为了评估这些症状的严重程度,Larner和他的同事(2003)发现大多数患者将症状描述为轻微(定义为引起最小的影响)。短暂性尿失禁会有一定的发生比例,但通常随着时间的推移而缓解。在 Shah 及其同事的研究中(2007),10.7% 的患者出现了最初的尿失禁;只有 0.7% 的人群术后持续性尿失禁。在另一项大型研究中也观察到了类似的结果,其中报道了 4.2% 的术后压力型尿失禁,但只有 0.5% 在发表前的最后一次随访中有这种情况(Elzayat et al,2005b)。通过在尖部 12 点位置仔细切开以及不要损伤精阜外的外括约肌可以避免这种情况。更多的新手外科医生可能对所需切割的深度和长度掌握不好(Shah et al,2007)。

膀胱颈挛缩的发生率为 0 至 3.2%(Shah et al,2007);它似乎更容易发生在较小的前列腺中(Kuo et al,2003)。外科医生可能会考虑对这种并发症风险较高的患者进行预防性膀胱颈切开。尿道狭窄是一种常见的并发症,研究报道发病率高达 7%(Seki et al,2003),更多最近的荟萃分析发现发生率为 4.4%(Ahyai et al,2010)。在手术过程中使用的大直径器械可能会造成这种情况。虽然没有报道狭窄的位置,但是一组研究发现这种情况更多发生在尿道外口（Seki et al，2003）。

逆行射精是 HoLEP 术后常见的并发症。两项随机试验发现发病率分别为 75% 和 78%（Briganti et al，2006；Wilson et al，2006）。然而，其中一项试验发现 IIEF 评分变化很小（Briganti et al，2006）。

（5）结论：HoLEP 是一个总体有效的治疗选择。尽管人们担心其较长的学习曲线，但至少它的疗效是不劣于 TURP 的，甚至是优于 TURP 的。患者的留置导尿管时间和住院时间明显减少。虽然与 TURP 相比手术时间增加，但许多研究显示组织去除的等效性，抵消了增加的手术时间。此外，似乎 BPH 的复发再次手术率较低。并发症表明，与 TURP 相比，HoLEP 具有较低的输血率和相似的膀胱颈挛缩和尿道狭窄率。

3. 前列腺消融和汽化术

（1）概述与概念：KTP 和 LBO 激光是 Nd：YAG 激光的衍生物。1064nm 波长的 Nd：YAG 激光束通过 KTP 或 LBO 晶体，使光的频率加倍并将波长减小到所需的 532nm。该波长被血红蛋白选择性地吸收，血红蛋白充当光能在血管内的范围。与 Nd：YAG 激光相比，改善的能量密度更容易发生汽化，血红蛋白吸收改善了止血性能，因为在汽化区域外会产生薄的（0.2mm）凝固层。激光能量通过在冲洗液中自由穿梭并且不会损失能量。

最初的 KTP 激光［GreenLight PVP（美国医疗系统）］使用 532nm 波长，可在 80W 和 100W 设置下使用。LBO 激光［GreenLight HPS 和 XPS（美国医疗系统）］也使用像 KTP 一样的 532nm 波长。该激光提供更高能量的 120 W（HPS）和 180 W（XPS）设置。这种 180W 的设置可以使汽化和凝结更加有效（Malek et al，2011）。180W［MoXy Fiber（美国医疗系统）］也有改进，包括内置水冷却系统和自动安全系统，以防止过热。

尽管 Nd：YAG 最初被认为是治疗 BPH 的理想激光治疗方法（Anson et al，1993），但由于其组织穿透深度太深，造成可视激光前列腺消融术（VLAP）后出现大量前列腺腺体脱落，逐渐被人们所否定。术后迟发性腺体脱落常常导致患者术后出现排尿中断和尿潴留。在犬科动物体内研究

中发现组织不能充分被汽化（Kabalin et al，1995）。

通常，VLAP 使用比目前使用的 KTP 或 LBO 更大波长的激光，但该技术与现有技术类似。随着激光功率的提高，消融一词逐渐迁移到汽化，因为在手术过程中可视化的组织立即被切除，而不是消融时看到的组织延迟脱落。比较 Nd：YAG 和 KTP 激光的早期犬科研究显示了激光系统的优点，该系统有利于汽化而不是消融和凝固。在这项小型研究中，KTP 切除前列腺体积明显增加，并能形成薄而有效的凝固组织层（Kuntzman et al，1996）。不出所料，随着激光功率的增加，组织汽化也得到了相应的改善（Kang et al，2008；Malek et al，2011；Rieken et al，2013）。

PVP 技术的优点是结合汽化和凝固。虽然通过汽化减少了组织体积，但凝固可以做到几乎瞬时的止血，伴有静脉窦的闭合，减少了灌注液的吸收。

（2）技术

①术前：PVP 应完成标准的术前检查。除非特别需求，否则不需要常规膀胱镜检查。在手术前应排除并治疗并发感染。许多医生主张使用经直肠超声 TRUS 来确定前列腺大小，因为它们能测出最大前列腺体积，如果腺体过大他们将选择另一种治疗选择而不是 PVP。术前指导腺体大小还可以帮助医生粗略估计手术时间以调整适当的手术室安排。在此过程之前，可以通过许多不同的方式管理服用抗凝血的患者。我们倾向于允许已服用抗血小板药物的患者在整个手术期间继续使用这些药物。然而，我们希望将需要持续华法林治疗的患者在术前用肝素进行桥接，而在手术过程中停用肝素。

②术中：激光光纤是一种 600μm 的侧射探头，由光纤产生的能量与光纤纵轴成 70°角。通过光纤沿着前列腺实质扫过，从内向外依次汽化前列腺层。当看到前列腺包膜时，前列腺的汽化就彻底完成了。激光光纤和前列腺组织之间的距离（工作距离）非常重要，通常初学者一般难以控制。距离太近将导致可能的"接触汽化"并导致激光损坏。太远的距离将导致能量使用效率低，组织凝固增多（以及随后的术后储尿期症状增加）。在手

术刚开始时,如果在狭窄的区域,侧叶可能被直接接触,应使用较低的功率。应该避免光纤上堆积组织,因为这会导致光纤降解,并可能缩短使用寿命和功效。

膀胱颈的管理是手术的重要部分,通常也是手术第一步。一般来说,我们更喜欢在这个区域使用较低的功率设置(80 W)。在开始治疗膀胱颈之前,应明确识别输尿管开口。前列腺的中线切开或 5 点和 7 点钟位置的切开可使膀胱颈打开,深度平膀胱三角区。完成此操作后,激光光纤应指向内侧或外侧方向,以便可视化汽化,如果直接向后汽化视野会丢失。此外,应通过横向定向激光束来尽量避免对输尿管的任何潜在伤害。应避免在膀胱颈处凝血。我们可以选择不在这个区域汽化前列腺的前部,留下完整的尿路上皮边缘,以防止周围组织汽化和膀胱颈挛缩。对于关注逆行射精的患者,应避免切开膀胱颈部。

应该优先把激光光纤移动到汽化位置,同时减少膀胱镜的运动。连续的转动扫射对于前列腺中的大而不规则的凹陷形成是至关重要的。在前列腺的凹陷部分出血可能是一个重要的问题,因为凹陷的血管难以被看到。激光扫射的角度和时间是重要的因素。如果角度变化太快,则会能量传递不足,导致汽化不完全。但是,如果激光长时间停留在组织上(慢速扫射),当能量积聚在一个区域时会形成一个凹陷。转动光纤的角度同样也是一个重要因素。对于初学者来说,可以想象激光能量就像雪上的热水一样。体外研究发现,当角度在 15° 到 30° 之间时,会发生最有效的汽化。凝固层在 30° 扫射时凝固深度最小(Ko et al,2012)。

在前列腺尖部、中野和膀胱颈部更容易出血(特别是在前列腺的血液供应进入的后外侧方)。如果出血不严重,激光需仔细操作,重点放在直接与出血血管相邻的区域,对滋养区域进行止血控制。如果是搏动性的动脉出血,则可以使用激光的凝固模式。这应该再次用于出血周围区域以及出血区域本身。

如果出血无法控制,可以通过工作桥放置 Bugbee 电极。这可以在血管上施加压力来组织血管持续出血(改善视野),控制后再次凝血。外科医生应该记住,冲洗液必须选用非离子溶液。

如果所有操作都无效,应插入较大的鞘管和电切环以帮助控制出血。这种情况在经验丰富的医生中也经常发生。当汽化完成并检查止血后,应再次检查膀胱以确保没有其他地方误伤。然后留置导尿管并且进行膀胱持续冲洗保持引流液清澈。

在整个手术过程中,外科医生应该意识到无效的汽化。在整个汽化过程中,应该可以看到来自组织的大气泡,这可以作为有效能量使用的指示。当没有看到这种情况时,激光能量被无效地使用并且可能引起凝固性坏死或组织炭化。当组织被烧焦时,随后的汽化将可能更困难,导致过度的能量使用。术中应该避免不必要的凝固性坏死,因为这可能导致更明显的术后排尿困难和尿痛。

③术后:在几乎所有的情况下,可以在手术当天或手术后的第二天拔除导尿管。这项手术术后出血应该是最小的,尽管患者通常会在手术后 7 至 10d 出现少量血尿并排出一些小的组织。如果轻微持续出血,可以鼓励患者适当增加饮水量,并且定期门诊随访。我们的习惯是在手术当天让患者回家,第二天在家中拔除导尿管。

术后期间的排尿困难是由于手术过程中技术不佳造成的,因为组织凝固多于汽化。排尿困难程度与凝固组织的体积相关(Choi et al,2008)。可能导致排尿困难风险加剧的因素包括大体积的中叶,先前患有前列腺炎,致密或有瘢痕的前列腺组织,或曾行改变前列腺组织特征的治疗(TUNA,TUMT)。一般而言,应注意无菌性脓尿,如果严重,可用非甾体类抗炎药(NSAID)治疗。排尿困难可能是这些患者的常见情况,但医生应始终考虑重新评估意外的并发症,如组织残留或光纤碎片残留。即使在最好的汽化手术中,仍会留下一层凝固的组织,这可能导致亚急性前列腺炎和尿路感染风险增加。如果由于长期排尿困难或尿液分析或培养阳性而怀疑真正感染,应根据培养结果使用抗生素治疗,并在完成治疗后复查。

(3)结果:一些早期研究很快就被接收,报道了低能量光纤的应用结果。由于制造商不断更新激光功率,因此长期结果变得更加难以实践;随着上一代研究的发布,通常就会有新的功率上市。

总体而言,PVP 技术被认为具有较短的学习曲线和良好的安全性。

①单队列研究:Hai 和 Malek(2003)发表了第一个关于使用 80W KTP 激光的试点研究。治疗 10 名患者,然后进行一年随访。最初注意到 AUASS,QoL 评分,Q_{max} 和 PVR 明显改善,耐久性达到一年。随后对 145 名患者进行了多中心试验研究(Te et al,2004)。同样的,在 AUASS(－82%),QoL 评分(－77%),Q_{max}(190%)和 PVR(－78%)在手术后 12 个月明显改善。

即使用 80W 激光器,尿动力学参数的变化也是非常明显的。在接受 PVP 的尿动力障碍患者中,12 个月时 Schafer 阻塞等级从 3.6 降至 1.1($P < 0.0001$),Pdet Q_{max} 从 75.0 降至 36.6cmH_2O(Hamann et al,2008)。作者还发现,随着治疗,夜间(3.5~1.2)和白天(7.2~5.7)的排尿次数减少。

2008 年有学者报道了使用 80W 光纤治疗 500 名患者的数据(Ruszat et al,2008)。平均随访时间为 30.6 个月,随访 3 年的患者结果显示平均 AUASS 为 8.0,QoL 评分为 1.3,Q_{max} 为 18.4 ml/s,证明该治疗的耐久性。对于具有 5 年数据的患者(仅为该队列的 5.4%),与 3 年时的数据相比,这些数字没有显著性差异。该队列的再次手术率为 6.8%,膀胱颈收缩和尿道狭窄率为 3.6% 和 4.4%。排尿困难和膀胱颈挛缩在较小的腺体中更常见,但较大的腺体不会导致更高的再次手术风险。在另一项评估 80W 激光在大体积前列腺中应用的研究中,由于残留腺瘤再次手术的比例在较大腺体(>80 ml)组中为 23%,而在小体积组(<80 ml)仅为 10.4%($P = 0.09$)(Ptzenmaier et al,2008)。

随着激光的改善,其止血效果得到了认可,对具有挑战性的患者群体进行了测试。需要抗凝治疗的患者能够得到安全治疗(Sandhu et al,2005)。虽然许多其他内镜治疗方法未在大腺体上进行严格测试,但汽化过程中改善的视野使许多早期应用者尝试治疗大体积腺体(>80 g)。国际绿激光(IGLU)小组制定了一些关于 120W 激光治疗患者的早期数据,这些患者都是大体积前列腺增生患者并正在接受抗凝治疗(Woo et al,2008)。对于所有研究的患者,与基线相比,Q_{max},

PVR,AUASS 和前列腺体积有所改善。抗凝血药的使用并没有明显增加并发症。大腺体在手术结果中的改变并没有超出预期的前列腺体积变化。较大腺体减少 52.5%,而小于 80 ml 的腺体减少 42.3%($P < 0.001$)。

回顾性研究报道分析了 120W HPS 的耐久性和疗效指标的 3 年结果(Cho et al,2012)。术前 AUASS 为 21.7,6 个月达到 11.5 的最低点,但在 3 年时无统计学意义(13.4)。最大尿流率遵循类似模式,从 6 个月时的 8.7ml/s 提高到 15.7ml/s,3 年时值为 13.9ml/s。据报道,响应的预测因子为 AUASS 大于 19,更高的分数更有可能响应。所有排尿日记参数都是单变量分析的预测因子,但在进行多变量分析时,只有夜尿仍然是一个重要的预测指标。通常患者接受 UDS,BOO 指数(BOOI)和膀胱收缩指数是预测结果的良好指标。手术过程中的手术时间和能量无法进行预测。关于 120W HPS 的另一个系列报道几乎同时发布。作者报道了 36 个月的 75 名患者,发现 AUASS 的改善率为 60.2%,QoL 为 80.9%,Q_{max} 为 138.7%,PVR 为 82.6%,与基线相比有所改善。中位前列腺体积减少了 50.4%(Zang et al,2012)。

在少数几项关于 180W XPS 的大型研究中,前瞻性地收集了来自欧洲七个中心的数据,这些中心累计共有 201 名患者(Bachmann et al,2012)。平均随访时间为 5.8 个月。在 6 个月时,AUASS(19.6~9.4),QoL 评分(3.9~1.4),Q_{max}(8.4~21.0 ml/s)和 PSA(5.5~2.0 ng/dl)均有所改善。这些结果被认为与作者以前发表的 120W 数据类似。由于出血导致的视野不清并未受到持续抗凝治疗的影响,但是包膜穿孔,较小的腺体和术前导尿是危险因素。

②比较研究:在第一个将 80W PVP 与 TURP 进行比较的 RCT 中,Bouchier-Hayes 及其同事(2006)比较了 35~325 个 TURP 经验但最多进行了 5 次激光前列腺切除术的受训者的结果。他们在 Q_{max}(TURP 为 149%,PVP 为 167%)和 AUASS(两组均下降约 50%)方面均有显著改善。这项研究表明 PVP 相对容易学习,并得出结论,PVP 比 TURP 便宜 22%,主要是因为住院时间较短。另一项比较 80W PVP 和 TURP

的 RCT 主要针对腺体大于 70 g 的患者(Horasanli et al,2008)。手术时间方面 TURP 较短,而住院时间和留置导尿管时间 PVP 更具优势。在随访期间,最终 AUASS,Q_{max} 和 PVR 的差异在 TURP 中更显著。输血在 TURP 组中更为常见,而 PVP 组的术后潴留风险增加,需要再次干预(第一年为 17.9%)。这些结果显示了 PVP 优异的安全性,但低能量 PVP 的效率较低(特别是在较大的腺体中)。

在一项将 120W HPS 与 TURP 进行比较的随机对照试验中,Al-Ansari 及其同事(2010)发现两组患者在术后 36 个月的 Q_{max},AUASS 和 PVR 均有显著改善。TURP 的许多指标改善较好(Q_{max},AUASS,PVR,平均 PSA,平均前列腺体积),尽管差异无统计学意义。虽然 PVP 术中并发症明显减少,但 93% 的患者出现排尿困难或尿急,11% 的患者需要再次手术治疗残余腺瘤(而 TURP 组只有 1.8%,$P=0.001$),导尿和平均住院方面确实 PVP 更具优势。另一项关于 HPS 与 TURP 的 RCT 于次年完成(Capitán et al,2011)。Q_{max},AUASS 和 QoL 再次出现了类似的改进。然而,这些改进似乎在 PVP 组中更快。值得注意的是,研究人员进一步对 AUASS 问卷进行了分层,并没有发现 PVP 组的储尿期症状有所增加。各组间的术中,早期和晚期并发症无差异。

在对随机对照试验 80W 和 120W PVP 的综述中,Thangas-amy 及其同事(2012)一致发现,接受 PVP 患者的留置导尿管时间和住院时间分别缩短了 1.91d 和 2.13d。TURP 队列的手术时间缩短了近 20min,与 TURP 相比,PVP 输血的风险比为 0.16。其他并发症没有统计学差异。在这组混合功率激光组中,九项研究中有六项发现疗效结果没有差异。一项 PVP 疗效更好的研究是 80W 的研究,似乎最终并未发表。TURP 疗效更佳的两项研究都特别关注大前列腺(>70 g)和激光功率为 80 W 的患者。在对 120 W PVP 的分析中,Cornu 及其同事(2014)发现留置导尿管时间(平均 23h)和住院时间(平均 1.84d)减少。

很少有研究能够可靠地比较最新的 XPS 和以前的 HPS 系统。在一个非随机的连续患者系列中,Ben-Zvi 及其同事(2013)发现,XPS 组的平均手术时间和平均激光时间减少,能量输送相当。尽管临床参数显著(AUASS,QoL,Q_{max},PVR),但 PSA 明显降低(HPS 为 54%,XPS 为 79%,$P<0.01$)显示 XPS 确实具有更高的组织汽化效率。群体之间没有差异。HPS 组术后潴留率较高(16% vs. 6%)。

③在抗凝患者中使用 PVP 手术:共纳入 116 名男性(华法林 36 名,氯吡格雷 9 名,阿司匹林 71 名),所有患者在围术期继续服用药物,同时接受 80 W PVP 治疗(Ruszat et al,2007)。将这些组与 92 名未服用抗凝血药或抗血小板药物的对照组进行比较。对照组较年轻,ASA 分级较低。平均 INR 为 2.0(范围 1.3～2.9),36 名华法林患者中有 14 名 INR 为 2 或更低。没有患者需要输血,但研究组的患者确实有更长的住院时间(3.8d vs. 2.8d),24h 更有可能需要持续膀胱冲洗(17% vs.5%)。特别是 INR 大于 2 的患者术后需要持续膀胱冲洗。其他研究显示,一组患者使用混合抗凝药或抗血小板药物的输血风险相同(Sandhu et al,2005)。一项非对照研究报道了 43 例在手术期间持续服用华法林的患者,结果显示没有患者需要输血。两名患者确实需要在出血后延长导尿时间,但 70% 的患者在手术后 24h 内出院回家(Woo and Hossack,2011)。Cochrane 将激光治疗方法与 TURP 进行比较,发现激光前列腺切除术的输血风险降低(Hoffman et al,2004)。根据上述证据和我们自己的临床经验,我们常规对抗血小板药物治疗的患者使用 PVP,但对于使用华法林的病人推荐使用低分子肝素桥接,手术期间不给予抗凝治疗。

(4)并发症

①术中和围术期:总的来说,PVP 手术的安全性非常好。任何研究都没有报道 TUR 综合征,因为冲洗液为生理盐水。输血极为罕见,抗凝患者的风险似乎并未显著增加。与 M-TURP 相比,围术期输血的 PVP 风险较低(OR 0.10)(Cornu et al,2014)。据报道 PVP 包膜穿孔的比例为 0.2%～1%(Rieken et al,2010)。一些外科医生可能会发现包膜的可视化对 PVP 更为困难,特别是在学习曲线的早期。保持适当的扫射并以旋转方式连续切除组织将避免汽化深度的不规则并防止包膜穿孔。如果发生包膜穿孔,通常会因

为出血增加,而转为 TURP 更为常见(Bachmann et al,2012)。虽然没有具体报道发生率,但是由于错误的激光能量会导致输尿管口损伤。在开始汽化之前应确定输尿管开口的位置;在膀胱颈部气化时注意不要将光纤伸入膀胱,应尽量减少发生这种情况的可能性。

②术后:PVP 术后排尿困难和储尿期症状相当常见。在报道这些结果的大型研究中,不良事件通常是自限性的,可在 3 个月内自行好转,或在应用抗生素等药物的帮助下缓解。报道这些并发症的发生率范围为 0~25.7%,并且通常高于 TURP 研究报道的数据(Naspro et al,2009)。如前所述,应尽量减少激光能量的使用,以减少患者出现并发症的风险。Matoka 和 Averch(2007)发现,在一小部分患者中,术前使用非那雄胺和术前较低的 AUASS 是术后尿路刺激症状的预测因素。

由于凝固时发生组织坏死,PVP 术后的感染并发症可能更常见。据报道,5%~7%的患者出现附睾炎;1%~20%的患者出现尿路感染(Chughtai and Te,2011)。由于存在坏死组织有储藏和培养细菌的能力,这些病症的治疗可能难度更大。医生应该考虑在这些患者中使用更长时间的抗生素疗程。

因为用于 PVP 的操作鞘通常小于 TURP 的,所以尿道狭窄的风险应该更低。外科医生应尽量减少操作鞘的移动,优先选择激光束移动以进一步降低这种风险。与 TURP 相比,只有 2.8%的患者有尿道狭窄,计算的 RR 值为 0.65(Thangasamy et al,2012)。最近的一项荟萃分析没有证实这一点,在 120W PVP 和 M-TURP 相比发现了尿道狭窄率(膀胱颈挛缩)基本相近(Cornu et al,2014)。

残余腺瘤的再手术率根据研究类型和激光功率而有所不同。在他们对 PVP 技术的总结中,Gravas 及其同事(2011)比较了不同时间框架下 80 W KTP 与 TURP 的再次手术率。6 个月后,这一比率为 18%和 0;12 个月后为 10%和 3.4%;PVP 和 TURP24 个月后分别为 6.7%和 3.9%。其他作者 5 年时发现率为 7.7%(Hai,2009)和 6.8%(Ruszat et al,2008),尽管两项研究都有较高的失访率。在一项仅对 120W 的研究分析中,

发现残余 BPH 再次手术率略有增加,但作者提出研究样本量较小(Cornu et al,2014)。

在 Bachmann 及其同事(2012)研究的大型 XPS 系列中,尽管使用了高激光能量,但仍有 10%的患者出现排尿困难。尽管这是一项短期研究,但残余腺瘤再手术率仅为 0.5%,术后潴留率仅为 2.8%。观察到暂时性尿失禁,但相当罕见(5.8%)。部分患者因为受前列腺大小的影响手术方式转换为 TURP;这个比例分别为 2%,6.5%和 16%,想对应前列腺体积分别为低于 40 ml,40~80 ml 和超过 80 ml。

接受 PVP 的患者勃起功能的变化仍然需要更清楚地阐明;然而,早期的结果令人鼓舞。在 105 名接受 PVP 并且在术前和术后 12 个月完成男性性健康清单(SHIM)的男性中,勃起功能明显没有明显恶化。在那些在手术前无导管的男性中,勃起功能方面有统计学意义上的改善(Kavoussi and Hermans,2008)。在 45 名男性的类似试验中,所有 IIEF-15 亚组都有轻微改善,并且统计学上有显著差异(Paick et al,2007)。

(5)结论:早期的激光技术专注于凝固。近现代的技术是使用激光功率做到在手术中不出血的过程中汽化大部分前列腺。虽然凝固仍然是激光手术的一部分,但是对广泛凝固操作的弱化而更多使用激光汽化前列腺可以使术后刺激症状减少。

早期低功率 PVP 技术似乎对较大的前列腺不太有效,手术时间长,再次手术率高。然而,PVP 的优异血液吸收和汽化已经允许治疗许多具有挑战性的患者,例如抗凝治疗患者,这些患者尚未尝试过许多其他内镜治疗 BPH 的方法。

4. 铥激光

(1)概述与概念

铥:钇铝石榴石(Tm:YAG)激光器是一个 2013 nm 能量波长的连续波,在近年用于治疗良性前列腺增生症。与钬激光有类似的波长,在冲洗液中能被水吸收,但钬激光是间断发射的能量波(Chung and Te,2009)。它连续发射的能量(比钬激光的波长略短),可以形成更为精确的切割,从理论上其切割能力更明显和有效。当然这是理论上的假设,需要更科学的实践去证明。当发射

的波长逐渐接近理想的软组织,理论上会形成逐渐递减的散射热损伤(Schomacker et al,1991),这会减少瘢痕和狭窄的形成。然而,在动物模型中,热损失比预计的要大,和钬激光的类似(Fried and Murray,2005)。

(2)技术:与其他的激光技术一样,铥激光可以用于汽化和切割组织,一些早期的临床研究用于切割和剜除前列腺的移行带组织。一项新的技术被引入,前列腺的腺叶可以像橘子一样被剥除(Xia,2009)。在剜除的解剖上,这项技术类似钬激光前列腺剜除术(HoLEP)。外科医生在选择此技术时,其本质上类似 HoLEP 术,需要用到组织粉碎器等。

一些学者运用了切割技术,在前列腺实质到外科包膜之间做了多道切割。这样一些前列腺小的碎片组织就能从镜鞘内冲出,避免了组织粉碎器的使用。导尿管一般至少留过夜,或者肉眼血尿消失时拔除(一般术后 1～3d)。患者可在导尿管拔除当天出院。

(3)结果

①队列研究:在早期的回顾性研究中,56 位患者纳入(Szlauer et al,2009)。出院时的最大尿流率从 8.1 ml/s 到 19.3 ml/s。该组患者术前残余尿为 57～151ml。中位随访 9 个月,PSA 下降 56%。AUSS 从 19.8 下降到 8.6。作者指出,相比钬激光,铥的组织收获量较低。他们估计铥激光 56%～70% 被汽化切割,而钬激光在 30%～85%。

Bach 和 Colleagues(2010)对接受剜除和组织粉碎术的患者进行了至少 12 个月的随访。在12 个月时,最大尿流率从 3.5ml/s 上升至23.3ml/s,生活质量评分改善从 4.6 到 1.5。患者术前经直肠超声的前列腺体积平均大于 60ml。

在专门研究前列腺体积患者的报道中,一组患者平均体积大于 75ml(70% 的体积大于100ml),AUASS 评分下降从 21.1 至 3.9,平均提升最大尿流率248%。平均经直肠超声前列腺体积从 108ml 降至 13.8ml。PSA 也大幅下降,从9.53～0.93 ng/dl。IIEF 评分平均改善了 1(Iacono et al,2012)。整体来说,铥激光技术切除前列腺移行区的效果和 HoLEP 术相似。

②对照研究:铥激光切除与 TURP 的对照研究。

一组比较单极 TURP 和铥激光切除的研究中,100 位患者被随机分组(Xia et al,2008)。铥激光组在留置导尿管时间、住院天数和血红蛋白下降上优于对照组。手术时间相似。在术后的症状评分和尿流动力改变上结果相似。术后并发症的发生率也相似。Yang 和他的同事(2013)报道了另一组 158 位患者被随机分为双极 TURP 组和铥激光剜除组。手术时间铥激光组略长,而留置导尿管和住院时间,铥激光组大幅优于对照组。AUASS,QOL 评分,术后 Q_{max} 和残余尿在两组术后 18 个月的随访中相似。

Tang 和他的同事(2014)对 TURP 和铥激光切除做了荟萃分析。随机或非随机的研究都被纳入,包含单极或双极 TURP。这些研究提示铥激光组的手术时间较长,然而 9min 延长的手术时间在临床上可能意义不大。在 AUSS、QOL 评分、PVR 或 QMAX 的改善上,两种技术相似。作者也分析了并发症,发现铥激光组的输血率更低(OR 0.28,$P=0.04$)。再次留置导尿管、压力性或急迫性尿失禁、逆向射精等并发症,在两组中没有明显差异。铥激光组的尿道狭窄发生率更低(OR 0.29,$P=0.007$)。

铥激光剜除和钬激光剜除的对比研究。Zhang 和他的同事(2012)发表了一项钬激光和铥激光对比的报道。133 位患者被随机分在 2 组中。铥激光组手术时间平均长 10min。两组的术后 AUSS、QMax 和残余尿指标都没有显著差异。术后 PSA 下降比其他剜除的研究更小一些(30% 在 HoLEP 组和 43% 在铥激光组)。并发症的描述较少,但两组留置导尿管时间没有显著差异。

(4)并发症

①术前和术中:铥激光切除前列腺手术的学习曲线没有被详细报道,不过应该与钬激光剜除差异不大。大多数报道未提及术中的并发症情况。对于组织粉碎器,没有很好经验的医生操作可能会造成 1.3% 的膀胱损伤率(Iacono et al,2012)。

②术后并发症:Bach 和他同事(2010)报道了早期并发症情况,急迫性尿失禁(6.8%)、出血(5.6%)、短期内因腺体残留再次手术(2.2%)。

2.2%的病人需要输血。术后储尿期症状较明显27%,不过一般一个月内缓解。对于 60ml 以下的腺体,并发症的发生率和前列腺体积无关。

在早期的铥激光剜除研究中,术后的再手术率高达 10.7%(Szlauer et al,2009)。再手术率较高主要归咎于手术的学习曲线,发生在最初的 20例。作者运用的技术不是纯粹的剜除,汽化切割为主,总体来说铥激光的学习曲线比钬激光剜除短。

在一组大前列腺(大于 75ml)的铥激光组中,2.7%的患者出现术后需要再次留置导尿管。术后的持续血尿导致 2.7%的患者需要输血。一过性的急迫性尿失禁发生于 6.7%的病人中,在今后的一年随访中都痊愈。尿路感染发生率12.8%(Iacono et al,2012)。

(5)结论:新激光技术的早期结果令人鼓舞。潜在的组织去除率在这项技术中更好。理论上,他比钬激光剜除术有更多优势,不过需要更多的研究和更多的术者一起参与。

要点:激光治疗

- 激光是治疗 LUTS 和 BPH 的发展最为迅速的方法,但在手术室的安全性必须考虑在内。
- HoLEP 是一种非常有效的治疗选择,具有优异的结果,通常可与 OP 历史上看到的结果相媲美。但是它的学习曲线较长,并且已经观察到严重并发症(主要由组织粉碎器引起)。
- PVP 是 BPH 和 LUTS 应用不断增长且非常安全的治疗选择。抗凝患者的使用结果令人鼓舞。
- 铥激光是激光器系列的最新成员,虽然缺乏科学数据,但它具有一些理论上的优势。

虽然 OP 和 M-TURP 的并发症发生率很高,但它们确实为 LUTS 和 BPH 这一古老的问题提供了极好的治疗方法。许多新的手术方法已经被引入临床,这些技术努力通过更可接受的安全性来获得最大的结果,但每种新技术都导致了以前未考虑的并发症和新的适应证。受训者甚至是经验丰富的泌尿科医生应该认真仔细分析每种新治疗方法的结果,因为新研究过于频繁地试图通过一些不够严格的设计或未充分控制安慰剂效应来误导或夸大其结果。

实际上,任何患者的金标准操作都是满足他的需求和期望,同时仍然是安全的。该决定应包括仔细考虑患者因素,外科医生对安全实施手术的熟悉程度和能力也应该是重要考虑因素之一。

(三)前列腺内支架

1. UroLume

(1)概念:在前列腺中放置支架以缓解膀胱出口梗阻症状很早就已有报道。目前支架分为很多种类,包括临时支架、永久性支架、上皮化支架及非上皮化支架。一般而言,使用临时性支架通过微创治疗以缓解前列腺水肿导致的梗阻症状,待水肿缓解后支架便可移除。尽管以前永久性支架被广泛地用于前列腺增生患者,然而其更适宜于伴有其他并发症不能耐受手术治疗或麻醉的老年前列腺增生症患者。

置入前列腺支架治疗前列腺增生症的机制是很明确的:支架提供一个刚性架构,一旦放入前列腺窝内,通过向外推挤撑开前列腺内腔。而上皮化支架,当支架置入尿道内后,尿道上皮通过迁移爬行到支架上,以阻止支架硬壳或迁移。前列腺内支架通常被广泛用来治疗较大前列腺增生患者,其他适应证包括逼尿肌-括约肌失协调(Chancellor et al,1999;Chartier-Kastler et al,2000;Gajewski et al,2000),膀胱出口梗阻热疗术后(Konety et al,2000),前列腺癌根治术后相关并发症等(Meulen et al,1991)。

目前不再生产的尿道内支架 UroLume(美国医疗系统)是一个可上皮化的永久性支架,该支架是一种波形网格状管,通过向外的压力使支架在前列腺相应的位置能扩展到 42F。UroLume 支架有不同长度的型号,最短为 1.5cm。由于该支架存在一些不足,如不完全上皮化导致的硬壳,支架移位,包括 Memokath(丹麦,哥本哈根,Engineers and Doctor A/S)在内的第二代支架应运而生,该螺旋形支架用热水冲刷后即可展开,进而支架与前列腺尖部相固定。

(2)资料:美国和欧洲的一些初步临床试验显

示了在治疗 BPH 引起的下尿路症状的有效性。在 Oesterling 及其同事(1994)的一项研究中,患者被分为尿潴留组和非尿潴留组,在非尿潴留组中,12 个月时 95 例患者中的 80 例作了评价,24 个月时 52 例作了评价。Madsen 症状评分从14.0 降到 5.9 和 5.4。最大尿流率从 9.1ml/s 分别增加到 13.0ml/s 和 13.1ml/s。尿潴留组,第12 个月时 Madsen 平均症状评分为 6.1,最大尿流率在 12 个月时升至 11.7ml/s。

在欧洲的一项相关研究中,135 例健康患者中约 1/3 患者有尿潴留症状(Guazzoni et al,1994)。在非尿潴留组,Madsen 症状评分在第 12 个月时从 14.1 降低到 6.4,最大尿流率从 9.3ml/s 改善到 15.7ml/s。在尿潴留组,平均症状评分为 4.5,最大尿流率为 13.1ml/s。

Masood 和同事(2004)对使用 UroLume 支架的 62 例患者并随访 12 年的结果进行了报道。47% 的患者因位置异常、移位以及效果不满意而取出支架,绝大多数(62%)发生在支架置入后两年内。作者认为需要严格筛选患者,而且需要由丰富经验的医生操作。

在对 UroLume 支架的一项回顾性研究中发现,176 例患者在支架置入前需要留置导尿管进行排尿,UroLume 支架置入后 84% 的患者排尿症状好转,可自行排尿。

Perry 及其同事(2002)对 211 例患者不适于前列腺手术治疗行 Memokath 支架置入进行了报道。59.6% 支架置入患者 3 个月后 AUASS 评分出现了降低,并维持该结果长达 7 年。在这些患者中,发现 38% 的患者在此期间死亡,23% 的患者因为失败而取出支架。

(3)结论:对不适宜手术治疗的前列腺增生患者以及临床适应证的放宽,支架置入最初比较受欢迎,然而目前其仅作为姑息治疗或者不能耐受任何手术操作的患者。支架置入的高失败率和移除率以及移除困难等不足,同时临床中出现的其他适宜性治疗方法,大大限制了其在临床中的应用。

2. UroLift

(1)概念:UroLift 作为治疗前列腺增生症新的治疗方法,在没有去除前列腺组织的基础上改变前列腺解剖结构。这些永久性的前列腺置入物类似于缝合线一样,应用膀胱镜通过手持设备放入置入物后,通过压缩前列腺组织以打开尿道前列腺部。该缝合线状的置入物两端呈 T 形状且具有弹性,其一端放置于前列腺外侧面,另一端置于尿道前列腺部管腔内。该置入物放置后呈张力状态,通过牵拉尿道前列腺部内腔进而使其尿道前列腺部空间增大。置入物的 T 形末端与尿道接触后使之上皮化进而不暴露在尿道中以延长使用期。临床研究显示,置入物与组织具有很好的相容性,无明显排斥反应(Woo et al,2011)。

该技术具有低概率的局部症状、低发生率的勃起功能障碍及射精障碍等显著优点。由于该操作方法是非剥离性的,尿道黏膜最大程度的保持着完整性,因此可以最大程度的减少排尿困难及其他排尿症状,同时降低膀胱颈挛缩、术后尿失禁等并发症。由于置入物放置在前列腺的前外侧,很少发生神经血管及背深静脉复合体的损伤。因膀胱颈部未受损伤,很少发生射精功能障碍。

该操作方法通过硬性膀胱镜在局部麻醉下即可操作进行。总之,患者对该方法能很好地忍受其不适,且具有很小的术后不良反应。

(2)资料:在对 206 例患者的一项前瞻性、随机性临床研究中,140 例患者行 PUL 治疗,66 例患者作为对照组(Roehrborn et al,2013),行该治疗方法 3 个月后进行揭盲,进而对该研究进行 1 年的随访。该治疗方法平均耗时 66min。在北美国家,99% 该操作方法在局麻下顺利进行。行PUL 治疗的患者 AUASS 症状评分从 22 分在治疗 2 周,3 个月,1 年后分别降低到 18、11 分及 11 分($P < 0.001$)。在 PUL 治疗组中,术后 3 个月最大尿流率升高 4.4ml/s,1 年后升高 4ml/s,和治疗前相比,两者均具有统计学意义。

在治疗 3 个月后,PUL 治疗组 AUASS 症状评分较对照组改善达 88%($P = 0.003$)。储尿期及排尿期症状都显著降低。两组中都未有围术期并发症发生,然而在 PUL 治疗组手术操作引起的并发症更常见,最常见的有排尿困难(34%)、血尿(26%)及盆腔疼痛或不适感(18%)。

研究小组对评估性功能的影响也做了相关研究(McVary et al,2014a)。没有证据表明 PUL 手术治疗能够引起勃起或射精障碍。射精功能较术前有约 40% 的提高。对伴有严重勃起功能障碍的患者，SHIM 术后评分显著提高。该研究结果进一步证实了前期发表的初步研究结果（Woo et al,2012）。

Chin 和其同事对 PUL 治疗后的疗效持久性进行了有关研究（2012）。术后 2 年患者 AUASS 评分有 42% 的改善。在随访期间不同的时间点，最大尿流率最少有 30% 的提高。

（3）结论：该治疗方法无疑是对泌尿外科设备的一种新颖的补充。较目前治疗前列腺增生症的操作方法中其具有很大的优势。尽管该方法简单，易于操作，然而其长期有效性的不确定性限制了其应用，需再次手术治疗。尽管该治疗方法的长期随访结果有待考量，其在社区中治疗前列腺增生症患者无疑是个很好的选择。

（四）前列腺栓塞

1. 概念

自 DeMeritt 及其同事（2000）首次报道该治疗方法以来，该方法直到最近才被大范围的应用起来。一般情况下，通过股动脉进行骨盆血管造影以评估髂血管及其分支以及前列腺动脉。当导管进入到前列腺动脉血管内，通过导管注入栓塞试剂（酒精、微球体），直到前列腺血管内看到血行停滞。一般只通过一侧股动脉进行操作，该方法同样可以单侧或双侧对前列腺血管进行栓塞，然而双侧前列腺血管栓塞其治疗效果更好（Bilhim et al,2013）。

和其他血供丰富器官（如肾脏）栓塞一样，疼痛、发热等栓塞术后症状是很常见的。由于组织并没有直接去除或切除，术后局部症状发生率很低；然而因其通过股动脉穿入，可引起局部假性动脉瘤或出血的可能性（Stone and Campbell,2012）。另外，术中需使用造影剂，对造影剂过敏者属于手术禁忌证。在造影过程中患者会受到大量的辐射暴露。

可能存在的技术问题是因前列腺血管的弯曲，血管粥样硬化或骨盆血管解剖畸形导致导管不能顺利进入前列腺动脉内。在 Bilhim 及其同事的研究中（2012），前列腺动脉来自于五条不同的动脉干，最常见的来自阴部内动脉（34%）。有约 43% 的患者一侧存在两条前列腺动脉血管。

毗邻的动脉之间相吻合很常见。

2. 资料

在一项早期研究中，AUASS 症状评分在术后 7.9 个月后显著提高（6.5，$P=0.005$）。最大尿流率增加了 3.85ml/s（$P=0.015$），PSA 值降低了 26% 以及前列腺体积减少了 27%。6.7% 的患者手术操作失败，28.6% 患者未达到临床标准。最大的手术并发症是膀胱壁部分区域的缺血。平均手术操作时间是 85min（25～135min），患者平均 X 线暴露时间为 35min（15～45min）（Pisco et al,2011）。当熟练掌握手术操作后，正常情况下操作时间在 90～120min（Carnevale and Antunes,2013）。

Antunes 及其同事对 11 例尿潴留患者进行了相关研究（2013）。10 例患者术后随访一年无需插导尿管，AUASS 评分均值为 2.8（1～7）。术前、术后均进行尿流动力学检查。最大排尿点压从 85.7 降低 51.5cmH$_2$O。治疗前所有患者均有膀胱出口梗阻症状，术后 30% 患者确诊无梗阻，40% 患者处于梗阻怀疑区间。几乎所有患者诉有轻度盆腔疼痛，3 例患者有少量直肠出血。

在美国的一项临床研究中，72 例患者中筛选出 20 例符合临床标准患者。术后 3 个月，13 例有临床数据的患者中，AUASS 评分降低约 49%。术后 6 个月（$n=5$），前列腺体积平均减少 18%。手术操作时间平均 72min，平均 X 线暴露时间 30min（Bagla et al,2014）。另一份研究显示，符合前列腺栓塞治疗标准的患者只占初步评估患者的 1/3（Pereira et al,2012）。

最近 Pisco 及其同事进行了一项 255 例患者的前瞻性研究。手术成功率（双侧前列腺动脉闭塞认为成功）达到 97.9%。76% 的患者在手术操作过程中未引起疼痛，仅报道一例患者在操作过程中出现剧烈疼痛。

AUASS 评分至少提高最初的 25% 认为治疗有效。患者最初 AUASS 评分差异很大（4～35），平均前列腺体积为 83.5ml，平均最大尿流率为 9.2ml/s。在术后 1,3,6,12,18,24,30,36 个月的累计临床成功率分别为 82%,81%,78%,75%,72%,72%,72%,72%。术后 1 个月前列腺体积未见缩小认为治疗无效。然而，他们发现单侧前列腺动脉栓塞更易导致治疗无效。

在术后 3 个月,AUASS 评分平均降低 54%,QoL 质量评分减低 49%。同时最大尿流率增加 35%,前列腺体积缩小 18%,IIEF 评分增加 10.6%。术后 1 年与术后 3 个月相比,上述指标无明显改变。虽然手术操作未进入尿道,7.6% 患者因尿路感染接受抗生素治疗,可能在手术时已伴有尿路感染。其他并发症如直肠出血(2.4%),急性尿潴留(2.4%),血精(0.4%)很少发生。

3. 结论

技术的挑战性及骨盆解剖结构的多变性限制了该方法的应用和推广。没有完整严格的学习规范,使前列腺栓塞在治疗前列腺增生症的应用不易应用和推广。前列腺栓塞目前存在的主要问题包括:①前列腺体积缩小的确定依据;②未成熟的前列腺增生症前列腺栓塞治疗中心;③缺少对照;④临床疗效的难以评估;⑤缺少假手术组,干预效果未知;⑥忽略了下尿路症状是病因也是最终治疗是否成功的决定因素。

(五)前列腺注射

1. 概念

通过前列腺内注射治疗前列腺疾病的相关文献可追溯到 100 年前(Plante et al,2004)。其易操作性和低费用使其更容易被选择。前列腺注射通常采用经会阴或经尿道途径注入到前列腺组织中,注射物理论上因引起局部改变使前列腺体积缩小。

许多试剂被应用于动物实验观察疗效。用于人体临床研究的试剂报道有酸混合物(Talwar and Pande,1966),胃蛋白酶-碘混合物(Payr,1936),酒精和现在使用的 A 型肉毒神经毒素(BoNTA)。以前无水酒精被广泛用于前列腺注射试剂,近些年来,A 型肉毒神经毒素更被常用于前列腺内注射。

2. 资料

(1)无水酒精:无水酒精作为治疗前列腺疾病的主要研究主要在美国以外地区。批准其进入 FDA 用于治疗前列腺疾病还在进行中(Plante et al,2007)。尽管对人前列腺细胞具体的作用机制未完全阐明,促凋亡作用应该包含其中(Plante et al,2013)。其他可能机制包括血管闭塞引起的出血凝固性坏死(Goya et al,1999)。

在对 35 例患者进行平均 50 个月(47～56 个月)的随访研究中,在治疗后 3 个月,AUASS(-75%),Q_{max}(+247%),前列腺体积(-30%)(Sakr et al,2009)。治疗后 4 年,25 例患者进行了有效随访,较注射前相比,AUASS(-55%),Q_{max}(+187%),前列腺体积(-5.2%)。在研究期间,9 例患者(26%)需要再治疗(TURP,再注射等)。在一长期随访的临床研究中,23% 的患者需要替代治疗(El-Husseiny et al,2011)。对行前列腺注射无水酒精的 36 例患者随访 1 年,AUASS(-46%)和 QoL(-48%)评分显著降低。最大尿流率显著增加,在术后 3 个月、6 个月及 12 个月分别增加 78%,137%,154%(Magno et al,2008)。

在评估不同剂量无水酒精注射的 Ⅰ/Ⅱ 临床试验中,最常见的副作用为出血(42%),刺激性排尿症状(39%),疼痛和不适感(28%)和暂时性尿潴留(22%)(Plante et al,2007)。然而,根据 AUA 指南,这些副作用概率分别为 0,2.7%,5.4% 和 16.2%。根据前列腺体积大小,患者随机给予小剂量、中剂量和高剂量注射,AUASS 评分及 QoL 评分大致降低达 50%。患者通过经尿道注射,平均操作时间为 25min。在前列腺注射操作中引起的中度及重度疼痛比例分别为 6.7% 和 12.2%。

(2)肉毒毒素:A 型肉毒神经毒素(BoNTA)由肉毒杆菌产生,在泌尿外科已经广泛用于治疗神经性排尿功能障碍。尽管目前还没完全阐明前列腺注射肉毒毒素是如何改善排尿症状,外毒素可能影响前列腺静态及动态的组成成分(Chuang et al,2006a)。在一假手术对照的动物研究中,注射 BoNTA1 周后,前列腺组织中凋亡细胞明显增加,同时伴有增殖细胞及 $\alpha_{1\alpha}$-受体表达的降低,雄激素受体无明显改变(Chuang et al,2006a)。早期研究证实 BoNTA 注射导致前列腺细胞凋亡萎缩由去神经化引起(Doggweiler et al,1998)。一个有趣的设计研究中,Silva 及其同事(2009)认为 BoNTA 诱导的大鼠前列腺萎缩可能是交感神经损害的结果,研究间接提示交感神经在调控前列腺体积大小方面起着重要的作用。

Lin 及其同事(2007)对剂量反应做了有关研究,观察不同剂量 BoNTA(100U 和 200U)对前列腺收缩功能及结构改变的影响,高剂量组对狗的前列腺平滑肌细胞有更明显的萎缩作用。在电子刺激下,200U 组前列腺尿道压更低。

在一项安慰剂对照试验的临床研究中,前列腺注射后 2 个月,和术前相比,AUASS 评分降低 65%。PSA 降低 51%,前列腺体积减少 68%,与动物研究中细胞萎缩的结果相一致(Maria et al,2003)。15 例接受 BoNTA 注射的患者中,13 例患者排尿症状得到改善。在安慰剂对照组中,没有患者通过注射生理盐水而获益。4 例对照组患者后期接受 BoNTA 注射治疗,17 例患者最终完成了长期随访。术后 1 年 AUASS,血清 PSA 值,最大尿流率及前列腺体积的改变在 1 年内相对稳定。

在对 60 例前列腺体积大于 60ml,药物治疗不满意患者的一项队列研究中,30 例随机分配到 BoNTA 注射治疗组(Kuo et al,2009)。注射治疗没有减少前列腺体积,改善 AUASS 及 QoL 评分,长期有效性较对照组不是很显著。在注射 6 个月及 12 个月后,只有 QoL 评分改变有统计学意义。研究结束后,治疗组中的 3 例患者及对照组中的 2 例患者进一步接受了 TURP 手术治疗以缓解下尿路症状。有趣的是,在没有给予安慰剂药物及假手术对照的患者在随访 6 个月,12 个月时,AUASS,QoL 评分及前列腺体积都有显著的改善。

一项Ⅱ期不同剂量的随机对照试验研究于 2013 年发表(Marberger et al,2013)。各组(包括生理盐水安慰剂对照组)在 12 周时 AUASS,最大尿流率,前列腺体积较术前都有显著改善。不同剂量的 BoNTA 及安慰剂组上述指标无明显统计学差异。

一项多中心、双盲、假手术对照的临床试验证实了这些结果,该研究共纳入 315 例患者(McVary et al,2014b)。虽然 AUASS 评分在 BoNTA 组(-6.3)和安慰剂组(-5.6)都有降低,两组之间无统计学意义。作者认为,尽管前列腺注射患者耐受性好,BoNTA 注射较生理盐水注射却没有增加治疗的有效性。

3. 结论

在被广泛应用前,无水酒精注射仍需要美国 FDA 药监局的批准同意。与其他前列腺治疗方法相比,低费用及易操作性可能使其在发展中国家成为一个理想的选择。其接受度有赖于临床疗效的比较。前期研究显示再手术率在拥有多种治疗前列腺增生方法的地区明显升高。

BoNTA 前列腺注射是一个新的治疗选择,其已经在泌尿外科应用。尽管其具体机制有待进一步验证,目前的研究结果有助于我们了解神经对前列腺的重要性。随机对照试验显示了非临床意义的研究结果以及未预料到的阳性对照结果。

参考文献

完整的参考文献列表通过 www.expertconsult.com 在线获取。

推荐阅读

Ahyai SA, Gilling P, Kaplan SA, et al. Meta-analysis of functional outcomes and complications following transurethral procedures for lower urinary tract symptoms resulting from benign prostatic enlargement. Eur Urol 2010;58:384-97.

Bouza C, Lopez T, Magro A, et al. Systematic review and meta-analysis of transurethral needle ablation in symptomatic benign prostatic hyperplasia. BMC Urol 2006;6:14.

Hoffman RM, Monga M, Elliott SP, et al. Microwave thermotherapy for benign prostatic hyperplasia. Cochrane Database Syst Rev 2012;(9):CD004135.

Issa MM. Technological advances in transurethral resection of the prostate:bipolar versus monopolar TURP. J Endourol 2008;22:1587-95.

McVary KT, Roehrborn CG, Avins AL, et al. Update on AUA guideline on the management of benign prostatic hyperplasia. J Urol 2011;185:1793-803.

Mebust WK, Holtgrewe HL, Cockett AT, et al. Transurethral prostatectomy:immediate and postoperative complications. A cooperative study of 13 participating institutions evaluating 3,885 patients. J Urol 1989;141:243-7.

（陈　其　陈彦博　谷　猛　刘　冲　万　祥　傅士博　石启令　编译　王　忠　审校）

第 6 章

单纯前列腺切除术：开放手术和机器人辅助腹腔镜手术

Misop Han, MD, MS, and Alan W. Partin, MD, PhD

在过去的 20 年中，由于药物以及微创治疗技术的发展，对于良性前列腺增生（BPH）导致的膀胱出口梗阻的治疗方法有了丰富多样的选择。目前对下尿路症状（LUTS）的药物治疗方法包括长效选择性 α_1 受体阻滞药，如特拉唑嗪（高特灵）（Lepor，1995；Roehrborn et al，1996），多沙唑嗪（可多华）（Gillenwater et al，1995），坦索罗辛（坦洛新）（Abrams et al，1995），阿夫唑嗪（Jardin et al，1991；Buzelin et al，1997）以及 5α-还原酶抑制药，如非那雄胺（保列治）（Gormley et al，1992；Andersen et al，1995；Lepor et al，1996），度他雄胺（安福达）（Roehrborn et al，2002，2004）。微创手术方式包括：直视激光前列腺消蚀术（Cowles et al，1995），经尿道前列腺电汽化术（Kaplan et al，1996），经尿道电针消融术（Schulman et al，1993；Campo et al，1997），经尿道微波热疗（Ogden et al，1993；Javle et al，1996），间质内激光凝固术（Muschter and Hofstetter，1995），经尿道前列腺双极电切术（bipolar TURP）（Botto et al，2001；Eaton and Francis，2002）和经尿道前列腺切开术（Cornford et al，1997）。然而这些方法通常适用于中度下尿路症状以及小至中等大小的前列腺患者（Reich et al，2006）。对于更大体积的前列腺，通常采用开放的单纯前列腺切除术。近来经尿道钬激光前列腺剜除术（HoLEP）逐渐发展形成一种替代开放手术的微创手术方式（Gilling et al，1998）。但是由于其学习曲线的问题，尚不能进行广泛开展（Razzak，2013）。最近，受到微创疗法的启发，泌尿外科专家们更多地开展了腹腔镜以及机器人辅助腹腔镜下单纯前列腺切除术。（Sotelo et al，2005，2008）。本章节主要讨论开放以及机器人辅助腹腔镜途径的单纯前列腺切除术。

TURP 或简单的前列腺切除术适用于急性尿潴留、持续或复发的尿路感染（UTIs）、严重的前列腺出血、膀胱结石以及其他对药物治疗无反应的严重症状和（或）由于慢性膀胱出口梗阻导致的肾功能不全。与 TURP 相比，单纯前列腺切除术具有较低的复发率和直视下切除更完全彻底的优点，并避免了大约 2% 接受传统单极 TURP 患者的稀释性低钠血症（TUR 综合征）风险（Mebust et al，1989；Roos et al，1989）。多项研究已证实单纯前列腺切除术对尿路症状的显著改善（Tubaro et al，2001；Gacci et al，2003；Varkarakis et al，2004）。与 TURP 相比，开放的单纯前列腺切除术的缺点包括需要较低的中线切口以及由此导致的较长的住院治疗和恢复期，围术期出血的可能性也有所增加（Serretta et al，2002）。但机器人辅助腹腔镜下单纯前列腺切除术的围术期出血和需要输血的风险显著降低（Clavijo et al, 2013）。

开放的单纯前列腺切除术可以通过耻骨后或耻骨上方法进行。耻骨后途径的前列腺切除术通过直接切开前列腺的假包膜实现对增生前列腺腺体的去核。Terrence Millin（1945）推广了这种方法，他在 1945 年出版的"柳叶刀"杂志中报道了 20 例患者的手术结果。该方法与耻骨上途径相比的优点是：①前列腺的良好解剖学暴露；②在去核期间直接观察前列腺腺瘤以确保切除的完全；③精确地分离远端尿道以避免尿失禁；④去除腺体后清除和立即良好暴露前列腺窝以控制出血；⑤对膀胱的手术创伤极小。而与耻骨上前列腺切除术相比，其缺点是没有直接接触膀胱的途径，尤其是考虑切除伴随的膀胱憩室或去除膀胱结石时无法处理。当梗阻性前列腺增生伴随增大的膀胱内前列腺中叶时，耻骨上途径也许是优选的方法。

耻骨上前列腺切除术或称为经膀胱前列腺切除术，它由通过膀胱前壁的腹膜外切口摘除增生的前列腺腺体。这种开放的前列腺切除术首先由 Eugene Fuller 于 1894 年在纽约开展；后来由英国伦敦的 Peter Freyer 推广，他在 1900 年描述了这个手术过程，并在 1912 年报道了他的前 1000 名患者的结果（Freyer, 1900, 1912）。耻骨上途径相对于耻骨后的主要优势是可以直接观察膀胱颈和膀胱黏膜，因此该手术非常适合于①突出到膀胱中的大前列腺中叶；②临床显著的膀胱憩室；③大的膀胱结石患者。对于肥胖男性来说，它也可能更有优势，因为此类病人很难直接进入前列腺假包膜和背静脉复合体的途径（Culp, 1975）。与耻骨后方法相比，其缺点是前列腺增生腺体的尖部暴露差，而且由于去核后整个前列腺窝的暴露不充分，止血可能更困难。

自 1997 年早期腹腔镜根治性前列腺切除术（Schuessler et al, 1997）和 2000 年引入达芬奇手术系统（Intuitive Surgical, Sunnyvale, CA）以来，微创方法，尤其是机器人方法，用于前列腺根治切除术已广泛普及。随着泌尿外科医生使用机器人手术设备的经验增长，机器人辅助腹腔镜下单纯前列腺切除术已逐渐被接受（Sotelo et al, 2008; Yuh et al, 2008; John et al, 2009）。与开放的手术方法相比，机器人辅助腹腔下单纯前列腺切除

术方法的主要优点是止血出色、输血需求低、住院时间短，并且由于气腹和放大了术野使其具有更好的可视性（Matei et al, 2012）。这种方法也可以处理大的前列腺中叶、膀胱憩室或大的膀胱结石。与开放手术相比，机器人辅助腹腔镜单纯前列腺切除术的缺点包括需要全身麻醉、学习曲线陡峭和更长的手术时间，特别是在早期手术过程中（Matei et al, 2012）。因此，机器人单纯前列腺切除术应该由具有丰富机器人手术经验的，尤其是有机器人辅助腹腔镜根治性前列腺切除术经验的泌尿外科医生来考虑实施。

一、单纯前列腺切除术的适应证

通过开腹或腹腔镜手术或经尿道切除术进行前列腺切除的适应证包括①急性尿潴留；②复发或持续性尿路感染；③明显的膀胱出口梗阻症状且对药物治疗无反应；④前列腺源性反复肉眼血尿；⑤继发于前列腺梗阻的肾脏，输尿管或膀胱的病理生理变化；⑥继发于梗阻的膀胱结石。

当前列腺腺体估计重量超过 75g 时，应考虑进行单纯前列腺切除术。如果大的膀胱憩室可以合理切除，耻骨上或机器人的单纯前列腺切除术和膀胱憩室切除术应同时进行。如果在没有进行憩室切除术的情况下只行前列腺切除术，可能发生膀胱憩室的不完全排空和随后的持续感染。在手术过程中也可以处理不易经尿道碎石的较大膀胱结石。当患者出现髋关节强直或其他妨碍 TURP 正确体位的条件时，应考虑进行单纯前列腺切除术。此外，对于复发或复杂的尿道疾病（例如尿道狭窄或既往行尿道下裂修复术）的男性进行单纯前列腺切除术也是明智的，可以避免与 TURP 相关的尿道创伤。最后，腹股沟疝与前列腺肥大的关联提示了一个简单的疝手术方式，因为疝气可以通过相同的下腹部切口修复（Schlegel and Walsh, 1987; Brunocilla et al, 2005）或腹腔镜/机器人途径处理（Do et al, 2011; Nakamura et al, 2011）。

单纯前列腺切除术的禁忌证包括小的纤维腺体、明确的前列腺癌以及既往前列腺切除术或盆腔手术病史（可能影响前列腺腺体的定位和暴露）。

二、术前评估

在对良性前列腺增生引起的症状性梗阻进行单纯前列腺切除术时，需要对上下尿路进行评估。通常患者已经完成了国际前列腺症状评分（IP-SS）调查问卷，并确定了尿流率峰值，也通过腹部超声检查残余尿量。膀胱镜检查不建议用于对具有阻塞性排尿症状的患者进行常规评估（McConnell et al，1994）。但是，膀胱镜检查应在具有血尿、疑似尿道狭窄、膀胱结石或憩室的男性中进行，也有助于确认大前列腺中叶的存在或评估前列腺尿道的长度。

在进行单纯前列腺切除术之前，应排除前列腺癌的可能。所有患者都应接受直肠指检并进行血清前列腺特异性抗原测定。如果直肠指检检测到硬结或结节，或血清前列腺特异性抗原水平升高，应进行经直肠超声引导的前列腺活检。参与极低风险前列腺癌主动监测计划的男性如果明确了解手术的潜在风险和益处，可考虑采用单纯前列腺切除术治疗症状性梗阻。经直肠超声检查不作为评估早期前列腺的一线诊断方法，但可用于确定前列腺大小。

对于已知患有肾脏疾病、肾功能异常、复发性尿路感染或血尿的患者，应在术前评估上尿路。这可以通过对肾功能正常患者进行 CT 检查或对肾功能不全患者进行肾脏超声检查。

在手术前，患者应接受完整的医学评估，包括详细的病史、全面的体格检查和适当的实验室评估。大多数患者处于心血管及肺部疾病、高血压、糖尿病和其他疾病风险增加的年龄。术前评估中发现的所有异常情况都应得到解决。同时应注意患者的用药史，并应注意可能导致围术期出血的阿司匹林和非甾体抗炎药等药物，术前应停止使用这些药物，并在手术前暂停治疗性抗凝。除此之外，患者在手术前通常还需要胸部 X 线、心电图、常规电解质检查、凝血功能检查和全血细胞计数。

对于尿潴留的患者应评估肾功能。如果血清肌酐值升高，应延迟手术直至血清肌酐数值稳定。同时进行尿液分析以排除 UTI；如果怀疑有感染，应将尿液标本送检培养和药敏。如果存在感染，则必须在手术前采取适当的抗菌治疗以预防尿脓毒症（Serretta et al，2002）。

总体看来，3%～10% 接受开放单纯前列腺切除术的患者在围术期需要进行一个或多个单位的输血（Serretta et al，2002；Varkarakis et al，2004；Zargooshi，2007）。因此，对于开放式单纯前列腺切除术，术前应备足 1 或 2 个单位红细胞。对于机器人辅助腹腔镜单纯前列腺切除术，术前的血型测定就足够了。

最后，必须告知患者单纯前列腺切除术相关的获益和风险并签署书面知情同意书。可能要实现的好处是改善排尿功能。潜在风险包括尿失禁、勃起功能障碍、逆行射精、UTI、邻近结构损伤、膀胱颈挛缩、尿道狭窄和输血可能。其他潜在的不良反应包括深静脉血栓形成和肺栓塞。对于机器人或腹腔镜途径，中转开放手术也应该列为罕见的潜在风险。

三、手术日准备

在手术前一天给予患者清洁的液体饮食，并使患者自行进行口服肠道准备。患者在午夜后不再口服进食，并在手术当天早上进行 Fleet 灌肠。患者及其家属一同与麻醉师讨论并最终确定所使用的麻醉类型并告知以及与之相关的风险。在手术开始前预防性使用第二代头孢菌素。下肢的压力袜和顺序压迫装置则用于尽可能降低深静脉血栓形成风险。

四、手术技巧

（一）麻醉

优选的麻醉方式是一般的气管内麻醉。当存在全身麻醉的医学或解剖学禁忌证或患者仅仅喜欢局部麻醉时，可以在开放手术中应用脊柱或硬膜外麻醉。

（二）开放单纯前列腺切除术（耻骨后和耻骨上途径）

1. 正确体位

一旦诱导麻醉，患者就在手术台上呈仰卧位。如果要行膀胱镜检查，则以常规方式准备进行经尿道诊断检查步骤。在这种情况下，合适的膀胱镜检查将避免患者术中的重新定位。在膀胱镜检查后,将手术台调整为 Trendelenburg 位,避免过度延伸。

2. Retzius 间隙的切入与展开

将耻骨上区域备皮,常规消毒铺巾。30ml 球囊的 22F 导尿管通入膀胱并连接至无菌封闭引流系统,用 30ml 生理盐水对球囊充水。取脐部到耻骨联合的偏下正中切口,此处皮下组织较深。切开腹白线使得腹直肌在中线分开。切开腹横筋膜以暴露 Retzius 间隙。在切口的上方,腹直肌后筋膜弓形线上方切开至脐部水平,腹膜从耻骨联合开始由前外侧向头侧移动。检查骨盆是否异常,腹股沟区是否有疝气。如果确定疝气,可以使用腹膜前方法进行修复(Schlegel and Walsh,1987)。将自固定的 Balfour 牵开器置于切口中并展开。

(三)耻骨后单纯前列腺切除术

1. 暴露前列腺

将一个带衬垫的,可延展的刀片连接到 Balfour 牵开器,用于向后和向上移动膀胱,使得膀胱的前表面和前列腺暴露。使用 DeBakey 镊子和 Metzenbaum 剪刀,仔细去除前列腺前脂肪组织,露出背静脉复合体的浅表分支和耻骨前列腺韧带(图 6-1)。

2. 止血技巧

在去除前列腺增生腺体之前,要完全控制背部静脉丛以及膀胱颈部血管侧支(前列腺的主要动脉血供)(Walsh and Oesterling,1990)。为达到这一目的,横向切开骨盆内筋膜,部分离断耻骨前列腺韧带,类似于根治性耻骨后前列腺切除术中的解剖技巧(Reiner and Walsh,1979)。在有着明显增大的前列腺患者中,扩大的前列腺从耻骨联合下方突出,使得这种操作可以更容易。用 3-0 Monocryl 圆针缝合线在前列腺顶部的尿道和背静脉丛之间的无血管平面中缝合并系紧(图 6-2A)。膀胱背侧静脉的浅表分支应该凝固或结扎。

应注意前列腺膀胱连接处的血管侧支。导尿管的 30ml 球囊有助于识别膀胱和前列腺之间的连接。随后将球囊放空,在双侧精囊接近前列腺的水平处,使用 2-0 铬缝线 CTX 针在膀胱前列腺交界处进行深层八字缝合(图 6-2B)。

通过这种操作,可以控制前列腺的主要血供。早期固定背侧静脉丛后,手术的主要出血源已被消除。

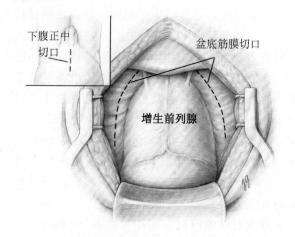

图 6-1 耻骨后途径单纯前列腺切除术。Retzius 间隙已经打开,并且从背静脉复合体的浅表分支中解剖分离出周围脂肪组织。双侧切开骨盆内筋膜(虚线)并双侧离断耻骨前列腺韧带(© Brady Urological Institute.)

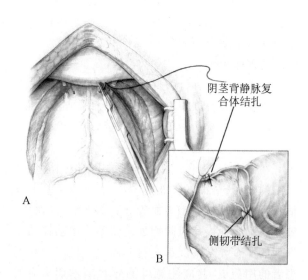

图 6-2 耻骨后单纯前列腺切除术。A. 2-0 铬缝线的 5/8 英寸圆针在尿道和前列腺尖部的背静脉丛之间的无血管平面中通过。在背静脉复合体周围形成束带;B. 使用 2-0 铬缝线 CTX 针,通过前列腺膀胱连接处进行八字缝合,恰好在精囊水平上方,以控制前列腺的主要动脉血液供应。缝合时必须注意避免夹带位于侧面及后方的微小神经血管束(© Brady Urological Institute.)

3. 前列腺腺体摘除

用膀胱颈上的海绵棒向后方挤压膀胱,用长柄 15 号刀片在膀胱颈远端 1.5~2.0cm 的前列腺部进行横向切开(图 6-3),也同时横切了背侧静

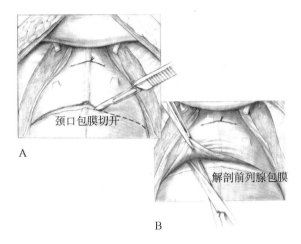

图 6-3　耻骨后单纯前列腺切除术。A. 在背侧静脉复合体的浅表分支向近端和远端结扎后,使用长柄 15 号刀片进行横向切开;B. Metzenbaum 剪刀用于在前列腺和前列腺假包膜之间扩展间隙(© Brady Urological Institute.)

脉复合体的浅表分支,因为背部静脉复合体远端及近端止血已经完成,所以这一步操作不会导致出血。手术切口应加深至前列腺水平并在每个方向上充分横向延伸以允许前列腺的完全摘除。使用一把 Metzenbaum 剪刀从下方的前列腺腺体中分离假包膜。一旦分离出完整充分的间隙,示指可以插入前列腺腺体和假包膜之间,进一步进行横向和后向间隙扩展(图 6-4)。然后使用一把 Metzenbaum 剪刀切割从膀胱颈到前列腺尖部,将前列腺的两侧裂片分开。暴露后方前列腺尿道,并将示指向下插入到精阜。在前列腺尖部,覆盖在前列腺左侧叶的尿道黏膜可以在直视下剥离且不损伤尿道外括约肌。在 Babcock 夹的辅助下,前列腺左外侧叶被安全移除。然后对右侧叶重复上述操作。如果存在前列腺中叶,则将上覆的黏膜切开至膀胱颈水平并移除该叶(图 6-5)。此法将整个前列腺移除,同时保留了前列腺尖部尿道。由于进行的是横切而不是纵切,所以在摘除过程中切口无意延伸到括约肌结构中的风险很小,这种方法可以降低术后的尿失禁风险。

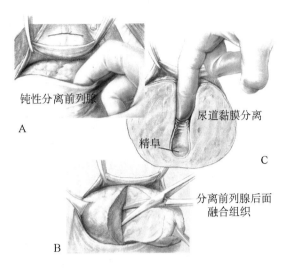

图 6-4　耻骨后单纯前列腺切除术。A. 用示指钝性分离,扩展横向和后部间隙;B. Metzenbaum 剪用于分割并显现前列腺后尿道和精阜;C. 使用示指将尿道黏膜分离在精阜水平。在最后这一步骤中,要特别注意避免损伤尿道外括约肌(© Brady Urological Institute.)

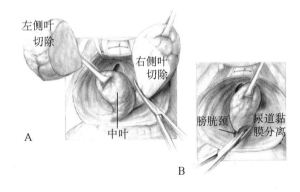

图 6-5　耻骨后单纯前列腺切除术。A. 在移除前列腺的左外侧叶后,借助于牵引器和 Metzenbaum 剪切除右侧外侧叶;B. 最后,直视下切除中叶(© Brady Urological Institute.)

之后仔细检查前列腺窝,以确保前列腺已被完整切除并止血充分。如果出血持续存在,可以使用 4-0 缝线在膀胱颈的 5 点和 7 点位置行 8 字缝合,如同耻骨上前列腺切除术(图 6-6)。缝合时有必要看清输尿管开口,以防止将其缝扎。如有必要,可以静脉内给予靛蓝胭脂红染料以显示输尿管开口。如果膀胱颈在手术完成时还出现阻塞,则有必要在 6 点钟位置进行楔形切除并延伸

膀胱黏膜至前列腺窝。

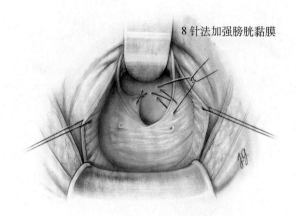

图 6-6　开放式单纯前列腺切除术期间的止血操作。在整个前列腺摘除后,在前列腺膀胱连接处 5 点和 7 点位置使用 0 号铬缝线行 8 字缝合以延伸膀胱黏膜至前列腺窝,确保前列腺的充分止血(© Brady Urological Institute.)

(四)耻骨上单纯前列腺切除术

1. 暴露前列腺

识别前膀胱壁,并在腹膜反折下方中线的两侧留置两根 3-0Vicryl 缝线。用电刀进行垂直膀胱切开,使用 Metzenbaum 剪在膀胱颈部做 1cm 以内切口,切口中线两侧用 3-0Vicryl 缝线牵拉以促进暴露(图 6-7)。使用 3-0 Vicryl 缝线在膀胱切开的尾部行 8 字缝合以防止在手指钝性分离前列腺腺体期间撕裂膀胱切口。可以选择使用横向膀胱切口。检查膀胱后,将带衬垫良好的可延展刀片放入膀胱中,连接到 Balfour 牵开器,收回膀胱颈部以暴露膀胱颈和前列腺。可以将窄的 Deaver 牵开器放置在膀胱颈上并用于进一步暴露膀胱三角区。必要时可以静脉内给予靛蓝胭脂红染料以显示输尿管开口。

2. 前列腺腺体摘除

用电刀在膀胱三角远端的膀胱黏膜中形成圆形切口(图 6-8)。注意避免损伤输尿管开口。使用 Metzenbaum 剪在 6 点方向扩展前列腺腺体和前列腺假包膜之间的间隙(图 6-9)。一旦形成了良好的间隙,使用钝性分离的方式将前列腺腺体沿外周和下方向尖部分离(图 6-10)。在顶点处,使用两个指尖的收缩动作离断前列腺尿道并避免过度牵引,以避免撕脱尿道并损伤括约肌。此时,前列腺腺体,无论是作为一个整体还是单独的腺

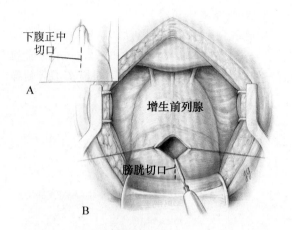

图 6-7　耻骨上单纯前列腺切除术。A. 从脐部到耻骨联合的正中线下方切口;B. 预留一定空间后,使用电刀进行小范围纵向膀胱切开术(© Brady Urological Institute.)

叶,都可以从前列腺窝中取出。

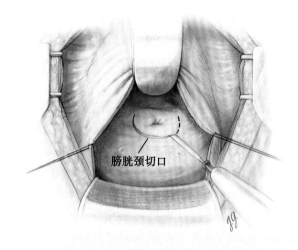

图 6-8　耻骨上单纯前列腺切除术。在充分暴露膀胱颈的前提下,在远离三角区的颈口膀胱黏膜用电刀做圆形切口(© Brady Urological Institute.)

3. 止血技巧

在摘除前列腺后,检查前列腺窝的残余组织。如果发现某些结节残留,则通过尖锐或钝性分离除去。还必须检查前列腺窝的散在出血位置,这些部位通常可以用电凝或 4-0 铬缝线结扎来控制。此外,在前列腺和膀胱交界处的 5 点和 7 点位置使用 0 号铬缝线行 8 字缝合将膀胱黏膜推进前列腺窝,以确保前列腺的充分止血(图 6-6)。通过这种操作,止血通常是彻底的。

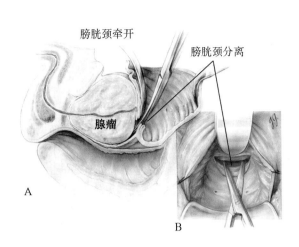

图 6-9 耻骨上单纯前列腺切除术。A. 从膀胱颈后方开始,Metzenbaum 剪刀用于在前列腺和前列腺假包膜之间打开间隙(侧视图);B. 相同操作的俯视图(© Brady Urological Institute.)

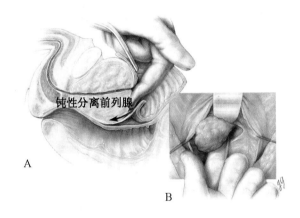

图 6-10 耻骨上单纯前列腺切除术。A. 使用示指将前列腺腺体从前列腺窝摘除(侧视图);B. 相同操作的俯视图。对于极大的前列腺,应分别取出左、右和中叶(© Brady Urological Institute.)

如果出血仍然明显,可以在膀胱颈周围放置2 号尼龙荷包缝合线,通过皮肤引出,并牢固系紧,如 Malament(1965)所述。这种操作可以封闭膀胱颈并填塞前列腺窝以达到进一步的止血目的。通过在体表切断缝线并在术后第 2 天或第 3天施加柔和的牵引来移除尼龙缝合线。O'Conor(1982)提出可以将复合缝线横向放置在后前列腺假包膜中以防止进一步出血。

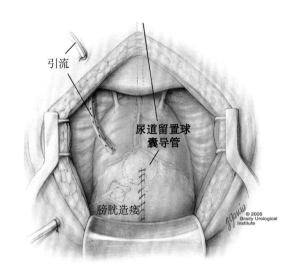

图 6-11 耻骨上单纯前列腺切除术的关闭缝合。在放置导尿管和 Malecot 膀胱耻骨上引流管后,使用 2-0Vicryl 缝线将膀胱切口缝合,通过多个单纯的 3-0Vicryl 缝合加固。Davol 吸引管放置在膀胱的一侧,并通过单独的刺穿切口引出(© Brady Urological Institute.)

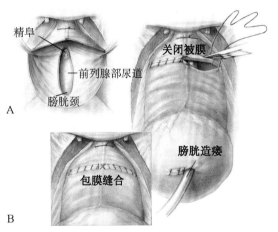

图 6-12 耻骨上单纯前列腺切除术的关闭缝合。A.前列腺摘除术后前列腺窝和前列腺部后尿道的视图。注意精阜和后尿道条保持完整;B. 放置导尿管,必要时放置 Malecot 膀胱耻骨上引流管,横向切开术用两根 2-0 铬缝线关闭。两条缝线首先连接在一起,穿过中线后再从两侧分别缝合,形成前列腺假包膜的防水封闭(© Brady Urological Institute.)

(五)机器人辅助腹腔镜下单纯前列腺切除术

1. 正确体位

患者的体位与机器人辅助腹腔镜根治性前列

腺切除术相同。在诱导了气管内麻醉后,患者以仰卧姿势定位在手术台上。两个手臂都有衬垫并折叠到侧面。双腿在支架上摆成低截石位。患者肩部用厚布带固定在水平手术台上。常规备皮并消毒铺巾。将16F导尿管通入膀胱并连接至无菌封闭引流条。将10ml生理盐水充入到球囊。手术台呈最大幅度Trendelenburg位。

2. 气腹的建立和操作套管放置

大的增生前列腺提供了更开阔的操作空间,因而经腹膜入路优于腹膜外方法。通过脐穿刺部位用Veress针获得腹膜内通路。在15 mmHg气腹压力鼓气后,使用12 mm STEP套管通过垂直脐上切口进入腹膜腔,然后置入机器人观察镜以确认位置。初始步骤也可以使用Visiport设备和0度镜。如果存在粘连,则进行腹腔镜下粘连松解。在右侧放置一个额外的12mm STEP套管,然后在两侧放置三个8mm机器人套管针(两个在左侧,一个在右侧),然后在右侧放置一个额外的5mm套管针,以上操作均在腹腔镜直视下完成。达芬奇机器人系统停靠在患者双腿之间。主要使用三个机器人器械(左侧为有孔的双极钳和ProGrasp钳,右侧为单极剪)。

3. 打开Retzius间隙

将前腹膜向下分离至内侧脐带韧带,并使膀胱向后移位。在脐尿管残余后部和头部牵引,使用钝性和锐性分离并打开Retzius间隙,除去外周静脉脂肪组织。仔细分离骨盆内筋膜以暴露前列腺轮廓。无需结扎背深静脉复合体或前列腺外侧血管束。

4. 膀胱颈部切口

使用单极剪刀横向切开膀胱颈,直至看见导尿管。在识别导管后,由助手或第四机械臂用ProGrasp镊子抓住导尿管并向前拉动以扩大膀胱颈切口。为了更好地观察前列腺和膀胱三角区的膀胱内结构,与典型的机器人辅助腹腔镜根治性前列腺切除术中的前列腺膀胱连接处的狭窄切口相比,该方法中的膀胱颈切口应该更宽和更偏向头侧。当遇到大的前列腺中叶时,可以由助手或ProGrasp镊子向前抬起。也应确定双侧输尿管开口以避免意外伤害。必要时可以静脉内给予靛蓝胭脂红染料以显示输尿管开口。

5. 前列腺腺体摘除

用单极剪刀在膀胱三角远端的膀胱黏膜中形成圆形切口,注意不要损伤输尿管开口。用单极剪刀在6点钟位置将前列腺腺体和前列腺假包膜之间在包膜下平面分离。在分离前列腺腺体和假包膜之间的间隙时,需要拥有经验丰富的助手或带有镊子的机器人第四臂以优化解剖平面的视野并提供牵引力。也可以在分离期间使用牵引侧叶的缝线来操纵前列腺腺体的位置(Sotelo et al, 2008)。与开放的单纯前列腺切除术相比,手术过程中术野暴露得更清晰充分。一旦在间隙中分离出理想的平面,就可以使用钝性分离配合适当的电切将前列腺腺体沿外下向尖部解剖分离。在前列腺顶点处横切前列腺尿道,同时避免过度牵引。此时,前列腺腺体,无论是作为一个整体还是单独的侧叶,都可以从前列腺窝中取出并放在一边。

6. 止血技巧

仔细检查前列腺窝,并通过适当的电凝或缝扎来止血。在5点和7点位置使用3-0聚酯缝线将后方膀胱黏膜推进到前列腺假包膜中。然后以2-0可吸收缝线快速将膀胱切口缝合两层。插入22F三腔Foley导尿管并使用Foley导管的生理盐水冲洗确认缝合的封闭效果。通过侧向8mm机器人套管针部位放置盆腔负压吸引引流管并固定在皮肤上。

7. 前列腺的取出和关腹

降低气腹压力(<10 mmHg)再次确认止血。将前列腺标本置于取物袋内并通过脐上套管部位行延伸提取。使用1号PDS缝线8字缝合闭合拔出标本切口的腹直肌筋膜。使用4-0 Biosyn皮下缝合线缝合皮肤。

五、术后管理

术后应密切关注盆腔引流管和导尿管以及耻骨上管的引流量。此外,常规需关注血细胞比容。如果观察到明显的出血,可以牵引导尿管,并使含有50ml生理盐水的球囊压迫膀胱颈和前列腺窝。将导尿管固定到腹部可以保持恒定且可靠的牵引力。此外,可以启动膀胱持续冲洗以防止血凝块形成。这些措施对于大多数患者而言是充分且有效的,但如果在这些措施之后仍然有持续出血,则可以在手术室中拔除导尿管,并且可以进行前列腺窝和膀胱颈的膀胱镜检查以发现和处理出血部位。如果以上操作过后仍有出血,则应该考虑重新手术探查。

在手术后当晚,使患者在清醒时进行足部背屈和跖屈练习并进行呼吸锻炼。由患者控制的阿片类药物镇痛泵来进行术后有效的疼痛控制。

术后第一天,患者可以进行清洁的流质饮食,并四处走动,继续进行肺部呼吸锻炼。如果没有明显血尿,则可以停止连续膀胱冲洗,并使用导尿管(和耻骨上管,如果存在的话)进行自然重力引流。此外,将导尿管中的球囊部分减少至 30ml 盐水,通过冲洗除去膀胱中残留的血凝块。

术后第 2 天,如果尿液清澈并且术中放置膀胱耻骨上引流管和导尿管,可以开放导尿管并夹住膀胱耻骨上引流管进行排尿试验。鼓励患者走动并继续进行肺部锻炼。当患者耐受常规饮食时,可以给予口服镇痛药并停止使用肠外阿片类药物。此时与患者一起准备术后第 2 天出院。如果引流量少则可以拔除盆腔引流管。也应对手术标本进行病理检查。

出院时鼓励患者逐渐增加活动量。如果患者具有夹闭的膀胱耻骨上引流管并且具有最小的假性残余尿量,则在手术后一周拔除膀胱耻骨上引流管。如果仅使用导尿管而没有耻骨上引流管,则在手术后一周将其取出。患者应该能在术后 4～6 周恢复正常活动,门诊复诊时间为术后 6 周和 3 个月。

六、并发症

与单纯前列腺切除术相关的总体发病率和死亡率极低。根据以往数据来看,术后过多出血是主要问题。但随着现代手术技巧的进步,手术相关的失血很少,输血的需求并不常见(Zargooshi,2007)。在耻骨后单纯前列腺切除术中,控制前列腺远端的背深静脉复合体,并将前外侧血管束结扎到前列腺周围组织,可以减少静脉和动脉出血。然而,在开放的单纯前列腺切除术中仍有可能获得 1～2U 的自体血。在有或没有机器人辅助的腹腔镜单纯前列腺切除术中,气腹显著减少了围术期的出血,几乎没有输血的需求。

尿液外渗会在术后短期内引起关注;这很可能是由于耻骨后单纯前列腺切除术中的前列腺包膜切口不完全闭合或耻骨上单纯前列腺切除术和机器人辅助腹腔镜单纯前列腺切除术中的膀胱切口闭合不完全造成。这通常会在持续引流的情况下自然消退。如果出现尿液外渗,则应将引流管留在原位,直至尿液外渗停止。

单纯前列腺切除术后,急迫性尿失禁可能存在数周至数月,这取决于术前膀胱的状态。如果尿失禁严重,可给予患者抗胆碱能药物如奥昔布宁(Ditropan)。压力性尿失禁和完全性尿失禁很少见。精确去除前列腺腺体导致尿道外括约肌损伤的风险很小。如果在手术后确实出现压力性尿失禁,当情况更严重时,患者可以从经尿道胶原注射治疗轻度病症或行人工尿道外括约肌治疗。

远期泌尿系统并发症并不常见。只要患者可以及时排空膀胱,就很少会发生急性膀胱炎。如果感染的尿液反流到射精管中则偶尔会发生急性附睾炎。

3％～5％接受单纯前列腺切除术的患者会有勃起功能障碍,且在老年男性比年轻男性更常见。手术后有 80％～90％的患者发生逆行射精。此外,2％～5％的患者在开放单纯前列腺切除术后 6～12 周会出现膀胱颈挛缩(Tubaro et al,2001;Varkarakis et al,2004)。如果膀胱颈挛缩情况进展,首要的方法是尿道扩张或使用 Collings 刀直接切开膀胱颈以产生 22F 大小的膀胱颈口。

最常见的泌尿系外不良反应包括深静脉血栓形成、肺栓塞、心肌梗死和脑血管事件。这些并发症中任何一种并发症的发生率都低于 1％,由此引起的手术总死亡率应接近零(Varkarakis et al,2004)。

七、小结

单纯前列腺切除术,无论是通过开放的耻骨后或耻骨上途径还是机器人辅助腹腔镜手术,都是一种极好的治疗选择,适用于①因良性前列腺增生导致前列腺明显增大而出现症状性膀胱出口梗阻的男性;②具有伴随的膀胱状况的个体,例如膀胱憩室或大的膀胱结石;③不能呈截石位行

TURP 的患者。日益成熟的手术技巧使得这些手术可以常规开展并精细完成,将出血量降到最低。就症状评分和尿流率峰值的持久改善而言,单纯前列腺切除术的效果优于其他治疗选择,包括 TURP。同时,手术的并发症很少,住院时间也得到明显缩短。大多数患者的住院时间为 2d 或更短。因此,对于符合适应证的特定个体,单纯前列腺切除术是一种高效且耐受良好的手术。

要点

- 当估计前列腺组织重量超过 75g 或存在相当大的膀胱憩室或结石时,应考虑单纯前列腺切除术。
- 在进行单纯前列腺切除术前,应排除前列腺癌可能。
- 单纯前列腺切除术的潜在风险包括尿失禁,勃起功能障碍,逆行射精,UTI,膀胱颈挛缩,尿道狭窄,深静脉血栓形成,肺栓塞和输血需求。
- 单纯前列腺切除术相比 TURP 的优点是复发率较低,直视下前列腺腺体切除更彻底,无 TUR 综合征风险。
- 开放式单纯前列腺切除术较 TURP 相比的缺点是中线低位切口较大,住院时间较长,围术期出血的可能性增加。
- 与开放式单纯前列腺切除术相比,机器人辅助腹腔镜单纯前列腺切除术可以在较小的切口进行,住院时间更短,围术期出血和输血的风险降低。
- 开放单纯前列腺切除术的两种途径是耻骨后和耻骨上。
- 与耻骨后入路相比,耻骨上前列腺切除术对于具有较大中叶、明显的膀胱憩室或大的膀胱结石的患者更为理想。

请访问随附网站 www.expertconsult.com 查看与本章节相关的视频。

参考文献

完整的参考文献列表通过 www. expertconsult. com 在线获取。

推荐阅读

Roos NP,Wennberg JE,Malenka DJ,et al. Mortality and reoperation afteropen and transurethral resection of the prostate for benign prostatic hyperplasia. N Engl J Med 1989;320:1120-4.

Sotelo R,Clavijo R,Carmona O,et al. Robotic simple prostatectomy. J Urol 2008;179:513-5.

（何　翔　徐智慧　祁小龙　张　琦　刘　锋　毛祖杰　沃奇军　王　帅　吕　佳　纪阿林　孟　帅　**编译**　张大宏　**审校**）

第7章

前列腺癌的流行病学、病因学及预防

Andrew J. Stephenson, MD, MBA, FACS, FRCS(C), and Eric A. Klein, MD

一、流行病学

（一）发病率及死亡率的变化趋势

1. 发病率

自 1984 年以来，前列腺癌一直是美国男性最常见的非皮肤恶性肿瘤，目前占此类癌症的 27%（Siegel et al, 2014）（图 7-1）。据估计，如今存活的男性中，1/7（15.3%）将被诊断患有前列腺癌，而最终有 2.6% 死于前列腺癌（Brawley et al, 2012a）。前列腺癌的发病率因种族或民族而异，非洲裔美国人的发病率比白人高 59%（表 7-1）（Siegel et al, 2014）。从 1975 年到 20 世纪 80 年代后期，发病率每年上升约 2%，部分是因为使用经尿道前列腺切除术治疗良性前列腺增生时偶然发现（Potosky et al, 1990）。在引入前列腺特异性抗原（PSA）筛查［美国食品和药物管理局（FDA）于 1992 年批准进行早期诊断］后，1989 年至 1992 年前列腺癌的发病率急剧上升，1992 年至 1995 年发病率急剧下降，而后缓慢增长直到 2001 年，至此后发病率每年波动（图 7-1），其反映了筛查方案的变化（Siegel et al, 2014）。1992 年至 1995 年间发病率的急剧变化归因于 PSA 筛查的"剔除效应"：PSA 筛选出了既往所不能发现的前列腺癌患者，当从筛选对象中发现新病例数越来越少，发病率即回到极限水平（Stephenson et al, 1996）。2015 年，估计在美国将诊断出 220 800

例前列腺癌新病例，年龄调整发病率为每年每 10 万人 152.0 例（Siegel et al, 2014）。

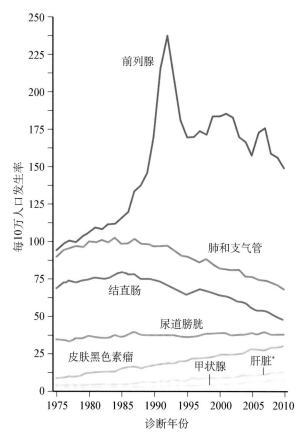

图 7-1 **男性年龄校正肿瘤发生率（美国，1975－2010）**

* **包括肝内胆管肿瘤**（Modified from Siegel R, Ma J, Zou Z, et al. Cancer statistics, 2014. CA Cancer J Clin 2014; 64: 9-29.）

2. 死亡率

1973 年至 1990 年间,美国的前列腺癌死亡率缓慢上升(图 7-2)。这可能是由于生物致死性癌症的数量增加或在此期间治疗的使用或有效性降低所致。在 20 世纪 90 年代早期,死亡率突然上升,这种增加可能是由于国家卫生统计中心从手动转为自动分类死因的方法导致了归因偏差的增加(Feuer et al,1999)。1991 年之后,高加索人和非洲裔美国人的前列腺癌死亡率峰值稳定下降,平均每年下降 4.1%。这种下降的幅度几乎是由于归因偏差导致的死亡率增加幅度的 2.5 倍,因此自 1991 年以来的下降趋势似乎是真实的和临床有意义的(Stephenson,2005)。前列腺癌是美国癌症死亡的第二大原因,占所有此类事件的 10%。2015 年,美国将有约 27 540 名男性死于前列腺癌,即每年约有 23/100 000 死亡,比 1991 年的峰值减少了 45%(Siegel et al,2014)。此外,美国白种人中前列腺癌的死亡率已降至低于 1987 年引入 PSA 筛查之前的水平(Tarone et al,2000)。因为进展性前列腺癌的病程相对于其他常见的实体恶性肿瘤而言是漫长的,这与它的

预期寿命损失最少有关,在临床检测到和筛查发现的癌症中估计分别为 5.9 和 1.8 年(Friman et al,1989;Liu et al,2013)。在 1973 年至 2008 年的美国 SEER 数据库中,前列腺癌是被诊断患有这种疾病的人中主要死亡原因(35%),但这些男性更可能死于其他原因(Epstein et al,2012)。自 1991 年以来,死亡率的下降可能是由于①PSA 筛查的早期发现;②治愈性治疗的利用率和有效性的提高;③死亡原因的变化;④晚期疾病治疗的改善;⑤接受前列腺癌治疗的男性死于继发性原因的风险增加(Brawley et al,2012b)。在引入 PSA 筛查后,最初的死亡率下降趋势可归因于筛查(Etzioni et al,1999)。还有一种假设是从 20 世纪 80 年代开始更积极的治疗前列腺癌的结果(Walsh,2000)。事实上,自 1986 年以来,绝大多数被诊断患有前列腺癌的男性都接受根治性治疗,其数量是 1986 年以前的两倍(Etzioni et al,2008;Welch and Albertsen,2009)。基于不同来源的数据建模估计,自 1991 年以来 PSA 筛查和积极治疗分别解释了前列腺癌死亡率下降的 45%～70% 和 22%～33%(Etzioni et al,2008,2012,2013)。

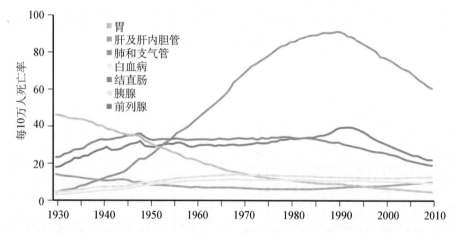

图 7-2　**男性年龄校正肿瘤死亡率**(美国,1975－2005)(Modified from Siegel R,Ma J,Zou Z,et al. Cancer statistics,2014. CA Cancer J Clin 2014;64:9-29.)

3. 种族差异

在解释所报道的发病率和死亡率的种族差异时应该强调的是,种族/民族的类别是由美国管理和预算组织基于社会/政治/文化定义的,并非基于生物学。以这种方式定义的群体之间观察到的疾病相关差异可能不能反映生物学中潜在的差异。基于此,值得注意的是非洲裔美国人和非洲

裔牙买加人的前列腺癌发病率最高(Siegel et al,2014)。尽管自 20 世纪 90 年代初以来非洲裔美国人死亡率的下降幅度比高加索人大,但他们的死亡率仍高出白人 2.4 倍。

不同种族治疗模式的差异表明,无论年龄,婚姻状况,肿瘤风险和合并症状态如何,非洲裔美国人在前列腺癌每个分期的侵袭性都较高加索人低

(Klabunde et al,1998；Hoffman et al,2003；Shavers et al,2004；Gross et al,2008；Nambudiri et al,2012；Presley et al,2013)。即使在那些接受"观察等待"治疗的人中，非洲裔美国人也会接受较低强度的随访(Shavers et al,2004)。在 SEER-Medicare 数据库中，67—84 岁的男性中，非洲裔美国人和白种人之间的种族差异最高［比值比(OR) 0.57,95％可信区间(CI) 0.48～0.68］,体现在最有可能受益的患者［预期寿命为＞10 年,Gleason 得分 7～10,或美国癌症联合委员会(AJCC)临床分期 T2b-T2c］(Presley et al,2013)。然而，在平等医疗保健体系中，非洲裔美国人和高加索人的前列腺癌死亡率相似(Graham-Steed et al,2013)。目前已经提出了许多生物学，环境和社会假设来解释这些差异，包括公认的遗传易感性差异；不同肿瘤起源，促进和(或)进展机制；高脂肪饮食；较高的血清睾酮水平或较高的体重指数；社会结构，经济，教育和文化对筛查的阻碍；早期发现和积极治疗；医生的差异。目前没有数据清楚地表明这些假设中是否有任何因素可以解释发病率或死亡率的差异，而且差异的来源似乎是多因素的。

其他种族的前列腺癌发病率都低于高加索人和非洲裔美国人(表 7-1)。有趣的是，生活在美国的亚裔美国人发病率比美国白人低，但他们的风险高于具有相似背景而生活在亚洲的男性(Haenszel and Kurihara,1968；Yu et al,1991)。相似的是，日本移民的发病率与美国出生的男性相似，而与生活在日本的男性不同(Shimizu et al,1991)。这些数据暗示了前列腺癌发展中的外部因素(饮食、生活方式、环境)。

表 7-1　**不同人种/种族的前列腺癌发生率及死亡率(美国,2006—2010)**

	发生率*	死亡率*
白种人	138.6	21.3
非裔美国人	220	50.9
西班牙/拉丁美洲	124.2	19.2
亚裔美国人和太平洋地区	75	10.1
美洲印第安人和阿拉斯加人	104.1	20.7

* 每 100 000,年龄调整为 2000 年美国标准人群

Data from Siegel R,Ma J,Zou Z,et al. Cancer statistics,2014. CA Cancer J Clin 2014;64;9-29.

4. 全球的发病率和死亡率

前列腺癌是全球第二常见的癌症及癌症死亡的第六大原因，估计每年有 899 000 新发病例和 258 000 死亡病例(Center et al,2012)。到 2030 年，由于全球人口增长和预期寿命延长，预计这些数字将增加到 1 700 000 和 499 000。前列腺癌的发病率在世界范围内变化了 24 倍，尽管生活方式的西化也被认为是一种可能的解释，但主要还是因为筛查实行方面的差异(Hsing et al,2000)。世界上最高收入地区每 10 万男性的年龄标准化发病率最高，包括北美(85.6)，加勒比(71.1)，澳大利亚和新西兰(104.2)，西欧(93.1)和斯堪的纳维亚(73.1)，亚洲(7.2)和北非(8.1)最低。在所分析的 40 个国家中，有 32 个国家过去 1～20 年的发病率不断上升，其中 8 个国家由于早期采用 PSA 筛查已经稳定，包括美国、加拿大和澳大利亚。

前列腺癌死亡率变化了 10 倍，每 10 万男性的年龄校准率从最高的加勒比地区(26.3％)，撒哈拉以南非洲地区(18.3％～19.3％)和南美洲(16.2％)，到最低的亚洲(3.1％)。在过去 20 年中，53 个国家中有 27 个国家的死亡率呈下降趋势，而有 10 个国家有所增加。前列腺癌死亡率的下降趋势主要见于高收入国家，这些国家 PSA 筛查的模式成熟(Collin et al,2008)，比如美国(−4.3％)、加拿大(−3.1％)、西欧(−2.3％～−4％)、澳大利亚(−2.3％)和新西兰(−2.8％)。前列腺癌死亡率增加趋势见于中欧和东欧，亚洲和非洲的国家。前列腺癌是撒哈拉以南非洲人中最常见的癌症，其死亡率比非裔美国人高 5 倍以上(Gronberg,2003；Rebbeck et al,2013)。有趣的是，在同一时期，中国和韩国的发病率(约 12％)和死亡率(1.8％～7.8％)都有所增加(Sim and Cheng,2005；Center et al,2012)。根据人群癌症登记处的数据，CONCORD 研究发现，世界范围内年龄标准化的 5 年生存率差别很大，从美国、澳大利亚和加拿大的 80％或更高到丹麦、波兰和阿尔及利亚的不到 40％，表明不同地区其筛查和治疗不同(Coleman et al,2008)。

5. 诊断时的年龄

50 岁以下的男性很少诊断出前列腺癌，仅占所有病例的 2％(Jani et al,2008)。在 PSA 筛查时代之前，诊断的中位年龄为 70 岁,在过去十年

中降至 67 岁,其中 63% 在 65 岁后确诊(Ries et al,2008)。2005 年与 1986 年(市场化 PSA 筛查的前一年)的发病率比值在 80 岁或 80 岁以上的男性中为 0.56,在 70−79 岁中为 1.09,在 60−69 岁中为 1.91,在 50−59 岁中为 3.64,年龄小于 50 岁的男性为 7.23(Welch and Albertsen,2009)。这反映了在引入 PSA 筛查后,诊断转向越来越年轻的人群,这对决定治疗的必要性和方案的选择具有重要意义。自 1985 年以来接受治愈性治疗的男性比例相对较高,在 70 岁以下的男性中约占 75%,在 70−79 岁的男性中占 50%~60%,在 80 岁或以上的男性中占 20%(Welch and Albertsen,2009)。目前,在<55 岁,55−64 岁,65−74 岁,75−84 岁以及大于 84 岁的男性中,诊断为前列腺癌的比例分别为 10.1%,30.7%,35.3%,19.9% 和 4.4%(Brawley et al,2012a)。虽然年龄特定的发病率在 70 岁后下降,但前列腺癌死亡的风险会随年龄的增加而增加。前列腺癌的平均死亡年龄为 77 岁,并且在过去 30 年中保持稳定(Epstein et al,2012)。

6. 诊断时的肿瘤分期

过去几十年,除了发病率和死亡率的变化之外,疾病初诊时的分期也更早。这样的变化很大程度上是(如果不是唯一的话)由于 PSA 筛查(Catalona et al,1993;Mettlin et al,1993)。自引入 PSA 筛查以来,81% 的新诊断男性为局部性疾病,而转移性疾病的发病率降低了 75%(Newcomer et al,1997)。目前 T_{1c} 占新诊断前列腺癌的 60%~75%(Gallina et al,2008)。诊断时临床分期改变也与 5 年疾病特异性生存率的改善相关,其总体为 99.2%,在晚期患者中为 28%(Siegel et al,2014)。

PSA 筛查的使用也导致了病理分期改善,这可从患有局限性疾病的患者比例增加(Catalona et al,1993;Jhaveri et al,1999)与精囊受累的比例减少(Gallina et al,2008)中得到证实。这些观察结果在美国和欧洲都是一致的(Gallina et al,2008)。然而,自 1995 年以来,这种趋势在减缓,表明 PSA 筛查对病理分期改善的影响在减弱(Dong et al,2007)。在所有分期肿瘤中均已经观察到病理分期的改善,同时这又提高了癌症特异性生存率(Jhaveri et al,1999)。

7. 筛查对发病率和死亡率的影响

使用 PSA 作为筛查对全世界前列腺癌的发病率和潜在死亡率具有明显的影响。自引入 PSA 筛查以来,美国前列腺癌的终生发病风险从 7.8% 增加到 15.3%,而死于前列腺癌的风险从 3% 降至 2.6%(Siegel et al,2014)。在前列腺癌预防试验(PCPT)中,14% 的安慰剂组男性在入组后 7 年内通过年度 PSA 筛查确诊(Thompson et al,2003),表明定期筛查所致发病风险可能接近 20%(Boyle and Brawley,2009)。

最近,两项大型随机试验评估了 PSA 筛查对前列腺癌死亡率的影响。美国的一项关于前列腺、肺、结直肠和卵巢(PLCO)癌症筛查试验报道,将 76 685 名 55−74 岁的美国男性随机分组到年度筛查和常规护理之间(Andriole et al,2012),通过 13 年的随访,筛查组的前列腺癌发病率比对照组高 12%(分别为 108 vs. 97/10 000 人年)。然而,两组之间的前列腺癌死亡率没有差异[筛查组和对照组分别为 3.7 和 3.4/10 000 人年;风险比(HR)1.09,95% CI 1.87~1.4]。该试验因高预筛率(44% 在入组前接受 PSA 检测),前列腺活检依从性差以及对照组中有 52% 因特设筛查污染而受到批评。在对照组和筛查组中,PSA 筛查不符合率也相同(15%)(Pinsky et al,2010)。因此,该试验没有公平地比较年度筛查与对照组,并且可能不足以检测各组之间前列腺癌死亡率的统计学差异。欧洲前列腺癌筛查随机研究(ERSPC)包括了 162 243 名年龄在 55−69 岁的男性,随机分配到每 4 年进行一次 PSA 筛查组和无筛查组(Schröder et al,2012),中位随访 11 年后,与对照组相比,筛查组中男性患前列腺癌的发生率增加了 63%(95% CI 为 57%~69%)(97 与 56/10 000 人年),前列腺癌死亡率相对减少 21%(95% CI 9%~32%)(每 10 000 人年死亡率为 3.9 vs. 5)。将 ERSPC 结果外推到美国的长期数据库表明绝对死亡率降低的幅度比 ERSPC 中观察到的高五倍(Gulati et al,2011)。

在公布 PLCO 试验(Andriole et al,2009)和 ERSPC(Schröder et al,2009)的结果后不久,2012 年美国预防服务工作组(USPSTF)指出对健康男性,不论年龄、种族或家族史,均不建议进行常规 PSA 筛查。它给 PSA 筛选提供了"D"级推荐,意味着 PSA 筛查的危害大于利益(Moyer 和美国预防服务工作组,2012)。这些建议对 PSA 筛查的实践和国家未来前列腺癌发病率的影响尚不确定。据报道,2009 年 PLCO 试验和 ERSPC 公布研究结果的影响与 USPSTF(2008)关于停止 75 岁或以上男性筛查的建议的影响存在冲突结果。在 2005 年至 2010 年的全国健康访谈调查中,所报道的 PSA 检测率在 75 岁或以上的人群中没有发现差异(Prasad et al,2012),而在 SEER-Medicare 人群和退伍军人健康管理局(VHA)太平洋西北航空网络,在 2008 年 USPSTF 建议之前和之后的时期内观察到 PSA

要点:流行病学

- 在美国,前列腺癌。
- 是男性最常见的内脏恶性肿瘤。
- 是癌症相关死亡的第二大原因。
- 发病率在引入 PSA 筛查后大约 5 年内达到峰值,直到 1995 年才下降,随后以与 PSA 筛查时期前相似的速度增加,并且自 2001 年以来逐年波动。
- 自 1991 年以来死亡率一直在下降,高加索人现在的死亡率低于引进 PSA 筛查之前的死亡率。
- 全球,前列腺癌的发病率和死亡率。
- 在国家和地区之间存在显著差异。
- 在非洲裔美国人和牙买加男性中最高。
- PSA 筛查引起了诊断时年龄和分期(临床和病理)明显的向下迁移。
- PSA 筛查可能对前列腺癌死亡率有益;然而,相对于需筛查的数量和治疗单个个体,绝对效果较小。

检测的小幅但具有统计意义的减少(分别为 29.4% vs. 27.8%和 25.4% vs. 24.3%)(Zeliadt et al,2011;Ross et al,2012)。这可能是 2007 年至 2009 年间 75 岁或以上男性 SEER 登记中报道的前列腺癌发病率降低 25%的部分原因(Howard,2012)。在 75 岁以下的拥有商业保险的男性中,PLCO 试验和 ERSPC 的结果对于 PSA 的检查率影响很小(2009 年之后−0.7%～−1.5%的变化),

在 VHA 中 2009 年后为−3%的变化(Zeliadt et al,2011;Goodwin et al,2013)。在 2012 年 USPSTF 建议之后的大学护理从业人员调查中,大约一半的人同意了委员会的建议,但超过 75%的人表示他们改变 PSA 筛查实践的可能性不高或根本不会改变(Pollack et al,2012)。即使是与推荐人强烈认同的临床医生也是如此,只有 42%的人表示他们不会再进行 PSA 检测。

二、危险因素

大量证据表明,遗传和环境都在前列腺癌的起源和演变中发挥作用。传统和分子流行病学以及基因组技术已经确定了许多潜在的与前列腺癌的发展有关的危险因素。

(一)家族和种系遗传的影响

流行病学和分子学证据表明,前列腺癌与家族因素有关,其可通过流行病学研究和种系遗传分析证明。第一份前列腺癌家族性聚集的报道发表于 20 世纪中期,表明前列腺癌患者的一级亲属患前列腺癌的风险更高(Woolf,1960)。随后的病例对照和队列研究也证实这点(Eeles et al,1997),对于双胞胎的研究表明前列腺癌病因的遗传性成分在 40%以上,比其他常见的癌症更高(Lichtenstein et al,2000)。患前列腺癌的相对风险(RR)受家庭成员的发病人数,他们的关联程度和发病时年龄的影响(表 7-2)(Zeegers et al,2003)。估计约 15%的前列腺癌是由种系因素引起的(Carter et al,1992)。

表 7-2　家族史和前列腺癌风险

家族史	相对风险	95%可信区间
没有	1	
父亲受影响	2.17	1.90～2.49
兄弟受影响	3.37	2.97～3.83
一级家庭成员受影响,诊断时年龄<65 岁	3.34	2.64～4.23
>2 个一级亲属受影响	5.08	3.31～7.79
二级亲属受影响	1.68	1.07～2.64

Data derived from meta-analysis assessing risk of prostate cancer for relatives of patients with prostate carcinoma(Zeegers et al,2003).

早期研究确定了若干候选前列腺癌易感基因（HPC1/RNASEL，HPC2/ELAC 和 MSR1）和基因座（PCAP/1q42.2-q43，CAPB/1p36 和 Xq27-Q28）。尽管最近的一项基于人群的研究确定了变异 RNASEL 等位基因可作为前列腺癌特异性死亡率的预测指标之一（Lin et al，2011），大多数后续研究没有重复证明这些基因，并且这些基因/区域的作用尚未完全确定（Eeles et al，2014）。最近，全基因组关联研究（GWAS）已经成为一种以无偏见的方式鉴定与前列腺癌风险相关的等位基因的新方法（即事先不知道它们的位置或功能）。使用这种技术，已经在多个研究中确认了超过 70 种前列腺癌易感性等位基因，这些等位基因已在染色体 2，3，4，5，6，7，8，10，11，12，13，17，19，22 和 X 上被鉴定出来（在 Choudhury 等，2012 年和 Eeles 等，2014 年中综述），其占种系风险的 25%～30%。关于非裔美国人和日本人的研究已经确定了针对这些人群的风险相关等位基因（Takata et al，2010；Haiman et al，2011）。已报道的 GWAS 结果通常仅包括常见的遗传变异（即少量等位基因频率，约为 5%），并且其中只捕获了一小部分种系成分。因此，大多数单个等位基因的预测值（很少大于基线风险的 1.5 倍）太低，无法在临床上用来判定个体具有前列腺癌进展风险。为此，一种方法是将多个风险等位基因组合成预测模型，因为风险随着携带的特定等位基因的数量增加而增加。一项在 3161 名男子中的病例对照研究评估了 5 个位点的预测能力（3 个 8q24 和 2 个 17q），携带 4 或 5 个前列腺癌位点的 OR 为 4.47，而在携带完全 5 个位点并具有家族史的病人中，这一数值上升到 9.46（Zheng et al，2008）。虽然这项研究证明了种系风险信息预测能力，但其临床效用受到以下事实的限制：只有少数人（1.4%）携带所有五个风险等位基因并且该模型无法区分低级别与高级别疾病。在后续研究中，添加额外的等位基因仅略微提高了模型的预测价值（Sun et al，2011）。

胚系等位基因预测模型的性能以及它们的临床效用可以通过融入提示更高风险的稀有变量而得到改善。最近已经描述了几种等位基因频率约 1% 的变量用于预测前列腺癌。HOXB13 编码区的复发突变（该基因定位于 GWAS 鉴定的 17q21-

q22 感兴趣区域）存在 1.4% 的病例中，而对照中仅有 0.1%，并且与迟发性、散发性疾病（0.6%）相比，在患有早发性家族性前列腺癌的男性中更常见（3.1%）（Ewing et al，2012）。这种突变可以增加几乎 5 倍的总体风险，并且在 55 岁以下或有家族史的男性中超过 8 倍（Witte et al，2013）。一些研究已经指出了前列腺癌与乳腺癌的家族性共聚（Thiesen，1974；Tulinius et al，1992；Goldgar et al，1994），并且有明确证据表明 BRCA1 和 BRCA2 携带者患前列腺癌的风险增加，特别是对于早发性疾病。据估计，65 岁以下的携带 BRCA1 的男性发病风险增加 1.8～3.5 倍，携带 BRCA2 的男性发病风险增加 4.6～8.6 倍（Castro and Eeles，2012 年综述）。BRCA 相关癌症，特别是 BRCA2，也更可能表现为高等级、局部晚期和转移性疾病，并且在前列腺切除术后具有更差的癌症特异性和无转移生存率（Castro et al，2013）。

常见和罕见等位基因对前列腺癌种系风险评估的作用如图 7-3 所示。GWAS 发现了一个有趣

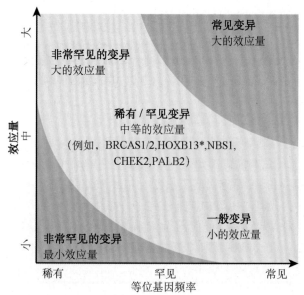

图 7-3　种系对前列腺癌易感性的影响。前列腺癌的遗传结构表明，前列腺癌易感性很可能是受到常见和罕见遗传变异的混合影响。*在斯堪的纳维亚人中更常见，频率介于 3.5%～4.6%（Laitinen et al，2013；Karlsson et al，2014）。GWAS，全基因组相关研究（From Eeles R，Goh C，Castro E，et al. The genetic epidemiology of prostate cancer and its clinical implications. Nat Rev Urol 2014；11：18-31.）

的现象,大多数赋予风险增加的变异等位基因在基因组的非编码区域(Choudhury et al,2012;Eeles et al,2014),但它们的潜在机制并不明确。另一种常见的种系变异即拷贝数变异,最近才开始在前列腺癌中研究,其生物学和临床相关性尚未明确(Barbieri et al,2012 年综述)。

由于相关的等位基因在一般人群中的低外显率,高成本,缺乏最具有生物学意义的等位基因(除外 BRCA 是一个值得注意的等位基因)及缺乏预防策略或早期干预对结果产生有意义影响的相关证据,利用种系信息来预测个体或群体罹患前列腺癌的风险尚未被充分认知。然而,这一知识体系为改进筛查、预防和干预策略奠定了基础,因为每种风险等位基因的生物学功能都将被理解。

要点:家族和种系遗传的影响

- 遗传和环境在前列腺癌的起源和发展中都很重要。
- GWAS 已在种系 DNA 中鉴定出多个染色体位点和特定变异等位基因与罹患前列腺癌的风险相关。
- 对于常见遗传的变异,预测值很少超过基线风险的 1.5 倍,这对于临床应用价值太低,不能用来预测个体患前列腺癌的风险。包含多个风险位点或罕见等位基因的模型将提高预测值,这对于完成个体风险预测是必要的。
- HOXB13 和BRCA 是两个显著增加个体罹患前列腺癌风险的基因。BRCA 相关肿瘤更具侵袭性。

(二)炎症和感染

感染导致了世界范围内 16% 癌症的发生(de Martelet,2012)。慢性炎症导致细胞高度增殖以取代受损组织,进一步造成如结肠癌、食管癌、胃癌、膀胱癌、肝癌等感染相关癌症的发展(Coussens and Werb,2002;De Marzoet,2007)。目前积累的证据表明前列腺癌的发展可能也通过类似的过程,尽管还没有特定的感染源被发现,但是由感染、饮食摄入或其他的一些原因造成的炎症有可能在早期疾病的发生和发展过程中起到了一定

作用。

临床收集到的前列腺标本中经常可以观察到炎性浸润和一种被称为增殖性炎性萎缩(PIA)的组织学病变(De Marzo et al,1999)。PIA 是一系列以上皮萎缩、低细胞凋亡指数、高增殖指数为特点的病变,通常与炎性浸润相关(Putzi and De Marzo,2000)。PIA 似乎是一种再生性病变,是由氧化损伤、缺氧、感染或自身免疫引起的感染或细胞损伤引起的,其过度增殖状态可能导致癌症。在高级别前列腺上皮内瘤变(HGPIN)和早期癌周围经常可以找到 PIA (Putzi and De Marzo,2000),并且它们三者之间存在着一个可确认的基因通路(Shah et al,2001;Nakayama et al,2003;Nelson et al,2003)。

调节炎症反应和介导 DNA 修复的基因改变,以及对前列腺癌的组织学观察,均强烈提示细胞对致炎症氧化物的防御力受损可能会启动前列腺的癌变,并且/或可能会使得前列腺癌变过程持续进行(Klein and Silverman,2008)。氧化损伤是由可与 DNA 结合并导致突变的活性氧和氮介导的,随着年龄的增长,外源性和内源性的氧化损伤对 DNA 的破坏不断积累,最终导致了恶性变(Coussens and Werb,2002)。

炎症的潜在诱因包括饮食中的致癌物(尤其是加工后的肉制品)、雌激素和致病原。这些诱因单独或共同引起上皮损伤,使得急性、慢性和(或)复发性炎症反应发生,进而导致上皮细胞过度增殖、DNA 损伤、遗传缺陷累积,最终导致如 PIA 及前列腺上皮内瘤变等癌前病变的发生(Nelson et al,2003)(图 7-4)。

研究者一直感兴趣并努力尝试分离和鉴定可能引起前列腺癌的一种或几种致病原,一些流行病学证据表明前列腺癌可能有感染相关病因。例如,2 项以 34 项病例对照研究为基础的荟萃分析表明,前列腺癌的发生与性传播疾病感染史(STI) (RR 1.4)或前列腺炎史(OR 1.57)有统计相关性(Dennis and Dawson,2002;Dennis et al,2002)。然而,最近一些评估感染和前列腺癌之间关系的研究显示了是非参半的结果。在医务专业人员随访研究(Sutcliffe et al,2006)中,一项对 51 529 名年龄在 40—75 岁的美国男性医务工作者的前瞻性研究中,没有发现自诉的淋病或梅毒

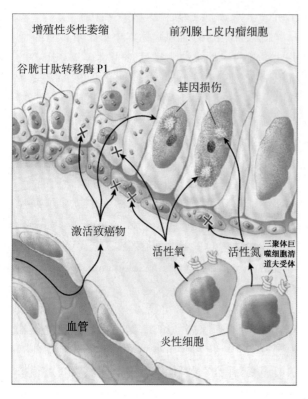

图 7-4 在早期前列腺癌的炎症效应中，被肝 P-450 细胞色素酶激活的饮食中而来的致癌物，与炎性细胞（表现为表达三聚体巨噬细胞清道夫受体 MSR1）释放的氧化致癌物，可在基底上皮细胞和增殖性炎性萎缩细胞中被谷胱甘肽转移酶 P1（GSTP1，表现为二聚体）解毒。没有 GSTP1 的前列腺上皮内瘤细胞，在这些致癌物的介导下会发生基因损伤。图中红色的 X 表示致癌物被拦截及解毒（From Nelson WG, De Marzo AM, Isaacs WB. Prostate cancer. N Engl J Med 2003;349:366-81. ）

史与前列腺癌之间有联系，尽管在这一人群中性病的发病率非常低。此外，没有发现前列腺癌与临床前列腺炎的总相关性。在这个队列中，同样没有发现沙眼衣原体、血清抗体阳性的人乳头状瘤病毒（HPV-16）、HPV-18 和 HPV-33 与前列腺癌之间有相关性（Sutcliffe et al,2007a）。相反，在一项针对非裔美国男性的小型病例对照研究中（Sarma et al,2006），曾患淋病或前列腺炎使前列腺癌的发病率分别增加了 1.78 倍（95% CI 1.13~2.79）和 4.93 倍（95% CI 2.79~8.74），甚至在排除潜在混杂因素后也是如此。此外，有报告称有 25 个或更多性伴侣的男性被诊断为癌症的概率是有 5 个或更少性伴侣的男性的 2.80 倍

（95% CI 1.29~6.09）（关于该问题的其他资料请参阅性活动/性传播疾病）。

有部分研究阐述发现了在人类前列腺组织中的存在如 HPV、2 型单纯疱疹病毒、巨细胞病毒、8 型疱疹病毒和 BK 病毒等病毒病原体的证据（Stricklerand Goedert, 2001；Zambrano et al, 2002；Samanta et al,2003；Das et al,2008）。总的来说这些发现还没有得到证实，最近一项使用转录组测序技术对癌症基因组图谱进行的调查发现，除了已知的病毒相关癌症外，没有发现证据表明在前列腺癌和大多数其他常见肿瘤中有着 DNA 病毒转录（Khoury et al,2013）。最初关于 RNA 病毒异嗜性小鼠白血病病毒（MLV）-相关病毒（XMRV）与人类前列腺癌的相关性的报道被证明是没有根据的（Lee et al,2012）。

> **要点：炎症和感染**
> - 慢性炎症导致细胞高度增殖以取代受损组织，进一步造成前列腺癌的发展。
> - 基因层面和组织学层面的观察都表明，细胞对炎性氧化剂的抵抗能力下降在前列腺癌的发生和发展过程中是起到重要作用的。
> - 炎症可能由饮食、感染、雌激素或其他环境因素引发。
> - 一些流行病学数据表明：有性病或前列腺炎病史的人有着更高的风险患前列腺癌。目前，还没有任何一种致病原被证实会导致前列腺癌。
> - 在前列腺癌中，如增殖性炎性萎缩（PIA）的组织炎症改变很常见，炎症改变可能是前列腺癌发展中一个重要的病理过程。

Sfanos 和 Isaacs 在对前列腺癌菌群的研究中（2008）通过对 30 例前列腺癌的核心样本进行 16S 核糖体 DNA 测序，发现 83 种不同的微生物存在，其中大多数都没有通过常规培养方法发现。据报道，丙酸杆菌是良性及恶性前列腺肿瘤的主要菌株，该菌也与前列腺内炎症有关（Cohen et al,2005；Alexeyev et al,2006）。这种细菌也可导致前列腺细胞系的炎症反应（Mak et al,2012）。已经建立了几个由丙酸杆菌诱导引起慢性前列腺

炎的动物模型,甚至这些诱导菌中还包括一种从人类前列腺切除术标本中分离出来的菌种,由这些菌种诱导出的这些炎症模型应该对检验感染→炎症→癌症假说起到了作用(Olsson et al,2012;Shinohara et al,2013)。然而到目前,还没有任何一种致病原被证实会致癌。

(三)分子流行病学

利用分子流行病学方法已经发现了许多可在血液或组织中测量出的生物标志物,同时已经评估了它们与发病率或死亡率的关系。这些生物标记物反映了饮食、环境暴露、激素及一些浓度部分受基因调控的因子的作用。本章节简要介绍了前列腺癌主要的分子流行病学研究。

1. 雄激素

雄激素通过影响管腔上皮的增殖和分化来影响前列腺的发育、成熟和生理功能的维持。前列腺在发育的关键时期暴露于雄激素中对前列腺癌的发生起着重要作用。在前列腺癌组织中,雄激素也发挥着重要作用,这个观点被临床经验所支持,因为大部分的前列腺癌最初都会对雄激素的剥夺有反应,这一方面是通过在去势抵抗疾病中雄激素受体起到的核心生物学作用而看出,也是通过前列腺癌的预防试验(PCPT)以及度他雄胺缩小前列腺癌事件(REDUCE)试验而看出的,这两项大规模国际临床试验表明通过 5α 还原酶抑制药(5ARI)抑制睾酮(T)转换成活性更高的双氢睾酮(DHT)可减少 $25\%\sim30\%$ 的前列腺癌发病率(Thompson et al,2003,2013;Andriole et al,2010)。建立雄激素浓度与前列腺癌发病风险间精确的量效关系十分复杂,原因是雄激素分泌调节轴具复杂的生物特性:①人体雄激素水平受合成和代谢两方面的影响,每一方面都受多个基因控制;②雄激素通过与雄激素受体的相互作用在细胞水平发挥生物学效应;③前列腺内和血清内的特异性雄激素水平可能不同。包括 AR(Balic et al,2002)、5α 还原酶 2 型同工酶(Makridakis and Reichardt,2004;Li et al,2013)及参与睾酮(Chang et al,2002)合成的基因在合成与代谢方面的基因多态性已经被报道可影响前列腺癌的发病风险。包含 13 346 例病例和 15 172 例对照,分析了 47 项已发表研究的荟萃分析得出的结论是,在 AR 上有着更短 CAG 重复序列的男性患前列

腺癌的风险更高,其 OR 为 1.21(95% CI 1.10~1.34),这在白种人和亚洲人中尤为明显(Sun and Lee,2013)。1 型和 2 型 5α 还原酶基因多态性已经被证实能同时对血液循环中及前列腺内的雄激素水平造成影响(Lévesque et al,2014)。

长期以来,高血清雄激素水平一直被认为是导致前列腺癌的一个危险因素。然而,有关这种关联的研究结论并不一致,只有部分研究发现特定激素与前列腺癌发病风险之间存在关联。一项包含了 18 个前瞻性研究的汇总分析汇集了 3886 例前列腺癌患者以及 6438 例对照样本(Endogenous Hormones and Prostate Cancer Collaborative Group,2008)表明,其未能发现前列腺癌发病风险与血清中睾酮、计算的自由睾酮、双氢睾酮、脱氢异雄酮、雄烯二酮、雄甾烷二醇葡萄糖苷酸、雌二醇或计算的自由雌二醇等物质浓度间的关系。该汇总分析中唯一的阳性结果是发现在性激素结合球蛋白血清浓度与前列腺癌的发病风险之间存在适度的反向关联。该研究结果同时表明,成年人测量一次血清性激素水平并不能很好地衡量前列腺癌的发病风险。目前仍没有研究报道过把前列腺内雄激素水平作为健康人群发生前列腺癌风险大小的预测指标。

2. 雌激素

雌激素对前列腺生长发育有直接和间接的影响,可能在前列腺癌的发生发展过程中起作用。传统意义上,雌激素被认为具有预防前列腺癌的作用,并被用于治疗晚期前列腺癌。这种治疗效果主要是通过对下丘脑-垂体-性腺轴的负反馈,以及通过雌激素对前列腺上皮细胞生长的直接抑制作用。然而,有越来越多的直接证据表明雌激素可能扮演致癌物的角色。在新的研究中,把从正常人类前列腺中分离的前体细胞进行三维细胞培养,培养出表达雌激素受体(ER)-α,ER-β 受体,雌激素反应型 G 蛋白耦合受体 30 信使 RNA 和蛋白质的前列腺细胞,同时让这些细胞在受到外源性雌二醇的影响下生长(Hu et al,2011)。当把大鼠泌尿生殖窦间质培养在一个肾被膜下的模型中,将其暴露在睾酮和雌二醇中,随后会诱发人类前列腺前体细胞发生上皮增生、PIN 以及局部侵袭性前列腺癌(reviewed in Nelles et al,2011),该实验提供了直接的证据不仅表明这些细胞是对

雌激素敏感的,说明雌二醇对人类前列腺上皮来说是一种致癌物质。这种效应的潜在机制包括表观遗传修饰(尤其是在子宫)、基因毒性作用、高泌乳素血症的诱导作用、促炎变化和前列腺素雌激素受体介导的改变(reviewed in Nelles et al,2011)。大量被报道的证据与 ER 介导的效应有关(Prins and Korach,2008)。ER-α 会在基质和基底细胞中被表达,并在早期前列腺癌组织中维持稳定,而在前列腺癌开始进展后又重新出现。前列腺上皮细胞中的 ER-β 可能在癌症发生中发挥重要作用,ER-β 的损失可能导致局限于前列腺内的前列腺癌的进展(Prins and Korach,2008)。而在转移性前列腺癌中 ER-β 表达的重新出现表明其对去势抵抗前列腺癌的进展有潜在的作用。

在更宏观的层面上,年龄相关的前列腺相关疾病的发生与血清雌激素水平的增长呈平行趋势,在日常饮食中富含植物雌激素的人群中,前列腺癌的发病率很低(Denis et al,1999)。至于雄激素,虽然血清雌激素水平不与患前列腺癌的风险相关(reviewed in Nelles et al,2011),但是很明显,雌二醇可以由睾酮通过前列腺内芳香化酶转化而成(Ellem et al,2004),所以其潜在的生物学影响可能不能从血清水平上有所表现。有趣的是,研究表明芳香酶基因敲除小鼠与野生型小鼠相比,在暴露于睾酮和雌激素后,患前列腺癌的风险更低;也即说明,前列腺内雌激素的产生对前列腺癌的发生具有重要意义(Ricke et al,2008)。类似的效应在雄激素代谢基因中也被发现,在 CYP1B1 和 CYP19 这两种雌激素代谢中的基因多态性,已经被观察到增加了在某一法国人研究队列中前列腺癌的发病风险(Cussenot et al,2007)。此外,与 CYP19A1 和 UGT1A1 相关的基因多态性被证实与前列腺癌的预防实验中发病率的增长相关(Tang et al,2011)。

3. 胰岛素样生长因子轴

胰岛素样生长因子(IGFs)是一种多肽激素,在机体代谢和生长过程中发挥着重要作用,在细胞增殖、迁移和分化过程中也起到了一定作用。IGF 轴由两个配体(IGF-Ⅰ和 IGF-Ⅱ)、两个受体[Ⅰ型(IGF-ⅠR)和Ⅱ型/甘露糖 6-磷酸受体(IGF-ⅡR/M6P-R)]和六个结合蛋白(由编号 IGFBP-1 至 IGFBP-6)组成,后者调节 IGF 的生物

有效性(Biernacka et al,2012)。IGF 还可能与胰岛素受体结合,而正是因为胰岛素受体与 IGF 受体共享许多下游靶点,使这些分子之间的相互作用变得十分复杂。

IGFs 在正常的前列腺组织中及体外肿瘤细胞中均可促进细胞增殖并抑制凋亡(Uzoh et al,2011)。IGFBPs 可以独立于 IGF 影响前列腺的生长。尤其是 IGFBP-2 可以刺激增殖,IGFBP-3可以促进凋亡,并且可能通过 1,25-二羟维生素 D发挥抑制作用(Chatterjee et al,2004;Ingermann et al,2010)。IGFBP-3 可由 PSA 裂解产生,可以降低其促凋亡活性(Koistinen et al,2002)。在细胞系中,IGF-1 可以在无雄激素的情况下结合并激活 AR,促进雄激素独立增长(Krueckl et al,2004)。

将 IGF 轴与前列腺癌的风险联系起来的流行病学研究结果发现,尽管这些数据表明了 IGF可能与癌症进展潜在相关而不是与癌症的发生相关(Uzoh et al,2011),但大多数结果都表明两者可能不相关。例如,在 PLCO 试验中,IGF 轴与罹患前列腺癌的发展风险无关,但有一种假设认为,在肥胖男性中 IGF-1 与 IGFBP-3 的比值可以预测疾病的侵袭性(Weiss et al,2007)。

4. 瘦素

瘦素是一种由脂肪细胞产生的肽激素,可以通过抑制食欲和调节能量利用来控制体重(Friedman,2002)。对瘦素抵抗的肥胖人群中,血浆瘦素水平会升高(Chu et al,2001)。一些检测循环血液中的瘦素浓度与前列腺癌之间关系的流行病学研究结果并不一致(Chung and Leibel,2006)。一项荟萃分析得出结论,LEP 基因中变异的生殖系等位基因可使得前列腺癌的发病风险增加 1.2～1.3 倍(He and Xu,2013)。有证据表明瘦素可在晚期疾病的发展中起作用(Ribeiro et al,2006),其可以促进雄激素非依赖性前列腺癌细胞株 DU145 和 PC-3 的增殖(Somasundar et al,2004;Deo et al,2008),还可诱导血管内皮生长因子和基本成纤维细胞生长因子的表达,同时可以促进细胞迁移(Frankenberry et al,2004)。一项基于瑞典人群的研究发现,瘦素受体(LEPR)基因中的一个变异等位基因是致死性前列腺癌的五个候选基因中最强的预测因子(Lin et al,

2011)。

5.维生素 D、维生素 D 受体和钙

维生素 D(1,25-二羟维生素 D₃)是一种必需的维生素,也是甾体激素超家族的一部分。人体内维生素 D 的来源包括饮食摄入和阳光照射,阳光照射使得无活性的维生素 D 在皮肤中转化为有活性的维生素 D。源自流行病学观察结果表明,维生素 D 是决定前列腺癌发病风险的因素之一(Schwartz,2013)。

(1)生活在北半球高纬度且日常缺少紫外线照射的男性前列腺癌的死亡率更高。

(2)前列腺癌好发于老年男性,在这些人群中活性维生素 D 的合成是较少的,其水平减少很常见,可能是因为老年男性缺乏紫外线照射,也可能是因为其自身羟化酶水平的下降。

(3)非裔美国男性是全世界前列腺癌发病率和死亡率最高的人群,该人群皮肤中的黑色素减少了紫外线的吸收从而可抑制维生素 D 的合成。

(4)日常摄入富含钙的奶制品会降低血清中的维生素 D 水平,这与前列腺癌发病风险升高相关。

(5)日本本地男性饮食中富含鱼类食物来源的维生素 D,该人群中前列腺癌的发病率低。此外,前列腺癌细胞可表达维生素 D 受体,并且许多研究表明维生素 D 具有包括诱导细胞周期停滞、抑制细胞侵袭、迁移、转移和血管生成等重要的生物学效应。

与前列腺生长相关的甾体调节物一样(如雄激素、雌激素),正常前列腺上皮细胞可以合成维生素 D,生成的维生素 D 又可抑制其生长(Barreto et al,2000)。如果在前列腺癌中将前体激素 25-羟维生素 D 转化为具有最活跃形态的 1,25-二羟维生素 D 的催化酶较少,可能导致这种自身抑制功能的潜在丧失(Whitlatch et al,2002)。结合了来源于血清中的 1,25-二羟维生素 D(饮食、阳光和旁分泌来源)和自分泌维生素 D 的维生素 D 受体(VDR),也广泛表达于正常前列腺上皮中(Krill et al,2001)。导致 VDR 活性降低的基因多态性与前列腺癌发病风险的增加相关(John et al,2005)。关于血浆维生素 D 水平和前列腺癌发病风险是否相关仍不确切,大多数研究显示两者之间没有联系或联系微弱(reviewed in Schwartz,

2013)。然而,维生素 D 水平和致死性前列腺癌的发病风险之间有确切的联系,在针对医务专业人员群体的随访研究中发现,那些最高基线水平的血浆维生素 D 的个体患致死性前列腺癌的风险大大降低,一些与维生素 D 代谢基因相关的突变等位基因和 VDR 基因也对风险起到调节作用(Shui et al,2002)。

一项包含了 45 项观察性研究的荟萃分析发现,乳制品、牛奶、钙或维生素的摄入与前列腺癌患病风险之间无相关性(Huncharek et al,2008)。一项包含 65 321 名男性的前瞻性世代研究表明,在不包含乳制品摄入量的前提下,总钙的摄入(饮食和通过补充剂)会使得相对危险度(RR)小量提升至 1.2,高钙摄入量会使得相对危险度(RR)提升至 1.6(≥2000 vs.<700mg/d)(Rodriguez et al,2003)。该结果表明,钙摄入量高于每日推荐摄入量可能会轻微增加患病风险,硒和维生素 E 癌症预防试验(SELECT)的结果表明大剂量的维生素 E 会增加诊断风险(见维生素和微量营养素一节)。

要点:分子流行病学

- 雄激素在前列腺癌发生过程中起着重要但未完全明确的作用。
- 前列腺长期不暴露在雄激素中似乎可以预防癌症的发生,但雄激素水平与患癌风险之间的量效关系尚未建立。
- 雄激素受体编码基因和与雄激素代谢相关各种酶的多态性可能是前列腺癌患病风险的重要决定因素。
- 雌激素在前列腺癌发展中也很重要,局部组织中 ER-α 和 ER-β 的表达不同,雌激素对前列腺癌发展的影响效果也不同。前列腺内雌激素的分泌在前列腺癌的发展过程中也很重要。
- IGF 轴在前列腺癌的患病风险和进展中很重要。
- 维生素 D 及其与受体的相互作用可调节前列腺癌的患病风险及侵袭性。

（四）其他因素的影响

1. 性行为/性传播感染

性活动被认为会使前列腺接触各种感染原从而增加致癌风险，这可能通过直接感染致癌微生物（类似于 HPV 和宫颈癌）或启动下游致癌效应所致的炎症反应。20 世纪 50 年代，人们发现在未割包皮的男性中前列腺癌的发病率增加，基于此提出了前列腺癌的性传播病原学（Ravich and Ravich，1951）。Dennis and Dawson（2002）一项开创性的荟萃分析表明，有着性病病史（尤其是梅毒）、频繁性交史、多性伴的男性患前列腺癌的风险增加；然而，随后的病例对照和队列研究并没有完全证实这些结果（Sutcliffe，2010）。一些通过测量性传播疾病血清学标志物在内的前瞻性研究没有任何发现。例如，在 PLCO 试验中，观察到既往有 STI 的人群中前列腺癌患病风险有所增加，但是没有结果表明沙眼衣原体、HPV-16 型、HPV18 型、人类单纯疱疹病毒 2 型、巨细胞病毒和人类疱疹病毒 8 型的血清抗体水平与前列腺癌相关（Huang et al，2008）。一项在加利福尼亚报道的包含超过 68 000 多名男性的前瞻性队列研究表明，有着前列腺炎病史或前列腺炎长期症状的男性，与没有该病史或前列腺炎症状持续时间较短的男性相比，有更高的患前列腺癌的风险（相对危险度 1.30）（Cheng et al，2010）。然而，在过去接受癌症筛查的人群中，这种风险消失了，有着性传播感染史在之前也被证实与患病风险无关。一些最近的研究已经确定了阴道毛滴虫和痤疮丙酸杆菌这两种非传统的传染病与前列腺癌增高的患病风险相关（Sutcliffe，2010；Shinohara et al，2013）。

一些研究表明经常射精具有预防患前列腺癌的保护作用，其相对危险度为 0.66～0.89（Giles et al，2003；Leitzmann et al，2004）。在 Giles 等（2003）的研究中，这种保护作用体现在 20—29 岁间每周射精超过 5 次的男性中。Leitzmann 等（2004）进行的一项大型前瞻性队列研究中，保护作用体现在那些 20—29 岁、40—49 岁、前半生以及终生平均每个月射精达到或超过 21 次的男性中，但是上述效应的生物学基础尚不清楚。

2. 输精管结扎术

最初在本田等（1988）的病例对照研究中提出了输精管切除术与前列腺癌风险之间的关系，并且在一些年后似乎由两项大型队列研究中关于两者间的相关危险度为 1.6 的结果所证实（Giovannucci et al，1993a，1993b）。并非所有随后的研究都具有确证性（reviewed in Köhler et al，2009），这些获得阳性结果的研究受到潜在混杂因素的限制，包括病例和对照之间输精管切除术率的差异以及测量偏倚影响，比如接受输精管切除术的人有更高的测量偏倚，因为其更有可能至泌尿科医生处随访。两项近期的对照研究对行输精管结扎术比率和筛查率进行了仔细匹配，表明在排除确诊年龄、行输精管切除术年龄、输精管结扎术后时长、前列腺癌家族史、肿瘤分期、人种的因素后，输精管结扎术并没有增加前列腺癌患病风险（Cox et al，2002；Holt et al，2008）。目前，还没有足够分量的证据支持接受输精管切除术的男性患前列腺癌的风险增加。

3. 吸烟

吸烟可能是前列腺癌的危险因素之一，因为吸烟是人体接触镉的一种暴露途径，会增加循环的雄激素水平，并且会引起显著的细胞氧化应激。现有的研究吸烟与前列腺癌关系的病例对照和队列研究得出的结果相互矛盾，但最近的一项包括 26 000 多名患者纳入了 24 个队列研究的荟萃分析表明吸烟导致新发和致死性前列腺癌的概率增长了 9%～30%，与目前仍吸烟的人相比，有既往吸烟史的人其增长率会稍低（Huncharek et al，2010）。一些研究已经表明在吸烟与确诊为更晚期疾病的诊断中存在联系，或许与更少的密集筛选相关（Byrne et al，2010），有明确的证据表明，吸烟者生化复发、转移的风险更高，并且在所有的治疗方式中，即使排除了密集筛选这一因素，吸烟者特异的前列腺癌死亡率仍比不吸烟者高（Kenfield et al，2011；Moreira et al，2014）。

4. 饮食

对移民、地理变异和时间研究的描述性流行病学研究表明，饮食因素可能有助于前列腺癌的发展（Bostwick et al，2004）。潜伏性前列腺癌的发病率在世界范围内是相似的，但临床表现的癌症的发病率不同，亚洲人的临床疾病发病率最低（Center et al，2012）。因此，最有说服力的证据表明饮食和其他环境因素在调节前列腺癌风险中的作用来自移民研究，这些研究显示从日本和中国到美国的第一代移民中前列腺癌的发病率增加（Muir et al，1991；Shimizu et al，1991）。这些观察结果表明，饮食可能在肿瘤进展中起作用，使潜伏性癌症在临床上变得明显。前列腺癌发病率与其他几种与饮食有关的癌症（包括乳腺癌和结肠癌）的相应发病率之间存在强烈的正相关关系（Bostwick et al，2004）。尽管如此，一些前瞻性研究未能显示自我报道的饮食模式或干预与"健康"食物和前列腺癌风险的关联。在卫生专业人员的后续研究中，摄入富含水果、蔬菜、全谷物、鱼类和家禽的饮食会产生类似于更传统的肉类、脂肪和加工谷物饮食的前列腺癌风险（Wu et al，2006）。同样，在欧洲癌症和营养调查队列中，水果和蔬菜的总摄入量与总体前列腺癌风险无关，并且在结肠息肉预防的随机干预试验中，摄入低脂和高水果、高蔬菜、高纤维超过 4 年，对血清 PSA 没有影响（Shike et al，2002；Key et al，2004）。

流行病学研究还表明，总脂肪和特定脂肪之间存在中度到强烈的关联，并且患前列腺癌的风险也很高（Chan et al，2005）。然而，大型前瞻性研究的结果显示，膳食脂肪摄入与前列腺癌风险之间没有关联（Park et al，2007；Wallstrom et al，2007；Crowe et al，2008）。观察性研究的荟萃分析表明，总脂肪摄入量增加与前列腺癌风险之间存在微弱关联（RR 1.2）（Dennis et al，2004）。关于膳食脂肪和前列腺癌风险的关联的观察可能有其他解释。作为脂肪来源的肉类含量高的饮食通常蔬菜含量低，而蔬菜中含有可能预防前列腺癌的营养素。此外，肉类和乳制品含有的其他成分（如锌和钙）可能会影响前列腺癌的风险。

典型的西方饮食的营养复杂性、更健康的饮食习惯与更健康的生活方式选择（身体活动和避烟）的关联，以及特定营养素与个体间遗传变异的潜在相互作用是理解饮食如何影响癌症风险的重要限制因素。Masko 及其同事（2013）总结了临床前和临床证据的状态，即特定的饮食成分可能对前列腺癌的风险和进展产生影响。最近关于瘤内雄激素在驱动去势抵抗性前列腺癌中的作用的揭示已经重点表明胆固醇成为了风险因素（Sharifi，2013）。细胞内胆固醇可能通过作为 T 和 DHT 的邻近甾体前体以及通过增强 Akt 信号传导而致癌（Lee et al，2013）。最近的基础研究已经证明，按照 Gleason 评分，主要的细胞胆固醇转运蛋白 ABCA1（ATP 结合盒，亚家族 A，成员 1）优先被中高级别前列腺癌中的启动子高甲基化下调，其表达水平相反（Lee et al，2013）。再加上流行病学证据表明血清胆固醇水平较低和使用降胆固醇药物（他汀类药物）可降低患有侵袭性和晚期疾病的风险，体内胆固醇平衡的丧失可能是导致前列腺癌患病和进展的一个原因（Platz et al，2006，2009）。

5. 肥胖

通过体重指数（BMI）测量的肥胖被认为是前列腺癌的危险因素，因为它们在中年男性中常见并且与结肠和乳腺癌风险有明显关联（Giovannucci，1995；Madigan et al，1998）。哺乳动物中的白色脂肪不仅作为一种重要的能量储存器，而且还作为内分泌器官，具有细胞因子分泌活性和具有细胞因子样活性的物质（肿瘤坏死因子-α；白细胞介素-1β，-6，-8 和-10；转化生长因子-β）及其可溶性受体（Trayhurn and Wood，2004）。通过减少脂肪摄入和增加运动来治疗肥胖已经被证明可以减少氧化应激，这表明生活方式的改变对降低前列腺癌的风险很重要（Roberts et al，2002）。

有三份荟萃分析报道表明肥胖男性前列腺癌发病率略有增加，其中男性 BMI 每增加 $1kg/m^2$，危险程度会上升 1.01，BMI 每增加 $5kg/m^2$，危险度会增加 0.03～0.05（Bergstromal，2001；MacInnis and English，2006；Renehan et al，2008）。三项通过分期和（或）分级诊断肥胖与前列腺癌风险之间关联的大型前瞻性研究表明，肥胖对于低级别疾病的风险较低，但是对于高级别疾病有较高的风险（Gong et al，2006；Rodriguez et al，2007；Wright et al，2007）。对后一种观察结果的潜在解释包括肥胖与高血清雌二醇、胰岛素、游离 IGF-1 和瘦素水平有关，以及与较低游离雄激素和脂联素水平有关，这些也与更具侵袭性的前列腺癌相关（Buschemeyer and Freedland，2007）。另一种可能的解释是检测偏差。较高的 BMI 与较低的血清 PSA（Baillargeon et al，2005）和较大的前列腺（Freedland et al，2006）有关，所以导致肥胖男性的前列腺穿刺活检相对密度低,而穿刺抽样误差更多。然而,鉴于肥胖与高级别疾病之间的关联也在 PCPT(这项研究中所有男性都进行了活组织检查)中观察到,因此检测偏差不太可能是这一发现的唯一原因(Gong et al,2006)。

肥胖与手术或外照射放疗后生化复发率较高有关,BMI 每增加 5 kg/m^2,前列腺特异性癌症死亡率增加 15％～20％(Masko et al,2013)。这些结论提示肥胖男性可能更容易患有更高级别或多局部进展期的前列腺癌,对该群体的手术方式和放疗技术应有所不同。这种复杂的相互作用和特定的分子机制可能是肥胖的生物学影响的基础,如图 7-5 所示。

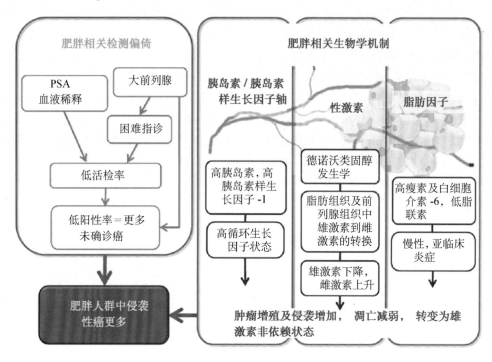

图 7-5　肥胖男性检测偏倚与生物学之间复杂的相互作用。PSA. 前列腺特异性抗原(From Allott EH, Masko EM, Freedland SJ. Obesity and prostate cancer:weighing the evidence. Eur Urol 2013;63:800-9.)

6. 酒精摄入

由于酒精与其他癌症的关联,其对雌激素和 T 的影响以及红葡萄酒中具有抗氧化活性的高含量多酚化合物,酒精摄入和前列腺癌的发病风险是值得研究的(Sutcliffe et al,2007b)。包括病例对照和队列设计在内的流行病学研究报道了不同的结果,其中一些表示风险增加,一些表示无效,还有一些表明酒精使用具有保护作用(McGregor et al,2013 年综述)。一项当代病例对照研究发现,检测重度饮酒者的 PSA 水平较低,高级别疾病的风险增加(Zuccolo et al,2013)。

要点:其他影响

- 吸烟会增加前列腺癌引起疾病复发和死亡的风险。
- 饮食可能会影响患前列腺癌和疾病进展的风险,但典型的西方饮食的营养复杂性、更健康的饮食习惯与更健康的生活方式选择的关联,以及特定营养素与个体间遗传变异的潜在相互作用是理解饮食如何影响癌症风险的重要限制因素。
- 肥胖与较低的血清 PSA 相关,增加了患高级别前列腺癌的风险,并且与较高的治疗失败率和疾病特异性死亡率相关。

三、病因学和分子遗传学

前列腺癌在实体瘤中是独特的，因为它以两种形式存在：第一种是组织学或临床隐匿性形式，可以在大约 30％ 的 50 岁以上男性和 60％～70％ 的 80 岁以上男性中检测出来，第二种是临床显性形式，大约 1/6 的美国男性属于此类。潜伏性前列腺癌在世界范围内以及所有种族中具有相似的患病率，而临床前列腺癌的发病率在不同国家之间和同一国家内差异很大。因此，对前列腺癌病因学的理解必须包括导致组织学癌症的发生及其进展为临床明显疾病的步骤。潜在和临床癌症之间的确切分子关系尚不清楚，从前者到后者的进展很可能是连续的生物学过程，其在相关的分子事件中存在重叠。通过启动子甲基化和其他机制的下调以及蛋白质修饰的突变都与前列腺癌的进展有关。

(一)雄激素的影响

如前所述，雄激素在前列腺癌发生中起重要作用。前列腺的主要雄激素是双氢睾酮，由睾酮通过 5α-还原酶不可逆催化形成。DHT 与细胞内雄激素受体亲和力更高，DHT 与 AR 的结合增强了类固醇-受体复合物向细胞核的转运和雄激素反应元件的活化(Steers，2001)。1 型 5α-还原酶主要在皮肤和肝脏中表达，在前列腺中表达较少，而 2 型酶主要在前列腺上皮和其他生殖器组织中表达(Andriole et al，2004a，2004b)。

功能类 2 型 5α-还原酶是男性前列腺和外生殖器正常发育的先决条件，并且前列腺对 DHT 的不充分暴露似乎可以预防前列腺癌的发展。具有遗传性 5α-还原酶缺陷的男性具有微小的前列腺组织，并且活组织检查显示其有基质但没有上皮(Imperato-McGinley and Zhu，2002)。除了缺乏酶活性外，缺乏 T 还可以预防前列腺癌的发展，这可以通过手术阉割后在男性体内看到的萎缩性前列腺来证明(Wilson and Roehrborn，1999)。尽管如此，有证据表明即使性腺功能减退的成年人也可以患上前列腺癌(Morgentaler and Rhoden，2006)，并且他们的癌症可能是由独立于雄激素的生长激素途径驱动的(生长激素仍然可以通过 AR 发挥作用，是为 AR 配体混杂)。例

如，在 REDUCE 的安慰剂组中，血清 T 或 DHT 水平与前列腺癌风险或 Gleason 评分无关(Muller et al，2012)。局部加权散点图平滑分析(一种允许评估非线性关联的方法)证明癌症检出率在与正常基线 T 水平相比较低的男性中相似，并且基线时较高的 T 水平与较高的前列腺癌检测相关，仅在较低基线 T($<$10nmol/L)(OR 1.23，95％CI 1.06～1.43，$P=0.006$)的男性中检测到。对于基线 T($\geqslant$10nmol/L)正常的男性，基线时较高的 T 水平与前列腺癌风险无关(图 7-6A)。这些结果表明 T 暴露的饱和点是前列腺癌的危险因素，并且 T 的进一步增加对风险没有影响，这一假设与先前的观察结果一致，即成年期血清雄激素水平不能预测诊断风险。饱和度模型假设指出血清 T 浓度低于最大雄激素-AR 结合点的变化将引起前列腺上皮和癌症生长的显著变化，但是一旦达到最大结合，额外雄激素的存在几乎不会产生进一步的影响(Morgentaler and Traish，2009)(图 7-6B)。该模型得到动物研究的支持，以及通过人类的许多临床观察，动物研究显示阉割大鼠的前列腺内雄激素水平和前列腺质量对近阉割水平的血清 T 极为敏感，但高于此水平的大鼠(Wright et al，1999)和完整大鼠的类似发现表明随着外源性 T 剂量的增加，前列腺正常生长不受影响(Banerjee et al，1994)(Morgentaler and Traish，2009 年综述)。

总之，在青春期前或在青春期暴露于雄激素的前列腺似乎是前列腺癌后期发展的先决条件，但是至少通过血清雄激素水平所测量的结果可知，在成年期超过暴露的某一水平之后，风险不与血清雄激素水平呈同步线性增加。

(二)干细胞

干细胞是维持高细胞周转组织所必需的，其中细胞不断需要被替换，并且像大多数上皮器官一样，前列腺包含能够多向分化的干细胞。研究表明，前列腺上皮细胞通过重复阉割和雄激素替代循环而退化和再生的能力证实了前列腺干细胞的存在(Isaacs and Coffey，1989；Bui and Reiter，1998；Tsujimura et al，2002)。支持证据包括以下观察结果：①前列腺基底细胞和腔细胞具有不同的表型；②细胞培养实验表明，一些前列腺癌细胞是自我复制的，而另一些则不是；③富含干细

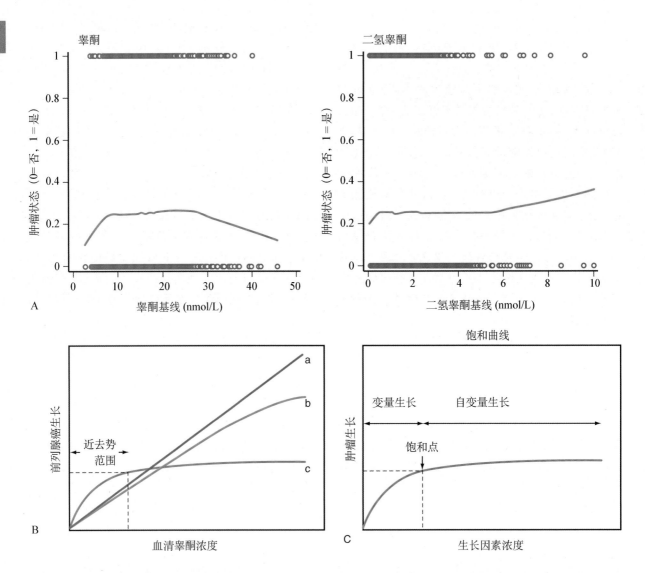

图 7-6 　A. 在 REDUCE 试验 4 年后考虑到所有活组织检查后，局部加权散点图血清睾酮和二氢睾酮(DHT)在基线和最终癌症状态，图顶部和底部的重叠圆圈代表单个案例，睾酮曲线的左侧部分模拟饱和模型中提出的雄激素对前列腺癌风险的影响(见文)；B. 睾酮(T)依赖性前列腺癌生长的传统模型表明，更高的血清 T 浓度将导致一定程度的更大的前列腺癌生长(曲线 a 和 b)，饱和度模型(曲线 c)描述了在近阉割范围或低于近阉割范围的 T 浓度下的陡峭 T 依赖性曲线，表示在该浓度之上很少或没有进一步生长；C. T 和前列腺癌之间的关系似乎遵循饱和曲线，存在于许多生物系统中，其中生长对应于关键营养素的浓度，直到达到过量营养物的浓度。通过这种类型的曲线可见激素通过与特异性受体结合起作用，这些受体具有无数个结合位点。一旦达到完全结合(饱和)，激素(或其他营养素)浓度的进一步增加不会产生进一步的生长(A，Modified from Muller RL，Gerber L，Moreira DM，et al. Serum testosterone and dihydrotestosterone and prostate cancer risk in the placebo arm of the Reduction by Dutasteride of Prostate Cancer Events trial. Eur Urol 2012；62：757-64；B and C，modified from Morgentaler A，Traish AM. Shifting the paradigm of testosterone and prostate cancer：the saturation model and the limits of androgen-dependent growth. Eur Urol 2009；55：310-32.)

胞的细胞群可以在裸鼠中产生具有基底细胞和完全分化的腔细胞的三维结构(Taylor and Risbridger，2008)。从理论上讲，干细胞具有自我更新和产生分化后代的能力，这些后代在基质和上皮层中都属于功能性前列腺细胞。

前列腺的上皮细胞层(癌症的发源地)包含四

种不同的细胞类型:基底、分泌腔、神经内分泌和具有不同形态和分子表型的转运扩增细胞(Prajapati et al,2013)(图 7-7)。作为主要物种的 Luminal 细胞属于不扩散的、雄激素依赖性的和终末分化的细胞;它们分泌 PSA 和酸性磷酸酶。基底细胞缺乏 AR,因此不含雄激素。转运扩增细胞表达基底和腔细胞标记物,并且可能代表这两者之间的中间细胞类型。最近的研究表明,基于特异性标志物表达和生长特征,前列腺干细胞占基础细胞群的大约 1%(Collins et al,2001)。这些细胞中的各种遗传事件可导致相关的肿瘤形成(Maitland and Collins,2008)(图 7-8)。促使干细胞成为癌症的生物过程可能与管腔细胞不同:前者必须保留在保护性生态位中,即使没有快速细胞生长也能产生扩增细胞;后者可能只需要导致失去生长控制的变化。有趣的是,有证据表明干细胞含有 TMPRSS2:ERG 融合物,它被认为是前列腺癌发病中最早发生的事件之一(Polson et al,2013),并且有证据表明,小鼠细菌性前列腺炎模型中的感染诱发了炎症,其通过增强基底-腔细胞分化和早期出现 PIN 来加速疾病的发生(Kwon et al,2014)。干细胞生物学使它们成为预防和治疗疾病极具吸引力的目标。

(三)与肿瘤起始和进展相关的体细胞遗传变化

大量证据表明前列腺癌的发生和发展是由于核心基因改变激活癌基因并使肿瘤抑制因子失

活。最常见的变化是表观遗传和结构基因组变化,包括扩增、缺失、体细胞拷贝数异常和染色体重排,其导致基因融合具有新的生物学特性。与许多代谢性疾病不同,导致蛋白质改变的点突变和错义突变在前列腺癌中很少见,估计只占原发性肿瘤的大约 1%(Taylor et al,2010)。如前所述,GWAS 已经表明许多种系突变发生在基因组的非编码区域,突出了调控分子如 microRNA(miRNA)和长非编码 RNA(lncRNA)的潜在作用,并表明更深层的生物复杂性。使用新一代测序、微阵列数据和功能研究的大量研究已经导致对前列腺癌发展中发生的时间基因组事件和转移性去势抵抗疾病的致死表型的新发展的全面理解,以及是否存在 ETS 家族基因融合的阳离子新兴的分子分类根据(Barbieri et al,2012;Barbieri and Tomlins,2014)(图 7-9)。本节重点介绍早期前列腺癌中最明确的基因组事件;为了全面概述,读者可以参考许多优秀的原始文献(Taylor et al,2010;Jerónimo et al,2011;Prensner and Chinnaiyan,2011;Frank and Miranti,2013;Barbieri and Tomlins,2014)。

1. 表观遗传变化

表观遗传事件影响基因表达而不改变 DNA 的实际序列。已知的机制包括 DNA 超低甲基化和低甲基化、染色质重塑以及 miRNA 和 lncRNA 调节。

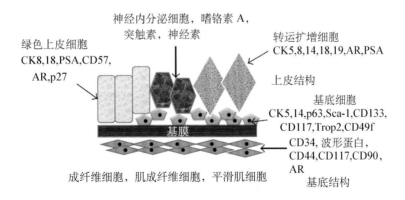

图 7-7 典型前列腺上皮细胞和基质细胞区室。每种类型的基质细胞和上皮细胞具有不同的位置、形态和分子表型
[From Prajapati A,Gupta S,Mistry B,et al. Prostate stem cells in the development of benign prostate hyperplasia and prostate cancer:emerging role and concepts. Biomed Res Int 2013;(2013):107954.]

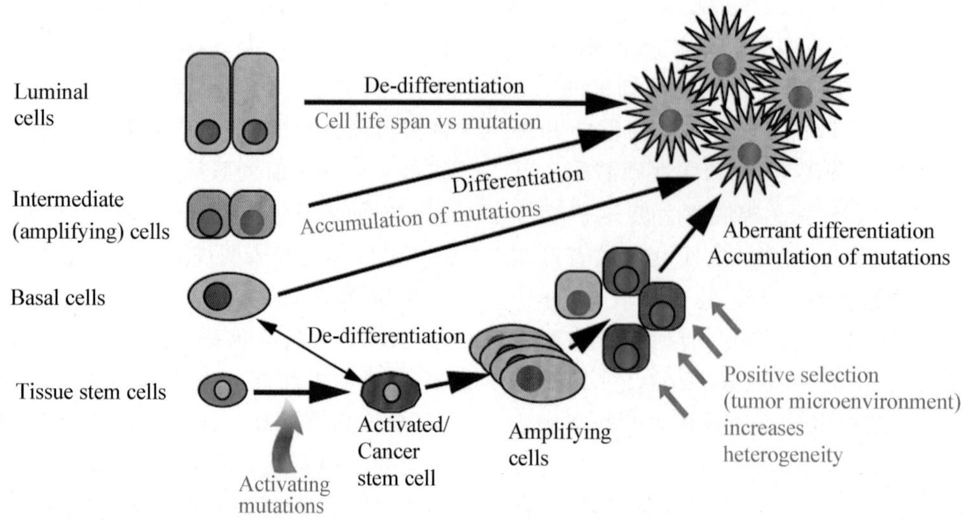

图 7-8　Prostate carcinogenesis and tissue stem cells. Luminal cell transformation to malignancy is shown in the green cells. This requires the induction of extended life span and some de-differentiation before acquisition of mutations, while retaining the androgen receptor (AR)-positive luminal phenotype. If the origin of the tumor cells is in the basal (blue) or transitamplifying(tan) cells, then accumulation of mutations and differentiation is required to produce AR-positive tumor cells. A stem cell origin can occur either by direct activation of a tissue stem cell or by de-differentiation of a committed basal cell into an activated stem cell. The activated stem cell can then progress/differentiate toward the fi nal AR-positive tumor in an aberrant recapitulation of normal prostate epithelium. To achieve this requires both multiple mutagenesis and a selective process for the fittest tumor cells, by interaction with the microenvironment, resulting in the generation of further heterogeneity. (From Maitland NJ, Collins AT. Prostate cancer stem cells: a new target for therapy. J Clin Oncol 2008;26:2862-70.)

DNA 高甲基化通常导致基因沉默,并且是前列腺癌中最具特征的表观遗传改变,其影响多种基本细胞过程中的 50 多种基因,包括激素反应(ESR1,ESR2 和 RARB)、信号转导(EDNRB 和 SFRP1)、细胞周期控制(CCND2 和 SFN)、DNA 修复(GSTP1,GPX3 和 GSTM1)、炎症反应基因(PTGS2)、肿瘤抑制基因(APC,RASSF1A,DKK3,CDKN2A,CDH1 和 CDKN1A)、肿瘤侵袭性(CD44)和细胞凋亡(Li et al,2005;Jerónimo et al,2011)。DNA 低甲基化与高甲基化不同,其通常影响基因组区域,导致癌基因激活并导致遗传不稳定,并且属于已报道的与肿瘤进展相关的基因(CAGE,HPSE 和 PLAU)(Li et al,2005)。一些基因的启动子甲基化受饮食和年龄的影响,并且常见于高级别 PIN 和形态正常的前列腺组织,这表明这些事件是前列腺癌发展的早期驱动因素(Henrique et al,2006)。通过对于肿瘤相关和非肿瘤相关的正常前列腺组织的甲基化微阵列分析表明,低甲基化和高甲基化均在正常前列腺组织中产生癌变效应(Yang et al,2013a)。临床研究表明,GSTP1、APC、PTGS2、RASSF1A、MDR1、CDKN2A 和 MGMT 基因的定量甲基化分析可以提高诊断癌症的敏感性和特异性(Dobosy et al,2007)。这些观察结果具有临床效用,正如一项研究表明 GSTP1、APC 和 RASSF1A 在前列腺穿刺活检中的甲基化状态可用于预测在随后的活检中检测出癌症的可能性,其阴性预测值为 90%(Stewart et al,2013)。

染色质重塑和组蛋白翻译后修饰也是前列腺癌中基因失调的重要表观遗传机制。据报道,许多组蛋白修饰酶会被改变,其中最好的代表是组蛋白甲基转移酶多梳蛋白 EZH2。EZH2 过表达与启动子高甲基化相关,其导致基因沉默,并且与更高的增殖率和疾病复发率相关(van Leenders et al,2007)。其他的包括组蛋白去乙酰化剂在内的组蛋白修饰因子,在前列腺癌的进展中会被上

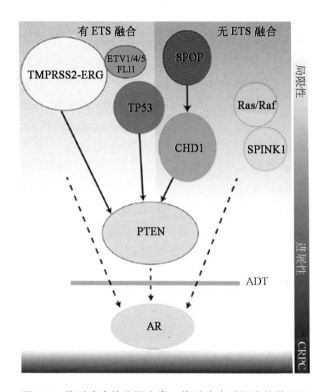

图 7-9　前列腺癌的分子分类。前列腺癌时间线的基因组病变,显示了具有共同基因组损伤(包括突变、重排或拷贝数改变)的基因。实线箭表示事件之间的时间关系;假定的"早期"病变位于顶部,下方有"后期"病变。左侧显示有 ETS 融合的肿瘤(ETS ＋);ETS－. 显示肿瘤在右侧;ADT. 雄激素剥夺疗法;CRPC. 去势抵抗性前列腺癌(From Barbieri CE, Tomlins SA. The prostate cancer genome: perspectives and potential. Urol Oncol 2014;32:53.)

可在直肠指检(DRE)后在尿液中检测到,并且在癌症检测和初次活检阴性后决定随后活检的必要性方面具有临床效用(Marks et al,2007)。lncRNA 的表达水平即 SCHLAP1(与前列腺-1 相关的第二染色体位点)已显示与根治性前列腺切除术后的转移和前列腺癌特异性死亡率相关(Prensner et al,2013)。最后,已经从 8q24 的"基因荒漠"区域分离出一种以前未知的被称为前列腺癌非编码 RNA 1(PRNCR1)的 lncRNA,该区域是在 GWAS 中最重复识别的种系易感性基因座,其在上皮内瘤变和癌症中过度表达,并且这导致 AR 的配体非依赖性激活(Chung et al,2011;Yang et al,2013b)。

在前列腺癌中描述的表观遗传机制之间存在着复杂的相互作用。例如,已知几种 miRNA 通过启动子甲基化或低甲基化来调节,并且一些 miRNA 控制组蛋白修饰酶的表达,而通过另一个复杂机制,miRNA 和 EZH2 均独立地与 ETS 基因融合轴相互作用(Jerónimo et al,2011)。

2. 雄激素受体

如前所述,雄激素受体基因的多态性在流行病学上与前列腺癌发病风险相关。雄激素受体基因发生点突变、扩增、选择性剪接以及其配体错配,都会使其对肿瘤内低雄激素极为敏感并且表现为持续活跃状态。这一特点在去势难治性前列腺癌的进展中起到了极为重要的作用(Scher and Sawyers,2005)。尽管这些损伤在疾病的早期阶段并不存在,但是雄激素受体信号通路的调节异常在疾病的进程早期便已发生,这些异常包括 FOXA1 的激活突变以及 NCOA2 的扩增——这些基因突变增加了雄激素依赖的细胞增殖(Barbieri and Tomlins,2014)。PI3K/Akt 信号通路和雄激素受体存在相互作用,如其中某种通路的抑制导致另一种通路的激活,以此保持肿瘤的活性。通过这一特点,我们可能需要抑制这两种通路才有前列腺癌治愈可能(Carver et al,2011)。通过对整个雄激素受体基因组的分析发现,越靠近雄激素受体结合位点附近,断点重排越是常见。这提示我们雄激素受体的调节转录能将雄激素受体远处的基因位点整合于雄激素受体基因位点上,并使其更容易发生基因重排(Berger et al,

调,并且是使用可以抑制或逆转其作用的药物预防和治疗的目标。组蛋白乙酰化在调节 AR 功能中也很重要(Jerónimo et al,2011)。

最新发现的包括 miRNA 和 lncRNA 在内的非编码 RNA 种类,会影响转录后基因表达。miRNA 通常含有 18～25 个核苷酸,并通过结合与其具有互补序列的信使 RNA 起作用(Garzon et al,2009)。lncRNA 是一种含有大于 200 个核苷酸的物种,其通过多种机制调节基因表达。虽然已经证明许多 miRNA 影响前列腺癌中的细胞周期、细胞内信号传导、DNA 修复和黏附或迁移,但它们的主要作用似乎是抑制细胞凋亡和 AR 调节(Catto et al,2011)。lncRNA 正在作为在前列腺癌中具有基本生物学特征和临床重要性的分子出现。前列腺癌基因 3(PCA3)是一种 lncRNA,

2011)。例如,雄激素信号促进雄激素受体的合成并使拓扑异构酶Ⅱ β(TOP2B)共同表达到 TM-PRSS2:ERG 的基因断裂位点上,引发 DNA 双链解链,导致了 TMPRSS2:ERG 基因发生融合,并产生新的转录产物(Haffner et al,2010)。这些发现提示着雄激素受体的转录调节在前列腺癌的基因重排中起到了始作俑者的作用,并且也进一步说明了雄激素受体的转录调控的信号通路在疾病的早期及进展期起到至关重要的作用(Barbieri and Tomlins,2014)。

3. 基因融合

由于染色体易位所致基因融合是人类癌症中最常见的基因突变类型(Futreal et al,2004)。这些导致肿瘤发生的机制最初被认为仅与恶性血液病和肉瘤密切相关,例如慢性粒细胞白血病中所发现的 BCR:ANL 基因融合蛋白。2005 年,Tomlins 和他的同事们证明了前列腺癌中存在反复基因重排。这一改变导致了 TMPRSS22 基因(一种雄激素应答,前列腺特有的,跨膜的丝氨酸蛋白酶基因)5′ 端出现基因融合。该基因属于肿瘤转录因素中 ETS 转录因子家族(Tomlins et al,2005)。从那以后,其他的重要的基因融合如 RAF 激酶家族和 SPINK1 被相继报道,突出了基因机制在前列腺癌发病起源中的重要作用(Rubin et al,2011)(图 7-10A、B)。这些基因融合以及其他的染色体重排,是由于一种叫作 chromoplexy 的过程所导致的。在这个过程中,基因之前通过互相作用的方式使基因发生易位和缺失,并且以一种协调的方式互相扰乱各个部分的癌基因(Baca et al,2013)。

(1)ETS 转录因子家族:在局限性的前列腺癌中,ETS 转录因子家族是一种最常见的基因突变。其中 50%～60% 的局限性前列腺癌患者存在 ETS 的基因融合,而这种融合包括了 TMPRSS22 以及其他几种整合于 ETS 转录因子相关性基因[ERG,ETS-relate gene 的启动子(如 SLC45A3,HERPUD1 或 NDRG)](Kumar-Sinha et al,2008;Rubin et al,2011)。ETS 转录因子家族中的基因融合也包含其他几种基因,其中最常见的有 ETV1(5%～10%),ELK4(5%),ETV4(2%)和 ETV5(2%)。TMPRSS2 和 SLC45A3 均存在雄激素应答。这就

使得上述任何一种基因与正常的非雄激素应答的 ETS 家族生长促进的基因融合在雄激素的调控下获得强大的促进细胞生长信号的能力。这些基因融合在良性增生组织中并未发现,但却在前列腺干细胞、高级别前列腺上皮内肿瘤(prostatic intraepithelial neoplasia,PIN)以及早期、低级别前列腺癌中表现出来。这就提示这些基因的融合驱动了前列腺上皮内瘤变向前列腺癌转变,是前列腺癌发生过程中早期的、重要的改变(Rubin et al,2011;Polson et al,2013)。最近的动物模型数据中表明,TMPRSS2:ERG 基因融合中若存在 PTEN/PI3K/Akt 通路,将导致早期肿瘤进展。前者刺激增殖,后者共同导致更具攻击性的表型(Carve et al,2009)。然而,许多数据和论文曾探讨过 TMPRSS2:ERG 基因融合的出现是否影响前列腺癌的预后(Rubin et al,2011)。而这些数据和文章认为,肿瘤的恶性程度不能单纯取决于基因融合,而取决于基因融合是否存在以及个体肿瘤中哪一种特定基因的缺失。

TMPRSS22:ERG 基因的融合对于前列腺癌存在高度特异性,这对于临床诊断前列腺癌有着重要的作用。细胞的基因融合能在尿液被发现,且临床实验证据中提示当结合新型前列腺抗原 3(PCA3)化验时,它的作用可以进一步改良仅通过前列腺特异性抗原(PSA)筛查过后的人群的前列腺癌筛出率(Tomlins et al,2011)。一些数据建议在尿液中的 TMPRSS22:ERG 融合基因的定量分析可以预测肿瘤的体积和肿瘤的浸润范围,或许能够以此挑选合适的受试者进行积极的检测前列腺癌的发展(Lin et al,2013)。也有研究发现不是所有的肿瘤基因位点都融合于 ETS 转录因子家族基因中而受到保护,所以在阳性的 TMPRSS22:ERG 尿液化验而活检阴性的病例中将提示可能是抽样误差导致的假阴性结果。也提示可能需要结合核磁共振影像学表现或者重复的穿刺活检结果来做出更加准确的判断。基因融合仅在前列腺癌中表现也让新的靶向药物治疗成为一种创新的治疗手段(图 7-10A)。

(2)其他基因融合:之前提过,前列腺癌也很

少发现 SPINK1 和 RAF 激酶基因的融合。10%～15%的前列腺癌患者发现 SPINK1 基因融合,且仅出现在 ETS 融合基因阴性的肿瘤细胞中。而这个突变在细胞系中也驱动肿瘤出现侵袭性(Tomlins et al,2008)。RAF 激酶融合基因更加少见并且也同样发生在另外一种 ETS 融合基因阴性表现形式中,这种表现形式也同样意味着肿瘤具有很强的侵袭性(Palanisamy et al,2010)。两个例子都共同体现了在 ETS 融合基因阴性的肿瘤中另外的生长信号通路,并且可能代表着截然不同的表现型(图 7-9)。

(四)NKX3-1

NKX3-1 是一种雄激素调控且前列腺特异性的基因,属于同源盒基因家族。其作用是保护 DNA 免受破坏并且促进 DNA 的修复。由于基因突变、启动子甲基化及翻译后修饰导致的该基因表达减少将导致 DNA 损伤并增加细胞的扩增率。在老鼠模型中,NKX3-1 功能的丧失见于细菌性前列腺炎(Khalili et al,2010),而在人类中见于前列腺增生、前列腺上皮内瘤变以及多数前列腺癌。同时出现于早期前列腺癌的肿瘤发生中。

磷脂酰基醇激酶 3(Phosphatidylinositol 3-Kinase,PI3K)通路

PI3K 是人类癌症中最常见的失调信号异常通路,在前列腺癌的早期及晚期阶段中起到了重要的作用,有 25%～70%的前列腺癌表现为该通路信号的改变(Barbieri et al,2013)。该通路会被多种机制所激活,导致细胞的增殖、凋亡减少并浸润。PTEN 和 PHLPP1 的突变导致的功能缺失以及 PIK3CA 的扩增和获得功能突变在前列腺癌 PI3K 通路活跃过程中是最常见的机制。约 40%的肿瘤细胞中存在 PTEN 的缺失。这是肿瘤进展的核心机制,并且与肿瘤向高风险进展以及预后不良密切相关。

(五)SPOP 突变

SPOP 基因是编码泛素连接酶的一个子单元,SPOP 基因的点突变在原发性前列腺癌中最为常见,占 6%～15%(Barbieri and Tomlins,2014)。存在 SPOP 突变的肿瘤中有许多独有的分子特点。它们不出现在 ETS 融合基因阳性或是 p53 异常的肿瘤细胞当中,并且通常在 PI3K 通路中存在缺失,通常包涵 CHD1 基因以及 6q21 的缺失。CHD1 编码解旋酶 DNA 结合蛋白,通过染色质的改变在表观遗传学上调控基因的转录。而 CHD1 阴性的肿瘤细胞有更高的频率出现染色体的重排。类似 RAF 激酶基因和 SPINK1 相关的肿瘤,SPOP 和 CHD1 突变可能会被定义为前列腺癌中的一种不同的分子亚型(图 7-9)。

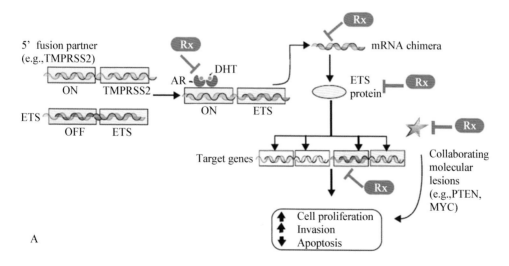

图 7-10　A,ETS gene fusions in prostate cancer. Potential therapeutic targets are highlighted("Rx")

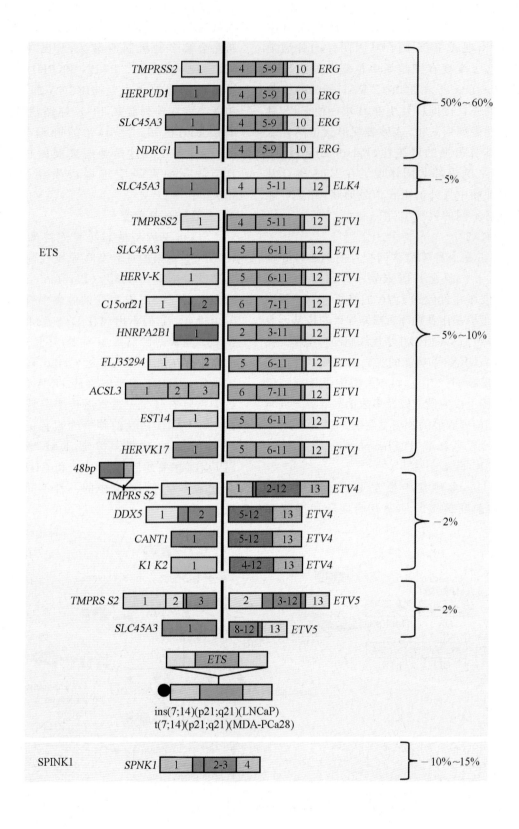

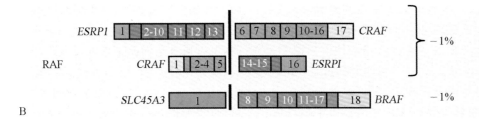

图 7-10 续 B　cont'd B, Prostate cancer gene fusion classification. This schematic highlights gene fusions categorized into ETS rearrangements, RAF kinase gene fusions, and SPINK1-positive, ETS rearrangement-negative prostate cancers. The percentages highlight the estimated frequency of each gene fusion on the basis of published screens. (A, Modified from Muller RL, Gerber L, Moreira DM, et al. Serum testosterone and dihydrotestosterone and prostate cancer risk in the placebo arm of the Reduction by Dutasteride of Prostate Cancer Eventstrial. Eur Urol 2012;62:757-64;B, from Rubin MA, Maher CA, Chinnaiyan AM. Common gene rearrangements in prostate cancer. J Clin Oncol 2011;29:3659-68.)

(六)TP53

TP53 是众所周知的一种抑癌基因,它激活相关基因的转录,如细胞周期阻滞、DNA 修复和细胞凋亡。而它的功能失调将减少细胞凋亡、导致基因的不稳定性以及细胞增殖。有25%～30%的临床局限性前列腺癌存在该基因的损伤。通过分析整个基因组,提示在某些早期的肿瘤发生过程中,在 NKX3-1 或是 FOXP1 的缺失或是 TMPRSS22 和 ERG 的融合之后,紧接着便是 TP53 基因的破坏(Baca et al,2013)。

要点:病因学和分子遗传学

- 前列腺中最主要的雄激素是双氢睾酮(double hydrogen testosterone,DHT),是由睾酮在 5α-还原酶的作用下生成的。正常男性的前列腺和外生殖器的生长有赖于 2 型 5α-还原酶的活性。而缺乏该酶的释放导致 DHT 的严重不足将表现为前列腺癌的发生和发展。
- 前列腺干细胞是一种前体细胞,拥有多谱系分化潜能,可以分化成 4 种不同类型的前列腺上皮细胞。干细胞可以重新修复损伤抑或是修复治疗后耗尽的肿瘤上皮细胞并直接引起前列腺癌。
- 核基因的突变导致了前列腺癌的发生与进展。这些基因突变包括原癌基因的激活和抑癌基因的失活。这些改变最常表现为表观遗传学和结构基因的改变,包括基因的扩增、缺失、体细胞拷贝数量偏差和染色体重排,最终导致新的生物学特性形成。
- 通过启动子的甲基化、低甲基化以及染色质重塑调控上皮细胞的表达在前列腺癌的进展中起到了重要的作用。
- miRNA 和 lncRNA 同样也是肿瘤生长和进展中极为重要的表观遗传学机制。
- 基因融合,尤其是雄激素敏感的启动子,如 TMPRS22 和致癌转录因子中的 ETS 转录因子家族,是前列腺癌的发生与进展中的基本驱动力。
- 发生在许多基因中多种不同生物学功能的体细胞突变都提示前列腺癌的发展。
- 雄激素受体突变、扩增和配体的杂泛性在进展性的去势难治性前列腺癌中起到了重要的决定性因素。

前列腺癌发生的综合模型

一种综合的、全面的关于基因和外界环境影响因素的模型正在兴起。这种模型从种系对前列腺癌的敏感性到多发转移去势难治性前列腺癌，阐释了前列腺癌的发生原因和进展的过程(图 7-9)。对于基因易感人群来说，早期事件包括环境损害，如饮食和感染等。这些环境损害影响机体生成免疫系统，从而影响前列腺上皮的 DNA 完整性。促使了前列腺癌前期病变进展的早期基因事件包括 NKX3-1 基因的缺失和 ETS 转录因子基因融合或是在 ETS 阴性的肿瘤组织中 SPOP 和 FOXA2 基因突变。经典的抑癌基因如 TP53 的基因突变导致了 PI3K/PTEN/Akt 信号通路失活和疾病的进展，最终导致雄激素受体功能多方面的失控，形成致命性的损伤。虽然目前对于这个过程的了解尚有很大差距，但是我们正在从时间序列上研究其分子图谱。这将使我们在面对许多临床挑战中(如提高对于高风险前列腺癌潜在患者的识别能力，帮助其早期接受化学预防；提高对于惰性肿瘤的识别，使得那些病理活检认为需要早期治疗的患者避免或延迟早期治疗；并且对那些进展较快的病例进行针对性的分子治疗)取得重要进展。

四、化学预防

(一)合理性

前列腺癌的普遍性和死亡率使得我们更加注重其化学预防，其方法是通过自然或是合成的药物来逆转、抑制或是预防疾病的进展过程，以此来预防临床癌症发生的事件。化学预防的目标是减少癌症的发生，同时减少治疗相关的副作用和死亡率。一级化学预防的目标人群是那些存在风险的健康人群，防止这一类人群癌症的发生和进展。二级预防的目标是那些存在癌前病变的人群(如高级别前列腺上皮内瘤变)，其目标是防止癌前病变进一步进展为症状明显的癌症。三级预防的目标是防止那些已经患有癌症的人群出现第二原发癌。大量的流行病学观察显示生活及饮食习惯与前列腺癌的风险密切相关。临床上合理的化学预防是基于前列腺癌的高危因素(年龄、种族和家族遗传史)。这些危险因素在没有检测 PSA 的情况

下是不可修正的。其生物合理性是癌前病变多在前列腺癌发生前 20~30 年即已出现(Nelso et al，2003；Umar et al，2012)，因此在恶性肿瘤发生之前，可以通过早期的干预进行预防，如改善生活方式(改变饮食习惯、戒烟、锻炼等)或者化学预防。化学预防目前面临的挑战是找到一种有效的干预药物，这种化学预防的毒性既在可接受的范围之内，同时也能够证明对于前列腺癌进展风险的人群中这种化学预防是既适合又高效的(图 7-11)。

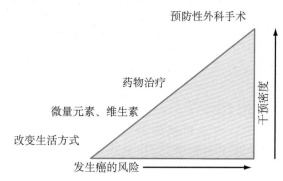

图 7-11 前列腺癌预防的基本框架是以男性发展为前列腺癌的风险和预防强度为基础。PSA. 前列腺特异性抗原(Modified from Stephenson AJ，Abouassaly R，Klein EA. Chemoprevention of prostate cancer. Urol Clin North Am 2010；37：11-21.)

前列腺癌的一级预防的动因是被过度强调的 PLCO 试验存在监测局限性，且 ERSPC(之前讨论过)发现不仅前列腺癌相关的死亡率基本没有发生变化，而且还出现了大量的过度诊断(被诊断患有前列腺癌，但在患者的一生中都没有检测到肿瘤)。虽然期待治疗的安全性和可行性已经被证实过，但在美国患者被诊断为前列腺癌通常都会选择根治性的治疗(Welch and Albertsen，2009)。多因积极的监测还没有被广泛接受，因为临床的分期和分级可能会低估肿瘤的危险程度(Carte et al，2003；Harlan et al，2003；Barocas et al，2008)。最近，一个基于人群的研究发现大于 70% 的 65-80 岁的低危到中危的前列腺癌患者在确诊为前列腺癌后接受了某种形式的治疗(Wong et al，2006)。考虑到筛查及发现癌症的漫长自然的历史，虽然该治疗似乎没有给生活质

量造成巨大的影响,且治疗相关死亡率较低,但根据防止癌症转移或患者死亡来看,并没有很多人从中受益。若能早期发现肿瘤并予以治疗,化学预防有希望能够减少美国排名第二的男性肿瘤致死疾病——前列腺癌的死亡率。各种预防前列腺癌的化学药剂的大样本、随机对照试验在近年来已经陆续发表,并在此进行总结。

(二)药物

1. 5α-还原酶抑制药

(1)前列腺癌预防试验(prostate cancer prevention trail,PCPT):PCPT 是第一个针对存在前列腺癌风险大规模的一级化学预防试验(Thompson et al,2003)。在 PCPT 试验中,共 18 882 名 55 岁及以上、直肠指诊(DRE)未见异常、PSA≤3.0ng/ml 的男性,随机分配至非那雄胺组(5mg/d)或者安慰剂组 7 年。非那雄胺(一种选择性的Ⅱ型 5α-还原酶抑制药)能成为化学预防的合理性是基于在先天性 5α-还原酶(一种将睾酮转换为双氢睾酮的酶)缺乏的男性不会患前列腺癌以及前列腺癌的形成需要雄激素。假如 PSA>4.0ng/ml(校正非那雄胺的影响后)或者 DRE 发现异常,则建议进行前列腺活检。在这 7 年的研究过程中,发现前列腺癌为主要试验终点。诊断依据是 DRE 检查异常和 PSA 水平上升而进行活检,或者是试验终点进行的活检。最终,有 9060 名受试者(48%)达到了试验终点。

PCPT 试验的主要发现是前列腺癌的发生率降低了 25%(CI:19~31,可信区间 95%),非那雄胺组与安慰剂组比较,前列腺癌的发生率从 24.4% 下降至 18.4%。在以年龄、种族、家族史和 PSA 水平划分的不同风险组,非那雄胺降低风险的幅度相当(HR:0.66~0.81)。在非那雄胺组,非那雄胺减少了临床显性肿瘤(异常的 DRE 结果或是 PSA 结果>4.0ng/ml)和达到研究终点活检(研究结束时 PSA 和 DRE 始终未见异常)受试者的风险。非那雄胺相较安慰剂组也减少了高级别前列腺上皮内瘤变的风险(HR:0.85,可信区间 95%,CI:0.73~0.99,$P=0.04$)(Thompson et al,2007a)。然而在活检中 Gleason 评分 7~10 分的比例非那雄胺组(280 例,37%)要高于安慰剂组(237 例,22%),Gleason 评分 8~10 分比例非那雄胺组(90 例,12%)要高于安慰剂组

(53 例,5%)。

该试验的结果还可以得出大量相关的结论。其中最令人惊讶的是安慰剂组前列腺癌的发病率高达 24.4%,是试验设计之初 6% 的四倍之多。对这个结果的解释为 6% 是基于 SEER 对前列腺癌发生率所作的估计,而该试验是临床确诊前列腺癌的病例,而不是像 PCPT 还对那些 PSA<4.0ng/ml 或者 DRE 未见明显异常的受试者均进行活检。其中因 PSA 升高或数值异常而进行活检并最终确诊为前列腺癌在第七年为 7.2%,和 ERSPC(8.2%)以及 PLCO 试验(7.4%)的估计值较为相近(Andriol et al,2009;Schröder et al,2009)。另外一个发现是非那雄胺对于 Gleason 评分 2~6 分的肿瘤有明显降低发生率的效果,对于 Gleason 评分 7 分的肿瘤对降低肿瘤发生率没有效果,而对于 Gleason 评分 8~10 分的肿瘤有增加其发生的作用。而引起 Gleason 8~10 分发生率增加的原因是那部分病例都来自于那些进行针对性活检的病例,虽然这也可以通过高评分的肿瘤在 PSA<4.0ng/ml 或 DRE 无异常的人群中较为少见来解释(非那雄胺组 3652 人中有 20 人 vs. 安慰剂组 3820 人中有 8 人)。

PCPT 的二次分析显示在非那雄胺组,DRE 的敏感性明显提高,几乎可以与 PSA 用于诊断前列腺癌时的精准性相媲美(Thompson et al,2006,2007b)。非那雄胺组受试者的前列腺体积也较安慰剂组平均小 28%,而数据也提示较小的前列腺体积增加了早期发现前列腺癌概率,而相应地更多的被确诊的前列腺癌是高级别的(Kulkarni et al,2006)。非那雄胺在前列腺癌发现的作用上应该使 PCPT 偏向于安慰剂,并使非那雄胺对所有级别的前列腺癌进行更好的筛查,从而进一步加强试验的结果。

关于 PCPT 的结果一直有两方面的争论。第一个争论点是非那雄胺预防了那些无标志性的癌症而对于潜在的致命损伤却并没有太大作用。一项事实证明在干预组的癌症发生率大概在 24.4%,较男性一生中罹患前列腺癌的风险——18% 要高得多。同时也较短期监测组发生前列腺癌的比例要高出 4 倍以上。非那雄胺还降低了低级别前列腺癌的患病率,但并没有降低高级别前

列腺癌的发生风险。然而,在一个对于 93.4% 的活检标本进行中心病理回顾的二次分析中,在 Epstein 标准(Epstein et al,1994)中被定义为无标志性的癌症的比例,非那雄胺组占 Gleason 评分 2～6 分肿瘤的 38%,安慰剂组占 36%,无明显的差异(Lucia et al,2008)。从目前泌尿外科实践所定义的临床相关的角度看,使用非那雄胺预防 Gleason 2～6 分的癌症同样也可以预防交流、减少花费并且减少治疗相关的死亡率。从公共健康的角度出发,减少新确诊前列腺癌患者的治疗负担应该被积极考虑,以减少 25% 的诊断风险以及减少非那雄胺相关的重要泌尿系统症状。

第二个仍在争论的问题是非那雄胺是否真的导致了高级别前列腺癌的进展。雄激素去势疗法可以改变前列腺上皮细胞的外观,从而可能对分级产生解读偏移(Civantos et al,1996)。因此,用非那雄胺治疗前列腺癌的患者。在形态学上的高级别表现很有可能是非那雄胺所引起的形态学改变。然而,当通过 PCPT 试验验证时,治疗组的样本在被许多病理学家重新检测后,非那雄胺组的样本似乎并没有对前列腺癌的形态学分级产生影响(Luci et al,2008)。另一种潜在的解释是在非那雄胺组,观察到更多的高级别肿瘤是确定偏移所致。如上所述,非那雄胺可以增加 PSA 和 DRE 的敏感性,同时可以减少 28% 的前列腺体积,从而导致了活检中能够有更高的概率发现高级别的前列腺癌(Gleason 评分 7～10 分)。的确,在接受根治性前列腺切除术的患者中,从活检 Gleason 评分 2～6 分上升到病理 Gleason 评分 7～10 分的比例里,安慰剂组要高于非那雄胺组(Lucia et al,2008)。

如果非那雄胺诱发了高级别的前列腺癌,根据活检的标准或是非那雄胺组中根治性前列腺切除术,预计有不良特征的前列腺癌比例将会升高。在 Gleason 评分 7～10 分的前列腺癌中,与安慰剂组相比,使用非那雄胺组能够更有利于确定肿物的界限,包括穿刺阳性百分率(34% vs. 38%,$P=0.016$)、肿瘤的总体直线长度(7.6 vs. 9.2 mm,$P=0.13$)、对称性(23% vs. 31%,$P=0.046$)以及神经浸润(14% vs. 20%,$P=0.07$)(Lucia et al,2007,2008)。在 528 例行根治性前列腺切除术的患者中,两组前列腺癌扩散率、精囊

腺浸润率以及淋巴结转移率均无明显差异。而且相比于安慰剂组,非那雄胺组中术后病理结果为 Gleason 7～10 分相对较少(非那雄胺组 89 vs. 安慰剂组 105)。

PCPT 研究的二次分析校正了非那雄胺对前列腺癌穿刺检出的影响,校正后的前列腺癌检出率在安慰剂组约为 21.1%,而非那雄胺组为 14.7%,总体患癌风险下降 30%(HR 0.70,95% CI 0.64～0.76)。但在高级别前列腺癌中,风险升高 14%(无统计学意义)(Redman et al,2008)。考虑到安慰剂组中穿刺活检病理级别为 Gleason 2～6 的患者可能在随后的根治性前列腺切除术后证实真正的病理级别为 Gleason 7～10,研究人员估计非那雄胺组中真正高级别肿瘤的比例为 6%,而在安慰剂组中,高级别肿瘤的比例为 8.2%。这一结果表明,在非那雄胺组中,高级别肿瘤患者的相对危险度下降达 27%(HR 0.73,95% CI 0.56～0.96)。Pinsky 及其同事(2008)在一项独立分析中应用不同方法学证明,比起安慰剂组,非那雄胺组的真实高级别肿瘤患者比例更低。

PCPT 研究长期随访患者共纳入 18 880 名男性,其中部分人有 18 年以上的随访信息,不同治疗组在 15 年总生存率没有统计学差异(78% vs. 78.2%;未校正的 HR 1.02,95% CI 0.97～1.08,$P=0.5$)。在 2401 名前列腺癌患者 10 年总生存率没有统计学差异(79.3% vs. 79.5%;校正后的 HR 1.01,95% CI 0.85～1.2,$P=0.9$)(Thompson et al,2013)(图 7-12)。在 PCPT 研究纳入的样本中,非那雄胺组 9423 人中有 989 人(10.5%)检出前列腺癌,而安慰剂组 9457 人中有 1412 人(14.9%)检出前列腺癌。非那雄胺组前列腺癌检出率下降约 30%(HR 0.7,95% CI 0.65～0.76,$P<0.001$),伴随着无统计学意义的 Gleason 评分为 7～10 分的患者比例上升。因确定死因的男性患者人数很少,肿瘤特异性死亡率分析受限。两组中前列腺癌患者的生存情况无显著生存差异,这表明,非那雄胺组较高的高级别前列腺癌发生率并未显著影响 15 年生存率。虽然非那雄胺似乎没有降低总体死亡率,但其与低级别癌症风险降低 43% 相关。Pinsky 及其同事(2013)利用 PCPT 研究的生存数据来预测偶发前

段 7 章　前列腺癌的流行病学、病因学及预防

列腺癌的死亡率,得出结论:使用 5α-还原酶抑制药对前列腺癌死亡率没有影响(未校正数据:HR 1.02,95％CI 0.9～1.2)(校正数据:HR 0.9, 95％CI 0.8～1.1)。总之,这些研究表明,使用 5α-还原酶抑制药并未改变高级别前列腺癌患者的生存及死亡情况。

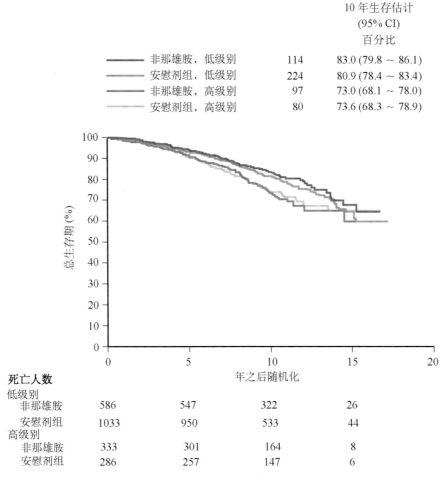

图 7-12　PCPT 研究中不同肿瘤级别的前列腺癌患者的总生存率(Modified from Thompson IM Jr,Goodman PJ,Tangen CM,et al. Long-term survival of participants in the prostate cancer prevention trial. N Engl J Med 2013;369:603-10.)

除了预防前列腺癌,5α-还原酶抑制药还有其他益处。如前面提到的,非那雄胺改善了 PSA 和 DRE 在检出前列腺癌中的敏感性(Thompson et al,2006,2007b)。此外,非那雄胺降低了前列腺炎、急性尿潴留和需要外科手术干预的风险。但是另外一方面,非那雄胺比安慰剂更常见的副作用包括性欲下降、勃起功能障碍以及激素分泌紊乱。多项随机试验数据汇总表明,男性乳房发育发生率为 2％(95％CI 1％～2％),性欲降低发生率为 3％(95％CI 1％～6％),勃起功能障碍发生率为 4％(95％CI 1％～8％),射精量减少率为

4％(95％CI 8％～17％)(Wilt et al,2008)。在 7 年的治疗中,非那雄胺组比安慰剂组性功能障碍的情况轻微增加,性功能情况相当于年龄增加 6.5 岁(Moinpour et al,2007)。

(2)度他雄胺对降低前列腺癌风险的临床试验(REDUCE):REDUCE 是另一项大规模、随机、安慰剂对照的临床研究,该研究使用的 5α-还原酶抑制药称为度他雄胺,它是 1 型和 2 型 5α-还原酶的抑制药。在此前的研究中,应用非那雄安治疗良性前列腺增生症的患者比安慰剂组有更低的前列腺癌风险(Andriole et al,2004b)。RE-

DUCE 的入组标准包括:入组前 6 个月内前列腺活检(6－12 针)为阴性、年龄 50－75 岁、基线 PSA 水平 2.5～10ng/ml、前列腺体积≤80ml。随机分组后的第 2 年和第 4 年将进行前列腺穿刺活检,REDUCE 主要研究两时间点的前列腺癌发病率。

REDUCE 纳入了 8231 人,其中 6726(82.6%)人至少进行了一次活检,其中 1516(22.5%)人诊断前列腺癌。度他雄胺比对照组在第 4 年减少了 23% 的前列腺癌风险(安慰剂组 858 人 vs. 度他雄胺 659 人,$P<0.001$),在第 1 年与第 2 年以及第 3 年和第 4 年也显示了类似的降低前列腺癌风险的作用(Andriole et al,2010)。与非那雄胺在 PCPT 中研究结果一样,度他雄胺与安慰剂相比,在所有亚组,包括年龄、家族病史和入组 PSA 水平中都有很明显的降低前列腺癌风险的作用(RR 降低 22%～32%)。虽然整个研究中 Gleason 评分为 7～10 分的肿瘤检出没有差异($P=0.8$),其中包括 Gleason 评分为 8～10 分的前列腺癌(度他雄胺组 29 例,安慰剂组 19 例,$P=0.15$)。尽管在评估的 2751 名男性中,第 2 年末没有看到 Gleason 评分为 8～10 分的前列腺癌发生风险增加,但是在研究的第 3 年和第 4 年,Gleason 评分为 8～10 分的前列腺癌的发生风险增加了(安慰剂 1 例,度他雄胺 12 例,$P=0.003$)(Grubb et al,2013)。REDUCE 研究期间没有因前列腺癌死亡的案例,在穿刺阳性针数或肿瘤体积方面,两组前列腺癌患者间没有明显差异,甚至在 Gleason 评分为 7～10 分的前列腺癌中也是如此。经过度他雄胺治疗的男性,高级别前列腺上皮内瘤变率也显著降低(3.8% vs. 4.9%,$P=0.04$)。度他雄胺对 BPH 也显示出同样正面作用(急性尿潴留及 BPH 相关手术发生率下降)。度他雄胺药物耐受良好(安慰剂组的药物相关不良事件发生率为 15%,度他雄胺组为 22%)。度他雄胺似乎对 PSA 的诊断作用有益(Marberger et al,2012)。

(3)小结:PCPT 和 REDUCE 研究证实了 5α-还原酶抑制药类药物在所有亚组中降低前列腺癌风险的程度相似,明确了此类药物对降低前列腺癌风险的正面作用。REDUCE 和 PCPT 研究的结果在风险降低幅度、BPH 终点益处和最小药物毒性方面的结果一致,这表明服用 5α-还原酶抑制

药是有效的初级预防策略。2010 年,FDA 的肿瘤药物咨询委员会召开会议,评估 5α-还原酶抑制药作为前列腺癌预防药物的证据。内容包括将 PCPT 和 REDUCE 的所有活检标本使用改良的 Gleason 量表重新进行客观的病理学评估。FDA 评估结果显示,两项试验中 Gleason 评分为 8～10 分的前列腺癌检出率均显著增加(RR 1.7,95% CI 1.2～2.3),这表明,对于接受 5α-还原酶抑制药治疗的男性,每 150～200 名中就有 1 名被诊断患有高级别前列腺癌,以避免 3～4 分低级别肿瘤(Theoret et al,2011)。该委员会认为,PCPT 和 REDUCE 的评估结果中,两研究中观察到的偶发高级别前列腺癌发病率增加的情况并无令人信服的合理解释。FDA 得出结论,5α-还原酶抑制药在前列腺癌预防的风险-收益比方面并无明显的优势。尽管多项分析表明,一部分 5α-还原酶抑制药组的高级别前列腺癌发生率增加可以归因于检测偏倚,但这一风险已经消除了 5α-还原酶抑制药在前列腺癌预防中的益处。然而,一些成本-效果分析研究表明,高危人群使用 5α-还原酶抑制药用于前列腺癌预防也许是一个有性价比的选项(Svatek,2008;Kattan et al,2011;Svatek and Lotan,2011)。

2. 枸橼酸托瑞米芬

枸橼酸托瑞米芬是雌激素受体的调节药,被 FDA 批准用于治疗乳腺癌。前列腺癌的体外试验表明,ER-α 是生长刺激信号转导的调节子,低剂量托瑞米芬可以选择性抑制 ER-α 并且通过 ER-β 发挥直接的抗增殖作用。一项针对 1467 名高级别前列腺上皮内瘤变患者的随机试验显示,即使在高危人群中,每日服用 20mg 枸橼酸托瑞米芬与安慰剂相比,3 年内前列腺癌发病率也无明显下降(Taneja et al,2013)。

3. 其他药物制剂

流行病学证据显示,肥胖、代谢综合征和高血胰岛素水平与各种癌症之间存在联系,于是,二甲双胍是否可以作为癌症预防药物这一问题引起了人们的兴趣。然而,迄今为止,仍无研究证明二甲双胍与前列腺癌风险之间的关系(Margel et al,2013)。流行病学研究表明,非甾体类抗炎药(NSAID)的使用与许多癌症(包括前列腺癌)的风险呈负相关。然而,巢式病例对照研究未能证

明五类不同的 NSAID 药物（包括阿司匹林）与前列腺癌风险之间的剂量应答或时间应答关系（Mahmud et al，2011）。

他汀类药物是广泛使用的降胆固醇药物，人们推测他汀类药物通过抑制炎症、血管生成、改变类固醇激素合成和代谢、细胞周期调节和促进肿瘤细胞凋亡等过程在预防肿瘤方面发挥作用（Murtola et al，2008）。部分观察性研究显示，服用他汀类药物与前列腺癌风险呈负相关（其中一项研究发现前列腺癌死亡率降低）（Graaf et al，2004；Shannon et al，2005；Platz et al，2006；Bansal et al，2012；Marcella et al，2012；Geybels et al，2013）。然而也有研究认为二者之间没有任何关联（Flick et al，2007；Agalliu et al，2008）。甚至有两项研究提示他汀类药物与前列腺癌总体死亡风险增加相关（Kaye and Jick，2004；Murtola et al，2007）。有关他汀类药物治疗心血管疾病的随机对照研究认为他汀类药物与前列腺癌发病无关，但这些研究项目有一些不足之处，包括：他汀类药物使用时间短、随访时间短、参与者相对年轻不易发生肿瘤（Baigent et al，2005；Dale et al，2006；Browning and Martin，2007）。一个包含六项随机临床试验、六项队列研究及七项病例对照研究的荟萃分析发现他汀类药物与前列腺癌发病率无关，但对晚期前列腺癌保护性作用相关（HR 0.77，95%CI 0.64～0.93）（Bonovas et al，2008）。该发现表明他汀类药物在晚期肿瘤（例如进展期肿瘤）中起着一定作用。

（三）维生素和微量元素

1. 硒和维生素 E

硒和维生素 E 癌症预防试验（SELECT）是一项随机、安慰剂对照、基于人群的肿瘤预防试验，旨在测试硒和维生素 E 预防前列腺癌的效果（Lippman et al，2005）。SELECT 研究的开展是基于另一研究项目的数据，该项目研究口服硒化酵母预防非黑色素瘤皮肤癌的情况，而且该项目数据的二次分析发现，比起分配到安慰剂的男性，口服硒的男性在 4.5 年的随访期内平均前列腺癌发病率降低了 65%（Clark et al，1996）。在一项关于在 α-生育酚和 β-胡萝卜素（ATBC）基础上加用维生素 E 对肺癌预防的发病率和死亡率影响

的研究中，男性吸烟者被随机分配到单用或联合口服 α-生育酚及 β-胡萝卜素（每日 20mg）组。对试验数据的二次分析发现，比对分配到安慰剂的男性，服用 α-生育酚的患者前列腺癌发病率降低了 32%（Albanes et al，1995）。

SELECT 项目将纳入的 35 533 名男性随机分配至 4 个治疗组（硒＋安慰剂、维生素 E ＋安慰剂、硒＋维生素 E 以及安慰剂＋安慰剂）（Lippman et al，2009）。样本纳入条件包括年龄大于 50 岁的非洲裔美国人、年龄大于 55 岁的高加索人、DRE 不怀疑前列腺癌，血 PSA 水平低于 4 ng/ml 以及血压正常。穿刺活检的指征并非项目方案决定，研究主要终点为活检确诊前列腺癌。尽管研究持续时间计划为 12 年，但是基于数据结果，安全监督委员会建议在研究的第 7 年中止研究，因为充足的数据表明，无论是单独应用还是联合应用，硒和维生素 E 都不能改变前列腺癌发病风险，继续延长用药时间也不可能改变这一结论（Lippman et al，2009）。维生素 E 对前列腺癌的 HR 为 1.13（99% CI 0.95～1.13），硒为 1.04（99%CI 0.87～1.24），硒和维生素 E 为 1.05（99%CI 0.88～1.25）。一项包含 54 464 人的随访研究发现，膳食补充维生素 E 实际上增加了前列腺癌发生风险（HR 1.17，95% CI 1.004～1.36，P＝0.008）（Klein et al，2011）（图 7-13）。二级分析也显示，维生素 E 对肺癌、结直肠癌或总体肿瘤发病率没有影响，同样，维生素 E 对心血管事件及样本总体生存率亦无影响。

在其他随机试验中，我们也发现这些微量营养素对前列腺癌风险没有正面作用（Gaziano et al，2009；Algotar et al，2013）。在活检发现前列腺高级别上皮内瘤变的男性中，两项随机试验评估了硒、维生素 E 和大豆对这群人的前列腺癌风险的影响。西南肿瘤学组将 9917 人中的 423 名前列腺高级别上皮内瘤变患者随机分为每日服用 200μg 硒治疗组及安慰剂组，经过 3 年的随访，研究发现尽管血浆基线硒水平低的男性前列腺癌风险降低，但硒治疗组及安慰剂组间前列腺癌风险无统计学差异（36% vs. 37%，P＝0.7）（Marshall et al，2011）。来自加拿大国家癌症研究所的一项类似试验将 303 名前列腺高级别上皮内瘤变患者随机分为两组，一组每日服用大豆（40

g)＋维生素 E(800U)＋硒(200μg)，另一组为与安慰剂组，在研究的第 3 年随访中没有发现前列腺癌风险显著降低(HR 1.03,95％CI 0.7～1.6,P＝0.9)(Fleshner et al,2011)。

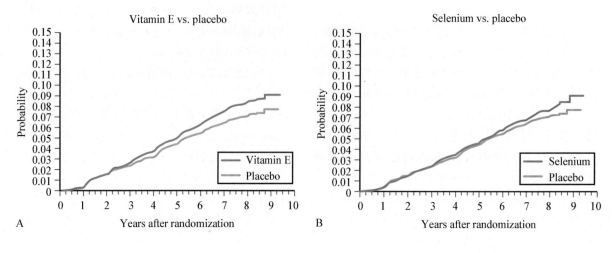

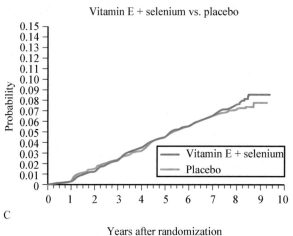

图 7-13　A-C，Cumulative incidence of prostate cancer detection over time by intervention group in the Selenium and Vitamin E Cancer Prevention Trial (SELECT). Those taking vitamin E alone (A) had a 17％ increased risk of prostate cancer compared to placebo(HR 1.17, 99％ CI 1.004 to 1.36, P＝0.008); rates of prostate cancer in the selenium alone arm (B) and the selenium plus vitamin E arm (C)were not different than placebo (HR 1.09, 99％ CI 0.93 to 1.27, P＝.18 and HR 1.05, 99％ CI 0.89 to 1.22, P＝0.46, respectively). (Modified from Klein EA, Thompson IM Jr, Tangen CM, et al. Vitamin E and the risk of prostate cancer: the Selenium and Vitamin E Cancer Prevention Trial(SELECT). JAMA 2011;306:1549-56.)

　　总之，以上结果表明，硒和维生素 E 都不应该用于预防前列腺癌或其他癌症。在 SELECT 项目中，维生素 E 相关的前列腺癌风险增加 17％，这表明看似无害且生命必需的物质可能对机体造成伤害。这些人们推测的、可以预防肿瘤的微量营养物质为何没有发挥作用？目前机制尚不明确。一种解释是，与近期纳入试验的人相比，早期试验中的男性相对缺乏这些微量营养物质。

因此，缺乏微量营养物质的个体可能从中受益，但微量营养物质充足的人不能从中受益，甚至可能有害。

2. 黄豆

黄豆是异黄酮的浓缩来源，包括染料木黄酮、大豆黄酮及其代谢物，以上物质能抑制良性和恶性前列腺上皮细胞生长、下调雄激素调节基因，并在动物实验中抑制肿瘤生长。黄豆是亚洲男性饮食的重要组成部分,而亚洲男性较低的前列腺癌发病率似乎支持黄豆可能有抗癌的作用。然而,前面提到了一项关于每日硒、维生素 E 和大豆摄入与安慰剂对比的随机试验显示,前者未发挥抑制前列腺高级别上皮内瘤变患者癌变的效果(Fleshner et al,2011)。

3. 番茄红素

番茄红素是一种橙红色的类胡萝卜素,主要存在于西红柿和西红柿制品及其他红色水果和蔬菜中。番茄红素是一种强抗氧化剂,一项混杂的流行病学证据表明番茄红素的摄入与更低的前列腺癌风险相关(Giovannucci,1999)。然而,两项前瞻性嵌套病例对照试验显示番茄红素(血清水平或番茄类食物摄入量)并非前列腺癌风险的保护因素(Peters et al,2007;Kristal et al,2011)。

要点:化学物质预防

- 化学药物预防的首要目标是降低肿瘤的发病率,同时降低用药相关的副作用和死亡率。
- 化学药物预防需要使用无毒物质来抑制致癌通路中的特定分子路径。
- 前列腺癌由于其发病率、流行率、治疗相关并发症发生率和疾病相关死亡率,是一级预防的一个有吸引力和合适的目标。
- 适合前列腺癌初级预防研究的目标人群可以分为低危、中危和高危人群。对于不同目标人群而言,疾病进展的分子机制可能不同,且特定条件的试验结果可能不能推广到其他临床条件下。
- PCPT 研究证明非那雄胺可使前列腺癌的患病率降低 25%。服用非那雄胺的人群高级别前列腺癌比例的明显增加可能由确切的生物学效应引起,但也可能由非那雄胺对 PSA、DRE 和前列腺体积的测量偏倚引起。使用非那雄胺作为预防药物不会影响非前列腺癌和前列腺癌患者的长期存活率。
- SELECT 研究证明维生素 E 和硒都不能预防前列腺癌,维生素 E 的使用与前列腺癌风险增加有关。

一项荟萃分析纳入了 3 个随机对照试验,包含了 154 名患者,该荟萃分析显示番茄红素摄入并非前列腺癌风险的保护因素(Ilic et al,2011)。

4. 绿茶

流行病学研究发现,在摄入绿茶高的亚洲地区,前列腺癌的患病率低,因此绿茶是否具有预防前列腺癌的作用引起了人们的研究兴趣。绿茶茶多酚(占绿茶茶叶中可提取固体的 30%~40%)在体外试验中证实可以诱导前列腺癌细胞凋亡、抑制癌细胞生长。在一项包含 60 名前列腺上皮内瘤变患者的随机、安慰剂对照试验中,茶多酚组比安慰剂组有更低的前列腺癌风险(1:9)(Brausi et al,2008)。但是确定绿茶摄入在前列腺癌预防中起到的作用还需进一步试验。

五、结论

前列腺癌的发生过程复杂。机体运转的内在规律、微观分子因素、环境因素在机体衰老的大背景下,协同促进了前列腺癌的产生。临床试验、一般人群和流行病学研究中的疾病诊断相互混淆,最终使人们对本病的理解复杂化。另外,由于目前尚无法区分生物学上显著的前列腺癌与生物学非显著前列腺癌,导致人们对这些因素相互作用的理解更加复杂。

尽管化学物质预防前列腺癌的临床试验取得了不错的结果,专家委员会认可 5α-还原酶抑制药的作用且随后的其他研究无更有效的方案和药物,但专科医生和初级保健医生对 5α-还原酶抑制药的使用依旧相对较少且缺乏热情。FDA 对 5α-还原酶抑制药毒副作用的严格审查成为本药应用的主要障碍。SELECT 研究结果提示微量营养物质用作防癌化学物质的前景渺茫,这些物质甚至可能促进前列腺癌发生。对有前列腺癌风险的人群进行遗传学和分子学层面的分子靶向干预是未来的发展方向。

参考文献

完整的参考文献列表通过 www. expertconsult. com 在线获取。

推荐阅读

Andriole GL, Bostwick DG, Brawley OW, et al. Effect of dutasteride on the risk of prostate cancer. N Engl J Med

2010;362;1192-202.

Andriole GL,Crawford ED,Grubb RL 3rd,et al. Prostate cancer screening in the randomized Prostate, Lung, Colorectal,and Ovarian Cancer Screening Trial;mortality results after 13 years of follow-up. J Natl Cancer Inst 2012;104;125-32.

Barbieri CE, Tomlins SA. The prostate cancer genome; perspectives and potential. Urol Oncol 2014;32;53,e15-22.

Eeles R,Goh C,Castro E,et al. The genetic epidemiology of prostate cancer and its clinical implications. Nat Rev Urol 2014;11;18-31.

Etzioni R,Gulati R,Cooperberg MR,et al. Limitations of basing screening policies on screening trials;The US Preventive Services Task Force and Prostate Cancer Screening. Med Care 2013;51;295-300.

Klein EA,Thompson IM Jr,Tangen CM,et al. Vitamin E and the risk of prostate cancer;the Selenium and Vitamin E Cancer Prevention Trial (SELECT). JAMA 2011;306;1549-56.

Li LC,Carroll PR,Dahiya R. Epigenetic changes in prostate cancer;implication for diagnosis and treatment. J Natl Cancer Inst 2005;97;103-15.

Masko EM,Allott EH,Freedland SJ. The relationship between nutrition and prostate cancer;is more always better? Eur Urol 2013;63;810-20.

Nelson WG,De Marzo AM,Isaacs WB. Prostate cancer. N Engl J Med 2003;349;366-81.

Redman MW,Tangen CM,Goodman PJ,et al. Finasteride does not increase the risk of high-grade prostate cancer; a bias-adjusted modeling approach. Cancer Prev Res (Phila) 2008;1;174-81.

Schröder FH, Hugosson J, Roobol MJ, et al. Prostate-cancer mortality at 11 years of follow-up. N Engl J Med 2012;366;981-90.

Thompson IM,Goodman PJ,Tangen CM,et al. The influence of finasteride on the development of prostate cancer. N Engl J Med 2003;349;215-24.

Tomlins SA,Rhodes DR,Perner S,et al. Recurrent fusion of *TMPRSS2* and ETS transcription factor genes in prostate cancer. Science 2005;310;644-8.

Welch HG, Albertsen PC. Prostate cancer diagnosis and treatment after the introduction of prostate-specific antigen screening; 1986-2005. J Natl Cancer Inst 2009; 101;1325-9.

（成向明　杨　鸣　杨庭楷　邱子锴
李嘉临　**编译**　周智恩　周　毅　邓建华
严维刚　**审校**）

第 8 章 前列腺癌的肿瘤标志物

Todd M. Morgan, MD, Ganesh S. Palapattu, MD, Alan W. Partin, MD, PhD, John T. Wei, MD, MS

前列腺癌生物标志物领域目前处于快速发展的阶段。过去十年间，人们对局限在某器官的癌肿的异质性的认识已经成熟。临床问题已经从前列腺癌的诊断变为区分侵袭性和非侵袭性疾病。这种基本关注点的转变将把前列腺癌新型生物标志物的发现和研究推向新阶段。

在泌尿系统恶性肿瘤中，前列腺癌的诊治因特异性肿瘤标志物的发现和应用而获益匪浅。从1979 年的发现到 20 世纪 80 年代和 90 年代后期的临床应用，前列腺特异性抗原（PSA）已经发展成为检测、分期和监测前列腺癌的重要工具。PSA 筛查的广泛应用使人们对前列腺癌的认识更为深刻。PSA 的应用使得局限于前列腺的恶性肿瘤在选择根治性前列腺切除术或放射治疗后，其治愈率大大提高。在 20 世纪 80 年代和 90 年代初期，大多数的前列腺癌通常是依靠直肠指诊（DRE）和（或）PSA 的异常来判断，而现在临床上的前列腺癌大多数是处于直肠指诊阴性的时期（T_{1c} 期），这时的 PSA 水平在 $2.5 \sim 10 \mathrm{ng/ml}$。［PSA 筛查的广泛应用和前列腺癌自然病史的漫长使得前列腺癌从过去发现时已有阶段性转移阶段到现在的不可触及且局限于前列腺阶段（T_{1c} 期），同时降低了病死率］（McCormack et al，1995；Lilja，1997；Pound et al，1997；Stephenson and Stanford，1997；Rittenhouse et al，1998；Polascik et al，1999；Pound et al，1999；Diamandis et al，2000）。然而，如上所述，这些通过 PSA 诊断为 T_{1c} 期前列腺癌的临床路径差别很大。尽管 PSA 筛查提高了前列腺癌患者的生存率，但对于其他能够通过 PSA 检测的疾病来说，其结果却不尽如人意。因为这些癌症很多可能并不会对生存构成威胁（Diamandis et al，2000；Yousef and Diamandis，2001；Gretzer et al，2002），而前列腺癌患者最常见的死亡原因是心脏疾病。我们的目的不是要淡化前列腺癌对男性死亡率的影响，因为仅在美国每年死于前列腺癌的患者大约有 30 000 名，我们想强调的是迫切需要可靠的检测工具，使患者和医师都能很容易地识别出前列腺癌。

尽管 PSA 作为前列腺癌的肿瘤标志物得到了普遍的认可，但它具有器官特异性而非癌症特异性。虽然检测 PSA 已作为常规检查，但该肿瘤标志物在特异性方面的有限性仍存在很大的争议。在患有癌症的男性和患有良性疾病的男性中，血清 PSA 水平存在着显著的重叠。血清 PSA 的升高在癌症、炎症或良性前列腺增生（BPH）等导致前列腺内部组织结构变化的疾病中均可出现。目前，血清 PSA 水平 $2.6 \mathrm{ng/ml}$ 作为推荐前列腺活检的阈值。扩展模式活检方法的应用，使得 PSA 水平升高（血清 PSA $4 \sim 10 \mathrm{ng/ml}$）的男性有 40% 被诊断为前列腺癌，假阴性率为 20%。在一些情况下，活检针可能无法穿刺到病变区（即样本偏差），因而未能诊断为癌症。为此，PSA 衍生物如 PSA 密度、PSA 速度、年龄调整值及最近出现的分子衍生物,已经在尝试提高 PSA 对前列腺癌的诊断率。

在临床上,局限性前列腺癌患者在以下四个时期需要做生物标志物检查:①筛查;②PSA 升高的患者既往活检阴性;③新诊断患者的预处理;④前列腺切除术后。通过识别最大隐匿有害疾病风险的男性,增加生物标志物筛查的应用可以显著减少接受前列腺活检的男性数量。有些人在最初的活检阴性后仍然担心,但在有 PSA 升高或基于其他变量因而有对癌症的担忧是合理的。目前,可以解决这种情况的一些生物标志物,在这方面的新发现将有助于临床。在确诊前列腺癌后,选择相应的治疗方法也是个问题。关于生物学行为的认识可以在选择治愈(例如,根治性前列腺切除术或放疗)还是积极监测的决策时有极大的帮助。前列腺切除术后的生物标志物有助于确定辅助治疗的方式。

对癌症发生和前列腺癌的分子生物学的新认识在前列腺癌研究领域划出新的时代。分子肿瘤学的先进技术和实验室技术的突破已经极大地扩展了创新工具及预测未来的新方法。在本章中,我们将讨论生物标志物发现的过程和阶段,尤其是通过血液、尿液和组织检测的生物标志物的原理和临床应用。

为了寻找最佳的前列腺癌生物标志物,科研人员尝试、研究了几种分子学方法。基本细胞过程的路径首先从 DNA 序列(基因)开始,该序列转录为信使 RNA(转录物),然后翻译成特定功能的蛋白质(例如,催化生化反应形成产物,如代谢产物)。前列腺癌生物标志物研究的指导原则是:与良性病变相比,前列腺癌细胞在某些分子行为上是不同的。另一个重要的观察结果是侵袭性前列腺癌细胞与惰性疾病相比具有微妙的不同。通过对组织和体液中这些分子间差异的鉴定和定量构成前列腺癌生物标志物发现的基础。

一、生物标志物的发展

虽然许多研究团队正在研究能够早期诊断前列腺癌的方法,但早期诊断研究网络(EDRN)已经为生物标志物的发现开发了一个强大的装备。

EDRN 是由国家癌症研究所资助的一个项目,其目的是发现、研究和验证有意义的生物标志物和早期诊断癌症的方法(Schedlich et al,1987;Clements,1989;Srivastava et al,2001;Srivastava,2014)。EDRN 隶属于癌症预防部门。顾名思义,它是一个与产业、公共卫生组织、信息中心和患者倡导者合作的以学术为中心的网络。该网络由五个部分组成。

生物标志物研究实验室负责发现新的生物标志物和技术。他们发现生物标志物并参与早期验证阶段。生物标志物参考实验室促进了检测这些新生物标志物的发现和验证。若没有这些努力,在不同地区实验室,结果异质性将会很大。生物标志物参考实验室还有助于开发更强大和有效的临床试验。临床流行病学验证中心是一个大型临床实践机构,其可以获得充足的临床样本进行临床试验。他们负责为生物标志物研究实验室收集样品。数据管理和协调中心是该网络的核心,因为它为所有研究阶段提供后勤和数据统计服务。该 EDRN 部门负责创建可靠、安全且实用的方法来收集数据用于网络研究。最后一个部门是信息中心,负责开发信息管理软件。随着 EDRN 经验的增长,肿瘤学、临床试验、生物统计学和信息学领域的专家一起完善了新生物标志物的实际研究(Young et al,1995;Lilja,1997;Rittenhouse et al,1998;Pepe et al,2001)。从概念上讲,生物标志物通过五个发展阶段中的每个阶段的进展表明其应用于临床的证据逐渐增强。

第 1 阶段是生物标志物发现。虽然生物标志物可能在任何一个实验室发现,但生物标志物研究实验室除了研究传统的信号通路外,还打算成为基因组学、蛋白质组学、糖学和代谢组学的研究中心。该阶段的目标是发现潜在的生物标志物、确定每个标志物的优先等级并进行验证。第 1 研究阶段的典型成果是新发现的生物标志物在癌症患者和对照者中检测具有一定的灵敏度和特异性。至此,临床前测定进入阶段 2。

第 2 阶段的目标是检测新生物标志物在区分病变组和对照组方面更可靠的敏感性和特异性。生物标志物参考实验室经常参与临床试验的优化和评估试验的可重复性以准备临床试验。通常将组织样本中生物标志物与尿液或血清等微创检测方法相比较。如果可行,研究人员可能会开始研究影响这些生物标志物表达的因素和这些生物标志物与癌症分期、分级和预后之间的关系。在此阶段的临床样本往往更能代表目标人群,因此,如果生物标志物最初是在组织的过度选择上发现的,此阶段则可能会失败。许多生物标志物发现项目也越来越倾向于在阶段 1 和阶段 2 收集更多样化的癌症样本。

第 3 阶段是研究新生物标志物在检测临床前疾病状态的能力,并评估生物标志物相对于临床表现所能提前的时间。"阳性测试"所需的标准在此阶段定义。充分进行了检验协变量对生物标志物表达和检测的影响的研究。鉴于生物标志物的数量不断增加,经常会看到在此研究阶段的算法支持一整组生物标志物而非单个生物标志物。用于该阶段的组织储存库通常是回顾性队列研究,其中临床样本随着时间的推移而进行前瞻性地选取,并仔细注释临床终点和风险因素。这些受试者通常在癌症被确诊前得到识别,有时在诊断前几年。虽然在第 3 阶段不需要前瞻性收集的数据,但为这些数据的可用性提供了更好的统计学评估方法。

完成第 3 阶段后,新的生物标志物将开始经过验证的临床试验,并且根据其健康受试者的临床适应证,能够区分出病例与对照。可能影响生物标志物的检测和表达的因素已经有所了解,接着计划进行前瞻性验证试验,即第 4 阶段。

在第 4 阶段中,明确限定使用新生物标志物的指征。受试者在临床流行病学验证中心注册。非 EDRN 站点通常招募受试者以满足必要的权重和招募时期的构架。根据书面的批准书,确定潜在受试者的资格,并注册在人口普查、疾病、风险因素和癌症终点上。第 4 阶段的要求是量化目标人群中生物标志物所体现的性能特征。这种量化通常通过检测敏感性、特异性、阳性预测值和阴性预测值来实现。其次,该阶段还检查使用生物标志物诊断癌症的特征,进而考虑实施可行性和成本,并考虑对总体病死率所造成的潜在影响。

与药物研究相比,随机临床试验作为验证疗效的方法,生物标志物很少用这些试验进行测试,因为需要的样本量大、持续时间长以及所需的费用高(Lundwall and Lilja,1987;Andriole et al,

2009;Schröder et al,2009)。然而,Pepe 及其同事在 2008 年提出了一种专门用于生物标志物发现[前瞻性随机开放,盲法终点(PROBE)研究设计]的强大临床验证设计(Kumar et al,1997;Lövgren et al,1997;Takayama et al,1997)。PROBE 设计旨在克服频谱偏差,其中存在病例和对照选择的差异。此外,这种方法克服了确定偏倚,定义为倾向生物标志物水平不同的患者进行不同诊断的测试,因为所有的受试者将接受相同的测试。在 EDRN 中,一种共同的策略是用前瞻性登记来研究未知样本的验证工作,其存储在马里兰州弗雷德里克的国家癌症研究所。这样,只要样本量足够,就可以使用大群组对一系列生物标志进行验证研究。

最终,期望出现新的生物标志物以减轻癌症的负担,并且这发生在第 5 阶段——癌症对照研究中。随着时间的推移,生物标志物有望在疾病过程的早期便能有效地识别癌症,从而提高构建其有效性。在第 5 阶段取得结果成功的标志是能够降低癌症病死率,这可归因于生物标志物的使用,同时不会产生过高的成本或过度诊断。迄今为止,实现了这一目标的生物标志物很少。

从本质上讲,从第 1 阶段到第 5 阶段生物标志物研究所需的费用通常超过数百万美元。EDRN 因而采用一个共同策略是与多个机构和行业进行合作,为不同阶段的研究提供资金,因其共同目标是将生物标志物转移到可能改善人群健康的临床实践中去。EDRN 的方法不仅仅是研究生物标志物的唯一方法,其科学研究的大纲也给其他人提供了一个严格的框架。

生物标志物性能评估

在上文中,我们讨论了 EDRN 在生物标志物的研究和验证中所应用到的研究设计。在下文我们将简要讨论、评估生物标志物性能的常用方法。通常,该评估是在具有临床适应证的目标群体中,依据临床等级进行试验的。评估有效性最常用的方法是计算敏感性(灵敏度)、特异性和准确度。敏感性定义为生物标志物检查阳性的患者所占的比例,而特异性定义为实验室检查阴性的个体所占的比例。准确度是实际阳性和实际阴性总和除以总人口。使用接收器描绘特异曲线,以图形的方式总结敏感性和特异性。该方法绘制出垂直轴上的敏感性和横轴上的特异性。如此,曲线下面积(AUC)可以用来测量精度。AUC=1表示理想测试,而AUC=0.5表示该生物标志物检测效果不佳。

尽管广泛使用,但敏感性和特异性并不直观,通常使用阳性和阴性的预测值。这些值是根据敏感性和特异性以及疾病的流行程度所计算出来的。阳性预测值的定义是阳性检测表明存在疾病状态的概率。同样地,阴性预测值是当生物标志物检测为阴性时患者不存在疾病状态的概率。在许多方面,这些措施与临床实践更相关,并且越来越倾向于将这些作为生物标志物验证试验的终点。

在前列腺癌早期诊断中,考虑实验室检测前和检测后的概率是有意义的。当引入新的生物标志物时,随之带来的问题是,这增加了多少我们在风险预测方面已知的程度?在这一方面,可以使用似然比(LR),代表检测表明新的生物标志物增加或降低活检前的疾病概率的程度。计算阳性LR为癌症患者阳性检测的概率除以无病个体检测结果的概率。同样的,计算阴性LR为健康男性中阴性检测结果的概率除以患有前列腺癌的男性的概率。LR大于1表示检测结果增加了患癌的可能性,而小于1的LR则降低了患癌的概率。在文献中,大于5或小于0.2的LR被认为是预测概率有意义的变化。

目前,许多高通量方法的创新使得前列腺生物标志物以更高的速率增加(Takayama et al,2001;Prensner et al,2012)。了解美国食品和药物管理局(FDA)批准和其他机构批准的生物标志物的现状是有助于研究的(Ablin et al,1970;Sensabaugh,1978;Kuriyama et al,1980;Seamonds et al,1986;Stamey et al,1987;Oesterling et al,1988;Füzéry et al,2013)。FDA批准被认为是整个研究过程的终点,因为它表明政府批准了特定适应证并提供了生物标志物的有效性和安全性。这些过程不是草率的,反而往往需要花费数百万美元。目前FDA批准的生物标志物包括PSA,游离总PSA比率(%fPSA),前列腺健康指数(PHI)和PCA3。另一个适用于新生标志物的常用术语是CLIA认证检测。由医疗保险和医疗补助服务中心确立了临床实验室改进规则

(CLIA),旨在确保实验室检测的质量,但不保证生物标志物的有效性或安全性。CLIA项目检测应用于临床实验室检查的性能,包括实验室精确度、分析敏感性(灵敏度)和特异性,报告区间,参考范围和检测系统标准。与FDA批准相比,CLIA认证检测适用于企业商用的检测,但不保证生物标志物经过严格的临床验证。

二、基于血液的生物标志物

(一)前列腺特异性抗原

PSA最初是作为监测前列腺癌患者治疗后的生物标志物而研究的,已成为前列腺癌筛查解决争议的避雷针。鉴于其独特的突出性,我们需要明确PSA,从而为其他潜在的前列腺癌生物标志物奠定基础。PSA也称为人激肽释放酶肽酶3(hK3),是激肽释放酶基因家族的成员(图8-1)。最初,该基因家族仅发现了三个基因:胰/肾激肽释放酶($hKLK1$)、人激肽释放酶2($hKLK2$)和PSA($hKLK3$)基因(Yu et al,1994a,1994b,1994c;McCormack et al,1995;Lilja,1997;Rittenhouse et al,1998;Diamandis et al,2000)。随后发现了其他12种激肽释放酶基因,该家族蛋白酶现在由15个成员组成,并用不同的命名法命名(Monne et al,1994;Diamandis et al,2000;Yousef and Diamandis,2001)。这些蛋白质都是丝氨酸蛋白酶,位于跨越q13.2-q13.4的区域内的19号染色体的长臂上。这些丝氨酸蛋白酶具有相似的氨基酸序列,表达60%的人激肽释放酶肽酶1(hK1)和人激肽释放酶肽酶2(hK2),后者与PSA具有78%的同源性(Schedlich et al,1987;Clements,1989;Yu and Diamandis,1995)。hK2和hK3(PSA)均从前列腺上皮以酶原的形式分泌,并存在于精液和血清中。因为它们具有结构同源性,所以它们都可以与内源性蛋白酶抑制剂形成复合物,例如α_2-巨球蛋白(A2M)和α_1-胰凝乳蛋白酶(ACT)(Levesque et al,1995;Young et al,1995;Lilja,1997;Rittenhouse et al,1998)。

要了解PSA及其相关的衍生物,了解PSA的历程非常重要。PSA最开始是酶原,称为pre-proPSA,其含有17个氨基酸的前导序列(Lundwall and Lilja,1987;Oesterling et al,1988;Partin

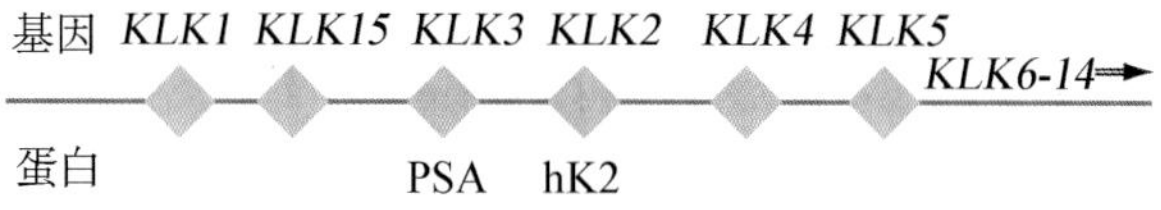

基因 *KLK1 KLK15 KLK3 KLK2 KLK4 KLK5*
　　　　　　　　　　　　　　　　　　　　KLK6-14➡

蛋白　　　　　　PSA　hK2

图 8-1　**人类激肽释放酶基因家族。**Yousef 和 Diamandis 描述的人类激肽释放酶基因座和相应的蛋白质

et al,1990)。preproPSA 的裂解产生了 proPSA，一个含有 244 个氨基酸的无活性的酶原。最后，hK2 裂解 proPSA 的前导氨基酸序列激活 PSA（Kumar et al,1997；Lövgren et al,1997；Takayama et al,1997；Magklara et al,2000；Meng et al,2002)。其他前列腺激肽释放酶，例如 hK4，也可能在 proPSA 的裂解中发挥作用（Lilja and Weiber，1984；Lilja，1985；McGee and Herr，1988；Takayama et al,2001)。

　　PSA 在 20 世纪 70 年代末首次被发现和提纯，但在之后的十年内没有广泛应用于临床泌尿外科（Ablin et al,1970；Sensabaugh,1978；Kuriyama et al,1980；Seamonds et al,1986；Stamey et al,1987；Oesterling et al,1988；Christensson et al,1990；McCormack et al,1995；Otto et al,1998)。已报道 PSA 的异位表达在恶性乳腺癌癌组织（Yu et al,1994a,1994b,1994c；Partin et al,2003)、正常乳腺组织（Christensson et al,1990；Monne et al,1994；Zhang et al,2000）及母乳（Lilja et al,1991；Yu and Diamandis,1995；Végvári et al,2010)及肾上腺和肾癌中的浓度均较低（Sensabaugh,1978；Levesque et al,1995；McCormack et al,1995)，PSA 具有高度器官特异性，因为它主要由前列腺上皮细胞产生。正如其作为诊断的生物标志物表现得并不完美那样，PSA 还不具有肿瘤特异性——良性与恶性前列腺疾病患者的 PSA 值存在较大的重叠（Oesterling et al,1988；Partin et al,1990；Catalona et al,1991)。以每克来计算，PSA 相对于前列腺癌组织，在非癌症组织中表达更大（Henttu et al,1992；Magklara et al,2000；Meng et al,2002)。

　　这种雄激素调节蛋白酶的功能是对射精后凝胶形式的精液和精液中的纤维连接蛋白水解来液化精液的（Lilja and Weiber,1984；Lilja,1985；Goldfard et al,1986；McGee and Herr,1988)。PSA 通常在血清中的浓度很低（ng/ml)。在血清

中,PSA 以结合（复合 PSA)和未结合［游离 PSA(fPSA)］形式进行循环（图 8-2)。目前已知的与血液中 PSA 结合的三种蛋白质是 ACT,A2M 和 α₁-蛋白酶抑制剂（API)(Christensson et al,1990；Vieira et al,1994；McCormack et al,1995；Otto et al,1998)。fPSA 与 ACT 的结合使蛋白酶失活,但 PSA-ACT 复合物仍然是免疫学可检测到的（Meng et al,2002；Partin et al,2003)。

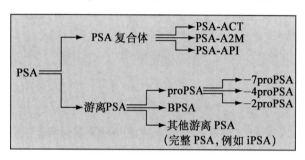

图 8-2　**前列腺特异抗原（PSA)的分子形式。**PSA 的分子衍生物包括 fPSA(游离 PSA)，例如 proPSA(和其他各种片段)、良性前列腺增生相关 PSA(BPSA)，以及其他 fPSA 形式如完整的、未激活的 PSA。PSA 复合体包括与蛋白酶的 fPSA，例如 α₁-抗胰凝乳蛋白酶（ACT)、α₁-蛋白酶抑制剂（API)和 α₂-巨球蛋白（A2M)

　　血清中 70%～80% 的 PSA 是与蛋白质呈结合状态的，大多数以不可逆的方式与 ACT 结合。只有 5%～10% 的 PSA 与 A2M 结合，1%～2% 与 API 结合。PSA 与 A2M 的结合存在一些蛋白水解酶的活性，但是由于所有 PSA 表位位点都被掩盖，因此 PSA-A2M 复合物无法通过当前大多数的检测方法所检测（图 8-3)(Christensson et al,1990；Carter et al,1992；Oesterling et al,1993b；Zhang et al,2000)。PSA-ACT 和 PSA-API 通过 PSA 测定来检测,fPSA 也是如此。没有蛋白水解酶活性的 fPSA 可能在分泌到血清中之前就在前列腺上皮细胞内失活。这种游离的无活性 PSA 不与抗蛋白酶形成复合物,在血清中以未结合形式进行血液循环,并且可通过目前的免疫方法检测到（Lilja et al,1991；Oesterling et al,1993a；Végvári et al,2010)。PSA 进入精液中的初分泌使其在精液中的浓度比血清中所测量的浓度高出 10^6 倍（Sensabaugh,1978；McCormack et al,1995；Morgan et al,1996；Fowler et al,1999；

Fowke et al,2006）。在精原细胞瘤中发现的浓度为 0.5～5.0mg/ml,而在没有前列腺疾病的 50—80 岁男性的血清正常浓度为 1.0～4.0ng/ml（Catalona et al,1991;Fowke et al, 2006;Skolarus et al,2007;Beebe-Dimmer et al,2008）。

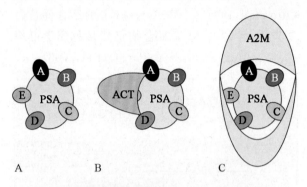

图 8-3 前列腺特异性抗原（PSA）与蛋白酶结合

A. 游离 PSA 具有 A 到 E 的免疫反应表位;B. α₁-抗胰凝乳蛋白酶（ACT）在结合期间阻断 E 表位;C. α₂-巨球蛋白（A2M）阻断 PSA 上的所有免疫反应位点,使得该衍生物难以在血清中检测

PSA 的表达主要依赖雄激素的存在（Henttu et al,1992;Ohwaki et al,2010）。对前列腺内 PSA 进行免疫组化测定,其特点是在 0—6 个月以及 10 岁之后的两段时期出现双峰,并与睾酮水平直接相关（Goldfarb et al,1986;Stamey et al,1987）。血清 PSA 水平在青春期即可检测到并随着黄体生成素和睾酮的增加而增加（Stamey et al,1987;Vieira et al,1994）。在没有前列腺癌的情况下,血清 PSA 水平随年龄、种族和前列腺体积的变化而变化。在单个细胞的基础上,PSA 在良性和恶性前列腺细胞之间表达是相似的（Armitage et al,1988;Dalton,1989;Nadler et al,1995;Meng et al,2002）。

在没有 BPH 的男性中,PSA 的变化率为每年 0.04ng/ml,相比之下,60—85 岁的 BPH 男性每年变化率为 0.07～0.27ng/ml（Carter et al,1992;Yuan et al,1992;Oesterling et al,1993b）。横断面数据表明,PSA 在前列腺体积每增加 1ml 时将增加 4%,PSA 的 30% 和 5% 的变异可分别由前列腺体积和年龄来计算（Oesterling et al,1993a;Kirkali et al,1995）。未患前列腺癌人群中,黑种人的 PSA 值要高于白种人（Simak et al,

1993;Morgan et al,1996;Heidenreich et al,1997;Fowler et al,1999;Fowke et al,2006）。Fowler 及其同事在 1999 年证实:在体积/体积的基础上,黑种人男性的良性前列腺组织血清的 PSA 比白种人男性的良性前列腺组织更多,这种差异随着年龄的增长而增加。体重指数（BMI）似乎也影响着 PSA 水平:BMI 的增加与血清 PSA 的降低独立相关（Tchetgen et al,1996;Herschman et al,1997;Fowke et al,2006;Skolarus et al,2007;Beebe-Dimmer et al,2008）。2010 年,Ohwaki 及其同事的数据表明:这种关联可能是继发于血液的稀释,正如连续血细胞比容（HCT）和连续 PSA 水平之间密切的变化所示。

血清 PSA 水平的升高可能是由于前列腺细胞结构破坏而释放出来的（Stamey et al,1987;Mejak et al,2013）。PSA 从正常腺体内的基底层和基底膜屏障的缺失部位释放可能是 PSA 进入循环的途径。这种屏障损失可发生在前列腺疾病（前列腺增生症、前列腺炎和前列腺癌）和前列腺检查操作（前列腺按摩、前列腺活检）（Wang et al,1981;Ercole et al,1987;Stamey et al,1987;Morote Robles et al,1988）。急、慢性前列腺炎和尿潴留可导致 PSA 不同程度的升高（Armitage et al,1988;Dalton,1989;Nadler et al,1995;Thompson et al,2003;Etzioni et al,2005;Marks et al,2006）。前列腺创伤（例如前列腺活检后）,可导致血清 PSA 暂时性到达峰值,并持续 4 周或更长时间才恢复至基线值（Yuan et al,1992;Thompson et al,2006;Kaplan et al,2012）。

射精对血清 PSA 影响的有关研究表明,在 30—40 岁或以下的男性中,射精不会对 PSA 造成明显的变化（Kirkali et al,1995;McCormack et al,1995;Woodrum et al,1998）,反而血清 PSA 显著降低（Christensson et al,1993;Leinonen et al,1993;Lilja,1993;Simak et al,1993;Stenman et al,1994;Catalona et al,1997a;Heidenreich et al,1997）。在 50 岁及以上的男性中,射精可导致 PSA 短暂的增加,而且很少导致假阳性升高（Tchetgen et al,1996;Herschman et al,1997;Catalona et al,1998;Partin et al,1998）。然而,PSA 似乎在 24 小时内恢复到基线（Rajaei et al,2013）。应该询问新发现 PSA 升高的男性是否在

PSA 检查的 24 小时内有性行为,如果答案是肯定的,应该在再次检查前要求禁欲。长途骑行是造成 PSA 假阳性的另一个潜在原因,自行车骑行超过 55km(公里)后,PSA 水平将增加约 10%(Mejak et al,2013)。

虽然上述因素可导致 PSA 水平的小规模变化,但前列腺疾病的存在(前列腺癌、前列腺增生症和前列腺炎)是影响血清 PSA 最重要的因素(Wang et al,1981;Ercole et al,1987;Morote Robles et al,1988)。前列腺增生症和前列腺炎对 PSA 水平的影响主要是扰乱 PSA 在筛查时的准确性。对前列腺增生症和前列腺癌患者的前列腺直接的治疗,可以通过缩小产生 PSA 的前列腺上皮的体积和减少每个细胞产生的 PSA 的量来降低血清 PSA。5α-还原酶抑制药(5ARI),如非那雄胺和度他雄胺,已被证明在治疗 12 个月后可将 PSA 水平降低约 50%(Guess et al,1993);于是提出了所谓的倍增规则,即在接受 5ARI 治疗的男性中 PSA 水平乘以两种因素以指导关于前列腺癌风险的一些决定。然而,使用 2 的倍数可能会高估治疗前 6 个月的 PSA 值,并低估治疗数年后 PSA 的水平(Thompson et al,2003;Etzioni et al,2005;Marks et al,2006)。此外,来自前列腺癌预防试验和其他来源的数据表明,通过 5ARI 治疗能显著改善 PSA 在筛选环境中的性能特征,AUC 为 0.76(非那雄胺)对比 0.68(安慰剂)(Thompson et al,2006;Kaplan et al,2012)。对 PSA 值的解释应该考虑到是否存在前列腺疾病、既往史和前列腺治疗史。

1. 游离前列腺特异性抗原

尽管发现大多数血清 PSA 与蛋白酶(主要是 ACT)是呈结合状态的,但仍有 5%~45% 的 PSA 作为酶促失活的 fPSA 形式存在(表 8-1)(McCormack et al,1995;Woodrum et al,1998)。恶性细胞大量产生 PSA,这似乎更频繁地逃避了蛋白水解酶的水解,导致与没有前列腺癌的男性相比,患癌症的男性血清中与 ACT 复合的血清 PSA 的比例更高,总 PSA(tPSA)的比例更低(Christensson et al,1993;Leinonen et al,1993;Lilja,1993;Stenman et al,1994;Catalona et al,1997a)。该原则导致 fPSA 检测的研究可作为提高 PSA 作为前列腺癌筛查生物标志物的准确性的方法,并

且 FDA 批准了将其应用于血清总 PSA 水平为 4~10ng/ml 且直肠指检(DRE)阴性的男性中(Catalona et al,1998;Partin et al,1998)。%fPSA 在 PSA 水平低于 10ng/ml 时最为有用,因为已证明 tPSA 的阳性预测值大于 10~20ng/ml 约占 80%。

表 8-1　PSA 的分子衍生物

PSA 类型	血清中含量(%)
PSA 复合体	60~95
PSA-ACT	60~90
PSA-API	1~5
PSA-A2M	10~20
fPSA	5~40

ACT. α$_1$-抗胰凝乳蛋白酶;API. α$_1$-酶原抑制药;A2M. α$_2$-巨球蛋白;PSA. 前列腺特异抗原

大量研究评估了 %fPSA 切割点,以确定优化该工具性能的潜在阈值。Christensson 及其同事在 1993 年分别检测了前列腺癌患者和正常男性的 fPSA 和 tPSA 分数,并发现与单独使用 tPSA 相比,在 fPSA/tPSA 临界值为 0.18(18%fPSA)时,区分癌症患者和非癌症患者的能力显著提升。当使用 %fPSA 截止值范围为 14%~28% 时,可避免 20%~65% 的不必要的活组织检查,同时在 4~10ng/ml 的 tPSA 范围内仍保持 70%~95% 的灵敏度(Pound et al,1997;Stephenson and Stanford,1997;Catalona et al,1998;Partin et al,1998;Polascik et al,1999;Pound et al,1999;Veltri and Miller,1999;Vessella et al,2000)。在一项多中心的前瞻性研究中,50-75 岁男性同时 PSA 水平在 4~10ng/ml,良性前列腺更明显,25% 的 %fPSA 截断率能够检测到 95% 的癌症(敏感性),同时避免了 20% 的不必要的活检(特异性)(Catalona et al,1998;Gretzer et al,2002)。这导致 %fPSA 的 AUC 显著高于 tPSA(0.72 vs. 0.53)。然而,最近的数据显示对于 12 针前列腺活检方案的男性,其癌症检测的 %fPSA 的 AUC 略有下降(Srivastava et al,2001;Canto et al,2004a;Srivastava,2014)。虽然没有统一的 %fPSA 阈值,但是有些专家建议将切点定在 15%~25%。然而,最近

的一个重要进展是包含多种临床变量的预测工具的可用性和使用的增加,例如tPSA,%fPSA和直肠指检(DRE)所发现的(Pepe et al,2001;Hernandez et al,2009;Zaytoun et al,2011)。特别是,基于

前列腺癌预防试验(PCPT)结果的最新的计算器提供了前列腺癌风险的校准估计,以促进共同的临床决策(图8-4)(Andriole et al,2009;Schröder et al,2009;Ankerst et al,2012)。

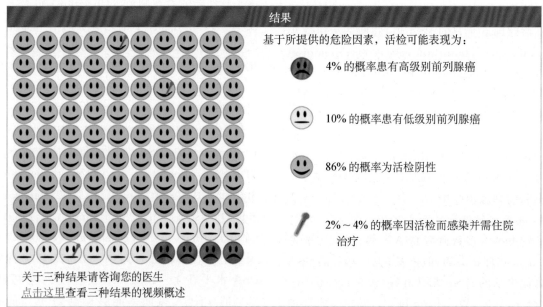

图8-4　圣安东尼奥的得克萨斯大学的健康科学中心做了PCPT风险计算器(http://deb.uthscsa.edu/URORiskCalc/Pages/calcs.jsp),可以在线计算前列腺癌风险。可以使用不同的患者因素和生物标志物得出不同的列线图,并以最常输出图形界面来提供高风险癌症和患前列腺癌的风险

一些研究还评估了%fPSA在tPSA水平低于4.0ng/ml时的表现,因为高级别的癌症仍然可能在PSA水平低的情况下发生(Thompson et al,2004;Pepe et al,2008)。Catalona及其同事在

1997年证实:对于PSA水平低于4ng/ml的男性,%fPSA临界值为27%时便可以检测到90%的癌症,同时让18%的患者免受不必要的活检(Prensner et al,2012)。与PSA衍生物的比较,

例如前列腺特异性抗原密度、PSA 速度和移行区密度,在类似的队列研究中,％fPSA 的优势明显(Djavan et al,1999;Füzéry et al,2013)。Haese 及其同事在 1997 年证实:与 4～10ng/ml 范围内的％fPSA 相比,tPSA 范围为 2～4.0ng/ml 的％fPSA 不会显著增加临床上检测前列腺癌活检测定次数。在这项研究中,％fPSA 临界值 18％～20％检测到了几乎一半的癌症,并且 73％的人不用再接受活检,活检与癌症的比例为(3～4):1。

除了有助于检测外,％fPSA 还可提供与预后相关的信息。在记录连续测量血清中的％fPSA 表明,侵袭性和非侵袭性前列腺癌之间的％fPSA 持续存在差异(Carter et al,1997)。该研究表明,％fPSA 变化的纵向测量不仅可以有助于诊断,还可以提供病情。大量研究报道了％fPSA 与病理结果之间的相关性,其研究显示低％fPSA 与侵袭性肿瘤之间存在一定的相关性(Morote et al,2000;Aus et al,2003;Shariat et al,2006;Masieri et al,2012)。此外,Shariat 及其同事在 2006年报道了 402 名接受根治性前列腺切除术治疗临床局限性疾病的患者,其％fPSA 的降低和生化指标的复发率之间有独立的关联性。这些数据与698 名接受前列腺切除术的患者的研究数据相反,在后者的研究中发现％fPSA 并不能独立预测具有侵袭性的病理特征或生化指标的复发(Graefen et al,2002)。争议仍然围绕着％fPSA 是否应作为判断预后的生物标志物展开。

在诊断癌症的临床实践中,％fPSA 的解释存在一些重要的提示。前列腺操作、标本的处理和测定变异等因素已被证明能够影响 fPSA 与 tPSA 的比率(Partin et al,1996a,1996b;Roth et al,1998;Foj et al,2014)。尽管可能是 tPSA 的微小变化,fPSA 水平也可能会发生波动,从而影响％fPSA 的计算。此外,因为 fPSA 比复合形式的PSA 更快地从血清中清除,所得到的计算的％fPSA 将直接受到影响。建议在前列腺操作(如手术、活检和膀胱镜检查)后数周内避免进行 PSA 的测定(Partin et al,1996b;Lein et al,1997;Björk et al,1998)。最后,在 5ARI 治疗的情况下,fPSA 以与 tPSA 类似的方式降低,并且这些药物对 fPSA 百分比并没有显著的影响(Keetch et al,1997;Pannek et al,1998)。

临床上最常使用％fPSA 的是对 PSA 升高和既往前列腺活检结果阴性的患者(Stephan et al,1997;Hayek et al,1999;Djavan et al,2000)。Stephan 及其同事在 1997 年报道,当使用％fPSA 值为 21％时重复活检,癌症漏诊率则为 5％;Catalona 及其同事同年报道,阈值范围的 30％内检测到了95％的癌症,同时避免了 12％的患者重复活检。最近的欧洲数据显示重复活检人群中％fPSA 的 AUC为 0.73,超过了 PSA 和 PCA3。而在阈值范围的18％内,％fPSA 表现出 85％的灵敏度和 41％的特异性。然而,在另一个欧洲重复活检队列研究中,％fPSA 的 AUC 仅为 0.52,这表明在该情况下还需要参考其他的生物标志物。

2. 游离 PSA 亚型

血清中的游离 PSA 包含三种亚型:proPSA、良性前列腺增生相关 PSA(BPSA)和完整的 fP-SA(Mikolajczyk et al,2002;Jansen et al,2009)。这三种亚型在血清中的浓度大致相同,并且每种都具有作为前列腺癌生物标志物的前景。如前所述,PSA 起源于 17-氨基酸链,其被分裂而产生失活的前体 PSA,称为 proPSA(Zhang et al,1995;Kumar et al,1997;Mikolajczyk et al,1997,2000,2001;Peter et al,2001)。如图 8-5 所示,除了组成成熟 PSA 的 237 种氨基酸之外,PSA 的前体形式含有 7-氨基酸的前导肽,称为 proPSA 或[－7]proPSA。该前导氨基酸链被 hK2 分裂,产生了PSA 的活性形式。7-氨基酸前导链不均匀分裂导致了产生各种其他截短或剪切形式的 proPSA,包括具有 2,4 和 5 前导氨基酸的 proPSA([－2]proPSA,[－4]proPSA 和[－5]proPSA),并且这些都主要表达在前列腺的外周区。随着细胞的裂解,这些失活形式的酶作为游离 PSA 进行循环,并且占前列腺癌患者循环 fPSA 中的大部分(图8-6)(Mikolajczyk et al,1997)。

在 2000 年和 2001 年,Mikolajczyk 及其同事的报道揭示了前列腺癌组织中这些截短形式的proPSA 水平明显升高。特别是在亮氨酸 5 和丝氨酸 6 的前肽之间切割产生的[－2]proPSA 亚型,其作为血清前列腺癌生物标志物的前景越来越广阔(Le et al,2010;Lazzeri et al,2012,2013)。尽管前列腺癌中[－2]proPSA 水平升高背后的生物学机制仍不清楚,但前列腺癌中 PSA 加工的

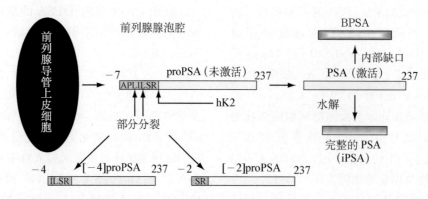

图 8-5 proPSA 的不均匀切割和活化。7-氨基酸前导序列分裂成 proPSA 并从前列腺上皮细胞释放。hK2 切割氨基酸序列以激活 PSA。活性 PSA 水解成完整的 PSA(iPSA),并且可能经过内部降解形成良性前列腺增生相关 PSA(BPSA)。7-氨基酸前导序列的部分切割产生 proPSA 的无活性形式(即[-2] pPSA 或[-4] pPSA)

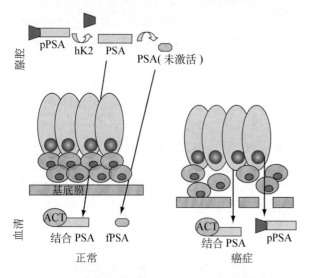

图 8-6 前列腺特异性抗原(PSA)分别在正常与癌症组织中合成的过程。proPSA 分泌到管腔中,其中 7-氨基酸前导序列被 hK2 切割产生活性 PSA。部分活性 PSA 弥散到血清中,并与蛋白酶如 α_1-胰凝乳蛋白酶(ACT)结合。管腔中活性的 PSA 水解成无活性 PSA,以未结合或游离状态进行循环。在前列腺癌中,组织结构的丧失可使血清中结合 PSA 和 proPSA 的量相对增加

减少可能导致 proPSA 及其分裂形式的相对增加,特别是[-2]proPSA。此外,Makarov 及其同事在 2009 年提出,proPSA 的产生可能是由恶性前列腺上皮细胞附近的良性组织所导致的。

从临床角度来看,无论是在首次活检前还是在再次活检前,许多报道均认为[-2]proPSA 在筛查中是有意义的(Le et al,2010;Guazzoni et

al,2011;Lazzeri et al,2012,2013)。Lazzeri 及其同事在 2013 年报道了一项欧洲前瞻性队列研究,其中接受首次前列腺活检的 646 名患者的 tPSA 介于 2～10ng/ml。在 fPSA 和 tPSA 的模型中,%[-2]proPSA 是前列腺癌的强有力独立预测因子,%[-2]proPSA 的 AUC 为 0.67。%[-2]proPSA 也是 Gleason 评分 7 分以上的前列腺癌的高效预测因子。在美国,一项前瞻性国家癌症研究所 EDRN 验证研究证明了%[-2]proPSA 具有优异的性能(Sokoll et al,2010)。包括%[-2]proPSA 在内的由 fPSA 和 tPSA 组成的基础模型中,其显著改善预测的准确性;在血清 tPSA 为 2～10ng/ml 的患者,并且活检时即预测存在前列腺癌时,%[-2]PSA 表现优于 PSA 和%fPSA。此外,%[-2]proPSA 与 Gleason 评分的增加密切相关。[-2]proPSA 水平与 fPSA 和 tPSA 一同纳入方程中,称为前列腺健康指数(PHI)(Lazzeri et al,2013)。PHI 经过 FDA 的批准,适用于 50 岁及以上、tPSA 为 4～10ng/ml、DRE 为阴性的男性。第 4 卷第 11 章将更详细地讨论此检测。

除了在赖氨酸 182 和赖氨酸 145 之间的内部切割外,fPSA 的另一种亚型(BPSA)与成熟的 PSA 具有同一性(Mikolajczyk et al,2002)。其表达通常限于移行区,并且其在良性前列腺增生的环境中高度表达。BPSA 与前列腺的体积密切相关,在区分潜在的惰性和侵袭性疾病方面似乎没有任何的预测预后的能力(Naya et al,2004;de

Vries et al,2005)。虽然仅凭血清 BPSA 不可能区分增生和癌症,但一旦与[-2]proPSA 一同检测,则它可能有新的区分能力(Stephan et al,2009;Rhodes et al,2012)。

所谓的完整 PSA 包含另外的 fPSA 亚组,其已被鉴定为潜在的预测性血清生物标志物(Nurmikko et al,2000;Steuber et al,2007a;Hori et al,2013)。初步研究表明,完整的 PSA 与 fPSA 的比率可以提高前列腺癌检测的精确性(Nurmikko et al,2000,2001;Steuber et al,2002)。然而,一些关于完整 PSA 的研究涵盖了 proPSA 在完整的 PSA 测定中的作用,使得完整 PSA 的单纯预测值变得难以测定。该参数主要用于多激肽释放组件的一部分,本章稍后将对此进行讨论(Vickers et al,2008)。

(二)前列腺特异性膜抗原

前列腺特异性膜抗原糖蛋白(PSMA)作为前列腺癌在血清、尿液或组织中的生物标志物已经多年。人们发现叶酸水解酶与 PSMA 嵌在前列腺上皮细胞的细胞膜内。它是 Ⅱ 型跨膜蛋白,细胞外具有 C 末端,以二聚体的形式存在并结合谷氨酸和谷氨酸样结构(Fair et al,1997;Israeli et al,1997)。PSMA 的基因已被完全测序并克隆,定位于 11 号染色体的短臂上(11p11-p12)。虽然 PSMA 是在前列腺的分泌腺泡上皮中表达,但已在其他组织中分离,包括中枢神经系统(星形胶质细胞和施万细胞)和肠(空肠细胞刷状缘)。在大脑中,PSMA 用于代谢神经递质 N-乙酰基天冬氨酰谷氨酸。在肠中,PSMA 起羧肽酶的作用,称为 Ⅱ 型谷氨酸羧肽酶。

前列腺癌组织中该蛋白的表达水平比正常组织高(Silver et al,1997;Chang et al,1999;Elgamal et al,2000;Minner et al,2011),这个发现对前列腺癌的诊断(Douglas et al,1997)、预后(Perner et al,2007)和影像学(Ristau et al,2014)具有很大作用。学者们设计了多克隆抗体来鉴定 PSMA 在细胞内和细胞外的结构域;但是,很少有人通过免疫组织化学或血清和(或)尿液成功检测(Horoszewicz et al,1987;Douglas et al,1997)。然而,在去势治疗情况下,前列腺癌中 PSMA 的 mRNA 表达量最高(Henttu et al,1992;Israeli et al,1994)。在癌症进展期,已经证实存在差异表达的 PSMA 变体。在 PSMA 的三种可变剪接变体中,一种存在于正常组织被称为 PSM' 的蛋白在 BPH 和前列腺癌中表达有所差异。Su 和他的同事在 1995 年证明:BPH(0.76～1.6)与正常(0.075～0.45)组织相比,前列腺癌中的 PSMA/PSM' 比例高出 3～6 倍。Xiao 及其同事在 2001 年报道了对 PSMA 使用免疫 SELDI(表面增强激光解吸电离)技术进行测定,同样能够区分前列腺癌和 BPH 的病例。还有证据证明:PSMA 在组织中的表达增加可能会使接受根治性前列腺切除术患者的预后更差(Perner et al,2007;Minner et al,2011)。开发一种准确的血清 PSMA 酶联免疫吸附试验对前列腺癌诊断和预后的评估具有潜在的重大意义。然而目前,PSMA 似乎在靶向成像和治疗方面具有更大的用途,并且在这两种情况下都存在有前途并持续进行的试验(Milowsky et al,2007;Barrett et al,2013;Tagawa et al,2013;Osborne et al,2014)。

(三)人类激肽释放酶 2

hK2 与 PSA 具有许多相同重要的特性,并且已证明具有作为另一种前列腺癌肿瘤标志物的潜力(Young et al,1992;Darson et al,1997;Kumar et al,1997;Rittenhouse et al,1998;Lövgren et al,1999;Becker et al,2000a)。在两者的相似点中,hK2 和 PSA 都具有 80% 的氨基酸同源性(见图 8-1),且对前列腺组织表现出的特异性相似,还受雄激素的调节。如前所述,hK2 的关键功能之一是通过分裂氨基酸序列前体来激活酶 proPSA 成活性 PSA(见图 8-6)。

在前列腺组织中,精液和血清中 hK2 的浓度比 tPSA 的 2% 还小(Young et al,1992;Darson et al,1997;Lövgren et al,1999)。与 PSA 类似,血清中的 hK2 可以是蛋白质结合或游离状态的,大多数以游离状态存在。其作为生物标志物的实用性至关重要,hK2 表达不同于组织和血清中的 PSA 表达(Tremblay et al,1997;Darson et al,1999)。例如,在良性上皮中,与 hK2 的最小免疫反应活性相比,PSA 的表达更加强烈。相反,在癌组织中,hK2 的表达更为强烈。表达 hK2 的组织似乎与更具侵袭性的病理特征(包括 Gleason 分级在内)相关(Darson et al,1997;Tremblay et al,1997;Darson et al,1999)。

作为血清生物标志物，hK2 已被广泛地研究，同时具有光明的前景。大量的研究表明血清 hK2 水平与前列腺癌之间存在关联，这表明它可以联合 PSA 来使前列腺穿刺活检患者具有其他选择（Becker et al，2000b；Nam et al，2000；Vickers et al，2007）。此外，低级别前列腺癌患者的血清 hK2 浓度低于患有更具侵袭性的前列腺癌的男性（Darson et al，1999）。为了改善 hK2 作为生物标志物的能力，一些研究评估了 hK2 与 fPSA（和/或 tPSA）的比率。对于 tPSA 在 4～10ng/ml 范围内的男性，hK2/fPSA 能够显著地区分前列腺癌和 BPH，而 hK2/tPSA 则没有这样的能力（Becker et al，2000b）。来自多中心研究的数据表明：在活检结果为阳性的男性中，单独观察 hK2 和 hK2 与 fPSA/tPSA 联合检测之间的对比有统计学意义（Kwiatkowski et al，1998）。Partin 及其同事在 1999 年证实，%fPSA 和 hK2/fPSA 相联合，在 tPSA 为 2～10ng/ml 时能增加癌症的检出率。关于血清 hK2 预测预后，研究显示 hK2 与病理特征为侵袭性和生化指标的复发相关（Haese et al，2001；Steuber et al，2007b）。

也许 hK2 作为前列腺癌生物标志物最有希望的用途是帮助 4Kscore 的发展，这是由 Vickers 及其同事，一个从事多激肽释放酶组的团队在 2008 年报道的。这些学者使用来自欧洲哥德堡的一大组随机前列腺癌筛查研究（ERSPC）组的男性，在统计模型中与四种激肽释放酶形式（tPSA、fPSA、完整 PSA 和 hK2）联合进行准确地预测 PSA 3.0ng/ml 及以上男性中存在前列腺癌的比例（AUC 为 0.84）。这些研究结果在一个单独的 ERSPC 队列（鹿特丹组）中得到验证，其建议使用多激肽释放酶可以在 1000 名中使 513 名患者免受活检，其中 177 名中仅有 54 名患者未发现低级别癌症，100 名中 12 名患者未发现高级别癌症（Vickers et al，2010）。此外，在该组中，392 名男性在 1994－2004 年期间接受了根治性前列腺切除术，这些患者的四种激肽释放酶标记与病理侵袭性疾病特征独立相关，并提高了基本模型的准确性（AUC 为 0.81～0.84）（Carlsson et al，2013）。现在该组化验已作商用（Parekh et al，2014；Bryant et al，2015）。

（四）额外的激肽释放酶肿瘤标志物

除 PSA（hK3）和 hK2 外，还发现了 13 种其他激肽释放酶的基因（Paliouras et al，2007）。所有激肽释放酶都在正常的前列腺组织中表达，并且这些基因的表达产物已经被证实具有作为前列腺癌肿瘤标志物的潜力（Shaw and Diamandis，2007）。这些蛋白酶中有许多都具有高度保守的结构，并且已被证明有助于生物反应，例如血管的生成和生长因子的释放（Diamandis and Yousef，2001）。这些蛋白质的研究表明激肽释放酶在影响正常生理和病理过程的途径中具有相互作用（Yousef and Diamandis，2002）。在这些基因中，有研究评估了 KLK4、KLK14 和 KLK15 作为前列腺癌生物标志物的广阔前景，尽管它们主要是存在于组织中而不是血清中（Schmitt et al，2013）。KLK4 mRNA 在大多数前列腺癌中发现其表达水平较高，与正常的前列腺组织（Obiezu et al，2002；Xi et al，2004；Klokk et al，2007）相比前者可代表治疗靶点（Jin et al，2013）。KLK14 和 KLK15 可能是预后不良的标志物（Stephan et al，2003；Yousef et al，2003；Rabien et al，2008）。Rabien 及其同事在 2008 年证实了 KLK14 水平对免疫组化染色与前列腺癌患者进行根治性前列腺切除术后生化指标的进展之间的关系。同样的，Mavridisand 及其同事在 2013 年研究发现，150 名接受根治性前列腺切除术治疗前列腺癌的患者中，KLK15 的表达与生化指标复发之间存在着独立的相关性。

（五）内皮因子

内皮糖蛋白是一种跨膜糖蛋白，也称为 CD105，并且作为转化生长因子（TGF）β_1 和 β_3 在细胞表面的共同受体。它在血管生成中起关键作用，并且倾向于在血管内皮细胞中定位和表达。虽然最初的研究表明前列腺癌组织中内皮因子的表达增加（Wikström et al，2002），但研究人员测试了在前列腺癌患者的血浆和尿液中检测内皮因子的可能性。术前血浆内皮因子与接受根治性前列腺切除术患者的淋巴结阳性数目相关，并具有独立预测生化指标复发的能力（Karam et al，2008；Svatek et al，2008）。类似地，当内皮因子与几种其他基于血液的生物标志物联合使用时，能够进一步区分生化指标的复发风险（Svatek et al，2009）。与活检阴性结果的男性相比,内皮因子在患有前列腺癌的男性、接受直肠指诊后的尿液中表达增加。尿液中的水平与肿瘤体积相关,并且在鉴别活检结果方面似乎比 PSA 更准确(Fujita et al,2009)。虽然这些初步研究的设想很有趣,但需要多家机构进一步的验证,以更好地了解内皮因子作为预测预后的生物标志物方面的临床效用。

(六)循环肿瘤细胞

循环肿瘤细胞(CTCs)长期以来被作为潜在的能够预测预后和治疗反应指标的生物标志物。这一令人兴奋的研究可追溯到 20 多年前,研究人员发现能够检测晚期前列腺癌患者血液中 PSA 的 mRNA 时(Katz et al,1994)。随后对前列腺癌的 CTC 研究采用了多种方法,诸如利用大小、表面标志物的表达和细胞可塑性等特征,将 CTCs 与血液中循环的单核细胞区分开来(Pantel and Alix-Panabières,2010;Danila et al,2011b;Yu et al,2011)。通常,CTCs 是指 CD45 阴性同时上皮标志物如上皮细胞黏附分子(EpCAM)和(或)细胞角蛋白(CK)阳性的细胞。关键的是,没有单一的金标准定义或方法来分离 CTCs。因此,CTCs 作为前列腺癌生物标志物的发展相对缓慢,并且研究的对比数据仍然具有挑战性。

目前,FDA 只批准一种用于鉴定 CTCs 的方法:细胞搜索法(Veridex,Warren,NJ)。细胞搜索系统使用 EpCAM 抗体对 CTC 进行捕获,并使用 CD45(阴性)同时 CK8,18 和 19(阳性)的抗体染色以鉴定患者的 CTCs。使用该系统,在疾病过程中的任何时期,每 7.5ml 血液中 CTC 计数为 5 个或更多细胞,这与前列腺癌、乳腺癌和结肠直肠癌的预后不良直接相关(Cristofanilli et al,2004;Shaffer et al,2007;Cohen et al,2008;de Bono et al,2008)。在一项对 422 名转移性前列腺癌患者的研究中,使用 Veridex 平台,研究人员证明治疗 2～5 周后,细胞的基线数量存在差异(图 8-7)。例如,57% 的患者在治疗前每 7.5ml 血液中就有超过 5 个细胞,并且 39% 的患者在治疗后每 7.5ml 血液中含有超过 5 个细胞(Shaffer et al,2007)。类似的研究进一步确定了 CTCs 作为反应指标的潜在用途,在接受激素治疗或化疗的晚期前列腺癌患者中,经常会发生 CTC 计数从不利到有利(< 5CTCs)的转换(de Bono et al,2008;Danila et al,

2010;Reid et al,2010)。在 CTCs 可替代生物标志物之前,还需要进一步证明 CTC 反应能够独立预测数据(Scher et al,2009,2013)。

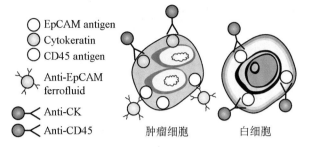

图 8-7　CellSearch 是一个循环肿瘤细胞(CTC)细胞计数系统。抗 EpCAM 通过铁磁流体捕获细胞,并通过 CK⁺ 和 CD45⁻ 染色验证

EpCAM. 上皮细胞黏附分子;CK. 细胞角蛋白;CD45. CD 代表"分化簇"(最初被称为白细胞共同抗原);Antigen. 抗原

已经开发了许多用于 CTC 检测的其他平台,并且这仍然是生物标志物快速发展的领域。哈佛医学院的研究人员开发了一种称为"CTC 芯片"的微流体系统,该系统的面世引发了极大的关注(Nagrath et al,2007)。该系统具有高灵敏度,能够在 10 亿个血细胞中检测出单个 EpCAM 阳性细胞,并且通过更新设备进一步提高了捕获的效率(Nagrath et al,2007;Stott et al,2010a)。此外,它提供了进一步分离和确定这些 CTCs 特征的能力(Stott et al,2010b)。未来,使用 CTCs 作为生物标志物可能不再围绕着简单的计数,而是围绕可识别的特定分子的变化(无论是在细胞内还是从无核酸的细胞内),从而给患有前列腺癌的男性提供实时的"液体活检"(Danila et al,2011a;Dawson et al,2013;Danila et al,2014)。

(七)自身免疫反应

虽然我们经常将生物标志物视为肿瘤异常表达的物质,但身体本身对癌细胞的反应也可以成为生物标志物的靶点。密歇根大学的研究人员使用高通量的方法开发自身免疫谱,该谱可以将前列腺癌患者与没有疾病的个体区分开来,并且具有很高的准确性(Wang et al,2005)。在其他地方也能观察到类似的结果,这就证实了自身免疫特征作为潜在用于诊断的生物标志物的可能性(Massoner et al,2012)。其他研究已经确定了白细胞表面标志物表达的改变可能与肿瘤微环境的变化相关,还可能与肿瘤的侵袭性相关(Hao et al,2012;Zhong et al,2012)。免疫系统标志物有可能不仅可以反映疾病的存在,还有反映是否有扩散的潜能。

三、基于尿液的生物标志物

(一)前列腺癌抗原 3

由于收集尿液标本较为容易并且前列腺细胞会脱落到尿液中,因此长期以来一直是前列腺癌的潜在生物标志物的来源(Truong et al,2013)。然而,尿液中前列腺癌的生物标志物是最近在临床上使用的。第一个是 PCA3,最初由 Busse-makers 及其同事在 1999 年描述的,他们使用差异显示和 Northern 印迹分析来将正常和前列腺癌组织进行比较。他们能够识别染色体 9q21-22 上的前列腺癌特异性基因,尽管它不编码蛋白质,但它是最敏感和特异的前列腺癌生物标志物之一。尽管其功能尚不清楚,但多项研究表明,PCA3 是一种非编码 RNA 的长链,并且只在前列腺内表达,恶性组织中的 PCA3 水平通常远远超过良性组织中的水平(de Kok et al,2002;Popa et al,2007)。早期研究使用了逆转录酶聚合酶链反应(RT-PCR)来检测尿液中的 PCA3,并且在诊断前列腺癌中显示了 PCA3 相对于 PSA 的更高性能(Hessels et al,2003;van Gils et al,2007)。

最近,有学者研究出了一种转录介导的扩增(TMA)方法,较 RT-PCT 改善了灵敏度和量化(Groskopf et al,2006)。这种商业的化验(Pro-gensa;Hologic)是经过 CE 认证和 FDA 批准的,用来帮助既往前列腺穿刺活检结果阴性的患者做出治疗决策的。为了增强 PCA3 检测的灵敏度,尿液样本是在"有意的"直肠指检之后收集,即在前列腺每个叶上的两边朝向中间沟按摩 3 次(图 8-8)。应在 1 小时内收集第一杯 20～30ml 的尿液(Sokoll et al,2008)。商业 PCA3 评分报告为尿 PCA3 的 mRNA 与尿 PSA 的 mRNA 比率乘以 1000,使 PCA3 表达与 PSA 表达正常化。

已经进行了大量的临床研究来评估尿液中 PCA3 作为前列腺癌生物标志物的效用,并且所有都显示 PCA3 评分与阳性活检直接相关(Hes-

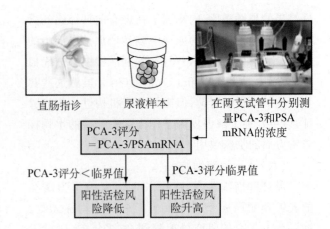

图 8-8　前列腺癌抗原 3(PCA3)测定方案。在进行"有意的"直肠指检后收集尿液。RT-PCR 分别测定 PCA3 和 PSA 的 mRNA 水平。PCA3 与 PSA 的比率决定了 PCA3 的评分。据前列腺癌风险水平提示是否需要进行活检(From Groskopf J, Aubin SM, Deras IL, et al. APTIMA PCA3 molecular urine test: development of a method to aid in the diagnosis of prostate cancer. Clin Chem 2006;52:1089-95.)

sels et al,2003;Deras et al,2008;van Gils et al,2008;Roobol et al,2010b)。Deras 及其同事在 2008 年报道,PCA3＜5 的男性活检阳性率为 14％,而 PCA3＞100 的男性阳性活检率为 70％。然而在另一项研究中,PCA3＞100 的患者有却只有 52％的阳性活检(Roobol et al,2010a)。与 PSA 相反,PCA3 水平与前列腺的大小无关(Haese et al,2008)。

使用 PCA3 或任何已经报道的生物标志物作为可连续评分,而不仅是提供"阳性或阴性",即建立适当的临界值。鉴于 PCA3 评分代表了连续性风险,不同的阈值导致测试结果的灵敏度和特异性不同,已经提出了多个临界值,最常见的是 10、25 和 35(Haese et al,2008;Crawford et al,2012)。Haese 及其同事 2008 年的报道将临界值设为 35,其阳性活检结果为 39％的病例高于阈值,而 22％的病例低于阈值。在由美国卫生保健质量和研究机构委托进行的比较效果评估中,Bradley 及其同事在 2013 年表明,阈值为 25 时,其灵敏度为 74％、特异性为 57％(假阳性率为 43％)。阈值低于 25 则用于 FDA 批准的研究中。

在对既往无活检经历的患者进行的初次筛查中,使用 PCA3 来研究的报道越来越多。Roobol 及其同事在 2010 年报道了由 721 名男性组成的队列研究,其中大多数人既往未接受过活检,结果显示 PCA3(AUC 为 0.64)在之后的活检中预测癌症时的表现优于 PSA(AUC 为 0.58)。在接受前列腺活检前的 1962 名男性 PCA3 的前瞻性社区评估中,在 PCA3 为 35 或更高的男性中有 61% 检测到患有前列腺癌,而在 PCA3 低于 35 的男性中只检测到了 32%(Crawford et al,2012)。PCA3 的 AUC 为 0.71,而 PSA 的 AUC 为 0.57。对 3073 名初次接受活检的男性所进行的另一项研究表明,PCA3 是控制其他临床变量不变后,任何前列腺癌和高级别前列腺癌的独立预测因子(Chevli et al,2014)。尽管 PCA3 在检测癌症的方面表现均优于 PSA(AUC 0.70 vs. 0.60),但它们在检测高级别癌症方面却表现的相似(AUC 0.68 vs. 0.68)。

为了提高 PCA3 预测的准确性,已经开发出了许多的列线图,这些列线图将 PCA3 与其他已知的临床预测因子相结合来识别前列腺活检最可能为阳性的男性。例如,Chun 和同事在 2009 年就曾表明,PCA3 提高了临床基础模型的准确性(AUC 0.73 vs. 0.68),并提出了最终的模型,其中包含了 PCA3 为 13 的临界值。同样,Ankerst 及其同事在 2008 年发布了含有 PCA3 作为连续变量的 PCPT 列线图的最新版本。最终模型的性能优于基础的 PCPT 模型(0.70 vs. 0.65),并已在互联网上运营(见图 8-4)。对于目前可获得的数据,Bradley 及其同事在 2013 年做了比较效果评估而得出结论,PCA3 在诊断前列腺癌方面似乎更优于 tP-SA,但需要进一步的证据证明,而目前尚无证据证明使用 PCA3 可对健康带来更好的结果。

(二)基因融合

Tomlins 及其同事在 2005 年发现前列腺癌中存在基因融合,这是一个里程碑式的发现。到现在为止,已经做了大量的工作来确定它们是否具有作为前列腺癌生物标志物的潜在用途。特别是,有学者发现雄激素调节基因调控的跨膜蛋白酶 5' 非翻译区的融合,丝氨酸 2(*TMPRSS2*)与 v-ets 红细胞增多症病毒 E26 致癌基因同源物(*ERG*)或 ets 变体 1(*ETV1*)与前列腺癌接近 100% 的特异性,至少存在于 50% 的 PSA 前列腺癌的筛选中。*ERG* 和 *ETV1* 都是成红细胞增多症病毒 E26 转化特异性(ETS)转录因子家族的成员,并

且 TMPRSS2:ERG 融合代表约 90% 的 ETS 基因融合(Tomlins et al,2009;Young et al,2012)。

尽管使用染色体分析(即荧光原位杂交)或免疫组织化学染色检测的 ERG 这些基于组织的融合基因检测已经显示出了一些效用,这种生物标志物似乎具有作为基于尿液分析的巨大的潜力(Laxman et al,2006;Hessels et al,2007;Laxman et al,2008)。经"直肠指检后检测尿液样本"的可行性研究证实,可以在尿液中检测到 *TMPRSS2:ERG* 融合,并可能有助于指导是否进行前列腺活检(Laxman et al,2008)。与 PCA3 相似,*TMPRSS2:ERG* 水平标准化为尿 PSA mRNA 表达。Tomlins 及其同事在 2011 年报道了在 1312 名男性前列腺活检前进行开发和使用基于转录介导的扩增(类似于 PCA3 测定)来定级。*TMPRSS2:ERG* 在预测前列腺癌方面优于血清 PSA,AUC 为 0.65～0.71 vs. 0.59～0.61。此外,在接受前列腺切除术的一部分男性中,较高的尿 *TMPRSS2:ERG* 评分与肿瘤体积的增加、疾病进展和扩散相关。

单一的生物标志物可能无法处理前列腺癌中一些重要的临床问题,许多研究人员已开始采取多重标记的方法,从而产生附加值。具体而言,鉴于 *TMPRSS2:ERG* 仅能发现前列腺癌患者的一半(约 75% 的癌症患者),与其他生物标志物联合可发挥最大的效用。已经将其与 PCA3 联合进行了密切的评估,并且这两种生物标志物联合似乎比单独一种性能更好(Hessels et al,2007;Laxman et al,2008;Salami et al,2013)。Tomlins 及其同事在 2011 年报道:在 1312 名患者的队列中,将 *TMPRSS2:ERG* 和 PCA3 评分与 PCPT 列线图相结合,预测癌症的 AUC 为 0.75～0.79。*TMPRSS2:ERG* ＋PCA3 评分组合也显示出与疾病侵袭性相关的特征,例如 Gleason 评分,尽管该领域的数据持续处于混乱的状态(Gopalan et al,2009;Leyten et al,2014)。

另外两项大型研究报道了将 *TMPRSS2:ERG* 和 PCA3 组合,用于预测是否存在前列腺癌。Cornu 及其同事在 2013 年表明:PCA3 和 *TMPRSS2:ERG* 在多变量模型中均为前列腺癌的独立预测因子,其中还包括其他临床参数。Leyten 及其同事在 2014 年报道了在欧洲 6 个中心的 497 名患者中联合试验的前瞻性应用。

PCA3 和 *TMPRSS2：ERG* 的组合将 ERSPC 风险计算器的性能从 AUC 为 0.80 提高到了 0.84。此外，当联合 *TMPRSS2：ERG* 时，PCA3 的敏感性从 68% 提高到了 76%。Mi-Prostate Score（密歇根大学健康系统）将联合测试商业化：将血清 PSA、尿液 PCA3 和尿液 *TMPRSS2：ERG* 相结合，定量评估前列腺活检检测前列腺癌的可能性以及能够检测出高级别癌症的概率。这项测试也可能在前列腺癌积极监测患者的管理中发挥作用，因为其与前瞻性的积极监测队列中的肿瘤侵袭性特征相关（Lin et al，2013）。

（三）其他尿液生物标志物

1. 代谢组学

长期以来一致认为癌细胞具有明显的代谢修饰。然而，即使随着分子生物学的快速发展和关于细胞周期调节的信息大量出现，癌细胞的代谢过程与正常细胞之间存在的差异也很少被关注。最近，高通量蛋白质组学和代谢组学平台使用色谱分析及质谱分析揭示了良、恶性前列腺组织之间在许多代谢组学谱方面存在的潜在的重要差异。因此，大量基于组织的代谢组学特征已被确定，这些特征可以准确地识别前列腺癌，并且可以提供有关预后的信息（Jung et al，2013；Kami et al，2013；McDunn et al，2013）。对接受根治性前列腺切除术的患者的研究表明，有几种不同的代谢物可以不依赖于临床病理特征而预测生化指标的复发（Jung et al，2013；McDunn et al，2013）。

在最初组织学工作的基础上，前列腺癌的泌尿代谢组学被发现具有潜在的临床适用性。在分子学中，最重要的代谢物可能是肌氨酸，它是甘氨酸的代谢产物，并已在前列腺癌患者的尿液中得到证实（Sreekumar et al，2009）。Sreekumar 及其同事在 2009 年报道，尿肌氨酸不仅可以帮助区分前列腺组织的良、恶性，还可以研究肌氨酸与转移之间的关系。Prostarix 检测（Metabolon）是一商业化的代谢组学研究小组，其研究直肠指检后的尿液。该实验室开发的测试旨在帮助做出关于是否进行前列腺活检穿刺的决策，目前尚未获得 FDA 批准。

2. 膜联蛋白 A3

另一种尿液中的潜在的前列腺癌生物标志物是 annexinA3（膜联蛋白 A3），与前列腺癌呈负相关。该蛋白质是钙和磷脂结合蛋白家族的一员，其已被表明在癌症中能够发生改变（Wozny et al，2007；Köllermann et al，2008）。Schostak 及其同事在 2009 年评估了尿中膜联蛋白 A3 的潜在临床效用，其既可作为独立的生物标志物，也可与 PSA 联合使用。一项由 243 名和 264 名男性的训练和评估组成的盲法研究表明，膜联蛋白 A3 增强了 PSA 预测针刺活检阳性的能力，综合的 AUC 为 0.81。采用多重方法，Cao 和同事们在 2011 年报道了尿液膜联蛋白 A3PC、A3、*TMPRSS2：ERG* 和肌氨酸的联合使用来帮助诊断前列腺癌患者。多生物标志物模型显示出了较高的预测准确性，PSA 为 4～10ng/ml 的患者的 AUC 为 0.84，而所有患者的 AUC 均为 0.86。

3. microRNA

基因组中大多数的 DNA 不编码蛋白质链，但这些序列在调控基因表达中的作用一直受到密切关注。这类调节的类型中最重要的成分是 microRNA（miRNA）。这些小的（19～22 个核苷酸）、非编码的单链 RNA 参与了 mRNA 的调节。它们已在多种体液中被检测到，并且正作为多种恶性肿瘤潜在的生物标志物进行探索。鉴于其潜在的机械性作用，它们可以提供诊断和预后的信息。在前列腺癌中，miR-141 在许多研究中表现极具前景，不仅与前列腺癌有关，而且还与疾病潜在的侵袭性有关（Mitchell et al，2008；Bryant et al，2012）。另外，Casanova-Salas 及其同事在 2014 年报道，尿液 miR-187 是针刺活检时前列腺癌的独立预测因子。虽然这些研究结果需要扩散到更大的人群中去，但这仍然是一个很有希望的潜在生物标志物家族。

四、基于组织的生物标志物

（一）α-甲酰基辅酶 A 消旋酶

α-甲酰基辅酶 A 消旋酶（*AMACR*）是位于 5 号染色体上的基因，在前列腺癌组织中表达上调（Luo et al，2002；Rubin et al，2002）。*AMACR* 可以对牛肉和乳制品中的支链脂肪酸进行 β-氧化。Luo 及其同事在 2002 年证实，前列腺癌、未治疗的转移灶和激素难治性前列腺癌中有 88% 对 *AMACR* 呈强阳性。Rubin 及其同事在 2002 年进行的免疫组化研究中表明，活检组织中的 AM-

ACR 出现表达可以为前列腺癌诊断提供 97％的灵敏性和 100％的特异性。与其他标志物（例如 TP63）联合有助于识别前列腺癌缺失的基底细胞，*AMACR* 的测量具有开发分子探针以帮助诊断前列腺癌的潜力。因此，*AMACR* 免疫染色通常在前列腺针刺活检的组织标本上进行，以确认癌症的存在。*AMACR* 也可能具有一定的预测预后的效用，因为染色水平降低与疾病进展的风险增加有关（Rubin et al，2005）。尽管 *AMACR* 作为生物标志物的其他作用已显示出一些前景（例如，作为前列腺癌检测的尿检），血清和尿检的表现尚不足以保证迄今为止的临床应用。

（二）表观遗传修饰

基因表达可能由于 DNA 的改变而发生变化，并且表观遗传变化并不是由 DNA 序列的改变而变化的。这些表观遗传修饰包括 DNA 的甲基化和组蛋白的乙酰化。启动子内富含 GC 区组成的区段称为 CpG 岛。这些区域甲基化可能会影响基因的表达，并且在癌症的发生中起作用（Jones and Baylin，2002）。此外，环境暴露（例如饮食和精神压力）在整个生命过程中的累积效应可能影响 DNA 甲基化并导致癌症的发展（Li et al，2004）。许多高甲基化基因的产物都与前列腺癌的发生有关，包括谷胱甘肽-S-转移酶 π（*GSTP1*）、腺瘤性息肉病（*APC*）、视黄酸受体 β2（*RARβ2*）和 RAS 结合域家族蛋白的亚型 A（*RASSF1A*）（Mahapatra et al，2012）。

GSTP1 属于脱毒酶家族，参与减少亲电子致癌物质的代谢，是组织中第一个发现甲基化的生物标志物。Li 及其同事在 2004 年指出，*GSTP1* 基因在所有正常人和良性前列腺增生症患者的组织中未甲基化，但在所分析的 20 种前列腺癌样本中均呈现高甲基化。Harden 及其同事在 2003 年使用 PCR 检测前列腺活检标本中的高甲基化 *GSTP1*，并在 15 例前列腺癌病例中发现 11 例（73％敏感性），同时在良性对照中检测到 14 例（100％特异性）*GSTP1* 甲基化。*GSTP1* 高甲基化的定量在小的、有限的组织样本中能准确地检测到 CaPeven。癌前病变（非典型和前列腺上皮内瘤）的组织中以及前列腺癌的男性的精液、尿液和血浆中检测到 *GSTP1* CpG 高甲基化水平升高（Nakayama et al，2003；Bastian et al，2005）。

Cairns 及其同事在 2001 年证实 79％的前列腺癌标本中存在 *GSTP1* 高甲基化的升高。*GSTP1* 的甲基化似乎在前列腺癌早期就已经发生，并且甲基化水平可能与肿瘤的侵袭性相关（Jerónimo et al，2001；Zhou et al，2004）。在最近的一项 meta 分析中，*GSTP1* 启动子的高甲基化显示对区分恶性肿瘤和正常前列腺组织的敏感性为 82％，特异性为 95％（Van Neste et al，2012）。

除 *GSTP1* 外，其他基因的高甲基化已发现存在于几乎 100％的前列腺癌中（Mahapatra et al，2012）。*APC* 是参与细胞凋亡和细胞迁移的肿瘤抑制基因，*APC* 的突变通常在早期结肠癌中发生。在对新诊断的前列腺癌患者的回顾性分析中，*APC* 甲基化与前列腺癌致死可能性的增加 50％相关（Richiardi et al，2009）。参与细胞周期调控的基因 *RASSF1* 和核转录调节因子 *RARβ2* 是大部分前列腺癌中甲基化的其他关键基因，并且在许多研究中能够区分良、恶性前列腺疾病（Zon et al，2009；Van Neste et al，2012）。

也许这些甲基化中最与临床相关的方面是它们经常在邻近肿瘤的正常组织中可被检测到，但在远离原发肿瘤的正常组织中却不能检测到（Richiardi et al，2013）。这些变化可能是长期以来已知存在的部位效应的有效指标——与肿瘤相邻的正常组织中存在分子的变化。在既往活检阴性的患者中，最初活检组织中对这些分子变化的鉴定可能表明隐匿性前列腺癌的可能性增加。Trock 及其同事在 2012 年发现，组织学阴性的前列腺活检标本中，*APC* 的甲基化预测了 86 名接受重复活检的男性患有前列腺癌，阴性预测值为 0.96，敏感性为 0.95。应用商业甲基化定量检测（ConfirmMDx；MDxHealth）评估 *GSTP1*、*APC* 和 *RASSF1* 甲基化程度，Stewart 及其同事在 2013 年报道，其阴性预测值为 0.90，对癌症的存在检测的敏感性为 0.68。在这项回顾性研究中，甲基化状态是重复活检中前列腺癌是否存在的独立预测因子，表明基于异常甲基化的"光环效应"能够准确检测有风险的患者。

（三）基因组表达谱

十多年来，人们一直致力于发现大量基因，这些基因在作为联合进行生物标志物评估时，其表现远远超过任何单个基因本身。基因组学的进步促进了对福尔马林固定的石蜡包埋组织中基因表达的评估,这意味着可以翻阅存档的前列腺标本用以研究基因表达与疾病侵袭性特征的相关性。已经探索了基因表达谱的无数参数,产生了用于对乳腺癌和结肠直肠癌化疗反应的基因组分类法(Iwao-Koizumi et al,2005;Del Rio et al,2007)。

正在开发和商业化的许多实验室使用基因组表达谱进行前列腺癌风险分层研究,包括 Prolaris(麦利亚德基因公司),OncotypeDx(基因组医疗公司)和 Decipher(GenomeDx Biosciences)。Prolaris 测试评估 31 个细胞周期进展基因,许多研究已经证明该基因标记与前列腺癌的进展和死亡风险之间存在关联(Cuzick et al,2011,2012)。Bishoff 及其同事在 2014 年回顾性地评估了该试验对接受前列腺切除术后前列腺穿刺活检标本的表现,证明了细胞周期进展评分与生化指标复发之间存在独立相关性。该检测和 OncotypeDx 主要用于帮助新诊断的前列腺癌患者做出管理的决策。OncotypeDx 分类器在几种生物学途径中使用了基因集,并且已开发出用于预测前列腺切除术时病理特征为侵袭性的可能性(Knezevic et al,2013;Klein et al,2014)。最后,Decipher 测定法是 22 标记基因组的分类器,已使用来自前列腺切除术标本进行评估。在患有高风险疾病的男性和生化指标复发的男性中,基因组分类器与转移性疾病的发展独立相关(Karnes et al,2013;Ross et al,2014;Den et al,2015)。

易感基因座

尽管 40% 的前列腺癌风险可能与遗传因素有关,但对于可能导致前列腺癌风险的特定种系突变却知之甚少(Lichtenstein et al,2000)。确定导致前列腺癌风险增加的这些突变因素可能对筛查和早期发现对前列腺癌有高风险的患者来说具有重要意义。也就是说,如果发现一个人有这些因素,则其患前列腺癌的风险增加了 5 倍,那该怎么办呢?是否应该更仔细或更频繁地做筛查?仅仅进行前列腺活检或治疗吗?作为前瞻性 IM-PACT 研究的一部分,研究人员正在积极地研究这些重大的问题,研究具有前列腺癌遗传易感性男性的靶向筛查方法(Bancroft et al,2014)。

靶向筛查需要能够识别有风险的患者,并且识别已经报道了的许多与癌症发展风险有关的易感基因位点(Monroe et al,1995;Lichtenstein et al,2000;Nam et al,2003;Simard et al,2003)。全基因组相关研究已成为识别可能导致前列腺癌发展最关键的种系改变最常用手段之一。这些是病例对照研究,研究常见的遗传变异,最常见的是单核苷酸多态性(SNPs),以确定与前列腺癌发展相关的特定遗传变异。尽管通常认为已确定的 SNPs 不会增加前列腺癌的风险,但它们可作为其他附近改变的替代性指标,这些改变可能导致功能改变,最终致癌(Goldstein,2009)。全基因组关联研究已经确定了许多与前列腺癌发展相关的潜在变异等位基因,其中 8q24 区最常出现 SNP 热点(Al Olama et al,2009)。与任何个体的 SNP 相关的前列腺癌的风险相对较低,但总体上可占可遗传的前列腺癌风险的 25%(Kote-Jarai et al,2011)。

此外,已确定的几个特定基因在不成比例的前列腺癌患者中发生突变,并且似乎经常导致遗传性前列腺癌的病例,特别是 *BRCA1*、*BRCA2*、*HOXB13* 和与 Lynch 综合征相关的错配修复基因(例如 *MSH2*)(Ewing et al,2012;Raymond et al,2013;Bancroft et al,2014)。已经在许多家族性前列腺癌队列中发现了这些基因的再次突变。例如,Ewing 及其同事在 2012 年发现,复发性 *HOXB13 G84E* 突变显著增加前列腺癌的风险(相对风险 20.1,95% 置信区间为 3.5~803),并且在 3% 的早发性家族性前列腺癌患者中存在,相比较只有 0.6% 的男性患有迟发性非家族性前列腺癌。这一发现强调了这些遗传学研究中的一个关键方面:家族性前列腺癌通常表现在较早的年龄,一般比非遗传性前列腺癌更具侵袭性(Gallagher et al,2010;Lange et al,2012)。

五、总结

癌症仍局限于前列腺时的早期诊断不仅可以提高治愈率,还可以降低前列腺癌的病死率。虽然 PSA 的发现和应用已经彻底改变了目前前列腺癌的诊断和治疗,但是这种癌症的自然病史中的阶段性转移和变化超出了目前此肿瘤标志物的最大化应用。各种 PSA 衍生物的应用虽然提高了敏感性,但丧失了特异性。PSA、PCA3、新激肽释放酶生物标志物和基因重排的发现使得诊断前列腺癌的效率显著提升。

分子肿瘤学领域的创新和新的认识提供了许多潜在的前列腺癌肿瘤标志物。由于前列腺癌已被证明是一种异质性疾病，因此一组生物标志物的应用最终可能为诊断疾病提供新的灵敏度和特异性。识别高甲基化区域（例如 GSTP1），以及基于组织的基因组分类器可以显著改善前列腺针刺活检在诊断和预测预后方面的潜力。这些生物标志物从研究到临床工具应用的发展过程需要临床效用的明确证明。也表明这些新检测方法对前列腺癌患者的临床治疗具有实际的影响。

要点

- 如今，大多数前列腺癌都是直肠指诊阴性的（T_{1c} 期）且 PSA 在 2.5～10ng/ml。不断发展的人口和自然史导致了前列腺癌分期转移到指诊阴性的、临床局限性的（T_{1c} 期）疾病，并同时降低了死亡率。

- 尽管 PSA 被广泛接受为前列腺癌（肿瘤）标志物，但它是器官特异性而不是疾病特异性。

- 在血清中，PSA 以结合和非结合两种形式循环。血液中已知的可以与 PSA 结合的 3 种蛋白是 ACT、A2M 和 API。

- 尽管前列腺癌细胞的 PSA 水平并不比良性前列腺上皮细胞高，但从恶性肿瘤细胞中产生的 PSA 似乎可以逃避蛋白水解作用。因此，与没有前列腺癌的男性相比，患有前列腺癌的男性有更大比例的血清 PSA 蛋白结合作用，并且在总 PSA 中游离的比例更低。

- 非那雄胺（5mg）和其他 5α-还原酶抑制药用于治疗良性前列腺增生的 PSA 水平较低，平均为 50%。

- 因为总 PSA 大于 10～20 ng/ml 的阳性预测值高达 80%，%fPSA 的作用更适用于 PSA 水平低于 10 ng/ml 的前列腺癌。

- EDRN 建立了生物标志物发展的五阶模型，平行于临床试验阶段的治疗药物。

- 对于测试是由 CLIA 认证并在 CLIA 实验室中进行的新的生物标志物，其商业化可不必获得 FDA 的批准。

- 在临床上需要检测前列腺癌生物标志物的主要有四个方面：①筛查；②前列腺特异性抗原（PSA）在既往阴性活检中升高；③对新诊断的男性进行预处理；④前列腺切除术后。

- PSA 起源于 17 个氨基酸链（preproPSA），它被裂解成一种无活性的前体形式，称为 proPSA。通过 hK2 裂解 proPSA 的前导氨基酸序列，产生 PSA 的活性形式。

- 同游离 PSA 和总 PSA 一样，PHI 是一个检测［−2］proPSA 的多元诊断血清化验。FDA 已批准将其用于 50 岁及以上、总 PSA 为 4～10 ng/ml，直肠指诊为阴性的男性。

- 免疫组织化学研究揭示了 hK2 和 PSA 的不同组织表达模式。在良性上皮中，与 hK2 的最小免疫反应活性相比，PSA 的表达更加强烈。相反，在癌组织中，则 hK2 的表达更为强烈。

- 4K 评分来源于血清检测总 PSA、游离 PSA、完整 PSA 和 hK2。这是一种用于 PSA 升高、考虑前列腺活检的男性的诊断测试。

- PCA3 是一种可在尿液中检测到的长链非编码 RNA，可作为诊断前列腺癌的标志物。可商业用的 Progensa 化验法被 FDA 批准用于 PSA 升高和既往阴性活检的患者，检测经直肠指检后尿液中的 PCA3。

- 至少 50%PSA 筛查阳性的前列腺癌患者存在 *TMPRSS2:ERG* 基因融合。虽然它也是一种组织生物标志物，但目前最有前景的应用似乎是与 PCA3 一起作为尿液生物标志物多重试验的一部分。

- 基因启动子中富含 GC 的区域被称为 CpG 岛。这些区域甲基化状态的改变可能会影响基因表达，并已被证明在致癌过程中发挥作用。

- 高甲基化关键基因包括*GSTP1*、*APC*、*RARβ2* 和 *RASSF1A*，在前列腺癌中起作用。肿瘤旁的正常组织常可检测到高甲基化变化。

- 循环的肿瘤细胞被用作一种观察治疗反应，并为研究转移性疾病提供有价值的资源的新型工具。

参考文献

完整的参考文献列表通过 www. expertconsult. com 在线获取。

推荐阅读

Bancroft EK, Page EC, Castro E, et al. Targeted prostate cancer screening in BRCA1 and BRCA2 mutation carriers: results from the initial screening round of the IMPACT Study. Eur Urol 2014;66(3):489-99.

Byrne JC, Downes MR, O'Donoghue N, et al. 2D-DIGE as a strategy to identify serum markers for the progression of prostate cancer. J Proteome Res 2009;8(2):942-57.

Chevli KK, Duff M, Walter P, et al. Urinary PCA3 as a predictor of prostate cancer in a cohort of 3,073 men undergoing initial prostate biopsy. J Urol 2014;191(6):1743-8.

de Bono JS, Scher HI, Montgomery RB, et al. Circulating tumor cells predict survival benefit from treatment in metastatic castration-resistant prostate cancer. Clin Cancer Res 2008;14(19):6302-9 [erratum in: Clin Cancer Res 2009;15(4):1506].

Ewing CM, Ray AM, Lange EM, et al. Germline mutations in HOXB13 and prostate-cancer risk. N Engl J Med 2012;366(2):141-9.

Hu R, Dunn TA, Wei S, et al. Ligand-independent androgen receptor variants derived from splicing of cryptic exons signify hormone-refractory prostate cancer. Cancer Res 2009;69(1):16-22.

Karnes RJ, Bergstralh EJ, Davicioni E, et al. Validation of a genomic classifier that predicts metastasis following radical prostatectomy in an at risk patient population. J Urol 2013;190(6):2047-53.

Lazzeri M, Haese A, de la Taille A, et al. Serum isoform [−2]proPSA derivatives significantly improve prediction of prostate cancer at initial biopsy in a total PSA range of 2-10 ng/ml: a multicentric European study. Eur Urol 2013;63(6):986-94.

Polascik TJ, Oesterling JE, Partin AW. Prostate specific antigen: a decade of discovery — what we have learned and where we are going. J Urol 1999;162:293-306.

Roobol MJ, Schröder FH, van Leeuwen P, et al. Performance of the prostate cancer antigen 3 (PCA3) gene and prostate-specific antigen in prescreened men: exploring the value of PCA3 for a first-line diagnostic test. Eur Urol 2010;58(4):475-81.

Sokoll LJ, Wang Y, Feng Z, et al. [−2]Proenzyme prostate specific antigen for prostate cancer detection: a National Cancer Institute Early Detection Research Network validation study. J Urol 2008;180:539-43.

Tomlins SA, Rhodes DR, Perner S, et al. Recurrent fusion of TMPRSS2 and ETS transcription factor genes in prostate cancer. Science 2005;310(5748):644-8.

Vickers A, Cronin A, Roobol M, et al. Reducing unnecessary biopsy during prostate cancer screening using a four-kallikrein panel: an independent replication. J Clin Oncol 2010;28(15):2493-8.

（邓益森 应文伟 陈 星 编译 丁振山 周晓峰 审校）

第 **9** 章　前列腺活检:技术与影像

Leonard G. Gomella, MD, FACS, Ethan J. Halpern, MD, MSCE,
Edouard J. Trabulsi, MD, FACS

前列腺的超声解剖

经直肠灰阶超声检查

前列腺活检:技术和成果

前列腺活检的最新研究技术与进展

经直肠前列腺超声检查(TRUS)已经成为泌尿外科临床实践中的标准工具。临床上有许多影像引导下的前列腺癌介入措施,包括最初的前列腺穿刺活检,主动监测进行的定期活检,低剂量和高剂量近距离放射治疗,冷冻疗法以及 TRUS 所依赖的高功率聚焦超声。放疗期间,在 TRUS 的指导下放置基准和射频标志物,可对前列腺肿瘤进行实时追踪(Linden et al,2009;Das et al,2014)。在前列腺的放疗过程中,将聚乙二醇水凝胶注入直肠前部脂肪来减少其对直肠的毒性,是 TRUS 应用中另一创新和改进的技术(Strom et al,2014)。在良性疾病中,比如在良性前列腺增生(BPH)的治疗方案选择的评估和在某些男性不育的治疗中应用,TRUS 也起着一定的作用。本章节主要关注 TRUS 最常用的用途,即用于诊断前列腺癌的前列腺活检。

前列腺癌的检测和诊断技术发展主要得益于前列腺特异性抗原(PSA)的筛查工作,以及系统性 TRUS 引导下的前列腺活检技术的出现和完善。然而,这些前列腺癌的筛查工作仍存在争议(Gomella et al,2011)。当决定进行诊断性前列腺活检时,12 针 TRUS 前列腺活检是现阶段较为完善和经典的方案(Bjurlin et al,2013)。

1968 年,Watanabe 和他的同事率先提出了 TRUS。直到 20 世纪 80 年代末,数字定位引导的前列腺活检逐渐演变为 TRUS 引导的前列腺活检,并在临床上广泛应用。随着 Hodge 和他的助手在 1989 年提出的系统 6 针 TRUS 引导前列腺活检流程,超声技术得以不断完善。现阶段随着活检技术的改进,活检穿刺针数也从 6 针推荐至 12 针,并且随着 PSA 筛查的开展,发现了更多早期前列腺癌患者和增加了进行前列腺活检的人数。目前估计,仅在美国每年就要进行多达 130 万次的活检(Aubry et al,2013)。鉴于有临床意义和无临床意义的前列腺癌的发现率增多,TRUS 引导下的前列腺活检应用的普及,我们应该着重于确定恰当的活检适应证、获得理想的图像和合理活检方案,以及最大程度减少并发症。

一、前列腺的超声解剖

前列腺位于膀胱颈和泌尿生殖膈之间,在直肠的前面,是 TRUS 成像的理想位置。传统上,前列腺腺体是根据病理性区域结构进行划分的。这些部分包括不含腺体组织的前肌间质、移行带(TZ)、中央带(CZ)、尿道周围带,以及外周带(PZ)。不幸的是,这些区域作为不同的实质结构,在超声图像上并不能明确区分(图 9-1)。

但是,移行带可以从中央带和外周带中分辨开来,尤其是在患有重度前列腺增生症的腺体中。正常的中央带和外周带位于后方,大多数腺癌产生于这两个区域,其回声均匀,而位于前方的移行带其回声不均匀。通常情况下,位于外科包膜上的钙化点(淀粉样小体)突显出了移行带和外周带之间的界面(前列腺中多个弥漫性钙化点是正常现象,通常是在超声检查中偶然发现，它是年龄进展的结果，而非病理性的实体）。较大的前列腺结石伴随相关症状可能与潜在的感染或炎症有关，需要进一步的评估（Geramoutsos et al，2004）。

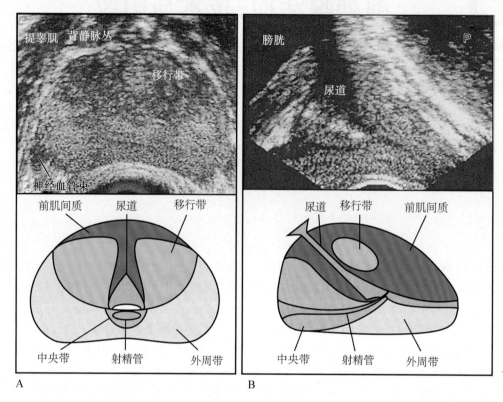

图 9-1　大约在精阜水平正常的前列腺超声图像（上图）和解剖示意图（下图）
A. 横状面；B. 矢状面

前列腺尿道约在前列腺中间位置长度超过腺体的总长，因此必须在矢状面成像，才能同时观察到整个结构（图 9-2A 和 B）。扩张的尿道腔呈低回声，而尿道周围的钙化可能会产生一个薄的回声轮廓。内括约肌的平滑肌从膀胱颈开始延伸，环绕尿道到达精阜水平。这些肌纤维在超声图像上显示为前列腺上尿道周围的低回声环，当它从膀胱颈部产生时，近似呈漏斗状。到达精阜后，尿道向前成角并穿过腺体的其他部分，到达前列腺的顶端出口。观察全程中，这个角度使得前列腺尿道在矢状面呈现前凹的特点。

成对的精囊（SVs）位于前列腺基底部的后方（图 9-2C）。精囊呈光滑的、囊状外观，一般是对称的。正常的 SV 长 4.5～5.5cm，宽 2cm。SV 囊性肿块可能是良性的，而且实性病灶的恶性概率很低，特别是如果患者在其他地方有原发性肿瘤时。对生活在疫区具有实性 SV 的患者进行鉴别诊断时，应考虑血吸虫病的可能（Al-Saeed et al，2003）。SV 的缺失 79％ 与同侧肾发育不全有关。横状面上，输精管在汇入前列腺前，在中线附近走行在同侧 SV 的上方。输精管在形成射精管前，位于同侧 SV 内侧并逐渐变细。射精管（偶尔表现为低回声结构）向后进入前列腺腺体，与前列腺尿道远端的精阜平行，并在精阜处汇入尿道（图 9-2C）。

二、经直肠灰阶超声检查

灰阶 TRUS 已经成为前列腺最常见的成像方式，最常用于前列腺癌诊断。TRUS 也可用于其他状况的评估，例如不孕不育（见第 6 卷第 4 章），或者为了做介入放射治疗或 BPH 疾病管理等干预措施进行的前列腺体积测量。

商业上使用的直肠内探针有侧射和端射两种模式，其发射频率为 6～10MHz。大多数现代化的超声设备已经为TRUS和活检优化了自编程

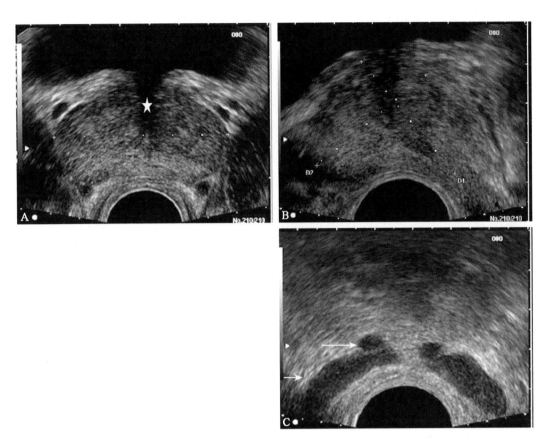

图 9-2　经典的前列腺经直肠灰阶超声图像

A. 在横向平面上，位于中心位置（星号）和虚线（卡尺之间）的低回声尿道代表横向测量；B. 中线矢状位图，低回声尿道沿腺体长轴排列（D1 代表纵向测量，D2 代表前后测量）；C. 横状面上的精囊（长箭）和输精管（短箭）

序。一些新的双平面的探针可以同时提供冠状面和矢状面两种成像模式。探针提供接近 180°的扫描角度，可同时显示整个腺体的冠状面和矢状面。频率越高，分辨率越高。随着探针频率的增加，图像中聚焦的部分（焦距）更接近于换能器（Kossoff，2000）。通常使用的 7MHz 换能器可以产生一个高分辨率的图像，其焦距变化范围是 1～4cm（最适用于大多数癌症好发的外周带）。低频换能器（例如：较旧的 4MHz 换能器）的焦距范围是 2～8cm，但是分辨率较低。低频换能器能更好地显示腺体的轮廓，提高体积测量的准确性，但是对于内部结构的可视度较差。软组织的声学特性与水相似，但是临床上使用的超声能量不能通过空气传播。因此，需要一种被称为耦合介质的水密度物质。耦合介质，通常是超声波胶或润滑剂，放置于探针和直肠表面之间。如果探针被保护套所

覆盖，则将耦合介质放置在探针和保护套之间，以及保护套和直肠表面之间。

许多研究都比较了使用端射探针和侧射探针对于 TRUS 前列腺活检检出率的差异性。前瞻性研究证实，在初始或重复活检情况下，二者阳性活检率并没有显著差异（Raber et al，2012）。但该研究同时发现，使用侧射探针的患者耐受性更好。

（一）机器设置

应调整图像放大率使前列腺大部分腺体可见，图像不能太小，否则检测不到异常改变。一般来说，前列腺测量时的放大率较低，以便整个腺体都可以被看到。活检时，放大率调到最大，以便看清楚穿刺针通道。超声检查医师可以调整每位新患者的超声图像的亮度，也可在同一前列腺的不同区域的成像过程中调整以便获得最佳图像。最

佳的亮度设置应使正常的外周带成像于一个中等灰度的图像。这种灰度色调可以作为判断病变为低回声(比正常的 PZ 更暗)、等回声(类似于正常 PZ)、高回声(比正常的 PZ 更亮),或无回声(完全是黑色的)的参考点。

(二)技术

前列腺的完整的 TRUS 评估包括矢状面和冠状面的扫描,以便体积计算。检查 CZ 和 PZ,观察低回声病变和轮廓异常,同时检查精囊和输精管。

探针操作

患者通常采用左侧卧位(见下文患者定位),检查横状面和矢状面。横向成像的探针操作有两种方法(见图 9-2A)。使用径向和一些双平面探头,先将头部探头向前推进到前列腺基底、精囊和膀胱颈。然后将探头向尾侧拉向肛门括约肌,使前列腺尖端和近端尿道成像。将肛门括约肌作为支点,通过左右转动探头柄,来实现端射、侧射和一些双平面探头的横向成像(见图 9-2B)。将探针朝向阴囊倾斜产生更多的前列腺头部图像,并且将探针朝向骶骨倾斜产生更多的前列腺尾部图像。

对于矢状位成像的探针操作也有两种方法。一种方法是旋转探针,顺时针旋转可采集前列腺左侧的图像,逆时针旋转采集右侧的图像。或者,矢状成像可以通过使用肛门括约肌作为支点向上或向下倾斜探针来完成。在左侧卧位位置,将探头的手柄向下(朝向地板),使前列腺的右侧成像,将探头的手柄向上(朝向天花板),使前列腺左侧成像。泌尿科医师更喜欢使探针成角度,因为这种方法类似于膀胱镜的操纵,而且对于患者来说不适感较少。

关于用于 TRUS 活检的设备再处理的联合指南已在美国泌尿学协会(AUA)/泌尿科护理人员协会白皮书(美国泌尿学协会/泌尿科护理人员协会,2012 年)上发表。

(三)体积计算

计算前列腺体积有很多种方式,一般需要测量多达三个前列腺径线尺寸。在轴向平面中,在最宽横径点测量横向和前后(AP)尺寸(见图 9-2A 和 B)。由于膀胱颈可能会遮挡腺体的头部范围,因此纵向直径尺寸是在正中线附近的矢状平面上测量的(见图 9-2B)。大多数公式假定遮挡部位符合理想的几何图形:椭圆($\pi/6 \times$ 横向直径 $\times$ 前后直径 $\times$ 纵向直径),球体($\pi/6 \times$ 横径^3),或扁长(卵圆)球体($\pi/6 \times$ 横径$^2 \times$ 前后直径)。尽管这些几何假设都具有一定的误差,但是所有的公式估计腺体体积和重量结果均比较可靠,与根治性前列腺切除标本重量相关的系数大于 0.9,因为 $1cm^3$ 的前列腺组织大约重 1g(Terris and Stamey,1991)。成熟的前列腺在 20～25g,并且保持恒定,直到大约 50 岁后,腺体在许多男性开始变大;60～70 岁男性的前列腺平均重 48g 左右(Griffiths,1996)。

如需要更精确地确定腺体体积,例如拟进行近距离放射治疗,可以采用平面测量法。患者取截石位,将探针安装到一个步进装置上,以固定的间隔(例如 3～5mm)采集获得整个腺体的连续的横截面图像。确定每个连续图像的表面积,然后将这些测量值的总和乘以总腺体长度以获得前列腺体积。

前列腺体积可用于计算其相关指标,例如 PSA 密度(PSAD ＝血清 PSA/腺体体积)。PSAD 是一种通过升高的 PSA 值和良性直肠指检来区分良、恶性疾病的方法。较高的 PSA 密度值(＞0.15 ng/ml)提示前列腺癌可能性大;反之,较低提示 BPH 可能性大。PSAD 升高在预测重复活检中前列腺癌的敏感性和特异性分别为 75％ 和 44％(Djavan et al,2000)。但是,在 PSAD 的测量中,操作者间和操作者在内的不确定性很高,因此现在也可以使用血清游离总 PSA 比率来获得类似的预测信息(Djavan et al,2003)。

(四)前列腺囊性病变

囊性前列腺结构在 TRUS 检查中很常见。单纯性囊肿的声像图表现与身体其他部位相同:壁薄,无回声,但在囊肿后回声增强。前列腺囊肿可能是先天性的或者后天性的,但不论什么原因,它们都很少有临床意义。

先天性前列腺囊性病变可由苗勒管(苗勒管囊肿和前列腺囊)和沃尔夫(射精管和 SV 囊肿)结构引起。后尿道在精阜水平的憩室投影成扩大的前列腺囊(Cochlin,2002),并且表现为中线无回声结构病变。这些疾病与生殖器的异常有关,包括尿道下裂(最常见)、两性生殖器、隐睾以及先天性尿道息肉(Gregg and Sty,1989)。苗勒管(Müllerian 管)也表现为中线无回声病变,这是由苗勒管与尿道融合失败所致。它们通常都是卵圆形或梨形,囊肿颈朝向精阜。当出现苗勒管囊肿时,应对患者进行单侧肾发育不全评估(McDermott et al,1993)。

前列腺旁囊性结构包括 SV 和输精管囊肿(起源于沃尔夫结构)。射精管囊肿通常很小,位于中线之外,可伴有射精管阻塞/无精子症闭塞(图 9-3)。SV 囊肿可由先天性或后天性射精管阻塞引起,并与囊性肾病相关;患有 SV 囊肿的男性中高达 2/3 的人可能合并肾发育不全(King et al,1991)。获得性 TZ 囊肿是由 BPH 结节的出血性病变引起的(Hamper et al,1990),而外腺的囊肿的原因还未明确证实。

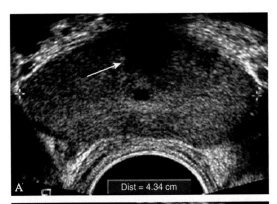

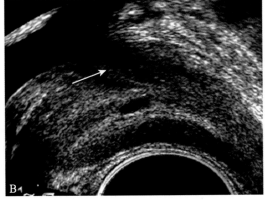

图 9-3　横断面(A)和矢状面(B)上的射精管低回声中线囊性结构(箭),表现为单纯囊肿的经典波透射

(五)经直肠超声对前列腺癌的成像

在早期的 TRUS 研究中,低回声病变被认为是前列腺癌的病理基础。所有低回声病变都应记录,且活检取材时需囊括在这个位置中(图 9-4)。缺乏清晰的低回声病灶并不能排除活检,因为 39% 的癌症是等回声的,并且有高达 1% 的肿瘤在传统的灰阶 TRUS 上表现为高回声(Shinohara et al,1989)。一项针对近 4000名男性的研究表明,前列腺癌患者中有 25.5%伴随低回声病变,25.4% 不伴随类似的病变。(Onur et al,2004)。相反的,另一项研究指出,当 TURS 提示前列腺病变时,活检样本提示癌症的可能性大约是没有可见病变时的 2 倍(Toi et al,2007)。因此结论,在 TRUS 上寻找和定位低回声病灶对于前列腺癌的诊断仍然很重要。其他疾病过程,如肉芽肿性前列腺炎(Terris et al,1997)、前列腺梗死(Purohit et al,2003)和淋巴瘤(Varghese and Grossfeld,2000)可能产生低回声病变,此时需要对低回声病变进行活检,但这些病变并不像曾经认为的那样是癌症的病理基础。

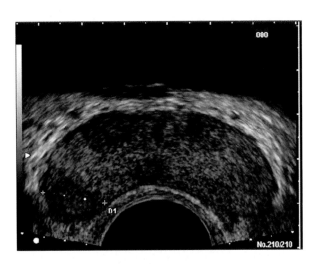

图 9-4　右侧中腺的经典低回声外周区病变(卡尺之间的虚线)经直肠超声引导下活检证实为 Gleason3＋3＝6 分腺癌

沿着腺体外缘的任何焦点轮廓异常,以及从一个分叶的外周带到另一个叶的外周带的回声纹理的任何不对称性都能被观察到。如果前列腺癌的囊外延伸为微焦点时,不能很好地观察,则通常可通过观察明亮的白色前列腺外周脂肪的局灶性丧失以表示这种现象。

要点：经直肠灰阶超声检查

- TRUS技术已经成为许多图像引导下前列腺介入治疗的重要手段，包括前列腺活检、短程治疗、冷冻疗法以及高强度聚焦超声。
- 经典的前列腺解剖区域在TRUS上并不明显，但是通常外周区和移行区可以区分开来，这样使活检更准确地针对癌症常见的外周区。
- 良性前列腺囊性病变通常表现为具有超声透射特点的薄壁结构，并且在感染时可能会出现症状。
- 存在几种用于确定TRUS上的前列腺体积的公式。对于高精度的体积测定，例如短程治疗，需要使用模板进行平面测量。
- 灰阶TRUS上看到的低回声病灶应作为提示前列腺癌的征象，活检标本应包括这个位置的组织。然而，高达39%的癌症通过常规的灰阶超声无法发现。

（六）治疗后经直肠超声表现

单一外放射治疗通常会导致治疗后6个月体积减小。被照射的前列腺呈弥漫性低回声，解剖结构不清。大的低回声肿瘤，特别是那些对治疗没有反应的肿瘤，照射后的回声变化不大，但对治疗反应良好的较小病灶往往变成等回声（Egawa et al,1991）。一般情况下，TRUS检测结果与放疗后前列腺的病理结果的相关性较低。

与外照射治疗一样，近距离放射治疗会在开始置入时导致水肿（Whittington et al,1999）。一个理想的永久性的置入物，放射粒子应该均匀地分布在整个腺体，并作尿道旁留置。这些粒子须是高回声的并且显示后阴影。前列腺的体积在治疗后明显减少，治疗1年后缩小37%，置入8年后缩小50%以上（Stone and Stock,2007）。这种前列腺体积的缩小不受新辅助激素疗法的影响。

雄激素阻断治疗时，若使用促黄体激素释放激素类似物，将导致患有和不患有癌症的化学去势的前列腺平均体积减小30%（Whittington et al,1999）。大腺体下降60%，小腺体下降10%，而使用非那雄胺等药物在6个月时体积减小约21%（Marks et al,1997）。

根治性前列腺切除术后，如果膀胱颈向尿道平滑变细，则认为TRUS正常（Kapoor et al,1993）。大多数患者在吻合口前出现组织结节，其实是结扎的背静脉复合体（Goldenberg et al,1992）。任何其他高回声或低回声病变表现或吻合口后脂肪平面的中断则应怀疑前列腺癌复发（Kapoor et al,1993）。据报道，75%～95%的局部复发性癌症患者中存在低回声病灶，并且彩色多普勒已经被用于改善前列腺窝中的癌症检测（Tamsel et al,2006）。具有可检测的PSA水平的患者是行挽救性放射治疗的备选对象，以前推荐吻合区的常规活组织检查。其实，在无可触及结节的情况下，伴有PSA提示复发的吻合口区活检通常不能提供有效的阳性结果（Scattoni et al,2004）。但是，即使直肠指检正常，在对TRUS上看到的异常病灶进行活检，也可以诊断为局部复发性疾病（Naya et al,2005）。

（七）经直肠超声检查及其他恶性肿瘤

TRUS通常无法检测到膀胱移行细胞癌（TCC）的前列腺受累，但71%的前列腺基质TCC病变是低回声的。由于灌注卡介苗引起的肉芽肿在尿路上皮癌患者中很常见，而且表现为低回声（Terris et al,1997），所以TRUS检测前列腺TCC必须行活检以明确病理。

从膀胱或尿道鳞状细胞癌（SCC）向前列腺浸润扩散比原发性前列腺鳞状细胞癌（SCC）更常见。前列腺SCC表现为前部不规则肿块，同时表现出相对的高回声性（Terris,1999）。

前列腺腺样囊肿/基底细胞癌很少见，但有致命可能。组织学上，以筛状或腺样囊性型为主要病理型。大量的囊性腺体使肿瘤在TRUS上具有不寻常的外观，其特征是多个均匀分布的小型无回声囊肿（Iczkowski et al,2003）。

前列腺肉瘤TRUS表现为不规则低回声肿块，其中无回声区为坏死区域（Terris,1998）。横纹肌肉瘤的回声与正常前列腺组织相似。涉及前列腺的血液学和淋巴性恶性肿瘤通常不能用TRUS显现（Terris and Freiha,1998）。活检标本可能表现出淋巴细胞浸润，但如果排除非前列腺恶性肿瘤的可能，则通常是由慢性炎症所致。

三、前列腺活检:技术和成果

(一)前列腺活检的指征

有关无症状男性前列腺癌筛查争议的讨论详见别处(见第 4 卷第 11 章)。在 TRUS 改进和 PSA 检测普及之前,临床医师主要依靠直肠指检来怀疑是否有前列腺癌,并进行数字引导下病变活检。目前,基于 PSA 的无症状男性筛查已使得 TRUS 活检成为诊断前列腺癌的标准(Bjurlin et al,2013)。一般来讲,无活检的 TRUS 对于前列腺癌患者的评估用处不大。总的来说,初步前列腺穿刺活检有 30% 的前列腺癌检出率。细针穿刺活检不再认为是诊断前列腺癌的最先进技术(Heidenreich et al,2014)。

基于 PSA 的筛查方案明显提高了早期前列腺癌的检测水平,相应举措增加了器官局限性前列腺癌和潜在的可治愈疾病的发生率(Catalona et al,1993)。并且,改进措施导致临床上许多男性的不显著的癌症被过度诊断和过度治疗,从而导致一些意外。一旦患者血清 PSA 水平高于 4.0ng/ml,许多临床医师就会建议进行前列腺活检。来自前列腺癌预防试验的后续数据表明,没有安全的 PSA 阈值可以排除任何年龄段的前列腺癌(Thompson et al,2005)。任何 PSA 水平段的患者都有大部分被检测出患前列腺癌,检测血清 PSA 水平为 4.0ng/ml 或以下的男性中,前列腺癌的总检出率为 15%,并且接近 15% 的人的 Gleason 评分为 7 分或者更高(Thompson et al,2004)。

试图提供 PSA 筛查益处的临床试验只是在增加争议而已(Gomella et al,2011)。来自欧洲前列腺癌随机筛查试验的数据表明筛查有净效益,而以美国为基础的前列腺、肺、结直肠和卵巢(PLCO)癌症的筛查试验则表明,筛查对于前列腺癌的特异性存活没有益处(Hayes and Barry,2014)。各组织机构对无症状男性前列腺癌的筛查建议差别很大,有些支持筛查,但是要基于知情决策,而另外一些则不支持对无症状男性进行基于 PSA 的筛查(Gomella et al,2011;Hayes and Barry,2014)。在建议前列腺活检时,需要考虑有关总体健康状况,患者年龄、家族史、治疗方案选择、患者意愿和其他风险因素等。另外,人们越来越关注前列腺活检的潜在发病率和死亡率(Zlotta and Nam,2012)。许多线上计算图可以帮助进行决策(Nguyen and Kattan,2013)。

AUA 等组织建议对 55—69 岁的男性进行基于 PSA 筛查,对于这一目标年龄组来说,利远大于弊(Carter et al,2013)。在这个年龄段之外,AUA 根据现有证据不建议将基于 PSA 的筛查作为常规检查。大多数组织已经放弃以绝对 PSA 水平临界值作为前列腺活检指征,更多地依赖于风险分层方法和随时间的变化的 PSA 水平值。前列腺癌高风险的男性人群为:①年龄超过 50 岁;②有前列腺癌家族史且年龄超过 45 岁的人;③非洲裔美国人;④40 岁时 PSA 水平>1ng/ml 的男性并且在 60 岁时>2 ng/ml(Heidenreich et al,2014)。

现提倡用血清 PSA 检测的辅助手段,以改善 PSA 在前列腺癌检测中的性能特征,包括游离 PSA 与总 PSA 的比值,PSA 速率,以及 PSA 密度(PSAD),但并不完全可靠(Heidenreich et al,2014)。美国国立综合癌症网络(NCCN)(2012)建议在决定是否进行 TRUS 活检时使用这些 PSA 相关系数中的部分指标。另外,在适合前列腺癌筛查的患者中,若符合以下情况,可以进行 TRUS 前列腺活检:①直肠指检阳性而不考虑 PSA 水平;②根据患者风险受益,PSA 为 4～10ng/ml;③PSA 水平为 2.5 ng/ml 或更低,PSA 增长速度为每年 0.35 ng/ml 或更高;④PSA 水平为 2.6～4.0 ng/ml;⑤PSA 水平为 4.0 ng/ml 或更高;特别是当游离 PSA 水平为 10% 或者更低时。

根据 NCCN 的建议,无论 PSA 水平如何,直肠指检触摸到结节,则提示进行 TRUS 活检。在最近的一项研究中,14% 的癌症仅通过直肠指检来诊断(Okotie et al,2007)。然而,目前美国癌症协会的指南建议:前列腺癌的筛查可以在有或没有直肠检查的情况下进行(Smith et al,2014)。除了最初的前列腺活检,还有几种重复前列腺活检的指征,如框图 9-1 所示。

以更新的分子标志物技术作为检测手段目前正不断进展中,例如尿液中 PCA3 的测定可检测出有活检阳性的男性。一些研究表明,PCA3 在确定重复前列腺活检的必要性方面提供了补充信息(Gittelman et al,2013)。迄今为止,对该血液标志物进行的最大规模研究结果显示,无癌患者和癌症患者的平均 PCA3 分别为 27.2 和 52.5,这表明,这种标志物对于在初次活检前识别有前列腺癌风险的患者很有指导意义(Chevli et al,2014)。

框图 9-1　经直肠超声和经直肠超声伴前列腺活检的常用适应证

经直肠超声不伴前列腺活检

- 治疗计划体积测量:短程治疗,冷冻疗法,良性前列腺增生治疗(例如经尿道微波热疗,射频消融)
- 体外放射治疗或短程治疗激素拟减量时的体积测量
- 体外放射治疗时,基准或射频标志物的放置
- 无精子症的评估:射精管囊肿,精囊囊肿等
- 前列腺囊肿的治疗性抽吸或者去顶术;前列腺脓肿的引流

初始前列腺活检

- 根据病情决策所做前列腺癌的初步诊断(基于 PSA 和特定患者的危险因素;见正文)
- 可疑直肠指检/前列腺结节(5%～30%癌症风险)
- 诊断有前列腺癌症状的前列腺癌
- 诊断有转移性疾病(骨病变和/或病)的前列腺癌
- 常规检测到的前列腺癌的情况下,对于假定为良性的疾病进行经尿道前列腺切除术

重复前列腺活检

- PSA 升高和(或)持续升高
- 非典型小腺泡增生(40%的癌症风险)
- 广泛(多个活检部位)伴有 PIN(20%～30% 癌症风险)(注:孤立的高级别 PIN 不再被认为是重复活检的指征)
- 尿液 PCA3 阳性或者其他较新的基因组试验,如证实 MDx* 甲基化试验
- 前列腺磁共振成像上的可疑病变
- 在局部消融治疗后,区分局部复发与全身性疾病和 PSA 复发

随访复查前列腺活检

- 后续主动监测计划

PIN. 前列腺上皮内瘤变;PSA. 前列腺特异性抗原

* MDx,由加利福尼亚州,尔湾市,MDxHealth 公司证实

Modified from Heidenreich et al,2014;Thomsen et al,2014;and Gomella and Amirian,2015.

(二)前列腺活检禁忌证

明显凝血功能障碍,严重的免疫抑制和急性前列腺炎都是前列腺活检的禁忌证。对于疼痛的肛门直肠疾病或肛门狭窄,应在无或局部麻醉下进行前列腺活检。

(三)活检患者的准备

应告知患者手术的风险和获益,并在知情同意书上签字。应停用植物制剂,因为许多含有未申报的制剂。前列腺活检前 7～10 天应停止抗凝治疗(华法林、氯吡格雷等),不过,低剂量阿司匹林不必停用(Giannarini et al,2007)。新的口服抗凝药,阿哌沙班、达比加群和利伐沙班在 2～5 天前停止(Culkin et al,2014)。如果停用利伐沙班可能会增加中风(卒中)的风险,因此建议与其他抗凝药如肝素进行桥接抗凝。对于那些有潜在的凝血疾病或者正在服用华法林的患者,如果患者发生血栓栓塞事件的风险较低,则可在国际标准化比值(INR)低于 1.5 时进行前列腺活检。由于华法林血栓栓塞事件(例如机械瓣膜)的风险较高,因此建议使用普通肝素或低分子量肝素进行桥接抗凝治疗。

在活检之前,膀胱中少量的尿液是有用的,有助于通过其表明前列腺膀胱连接而易于检查定位。

1. 抗生素预防

近年来,人们注意到并发症发生的频率越来越高,大多数人活检后住院都是由于感染原因造成的(Loeb et al,2013)。这使人们重新关注抗生素预防和其他可以减少活检后并发症的治疗策略。与其他下尿路手术不同,对于所有接受前列腺活检的患者,无论其风险因素如何,都建议进行预防性抗菌治疗。2014 年更新的最新 AUA 最佳实践方法推荐用于前列腺活检的抗生素包括氟喹诺酮类药物;第一、第二和第三代头孢菌素;氨基糖苷类(证据水平,Ⅰb)(美国泌尿学会,2014年)。2014 年的更新中增加了口服甲氧苄啶-磺胺甲噁唑作为预防剂,当使用肌内或静脉注射氨基糖苷类或氨曲南作为替代药物时,不再需要甲硝唑或克林霉素。对于所有推荐的药物,可采用肌内注射途径,并且仅建议口服途径用于喹诺酮类药物(表 9-1)。对于有发生心内膜炎或假体关节、心脏起搏器和置入自动心脏除颤器感染风险

表 9-1　2014 年美国泌尿学会推荐用于常规前列腺活检的抗生素最佳使用方案*

药物	剂量
氟喹诺酮类[†]	
左氧氟沙星	500 mg 口服,单剂量
环丙沙星	500 mg 口服,每 12 小时 1 次
氧氟沙星	400 mg 口服,每 12 小时 1 次
氨基糖苷类[‡]	
庆大霉素	5 mg/kg 静脉注射,单剂量
妥布霉素	5 mg/kg 静脉注射,单剂量
阿米卡星	15 mg/kg 静脉注射,单剂量
第一代头孢菌素类	
头孢氨苄	500 mg 口服,每 6 小时 1 次
头孢拉定	500 mg 口服,每 6 小时 1 次
头孢羟氨苄	500 mg 口服,每 12 小时 1 次
头孢唑林	1g 静脉注射,每 8 小时 1 次
头孢克洛	500 mg 口服,每 8 小时 1 次
头孢丙烯	500 mg 口服,每 12 小时 1 次
头孢呋辛	500 mg 口服,每 12 小时 1 次
头孢西丁	1～2 g 静脉注射,每 6 小时 1 次
第三代头孢菌素类	
头孢唑肟	1g 静脉注射,每 8 小时 1 次
头孢他啶	1g 静脉注射,每 12 小时 1 次
头孢曲松钠	1～2 g 静脉注射,单剂量
头孢噻肟	1g 静脉注射,每 8 小时 1 次
替代制剂	
氨曲南	1～2 g 静脉注射,每 8 小时 1 次
复方新诺明	1 双倍强度片剂口服,每 12 小时 1 次

　　*推荐的抗菌药物预防持续时间为 24 小时或更短(证据水平:Ⅰb)

　　[†]氟喹诺酮类药物与肌腱炎和肌腱断裂的风险增加有关

　　[‡]在肾功能不全患者中,氨曲南可替代氨基糖苷类药物

Modified from American Urological Association. Best practice policy statement on urologic surgery antimicrobial prophylaxis, < http://www. auanet. org/content/media/antimicroprop08. pdf >;2008 (revised August 2011, updated January 1,2014)[accessed 04.05.14].

的患者,预防性用应应包括术前静脉注射氨苄西林(万古霉素、青霉素过敏)和庆大霉素,然后口服氟喹诺酮 2～3 天。一篇 2011 年的关于 TRUS 前列腺活检预测的 Cochrane 综述显示,与安慰剂组和不治疗组相比,抗菌预防者的菌尿、菌血症、发热、尿道感染(UTI)以及抗生素住院减少(Zani et al,2011)。目前没有明确的证据表明,较长疗程或多剂量的方案比较短疗程或少剂量的方案更有优势。

　　由于细菌对氟喹诺酮类药物的耐药性增加,最近在活检前使用直肠拭子培养个体菌群,并用个体培养数据来指导抗菌预防成为了研究的方向(Taylor et al,2012)。对氟喹诺酮类药物耐药细菌的存在通常不会造成活检后感染。在一项多机构的研究中,136 名接受环丙沙星和庆大霉素预防的男性患者在活检前立即进行直肠拭子培养,其中 22% 的培养中发现了耐氟喹诺酮类的大肠埃希菌(Liss et al,2011)。只有 5 例(4%)患者发生了活检后发热,其中只有 1 例患者因耐药大肠埃希菌而进行了直肠筛查。虽然这类情况的发生可以通过针对性措施预防,但基于这类情况总体发生率较低,会引起人们对治疗策略成本效益的质疑。需要进一步的研究明确以培养为导向的治疗,并将其成本效益与经验治疗进行比较(Loeb,2013)。

　　2. 清洁灌肠

　　我们经常让患者做活检前在家里进行清洁灌肠。这种做法可减少直肠中的粪便量,从而产生一个有利于前列腺成像的声学窗。灌肠对减少感染的影响尚值得商榷。然而,许多临床医师可能选择不使用灌肠,因为这可能能促进患者更自发地进行前列腺活检。

　　3. 镇痛

　　用局部麻醉药在神经束附近进行 TRUS 引导下的浸润麻醉控制疼痛效果很好(Berger et al,2003;Trucchi et al,2005)。使用 1%～2% 利多卡因,一根长腰穿针(7 英寸,22 号)和 TRUS 引导沿变换器活检通道可进行局部前列腺阻滞。经直肠活检的局部浸润麻醉有多种不同的方法(Ismail and Gomella,2013)。我们发现,在高回声脂肪垫(将精囊和前列腺的连接处一分为二)上的膀胱基底部附近的精囊水平注射 5ml 利多卡因,会产生一个很好的阻滞效果。其他方法包括从精囊与前列腺的交界处开始浸润

10ml 麻醉药,并沿前列腺的侧面从基部浸润到顶点。前列腺直接浸润(前列腺内注射)可增加前列腺周围注射的麻醉效能(Cam et al,2008)。饱和活检方案可能需要高达 22 ml 的 1% 利多卡因。需要小心避免直接血管内注射,避免利多卡因全身吸收的风险。直肠内(局部)注射局部麻醉药不如前列腺周围浸润(Hedenreich et al,2014)。经会阴活检的局部麻醉还应包括最初的会阴部皮肤和皮下组织的浸润,然后可以采用超声引导来帮助麻醉药沿着活检针的预期区域向更深的组织浸润。

4. 患者体位

患者通常为左侧卧位,膝盖和臀部弯曲 90°。可采用平行于桌子的扶手和膝盖之间放置枕头以助于保持这个体位。臀部应与桌子的末端齐平,以便操纵探针和活检针而不会阻塞。如有需要,可以使用右侧卧位或者截石位。也有些医师采用截石位,优选用于经会阴活检,短程治疗计划或用于外部放射治疗的基准金属标志物的放置(Dehnad et al,2003)。

(四)经直肠前列腺活检术

应首先进行直肠指检,以评估有无前列腺结节或肛门病理过程。然后确定前列腺体积,并在横向和矢状平面中对前列腺进行成像。检查从腺体的底部开始,延伸到顶端。对于大多数现代化的超声设备,建议将参数自动设置为最佳前列腺检查的值,TRUS 灰阶前列腺检查过程如前所述,要特别注意任何病变(即低回声,高回声,钙化,轮廓异常,囊性结构)的位置和特征。

最常使用由弹簧驱动的 18 号针芯活检装置或活检枪,该型号活检枪可以穿过连接到超声探针的针引导器。目前大多数超声单元能够在矢状面上提供活检针路径的最佳视野,前列腺图像与穿刺路径叠加,穿刺路径与 TRUS 单元的穿刺引导器相对应。穿刺时,在穿刺针到达穿刺位点后,应继续进针 0.5cm 并对随后的 1.5cm 组织进行取样,保证尖端延伸超过取样区域 0.5cm(Kaye,1989)。因此,当对前列腺外周带进行取样时,在激发之前,针尖应置于前列腺囊后面 0.5cm 处;如果穿刺针被推进到前列腺囊或穿过前列腺囊,会导致取到过多的中央带组织,从而错过前列腺癌常发部位。需要注意的是,当活检针与直肠表面接触时,应当避免调整探针的位置,并在活检前给探针施加压力来压迫直肠黏膜,以此降低直肠出血量。同时,将探针压在直肠上也可以最大限度地减少活检针穿过直肠黏膜引起的不适,类似于静脉切开术中拉紧皮肤的作用。

活检样本通常放置在 10% 福尔马林溶液中或按照各个医疗中心的固定方法进行固定保存。最近,AUA 指南总结了前列腺活检样本的推荐保存方法,但是该指南并没有提供有力的证据来证明对穿刺样本的个人的独特标记方法能够对关于前列腺癌管理和临床决策有益(Bjurlin et al,2013)。其建议在每个样本瓶中包装不超过两针穿刺样本,以避免由于不充分的组织取样导致癌症检出率降低。

1. 六区活检方案

最初的六区活组织检查方案(双侧的基底部、中部和顶部)显著改善了可触及结节的数字定向活检和超声引导下的特定低回声病变活检的检出率(Hodge et al,1989)。从旁矢状面取的这些穿刺点,不仅对外周区进行了检测,而且还采集了移行区的大量组织。根治性前列腺切除术标本的研究表明绝大多数腺癌发生在外周带后外侧(McNeal et al,1988),该结果解释了标准六区活检中出现假阴性结果的原因(Eskew et al,1997)。

2. 扩大穿刺活检技术

对标准六区活检方案的修改最初侧重于横向扩展穿刺点(Terris et al,1992)。大量研究表明,通过横向扩展六区活检,可以提高前列腺癌检出率。目前,六区活检被认为不适合用于癌症检测的常规前列腺活检。图 9-5 描述了最初提出的六区活检和几种常见的扩大活检策略。

今天,扩大的 12 点系统活检将分布中的顶端和远侧核心结合在一起,可以最大限度地检测癌症并且避免重复活检,同时最大限度地减少对不明显前列腺癌的检测。这种方法已在最近的 AUA 白皮书(Bjurlin et al,2013,2014)中得到认可。尽管将核心点从 6 增加到 12 会显著提高癌症检出率,但是将核心点数量增加到 18 或 21(通常称为饱和活检)作为首次活检策略时,似乎不会增加检出率。然而,来自克利夫兰诊所的男性患者数据,其首次活检即采用经直肠饱和活检技术,该类患者在进行重复活检时发现癌症的概率很低。此外,如果患者的前列腺癌是在一次阴性的饱和活检后被诊断出来的,那么它没有临床意义的可能性更大(Li et al,2014)。他们的研究结果

还发现,首次饱和活检的假阴性率很低。目前,如果首次活检为阴性,则更可能考虑饱和活组织检查(见后文的讨论)。

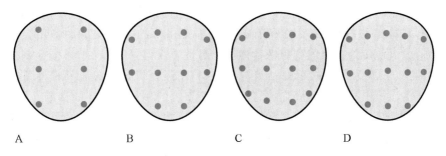

图 9-5　**各种报道的系统活检方案。底座位于图的顶部,顶点位于图的底部**
　　A. 六区活检方案最初由 Hodge 及其同事提出(Hodge et al,1989);B. 10 点活检(Presti et al,2000);C. 12 点,或双六区活检。这是目前推荐的并由美国泌尿学协会认可的方案(Bjurlin et al,2013);D. 13 点,5 区活检(Eskew et al,1997)

移行区和精囊不是常规采样的,因为这些区域在首次活检时的癌症检出率较低(Epstein et al,1997),但是,对于 PSA 水平持续升高和既往活检阴性的患者中,移行区和前列腺前部的活检可能是诊断前列腺癌所必需的(Mazal et al,2001)。然而,移行区活检对于前列腺腺体容量超过 50 ml 的男性的作用可能有限,因为这些较大的前列腺中的癌症检测率本身会有 15% 的升高(Chang et al,1998)。目前,磁共振成像(MRI)通常用于检测和指导前部肿瘤的活检,因为该部位的肿瘤可能会在标准的 TRUS 前列腺活检中漏检(Volkin et al,2014)。除非有明显的异常,否则精囊活检不会常规进行,一些学者建议在 PSA 值大于 30 或推荐短程放射治疗时进行精囊活检(Gohji et al,1995)。

3. 重复和饱和前列腺活检

对于一个或多个前列腺活检阴性但仍有 PSA 值升高或与前列腺癌有关的直肠指检异常的患者来说,他们所遇到的困境在临床上很常见。这些患者经常进行多次活检,尽管每次连续活检都有明显的癌症检测下降(Djavan et al,2003)。Keetch 和同事(1994)报道,1136 名男性的 PSA 前列腺癌筛查项目的首次活检阳性率为 34%。然后,第 2 次,第 3 次和第 4 次活检的癌症检出率分别降至 19%,8% 和 7%。最初的 ERSPC 系列结果证实了这些发现。在一组 1051 名 PSA 值为 4.0～10.0ng/ml 的男性中,六区活检的初始癌症

检出率为 22%。在随后的第 2 次、第 3 次和第 4 次活组织检查中仅在 10%、5% 和 4% 的患者中发现穿刺点阳性(Djavan et al,2001)。在同一项 ERSPC 研究的当代随访中,未进行活检的男性患者中的阳性预测值(PPV)在 3 次筛查中相当(分别为 25.5%,22.3% 和 24.8%)(Bokhorst et al,2012)。相反地,既往活检阴性的男性 PPV 显著下降(在第二次和第三次筛查中分别为 12% 和 15.2%)。此外,无论之前是否进行过前列腺活检,侵袭性前列腺癌的百分比(临床分期>T_{2b},Gleason 评分≥7 分)在第一轮筛查后从 44.4% 降至第二轮的 23.8%,第三轮降低 18.6%。重复活检中检出癌症占所有活检患者的 24.6%,但在侵袭性癌症患者中仅占 8.6%。

获益的减少,加上目前的扩大活检方案能够增加首次活检的检出率,使得一些研究人员在尝试首次活检阴性的患者中进行饱和活检(例如>12 点活检)。在一项对 57 名男性(平均有两次阴性六区活检)进行的研究中,获得了 30% 的癌症检出率,平均每位患者进行 22.5 针穿刺(Borboroglu et al,2000)。来自梅奥诊所(Stewart et al,2001)和多伦多(Fleshner et al,2002)的类似方案证实了癌症检出率的提高。这些技术的一个不足是经常需要额外的麻醉剂量,因此饱和活检需要在病房进行。考虑到随之而来的成本增加和潜在的并发症,最近有报道质疑首次阴性后进行饱和活检方案的优势。在重新评估他们之前关于

饱和活检的工作时,梅奥诊所的研究人员对标准活检和饱和活检技术进行了一项大型的前瞻性研究,但是并未发现饱和活检会增加前列腺癌的检出率(Ashley et al,2008)。

如果担心还有未检出的癌症,那么在所有的首次活检阴性的情况下使用第 2 次前列腺活检似乎是可行的。然而,第 3 次和第 4 次重复活检只应在第 1 次或第 2 次活检中高度怀疑癌症或有不良预后因素的患者中进行(Djavan et al,2005)。进行重复活检时,应特别注意顶点区域,因为TRUS 活检方法可能无法对顶点充分采样。

在重复活检的情况下,其他评估方式也取得进展。本章后面讨论的增强 TRUS(CE-TRUS)和 MRI 靶向方法等技术将对活检阴性患者的处理方式产生影响(Halpern et al,2005;Volkin et al,2014)。使用较新的分子和基因组检测方法也将影响未来对于活检阴性患者的决策(Gittelman et al,2013;Partin et al,2014;Gomella and Amirian,2015)。

(五)经会阴前列腺活检

经会阴活检为那些缺乏直肠(例如手术切除、先天性畸形等)的患者提供了一种前列腺穿刺途径。该技术有许多优势,如可降低感染和其他并发症的发生率,以及提高对前列腺前尖部肿瘤的检出率(Chang et al,2013)。当使用经会阴前列腺活检时,主要影响决策的是需要更广泛的麻醉。

患者处于背侧截石位,会阴备皮,并为无菌手术做好准备。使用端射超声转换器。尽管与TRUS 相比,这项技术在显示前列腺方面有很大的局限性,但前列腺可以在冠状面和矢状面成像,并能够计算腺体体积。和双侧精囊一样,经过会阴窗,局灶性外周低回声病变也难以显示。尿道将显示为低回声中线结构,并且可以通过从阴茎根部向近端沿着海绵体而轻易地识别。一旦在冠状面上清楚地划定了腺体边界,应至少采用六区活检,其中三个来自中线两侧。

在常规活组织检查中,把经会阴超声引导的前列腺活检的诊断率与 TRUS 引导的活组织检查的诊断率进行了比较(Vis et al,2000)。通过使用 TRUS 活检检测到的前列腺癌根治性切除术标本,模拟的经会阴活检,并同时进行经直肠活检。结果发现,82.5%的肿瘤是经会阴纵向入路

发现的,而 72.5%的肿瘤是经直肠重复活检发现的。作者推断,纵向取向穿刺点能更有效地对外周区进行取样,从而改善癌症检测。

通过在重复活检中使用这种方法,Pinkstaff等(Pinkstaff et al,2005)使用会阴活检在 210 名男性中获得了平均 21.2 个穿刺样品(范围 12～41)。经会阴入路增强了对直肠活检阴性的高风险患者的移行区癌症的诊断。然而,一项日本的随机试验将经直肠和经会阴技术用于首次前列腺活检,并进行了对比,发现两者的癌症检出率是相似的,但是经会阴入路会有更多的并发症(Hara et al,2008)。因此,作者认为经直肠前列腺活检应是首次前列腺活检的首选技术。对于经会阴入路,尤其是在饱和活检中,会引起尿潴留的增加(Moran et al,2006)。最近,人们发现了经会阴活检的优势:可能提高癌症检出率,改善前部和顶端取样,减少假阴性结果,并降低低估疾病体积和分级的风险。对于具有抗菌药物耐药和糖尿病这两类具有高脓毒症风险的患者,建议采用经会阴活检作为标准 TRUS 引导的无菌替代选择(Chang et al,2013)。在另一个研究中,接受首次和重复经会阴前列腺活检的患者中,前区前列腺癌检出率增加了 10%(Pepe et al,2014)。

已经报道了三维(3D)经会阴成像活组织检查技术(Barqawi et al,2011)。这项技术使用经会阴短超声探头,能够检测 50 多个基于腺体大小的穿刺样本,远远超过通过饱和活检获得的穿刺样本。它可以提供额外的信息,因此被推荐在标准的 10 点和 12 点 TRUS 活检阴性并具有高肿瘤风险的患者,可以采用该检查方式进一步明确诊断。

(六)经尿道前列腺活检

既往有学者建议,在移行区癌症的诊断或TRUS 检查阴性后使用经尿道电切进行活检。在近期的一系列报道中,只有不到 5%的前列腺癌患者发生孤立性移行区癌症,而没有伴发外周区肿瘤(Pelzer et al,2005)。目前,通过改进的TRUS 技术(包括局部麻醉),能够对移行区进行充分的取样,并且绝大多数学者对经尿道活检的价值提出了质疑(Bratt,2006)。此外,MRI 已用于检测移行区和前区前列腺癌,使用 TRUS/MRI 融合活检系统显著提高了检出率,进一步限制经

尿道活检的效用(Volkin et al,2014)。

(七)前列腺活检的风险和并发症

TRUS 前列腺活检虽然通常被认为是一种安全的手术,但仍会发生并发症,多为普通并发症,需要住院治疗的严重并发症的发生率相对较低(<1%)。在加拿大的一项研究中(研究对象为超过 41 000 名活检结果为阴性的男性),发现前列腺活检后 30 天住院率从 1996 年的 1.0% 上升到 2010 年的 4.1%(Nam et al,2013)。大部分住院患者(72%)与细菌感染有关。常见并发症包括血精、血尿、直肠出血、前列腺炎、101.3℉(38.5℃)以上发热、附睾炎、尿潴留和其他需要医院治疗的并发症(Hedenreich et al,2014)。PLCO 和 ER-SPC 等大型临床研究发现,前列腺活检并不会导致患者死亡率升高,感染并发症的总体发生率低于 1%(Pinsky et al,2014)。因此,鉴于活检并不会引起严重的并发症,因此不能因为对于并发症的顾虑而取消对预期寿命较长的患者进行前列腺穿刺活检。

1. 活检后感染

TRUS 活检后大多数感染并发症仅限于症状性尿路感染和低度发热性疾病,可通过口服或静脉注射抗生素治疗;然而,据报道,有关前列腺活检后住院和致命性败血症的病例不断增加(Wagenlehner et al,2014)。目前感染并发症住院的风险在 0.6%~4.1%,而报道的尿路感染发病率分别为 2% 和 6%(Nam et al,2013;Bjurlin et al,2014)。虽然前列腺活检后脓毒症的住院率有所增加,但数据表明,与其他类似的全身感染相比,该组的死亡率并不会显著升高(Loeb,2013)。脓毒症是以全身炎症反应为特征的临床综合征,其症状是非特异性的,可包括发热、体温过低、呼吸急促、心动过速、精神状态改变和低血压(美国泌尿协会/泌尿护理人员协会,2012)。任何在前列腺活检后出现发热的患者都应该被评估是否存在脓毒症。感染性休克是指患者尽管有足够的液体复苏,但持续存在的急性循环衰竭(低血压)的患者。

粪便细菌对氟喹诺酮类耐药是导致严重感染的主要原因,这可能是由于这些药物在卫生保健机构中广泛使用,以及其他来源如食品供应(Heuer et al,2009)。与某些中心的经验性抗生素预防相比,直肠菌群擦拭和培养后使用敏感抗生素预防已被证明具有一定的效果。目前已对不同肠道准备工作的效果进行研究,但没有发现能够明显降低感染率。如前所述,目前正在探索经会阴前列腺活检是否可降低术后感染风险,但目前证据有限(Grummet et al,2014)。

根据文献,导致脓毒症的微生物主要是大肠埃希菌,其对氟喹诺酮类、甲氧苄磺胺甲噁唑和氨苄西林具有很高的耐药率。然而,所有分离株都对第二代和第三代头孢菌素、阿米卡星和碳青霉烯类(例如亚胺培南、美罗培南)敏感(Loeb,2013)。前列腺活检相关感染的危险因素包括:非白种人,合并症数量增加,糖尿病,前列腺肥大,出国旅行,以及最近使用过抗生素。另一个危险因素是活检的次数。研究发现主动监测治疗的患者中既往前列腺活检的次数与感染性并发症风险呈显著正相关(Ehdaie et al,2014)。熟悉抗生素耐药机制有助于快速治疗前列腺活检后感染。

2. 出血

即使凝血参数正常,出血也是前列腺活检后最常见的并发症。前列腺活检被认为是出血的中度危险因素(Naspro et al,2013)。如前所述,任何可能改变凝血参数的药物,包括植物制剂,都应在活检前 5~7 天停用,华法林患者同样参照该标准。两项欧洲大型临床研究指出,23%~63% 的男性在六区活检后出现血尿,血块保留率为 0.7%(Djavan et al,2001b;Raaijmakers et al,2002)。直肠出血很常见,见于 2.1%~21.7% 的患者(Enlund and Varenhorst,1997;Djavan et al,2001b)。直肠出血通常很小,并且可以通过超声探针或者手指按压轻易控制;经直肠持续大量的出血则需要更积极的措施来干预,包括:用充气保护套来填塞直肠,肛门镜/结肠镜下注射肾上腺素和聚多卡醇或使用硬化治疗剂,栓塞血管造影,经直肠探查和缝合(美国泌尿学协会/泌尿科护理人员协会,2012)。

活检后看到的血精症在临床上认为意义不大,但如果在活检前未向患者说明,则可能会引起患者的严重焦虑;研究发现,活检后 9.8%~50.4% 的男性出现血精(Djavan et al,2001b;Raaijmakers et al,2002)。在另一项研究中,血精症的平均持续时间为(4±1.4)周,症状解决前射精次数为(6±5.6)次,目前没有因素能够预测血精的持续时间(Abdelkhalek et al,2013)。

3. 其他并发症

直肠内探针相关的过度焦虑和不适可能在1.4%~5.3%的患者中诱发中度或严重的血管迷走神经反应(Rodriguez and Terris,1998;Djavan et al,2001b),导致患者穿刺中止。将患者放置在Trendelenburg(垂头仰卧位)卧位并使用静脉补液通常可以解决这些症状,后续需要进行进一步的临床干预。

在 TRUS 活检后,需要临时导尿的急性尿潴留发生率为 0.2%~0.4%(Enlund and Varenhorst,1997;Raaijmakers et al,2002)。其中,腺体明显增大和具有显著下尿路症状的患者,例如国际前列腺症状评分(IPSS)较高的患者,更容易发生潴留(Rodriguez and Terris,1998;Raaijmakers et al,2002)。任何前列腺活检都可能暂时升高患者的 IPSS 评分。

前列腺活检对勃起功能障碍的影响并不完全。早期研究表明,TRUS 活检后勃起功能障碍是由于神经血管束受损所致(Zisman et al,2001)。最近的一项研究表明,对于诊断为前列腺癌的男性而言,勃起功能障碍的发生率明显高于无癌症患者(Helfand et al,2013)。

四、前列腺活检的最新研究技术与进展

(一)经直肠彩色和能量多普勒超声检查

彩色多普勒成像以声波频率中反射声波的频移为基础(图 9-6A)。颜色的分配以血流方向为基础,而血流方向与超声探头接收信号的方向有关;流向超声探头的血流颜色用红色表示,远离超声探头的用蓝色表示,颜色不是动脉或静脉的特定颜色。能量多普勒成像(也称为增强彩色多普勒,彩色振幅成像或彩色血管造影)使用振幅偏移的方式检测流动,此方法速度和方向无关(Bude and Rubin,1996)(图 9-6B)。能量多普勒成像的优点在于它能检测出较慢的血流,且对多普勒角度的依赖较少,更适合于前列腺癌新生血管的检测。尽管能量多普勒成像改善了对少量血流的敏感性,但这两种检测方法都没有证明自己在癌症

检测方面优于其他模式。

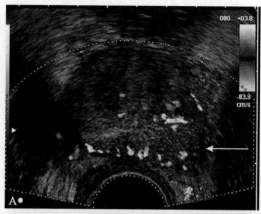

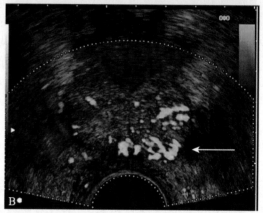

图 9-6 彩色多普勒(A)经直肠超声检查(TRUS)和能量多普勒(B)TRUS 识别左中腺的 Gleason 4+4=8(分)腺癌(箭)

多项数据发现彩色多普勒的敏感性和特异性分别为 14.6% 和 93.9%(Halpern and Strup,2000)。与灰阶 TRUS 相比,多普勒模式能够增加诊断率,但 45% 的癌症仍未被任何超声检查所识别。同时,数据已经表明,使用多普勒靶向活检策略可以提高癌症检出率,但尚没有一种方法能够取代系统穿刺活检(Halpern et al,2002)。彩色多普勒 TRUS 技术方面的改进,包括造影剂的使用(见后面的讨论),能够进一步提高该技术的准确性,有望在未来能够准确识别肿瘤发生的具体部位。

多项研究表明,前列腺癌病灶内血管生成和微血管密度与疾病进展、转移(Weidner et al,1993)、疾病分级(Bostwick et al,1996)和疾病预后(Lissbrant et al,1997;Borre et al,1998)具有显著相关性。通过对前列腺癌根治术标本的研究(这些研究表明腺癌

病灶与周围正常组织相比,微血管密度增加),增加了学者对使用彩色和能量多普勒 TRUS 辅助前列腺癌诊断的研究(Bigler et al,1993)。

在 TRUS 引导活组织检查时,在其肿瘤内检出彩色多普勒血流的患者,其行根治性耻骨后前列腺切除术后 PSA 复发的风险增加了 10 倍 (Ismail,1997)。与术前 TRUS 无流量增加相比,血流的增加与 Gleason 分级的提高、精囊侵犯率的增加,以及无生化复发疾病(bNED)存活率的降低有关(在 31 个月时,50%对比 108%bNED)(Ismail et al,1997)。其他研究也表明,能量多普勒血流信号检测的微血管密度指标与高 Gleason 评分有关,并提示与预后相关(Wilson et al,2004)。

目前普通多普勒模式无法识别直径通常为 $10\sim15\mu m$ 的前列腺癌微血管。普通的彩色和能量多普勒成像检测的恶性病灶相关的血流信号,主要来源于大肿瘤供血血管(Ismail and Gomella,2001)。静脉注射微泡超声造影(类似于目前批准和用于超声心动图的那些造影剂),在灰阶和 TRUS 多普勒成像期间注入,能够放大前列腺

肿瘤微血管内的流动信号,实现在临床试验中选择性显示恶性病灶(Halpern et al,2000;Ismail and Gomella,2001)。这些静脉内"气泡"造影剂由空气或较高分子量气体试剂包封(白蛋白或聚合物硬壳,脂质或表面活性剂涂覆)构成,用以延长存留时间并且通常为 $1\sim10\mu m$。

Halpern 及其同事(2001)推荐 CE-TRUS 用于常规的前列腺穿刺活检行前瞻性前列腺癌检测,并得出结论:与普通成像相比,其灵敏度从 38%增加到 65%,特异性无显著差异。该团队和其他研究者在后续进一步改进了 CE-TRUS 对恶性肿瘤的超声检测与引导靶组织活检(Kundavaram et al,2012)。在一项欧洲多中心的临床试验中,CE-TRUS 已被推荐用于前列腺活检的常规护理(Wink et al,2008)。使用微泡造影剂成像结合增强能量多普勒图像的 3D 图像重建也证明了其可以提高诊断的准确性(Unal et al,2000)(图 9-7)。Flash-replenishment 成像是一种软件修饰技术,在前列腺癌的检测中,它可以更好地显示微小血管,直至毛细血管水平(Linden et al,

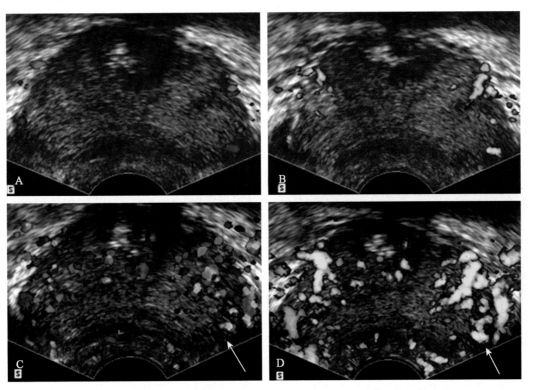

图 9-7　普通的彩色(A)经直肠超声检查(TRUS)和能量多普勒(B)TRUS 未能发现潜在恶性肿瘤。在注入微泡造影剂后,彩色(C)TRUS 和能量多普勒(D)TRUS 显示左中腺血流增加,引导靶向活检(箭)上证明为 Gleason 3＋4＝7 分腺癌

2007）。Flash-replenishment 成像使用高功率 flash 脉冲组合来破坏对比微泡，然后使用低功率脉冲来显示对比补充。在连续的低功耗图像中，通过对时间数据的最大强度捕获，构造了一幅描述血管结构的合成图像，可用于血管增多或异常区域的实时靶向经直肠活检。我们已经用这种技术来显示更精细的血管并引导靶向活检。靶向活检能够比随机系统活检提供更高的癌症检测准确率（Linden et al，2007）。现在影像学发展的趋势是能够选择性地对有血管生成的前列腺癌进行成像，使得对肿瘤的定位能够具有更高的精度和更高的准确性。

弹性成像技术在鉴别前列腺恶性区域方面可能优于彩色多普勒成像（Nelson et al，2007；Sumura et al，2007）。它在基线时采用前列腺的实时超声成像，并且在不同程度的压缩下，增加了关于前列腺组织弹性的信息（图 9-8）。通过计算机计算，可以看到基线和压缩过程中超声图像之间位移的差异，组织弹性（组织硬度）降低的区域可能提示恶性肿瘤。通过实时弹性成像的研究显示，151 例（总人数为 404）被检出可疑前列腺癌，并在后续的靶向穿刺活检中证实，其中的 127 例（84.1％）确诊前列腺癌（Konig et al，2005）。因此，实时弹性成像及引导靶向活组织检查是一种用于提高前列腺癌检出率的方法，目前此方法正在持续改进中。然而，在一项 1000 多名患者的临床研究，实时弹性成像靶向活检漏诊的患者比例很高，因此该技术目前仅视为补充手段而无法取代随机活检（Salomon and Schiffmann，2014；Salomon et al，2014）。

（二）其他较新的成像和活检技术

据报道，前列腺组织扫描是一种特有的组织特征识别技术，它基于对反向散射超声的分析，可以识别和显示前列腺组织。该技术正在不断进步，最近对 105 名患者的研究认为，目前该系统无法可靠地在临床诊断中识别前列腺癌（Javed et al，2014）。

通过计算机技术，可以将二维超声数据转换成 3D 模型，从而在理论上可以允许进行重复的有针对性的空间采样（Bjurlin et al，2014）。TargetScan（Best Nomos，Pittsburgh，PA）和 Artemis（Eigen，Grass Valley，CA）被报道能够实现 3D 重构。目前对该方案的报道有限，但这些系统能够实现对前列腺中的已知区域进行精确的活组织检查（Bjurlin et al，2014）。

由于多参数 MRI 的设计和应用的改进，使得其识别和定位前列腺癌的能力大大提高。单独或组合的功能性 MRI 参数（例如动态对比增强和扩散加权成像）增加了对前列腺癌的诊断准确率（Turkbey and Choyke，2012）。然而，前列腺癌的确诊和病理分级仍依赖于组织病理。此外，虽然理论上很具有吸引力，但实时磁共振引导下前列腺活检仍存在着重大的技术困难。目前，有三种技术能够实现 MRI 引导下靶向前列腺活检，即 MRI 直接引导、认知图像融合和软件模型 MRI/US 图像融合（Logan et al，2014）。

无论有无直肠区域扫描线圈、MRI、多参数 MRI 和 MR 光谱组合模式，均能够引导并减少前列腺穿刺的针数（Amsellem-Ouazana et al，2005）。对患者进行 MRI 直接引导前列腺活组织检查，需要高度专业化的设备，并受如磁共振成像空间有限、成本和时间方面的考虑等许多技术限制（Beyersdorff and Hamm，2005）。最近一项对 223 名男性进行多参数 MRI 直接引导前列腺活检的研究显示，共发现了 142 名（63.7％）患有前列腺癌（Pokorny et al，2014）。相对应的，TRUS 前列腺活检则检测到 126 例（56.5％）癌症，其中 47 例（37.3％）被列为低危癌。MRI 引导的活检

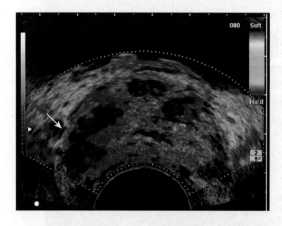

图 9-8 弹性成像显示右基底顺应性降低的区域与潜在的恶性肿瘤相一致（蓝色箭）。注意右上角的颜色标度表示组织硬度。靶向活检显示 Gleason 4＋4＝8 分腺癌

在 142 例男性患者中检出 99 例（69.7%），其中 6 例（6.1%）为低风险。MRI 减少 51% 的患者活检，低风险前列腺癌诊断减少 89.4%，中高危前列腺癌检出率提高 17.7%。TRUS 活检和 MRI 活检对中危前列腺癌的阴性预测值（NPVs）为 71.9%。

认知图像融合不需要额外的设备，而是依赖于经验丰富的操作者，在 MRI 上检查可疑病变，然后在标准 TRUS 活检过程中将活检针引导向可疑病变。该技术的主要不足是不能记录和确认活检针的位置以及使用者之间存在差异（Logan et al，2014）。

最有前景的活检技术之一是通过软件模型进行 TRUS/MRI 融合。它结合了实时 TRUS 引导的便利性和诊断性多参数 MRI 的详细信息，并通过软件图像重建对两幅图像进行叠加。图像重建涉及图像配准或图像匹配。活检前 MRI 必须根据影像学特征识别可疑的肿瘤，然后基于特定的软件模型，在 MRI 数据被加载到软件模型之前或之后描绘这些目标。然后进行 TRUS 检测，并用 MRI 和实时 TRUS 图像叠加到一起，建立一个 3D 的前列腺重建模型，并使得人们可以在几分钟内快速识别 MRI 可疑位点进行靶向活检。目前得到美国食品和药物管理局批准的 MRI/US 融合系统有两种：UroNav 平台（Phillips）和 Artemis 平台（Eigen）。2004 年以来，UroNav 是目前使用最多的平台。目前有多家美国或者其他国家的公司正在开发更多的软件图像融合方案（Raskolnikov et al，2014）。

UroNav 和 Artemis 平台之间的一个显著差异是 Artemis 系统采用机械臂来指导活组织检查。UroNav 系统采用了一个标准的手持探测器，其定位和跟踪数据由一个外部磁场发生器记录，该发生器能够与现有的人工超声技术相结合。

在进行 TRUS/MRI 融合活检时，首先使用系统中的 MRI 软件识别病变为低风险、中风险或高风险（Invivo），或 1～5 级（正常到高度可疑）（Eigen）。不同的评分系统在实际应用的诊断准确度目前并未有充分探索。该检测系统允许医师使用标准的 TRUS 弹簧加载针进行活检（图 9-9）。

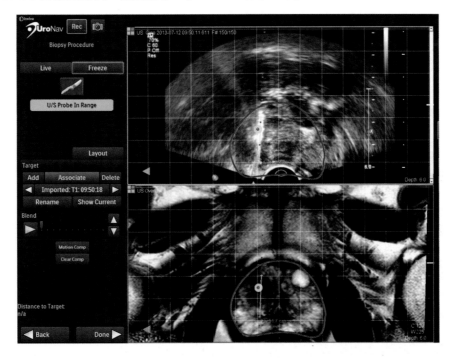

图 9-9　使用 UroNav（实时）TRUS-磁共振成像（MRI）融合活检系统进行经直肠超声（TRUS）检查时的屏幕截图

上部为实时超声；下部为 MRI。红线勾勒出前列腺轮廓，绿圈和红点代表二者共同提示病变的区域，黄线代表针道（Courtesy Dr. Peter Pinto，Urologic Oncology Branch，National Cancer Institute，Bethesda，MD.）

关于这两种美国 TRUS/MRI 融合系统的初步应用已经有了报道。加利福尼亚大学洛杉矶分校的一项涉及 171 名男性的研究表明,94%(17 名患者中的 16 名)患有 5 级(高度可疑)MRI 病变的患者被证实活检阳性。引导靶向活检中,中、高风险前列腺癌的发现率为 38%,对高风险前列腺癌的预测性是系统活检的 3 倍(Sonn et al, 2013)。

在 UroNav 系统上对 582 名男性进行的一项最新研究表明,前列腺癌 MRI 可疑病灶与 Gleason 分级之间的相关性增加,对于检测 Gleason 8 分或以上的前列腺癌,高检测敏感性中能够达到 98% 的诊断敏感性,低检测敏感性中的 NPV 为 91%(Rais-Bahrami et al,2013)。使用 UroNav 系统进行的另一项 TRUS/MRI 融合引导活检研究表明,与传统的 12 点活检相比,32% 患者的前列腺癌发现 Gleason 评分升级(Siddiqui et al, 2013)。使用 TRUS/MRI 融合技术的靶向活组织检查会便于发现到更高级别的前列腺癌,但是对于较低级别的肿瘤漏诊率升高。

要点:前列腺活检

- 只有 TRUS 和(或)MRI 影像学异常而无组织活检的情况下,不能诊断前列腺癌。
- 当进行扩大前列腺癌穿刺活检时,应当针对前列腺癌进行局部麻醉。
- 接受 TRUS 引导的前列腺活检患者前 24 小时需要口服抗生素预防。
- 前列腺的六区活检对前列腺癌的检测是不够的,系统活检需要包括 12 个 AUA 中推荐的穿刺位点。
- 先进的超声技术(彩色和能量多普勒,弹性成像)可以改善癌症检测,但不能可靠地识别所有恶性病灶,因此目前无法代替系统活检。
- TRUS/MRI 融合是一种很有前景的技术,能够在活检中综合两种影像学技术的优势。

有关前列腺癌鉴别和诊断的技术正在不断发展。除了像 US 和 MRI 这样的成像技术之外,基因组以及其他的分子生物标志物在决策是否进行前列腺活检或者重复活检中发挥的作用越来越值得关注(Partin et al,2014)。彩色多普勒、超声造影剂、弹性成像、多参数 MRI 和 TRUS/MRI 融合作为引导和提高前列腺活检准确性的成像方法正在不断发展中(Hong et al,2014)。但在这些新技术被证实在前列腺癌的定位和诊断上具有更高的价值之前,TRUS 引导下 12 点穿刺活检仍将作为前列腺癌诊断的金标准。

参考文献

完整的参考文献列表通过 www. expertconsult. com 在线获取。

推荐阅读

Bjurlin MA,Carter HB,Schellhammer P,et al. Optimization of initial prostate biopsy in clinical practice:sampling, labeling and specimen processing. J Urol 2013; 189:2039-46.

Haffner J, Lemaitre L, Puech P, et al. Role of magnetic resonance imaging before initial biopsy:comparison of magnetic resonance imaging-targeted and systematic biopsy for significant prostate cancer detection. BJU Int 2011;108 (8 Pt 2):E171-8.

Hodge KK,McNeal JE,Terris MK,et al. Random systematic versus directed ultrasound guided transrectal core biopsies of the prostate. J Urol 1989;142:71-5.

Ismail M,Gomella LG. Transrectal prostate biopsy. Urol Clin North Am 2013;40:457-72.

Kundavaram CR,Halpern EJ,Trabulsi EJ. Value of contrast-enhanced ultrasonography in prostate cancer. Curr Opin Urol 2012;22:303-9.

Li YH,Elshafei A,Li J,et al. Potential benefit of transrectal saturation prostate biopsy as an initial biopsy strategy: decreased likelihood of finding significant cancer on future biopsy. Urology 2014;83:714-8.

Loeb S,Vellekoop A,Ahmed HU,et al. Systematic review of complications of prostate biopsy. Eur Urol 2013;64: 876-92.

Logan JK,Rais-Bahrami S,Turkbey B,et al. Current status of MRI and ultrasound fusion software platforms for guidance of prostate biopsies. BJU Int 2014;114: 641-52.

Patel AR,Jones JS. Optimal biopsy strategies for the diagnosis and staging of prostate cancer. Curr Opin Urol 2009;19:232-7.

Shinohara K,Nguyen H,Masic S. Management of an increasing prostatespecific antigen level after negative prostate biopsy. Urol Clin North Am 2014;41:327-38 [review].

Trucchi A,De Nunzio C,Mariani S,et al. Local anesthesia reduces pain associated with transrectal prostatic biopsy: a prospective randomized study. Urol Int 2005;74:209-13.

Ukimura O,Coleman JA,de la Taille A,et al. Contemporary role of systematic prostate biopsies: indications, techniques, and implications for patient care. Eur Urol 2013;63:214-30.

（何宇辉　刘海龙　陈　星　**编译**　王建峰　周晓峰　**审校**）

第10章 前列腺肿瘤病理学

Jonathan I. Epstein, MD

前列腺上皮内瘤

腺癌

前列腺腺癌的亚型

　　本章讲述前列腺癌从癌前病变到进展期前列腺癌形成的病理学基础，从细针穿刺活检到根治性前列腺癌手术标本。前列腺其他类型的肿瘤也会有所讨论。特别是病理学在临床中的实际应用将会着重强调，这对泌尿外科医师如何管理好他们的患者尤为重要。

一、前列腺上皮内瘤

　　前列腺上皮内瘤（PIN）的结构基础是由良性前列腺腺泡或导管上的不典型增生的细胞构成，PIN可细分为低级别PIN（LGPIN）和高级别PIN（HGPIN）（McNeal and Bostwick，1986；McNeal，1989）（图10-1）。诊断报告不应当出现LGPIN的诊断。首先，病理科医师很难准确地辨别LG-PIN和良性前列腺组织（Epstein et al，1995）。其次，当穿刺活检诊断为LGPIN接受再次穿刺活检，其患前列腺癌的风险并不比良性前列腺增生的患者高（Epstein and Herawi，2006）。证据表明对一些前列腺癌来说，HGPIN是一种癌前病变，包括以下几种类型：相比于正常前列腺组织，含有单发癌灶的前列腺组织内HGPIN的体积和数量在不断增多；随着HGPIN总量的增多，前列腺癌也倾向于多病灶；HGPIN和肿瘤中生物标志物及相关分子的变化显示出相似性（Bostwick et al，1996；Haggman et al，1997）。大约20%的HG-PIN损伤庇护TMPRSS2：ERG融合基因，在50%的前列腺癌组织中检测出相同分子的突变（Cerveira et al，2006；Perner et al，2007）。这一

发现说明HGPIN可能是肿瘤以芽出方式新发的腺体癌变，从组织学层面进一步证明HGPIN是一些前列腺癌的癌前病变（McNeal et al，1991）。

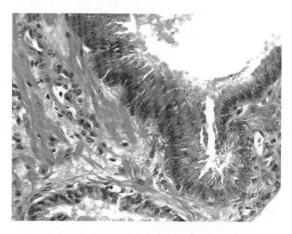

图10-1　高级别前列腺上皮内瘤变
上部为在良性腺体的结构中有明显核仁的非典型细胞，下面为相对比的良性腺体

　　HGPIN的活检率是4%～5%（Epstein and Herawi，2006）。也有更大变化区间的报道，比如0～25%（Epstein and Herawi，2006）。对这一变化区间较具有可能性的解释是不同病理医师之间的评判标准不一样。区别LGPIN和HGPIN主要在于核仁明显性的判断。基于主观的评判，使得那些对核仁明显性持较低评判标准的病理科医师具有较高的HGPIN诊断率。诊断为HGPIN的患者在随后一年活检中患前列腺癌的风险为26.4%，其再次穿刺结果为癌症的风险并没有显著高于之前为良性诊断的受检者（Epstein and

Herawi,2006）。大多数研究表明,血清前列腺特异性抗原(PSA)水平、直肠指诊的结果,以及经直肠超声等检查手段均没有提高重复穿刺活检中具有增大癌症风险的预测性。PIN 本身不能提高血清 PSA 水平（Ronnett et al,1993;Epstein and Herawi,2006）。对于首次就扩大活检取样范围的单发 HGPIN 患者来说,即使缺少其他临床癌症诊断指标也没有必要一年以内的重复穿刺活检。由于在癌症长期危险因素中缺少大规模研究,以及对于 HGPIN 非随访性的诊断缺少潜在的法医学结论,一个合理的安排是对于单侧检出 HGPIN 患者进行 3 年以内的重复穿刺活检（Godoy et al,2011）。对于双侧及以上多处诊断为 HGPIN 的患者与癌症的高危性密切相关,因此对于首次活检就诊断为 PIN 的患者有必要在一年之内进行再次的穿刺活检（Abdel-Khalek et al,2004;Merrimen et al,2009,2010）。对于首次六针就诊断出 HGPIN 的患者,如果要进行重复的穿刺活检,应该对整个前列腺组织相对提高活检范围（Epstein and Herawi,2006）。

HGPIN 有大量的良性和恶性相似组织。相对于浸润性肿瘤组织的 PIN,很难辨别切缘外侧或边缘的 HGPIN 部分和周边小的不典型增生腺体（PINATYP）（Kronz et al,2001）。大多数情况需要基底部细胞标志物的免疫组化染色,癌症的诊断需要这一大簇完全阴性的腺体作为对照。在 PINATYP 随访中诊断癌症的风险为 40%,其合理的重复穿刺活检时间为 6 个月。

HGPIN 在经尿道电切术（TUR）中的意义尚不明确,对随后发现癌症的风险存在相互矛盾的数据（Gaudin et al,1997;Pacelli and Bostwick,1997）。在经受 TUR 的年长 HGPIN 患者,经常不会进一步在专业机构继续治疗。年轻患者在得到临床阳性诊断之后更容易在医疗机构接受过度治疗。HGPIN 在外周带中度到高度分级的前列腺腺癌属于癌前病变。然而,PIN 并非一定出现癌症。特别是过渡区的低级别肿瘤与 HGPIN 关联度不高。

前列腺导管原位癌（intraductal carcinoma of the prostate,IDC-P）的结构或细胞异型性明显超过 HGPIN。在一些研究中,IDC-P 在前列腺癌根治标本中有所报道（McNeal et al,1986;McNeal and Yemoto,1996b;Rubin et al,1998;Wilcox et al,1998;Cohen et al,2007;Robinson et al,2012）。侵袭性肿瘤的活检标本中很少发现 IDC-P（Guo and Epstein,2006）。前列腺活检标本中检出 IDC-P 通常与前列腺癌根治术后病理检出高级别癌症和患者较差的预后等指标有关（Guo and Epstein,2006）。这些发现支持大多数 IDC-P 主要在预先存在的腺管和腺泡内播散,大多数病例不应被归类为侵袭前肿瘤状态。在一些个案病例中,IDC-P 在接受前列腺癌根治术后没有出现侵袭性肿瘤,这说明手术是合理的,这些 IDC-P 处在高级别侵袭前阶段,很有可能发展为侵袭性高级别肿瘤。我们推荐 IDC-P 患者在经历活检之后再接受明确的治疗,只有重复穿刺才能明确介于 IDC-P 和 HGPIN 之间的肿瘤。

二、腺癌

（一）分期

前列腺腺癌处于 T_{1a} 期（≤5% 肿瘤）和 T_{1b} 期（>5%）,一般是临床较难发现的肿瘤,经常在 TURP 或者良性前列腺增生剔除术后的标本中发现（Epstein et al,2007）。在穿刺活检中发现的 T_{1c} 期触诊难以发现的前列腺癌,其通常伴随不正常的血清 PSA 水平。如果一位患者在接受前列腺癌根治性切除术后,病理显示肿瘤局限于器官内或显示前列腺癌浸润（EPE）,则肿瘤分期从 T_{1a} 到 T_{1c} 期转化为 pT_2 或 pT_3。T_2 病理期被定义为肿瘤局限在前列腺,基于肿瘤的程度可以细分为 T_{2a} 到 T_{2c}。然而,大量研究显示病理学划分 T_2 期对预后的判断没有意义。这一发现的主要原因可能是双侧前列腺癌:①一个主要肿瘤结节伴有对侧小、低级别、临床意义不大癌灶;②意义重大的右侧和左侧肿瘤结节;③一个单发、较大、融合性的肿块涉及双侧。因此,"病理 T_{2c} 分期"（双侧癌症）并无意义,较有可能在未来 TNM（肿瘤、淋巴结、转移）分类中反映这一发现。作者仅仅定义为"T_2 期"而非将其细分为"T_{2a}"或"T_{2b}"或"T_{2c}"（Kheirandish and Chinegwundoh,2011;van der Kwast et al,2011）。"T_{2+}"（T_{2X} 期）主要指前列腺外组织没有可以辨认的肿瘤组织,但是具有阳性切缘,可能是术中手术医师切入前列腺组织时导致的。因为前列腺边缘留在了患者体内，病理分期不能评估术中切除的范围。病理 T_3 期代表肿瘤生长超出前列腺，基于前列腺外肿瘤是否浸润精囊，将其细分为 T_{3a} 和 T_{3b}。pT_{3a} 是发生了微小的膀胱颈侵袭。

（二）位置

在临床 T_2 期肿瘤和 85% 需要穿刺活检的 T_{1c} 期不能触及的肿瘤中，大多数肿块位于前列腺外周带的后部（McNeal，1969；Byar and Mostofi，1972；Epstein et al，1994b）。大约 15% 的前列腺癌根治标本显示主要的前部肿瘤，一些在过渡区，其余一些在外周带前角（Al-Ahmadie et al，2008）。在超过 85% 的前列腺腺癌病例中为多发性（Byar and Mostofi，1972）。在许多双侧或多发性癌症病例中，一些肿瘤是小的、低级别的、与临床意义不大。一些前列腺癌根治术后的双侧肿瘤，对侧肿瘤具有阳性切缘的通常较小。然而，就肿瘤尺寸、EPE、级别和边缘而言，对侧有 20% 发生不良的病理过程（Yoon et al，2008）。

（三）肿瘤的播散

由于前列腺包膜组织并非完全连续，肿瘤细胞向前列腺周围软组织浸润更倾向于绕过包膜，而非穿透它们（Ayala et al，1989）。一些学者使用"包膜侵犯"这一概念，他们认为包膜受到肿瘤细胞侵犯，但肿瘤细胞尚未蔓延到前列腺以外。正是由于缺少前列腺包膜这样一个实体，使得"包膜侵犯"缺少实际意义。前列腺腺癌外周带的肿瘤细胞更倾向于沿着前列腺周围神经束向外侵袭（Villers et al，1989）。EPE 倾向于出现在前列腺外侧和后外侧部，与大多数腺癌的位置相平行。

前列腺癌有可能进一步侵袭到精囊，诊断标准为肿瘤细胞侵袭到精囊的壁层肌肉。最常见的精囊侵袭路径是肿瘤细胞穿透整个前列腺腺体，最后不断地生长扩散至精囊周边软组织，最终扩散至精囊腺。其次较为常见的侵袭路径是经过射精管进入储精囊，或者直接透过前列腺包膜进入储精囊。几乎都是连续转移至精囊（Ohori et al，1993）。前列腺癌的原位播散较少至直肠，如果发生则很难与直肠原发肿瘤相鉴别（Fry et al，1979；Lane et al，2008）。

前列腺癌最常见的转移部位是淋巴结和骨。

前列腺癌也会转移至左膈上，典型的是锁骨上淋巴结（Cho and Epstein，1987）。前列腺癌肺转移在尸检中极为常见，这些病例几乎都有骨的转移（Varkarakis et al，1974）。转移路径多为多部位小淋巴结或者分散的淋巴结，而非较大的转移淋巴结。临床上，前列腺癌转移至肺通常是无症状的。除了淋巴结、骨、肺，在尸检中较为常见的前列腺播散部位是膀胱、肝和肾上腺（Hess et al，2006）。

（四）肿瘤体积

通常，前列腺癌的尺寸和它的分期相关。EPE 较少表现出肿瘤体积小于 $0.5cm^3$，体积小于 $4cm^3$ 的肿瘤较少表现为淋巴结转移或精囊侵犯（McNeal et al，1990）。肿瘤体积与分级也成比例。肿瘤的位置和分级也有调节肿瘤体积的效果（Christensen et al，1990；McNeal et al，1990；Greene et al，1991）。例如，从前列腺延伸到转移区域的肿瘤通常比外周带的肿瘤具有更大的尺寸，这主要是因为其更低的级别和从腺体边缘较远的转移距离。关于不同标本的肿瘤体积将会在以后的研究中讨论。

（五）分级

Gleason 系统是基于在相对较低的显微放大倍数辨别肿瘤类型的评分系统（Mellinger et al，1967；Gleason and Mellinger，1974）（图 10-2）。肿瘤分级并没有细胞学特征（框图 10-1）。结构模式的辨别并将分级归类到级别 1 到 5，1 意味着分化程度最高，5 是分化程度最低的（见框图 10-1）。在最初的 Gleason 评分系统，最常见和第二多见的分级合为一级，在 2005 版 Gleason 评分系统中更新和修改了活检中最常见和最高级别的类型，使得 Gleason 评分中又加入了一个类型（Epstein et al，2005）。如果一个肿瘤只有一个组织学类型，而且类型均匀一致，所有模式都归为相同级别。理论上来讲，Gleason 评分最小为 2 分（1＋1＝2），代表为 Gleason 模式 1 由均一的肿瘤构成，最大为 10 分（5＋5＝10），代表了完全未分化肿瘤。大多数病例是多种类型混杂，特别是在细针穿刺活检，不仅局限于一种类型。小的前列腺癌病灶也会在穿刺活检中显示出多种肿瘤类型，在针吸活检中，即使是小病灶也可以合理地按照 Gleason 评分系统评判，因为小病灶与大癌灶相比，评判的级别同样准确（Steinberg et al，1997）。

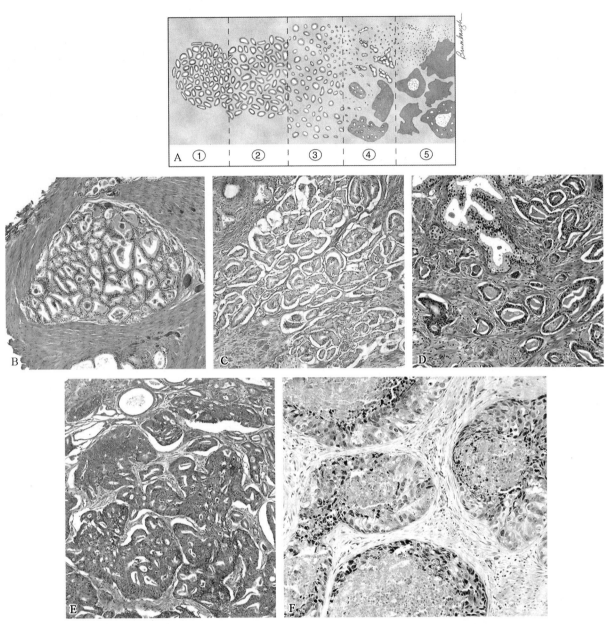

图 10-2　**Gleason 分级系统**

A. Gleason 分级系统简略图；B. Gleason 模式 1,界限分明的结节紧紧包裹着腺体；C. Gleason 模式 2,结节由更加松散排列的腺体构成；D. Gleason 模式 3,小腺体与良性腺体之间的浸润性模式；E. Gleason 模式 4,大型不规则筛腺；F. Gleason 模式 5,固体巢状肿瘤中的粉刺状坏死

　　并不推荐采用 Gleason 评分为 2～4 分的患者去匹配细针穿刺前列腺癌。①大多数穿刺活检 Gleason 评分在 2～4 分的分级往往高于泌尿病理学家的评估(Steinberg et al,1997)；②即使是经验丰富的泌尿病理科专家对于 Gleason 评分为 2～4 分的穿刺活检的诊断重复性较差(Allsbrook et al,2001)；③在穿刺活检中,并不推荐 Gleason 评分在 2～4 分的前列腺腺癌进行细针穿刺活检(Epstein,2000)。在 1991 年,有 24% 的病理学家给出了 Gleason 评分在 2～4 分的诊断,在 2001 年这一数据下降到 2.4%,时至今日这一数据进一步下降(Ghani et al,2005)。因此,目前 Gleason 评分为 6 分已经成为活检中得分最低的诊断。然而,Gleason 评分的区间是 2～10 分,所以当患者被告知其穿刺活检 Gleason 评分为 6 分,往往导致患者的过度焦虑；他

们理所当然但又错误地认为他们的肿瘤处于中度恶性。另一项更新的 Gleason 评分系统对于评分为 4 分的概念进一步扩大,其中包括更宽泛的组织学类型和更大的病例比例。对于以前 Gleason 评分为 6～7 分的指标进行了一些诊断学上的再分类。Gleason 评分为 6 分更具均一性,以及普遍具有较好的预后。例如,事实上没有器官限制的 Gleason 评分为 6 分的肿瘤与根治性前列腺切除术的预后相关,而偶然出现也是由于使用了原有 Gleason 评分的缘故(Hernandez et al,2008)。Gleason 评分为 6 分的肿瘤使用更新的 Gleason 评分系统并没有能力去评估淋巴结转移的情况(Ross et al,2012)。Gleason 评分为 6 分的多核参数始终与前列腺癌根治的良好预后相关(Ellis et al,2013)。采用修订版的 Gleason 评分,一项研究来自 Johns Hopkins 对 6564 名男性,几乎 95%～97% Gleason 评分为 6 分接受活检和前列腺癌根治的患者(没有 3～4 分接受前列腺癌根治的患者),在前列腺癌根治术后 5 年的治愈率(Pierorazio et al,2013a)。采用这个修正的 Gleason 评分系统,这项研究提示 Gleason 评分为 3+4=7 分的肿瘤患者在接受活检和前列腺癌根治术后其 5 年生化无进展生存率为 83%～88%。Gleason 评分在 9～10 分的肿瘤患者比 Gleason 评分为 8 分的患者几乎有两倍的进展危险度。过度简化的 Gleason 评分,比如将 Gleason 评分 8 分到 10 分合并,或者依据 Gleason 评分小于 7 分、等于 7 分和大于 7 分将患者归为低危、中危和高危,缺少关键的预后指标。一组更新的基于不同预后的 Gleason 评分体系:Gleason 得分≤6 分;3+4=7 分;4+3=7 分;8 分;9～10 分,这对应了第一组到第五组(Pierorazio et al,2013b)。在每一个显示肿瘤的活检报告的结尾,我们都会加上如下内容:对于这个病例的总体 Gleason 评分要基于最高和最低。Gleason 评分可被分组,从级别组 I (最乐观)到级别组 V (最不乐观)。

Gleason 评分小于或等于 6 分:级别组 I

Gleason 评分 3+4=7 分:级别组 II

Gleason 评分 4+3=7 分:级别组 III

Gleason 评分 8 分:级别组 IV

Gleason 评分 9～10 分:级别组 V

框图 10-1　2005 国际泌尿外科病理学协会修改 Gleason 评分系统

模式 1

被紧紧包裹的局限的结节,但分离、单一、圆形至椭圆形,中等尺寸的腺泡(较大的腺体大于模式 3)

模式 2

类似模式 1,均匀局限,然而肿瘤结节的边界有微小的侵袭

腺体更松散的排列,并不像 Gleason 模式 1 那样完全单一

模式 3

分散的腺体单位

典型的腺体比 Gleason 模式 1 或 2 所见的腺体小

侵袭入非肿瘤前列腺腺体中

在大小和形状方面有显著的变化

模式 4

融合的微小腺泡状腺体

不明确的腺体与腺腔形成不良

大型筛状腺体

筛状腺

肾上腺样的腺体

模式 5

基本无腺体分化,固体片状构成,线状,或单一细胞

中心性坏死被乳头状、筛状或固体肿块状粉刺癌包绕

活检的 Gleason 级别与之后前列腺癌根治术标本的结果也显示出很好的相关性(Fine and Epstein,2008)。总体而言,一个穿刺活检 Gleason 评分小于或等于 6 分与前列腺癌根治标本 Gleason 评分小于或等于 6 分的病例有 65% 的相关性。引起穿刺活检和随后前列腺癌根治标本分级不一致所涉及的不可避免的因素是穿刺活检对于标本部位的误差。对于根治性前列腺癌标本,以下原因导致了穿刺活检的得分偏高:活检中扩大癌症范围;增高的血清 PSA 水平;更小的前列腺;更少的穿刺部位(Epstein et al,2012)。

一些患者在几年之后从低级别肿瘤发展为高级别,但尚不清楚残余的低级别肿瘤进展或随后发展为多灶、恶性度更高的肿瘤。尽管总体上大肿瘤级别较高,小肿瘤级别更低,当然要除外复发的肿瘤(Epstein et al,1994a)。有一假说倾向于肿瘤起始于低级别,当达到一定大小,

去分化到高级别阶段,阐明了大小和级别之间的关系。此外,高级别肿瘤或许在它们的起始阶段就具有更高的级别,同时由于它们较快的生长速度才导致发现时已经具有较大的体积。同理,低级别肿瘤进展更缓慢,当它们被发现时体积往往偏小。从现实的观点来看,活检之后经过 2~3 年,80％的前列腺癌灶级别保持稳定(Sheridan et al,2008)。

(六)细针穿刺活检的评估

1. 过程

当采用六分法对前列腺进行取材,不同部位的标本应该放进独立的容器呈递给病理科医师(框图 10-2)。即使标本混合放入了一个容器而没有名称,一些病理学家仍然倾向于分配不同的标本到不同的部位(Epstein et al,2005),如果所有标本是一长条,一些医师习惯给出总 Gleason 评分。

框图 10-2　六分法定位细针穿刺活检取样分瓶送检的原因

- 在"非典型的"病例中,这些非典型的区域比其他部位更容易被定位进行反复穿刺
- 前列腺癌根治术后初次取样没有发现肿瘤的标本,更多肿瘤的特殊区域可以帮助病理学家在这些病例中定位额外的组织或大块标本
- 对于六点定位知识的掌握可以帮助病理学家明确诊断避免易犯的错误(比如精囊腺或中央带与基底部的高级别前列腺上皮内瘤变相混淆,Cowper 腺和顶部腺癌相混淆)
- 内照射治疗可以帮助定位需要额外分布放射粒子的部位
- 每个标本块或制作的玻片最多放置两条完全可视的标本,这样可以预防错过被蜡块掩盖的小腺癌灶
- 每个标本块或载玻片最多放置两条标本,这样有助于避免标本破碎,一条标本不能决定阳性标本的数量、它们的阳性百分率,以及该病例中腺癌的最高分级

---

2. 鉴别诊断

在前列腺病理细针活检中一个最常见的问题就是对有限的前列腺组织诊断不足(Epstein,2004)。仍然有大量与前列腺腺癌相似的良性萎缩组织(Srigley,2004)。在许多病例中,使用高分子量的细胞角蛋白抗体和 P63 会解决部分诊断所遇到的问题(Wojno and Epstein,1995)。良性腺体包含基底细胞,并且被这些抗体所标记。然而前列腺癌未显示有染色。免疫组化染色对于 α-methylacyl-CoA 消旋酶的抗体更倾向于标记前列腺癌和 HGPIN,也可以作为局限性肿瘤诊断的辅助手段,然而病理学家必须仔细,因为关于 a-methylacy-CoA 消旋酶也有假阳性和假阴性染色的报道(Jiang et al,2004,2005)。ERG 细胞核免疫组化反应可以被用来作 TMPRSS1∶ERG 基因融合的代用品,这是一个接近在 50％前列腺癌组织中可见的特殊分子事件。这项技术的主要限制是穿刺活检的有限穿刺点,这使得敏感性些许降低,在 30％到 40％,阳性率不能排除 HGPIN(Tomlins et al,2012;Shah et al,2013)。

在一些病例中,对于癌有研究结果暗示,但并非诊断。不典型的穿刺活检标本发生率大约 5％(Epstein and Herawi,2006)。病理学家应当将不典型的病例描述为"一簇不典型的腺体",而非使用模棱两可的术语,例如"不典型增生"或者"不典型腺泡样增生"。应当在报道末尾加上一句注释:"对报告上出现癌症这一名词只是建设性的,而非诊断性的,推荐重复穿刺活检"。这样,对于这种病变属于浸润性癌症在泌尿外科医师的意识中并没有困惑,但病理科医师不大愿意做出这一诊断(Iczkowski et al,1997;Chan and Epstein,1999;Epstein and Herawi,2006)。不典型诊断之后发生癌症的可能性为 40％～50％。出乎意料的是早期有不典型活检报告的患者,其血清 PSA 升高水平或者直肠指诊与随后活检标本显示前列腺癌的风险不相关。不论血清 PSA 水平,所有一开始就有不典型诊断的患者应该在 6 个月内接受重复穿刺活检。对于诊断为不典型增生的患者很有可能在专家的复审中更改诊断,在重复穿刺活检之前,泌尿科医师应当考虑让这部分患者去咨询不同的病理科医师,以进一步明确诊断中的良性或恶性(Chan and Epstein,2005)。

3. 预后

就 Gleason 分级和肿瘤范围而言,前列腺穿刺活检中发现恶性肿瘤基本能够准确预测在前列腺癌根治标本中发现恶肿肿瘤。然而穿刺到样本的误差使得较好的穿刺结果并不一定预示前列腺癌根治标本的病理结果也好。这样癌症可以被阳

性穿刺的针数、阳性结果所构成癌症总的毫米数、每一针肿瘤的百分比，以及整个标本癌症总的百分比等指标来衡量。一些研究声称一项技术比其他技术具有优越性，而这些技术并没有在均一的条件下使用(Epstein，2011)。正如病理学家所报道推荐的那样，阳性结果的数量和肿瘤范围测量所一致。联合穿刺活检的分级和临床分期，以及血清PSA水平，前列腺内肿瘤的范围可以被更精确地预测(Makarov et al，2007)。

尽管有许多相互矛盾的数据，累积分析显示伴随着前列腺穿刺活检中周围神经侵犯所导致的EPE有较高发生率(Cozzi et al，2013)。活检对外照射放疗患者的神经周围侵犯会有影响，而对近距离放疗影响较小(Harnden et al，2007)。在活检病理报告中应当提及神经周围侵犯。数据显示萎缩和相关炎症与前列腺肿瘤发生相关(DeMarzo et al，2003)。这一假说认为这些因素和前列腺癌的起始相关，几乎与细针穿刺活检所诊断的前列腺癌萎缩时间无关。所有形态学类型上的萎缩在细针穿刺活检中都很常见，这与后期检出癌症或PIN风险的增长无关(Postma et al，2005)。

或许活检中最强有力的预测因素就是Gleason评分，可以被用来预测多种结果，包括：①病理分期；②边缘特异性的EPE；③对于神经血管束的EPE；④前列腺癌根治术后的进展；⑤短距离放疗的候选人；⑥放疗后的预后；⑦积极监测候选人；⑧积极检测之后的干预标准；⑨放疗后的预后；⑩高强度聚焦超声(HIFU)的预后；⑪局部治疗的候选人(Epstein，2013)。

(七)经尿道切除标本的评估

1. 过程

推荐的评估体系和肿瘤所占标本中的比例，在T_{1a}和T_{1b}期缩短了5%(Cantrell et al，1981)。通过处理6~8个暗盒的TUR标本来进行所有T_{1b}期肿瘤的观察。通过处理8~10个暗盒可以验明超过90%的T_{1b}期肿瘤(Newman et al，1982；Murphy et al，1986；Vollmer，1986；Rohr，1987)。依靠研究机构，所有患有T_{1a}期前列腺癌且小于65岁的男性患者在接受检查之后进行积极治疗。

2. 鉴别诊断

所有这些困惑中最常见的就是低级别腺瘤，即腺体增生(不典型腺瘤样增生)(Gaudin and Epstein，1994，1995)。接近1.6%的良性TUR标本和0.8%的所有穿刺活检标本包含腺体增生。前列腺过渡区域最具特征性的发现就是病灶往往是多发性的，最常见因尿道梗阻进行TURs时偶然发现。即使在腺瘤样增生的研究中，也没有证据表明前列腺增生的患者发展为前列腺癌的风险会增高。

(八)根治性前列腺癌标本的评估

1. 评估

一些病理学机构并没有完整包埋前列腺癌根治术后的标本，这种取样技术提供了精确的病理学分期(Hall et al，1992；Sehdev et al，2001)。而前列腺标本的完整全层切片对于教学和出版提供了更加精美的图片，这样获得的病理学信息与常规切片是一致的。

2. 预后

(1)Gleason评分：病理学家推荐将明显的肿瘤结节给予独立的分级评分。通常明显的结节是最大的肿瘤，往往也是分期和分级最高的。一个非典型结节(也就是更小的结节)较少出现更高的分期，可以给这个结节单独进行分级。如果一个较小的前列腺结节拥有最高的分级，这个小结节必须被记录在报告内。一般来说，这只是个例；在大多数病例中，一般对一个或两个主要的结节进行分级。前列腺癌根治Gleason评分与其进展密切相关。术后5年生化复发风险，无病进展期，在6分、3+4=7分、4+3=7分、8分、9~10分分别是96.6%、88.1%、69.7%、63.7%、34.5%(Pierorazio et al，2013b)。推荐前列腺癌根治标本，常规Gleason评分，由最普遍和第二普遍的结构模式构成，第三高级别的要在活检记录里注明(Pan et al，2000；Trock et al，2009)。第三高级别组成部分的出现与增长的生化复发风险相关，典型生化复发风险的增长处在一个中间水平，这一水平介于这些癌症中没有第三个组成部分的相同Gleason评分类别和下一个更高的Gleason评分类别。

(2)淋巴结转移：淋巴结转移的发生在近些年明显下降，因为筛查技术已经发现了较早期的肿瘤。淋巴结转移的发生与临床分期、术前PSA水平、活检级别，以及对于低转移风险的患者，一些外科医师没有清扫淋巴结相关。因为淋巴结转移的出现预示缺少治愈的可能性,外科医师或许进行骨盆淋巴结清扫送冷冻切片。一旦在冷冻切片中发现微小转移灶,许多泌尿科医师中止前列腺癌根治术,因为这样不会治愈患者。如果此患者有相对较长的生存期望,其他的泌尿科医师面对局部微转移也会行前列腺癌根治术。几乎所有阳性淋巴结转移的患者在经历前列腺癌根治术后最终都显示出疾病的进展,提示发生了秘密的远处转移。15 年无生化复发,无转移,以及对于淋巴结转移阳性的患者经历前列腺癌根治术后的肿瘤特异性生存率分别为 7.1%,41.5% 和 57.5%。生化复发的预测因素,转移,以及前列腺癌死亡的多变量分析,其中包括前列腺根治的 Gleason 评分和阳性淋巴结的数量和百分比(Pierorazio et al,2013b)。术前活检建议 Gleason 评分小于 8 分,即使淋巴结发生转移,开始发生相关远处转移,外科医师也有充足的理由对这一部分患者进行根治性前列腺癌切除术(Sgrignoli et al,1994)。因此对于穿刺评分在 8～10 分的患者,我们进行盆腔淋巴结冷冻病理检查。另一个选择就是基于术前的各项指标,对于有较高转移风险的患者进行淋巴结冷冻活检。

(3)前列腺外侵犯和精囊浸润:前列腺包膜不能很好地被组织学定义,特别在尖端、基底和前方(Ayala et al,1989)。因为前列腺缺少离散的包膜,前列腺外延伸是一术语,而非包膜入侵或包膜穿透,被推荐定义为非器官限制性疾病。很难辨认出 EPE,因为其在前列腺底部的界限是模糊的,肿瘤在前列腺周围脂肪组织中可以导致密集纤维组织增生反应(Epstein,2001)。其他更客观 EPE 程度量化的测量被推荐与主观的“局限性”对比“非局限性”的两分法相关度较好,没有哪一个方法被证明绝对是最好的方法(Magi-Galluzzi et al,2011;vanVeggel et al,2011)。发现储精囊被肿瘤侵袭预示着较差的预后,术后 5 年进展率达到 65%(Epstein,2001;Pierorazio et al,2011)。

(4)边界:Novara 和 Ficarra(2013)报道,2008－2011 年机器人辅助前列腺癌根治术中阳性切缘率为 15%,在 6.5%～32% 变动(Novara and Ficarra,2013)。大约有 50% 前列腺癌根治术后的患者阳性切缘发生了进展(Epstein et al,1993)。差异的主要来源是即使在这些病例中边缘组织似乎是阳性的,从这些部位切除的其他组织并没有显示肿瘤(Epstein,1990)。一些研究已经报道在神经血管束的区域沿着前列腺全长切除送冷冻切片,如果切缘阳性将导致切除身体同侧神经血管束(Schlomm et al,2012;vonBodman et al,2013)。这一项研究需要 2 名病理学家和 4 名技术员依靠 5 个低温恒温器对一项病例操作 35 分钟,这对大部分实验室并不现实。相比于相同组织的永久切片,这项技术包含了较低的假阴性率和假阳性率。然而,两项研究中冷冻切缘阳性在神经血管束和束支被切除的部分,只有 23%～25% 显示束支有肿瘤残留。支持这一方案的意见:①没有冷冻切片,大部分术前具有高风险的患者更倾向于接受神经血管束的切除;②接受保留神经血管束的患者总数明显高于接受非必需扩大切除术的患者(Schlomm et al,2012;vonBodman et al,2013)。这项研究的优势显示肿瘤转移距离并不影响复发风险,但此研究一直存在争议(Epstein,1990;Epstein and Sauvageot,1997;Emerson et al,2005;Bong et al,2009;Lu et al,2012)。这些因素能够帮助临床医师做决定是否采取辅助放疗,这主要取决于阳性切缘的范围以及切缘肿瘤的分级,这些因素与预后密切相关。(Chuang and Epstein,2008;Shikanov et al,2009;Brimo et al,2010;Cao et al,2010;van Oort et al,2010;Huang et al,2013)。

阳性切缘经常因为前列腺内肿瘤的手术横切面比例上升(前列腺内切除);尽管也有将其称为“包膜切除”,由于前列腺包膜并不存在,因而这一术语并不被推荐。报道前列腺内切除的发生率在 1.3%～71%(Epstein,2001)。就笔者个人观点,这种变化很大程度上与前文中描述的识别 EPE 的难度有关。如果一个前列腺外的肿瘤与边缘的促纤维增生性间质反应被误诊为器官局限,由于前列腺内切口,可能误诊为切缘阳性。前列腺内切除其他相对常见区域的神经血管束,泌尿科医师更倾向于为了保留性功能在切除前列腺的同时保留神经血管束。只要肿瘤和良性腺体在相同区域切除,前列腺内切除将标记的边缘诊断为阳性切缘。前列腺内切除与术后进展的风险相关,相当于与中心性 EPE 和阳性切缘(Chuang and Epstein,2008)。

多变量分析显示 Gleason 级别、EPE、切除边缘是生化进展有力的独立预测因素。

(5)肿瘤大小:尚有争议的研究提到分级和病理分期之后,肿瘤大小是否会成为前列腺癌根治术后独立的预测因素,大多数大型研究并没有显示出诊断意义(Epstein,2001)。尽管如此,国际泌尿病理学会推荐了一些在前列腺癌根治术标本中肿瘤大小客观的测量方法(van der Kwast et al,2011)。在其他组织器官系统学会的基本原理是癌症依据肿瘤大小来记录。因为肿瘤大小不是一个独立的预测因素,总体上不影响后期的治疗方案。我们推荐如果必须报道根治性前列腺癌,应该采用最简单和最快速的方法,比如粗略地估计肿瘤所占前列腺的整体比例。

(6)周围神经和血管的入侵:在前列腺根治标本中周围神经侵犯非常常见,这并非诊断性的,所以不应当出现在病理报告中。血管侵犯在根治性前列腺癌标本中并不常见,大约 7% 的肿瘤小于 4cm³(如今大部分根治性前列腺癌标本小于 2cm³)(McNeal and Yemoto,1996a)。血管侵犯和其他负面发现相关(例如 EPE、分级、切缘、肿瘤体积),各项研究仍在推出各种独立的预后诊断指标,超出了目前临床常规的检查项目(Epstein,2001;Baydar et al,2008)。

(九)腺癌的治疗效果

评估肿瘤的首要难题是有没有接受激素治疗,接受过激素治疗的前列腺级别似乎更高(Smith and Murphy,1994)。病理学家认为不应对有治疗效果的前列腺癌分配 Gleason 评分。然而,如果其他区域的肿瘤没有显示出显著的激素效应,这些区域可以被 Gleason 分级。说明非那雄胺不能改变组织学上的良、恶性(Yang et al,1999;Rubin et al,2005)。

接受过放疗的前列腺腺癌或许显示不出与没接受过放疗前列腺癌的区别,并且也可能显示出放疗损伤的效果。当记录放疗术后前列腺活检,它们应当被诊断为:①放疗效应的良性前列腺组织;②没有治疗效果的肿瘤(分配到一个 Gleason 级别);③肿瘤显示出治疗效果(没有分配到 Gleason 级别)。最后一个诊断与非肿瘤诊断有相同

预后相关(Crook et al,2009)。放疗改变了良性前列腺组织的组织结构特征,或许其为微小癌灶(Bostwick et al,1982)。在放疗开始之后一段时间,放疗导致良性前列腺腺体的非典型结构改变将会持续一段时间(有时长达 72 个月),导致对前列腺活检标本的评估存在极大困难(Magi-Galluzzi et al,2003)。如果临床医师意识到该疗法的作用,这一信息应当提供给病理科医师。

三、前列腺腺癌的亚型

前列腺黏液腺癌与前列腺癌类似,包括进展性疾病,诸如骨转移的倾向(Epstein and Lieberman,1985;Ro et al,1990)。前列腺根治术后的前列腺黏液腺癌没有前列腺非黏液腺癌的恶性度高(Osunkoya et al,2008)。即使没有神经内分泌分化的光学显微证据证明,普通前列腺腺癌,在多种神经内分泌标志物的免疫组化的评估中几乎一半出现神经内分泌分化(di Sant'Agnese,1992)。大部分研究没有令人信服地阐明普通前列腺癌神经内分泌分化程度与预后的关系。前列腺小细胞腺癌和小细胞肺癌是相同的(Tetu et al,1989)。在接近 50% 的病例中,前列腺是小细胞癌和腺癌的混合类型。前列腺小细胞腺癌患者平均生存率不到一年。患有单纯的小细胞癌和腺体中混合有腺癌和小细胞癌患者的预后没有差别。小细胞癌没有对应 Gleason 评分。

0.4%~0.8% 前列腺腺癌起源于前列腺导管(Epstein and Woodruff,1986;Christensen et al,1991)。接近 5% 的前列腺腺癌显示出导管和腺泡分化。当前列腺导管腺癌起源于较大的原发性尿道周围前列腺导管,它们会呈外生性的长入尿道,最常见的要数精阜内部和周围,这将出现阻塞性症状或血尿。穿刺活检诊断出肿瘤起源于更外周的前列腺导管,将会出现普通前列腺(腺泡)癌类似的症状(Brinker et al,1999)。肿瘤经常被临床低估,因为直肠指检和血清 PSA 水平可能正常。大多数前列腺导管腺癌应当被认为是 Gleason 模式 4,因为它们具有与 Gleason 评分为 8 分的前列腺腺泡癌类似的筛状形态学特征和诊断(Brinker et al,1999)。与 PIN 相似的导管腺癌为 Gleason 评分 3 分(Tavora and Epstein,2008),导

管腺癌的粉刺样坏死 Gleason 评分为 5 分。相互冲突的研究:关于是否导管腺癌的组成部分应当被归为 Gleason 模式 4(如果伴有粉刺样坏死则归为评分 5),以及与腺泡癌的相对分级相关的预后较差(Samaratunga et al,2010,Seipel et al,2013)。单纯前列腺原发鳞状细胞癌较少见且与较差的预后相关(Parwani et al,2004)。这些肿瘤发展为溶骨性转移,对激素治疗没有反应。更常见的是,鳞状分化出现于原位和转移性腺癌,接受雄激素治疗。肉瘤样癌(癌性肉瘤)经常报道在前列腺内部,预后不佳(Hansel and Epstein,2006)。

(一)间叶细胞肿瘤

前列腺肉瘤占所有恶性前列腺肿瘤的 0.1%～0.2%(Hansel et al,2007)。横纹肌肉瘤是前列腺内部最常见的间叶肿瘤,几乎仅见于儿童。平滑肌肉瘤是成人前列腺最常见的肉瘤(Cheville et al,1995)。一簇细胞的损伤可以在任何年龄出现,进展类似平滑肌肉瘤,是一种炎性肌纤维母细胞瘤,无论有无 TUR 都可以出现(Montgomery et al,2006)。也有前列腺间叶细胞肿瘤起源于独特的前列腺特殊基质。这些损伤介于不确定潜在恶性的前列腺基质细胞瘤(STUMP)到前列腺基质肉瘤。组织学检查显示这些损伤是可变的,一种类似乳腺肿瘤的亚型被称为前列腺叶状肿瘤(Herawi and Epstein,2006)。前列腺 STUMP 的大多数病例并没有表现出恶性侵袭的特性,偶尔会有病例出现切除之后的快速复发;STUMP 和肉瘤混合并存的病例,还有少数 STUMP 会逐步进展为基质肉瘤。尽管许多 STUMP 表现为惰性,但它们在少数病例的不可预知性,以及缺少以下数据的相关性:比如 STUMP 不同的组织学模式、肉瘤去分化的密切随访,以及年轻患者明确切除的考虑。基质肉瘤还具有潜在转移行为。

(二)尿路上皮癌

没有涉及膀胱的前列腺初级尿路上皮癌占前列腺癌的 1%～4%(Sawczuk et al,1985)。前列腺初级尿路上皮癌显示出浸润膀胱颈和周围软组织的倾向,而且超过 50% 的患者表现为 T_3 或 T_4 期肿瘤(Greene et al,1976)。20% 的患者表现为远处转移,转移到骨(主要为溶骨性改变)、肺和肝等常见器官。

更为常见的是,尿路上皮癌涉及前列腺导管和腺泡,患者有膀胱原位癌(CIS)病史并已接受数月到数年的膀胱内局部化疗(Schellhammer et al,1977;Mahadevia et al,1986;Wood et al,1989;Njinou Ngninkeu et al,2003)。接近 35%～45% 的尿路上皮癌侵袭前列腺患者接受膀胱前列腺切除术。然而,这一数字依据前列腺组织的组织学样本量,并可能完全高于计划的样本量。如果膀胱前列腺切除术完成后仅仅出现导管内尿路上皮原位癌,那么前列腺的侵袭并没有使预后更差,这主要是由膀胱癌分期所决定(Esrig et al,1996)。前列腺导管内尿路上皮原位癌似乎从尿道上部直接扩展到前列腺,一般涉及 CIS。导管内和渗入到前列腺的尿路上皮癌更倾向于更高级别的膀胱癌,患者有较差的预后归因于进展的膀胱或前列腺疾病。这些病例的少部分将会有更低的膀胱肿瘤级别和更差的预后,说明前列腺基质入侵的负面效应(Esrig et al,1996)。涉及前列腺的尿路上皮癌的亚期归于 pT_1(肿瘤侵入尿道下组织)或 pT_2(CIS 涉及前列腺基质和腺泡的侵入)。如何报告膀胱前列腺切除术后的标本中膀胱尿路上皮癌和入侵前列腺的分期,很难明确。笔者报告膀胱和前列腺中的发现是将不同的分期归为不同的器官。或者一个仅仅能够报道膀胱或前列腺的分期,基于更高的分期,然后描述其他器官疾病的程度。在膀胱前列腺切除标本中,尿道周围区域扩大取样对于辨认和评估前列腺的尿路上皮癌是很有必要的。

膀胱尿路上皮癌直接侵入前列腺基质。很难区分分化较差的尿路上皮癌和分化较差的前列腺腺癌。接近 95% 分化较差的前列腺腺癌显示 PSA 染色,尽管可能是原位腺癌(Chuang et al,2007)。在一些分化较差的前列腺腺癌的病例中,PSA 的染色较弱或呈阴性,这些肿瘤可能对更新的前列腺特异性标志物反应程度更剧烈,包括 p501S(蛋白)和 NKX3.1(Chuang et al,2007)。相比于前列腺腺癌,尽管 CK7 和 CK20 在尿路上皮癌中更常见,它们或许在前列腺腺癌中是阳性的。这个最敏感和最特异的只标记尿路上皮癌而不标记前列腺癌的标志物是 GATA 3(80%)(Higgins et al,2007;Chang et al,2012)。敏感性稍差的标志物是尿溶蛋白和血栓调节蛋白(49%～69%的敏感性),以及 p63 和高分子量的细胞角蛋白(60%～70%的敏感性)(Chuang et al,2007)。

(三)混杂恶性肿瘤

没有淋巴结转移的原发前列腺淋巴瘤似乎不如前列腺第二站浸润常见(Bostwick and Mann,1985)。尽管单核细胞性、粒细胞性和淋巴细胞性白血病在前列腺中已经被发现,最常见侵入前列腺的白血病是慢性淋巴细胞性白血病(Dajani and Burke,1976)。

要点

- LGPIN 不应标注在诊断性报告中,因为对于病理学家而言这一诊断不可重复并且缺少临床意义。
- 对于其他临床指标缺失的前列腺癌患者,起始多点穿刺中如果有一针报告为 HGPIN,没有必要第 1 年内重复穿刺活检。对于这些患者 3 年之后进行再穿刺活检是有必要的,因为在活检中原位 HGPIN 长期预后指标缺少大量数据。起始活检就显示两个或更多穿刺点涉及 HGPIN,之后 1 年之内推荐重复穿刺活检。
- 无论血清 PSA 水平如何,所有一开始细针穿刺活检就显示不典型增生诊断的患者应该接受重复穿刺活检;癌症的风险大约 40%,临床发现并不有助于预测谁更有可能发展为癌症。
- 病例的非典型诊断很有可能改变专家的观点。泌尿科医师应当考虑让这些患者在重复穿刺活检之前,去咨询病理科医师进一步明确良、恶性诊断。
- 前列腺癌根治标本中肿瘤大小的测量不能独立预测手术的预后,还要考虑肿瘤级别、病理分期和切缘,这不应该被要求应用于常规病理分析中。
- Gleason 分级无论是否应用于细针穿刺活检、TUR 或前列腺根治性切除术的标本,Gleason 分级始终是多种最具影响力预后因素之一。

参考文献

完整的参考文献列表通过 www.expertconsult.com 在线获取。

推荐阅读

Eble JN,Sauter G,Epstein JI,et al. Pathology and genetics:tumours of the urinary system and male genital organs. Lyon (France):IARC Press;2004.

Epstein JI. The Gleason Grading System:a complete guide for pathologists and clinicians. Philadelphia:Lippincott Williams & Wilkins;2013.

Epstein JI,Cubilla AL,Humphrey PA. AFIP atlas of tumor pathology,series4:tumors of the prostate gland,seminal vesicles,penis,and scrotum. Washington (DC):ARP Press;2011.

Epstein JI,Netto GJ. Prostate biopsy interpretation. Philadelphia:Lippincott Williams & Wilkins;2008.

Humphrey PA. Prostate pathology. Chicago:ASCP Press;2003.

(杨启维　潘秀武　编译　崔心刚　审校)

第11章 前列腺癌诊断和分期

Stacy Loeb, MD, MSc, James A. Eastham, MD

诊断	分期

前列腺癌很少在早期引起症状。一旦症状出现通常提示前列腺癌的局部进展或癌细胞远处转移。局部进展性前列腺癌的临床表现包括尿路梗阻、尿路梗阻导致的肾衰竭、血精或射精量减少，以及较少出现的阳萎。转移性疾病的临床表现包括骨痛、病理性骨折、贫血，以及下肢末端水肿；较少见的包括恶性腹膜后纤维化、副癌综合征、弥散性血管内凝血(DIC)和瘫痪。因为前列腺特异性抗原(PSA)和直肠指诊(DRE)等筛查方式的广泛普及，局部进展和转移性疾病并不常见。前列腺癌组织学诊断通常是在任何症状出现前使用经直肠超声(TURS)引导下行前列腺穿刺活检得到的。

在诊断为前列腺癌之后，疾病分期的作用就在于对疾病程度和治疗方案的风险进行更准确地预测。除了 PSA 水平和 DRE，前列腺活检的病理特征(分级和肿瘤大小)也有助于确定治疗方案。另外，影像学研究也经常应用于评估疾病局部进展的程度，和(或)排查有无转移。

本章主要回顾前列腺癌的诊断和形态学分期。

一、诊断

(一)筛查

1. 筛查的一般概念

筛查是指在健康和无症状人群中的检查；诊断就是对有相应体征或症状的个体进行的患病鉴定。筛查的主要目的就是在疾病的较早阶段就明确和治疗疾病，以此来提高总体整体健康状况。尽管对于早期诊断的普遍误解是其有利无害，但其实它同样有潜在的不利因素(Welch,2004)。大量证据表明前列腺癌筛查在诊断时降低了晚期疾病的发生率(van der Cruijsen-Koeter et al,2006;Aus et al,2007)，并且最新的数据表明其同样降低了前列腺癌病死率(Hugosson et al,2010;Schröder et al,2012)，但关于其利弊平衡的争论依旧存在(U. S. Preventive Services Task Force,2008;Barry,2009)。利弊的精确平衡高度依赖于患者特征和偏好(Heijnsdijk et al,2012)。

在 PSA 普遍应用于临床的时代，前列腺癌的病死率降低了不止 40%[Surveillance,Epidemiology,and End Results(SEER)Program]，晚期前列腺癌的诊断率下降了 75%。通过数学模拟得出 PSA 筛查能够占到美国前列腺癌病死率下降的 45%~70%(Etzioni et al,2008)。比较筛查男性和未筛查男性疾病特异性结局的随机试验是筛查的最高证据。

2. 随机试验

美国国家癌症研究院(NCI)关于前列腺、肺、结肠和卵巢(PLCO)试验，以及欧洲前列腺癌症随机筛查试验(ERSPC)都始自于 1993 年，目的是比较筛查和非筛查前列腺特异性死亡率(早期和节点)(Auvinen et al,1996;de Koning et al,2002;Schröder,2003;Andriole et al,2004)。ERSPC 报道了一系列高级别肿瘤、原位进展以及转移性疾病的下降(van der Cruijsen-Koeter et al,2006;Aus et al,2007)，相较于对照组，前列腺癌特异性死亡率在接受筛查患者 11 年的平均随访中减少了 21% (Schröder et al,2014)。然而，在ERSPC，据估计，为避免一例前列腺癌患者的死亡需要邀请 781 名男性进行筛查，并在 13 年内对另外 27 名男性进行诊断(Schröder et al,2014)。相比而言,在 PLCO 的 13 年平均随访时间中,筛查组和对照组中前列腺癌死亡率没有差别(Andriole et al,2012)。而且,导致两项研究不同发现的原因可能是 PLCO 对照组实验前和实验中较高的筛查率和相对较低的死亡预测率,使 PLCO 低于 ERSPC 近 3 倍(Barry,2009)。

这些随机试验强调过度诊断(检测那些原本不会被发现的癌症)的可能性,以及前列腺癌筛查之后的过度治疗。过度治疗特别常见于老年人中(年龄大于 65 岁),对他们来说,手术对比观察等待治疗的随机试验显示,治疗可以获得的效果微乎其微(Bill-Axelson et al,2011)。鉴于目前诊断的平均年龄约为 66 岁,过度治疗的风险很高(National Cancer Institute,2013)。

3. 专业团队的推荐

专家团队出版了关于前列腺癌筛查的声明和指南(Lim and Sherin,2008;Lin et al,2008;U. S. Preventive Services Task Force,2008;National Comprehensive Cancer Network,2014)。2008 年,在美国预防服务工作组(USPSTF)推断出现有证据无法充分评估在 75 岁或更年轻患者中进行筛查的利弊平衡与否,然而筛查并不推荐用于 75 岁以上的男性。随后,USPSTF 发布了一项针对前列腺癌筛查的 D 级推荐。美国预防医学学院建议不要使用 PSA 和 DRE 进行常规人群筛查(Lim and Sherin,2008),并且推荐 50 岁以上且预期寿命超过 10 年的男性进行前列腺筛查。美国癌症学会推荐拥有至少 10 年预期寿命的男性应当对于他们的健康有机会做出明智的决定,从 50 岁开始对患前列腺癌中等风险的男性以及不足 50 岁但为患病高危人群进行筛查(Wolf et al,2010)。以前,美国泌尿学会(AUA)推荐拥有一般危险度的男性从 50 岁开始每年进行前列腺癌筛查,高危人群(阳性家族史或黑种人)应当开始得更早。2013 年,AUA 发布了最新的指南,推荐男性筛查年龄在 55—69 岁(美国泌尿联合会,2013a)。基于 ERSPC,他们推荐 2 年的筛查间隔将会获得最大好处,并且减小筛查损伤。美国国家综合癌症网络(2014)推荐提供 40 岁的 PSA 筛查基线,并基于 PSA 测试的结果确定后续随访测试的频率。同样地,纪念斯隆-凯特林癌症中心的

指南(2013)推荐 45—49 岁 PSA 测试的基线,以及利用 PSA 水平来指导筛查间隔。最近,欧洲泌尿外科学会采用了一种风险适应方法,在 40—45 岁利用 PSA 基线水平指导随后的筛查区间(Heidenreich et al,2013)。例如,如果 PSA 水平高于 1ng/ml,筛查应 2～4 年做一次;然而对于较低基线水平的男性可以有最长 8 年的间隔再去筛查。总体而言,筛查起始和停止较合适的年龄(Ross et al,2005;Catalona et al,2006;Schaeffer et al,2009)以及合适的筛查时间间隔将继续是争论的焦点,因为解决这些问题的额外随机实验在逻辑上是不成立的 (Carter et al,1997a;Ross et al,2000;Hugosson et al,2003b)。

不论关于前列腺癌筛查的争议,以及来自专业组织不同的推荐,机会致病性前列腺癌的筛查在美国很流行(Lu-Yao et al,2003;Sirovich et al,2003;Ross et al,2004;Schwartz et al,2004;Chan et al,2006;Walter et al,2006)。尽管前列腺癌筛查仍然有争论,但应该让进行定期健康体检的男性意识到 PSA 测试的重要性,以便让其做出明智的决定是否进行筛查。

(二)诊断模式

1. 直肠指检

在 PSA 临床普及以来,外科医师仅仅依靠直肠指检早期诊断前列腺癌(Cooner et al,1990;Catalona et al,1994b;Ellis et al,1994;Schröder et al,1998;Vis et al,2001;Okotie et al,2007)。直肠指检只有在有经验的检查者手中才具有相对公平的可重复性(Smith and Catalona 1995),这样就意味着有相当比例的早期癌症患者被漏诊(Cooner et al,1990;Catalona et al,1994b;Ellis et al,1994)。研究表明,直肠指检在筛查 PSA 水平低于 3ng/ml 的早期前列腺癌患者中的价值是有限的(Schröder et al,1998;Vis et al,2001)。由于前列腺癌患者做直肠指检出现异常情况的风险性和此项检查的简易性,大多数泌尿外科医师将 PSA 和 DRE 联合使用于前列腺癌患者的检测。

并且,PSA 检测促进了癌症直肠指检检测的阳性预测率(PPV)(Schröder et al,1998)。直肠指检对于 PSA 水平在 0～2.9ng/ml 的患者其阳性预测率在 4%～11%,PSA 水平在 3～9.9ng/

ml 或更高的患者,其阳性预测率在 33%～83%(Schröder et al,1998)。

总体而言,在前列腺癌筛查中,DRE 和 PSA 联合使用检出率较高,其次是单独使用 PSA 检测(Catalona et al,1991)。因为 DRE 和 PSA 并不是总能检测出相同癌症(Okotie et al,2007),所以这些检查在某些程度上是互补的。此外,许多现代的诺谟图联合 DRE 检测将提供更多的前列腺癌患病风险的个性化预测方案(Thompson et al,2006)。

2. 前列腺特异性抗原

PSA 是人激肽释放酶基因家族的成员,它以高浓度分泌(毫克每毫升)入精液,并以结合状态(复合体)和分解(游离)状态在血液系统中循环,且其可以被美国食品和药监局(FDA)批准的实验所检测到。

(1)前列腺特异性抗原的影响因素:血清 PSA 水平因年龄、种族和前列腺体积而不同。没有前列腺癌的非洲裔美国人比白种人有更高的 PSA 水平(Morgan et al,1996;Fowler et al,1999)。PSA 每毫升随前列腺体积增加 4%;PSA 水平 30% 和 5% 的变化幅度分别由前列腺体积和年龄决定(Oesterling et al,1993)。

PSA 表达水平很大程度受到雄激素影响(Young et al,1991;Henttu et al,1992)。血清 PSA 在青春期时会被检测到,并且受到黄体生成素和睾丸素的刺激不断增长(Vieira et al,1994)。性腺功能减退的男性有较低的睾丸素的水平,且血清 PSA 水平也会因其表达下降而比较低,如此就不能反映诸如前列腺癌等疾病的出现(Morgentaler et al,1996)。

代谢性因素可以影响血清 PSA 水平。肥胖男性比不胖的男性有较低的 PSA 水平(Baillargeon et al,2005),这可能是由于血液稀释(Bañez et al,2007)。他汀类药物应用可以减低 PSA 水平(Hamilton et al,2008)。

另一个影响 PSA 水平的因素包括那些在测量中使用的试验,如果不同的试验将被用于一系列测量,这很有可能导致假阳性或假阴性的结果(Loeb et al,2008a)。最近的研究认为遗传因素可能会影响 PSA 水平,在以后的生命中 PSA 水平增长可能是由基因决定的(Gudmundsson et al,2010;Helfand et al,2013)。

总体而言,前列腺疾病的出现[前列腺癌、良性前列腺增生(BPH)和前列腺炎]是影响血清 PSA 水平最重要的因素(Wang et al,1981;Ercole et al,1987;Dalton,1989;Nadler et al,1995)。尽管 PSA 升高预示着前列腺疾病的发生,但并非所有前列腺疾病患者 PSA 水平都会升高,PSA 升高并非癌症所特有。

假设血清 PSA 水平的升高是因正常前列腺结构被破坏,从而使得 PSA 有途径进入血液循环。那么这可以于一系列前列腺疾病(良性前列腺增生、前列腺炎和前列腺癌)以及前列腺操作(例如前列腺按摩、前列腺活检和经尿道切除)中出现(Klein and Lowe,1997)。尽管 DRE 可以导致血清 PSA 水平轻微的上升,但 PSA 水平的变化应归因于试验的误差,并且很少会导致假阳性率测试结果(Crawford et al,1992)。

关于射精对血清 PSA 影响的研究报道得出了矛盾的结果(Simak et al,1993;Kirkali et al,1995;Tchetgen et al,1996;Heidenreich et al,1997;Herschman et al,1997;Stenner et al,1998;Yavascaoglu et al,1998)。在 48 小时的禁欲之后重复检测 PSA 或许有助于解释血清 PSA 水平轻度升高。

针对前列腺的治疗(比如良性前列腺增生或前列腺癌)可以是通过减小前列腺上皮体积,进而减少分泌 PSA 的前列腺细胞数量,从而达到降低血清 PSA 水平的目的(Shingleton et al,2000)。

5α-还原酶抑制药用于良性前列腺增生的治疗可以降低 PSA 水平,包括 1 型和 2 型同工酶抑制药(度他雄胺)(Guess et al,1993;Roehrborn et al,2002)。非那雄胺 1mg(保发止)用于男性脱发(雄激素源性脱发)的治疗,同时降低了血清 PSA 水平,5mg 的剂量就可以用于 BPH 的治疗(D'Amico and Roehrborn,2007)。

男性开始 5α-还原酶抑制药的治疗前,首先应该检测 PSA 基线水平,并且随后开始一系列随访检测。患者在服用 5α-还原酶抑制药一年或更长时间之后,PSA 水平常常会被乘以 2 去评估“真正”的 PSA 水平(Andriole et al,1998)。PSA 对于非那雄胺的治疗个体差异较大(Marks et al,2006)。有建议指出 PSA 水平应当在治疗 2 年之后乘以 2.3,治疗 7 年之后乘以 2.5（Etzioni et al,2005；Thompson et al,2007；Walsh,2008）。因为"移动靶向治疗"会使日常临床实践的 PSA 水平复杂化,一些研究推荐使用非那雄胺治疗后 PSA 最低点作为新的基线,为随后的 PSA 升高进行活检（Morgentaler,2007）。

对于良性前列腺增生的手术治疗可以使得血清 PSA 水平下降（Shingleton et al,2000）,同时依靠去除 PSA 的主要生产源头为 PSA 基线"重新设置"到一个可变的范围（转换区）。

最后,对前列腺癌的治疗（药物或手术）,例如控制激素轴（如促黄体生成激素-释放激素激动药、睾丸切除术）、放疗、前列腺癌根治术,以及其他消融治疗技术（如冷冻疗法）,均会使得 PSA 水平下降。

对 PSA 水平的解读应当考虑到年龄、尿路感染或者前列腺疾病的出现、最近的诊断步骤,以及前列腺的直接治疗方法。

（2）临床诊断的使用:1994 年,FDA 批准了对 PSA 的初步实验,用于早期前列腺癌中对游离 PSA（fPSA）、复合 PSA（cPSA）对抗胰凝乳蛋白酶（ACT）的检测。因此,通过这些化验来测量得到的 fPSA 和 cPSA 值通常被称为血清 PSA 水平（Smith et al,1996）。对于单独的 fPSA 和 cPSA 对 ACT 的特定检测实验已经通过评估并被批准用于前列腺癌的检测（见后面的讨论）。

现已证实,PSA 值的使用增加了前列腺癌的检出率,与没有 PSA 的检测相比前列腺癌更容易被发现（Thompson et al,1987；Mueller et al,1988；Chodak et al,1989；Rietbergen et al,1999；Hoedemaeker,2000）。观察性研究和随机试验表明,前列腺癌的未来风险和前列腺活检发现癌症的概率都随着血清 PSA 水平的增加而增加（Catalona et al,1991；Brawer et al,1992；Labrie et al,1992；Catalona et al,1994a；Gann et al,1995；Fang et al,2001；Thompson et al,2004；Andriole et al,2005；Whittemore et al,2005；Loeb et al,2006；Lilja et al,2007）。

最早是 Gann 和其同事在 1995 年时说明了基线 PSA 水平和后续前列腺癌检测之间的关系,随后被其他研究者所验证（Fang et al,2001；Antenor et al,2004；Whittemore et al,2005；Loeb et al,2006）。最近的一项来自马尔默预防项目的研究表明,在 40 年代,PSA 基线测量可以预测 25 年后前列腺癌转移和死亡的风险（Vickers et al,2013）。

除了预测未来的风险外,PSA 还与目前前列腺癌的风险直接相关。前列腺癌活检的概率在 PSA 水平上且与 PSA 直接相关（表 11-1）（Thompson et al,2004）。

总之,PSA 和 DRE 连同其他临床指标一起被用于评估前列腺癌的风险。

表 11-1　血清前列腺特异性抗原水平和直肠指诊在当代前列腺癌一系列检查手段中的价值

PSA 水平 （ng/ml）	直肠指诊 发现*	癌症检测 比率（%）†	活检检出 癌症（%）‡	活检检出高级别 癌症比率（%）§
0~1	−		8.8	0.9
1~2	−		17.0	2.0
0~2	−		12	1.4
		0.7	8	
2~4	−		15~25	5.2
		2	21	
4~10	+	11	17~32	4.1
		11~27	45~51	11.7
>10	−	41	43~65	19.4
	+	31~76	70~90	50.5

（续　表）

PSA 水平 （ng/ml）	直肠指诊 发现[*]	癌症检测 比率（%）[†]	活检检出 癌症（%）[‡]	活检检出高级别 癌症比率（%）[§]
<4	－		15	2.3
	＋	1～3	13～17	
>4	－	14	23～38	5.8
	＋	14～38	55～63	20.6

[*] －，直肠指诊不考虑癌症；＋，直肠指诊怀疑癌症

[†] 癌症检测率，是指在筛查中发现的癌症数量（检出癌症患者总数除以筛检总人数）

[‡] 癌症检出率，是检查发现癌症患者的总数除以接受活检的受检者总数。对于直肠指诊（DRE）（－）表明当直肠指诊不怀疑癌症时前列腺特异性抗原（PSA）在阳性预测水平；（DRE）（＋）表明当 PSA 在特殊水平时 DRE 也在阳性预测水平

[§] Gleason 评分大于 7 分或更多

表格里的数据提取自当代一系列研究（Crawford et al，1996；Catalona et al，1998；Schröder et al，1998；Thompson et al，2004；Andriole et al，2005.）

（3）活检的触发因素：在选择前列腺穿刺活检的 PSA 阈值上是有争议的（Catalona et al，1994a；Gann et al，1995；Carter，2004；Nadler et al，2005；Thompson et al，2005），以前也被不断评议过（Schröder et al，2008）。Gann 和同事们在 1995 年时指出"二分法将 PSA 结果分为正常和不正常，模糊了低于正常临界值的重要信息"。前列腺癌预防实验的数据清楚地显示前列腺癌的风险会随着 PSA 的增加而持续不断的增长（Thompson et al，2005）。一些研究者建议不要将 PSA 表述为"上升的"或"不正常的"。

采用更高的 PSA 阈值会有风险错过癌症治疗的重要窗口期，然而采用较低的诊断阈值会升高不必要穿刺和过度诊断的比例。尽管 PSA 最初被批准的是采用 4ng/ml 作为正常值上限，但许多临床医师随后采用了在达到较低的临界值（2.5～3 ng/ml）时就进行穿刺活检。在 ERSPC，大多数中心采用 3 ng/ml 的临界值去进行前列腺穿刺活检。然而最近提出了一个更高的临界值，如 10 ng/ml 最近被推荐作为 70 岁以上老年男性的穿刺标准，以此来减少对这部分人群的潜在损害（American Urological Association，2013b）。

如果遇到一个 PSA 水平提示有患前列腺癌可能，应该在患者接受前列腺穿刺活检之前再测一次 PSA，因为 PSA 水平的波动能够造成假阳性升高（Eastham et al，2003）。然而，根据明智选择运动，除 PSA 上升外，无其他泌尿系症状的患者，不应给予经验性抗生素治疗（American Urological Association，2013b）。

许多组织目前推荐使用 PSA 联合其他一些风险评估方法，比如家族史、种族和 DRE 检查（Murphy et al，2014）。

3. 前列腺特异性抗原衍生物和分子形成

为了提高试验效果，已经提出了许多基于 PSA 筛查的变体筛查方法，包括对前列腺总体积的 PSA 量［前列腺特异性抗原密度（PSAD）］（Babaian et al，1990；Veneziano et al，1990；Littrup et al，1991；Benson et al，1992a，1992b；Bazinet et al，1994；Rommel et al，1994；Catalona et al，2000b；Djavan et al，2002；Egawa et al，2002；Naya et al，2002；Gjengsto et al，2005）或者移行带的量（Djavan et al，1999；Taneja et al，2001；Singh et al，2004；Gjengsto et al，2005），以及评估 PSA 的变化率［前列腺特异性抗原增加速度（PSAV）］进行调整（Carter et al，1992b；Smith and Catalona 1994；Fowler et al，2000；Fang et al，2002；D'Amico et al，2004，2005；Roobol et al，2004；Berger et al，2005，2007；Schröder et al，2006；Loeb et al，2007a，2008b；Eggener et al，2008）。血液中 PSA 表现形态有结合（复合体）和分解（游离）两种形式循环，分别开发实验去测试这些形式将会使它们的研究应用于前列腺癌（McCormack et al，1995；Lilja，1997，2003；Polascik et al，1999；Gretzer and Partin，2003），and this topic has been reviewed previously（Jansen et al,2009）。

（1）尺寸依赖前列腺特异性抗原参数：区别良性 BPH 和恶性肿瘤的 PSA 升高是比较困难的，因为 PSA 对于恶性肿瘤和 BPH 升高的特异性不高。以体积为基础的 PSA 参数（前列腺体积通常由超声测量），已经被评估用于减少前列腺癌与良性 BPH 的混淆。算法包括 PSA 除以前列腺大小（PSAD），复合 PSAD（cPSA 除以前列腺大小），以及 PSA 移行带密度（PSA 除以移行带体积）（Babaian et al,1990；Veneziano et al,1990；Littrup et al,1991；Benson et al,1992a,1992b；Bazinet et al,1994；Rommel et al,1994；Djavan et al,1999,2002；Catalona et al,2000b；Naya et al,2002；Gjengsto et al,2005）。

Benson 及其同事（1992a,1992b）推荐通过前列腺容积来调节 PSA 值（PSA 除以前列腺大小，PSAD），这样能够帮助区别到底是由 BPH 引起还是前列腺癌引起的 PSA 升高。一个直接的关于 PSAD 和恶性肿瘤可能性之间的直接关系早已被记录（Seaman et al,1993；Bazinet et al,1994；Rommel et al,1994），PSA 水平在 4～10 ng/ml 且有正常 DRE 的男性中，PSAD 在 0.15 或更大则推荐其进行前列腺活检（Seaman et al,1993；Bazinet et al,1994）。前列腺癌检测中 PSAD 的有效性并未被所有研究所证实（Cooner,1994；Taneja et al,2001），PSAD 的一个优势就是与前列腺癌的进展直接相关（Carter et al,2002；Kundu et al,2007），因此 PSAD 目前主要辅助评估前列腺癌患者是否需要更加积极的检测（Tseng et al,2010；Bul et al,2013）。PSA 的高低主要取决于前列腺移行带的体积（Kalish et al,1994），因此对于非前列腺癌患者，血清 PSA 主要取决于前列腺的大小（Lepor et al,1994）。

总体而言，尽管 PSAD 和相关措施对预测癌症并不完美，但它们代表了另外的一种风险评估方法，对前来咨询且 PSA 处于中间水平（4～10 ng/ml）的男性进行前列腺活检的必要性（Benson and Olsson,1994）或者如果 PSA 持续上升是否需要重复穿刺活检有潜在参考价值（Keetch et al,1996）。

（2）前列腺特异性抗原速度：短期 PSA 波动总是在前列腺癌的检测中表现为若隐若现，这主要是由于生理性变化引起的（Carter et al,1992a,1995；Riehmann et al,1993；Prestigiacomo and Stamey,1996；Eastham et al,2003）。然而，PSA 的变化速率（PSAV）（在两次测量之间 PSA 相关浓度变化）（Carter et al,1992b）与前列腺癌的风险相关（Carter et al,1992b；Smith and Catalona,1994；D'Amico et al,2004,2005；Roobol et al,2004；Berger et al,2005,2007；Sengupta et al,2005；Schröder et al,2006；Loeb et al,2007a,2007b,2008b；Eggener et al,2008；Vickers et al,2009）。在确诊之前数年就采用冰冻血清检测 PSA，Carter 及其同事（1992b）提出 PSAV 每年大于 0.75ng/ml 是 PSA 水平在 4～10 ng/ml 的前列腺癌患者的特异性标志物。其他研究表明前列腺癌患者 PSA 水平会比无癌的正常男性增长得更快（Smith and Catalona,1994；Carter et al,1995；Raaijmakers et al,2004b；Thompson et al,2004；Loeb et al,2008c）。以后的研究表明，PSAV 即使对 PSA 水平低于 4ng/ml 的前列腺癌检测依然有效（Carter et al,2006；Loeb et al,2007b）。一些研究者推荐每年 0.4ng/ml 甚至更低作为 PSA（tPSA）水平较低的男性的 PSAV 有效阈值（Loeb et al,2007b；Moul et al,2007）。

一些研究并没有成功说明 PSAV 对于前列腺癌预测的价值超越单独 PSA 检测（Roobol et al,2004；Vickers et al,2009）。不同研究中的差异可能是由于对 PSAV 的计算方法（Yu et al,2006；Connolly et al,2007）以及 PSA 变化中 PSAV 计算的时间点。

PSAV 或许在预测威胁生命的前列腺癌中才有作用（D'Amico et al,2004,2005；Carter et al,2006）。在诊断之前长达 10～15 年的 PSAV 水平每年大于 0.35 ng/ml 会在 10 年之后出现威胁生命的前列腺癌风险增长 5 倍（Carter et al,2006）；在前列腺癌诊断前一年，PSAV 水平每年大于 2ng/ml 与前列腺癌根治术或放疗后前列腺癌特异性死亡率相关（D'Amico et al,2004,2005；Sengupta et al,2005）。一项对 2007 年及以前研究进行系统性回顾研究表明，与单独检测 PSA 相比，治疗之前的 PSAV 并没有提供关于前列腺癌结果的额外信息（Vickers et al,2009）。然而，最近一些大型研究提示 PSA 动力学超越了单独检测 tPSA 水平,提高了总体和高风险疾病的预测水平(Loeb et al,2012;Wallner et al,2013)。

(3)自由前列腺特异性抗原:患有前列腺癌的男性与正常无瘤男性相比,普遍有较高的血清 cPSA 比例,因此循环血液中有较低的游离(非结合)形式的 tPSA 百分比(Christensson et al,1993;Leinonen et al,1993;Lilja,1993;Stenman et al,1994;Catalona et al,1995,1998,2000a;Keetch et al,1997;Pannek et al,1998;Woodrum et al,1998;Gann et al,2002;Roehl et al,2002;Hugosson et al,2003a;Raaijmakers et al,2004a)。相比外周带组织(大多数前列腺癌的起始区域)而言,这种差别被认为是由于移行带(BPH 的起始区域)不同表达水平的 PSA 亚型所造成的(Chen et al,1997;Mikolajczyk et al,1997,2000a,2000b)。

fPSA 水平由于年龄和前列腺大小而直接变化,并且因 tPSA 水平而间接变化(Woodrum et al,1998)。此外,由于这些实验决定 fPSA 和 tPSA 的效能不同,这些结果可能会因这些实验的单独或联合而不同(Woodrum et al,1998)。fPSA 比例(%fPSA)似乎不会因种族或 5α-还原酶抑制药而有明显改变(Keetch et al,1997;Pannek et al,1998)。

相较单独检测 tPSA,%fPSA 显示出能够明显促进区别个体受检者有或没有前列腺癌的能力(Christensson et al,1993)。%fPSA 临界值充分利用基于肿瘤大小进行肿瘤检测的敏感性和特殊性,因为无论是否伴发前列腺癌,最大的共性就是扩大的前列腺(Catalona et al,1995)。

%fPSA 对于中等水平的 tPSA 是否伴发前列腺癌的诊断最有帮助。对于 4~10ng/ml PSA 水平的且触诊为良性前列腺增生的男性,一项%fPSA 以 25%临界检测水平检测出 95%的肿瘤,从而避免 20%的非必需的穿刺活检(Catalona et al,1998)。在低于 4ng/ml 的%fPSA 水平预测前列腺癌的价值是不明确的(Gann et al,2002;Roehl et al,2002;Hugosson et al,2003a;Raaijmakers et al,2004a)。

%fPSA(25%临界值)以及 PSAD(采用 0.078 的阈值)显示出类似的特异性(具有 95%的敏感性),而且%fPSA 不要求尺寸测量(Catalona

et al,2000b)。因此,%fPSA 可用在 PSA 上升达 4~10 ng/ml 范围内男性的提供癌症风险建议。

(4)复合前列腺特异性抗原:因为前列腺癌男性患者有更大的 tPSA 比例,对于没有前列腺癌男性的此蛋白更为复杂,研究显示 cPSA 的检测可以成为一个标志物(Brawer et al,2000;Okegawa et al,2000;Brawer,2002;Parsons et al,2004)。当 tPSA 水平在 4~10 ng/ml 时,cPSA 与 tPSA 相比具有改善的特异性,且与 fPSA 的百分比相比,敏感性为 95%(Brawer et al,2000),随后这一发现被证实(Okegawa et al,2000)。当 PSA 在 2.6~4ng/ml 的范围之内也有相似的结果被报道(Parsons et al,2004)。总体而言,在高灵敏度下,cPSA 在前列腺癌检测中提供比 tPSA 更高的特异性和与%fPSA 相似的特异性。cPSA 的一个潜在优势就是它是对于一项实验所必需的。

(5)前列腺特异抗原亚型:前列腺腔内上皮分泌 PSA 是前体形式(pPSA 或 proPSA)(参见第 4 卷第 8 章)(Mikolajczyk et al,2001,2004;Peter et al,2001;Catalona et al,2003,2004;Gretzer and Partin,2003;Khan et al,2003;Lilja 2003;Canto et al,2004;Lein et al,2005;Makarov et al,2008)。活性 fPSA 可进一步裂解为良性 PSA(bPSA)或完整 PSA(iPSA),其不活跃且不复杂。这些实验可开发用于测定不同的异构体。

这些异构体的相对浓度在不同的前列腺疾病中不同。bPSA 在结节性良性前列腺增生组织的移行带中最先被发现,可以将其认为是 BPH 的标志物(Mikolajczyk et al,2000b;Canto et al,2004),然而一个相对较大比例的 proPSA 与前列腺癌相关(Mikolajczyk et al,1997,2000a,2001;Peter et al,2001)。大量研究表明 proPSA 能够促进 PSA 水平在 2~4ng/ml(Catalona et al,2003,2004)、4~10ng/ml(Khan et al,2003;Mikolajczyk et al,2004)或 2~10ng/ml(Catalona et al,2003)男性中前列腺癌的筛查,然而其他研究并未提示 proPSA 比 PSA 特殊亚型%fPSA 具有更强的预测水平(Lein et al,2005)。

(6)人类激肽释放酶 2:人类激肽释放酶 2(hK2)在 PSA/激肽释放酶基因家族中与丝氨酸蛋白酶密切相关也被评估为可用于前列腺癌的检

测（Kwiatkowski et al,1998；Partin et al,1999；Becker et al,2000,2003；Haese et al,2003；Bangma et al,2004；Steuber et al,2005；Vickers et al,2008）。与正常和良性组织相比，在更多分化不良的癌组织中 hK2 表达更高（Tremblay et al,1997）。尽管一些研究推荐 hK2 和 fPSA 的比例会促进 PSA 鉴别前列腺癌患者的能力（Kwiatkowski et al,1998；Partin et al,1999；Becker et al,2000；Vickers et al,2008），其他分析并没有达到此效果（Becker et al,2003；Bangma et al,2004）。hK2 似乎与级别和恶性肿瘤的体积直接相关，并在患者诊断之后对其评估有帮助（Haese et al,2003；Steuber et al,2005）。

（7）鉴别诊断：这些不同 PSA 亚型的发现推进了联合实验的开发。贝克曼-库尔特前列腺健康指数（phi）是 FDA 批准可以与 tPSA、fPSA 和 proPSA 联合使用数学公式的测试。在具有前瞻性的多中心试验中，与 tPSA 或％fPSA 相比，使用 φ 说明促进了前列腺癌以及更高级别的疾病检测预测的准确性（Catalona et al,2011；Guazzoni et al,2011）。一个 4 激肽释放酶板（4K）联合 tPSA,fPSA,iPSA,和 hK2 的相似测试也已经在开发（Vickers et al,2011）。4K 小组也被证明可以预测临床意义上的前列腺癌的可能性（Carlsson et al,2013；Parekh et al,2014）。

4. 其他标志物

前列腺癌基因 3（*PCA3*）是非编码前列腺特异性信使 RNA（mRNA），相比于良性组织（参见第 4 卷第 8 章）在前列腺癌组织中被过度表达（Bussemakers et al,1999；Marks et al,2007；Deras et al,2008；Haese et al,2008；Nakanishi et al,2008；Sokoll et al,2008；van Gils et al,2008；Whitman et al,2008）。现在尿检已经开发出来可以检测 *PCA3* 的 mRNA（Sokoll et al,2008），尿检已经开发用于检测 PCA3 的 mRNA 水平（Sokoll et al,2008），这可以辅助预测前列腺首次或重复穿刺活检阳性的概率（Marks et al,2007；Deras et al,2008；Haese et al,2008）。在 PCA3 和前列腺癌进展方面仍然有一些相互矛盾的研究结果（Nakanishi et al,2008；vanGils et al,2008；Whitman et al,2008）。

另一个泌尿系标志物是 *TMPRSS2：ERG* 融合基因（Salagierski and Schalken,2012）。融合基因这一概念对于其他形式的恶性肿瘤具有较长的研究历史（如白血病中的 *BCR-ABL*），以前的研究指出 *TMPRSS2：ERG* 融合基因增加了前列腺癌的特异性。然而，与 PCA3 一样，*TMPRSS2：ERG* 融合基因与前列腺癌进展的关系存在相互矛盾的研究数据。也有一些前期研究将它们和其他新发现的标志物一起应用于多种泌尿系肿瘤的研究（Laxman et al,2008）。

总体而言，未来很有可能将血清和可能的泌尿系标志物联合用于标准的风险评估，用诸如年龄、家族史、种族等因素去选择应进一步评估将来有可能出现前列腺癌的男性（Etzioni et al,2003）。

二、分期

（一）分期的一般概念

前列腺癌的临床分期使用了治疗前的参数去预测疾病的程度，并为预后的评估，以及合理治疗提供决策。用于预测前列腺癌患者的疾病程度和合理的前期治疗模式，包括直肠指诊（临床 T 分期），PSA 及其衍生物，前列腺癌穿刺活检，以及放射性显像。盆腔淋巴结活检在进行确定性治疗前很少应用。

1. 临床与病理分期

临床分期主要使用治疗前参数（DRE、PSA 水平、细针穿刺活检、影像学检查）对疾病程度进行预估，然而病理分期是由前列腺切除之后储精囊和骨盆淋巴结（如果盆腔淋巴结活检完成）组织学分析决定的。病理分期可更准确地评估疾病负荷，比临床分期更有利于预测预后（Pound et al,1997）。生化无复发生存期和癌症特异生存率都与疾病病理分期成反比关系（Roehl et al,2004）。最重要病理标准就是在前列腺根治术后预测预后，诸如肿瘤级别、手术切缘状态、包膜外疾病、精囊侵袭，以及盆腔淋巴结转移（Jewett,1975；Walshand Jewett,1980；Epstein et al,1990,1993a,1993b；Partin et al,1993a；Pound et al,1997）。

2. 分类

Whitmore 和 Jewett 分级系统具有历史意义（Jewett,1956；Whitmore,1956）。当今，临床分期是基于肿瘤、淋巴结、转移（TNM）分类系统（表 11-2）上建立的。此系统是 1975 年由美国癌症联合会首次采用的,并且自那之后经历了数次修改 (Schröder et al,1992;American Joint Committee on Cancer,2010)。在最近的一次版本,TNM 分期联合了 PSA 水平以及 Gleason 评分,将新诊断的病例分类进入不同的预后群体。一个潜在的难题是目前 TNM 临床分期系统认为 TRUS 可识别,但不可触及的病变考虑诊断为 T_2。然而,TRUS 的发现并不能预测在 PSA 检测中检测到的不可触及的结节中肿瘤的程度(Epstein et al,1994;Ferguson et al,1995),许多泌尿外科专家不参考 TRUS 的发现而将男性患者不可触及的疾病分类为 T_{1c}。

表 11-2　**1997 年和 1992 年前列腺 TNM 临床分期系统**

1997	1992	说明
T_X	T_X	不能评估的原发肿瘤
T_0	T_0	没有证据的原发肿瘤
T_1	T_1	影像学没有证据的不可触及的肿瘤
T_{1a}	T_{1a}	TUR 切除的组织中发现肿瘤,癌组织小于等于 5%,组织级别低于 7
T_{1b}	T_{1b}	TUR 切除的组织中发现肿瘤,癌组织大于 5%,组织级别大于 7
T_{1c}	T_{1c}	由于 PSA 上升进行前列腺细针穿刺活检证实为肿瘤
T_2	T_2	局限于前列腺而可触及的肿瘤
T_{2a}		肿瘤侵及一叶或更少
	T_{2a}	前列腺所有叶以正常组织为主
T_{2b}		肿瘤仅侵犯一叶,且所侵犯的范围不超过该叶的一半
	T_{2b}	肿瘤侵及多于一叶的一半但不涉及双侧
无	T_{2c}	肿瘤侵及超过一叶
T_3	T_3	可触及超越前列腺的肿瘤
T_{3a}	T_{3a}	单侧囊外延伸
T_{3b}	T_{3b}	双侧囊外延伸
T_{3c}	T_{3c}	肿瘤侵及精囊
T_4	T_4	肿瘤修复或侵袭周围组织结构(而非精囊腺)
T_{4a}	T_{4a}	肿瘤侵犯提肌和(或)盆腔壁
T_{4b}	T_{4b}	肿瘤侵犯提肌肌肉和(或)固定骨盆壁
$N(+)$	$N(+)$	区域淋巴结侵袭
N_X	N_X	区域淋巴结不能评估
N_0	N_0	淋巴结没有转移
N_1	N_1	转移到单一区域淋巴结,大小小于等于 2cm
N_2	N_2	单发转移灶(大于 2cm 但小于等于 5cm)或多发灶没有大于 5cm
N_3	N_3	区域淋巴结转移灶大小大于 5cm
$M(+)$	$M(+)$	远处转移播散
M_X	M_X	远处转移不能评估
M_0	M_0	没有远处转移的证据
M_1	M_1	远处转移
M_{1a}	M_{1a}	非区域淋巴结转移
M_{1b}	M_{1b}	骨转移
M_{1c}	M_{1c}	其他区域的远处转移

　TNM. 肿瘤,淋巴结,转移;TUR. 经尿道切除

(二)肿瘤程度的预测

1. 前列腺特异性抗原

尽管其与前列腺癌体积的关系有争议(Stamey et al,2004),PSA 水平与病理分期和肿瘤程度直接相关(Stamey et al,1987,1989)。PSA 值不能单独用于精确预测个体患者的疾病程度,主要是由于 PSA 水平在不同分期有明显的重叠,从 BPH 到 PSA 贡献量是可变的,以及(平均)较低分化的肿瘤每克肿瘤组织产生较少 PSA 的事实(Partin et al,1990)。尽管有这些混杂因素,病理上器官局限性疾病发现 80% 的男性 PSA 水平低于 4.0 ng/ml,其中 66% 的患者 PSA 水平在 4～10 ng/ml,不到 50% 的男性 PSA 水平超过 10.0 ng/ml(Catalona et al,1997;Rietbergen et al,1999)。同样,骨盆淋巴结转移的患者中 20% 的 PSA 水平大于 20 ng/ml,在这些患者中 75% 的 PSA 水平大于 50 ng/ml。

除了 tPSA 水平,fPSA、hK2、proPSA、PSAD 和 PSAV(见较早的章节)已经被评为前列腺癌分级和程度的预测因子(Carter et al,1997b;Southwick et al,1999;D'Amico et al,2004,2005;Carter et al,2006,2007;Kundu et al,2007;Loeb et al,2008d)。尽管前列腺酸性磷酸酶与病理分期和前列腺癌根治术后进展相关(Moul et al,1998;Han et al,2001),但 PSA 水平与疾病程度之间的密切关系实际上已经消除了该参数的临床应用(Heller,1987)。

2. 直肠指诊

直肠指诊用于确定病变是否可触及以及与局部疾病程度的关系(临床 T 分期)。并且,一个直肠指诊有异常的患者会提高在筛检中检测为高级别前列腺癌的风险(Gleason 评分在 8～10 分)。

然而,由于较差的敏感性和缺少重复性,直肠指诊既能高估也能低估疾病程度(Turner and Belt,1957;Byar and Mostofi,1972;Walsh and Jewett,1980)。在一项基于直肠指诊考虑为器官局限性疾病的 565 位男性患者的试验中,对于预测器官局限性前列腺癌其敏感性和特异性分别为 52% 和 81%(Partin et al,1993b)。然而,直肠指诊可以与其他参数联用帮助诊断肿瘤程度。

(三)前列腺细针穿刺活检

组织级别是前列腺细针穿刺活检得到的最重要的信息,Gleason 评分系统是最常用的评分系统(Gleason,1966)。在低倍放大镜下,病理分级的总和(1～5 分)分配到主要的级别(占据标本最大区域),以及第二常见的级别可以得到 2～10 的评分。

当代研究显示第三级别 Gleason 级别将会影响预后(Patel et al,2007),2005 高峰共识会议推荐修改的 Gleason 分级系统(详见第 10 章)。因此,穿刺活检 Gleason 评分在 3+4 分或 4+3 分,同时第三级别得到 5 分的患者,将会被考虑分别给予 Gleason 评分 3+5 分或 4+5 分(Epstein et al,2005)。最近,关于 Gleason 评分为 6 分的肿瘤所具有生物学潜能的争论导致了可变分级系统的倡导,Gleason 评分为 6 分或更少、3+4=7 分、4+3=7 分、8 分、9 分或 10 分将会被归为 Gleason 评分预后分级 1 到 5 组(Carter et al,2012)。

尽管更高的 Gleason 级别与更差的预后相关,但并不能独立用于风险评估(Stein et al,1991;Epstein et al,1993a,1993b;Partin et al,1993a;Zincke et al,1994)。其他活检发现提供了关于疾病程度的信息,包括阳性针数的数量,阳性针数的比例,以及周围神经侵袭的出现。这些特征与根治性前列腺癌切除术的发现有关,已经被用于指导参加主动检测项目候选人的选择(Egan and Bostwick,1997;de laTaille et al,1999a;Carter et al,2002;O'Malley et al,2002;Bismar et al,2003)。

前列腺细针穿刺活检发现精囊腺侵袭或前列腺周围脂肪组织的侵袭与较差的预后相关(Stone et al,1998)。尽管一些学者推荐精囊腺和(或)前列腺包膜活检以促进分期(Terris et al,1993;Ravery et al,1994;Vallancien et al,1994;Stone et al,1995,1998),其他专家推荐当出现较大的可触及的肿瘤位于前列腺底部时,这些结构进行活检。其他人建议仅在前列腺底部出现一个较大的可触及的肿瘤时才对这些结构进行活检(Guillonneau et al,1997;Terris et al,1997)。

(四)前期治疗参数的联合应用

诺谟图和算法已经开发用于多种临床参数成为一体来改进分期。考虑到基于直肠指诊、血清 PSA 水平和 Gleason 分级的原始 T 分期,相比任何单一参数,这些算法和诺谟图已被证明可以更准确地预测癌症的程度和治疗后的长期结果（Humphrey et al, 1991; Kleer and Oesterling, 1993; Kleer et al, 1993; Partin et al, 1993b, 1997, 2001; Kattan et al, 1998; Han et al, 2003; Stephenson et al, 2006; Makarov et al, 2007）。

一些分类方案已经推荐临床结果的相关性。D'Amico 及其同事（1998, 2001）说明分层到低风险度（临床 T_1 到 T_{2a}, PSA≤10 ng/ml, 以及 Gleason≤6 分）、中等危险度（分期 T_{2b} 或 PSA>10 但<20 ng/ml 或 Gleason 评分为 7 分）及高危险度疾病（分期 T_{2c} 或 PSA>20 ng/ml 或 Gleason 评分为 8~10 分）与前列腺癌根治术后 10 年无病生存显著相关：低危险度中为 83%，中危险度为 46%，高危险度疾病为 29%。其他验证的分类体系自此开发，包括前列腺癌风险评估得分（CAPRA）（Cooperberg et al, 2005, 2006; May et al, 2007）。前期治疗风险分层采用了多种参数有助于向患者提供咨询。

（五）成像

大量显像模式已经用于评估前列腺癌的分期。放射性核素骨扫描（骨闪烁扫描术）是最常用于骨转移检测的方式（Terris et al, 1991）。骨测量胶片（骨骼 X 线摄影）对于远处转移的识别敏感性较低，通常仅用于低骨转移风险的男性阳性骨扫描。因为在 PSA 检测时代，无症状男性在诊断时的骨转移是罕见的，在这个人群中，常规使用骨扫描可能会导致假阳性结果和没必要的焦虑及花费（Chybowski et al, 1991）。基于上述情况，最近的指南推荐对 PSA 水平大于 20 ng/ml、Gleason 评分 8~10 分、临床分期 T_3 或 T_4，或有临床症状的患者使用骨扫描。相比之下，明智选择运动最近强调常规骨扫描对于低前列腺癌风险的患者是不必要的（美国泌尿学会, 2013b）。

同样地，对于高危风险的患者，例如临床 T_3 分期或更大的疾病或大于 20% 淋巴结转移的诺谟图概率，建议用横断面成像评估淋巴结病变。由于当代筛选人群中淋巴结转移率较为少见，这似乎提示影像技术被过度使用了（Kindrick et al, 1998; Cooperberg et al, 2002; Abraham et al, 2007）。

尽管磁共振成像（MRI）用于前列腺癌分期的评估已经多年（Yu et al, 1999; Kurhanewicz et al, 2000），但这项技术近些年才得到显著改善。特别是增加了例如扩散磁振影像和动态增强磁共振成像等功能序列，并结合传统 T_2 加权 MRI，促进了 MRI 对于疾病局部程度个性化特征的显像。目前已在一些机构用于明确局部疗法前进行前期治疗的计划，或者评估积极监测的候选人资格（Vargas et al, 2012; Somford et al, 2013）。而且 MRI 显像或许可以融合 TRUS 去靶向前列腺活检——例如既往有负性穿刺活检的患者（Sonn et al, 2014; Siddiqui et al, 2015）。

特殊技术，例如高分辨率 MRI，配合静脉输注嗜淋巴细胞性超顺磁纳米颗粒也许能够准许检测小的或其他无法探测的前列腺癌患者的淋巴结转移灶（Harisinghani et al, 2003）。然而，这些技术，需要在广泛使用前进行更进一步的临床评估。

超声影像的进步也正在研究中以促进前列腺癌的检测能力（Purohit et al, 2003）。彩色超声能量多普勒评估前列腺血管的血流和 3D 多普勒使用对比剂能促进由癌症引起的更细微组织改变的可视化。另一个基于超声的技术是超声检查法（BK Medical, Peabody, MA），这是一种计算机辅助的程序，能够帮助描述识别潜在的可疑组织（Simmons et al, 2012）。在推荐并广泛使用这些技术之前，需要对他们进行额外的大规模研究。

最后，单克隆抗体放免液闪法（放射性同位素示踪单克隆抗体扫描）已经用于辨认微小的肿瘤病灶寄生区域和远处部位。前列腺癌闪烁扫描（Cytogen, Princeton, NJ）使用这项技术，但对于淋巴结转移的检测的准确性较为有限，因为抗体靶向细胞内单抗原决定簇，其仅暴露于将要死和已经死亡的细胞（Troyer et al, 1997; Chang et al, 1999）。规避这一限制的这项技术的后代产品正在研发中。

（六）分子分期

分子分期主要集中于循环前列腺癌细胞的检测，或者直接通过离心/免疫染色法或者间接通过从循环前列腺细胞中辨认前列腺特异性生物标志物（例如 PSA, 前列腺特异性膜抗原）的遗传物质（Moreno et al, 1992; Ts'o et al, 1997）。尽管这些聚合酶链反应（PCR）等基础的实验已经和病理分期密切相关,但检测循环肿瘤细胞的敏感性会因不同的试验而有所不同(Cama et al,1995;Israeli et al,1995;de laTaille et al,1999b)。随着 FDA 批准半自动化细胞搜索系统以监测转移的乳腺和前列腺细胞,循环肿瘤细胞在疾病早期阶段是否有作用的研究也正在进行。

一些新的组织测试已经介绍用于促进前列腺癌风险分层。这项 Prolaris 测试(Myriad Genetics,Salt Lake City,UT)测试了一套细胞周期进程基因,其主要涉及癌症增殖的过程(Cooperberg et al,2013)。前列腺癌测试 DX 肿瘤谱(Genomic Health,Redwood City,CA)是关于前列腺癌肿瘤形成的五个不同通路中实时检测的 17 个基因定量 PCR 实验(Knezevic et al,2013)。这些测试的前期研究表明,更进一步完善标准风险组之外的分类方案是很有可能的(Klein et al,2014);然而后续有必要进行前瞻性验证研究,以证明这些测试是否有成本效益。

(七)骨盆淋巴结活检

在临床诊断为局限性前列腺癌的男性中,出现淋巴结转移预示更差的预后。明确患者隐匿性淋巴结转移能够对治疗的选择做出重要指导。尽管骨盆淋巴结转移的预防与 T 分期、血清 PSA 水平以及活检级别直接相关,但盆腔淋巴结清除术仍是检测隐匿性淋巴结转移最准确的方法(Parker et al,1999)。

PSA 筛查导致了转移率从 20 世纪 70－80 年代的 20％～40％ 一直下降到今天不足 4％(Partin et al,1997;Parker et al,1999;National Cancer Institute,2013)。目前,淋巴结切除术经常在有效治疗(例如前列腺癌根治、放疗)之前被忽略(Bishoff et al,1995;Kawakami et al,2006)。治疗前腹腔镜骨盆淋巴结切除术一般用于 Gleason 评分大于 8,DRE 前列腺外延长,PSA 水平大于 20 ng/ml,或影像学评估增大的淋巴结的患者,这在 PSA 主导的时代较少实行。

鉴于前列腺淋巴引流模式的个体差异(Mattei et al,2008),一些研究者喜欢用扩大的淋巴结清扫代替有限的解剖(Bader et al,2002;Burkhard et al,2006)。考虑到扩大的盆腔淋巴结清扫术有更大的并发症比例,对于大多数诊断为低风险癌症的患者其风险也许大于获益(Klein et al,2008)。关于这些策略治疗价值的信息被阶段性转移所混淆,并且在没有前瞻性试验的情况下很难进行评估。

要点:诊断和前列腺癌分期

- 虽然 PSA 筛查的价值仍然存在争议,但参加定期健康检查的男性应该知道 PSA 测试的可用性,以便他们能够对自身进行常规筛查的必要性作出明智的决定。
- 联合 PSA 水平、DRE,以及其他临床因素(例如年龄、种族、家族史)可以被联合用来预测前列腺癌出现的风险。前列腺疾病(前列腺癌、BPH、前列腺炎)的出现是影响血清 PSA 水平最重要的因素。
- 相比没有使用 PSA 的其他检测方法,PSA 测试提高了前列腺癌的检测率,并且使前列腺癌在器官局限期就可以发现。
- 随着血清 PSA 水平的递增,未来发现前列腺癌的风险,以及在前列腺穿刺活检中发现癌症的概率都在不断增加。
- 生化无复发生存率和肿瘤特异性生存率都与疾病的病理分期负相关。
- 在前列腺癌根治术后预测预后的病理标准是肿瘤级别、手术切缘状态、包膜外疾病的出现、精囊侵袭,以及骨盆淋巴结侵袭。
- Gleason 分级系统是对于前列腺癌病理分级最常用的分类方案。

参考文献

完整的参考文献列表通过 www. expertconsult. com 在线获取。

推荐阅读

Andriole GL,Crawford ED,Grub RL,et al. Prostate cancer screening in the randomized Prostate, Lung, Colorectal, and Ovarian Cancer Screening Trial:mortality results after 13 years of follow-up. J Natl Cancer Inst 2012;104:125-32.

Catalona WJ,Smith DS,Ratliff TL,et al. Measurement of prostate-specific antigen in serum as a screening test for prostate cancer. N Engl J Med 1991;324:1156-61.

Hugosson J, Carlsson S, Aus G, et al. Mortality results from the Goteborg randomised population-based prostate-cancer screening trial. Lancet Oncol 2010；11：725-32.

Partin AW，Yoo J，Carter HB，et al. The use of prostate specific antigen，clinicalstage and Gleason score to predict pathological stage in men with localized prostate cancer. J Urol 1993；150；110-4.

Schröder FH，Hugosson J，Roobol MJ，et al. Screening and prostate cancer mortality：results of the European Randomised Study of Screening for Prostate Cancer（ERSPC）at 13 years of follow-up. Lancet 2014；384：2027-35.

（杨启维　潘秀武　**编译**　崔心刚　**审校**）

第12章 局限性前列腺癌的治疗

William J. Catalona, MD, Misop Han, MD, MS

背景

确定性疗法

其他疗法

按照患者危险程度分组所推荐的治疗方法

本章主要讲述临床局限性前列腺癌患者治疗及管理的相关内容。在讲述不同的治疗方法时，我们力求客观，但掺杂了一些我们编辑的个人观点。为了平衡，我们在建议阅读列表中包含了最近几篇文章，重点讨论了不同管理策略的相对利弊，并包括一些与我们相反的观点。我们将局限性前列腺癌的治疗方法分为确定性疗法和其他疗法两组，前者可获取丰富的文献信息，如根治性前列腺切除术和放射治疗，而后者在局限性前列腺癌的患者中的研究数据相对有限，包括主动监测、初期激素治疗、冷冻消融、射频消融及高强度聚焦超声（HIFU）。

一、背景

前列腺癌是美国最常见的非皮肤癌，也是男性死亡率第二位的恶性肿瘤。2014年，新发病例约233 000例，死亡病例数约29 480例（Siegel et al,2014）。由于前列腺癌在许多国家普遍存在并表现出广泛的进展性，因此有许多不同的治疗方法，然而最佳的检测和治疗方法仍存在争议。随着年龄的增长，前列腺癌的患病率显著增加。尸体解剖显示，在40—50岁的男性有1/4～1/3具有前列腺癌的镜下微小病灶，而到了90岁以上，这一比例高达3/4以上（Sakr et al,1993；Yin et al,2008）。尽管如此，仍旧还有比例较低（大约1/7)但实际数量巨大的男性在一生中被诊断出患有前列腺癌（Siegel,et al,2014）。由于一些前列腺癌患者得到有效治疗和另一些前列腺癌相对于

其他人的预期寿命生物惰性，被诊断为前列腺癌的患者中仅约有16%最终死于这种疾病。美国男性死于前列腺癌者约占3%（Siegel,et al,2014）。另外，部分患者（未经量化）虽有前列腺癌相关疾病致死因素，但死于其他疾病。

前列腺癌的患病率和发病率存在差异，而另一方面发病率和死亡率之间的差异同样显著。因此有人得出结论：许多前列腺癌是无害的，如果不被发现可能会更好。尽管如此，如果目前的预期寿命增长趋势继续下去，考虑到目前与年龄有关的前列腺癌发病率和死亡率，未来这种疾病将成为一个更大的公共健康问题（Li and Ekwueme,2010）。据美国国家流行病学调查计划数据库中的资料显示（SEER），年轻男性的前列腺癌发病率增加，而年长男性的前列腺癌发病率则下降。此外，低分化肿瘤的发病率增加，而高分化肿瘤的发病率显著下降（Li and Ekwueme,2010）。因此，前列腺癌能在年轻男性中被频繁地检出，并能更好的在治疗中受益。

自20世纪80年代以来，临床局限性前列腺癌的诊断方法发生了很大变化。联合血清前列腺特异性抗原（PSA）和直肠指诊（DRE）进行广泛筛查使前列腺癌的早期发现成为可能（Catalona et al,1991；Catalona,1993）。此外，因为伴随着显著的分期偏移，大约81%的病例在临床局限性阶段被发现；诊断时即出现肿瘤转移在美国（4%）和欧洲均较为罕见（Han et al,2001；Gallina et al,2008；Siegel et al,2014）。前列腺癌的自然病程相差很大，既可以终身无任何症状，亦可很快转移

并导致可怕的病痛及过早的死亡。治疗前列腺癌的医师面临的挑战是建议那些需要治疗的患者进行有效的治疗。选择合适的治疗方案需要评估肿瘤潜在的侵袭性、患者的一般健康状况、预期寿命和生活质量的要求。

低度恶性潜能的前列腺癌患者对大多数疗法反应较好。肿瘤的恶性程度和所采用的疗法都可影响患者的治疗效果。因此，很难比较不同治疗方法的效果，因为患者群体通常是有异质性的，而且不具有严格的可比性。此外，不同形式的治疗之间的测量结果不一定有可比性（例如手术和放疗的生化复发进展的定义不同），混淆了它们之间的比较。

(一)前列腺癌筛查

来自欧洲和美国的两项前瞻性前列腺癌筛查试验的矛盾结果，引发了早期前列腺癌检测和明确治疗的风险和益处的争议（Andriole et al，2009；Schroder et al，2009）。欧洲试验[前列腺癌筛查的欧洲随机研究（ERSPC）]样本规模是美国的两倍，且对照组机会性筛查的混杂更少（PSA检测在欧洲并不像在美国那样普遍），筛查间隔为4年，大多数地方的 PSA 截止值为 3 ng/ml，在第一轮或第二轮筛查期间还包括直肠指检（DRE）。欧洲试验显示，筛查将前列腺癌死亡率降低了20%（实际筛查的男性为 27%）（Schroder et al，2009）。生存曲线在 6~7 年时开始出现差异，并且在报道发布时差异继续存在。在筛查组中检测到的癌症数量增加了 71%，诊断时不可治愈的疾病减少了 41%。在这份初步报告中，作者估计需要筛选 1400 名男性，并对 48 名男性进行救治（Schroder et al，2009；Gulati et al，2011）。在中位随访时间为 11 年的最新结果中，前列腺癌特异性死亡率下降了 21%，同一作者估计需要筛查1055 名男性，需要检测 37 种癌症以预防一例死于前列腺癌（Schroder et al，2012b）。随后，根据相同的 ERSPC 数据，估计年龄在 55-69 岁的男性每年筛查前列腺癌死亡率将降低 28%（实际筛查的患者为 37%）。预防前列腺癌死亡所需的估计人数为 98 人，需要检测的癌症数量为 5 人（Heijnsdijk et al，2012）。在对 ERSPC 数据进行再分析时，Hanley 指出，在估算整体平均死亡率下降时，ERSPC 作者包括零效应的最初几年。这

提供了筛选影响的稀释度量。假设使用 ERSPC方案进行稳态筛查，Hanley 估计在 12 年的随访中前列腺癌特异性死亡率会降低 67%（Hanley，2011）。

独立的基于人群的 Göteborg 随机筛选试验选取每 2 年筛查一次的年轻男性（年龄在 50-64岁），使用较低的 PSA 活检阈值（3.4 ng/ml 至2.5 ng/ml），仅有 3% 筛查对照，93% 符合活检建议，77% 有 14 年随访数据（Hugosson et al，2010）。在筛查组中，诊断晚期病例减少 41%，前列腺癌特异性死亡率降低 44%，这在所有年龄组中都是显著的，并且在最年轻的患者中最明显。在此试验中，1/3 的患者接受了主动监测。根据目前来自 Göteborg 试验的 16 年随访的经验数据，筛查避免前列腺癌单一因素死亡的人数为208 人，需要治疗的人数为 9 人（Carlsson，personal communication，2013）。

在美国进行的对照试验[前列腺癌、肺癌、结直肠癌和卵巢癌（PLCO）癌症筛查试验]中对PSA 和 DRE 进行为期 6 年的年度筛查，在 7 年时间内对整个队列没有影响，即新发病例数无实质性的增高，无法治愈的病例中未明显减少（Andriole et al，2009）。由于 PLCO 研究监测委员会担心筛查没有获益，为了抵消与治疗相关的潜在危害，研究结果被提前发布，正如 ERSPC 试验报道的那样，PSA 筛查可挽救生命。PLCO 后续研究资料显示，13 年时间里整个队列的前列腺癌死亡率没有差异（Andriole et al，2012）。然而，PLCO 试验存在以下严重缺陷：

1. 大约 40% 的参与者被预先筛选过 PSA。

2. 使用的 PSA 阈值较高（4ng/ml）。

3. 在对照组中，85% 的参与者至少进行了一次 PSA 测量，其中 96% 的测试发生在前 2~3 年。在 PLCO 试验的筛查组中，85% 的患者在研究期间进行了检测，并且一组患者进行了更多的 PSA检测（Pinsky et al，2010）。

4. 在筛查组中，大多数筛查结果异常的患者未进行活检。

该研究的效力不足以证明筛查会有助于减少死亡率。

然而，PLCO 试验的一个项目（Crawford et al，2011）表明，在没有或合并轻微并发症的男性

中,筛查组前列腺癌特异性死亡的风险降低了 44%,筛查和治疗预防一例伤亡所需的数字分别为 723 和 5。但这种益处在合并症更严重的男性中没有发现(Andriole et al,2012)。

基于 PSA 的前列腺癌筛查的益处和危害的新证据,2012 年美国预防服务工作组(USPSTF)反对在美国普通人群中不论年龄或种族进行 PSA 前列腺癌筛查(Moyer and USPSTF,2012)。然而,USPSTF 高估了基于 PSA 的筛查带来的危害并低估了其益处,而对 PLCO 试验和前列腺癌介入治疗与观察试验(PIVOT)给予了过多的权重。该建议也忽略了具有前列腺癌家族史或非洲血统家族史的高危人群。此外,该建议也没有权衡基于 PSA 的前列腺癌筛查,而导致转移性病例的减少和因治疗的副作用而受到的影响(Hartz-band and Groopman,2012;Scosyrev et al,2012b)。在 ERSPC 和 Göteborg 试验中筛查诊断显著减少了肿瘤转移的发生(Schroder et al,2012a)。USPSTF 的建议具有革命性效应,因为它改变了前列腺癌筛查的默认选项。认知科学研究表明,默认选项向公众传递了一个强有力的信息,即如何衡量筛选的风险和收益(Hartzband and Groopman,2012)。尽管如此,USPSTF 反对进行全民检测,但 PSA 筛查继续被医师所推荐(Colbert and Adler,2012)。在审查了 USPSTF 所采用的相同证据后,几乎所有其他专业组织,包括美国癌症协会、美国医师学会、美国临床肿瘤学会、美国泌尿学协会(AUA)、欧洲泌尿外科协会和 2013 年前列腺癌世界大会达成共识,即对特定的男性人群仍推荐进行 PSA 检测(Basch et al,2012;Carter et al,2013;Heidenreich et al,2013;Qaseem et al,2013;Murphy et al,2014;Smith et al,2014)。此外,美国国家综合癌症网络(NC-CN)为已选择筛查的男性提供早期前列腺癌检测指南(NCCN,2014)。

Pound 和他的同事报道,根治性前列腺切除术后从 PSA 控制失败到转移发展的中位时间为 8 年,转移至死亡的中位时间为 5 年(Pound et al,1999)。因此,从诊断到死亡的中位时间超过 13 年。在欧洲试验中,直到 7 年后,生存率才有所改善,这证实需要很长的观察时间来评估前列腺癌的治疗结果。

美国的这项试验已被描述为支持医师和患者的思维模式转变,认为前列腺癌的筛查和治疗的弊大于利。然而,这项试验在开始时是有缺陷的,并且从来就不能够反映这部分通过特殊个性化筛选、及时活检和有效治疗来管理的健康男性中前列腺癌死亡的真实影响。

还有其他令人信服的证据表明,早期诊断通过 PSA 检测和及时、有效和高质量的治疗挽救了生命。这些证据主要来自美国癌症登记处和世界卫生组织数据库。在 PSA 时代,在美国,诊断时患有晚期前列腺癌的男性比例下降了 80%,在 PSA 筛查期间前列腺癌死亡率下降了 45%(Boring et al,1991;National Cancer Institute,2014;Siegel et al,2014)。Etzioni 及其同事(2008,2012)使用统计模型估计治疗方面的改善解释了死亡率下降 22%~33%,而其余的下降可能是其他干预的结果,如基于 PSA 的前列腺癌筛查。

其他研究表明,在美国 PSA 检测更加普及的地区,晚期前列腺癌和前列腺癌死亡率较低(Colli and Amling,2008)。在基于人群的研究中,PSA 筛查将前列腺癌特异性死亡率降低了 62%(Agalliu et al,2007;Kvale et al,2007)。在全球范围内,在进行 PSA 检测的国家其死亡率也有所下降,而在没有进行 PSA 检测的国家死亡率持续上升(Bouchardy et al,2008)。

在没有广泛的 PSA 筛查的情况下,英国 1992—2004 年报道的频繁引用的前列腺癌死亡率下降,主要是由于该国数据库那段时间采用的死因的疾病归类方法。在 PSA 时代之前,如果一名转移性前列腺癌患者死于肺炎,死亡原因归因于前列腺癌,但在 PSA 时代的早期,死因归为肺炎。因此,在没有普遍 PSA 筛查的情况下,PSA 时代的前列腺癌死亡率出现假性下降(Hussain et al,2008)。

(二)描述原发肿瘤的特征

DRE 和前列腺超声检查通常提供有关原发肿瘤进展程度的信息。血清 PSA 数据包括总 PSA 水平、PSA 变化率(PSA 速度和倍增时间)、PSA 密度(血清 PSA 除以前列腺体积)、游离或结合 PSA 百分比,以及前列腺健康指数与前列腺癌侵袭性显著相关(Benson et al,1992 Carter,

1997；Catalona et al，1998；D'Amico et al，2004；Thompson et al，2004；Kundu et al，2007；Catalona et al，2011）。活检结果（Gleason 评分、含癌组织的穿刺针数、穿刺组织中癌的分布和体积、有无神经周围浸润，淋巴血管浸润或导管样、印戒样以及神经内分泌分化）也与癌症侵袭性以及肿瘤是否局限相关（Loeb et al，2010a）。已经开发了预测表和算法来帮助进行这种评估（Partin et al，1997，2001；Makarov et al，2007；Eifler et al，2013）。然而，这种统计辅助手段在患者组中比个体患者更有用，且结果预测的可信区间范围大，限制了对单个患者进行风险评估的有效性。因此，有报道认为同时对列线图中的多个变量进行评估可比单个患者的预测表提供更准确的预测（Kattan，2003）。

（三）评估患者

应该采用哪些检查项目对肿瘤进行最初分期，目前的看法仍不一致。有医师认为，如果肿瘤的 Gleason 总分小于 7 分（一些指南中为 8 分），血清 PSA 水平低于 10 ng/ml，活检结果未显示广泛或高度侵袭性的癌症，则不需要行放射性核素骨扫描、腹部盆腔计算机断层扫描（CT）和磁共振成像（MRI）扫描（NCCN，2014），因为这种情况下发现转移的可能性非常低。AUA 和 NCCN 指南推荐避免在 PSA 低于 20 ng/ml 且 Gleason 评分为 6 分或更低的低风险前列腺癌患者中进行常规放射性核素骨扫描，除非提示有骨转移可能。

对于考虑手术治疗的高危患者，应进行更全面的检查，包括凝血试验（如果适用）、骨扫描、腹部和骨盆的 CT 或 MRI 扫描，以评估原发肿瘤和区域淋巴结，并排除其他可能影响手术的重要病情。然而，肿瘤选择性成像，诸如单克隆抗体扫描、正电子发射断层摄影扫描、磁共振波谱和淋巴细胞 MRI 等尚未被广泛使用，尽管它们在将来可能被证实更有用处。因此，随着扩散加权成像（DWI）和动态对比增强（DCE）以及 MRI 超声融合活检技术的 MRI 技术的可用性的增加，MRI 的使用越来越多，以帮助提高活检的准确性并评估肿瘤进展范围（Hambrock et al，2008；Liauw et al，2013；Mullins et al，2013；Siddiqui et al，2013）。

二、确定性疗法

（一）保守治疗

主动检测或观察等待

主动监测和观察等待几乎是前列腺癌特有的。观察等待是指监测患者，直到病情发展到肿瘤转移才给予姑息治疗。如果存在癌症进展的生化或组织学证据，主动监测或期待疗法可延迟首次治疗（Dall'Era et al，2012）。对于预期寿命较长的患者，主动监测是较少使用的策略，因为选择候选者的标准和进行治疗的时间尚未规定并加以论证。目前，开始治疗通常是因为患者因对未经治疗癌症产生焦虑以及 PSA 水平升高、活检结果提示肿瘤体积增加或 Gleason 评分升高。

传统上，延期治疗一般用于预期寿命短于 10 年的低级别（Gleason 评分 2～6 分）的前列腺癌患者。然而，现在正在将积极监测作为一种管理策略，用于较小体积，低级或中级（Gleason 评分 3+4=7 分）的前列腺肿瘤的年轻患者，以避免或延迟那些可能并不是必须立刻进行的治疗。在一项研究中，约 16% 的新诊断前列腺癌患者符合主动监测标准，约 10% 选择监测，另外 4% 未满足所有标准的患者选择监测（Barocas et al，2008）。根据最近的分析数据，自 2008 年以来积极监测的数据显著的稳步上升；2011 年，18.6% 的低风险前列腺癌患者正在接受期待疗法（Charnow，2014）。

在长期随访（>30 年）中，未经治疗的局限性前列腺癌患者中存在癌症进展和前列腺癌特异性死亡的显著风险（Popiolek et al，2013）。在这项研究中，局限性前列腺癌发展为局部进展性约为 41%，远处转移率为 18%。

在考虑主动监测时，应该对某些人群采取更加谨慎的态度。在非裔美国男性中，主动监测的疾病进展风险显著增加（Iremashvili et al，2013）。此外，作为主动监测标准适应证的非裔美国男性患者的最终手术病理学临床病理学特征比白种人男性更差（Abern et al，2013；Ha et al，2013；Iremashvili et al，2013；Sundi et al，2013）。此外，*BRCA2* 突变患者的 Gleason 评分更高，肿瘤分期更晚，中位生存期更短（Castro et al，2013；Bancroft et al，2014）。因此它们不适合进行主动监测治疗。

　　研究者已经建立了一些模型来预测哪些肿瘤能够观察而不进行激进性的治疗。例如，Epstein 和他的同事提出了一个包括术前临床和病理特征的模型，可以预测"无关紧要的肿瘤"（肿瘤体积小于 0.2ml，Gleason 评分低于 7 分，且局限于器官）（Epstein et al，1994，1998）。模型中使用的术前特征包括活检标本中无 Gleason 分级的 4 级或 5 级，PSA 密度≤0.1 ng/（ml·g），穿刺阳性数少于 3 针（最少总共 6 针）、穿刺组织肿瘤侵犯少于 50%，或 PSA 密度为 0.1～0.15 ng/（ml·g），或肿瘤直径小于 3 mm。据报道，该模型对识别"显著"癌症具有 95% 的预测价值，但对于识别"无显著"癌症的预测价值仅为 66%（Epstein et al，1994）。这些患者中约有 16% 的男性符合无症状癌症的标准（Epstein et al，1994）。随后，Epstein 及其同事对该模型进行了升级，将 f/tPSA 比值（≥0.15）和良好的穿刺活检结果（少于 3 针阳性，每一针穿刺组织肿瘤不超过 50%，Gleason 评分≤6 分）也包括在内（Epstein et al，1998）。

　　Kattan 及其同事根据 PSA、临床分期、活检 Gleason 评分、超声确定的前列腺体积以及来自系统活检标本的变量（Kattan，2003），提出了另一种统计模型来预测小的、中度分化的、器官局限性的前列腺癌。他们将惰性癌定义为器官局限性，肿瘤体积小于 0.5 ml，无分化不良成分。根据他们的预测模型，约有 20% 符合惰性前列腺癌的患者接受了前列腺癌根治术。

　　即使有最严格的选择标准，当可能是主动监测适应证的患者行根治性前列腺切除术后对结果进行分析，这部分患者有 20%～50% 的 Gleason 评分≥7 分或合并有前列腺外疾病（Suardi et al，2008；Thaxton et al，2010；Vellekoop et al，2014）。一些学者认为，即使不满足这些标准的患者也可能是主动监测的适宜人群（Epstein et al，1998；Reese et al，2013）。然而，对不同级别的低危前列腺癌和中危前列腺癌的男性进行主动监测的研究表明，在高风险层面中有更多的分期和分级的进展（Cooperberg et al，2011）。对所有没有明显侵袭性和临床局限性疾病的男性推荐主动监测的潜在不良后果是：只有具有明显侵袭性和难治性前列腺癌患者进行立即治疗，而对那些会进展的患者却进行了检测，进行多次过度活检，这种

检测可能会导致感染，引起勃起功能障碍，使随后的保留神经的手术复杂化，或耽误治疗甚至失去了治愈的机会（Fujita et al，2009）。

　　所有前列腺癌患者都有进展的危险。在主动监测的报道文献中，患者通常每半年行 PSA 测定和 DRE 检查，每年行前列腺穿刺活检（Zietman et al，2001；Choo et al，2002；Klotz，2003；el-Geneidy et al，2004；Patel et al，2004；Carter et al，2007；Dall'Era et al，2012）。对于出现 Gleason 分型 4 或 5 级、超过两点活检阳性或一个穿刺点有超过 50% 的组织阳性患者，推荐进行干预治疗。每个穿刺点具有癌组织者进展风险更大。重复穿刺无癌者进展的可能性较低（Carter et al，2007）。有鉴于此，活检比 PSA 检测更能预测进展（Ross et al，2010）。主动监测期间的活检侵犯周围神经与不良的病理结果无关（Al-Hussain et al，2011）。没有研究发现 DRE 或影像学检查能独立地预测进展。最近的研究表明，[-2]proPSA 和 PSA 速度风险计数与主动监测中肿瘤进展风险相关（Tosoian et al，2012；Patel et al，2014）。

　　据报道，进展期间可治愈的癌症患者的百分比从 33% 到 92% 不等。在大多数主动监测研究中，25%～50% 的患者（取决于其个体风险因素），在 5 年内发展为进展性前列腺癌（Neulander et al，2000；Patel et al，2004；Warlick et al，2006；Duffield et al，2009）。Carter 及其同事报道，59% 的患者仍在接受监测，25% 接受了治疗，16% 退出，失去随访或死于其他原因（Carter et al，2007）。随着对同一队列进行更长时间的随访，Tosoian 及其同事报告称，在 10 年内只有 41% 的人进行主动监测。虽然后续行动太短，无法评估该队列的死亡率，但严格采用主动监测标准选择的人群中没有因前列腺癌死亡的病例（Tosoian et al，2011）。尽管一些研究表明，大多数 Gleason 评分为 6 分或更低的肿瘤患者在保守治疗中没有患前列腺癌或死于前列腺癌，但具有较高 Gleason 评分肿瘤的患者具有发病率和死亡率的巨大风险（Albertsen et al，1995；Johansson et al，2004）。Klotz 及其同事报道，在主动监测期间接受根治性前列腺切除术治疗癌症进展证据的患者中，58% 的患者肿瘤向前列腺外侵犯，8% 患者有淋巴结转移（Klotz，2006，2009）。在这一系列接

受手术或放疗的主动监测患者中,5 年无进展生存率仅为 47%(Klotz,2009)。在回顾 4~10 年内死亡的 5 名早期前列腺癌患者中,诊断时 4 名患者 Gleason 分型为 6 级,仅 2 名患者符合 Epstein "无症状"癌症标准(Krakowsky et al,2010)。

来自斯堪的纳维亚的一项前瞻性随机临床试验报告说,在 18 年的随访中,观察等待治疗的患者总体和前瞻性癌症特异性死亡率以及远处转移和疾病进展的发生率明显高于立即进行根治性前列腺切除术治疗的患者(Bill-Axelson et al,2014)。为挽救生命而需要治疗的人数总计为 8 人,而年龄小于 65 岁的男性则为 4 人。

在较长时间随访的年轻男性中,早期发现和治疗器官受限疾病是降低进一步治疗所需数量的重要因素。同样,通过对观察、放疗或手术治疗的患者的观察研究显示,积极治疗在 65-80 岁男性中的生存预后存在优势;然而,在 12 年内癌症特异性死亡的绝对差异很小(Wong et al,2006)。同样,使用 SEER Medicare 链接数据库,Abdulah 和 Associates 报道前列腺癌根治术降低前列腺癌的风险比 65 岁以上男性的死亡率低一半(Abdollah et al,2011)。

在最近的退伍军人事务合作研究项目 PIVOT 研究中,Wilt 及其同事报道,与观察结果相比根治性前列腺切除术并未显著减少全因或前列腺癌特异性死亡率(Wilt et al,2012)。在诊断前血清 PSA 水平高于 10 ng/ml 的男性中,治疗前列腺癌特异性和全因死亡的绝对风险降低。相比之下,PSA 低于 10 ng/ml 的男性或低风险肿瘤患者的死亡率并无显著降低。然而,根治性前列腺切除术组的转移率下降了 60%,前列腺癌特异性死亡率下降了 37%。但因在退伍军人医院进行,许多男性的健康状况相对较差,PIVOT 不足以检测生存率的差异。此外,与专业中心的系列相比,该部分患者根治性前列腺切除术后并发症发生率较高,癌症控制结局较差。另外,中位随访 10 年对于评估前列腺癌引起的死亡率是不够的。因此,如 PIVOT 研究人员所建议的那样,使用 10 ng/ml 的 PSA 阈值筛查前列腺癌可能会导致诊断时发生更严重的前列腺癌,并导致预后较差。与 PIVOT 研究相反,在 Scandinavian 试验中,中等风险患者从根治性前列腺切除术中获益最大,高风险患者则无

明显获益(Bill-Axelson et al,2014)。

进行主动监测的一个基本原因就是认为由于广泛的 PSA 筛查和激进的前列腺穿刺活检方案,导致前列腺癌存在实质性过度诊断。过度诊断通常是指通过筛选检测到的癌症,这种癌症如果不进行筛查在患者的一生中不会被检测出来,或者永远不会导致残疾或死亡(Loeb et al,2014)。任何早期发现癌症的努力都会涉及检测到一些本来不会被发现的癌症,因此,一些过度诊断对于减少前列腺癌的痛苦和死亡是必要的。

有两种估计过度诊断程度的方法。流行病学方法仅适用于人群,而不适用于个人。通过这种方法,统计人员可以通过过去前列腺癌和前列腺癌死亡的发病率查看前列腺癌病例的人口趋势,并使用统计模型来估计是否有更多病例被诊断出来。统计学家通过 PSA 筛查(3~12 年)估计前列腺癌诊断的前置时间,并使用前置时间估算过度诊断;然而,统计模型没有准确预测观察到的前列腺癌发病率,也没有充分解释观察到的晚期疾病减少。

估计过度诊断的第二种方法是由病理学家检查手术切除的前列腺及癌变组织,并确定其是否仅含有少量肿瘤组织,并且没有高 Gleason 分级及癌组织完全处于前列腺包膜内。若符合上述情况则被认定为过度诊断的癌症。

一些报道估计 50% 或更多的前列腺癌病例被过度诊断(Etzioni et al,2002;Draisma et al,2003)。然而,最近的研究表明,过度诊断的流行病学估计被夸大了。基于美国统计模型和美国数据的流行病学估计可能会导致过度诊断的发生率为 23%~28%(Draisma et al,2009)。根据临床病理学资料,手术治疗患者的估计值为 6%~20%(Graif et al,2007;Pelzer et al,2007)。

从老年人得出的过度诊断的估计并不适用于年轻患者。年纪较轻的患者前列腺癌长期无害的可能性较小,而且是否所有被认为过度诊断的病例均没有临床意义也不确定。相反的证据表明,在年轻患者中,以较低的 PSA 阈值作为活检标准进行筛查,所发现的无意义前列腺癌仅占所有患者的 12%(Krumholtz et al,2002)。即使是在那些无意义的前列腺癌中,一些肿瘤是多灶性的,或者不具有二倍体染色体。目前,还没有肿瘤标志

物或算法可以明确检出惰性肿瘤。

对于新诊断的前列腺癌患者,医师必须根据 PSA 水平、估计的肿瘤体积和 Gleason 评分(基于根治性前列腺切除术标本,约 1/2 患者评分上调)(Pinthus et al,2006;Suardi et al,2008;Thaxton et al,2010;Vellekoop et al,2014)决定患者是否立即治疗或主动监测。重复穿刺总是受到抽样误差的影响(Harnden et al,2008),并可能诱发前列腺内和周围组织的纤维化,这可能对随后的保留神经的手术造成影响,使该术式无法在一半以上的患者顺利完成(Barzell and Melamed,2007)。穿刺活检还可能引发炎症,导致难以解释的 PSA 波动。

肿瘤越小、治疗越早则成功的可能性越大,实施保留性功能手术的希望也越大。预期寿命短的老年患者更适合延期治疗。还需要额外的临床和实验室研究来确定年轻男性安全使用主动监测的相关参数,包括合适的选择标准、随访程序,以及干预时机(Carter et al,2003;Allafand Carter,2004;Wilt,2008)。同时也有必要确定多大比例患者在肿瘤进展时接受治疗仍可治愈。在很多情况下,主动监测仅将治疗推迟了几年。然而,Freedland 及其同事报道,低风险前列腺癌患者的治疗时间延迟 6 个月会使进展风险增加 2.73 倍(Freedland et al,2006)。主动监测往往等于延迟治疗,而选择进行主动监测的患者具有最可治愈且副作用最小的癌症。一些患有可治愈肿瘤的人将仅仅受到监测处理,直到治愈的机会丧失,而仅仅去治疗不可治愈的疾病就是一种错误。目前,选择积极监测的患者应每季或每半年进行 DRE 和 PSA 检测,并应考虑每年或每两年进行一次前列腺穿刺活检。在 PSA 速度每年超过 0.35 ng/ml 的患者中,未来二三十年内前列腺癌死亡风险增加 5 倍(Carter et al,2006)。

虽然人们认为生活质量应该在很大程度上通过主动监测得以保存,但研究表明,在未经治疗的癌症患者中的不良心理影响,随着时间的推移,生活质量显著下降(Hoffman et al,2004)。例如,在斯堪的纳维亚的研究中,随机等待观察的男性的生活质量显著低于随机接受根治性前列腺切除术的男性(Johansson et al,2009)。接受雄激素剥夺治疗(ADT)的男性尤其如此(Johansson et al,2009)。最近的一项研究报道,接受主动监测和根治性前列腺

切除术的患者在 5 年的随访中大部分领域的生活质量相似;然而,在 6～8 年间,主动监测组的焦虑和抑郁更多(Bergman and Litwin,2012)。

如果监测活检标本存在肿瘤扩大的证据,患者身体健康并且预期寿命为 10 年或更长,则应该进行治疗。仅依靠 PSA 水平的上升并不是治疗主动监测人群的绝对指标;然而,如前所述,PSA 速度风险计数和[－2]proPSA 与主动监测重新分类的风险相关(Ross et al,2010;Tosoian et al,2012;Patel et al,2014)。由于患者可能会改变他们关于继续观察等待的看法,因此在随访期间医师应检查患者的治疗选择。

对于预期寿命长的患者,主动监测存在一定的风险。虽然主动监测可以避免或延缓一些患者的治疗,但也不可避免地会有一些患者错过治愈机会,并最终进展发生转移从而死于前列腺癌。有报道显示,一部分符合进行主动监测的患者进行了保留神经的前列腺根治手术治疗并取得了良好的效果(Loeb et al,2008)。

要点:保守治疗

- 肿瘤的恶性程度和所采用的疗法均可影响患者的治疗效果。此外,疗效的判定方法也并不一定具有可比性,这使得不同疗法的疗效的比较变得复杂化。

- 传统上,延期治疗已预留给预期寿命少于 10 年的男性和低度前列腺癌。需要进一步的研究来确定安全使用年轻男性主动监测的参数,包括适当的选择标准、随访程序和干预时机。

- 一项前瞻性随机临床试验报告说,临床局限性前列腺癌患者在观察等待的情况下,与前列腺癌根治性治疗相比,患前列腺癌的局部肿瘤进展、转移和死亡率显著升高。此外,如前所述,一项前瞻性随机筛选试验报告说,使用 PSA 和 DRE 进行前列腺癌筛查可将前列腺癌特异性死亡率降低 20%～27%,早期随访可达 44% 以上。由于这些患者中许多患者接受了根治性前列腺切除术,因此也可以推断这是根治性前列腺癌治疗局限性前列腺癌效果良好的证据。

欧洲前列腺癌筛查试验提供了一个明确的肯定答案,对 Willett Whitmore Jr. 经常提到的关于前列腺癌的格言,"在必要的时候治愈是可能的吗?"斯堪的纳维亚前列腺癌研究组对前列腺癌根治术与谨慎等待的临床试验为第二部分提供了一个肯定的答案:"治疗是可能的吗?"目前关于前列腺癌治疗方案的钟摆可能过度地偏离到主动监测的位置上,我们应当回归到早期主动治疗上。

(二)根治性前列腺切除术

根治性前列腺切除术是用于前列腺癌的第一种治疗方法,已经进行了将近 150 年(Kuchler,1866;Young,1905)。这种手术的技术难度很高,副作用风险大,因此,人们已经找到了更简单的疗法来治疗早期前列腺癌。但没有哪种治疗方法能取代根治性前列腺切除术,根治性前列腺切除术仍是"金标准",因为激素治疗和化疗并不能治愈肿瘤,而即使肿瘤局限于前列腺内,放疗或其他物理疗法也无法杀灭全部癌细胞。此外,如果前列腺在原位保留,其腺上皮可能发生新的癌变。

近来的一些革新使根治性前列腺切除术的应用更广:

解剖性耻骨后根治性前列腺切除术的发展,提供了更清晰的手术视野,并能够保存海绵状神经以保留勃起功能,能保护外部括约肌不受损伤,使尿控率超过 90%(Walsh and Donker,1982);

广泛开展局麻下超声引导的前列腺穿刺活检术(Arnold et al,2001);

广泛应用 PSA 检测,使确诊时大多数患者为临床局限性前列腺癌。

近几年来还发展了腹腔镜及机器人辅助腔镜下前列腺根治术。

根治性前列腺切除术的主要优点在于,如果操作熟练就有可能在对周围组织损伤最小的情况下治愈前列腺癌(Han et al,2001a;Hull et al,2002)。此外,它通过手术标本的病理检查可以提供更准确的肿瘤分期。而且治疗失败更容易被发现,并可追加潜在的治愈性挽救性放射治疗,术后恢复过程也比以前更平稳,患者几乎不用输血,住院时间一般为 1~3 天,现阶段手术死亡率极低。此外,与观察等待相比,根治性前列腺切除术显著减少局部肿瘤进展和远处转移,并且改善癌症特异性和总体存活率(Bill-Axelson et al,2008,

2014)。一些根治性前列腺切除术后肿瘤复发的患者可以通过潜在的治疗如术后放疗成功治愈(Stephenson et al,2004b;Trock et al,2008)。

根治性前列腺切除术的潜在缺点是必要的住院和恢复期。如果手术施行不当或肿瘤没有局限于前列腺内,肿瘤可能会切除不完全。然而,保留神经的手术的勃起功能障碍和直肠并发症的可能性低于放疗,并且有良好的治疗方法可用于治疗尿失禁和勃起功能障碍。并且来自大量专业中心的研究结果比全国调查结果更有利(Rabbani et al,2000;Stanford et al,2000;Kundu et al,2004;Sanda et al,2008;Pierorazio et al,2013b)。

在施行根治性前列腺切除术时,外科医师必须解剖适当的组织平面以从神经血管束之间移除前列腺,而不永久地损伤神经或切入前列腺甚至更严重的残留部分前列腺组织。大多数前列腺癌患者都以生命第一,随后保持生活自理,第三才是维持他们的生理功能。虽然三者具有优先顺序,但患者希望同时拥有三者的"三连"的良好预后(Eastham et al,2008),可以理解的是,患者希望尽可能快速和无痛地达到上述效果。如果可能的话,新诊断的前列腺癌患者通常希望避免任何治疗,或者在意识到治疗是必要的后寻求最不烦琐的选择。这经常导致考虑诸如主动监视、冷冻消融或高频超声消融等方法。

1. 根治性前列腺切除术的手术入路

(1)经会阴:对于熟悉该入路的外科医师,进行经会阴前列腺切除术是可接受的手术治疗(Scolieri and Resnick,2001)。与耻骨后方法相比,它通常伴有较少的失血量和较短的手术时间。其缺点是不能提供盆腔淋巴结清扫的通路,直肠损伤的发生率较高,偶尔会出现术后大便失禁,而其他入路方法中该情况并不常见(Bishoff et al,1998)。此外,会阴入路需要保留海绵体神经显得更加困难。

(2)经耻骨后:大多数泌尿外科医师更喜欢采用开放耻骨后入路。原因:对手术解剖的熟悉;直肠损伤和术后大便失禁的风险较低;术野暴露好,能进行盆腔淋巴清扫和保留神经血管束;切缘的阳性率极低。

(3)腹腔镜:腹腔镜手术是进行根治性前列腺切除术难度最大的方法。腹腔镜前列腺切除术与标准开放手术相比被认为有出血少,视野好,术后疼痛少,恢复期短等优势。腹腔镜前列腺切除术可通过经腹腔或腹膜后途径进行,但腹膜外方法会造成空间位置的认知限制,特别是使用机器人辅助的情况下,这种情况更明显。经腹腔途径便于淋巴结清扫,但有较高的肠道和血管损伤风险,以及腹腔积尿、术后肠梗阻。

此外,腹腔镜前列腺切除术易造成严重并发症。由于腹腔镜下迅速缝合止血和应用止血夹相对困难,因此很难安全地进行神经血管束的止血。超声刀或电凝器的热量会不可逆地损伤海绵体神经。虽然腹腔镜手术术中出血量较少,但手术区压力接触后可能会引起术后出血,在一些研究中,直肠、输尿管和血管损伤以及吻合口漏也在腹腔镜前列腺切除术中更为常见(Rassweiler et al,2003)。

一项比较腹腔镜和开放性根治性前列腺切除术结果的研究显示,虽然腹腔镜手术与失血较少有关,但更值得关注的是,术后急诊就诊率较高,回院复诊甚至需进一步手术治疗并发症的比例也较高(Touijer et al,2008)。此外,接受腹腔镜根治性前列腺切除术的患者比开放式前列腺切除术患者更不易完全恢复控尿。

当熟练的腹腔镜外科医师进行腹腔镜前列腺切除术时,尿失禁和吻合口狭窄率与开放手术所达到的相当。有学者称腹腔镜手术保留神经的效果相当,甚至更好,但缺乏直接比较和验证结果。早期报道的腹腔镜前列腺切除术阳性手术切缘率较高,而且由于缺乏长期结果,癌症控制的充分性尚未确定(Touijer et al,2009)。

(4)机器人:自从 2000 年引入达芬奇手术系统(Intuitive Surgical,Sunnyvale,CA)以来,美国的大部分根治性前列腺切除术都是以机器人的方式进行的。机器人前列腺切除术由于其对外科医师更大的技术便利性而变得普及,特别是在缝合及膀胱尿道吻合过程中能降低难度,并且其能像所有腹腔镜手术中那样降低失血。作为一种侵入性较小,技术上更先进的手术方式,它已被积极地推向市场,以较少的疼痛和较快的恢复速度进行手术。与标准腹腔镜技术相比,三维(3D)可视化和灵活性提高是其优势。机器人辅助已经使许多外科医师的微创根治性前列腺切除术在技术上变

得可行,而没有机器人辅助的腹腔镜根治性前列腺切除术在技术方面难度较高,且学习曲线非常长。

早期的结果总体上是有利的(Smith,2004;Webster et al,2005;Menon et al,2007,2010)。在最近对根治性前列腺切除术的手术切缘率,癌症控制和预后影响的分析中,未发现机器人和开放性根治性前列腺切除术在功能或癌症预后方面的优势(Pierorazio et al,2013a;Silberstein et al,2013)。然而,当一项患者调查被用于评估 Medicare 参与者的功能结果时,机器人前列腺切除术与更多尿失禁的趋势相关,与开放性根治性前列腺切除术相比,性功能没有差异(Barry et al,2012)。

在手术切口方面,机器人手术通常采用 6 个很小的切口,并且在大多数情况下,该手术是经腹进行的;对于开放手术,制造一个长度为 4～5in(1.2～12.7cm)的切口,其不会进入腹膜腔。比较研究表明,与开放式前列腺切除术具有相似的恢复正常活动时间(Weizer et al,2007;Wood et al,2007)。同时,与开放性根治性前列腺切除术相比,机器人前列腺切除术的输血率显著降低、住院时间缩短(Tewari et al,2012;Sammon et al,2013),但是更易发生疝气(Carlsson et al,2013)

也许最重要的考虑是,与开放式方法相比,腹腔镜和机器人方法都没有癌症控制的长期随访(Touijer et al,2009;Menon et al,2010;Liss et al,2012;Novara et al,2012;Hruza et al,2013)。即使在专业外科医师的手中,在早期研究中,机器人前列腺切除术中的阳性手术切缘的频率比开放式前列腺切除术更多见(Williams et al,2010;Novara et al,2012)。然而,最近的一项荟萃分析报道,机器人前列腺切除术的阳性手术切缘率与并发症发生率低于开放根治性前列腺癌根治术和腹腔镜根治性前列腺切除术(Tewari et al,2012),但这些研究没有考虑开放性前列腺切除术治疗的患者肿瘤分期更晚的因素。

从 2003 年到 2005 年,在 Medicare 数据库的患者样本中,在早期接受机器人前列腺摘除术的患者中接受微创或开放式前列腺切除术的患者样本的比较显示,微创和开放式前列腺切除术之间的并发症发生率相似;然而,接受微创前列腺切除

术的男性在手术后 6 个月内需要挽救性治疗肿瘤复发的概率要高出 3 倍(Hu et al,2008)。在这项研究中,微创根治性前列腺切除术中经验丰富的外科医师比经验不足的外科医师有更好的结果;然而,与所有进行开放式根治性前列腺切除术的外科医师相比,即使是经验最丰富的微创外科者,其需要挽救性治疗的复发率也要高 2 倍。同时,进行微创手术的患者还有 40% 发生吻合口狭窄的可能性。

Schroeck 及其同事比较了根治性前列腺切除术后患者的满意度和遗憾程度。接受机器人前列腺切除术的患者对其决定后悔的可能性要高出 4 倍以上(Schroeck et al,2008)。作者认为,由于对"创新"程序的期望更高,这些患者更可能会感到遗憾和不满。这些结果引起人们的担忧,即患者被误导了微创手术治疗前列腺癌的真正风险和益处。

基于人群的倾向调整比较评估机器人和开放性根治性前列腺切除术,报告在高危患者中使用机器人前列腺切除术的比率较低,同时 6 个月内使用其他非手术疗法的比例也相对偏低;然而,接受开放式前列腺切除术的患者具有不太好的肿瘤特征(可能不会被倾向调整完全消除),并且没有关于生化复发、转移和前列腺癌特异性死亡的重要终点的数据报道(Hu et al,2014)。

因此,开放性前列腺切除术有着更好的癌症控制的长期结果。由于这些回顾性研究中固有的选择偏倚与不同的患者选择标准和基线合并症的不同(Robertson et al,2013;Yossepowitch et al,2014),因此公平比较手术技术的功能结果具有一定难度。对于考虑手术治疗前列腺癌的患者,建议不应该选择一种技术,而应该选择擅长某种特定技术的专家。已证实外科医师的经验在减少并发症方面的重要性(Vickers et al,2007,2009;Klein et al,2008;Abboudi et al,2014;Thompson et al,2014;Vickers,2014)。

2. 根治性前列腺切除术的患者选择

根治性前列腺切除术的理想对象是健康且无不能耐受手术的基础疾病。预期寿命应该至少 10 年,肿瘤应该被认为是具有生物学意义的,并且是可以完全切除的。普遍接受的根治性前列腺切除术年龄上限约为 76 岁。老年男性更可能发生转移,尽管有其他较高的致死因素(Scosyrev et al,2012a),但前列腺癌特异性死亡的风险更高。

由于影像学检查对前列腺癌分期不准确,因此常常使用术前临床和病理参数预测病理分期,从而确定最可能从手术中获益的患者(Partin et al,1997,2001;Makarov et al,2007;Eifler et al,2013)。这些参数经常设计用于预测病理性肿瘤分级或治疗后生化复发概率的表格和诺谟图(Kattan et al,1998,2000;Ross et al,2001;Han et al,2003)。已经报道了结合细胞和生物学特征以提高准确性的根治性前列腺切除术后预测结果的新方法(Cooperberg et al,2013;Karnes et al,2013)。

不应该建议完整切除肿瘤概率低或预期寿命短的患者进行手术。新辅助内分泌治疗不能增强前列腺癌的可切除性,并且往往会增加进行保留神经的手术的难度(Soloway et al,2002)。同样,新辅助化疗很少产生病理完全反应(Chi et al,2008)。

外科医师应该在手术的神经保护方面切实地帮助患者。保留神经的前列腺切除术在适当选择的患者中不会实质上危害癌症控制;然而,对于晚期前列腺癌是不合适的。当活检标本中存在大量癌症,可触及的前列腺外肿瘤扩展,血清 PSA 水平高于 10 ng/ml,活检 Gleason 评分高于 7 分,术前勃起质量差,当前或今后无性伴侣,或可能对勃起产生不利影响的其他医学状况(如糖尿病,高血压,精神疾病,神经系统疾病或产生勃起功能障碍的药物),进行保留神经的手术的可行性是值得怀疑的。

应当关注的还有勃起功能障碍的术后治疗,包括 5 型磷酸二酯酶(PDE5)抑制药,尿道内和体内应用血管扩张药,真空勃起装置,静脉血流限制器和植入式阴茎假体的相关数据,并包括勃起恢复的时间。应该警惕患者在性活动过程中发生佩罗尼病的危险,而不要让他们受到严重勃起的损伤(Ciancio and Kim,2000)。患者还应该被告知,术后早期应用血管扩张药物进行海绵体内注射治疗可以使大多数患者拔除导尿管后恢复勃起功能(伴有动脉血)。这可以防止阴茎发生萎缩变化,并且可以在术后早期恢复性活动。对于非常重视勃起功能的患者,现在可以放心的是无论是否进行保留神经的手术,勃起几乎总是可以恢复。

术前评估应该考虑成功实现所有手术目标的可能性,以及确定是否能安全进行保留神经手术。如果最终病理标本显示不良预后特征或 PSA 水平控制不佳,外科医师还应该讨论术后放疗和(或)激素治疗的可能性及其潜在副作用。

3. 手术技术

根治性前列腺切除术包括完整切除前列腺和精囊,并且通常还包括改良的盆腔淋巴结清扫。执行解剖性保留神经的根治性耻骨后前列腺切除术的关键步骤如下。

①盆腔淋巴结清扫。

②开放盆内筋膜,部分切除耻骨前列腺韧带。

③缝合结扎并离断 Santorini 背静脉复合体。

④在前列腺尖部切开并离断尿道(有时术中在此时进行吻合口缝合)。

⑤将前列腺与神经血管束分离。

⑥结扎并离断前列腺侧蒂。

⑦膀胱颈的离断和重建。

⑧切除精囊和输精管壶腹部。

⑨进行膀胱尿道吻合。

术中应力求完全对合膀胱颈和尿道,做到不漏水的无张力吻合。

对于淋巴结转移风险低的患者,盆腔淋巴结切除术是可选的。事实上,盆腔淋巴结切除术在机器人前列腺切除术中的使用频率较低(Gandaglia et al,2014)。选择接受淋巴结切除术的患者应事先决定是否希望在有淋巴结转移的情况下进行前列腺切除术。如果他们不愿意继续行前列腺根治术,在手术期间将切除的淋巴结送去进行冷冻切片检查。否则,不需要对盆腔淋巴结进行术中冷冻切片分析。一些学者认为更广泛的盆腔淋巴结切除术会产生更好的结果,但缺乏令人信服的证据(Weight et al,2008),更广泛的淋巴结切除术会增加术后生殖器和下肢淋巴水肿与淋巴囊肿的风险(Bader et al,2002;Allaf et al,2004;Musch et al,2008)。血栓栓塞事件和再次干预在有症状的淋巴囊肿患者中更为常见(Musch et al,2008)。据报道,药物静脉血栓栓塞预防可使血栓栓塞的风险降低 40%;然而,许多接受根治性前列腺切除术的男性并未使用预防措施(Weinberg et al,2014)。

保留控尿功能的关键是要进行细致的解剖,避免对外部尿道括约肌的损伤。保留膀胱颈对于获得良好的控尿功能是不必要的。在涉及前列腺底部的大体积或高级别肿瘤患者中,膀胱颈的保留可能会导致手术切缘阳性。

还需要细致的解剖来保护神经血管束。在进行保留神经的手术中,在前列腺的顶点识别出神经血管束(解剖也可以在基部开始以顺行方式进行),自前列腺后外侧游离之。止血缝合线或止血夹子可用于控制神经血管束的出血。使用电凝或超声手术刀对神经血管束会造成不可逆的热损伤。

前列腺侧蒂进行缝合结扎或应用止血夹,并紧贴前列腺分离,避免切入前列腺包膜。在进行精囊解剖时,必须注意避免对位于其外侧和后侧的神经血管束造成伤害。

4. 术后护理

患者应在手术后的中午或晚上开始行走。根据膀胱尿道吻合术的完整性和张力的大小,可以在手术后 3～21 天取出导管。在 7 天之前拔除导管与 15%～20% 的尿潴留风险相关。

尿管拔除后即应进行 Kegel 运动。使用防护垫直到实现完全的尿控。根据术前 PSA 水平,术后 1 个月血清 PSA 水平应检测不到。超灵敏 PSA 测量经常错误地将患者归类为肿瘤复发(Taylor et al,2006)。

5. 癌症控制

根治性前列腺切除术的主要目标是完整切除癌症。重要的癌症控制终点指标包括病理提示器官局限性肿瘤且切缘阴性、生化复发(可检测到的血 PSA)、局部进展,转移,癌症特异性生存率和总体生存率。根据 Gleason 评分和 PSA 倍增时间,生化复发(PSA)的出现通常比临床转移早 8 年而比肿瘤特异性死亡率约早 13 年(Pound et al,1999)。

无进展率随临床和病理危险因素而变化。独立的临床预后因素是肿瘤分期,Gleason 评分,术前 PSA 水平和诊疗日期。不良预后特征包括非器官局限性疾病,淋巴血管周围浸润,手术切缘阳性,精囊浸润和淋巴结转移(Grossfeld et al,2000;Shariat et al,2004)。在 PSA 时代,已经出现显著的分期偏移,预后因素和治疗效果也均出现明显改善(Han et al,2001b;Moul et al,2002)。

血清 PSA 水平升高通常是根治性前列腺切除术后肿瘤复发的最早证据(Pound et al,1999)。生化复发经常被用作治疗结果的中间终点;然而,并非所有生化复发的患者最终都会发生转移或死于前列腺癌。在罕见的情况下,高级别或神经内分泌肿瘤不会产生 PSA,尽管 PSA 水平检测不到,但仍有可能出现复发并可触及肿块,这体现了 DRE 在监测患者中的作用。

在根治性前列腺切除术后未接受激素治疗的男性中,新发现骨转移时的 PSA 中位值为 32 ng/ml,尽管其中 1/4 的转移发生在 PSA 水平低于 10 ng/ml 时。在初始诊断前列腺癌时较低的 PSA 和较高的 Gleason 评分与在较低 PSA 水平时出现的转移相关(Loeb et al,2010b)。

前列腺癌特异性复发的危险在根治性前列腺切除术后持续增加至至少 15 年以上,并且死亡风险可能增加至 25 年或更长时间(Shikanov and Eggener,2011;Bill-Axelson et al,2014)。因此,重要的是在手术后很长时间内继续监测患者(Popiolek et al,2013)。

病例选择以及随访监测的持续时间和频率也是术后结果的重要决定因素。在 Walsh 的一系列 4478 名男性中,他们在 1982-2011 年接受了解剖学根治性耻骨后前列腺切除术,没有新辅助或辅助治疗,在中位随访 10 年(范围 1~29)期间,整体 25 年无进展、无转移、癌症特异性存活率,分别为 68%,84% 和 86%。在 PSA 前和 PSA 时期治疗的男性之间的治疗结果存在显著差异,主要体现在风险群体无进展、无转移和癌症特异性存活方面的区别(Mullins et al,2012)。

根治性前列腺切除术还为大约一半具有高风险或局部晚期疾病的高度选择的男性提供长期癌症控制(Freedland et al,2007;Loeb et al,2007;Ellis et al,2013)。

6. 尿失禁

根治性前列腺切除术后一般控尿良好,但因外科医师的经验和熟练程度有所不同。对于体积大的根治性前列腺切除术,超过 90% 的男性可完全恢复控尿。控尿的恢复与患者的年龄有关:大约 95% 的 60 岁以下的男性在手术后就有控尿功能;年龄超过 70 岁的男性中有 85% 可重新获得

控尿功能。少数患者因压力性尿失禁需要植入人工尿道括约肌或悬吊带手术。

7. 勃起功能

根治性前列腺切除术后的效力通常被定义为在 PDE5 抑制药的帮助下或不使用 PDE5 抑制剂的情况下维持勃起足够刚性以满足插入和性交的能力。大多数具有正常性欲和勃起的患者希望保持这些功能。其他勃起功能差的患者通常希望勃起具有一定的硬度,以便为性伴侣提供感官上的满足感。根治性前列腺切除术后勃起功能的恢复与患者的年龄,术前性功能情况,保留神经的手术程度和手术时期相关。术前性功能正常,双侧性神经均保留的患者在有或没有 PDE5 抑制药的帮助下恢复足够勃起以满足插入和性交的比例分别为:40 岁 95%,50 岁 85%,60 岁 75%,70 岁 50%。然而,在大多数情况下,勃起不如术前好(Sivarajan et al,2014)。

大多数患者的勃起功能通常在术后 3~6 个月开始部分恢复,并可在 3 年或更长时间内继续恢复(Burnett,2005;Glickman et al,2009)。应鼓励患者术后使用勃起辅助药物,包括 PDE5 抑制药、尿道内栓剂、海绵体内注射或真空勃起装置。使用海绵体内注射疗法或 PDE5 抑制药的勃起康复计划可能会加速勃起的恢复,并增加恢复勃起的男性的比例(Montorsi et al,1997)。然而,据报道,在双侧神经保留的根治性前列腺切除术后,PDE5 抑制药的"按需"使用,而不是每晚服用,对勃起功能障碍的男性更有效(Montorsi et al,2008)。

8. 并发症

对于经过筛选的合适病例,解剖性保留神经的根治性前列腺癌切除术癌症控制良好而并发症不高。有经验的医师施行的根治性前列腺切除术,其术后的早期并发症发生率低于 10%。(Kundu et al,2004)。通过仔细选择患者和进行必要的术前心血管评估,围术期死亡率已能基本避免(Mettlin et al,1997;Kundu et al,2004)。

(1)早期并发症:早期并发症包括出血、直肠、血管、输尿管和神经损伤、尿漏或尿瘘、血栓形成和心血管事件、泌尿道感染、淋巴囊肿以及切口问题。建议常规使用弹力袜并确保早期行走。对于血栓栓塞并发症高风险的患者,建议使用预防性

抗凝和连续性加压装置。然而,围术期皮下肝素注射可能会导致淋巴囊肿,许多外科医师对高危患者的药物预防持保留态度(Orvieto et al, 2011)。

在盆腔淋巴结切除术期间可能会不慎损伤闭孔神经。如果无法行无张力神经修补,则可以选择皮肤神经或生殖股神经进行神经移植。然而,即使没有神经修复,保守的物理治疗管理可以弥补缺陷,因此许多患者在受伤后没有明显的大腿内收肌障碍(Kirdi et al,2000)。

输尿管损伤是一种少见的并发症。轻微的损伤或结扎可以通过去除结扎和置入输尿管支架进行处理。对于更严重的损伤,应考虑行远端输尿管再植。

直肠损伤发生虽然不常见,主要通过多层缝合来修复(Lepor et al, 2001;Roberts et al, 2010)。然而,对于直肠缺损较大、盆腔放疗史或长期术前糖皮质激素治疗的男性,应考虑行结肠造口术。

(2)晚期并发症:根治性前列腺切除术最常见的晚期并发症是勃起功能障碍、尿失禁、腹股沟疝,腹腔镜和机器人前列腺切除术切口疝,以及尿道狭窄。早期康复措施,包括 Kegel 运动,以增加外括约肌的强度和体积,以及使用 PDE5 抑制药、真空勃起装置和尿道内或海绵体内血管扩张药,似乎有助于勃起功能康复。吻合口或其他尿道狭窄应首先进行扩张,但有时可能需要内切开或内镜下注射糖皮质激素。对于长期或持续的吻合口狭窄,可能需要行经尿道向外括约肌方向切除瘢痕组织。切除术后通常需要进行一段时间的自我扩张。对于难以应付的顽固性病例,需要进行持续性的自我扩张或泌尿科医师行间歇性扩张。尿道成形术很少应用。

9. 术后生化复发的处理

根治性前列腺切除术后可检测到 PSA(> 0.1 ng/ml)的患者通常代表着肿瘤残余,尽管有些人仅保留良性前列腺组织导致 PSA 升高。在后一种情况下,血清 PSA 水平缓慢增加(Freedland et al,2005)。在根治性前列腺切除术后发生生化复发的患者中,大约 50% 的复发发生在 3 年内,80% 发生在 5 年内,99% 发生在 10 年内。极少数情况下,根治性前列腺切除术后出现复发超过 15 年。

PSA 速度或倍增时间,从手术到生化复发的间隔以及 Gleason 评分通常反映肿瘤可能进展的速度(Freedland et al,2005)。在许多患者中,进展相对缓慢,并且仅有约 1/3 实际发生转移(Pound et al,1999;Ward et al,2004)。大量研究表明,生化复发后 PSA 快速升高的患者发生转移和前列腺癌特异性死亡的风险很高(Albertsen et al,2004)。在对未接受过即刻放射治疗的前列腺癌根治术后 PSA 升高的男性进行的研究中,转移的中位时间是 PSA 升高后 8 年,但只有 34% 的男性患有临床明显的转移灶(Pound et al,1999)。

如果计划进行挽救性放疗,应在 PSA 水平上升到 0.5 ng/ml 之前开始(Cox et al,1999)。最有可能对挽救性放疗有良好反应的患者是手术后长期 PSA 复发、PSA 缓慢上升、低度恶性肿瘤、无精囊浸润或淋巴结转移的患者。尽管报告显示边缘阳性的患者有更好的反应率,关于手术切缘的癌症是否是预测术后放射治疗反应的有利或不利判断,存在相互矛盾的证据。在一项研究中,多变量分析显示,挽救性放疗时 PSA 倍增时间、病理分级和 PSA 是临床复发的独立预测因子,而前列腺切除术至复发的间隔时间未增加独立预测信息(Ward et al,2004)。

无论是辅助放疗还是挽救性放疗,其有益效果都存在争议。有些患者在不进行补救放疗的情况下表现良好,而在其他患有远处转移的患者中,尽管患者已接受治疗但仍会出现远处转移。一些 PSA 复发患者使用 ADT 治疗比使用挽救性放射治疗更好。虽然许多生化失败的男性接受了 ADT 治疗,但没有来自前瞻性试验的数据来解决可能的无进展或整体生存获益。最适合进行激素治疗的 PSA 水平尚不清楚。由于长期连续激素治疗的副作用(性欲减退,阳萎,潮热,骨质减少伴骨折风险增加,代谢改变和情绪改变)很大,对于生化复发的患者通常采用延迟或间歇性激素治疗,尤其是那些 PSA 水平缓慢上升的患者(Sharifi et al,2005;Buchan and Goldenberg,2010)。

20 世纪 60 年代进行的退伍军人管理合作泌尿学研究小组(The Veterans Administration Cooperative Urological Research Group)试验未显示早期 ADT 治疗转移患者的生存获益(Walsh et al,

2001)。然而,从那时起,其他前瞻性随机临床试验表明,对于盆腔淋巴结转移患者或那些患有局部晚期或无症状转移性疾病的患者,早期 ADT 比延迟的 ADT 更有效(Messing et al,1999)(即时与延期治疗晚期前列腺癌,1997)。然而,尚不确定这些研究是否可以推广到初级治疗后有生化复发的患者。一项回顾性研究报道,在根治性前列腺切除术后生化复发的男性早期和延迟 ADT 之间的早期临床结果没有差异(Moul et al,2004)。但在高危患者中,早期 ADT 延迟了骨转移的时间。

据报道,高剂量比卡鲁胺给药可延缓疾病进展,并使 PSA 复发患者的总生存率与睾丸切除术相当(Wirth et al,2004)。这种形式的早期激素治疗的一个可能的优点是,与其他形式的 ADT 相比,它与性功能障碍和骨质疏松症的风险相关性较小。缺点是与高剂量比卡鲁胺治疗相关的心血管并发症和死亡风险可能增加。

间歇性 ADT 是提供早期 ADT 的合理替代方案,同时限制了持续 ADT 的副作用(不良反应)和费用。前瞻性随机试验有越来越多的证据表明间歇性 ADT 对无转移的患者是安全的,并且具有与连续 ADT 相当的生存结果(Carneiro and Da Silva,1999;Lane et al,2004;Calais da Silva et al,2014;Buchan and Goldenberg,2010;Crook et al,2012;Sciarra et al,2013)。

术前雄激素剥夺治疗

术前 ADT 已被研究用于局部前列腺癌患者根治性前列腺切除术前的肿瘤降期。总的来说,结果表明尽管阳性手术切缘率降低,但总体研究人群的无进展生存率没有任何益处(Pal et al,2014)。

虽然术前 ADT 可能不一定对局部疾病有益,但高风险疾病患者可能会有益处。在 SWOG 试验中,患有高风险疾病的患者被随机分配接受单用 ADT 或 ADT 与米托蒽醌联合治疗。在本研究中以辅助方式单独接受 ADT 的患者中,5 年时生化无复发生存率为 92.5%(Dorff et al,2011)。加拿大 Uro-Oncology Group 试验还发现,在风险最高的 PSA 组(PSA>20 ng/ml)中,术前 ADT 可提高生化无进展生存率(Klotz et al,2003)。同样,在一项回顾性机构研究中,在患有高风险疾病的患者中,接受术前 ADT 的患者的生化复发时间明显更长(Pal et al,2014)。

已经完成和正在进行几项术前 ADT 试验,已经评估或正在评估新批准的转移性去势抵抗性前列腺癌疗法(如阿比特龙或恩杂鲁胺),作为术前 ADT 的潜在价值(Taplin et al,2012)。

10. 挽救性根治性前列腺切除术

根治性前列腺切除术可以在其他局部治疗失败的患者中进行(Pontes,1994;Chen and Wood,2003)。然而,并发症的发生率要高得多,并且并发症更严重、更难以控制(Stephenson et al,2004a;Sanderson et al,2006)。此外,对于挽救前列腺切除术而言,长期无病生存的预期比对首次前列腺癌根治术更为有限。

大多数报道的挽救性根治性前列腺切除术的经验来自 PSA 前期。由于生化复发而选择的患者具有较低的发病率和较好的癌症控制率(Stephenson et al,2004a;Ward et al,2005;Chade et al,2011)。尽管如此,术后失禁率高达 44%,膀胱颈挛缩率高达 22%(Ward et al,2005)。近距离放射治疗后失禁率甚至更高,可能是因为接受了更高剂量的放射治疗。在没有 ADT 的情况下,挽救前列腺切除术后的长期无进展生存率尚未得到充分证实。

要点:根治性前列腺切除术

- 根治性前列腺切除术是第一种用于治疗前列腺癌的治疗方法,它仍然是"金标准"。根治性前列腺切除术的理想对象为预期寿命至少为 10 年的健康患者。术前临床和病理参数通常用于预测病理分期,从而判断哪些患者最有可能从手术中获益。

- 血清 PSA 水平升高通常是根治性前列腺切除术后肿瘤复发的最早证据,并且通常是治疗结果的中间点。然而,并非所有生化复发的患者都会最终发生转移或死于前列腺癌。

- 根治性前列腺切除术最常见的晚期并发症是勃起功能障碍、尿失禁、疝气和尿道狭窄。手术后勃起功能的恢复与患者的年龄、术前性功能状态、保留神经的手术范围和手术时期相关;控尿的恢复与患者的年龄有关。

- 开放式前列腺切除术可以更好地记录癌症控制的长期结果。

(三)放射治疗

外放射是指通过多个照射野直接作用于前列腺及周围组织的治疗方式,这种放射治疗方式通常使用伽马射线束(常用光子)。为了最大程度减少膀胱以及直肠损伤,通过计算机改变辐射束,可以将辐射剂量聚集到指定前列腺区域,这种三维适形放疗(3D-CRT)得到发展(Fraass et al,1995)。强调放射治疗(IMRT)是三维适形放疗最先进的治疗形式,可以将放射剂量定位到复杂的几何区域(Zelefsky et al,2006)。图像引导的放射治疗(IGRT)是一种利用成像技术引导IMRT到指定区域的方法。

使用高能质子束(Shipley et al,1995;Rossi,1999)或者中子束(Lawton et al,1991;Russell et al,1994)的重离子放射治疗也被用于前列腺癌的局部治疗。重离子治疗是三维适形放疗的另一种治疗形式,它的辐射束能够停留在组织内,允许高剂量的辐射输送到局部区域并且减少辐射束对于周围正常组织的损伤。然而,质子束的治疗是非常昂贵的,并且研究报道其长期的改善预后效果也是有限的(Shipley et al,1995;Kagan and Schulz,2010;Sheets et al,2012;Gray and Efstathiou,2013;Gray et al,2013;Yu et al,2013;Zietman,2013;Hoppe et al,2014;Yu et al,2014)。有文献报道质子束治疗比IMRT有更多的胃肠道毒性反应(Sheets et al,2012)。也有一项关于质子束和IMRT治疗的研究分析报道,两者在治疗24个月以后的泌尿生殖道或胃肠道毒性没有明显差异(Yu et al,2013,2014)。

强调放射治疗和重离子的极限适形疗法的一大缺点是它们的目标太窄,由于直肠以及膀胱充盈导致的前列腺的位置变化容易导致肿瘤逃逸,尤其是重要的前列腺后外周带。

局限性前列腺癌的放射治疗已被广泛研究,经肿瘤解剖学和其他预后因素校正后,放射治疗的预后与根治性前列腺切除术相当。但是有学者认为这两者是不适宜比较的,因为放疗和手术的治疗成功或者失败的终点事件不同(Gretzer et al,2002)。

1. 放射治疗的剂量以及治疗领域

来自前瞻性的随机试验的证据表明,剂量递增以及3D定位明显改善了预后(Pollack et al,2002;Spratt et al,2014)。目前,有研究证明76~80Gy或更高剂量的放疗能够控制肿瘤的进展(Pollack et al,2000;Dearnaley et al,2007;Zelefsky et al,2011)。低危患者经常用70~72Gy的放射剂量,中危患者用75~76Gy的剂量,而高危患者往往用80Gy甚至以上的剂量。目前认为75Gy以上的剂量是可行的,然而80Gy以上的剂量还没有被证明是有益的。

虽然前列腺本身可以耐受高剂量的放射辐射,但是对直肠损伤作用限制了近距离放射治疗的剂量。高剂量放射的情况下需要更好地保护正常组织,而影像学引导可以为剂量递增的放射治疗提供更好的目标定位。IMRT产生急剧变化的放射剂量,其中剂量在50%~100%的范围可能仅有1~1.5cm。剂量的递增需要更精确的目标范围和高度精确的剂量定位,IMRT提供了一种更加安全的剂量递增方式(Michalski et al,2013)。

对于3D-CRT和3D-IMRT,CT成像被认为是标准的成像方式,但是CT不如MRI精确。因此,我们需要更大的边界才能确保前列腺能够接受到每日需要的辐射剂量。当利用CT成像时,仅使用骨骼标志来定位前列腺,每天的放射剂量可能不一致,直肠接受的辐射剂量可能会增加(Karamanolis et al,2009)。

2. 放疗的副作用

放射治疗的副作用主要和直肠、膀胱微血管、直肠、尿道以及括约肌损伤有关。然而,尿失禁或放射引起的并发症需要手术治疗的情况是不常见的。通常在剂量超过50Gy以上后,大约1/3的患者在放疗过程中出现急性直肠炎或者膀胱炎的症状。在大多数情况下,症状在治疗结束后消失,5%~10%有持久性症状,如肠易激综合征、间歇性直肠出血、膀胱刺激症状,以及间歇性肉眼血尿(Nam et al,2014)。对于不同放射治疗后的复发率,与3D-CRT和质子治疗相比,IMRT降低胃肠道的并发症(Sheets et al,2012)。一些患者在治疗后数年出现慢性症状,一些患者因为放射治疗后膀胱及直肠出现毛细血管扩张,从而引起膀胱及直肠出血,可能需要激光烧灼或氩离子凝固术治疗(Artibani et al,2007;Karamanolis et al,2009)。外照射治疗比近距离放射引起更多的直肠毒性,但排尿毒性相对较少(Ferrer et al,2013)。

经尿道前列腺电切手术史是近距离治疗和外

照射治疗的相对禁忌证,因为前列腺不能很好地保存放射粒子,并且放射治疗增加了经尿道前列腺电切术后尿道狭窄的风险(Devisetty et al,2010)。此外,炎症性肠病也是外照射治疗的相对禁忌证。另一方面,放疗可以缓慢缓解男性梗阻性疾病的尿路梗阻症状(Malik et al,2011)。

大约一半的患者在前列腺癌放疗后出现勃起功能障碍,这是由于阴茎海绵体血管和阴茎海绵体损伤引起的,通常在治疗结束后约 1 年开始。年轻的患者术前具有较好勃起功能更有可能恢复足够的勃起,PDE-5 抑制药有助于改善与放疗相关的勃起功能障碍(Merrick et al,1999;Zelefsky et al,2014)。研究表明,尽量减少对于阴茎球部的放射剂量辐射,可以减少辐射诱发的勃起功能障碍(Roach et al,2004)。辅助的 ADT 治疗也影响阴茎的勃起,一项关于评估男性放射治疗后勃起功能的研究报道,如果先前存在勃起功能异常或者新辅助内分泌治疗后,其勃起功能将更加糟糕。然而,在一项研究中,接受放射治疗后的患者大部分没有尝试治疗勃起功能障碍(Alemozaffar et al,2011)。

3. 联合外照射和雄激素剥夺治疗局部进展性前列腺癌

随机临床试验证明,中危以及高危患者能够在雄激素剥夺治疗联合外放射治疗中受益,然而低危组则没有获益。例如,Bolla 以及他的同事报道,3 年的外放射治疗联合辅助内分泌治疗,能够同时改善局部进展性前列腺癌患者的局部肿瘤控制和生存率,而心血管死亡率无显著差异(Bolla et al,2002,2010)。Hanks 和他的同事探索了放疗后 ADT 的最佳持续时间(Hanks et al,2003),他们发现,放疗前、放疗期间和放疗后 28 个月的 ADT 治疗与放疗前和放疗期间的 4 个月相比,除了总生存率以外其他所有临床终点都有显著改善(Hanks et al,2003)。然而,在 Gleason 评分 8~10 分的患者中,更长的激素治疗时间能够让其总生存时间获益。

在临床分期 T_{2B} 至 T_4 期而无淋巴结转移的男性患者中,在接受放射治疗后,ADT 持续 3 个月或 6 个月的时间提升了外照射治疗效果(Denham et al,2011)。人们已经开始关注 ADT 可能的心血管风险,特别是致命性心肌梗死的风险。尽管有一些研究已经报道了 ADT 治疗后心血管原

因死亡的比例增加,并且有两项前瞻性试验显示 ADT 治疗增加了糖尿病、心脏病、心肌梗死的风险(D'Amico et al,2007;Tsai et al,2007),但是目前仍没有发现 ADT 治疗后心血管疾病的死亡风险增加(Van der Kwast et al,2007;Efstathiou et al,2008,2009)。此外,对患有非转移性前列腺癌的男性进行随机试验的荟萃分析显示 ADT 没有增加心血管死亡的风险(Nguyen et al,2011)。

一项随机试验发现,在局限性前列腺癌中应用放疗联合 6 个月 ADT 治疗的生存期不如放疗联合 3 年 ADT 治疗的生存期(Bolla et al,2009)。在一项 ADT 联合放疗治疗中危前列腺癌的析因分析中,作者纳入了 3 项Ⅲ期临床试验,平均中位随访时间为 10.9 年,发现对于 Gleason 评分为 7 分的前列腺癌患者,6 个月的 ADT 治疗能够较 3~4 个月的治疗改善前列腺癌特异性死亡率(D'Amico et al,2011)。因此,一般而言,较长疗程的 ADT 治疗方案推荐用于高危前列腺癌患者(ROACH,2014)。

4. 局限性前列腺癌的放射治疗

目前尚无临床试验研究证实高危局限性前列腺癌患者内分泌治疗同时接受放射治疗的额外益处。然而,基于局部进展性前列腺癌患者的临床随机试验证据,推荐辅助放疗可应用于中危、高危的局限性前列腺癌患者以及局部进展性前列腺癌患者(Roach,2014)。

在一项回顾性队列研究中,D'Amico 及其同事等(2000)证明 6 个月的 ADT 治疗(放射治疗前 2 个月、放射治疗期间、放射治疗后)可以改善中、高危前列腺癌患者的 PSA 值,而低危患者是阴性的结果。在随后的随机试验中,D'Amico 及其同事等(2008)证实了 6 个月 ADT 改善了预后,尤其是中危患者。这项研究还发现 ADT 治疗与较早发生致命心肌梗死相关(D'Amico et al,2007)。

在这些研究的基础上,对于局部进展性或局部高危的前列腺癌患者,通常推荐长期的 ADT 治疗联合外照射治疗。在中危患者或局限性前列腺癌患者中,短期的 ADT(6 个月)是被推荐的。

5. 治疗成功或失败的终点

因为癌细胞在暴露于辐射后不会立即死亡,因此放射治疗后结果的评估是复杂的。相反,它们在受到致命性的 DNA 损伤后仍旧存活,直到下一次尝试进入细胞分裂时才死亡。PSA 水平在放疗

结束后 2～3 年逐渐降低,因此 PSA 水平通常每隔 6 个月监测一次,直到达到最低点。在外照射治疗的患者中,前列腺没有完全消除,其余的前列腺上皮会继续产生 PSA。此外,前列腺炎症可以产生短暂的 PSA 升高,称为 PSA"反弹"(Critz et al,2003)。PSA 反弹发生在约 20% 的患者,通常在治疗后的第一个 2 年,并且在近距离放射治疗中更常见(Thompson et al,2010)。PSA 反弹的患者更容易发生生化复发,PSA 反弹大于 1.4 ng/ml 已与生化复发、转移和前列腺癌死亡相关(Feigenberg et al,2006),我们需要更长的随访时间来判断 PSA 增加是否意味着治疗失败。

用于确定外放射治疗后成功与否的生化的终点是具有争议性的。目前最常用的定义是美国放射治疗学和肿瘤学(ASTRO)的定义(Cox et al,1999)。它需要三次连续 PSA 水平增加(每隔 6 个月的检测),并需要追溯癌症进展至中途(从 PSA 最低点到 PSA 水平首次上升)的时间。因此,通常需要几年的时间来确定肿瘤进展是否发生。在没有长期随访的情况下,ASTRO 定义产生的无进展生存率比实际情况好 10%～20%,因为 PSA 水平达到最低点需要较长的时间,而连续三次 PSA 的发生需要更长的时间。此外,在临床中,随访时间较短的患者往往比随访时间长的患者多。因此,追溯患者从复发到复发事件终止的分母基数是较大的,因此缩小了复发对生存曲线的影响。

最近提出 Phoenix 的定义取代 ASTRO 的定义(Roach et al,2006),他们取消了时间的追溯,但需要治疗失败之前 PSA 水平大于 2 ng/ml。因此从治疗后 PSA 水平开始升高到定义为复发的时间进一步延长,PSA 水平上升到 2 ng/ml 以上往往需要较长的时间。在一些患者中,辅助的 ADT 可以在 PSA 升至 2 ng/ml 之前开始,在实践中,Phoenix 定义可以产生比 ASTRO 定义获得更有利的结果。因此,通过这些结果来公平比较前列腺根治性切除术和放射治疗是不可能的(Hoffman et al,2013)。

6. 外放射治疗的治疗结果

局限性前列腺癌患者常规外照射治疗的 10 年治愈率接近 50%(Zietman et al,2004),3D-CRT,IMRT 以及剂量递增的放疗可以获取更好

的预后。然而,随着剂量的增加,虽然其有更高的治愈机会,但是其直肠并发症的发病风险也有所增加(Kuban et al,2008)。如前所述,高危患者在放疗后经常接受 2～3 年的 ADT 治疗(Bolla et al,1997;Pilepich et al,1997)5 年无进展生存率已被报道为 70%～85%(Bolla et al,1997;Kuban et al,2008)。关于接受放射治疗的患者尤其是年轻患者中的持续、有效的反应性的研究数据是有限的。在放射治疗失败的病例中,有相当一部分患者在放射区域内复发,通常在肿瘤的中央部分。放射治疗后(有或没有 ADT)PSA 下降至 0.5 ng/ml 或更低的与改善的前列腺癌特异性死亡率相关(D'Amico et al,2012)。

长期的随访结果支持使用剂量递增放射治疗,可以提高无生化复发进展生存率和无远处转移率。一项应用 3D-CRT 或 IMRT 治疗(伴或不伴有中位治疗时间为 6 个月的 ADT 治疗)T_1～T_3 期前列腺癌患者的回顾性研究提示,在中位随访 8 年的时间里,放疗联合 ADT 治疗能够获得更好的无生化复发的生存率和控制远处转移。然而,在 5 年和 10 年或更长的随访期间里,其 PSA 的控制率明显减少(Zelefsky et al,2011)。另一个长期的Ⅲ期研究报告表明,联合 ADT 和放疗改善了中至高危前列腺癌的预后,并进一步支持了使用更高辐射剂量的作用(Denham et al,2011)。

有人质疑辐射加 ADT 的益处是否比单纯的 ADT 对局部晚期疾病更有利,一项关于比较单纯 ADT 治疗和 ADT 治疗联合放疗的 Scandinavian 试验,提示 ADT 联合放疗能够降低前列腺癌的 10 年死亡率以及总死亡率,并且其副作用可完全被接受(Widmark et al,2009)。这一结论还得到了Ⅲ期研究的进一步支持,其中位随访期为 6 年,ADT 联合放疗增加了总体生存率,几乎不增加发病率。作者认为,局部晚期、非转移性疾病的男性不应单独接受 ADT,ADT 联合放疗应是新的治疗标准(Warde et al,2011)。

在高危患者中,外照射和近距离放疗联合治疗得以应用(Spratt et al,2014)。一般先予以近距离放疗,再予以外照射治疗,以便于患者出现了放射毒性后可以及时停止(Ragde et al,1997;Critz et al,1998;Ragde et al,1998)。

(四)立体定向放射治疗(射波刀)

立体定向放射治疗(SBRT),涉及安装在机械臂上的线性加速器,给予少量分裂(低聚反应)的大剂量辐射,每日给予大剂量放疗可提高治愈率并且不增加治疗毒性(Arcangeli et al,2010)。

在少数低危患者中已经报道部分局限性的结果,这些结果提供了短期与中期安全性和 PSA 下降的证据,但缺乏长期安全性和有效性的证据(King et al,2009,2013)。

一些 I 期的研究报道提示,根据早期随访结果,SBRT 似乎具有较好的耐受性。一项针对低风险前列腺癌的 5 级 SBRT 治疗的多中心 I 期研究报道,应用 37 Gy/5 级的 IMRT 治疗,中位随访 44 个月,发现其放射毒性是可以耐受的,但是需要进一步的随访明确。SBRT 比标准 IMRT 成本低(McBride et al,2012)。另一项针对 T_2 期或以下的 I 期试验,学者们予以灌肠以及直肠球囊以最大程度减少直肠蠕动,中位随访 8 个月,结果显示采取 45Gy,47.5Gy 和 50 Gy 的 5 级以及 IGRT 可以让放射毒性最小化。

虽然最初的研究报道了相似的治疗效果,但是关于疾病的控制以及晚期的毒性仍没有长期的随访结论(Buyyounouski et al,2010;McBride et al,2012)。最近一项研究报道了放射治疗后 5 年的生存治疗,对于其晚期毒性有一定程度的顾虑(King et al,2013)。因此,需要进行更多的研究,以便在合理的科学基础上进行小剂量放疗(Kupelian et al,2007;King et al,2012)。

(五)重离子放射治疗

高剂量质子或中子束治疗已被认为是 CRT 的一种更有效的方法,但没有令人信服的证据表明治疗结果优于用光子的方法(Zietman et al,2005;Martinez et al,2011;Gray et al,2013;Zietman,2013;Hoppe et al,2014)。质子束治疗两年后在胃肠道、生殖道以及性生活相关的生活质量中是相似的(Hoppe et al,2014)。

(六)近距离放射治疗

近距离放射治疗的放射源(放射粒子或放射针)直接置入前列腺,有时会进入周围组织,对肿瘤提供高剂量辐射的同时尽可能保留膀胱和直肠功能。现代近距离放射治疗前列腺癌最初不成功的原因是放射粒子徒手植入,提供了较差的辐射剂量分布。然而,较新的基于外模板的技术提供了更均匀的植入模式。

近距离放射治疗已成为临床局限性前列腺癌治疗的热点,可以在全身麻醉或局部麻醉下开展,最常用的永久植入物是 ^{125} 碘(^{125}I),^{103} 钯(^{103}Pd),或 ^{131} 铯(^{131}Cs)粒子,从理论上讲,钯提供了更高的辐射剂量,将有望有利于治疗周期较短的低分化肿瘤细胞。然而,在实践中,钯的使用没有提供明显的优势。虽然高剂量(HDR)临时植入 ^{192}Ir 粒子已被用于更具侵袭性的肿瘤,但在许多临床环境中,逻辑上考虑其是耗时、不便和实用性较差的。

1. 近距离放射治疗剂量和领域

对于近距离放射治疗目前尚无优选的同位素(^{125}I、^{103}Pd 或 ^{131}Cs),并且没有关于补充应用外照射放疗或 ADT 的治疗共识。植入后放射剂量的测定是有必要的,包括规定的剂量(D90 或 V100 和正常组织的剂量)。近距离放射治疗效果取决于操作者,如何保证质量是至关重要的(Rosenthal et al,2011)。

在放射性植入物置入后,我们需要通过处理后的 CT 来测定植入后的放射剂量。因为置入不良或植入粒子的移动可以对于植入后剂量产生不利影响。碘输送到前列腺的辐射剂量约为 145Gy,钯是 125 Gy,大大高于体外放射治疗。与外放射治疗一样,辐射剂量对近距离放射治疗很重要(Stone et al,2007a;Kao et al,2008)。生化复发与辐射剂量的选择是相关的,HDR 近距离放射治疗作为单药疗法已被报道在中危的前列腺癌患者中可以获得和外放射治疗类似的治疗结果(Rogers et al,2012;Yamada et al,2012)。

直接比较外放射治疗和近距离放疗的辐射剂量是没有意义的。由于辐射剂量要高得多,近距离放射疗法会导致前列腺更多的消融。因此,许多患者接受近距离治疗后,其 PSA 水平下降到不可检测的范围。尽管如此,近距离放射治疗很少用于治疗高容量、高风险的前列腺癌,因为 IMRT 是治疗侵袭性肿瘤的首选方法(Spratt et al,2014)。

在前列腺增生的患者中,整个前列腺体积中尤其是前列腺前叶中置入放射性粒子是具有技术上挑战的,因此,在进行近距离治疗之前,患者经常用 ADT 治疗以缩小前列腺。长期的 ADT 治疗混淆了近距离放射治疗的评估,因为它延迟了提示肿瘤的持续或复发的 PSA 升高。

经直肠超声引导近距离放射治疗是标准的治疗方法,MRI 目前正在研究用于规划和计划测量后的尿道留置剂量。MRI-CT 融合扫描也被用于此目的(Bowes et al,2013)。

2. 近距离放射治疗结果

据报道,近距离放疗的短期肿瘤控制率非常好,按照 ASTRO 的治疗失败标准,在已报道的低危患者组,5 年和 7 年的无进展生存率分别为 85% 和 80%(Ragde et al,2001)。单独的永久性近距离放疗也被报道对中危患者有效(Zelefsky et al,2007)。低剂量近距离放射治疗中危前列腺癌(大多数患者伴有 ADT 治疗)中位放射剂量为 151Gy,据报道其癌症控制的效果较佳(10 年内 PSA 复发的风险低于 6%)(Morris et al,2013)。

外放射治疗加永久性近距离放射治疗的疗效与单纯高剂量外照射相似,但是可能增加患者的泌尿系不良反应(Lee et al,2007)。已经报道了剂量递增的近距离放射治疗可以改善疾病控制率和存活率。

一项回顾性研究证明了 HDR 单一疗法治疗中危前列腺癌患者是安全并有效的(中位随访时间 35 个月),并且可能优于外放射治疗(伴或不伴有 ADT 治疗)(Rogers et al,2012)。这项研究增加了现有文献中支持剂量递增的放射治疗(与 HDR 近距离治疗)(Martinez et al,2011)。

3. 近距离放射治疗的副作用

近距离放疗后的尿路症状比外放射治疗更常见,尤其是有前列腺增生的患者。为了避免这些问题,通常在治疗前进行 α 受体阻滞药和激素治疗。尿潴留的发生率达 22%,大约 10% 的患者需要在近距离放疗后行经尿道前列腺切除。彻底地经尿道前列腺切除术后尿失禁发生率高达 20%~40%。然而,较保守的"开槽式"经尿道切除或激光前列腺切除术则通常可恢复排尿功能并保留尿控。单独行近距离放疗的患者保留勃起功能者为 62%~86%。当联合近距离放疗与外放射治疗时,勃起功能障碍的发生率较高。此外,近距离放疗前行激素新辅助治疗常影响术后的勃起功能。PDE5 抑制药可能有助于恢复勃起功能。

与外放射治疗相比,近距离放射治疗的直肠炎和直肠损伤较少见,而勃起功能障碍较常见。近距离放疗的其他相关并发症包括放射源移动和直肠尿道瘘(Theodorescu et al,2000;Di Muzio et al,2003)。

(七)不良病理结果的术后放射治疗

最近有学者对于前列腺癌根治术后切缘阳性的处理进行了回顾性分析(Valicenti et al,2013;Yossepowitch et al,2014)。肿瘤包膜外侵犯、精囊浸润或切缘阳性的前列腺癌患者可能在前列腺床中残留癌细胞,术后放疗可根除这些细胞。在外科手术后 PSA 处于不可检测的水平时(术后尿控恢复后)进行积极的放射治疗称之为辅助放射治疗。相比之下,选择性地给可检测到 PSA 水平的患者予以放射治疗称为挽救性放疗。辅助放疗的理论优势是当肿瘤负荷最小时予以放射治疗更容易成功。然而,由于 PSA 是一种高度敏感的测试,通过仔细监测几乎很少延误治疗,并且大多数患者的 PSA 可能永远不会上升,能够避免不必要的术后放疗。关于术后辅助放疗或早期挽救性放疗,以及放疗的剂量和是否需要联合 ADT 治疗都是有争议的(Briganti et al,2012)。

1. 辅助放疗

关于根治性前列腺切除术后不良结果行辅助放疗能否让患者获益的问题是没有争议的。然后,因为目前尚无明确的证据,因此关于辅助放疗还是早期挽救性放疗的选择还是有争议的(Bolla et al,2012)。辅助放疗一般以 64~72Gy 的剂量照射前列腺床,建议术后至少 3~4 个月进行辅助放疗,以利于伤口完全愈合以及尿控功能恢复。由于肠道并发症的发生率高,不提倡进行全盆腔放射(Joo et al,2013)。辅助放疗的剂量一般小于挽救性放疗,并且对于 ADT 的需求比较少。

切缘阳性或包膜外肿瘤侵犯而精囊或淋巴结无侵犯的前列腺癌患者,最有可能从辅助放疗中获益。然而并不是所有包膜外肿瘤侵犯或切缘阳性而不行放疗的患者均会复发,许多术后标本中有不良发现的患者尽管接受了辅助放疗也出现了远处转移。然而,一部分精囊侵犯或淋巴结转移的患者,有可能从辅助放疗和 ADT 中获益(Cozzarini et al,2004;Abdollah et al,2014)。目前已有 1 级水平证据证明辅助放疗能够让前列腺根治术后的不良病理结果的这部分患者获益。

欧洲肿瘤研究和治疗组织（EORTC）20911和德国肿瘤协会（ARO 96-02）的 SWOG 8794 的研究显示辅助放疗减少了 50%～60% 的生化复发率。SWOG 8794（但不是 EORTC 20911）的更新表明这种获益进一步明显减少了肿瘤转移和延长总体生存率（Bolla et al，2005；Thompson et al，2009）。EORTC 22911 的长期随访显示，对于 pT₃ 期或切缘阳性的患者辅助放疗未能让其在远处转移和总体生存期方面获益，但是有利于减少复发（Bolla et al，2012）。并且后者的获益也是受到质疑的，因为随访患者的死因是不明确的，并且主动监测组的患者数量是高侵袭性癌症组的两倍。切缘阳性以及包括那些高级别癌症或精囊侵犯的患者似乎能获益最大（Van der Kwast et al，2007）。

EORTC 试验显示辅助放疗不仅能让手术切缘阳性的患者获益，并且能够让包膜外和精囊侵犯的患者也获益（Bolla et al，2005）。在 SWOG 试验中，辅助放疗对于患者的治疗作用有限，但是对于精囊受累的患者其能够明显获益（Swanson et al，2008）。

对于伴或不伴有肿瘤前列腺外侵犯的大多数切缘阳性的患者，能够从前列腺根治性切除术后治愈（Eggener et al，2011；Spahn and Joniau，2013）。由于辅助放疗可以与并发症相关，如果每一例有不良病理的患者都被治疗，许多患者将不必要地暴露于这些副作用。而且，并不是每一个疾病进展的患者都注定会发生转移并死于前列腺癌（Boorjian et al，2010；Eggener et al，2011；Mauermann et al，2013），正如 EORTC 22911 试验所反映的进展获益但不是生存益处（Bolla et al，2012）。此外，回顾性研究的证据表明早期挽救放射治疗的疗效与辅助治疗相当，并且能够避免相当大比例的患者接受术后辅助治疗（Stephenson et al，2007；Trock et al，2008；Briganti et al，2012）。因此，辅助放疗的临床试验为早期挽救性放疗铺平了道路。

2. 挽救性放疗

根据肿瘤的复发风险，部分患者不选择辅助放疗而选择主动检测 PSA 水平。患者避免进一步治疗，除非在有明确的 PSA 升高的证据证明肿瘤进展时才会考虑采取治疗措施。早期在 PSA 非常低的时候进行挽救性放疗可能是辅助放疗的一种可接受的替代方案（Briganti et al，2012；King，2012；Pfister et al，2014）。然而，比较辅助放疗和早期挽救性放疗的随机试验的结果还没有被报道。

多中心的回顾性研究报告显示，在挽救放疗后中位随访 45 个月的时间里，有 50% 的患者发生肿瘤的进展，10% 发生转移，4% 死于前列腺癌，4 年无进展生存概率为 45%。在这一系列中，肿瘤进展的预测因素为 Gleason 评分为 8 分或以上，放疗前 PSA 水平大于 2 ng/ml，切缘阴性以及 PSA 倍增时间为 10 个月或更少（Stephenson et al，2004b）。然而，在这系列中，有时候挽救性放疗并不是在肿瘤复发早期开展的，正比如 PSA 水平较高。

一项关于男性前列腺癌根治术后 PSA 下降失败接受不同治疗（不接受治疗，挽救性放射治疗或挽救性放射治疗联合 ADT 治疗）的回顾性研究显示，挽救性放疗可以降低 3 倍的前列腺癌死亡率。虽然 ADT 的加入没有增加死亡率的风险，但接受 ADT 的患者有更高的疾病风险（Trock et al，2008）。因此，ADT 可能为这些高危患者提供额外的益处。PSA 倍增时间最短的患者获益最大，但随着随访时间延长，肿瘤侵袭性较低的患者也有明显的获益（Cotter et al，2011）。这项研究改变了以往的观点，即侵袭性最高的肿瘤（即快速的 PSA 复发，精囊浸润，快速 PSA 倍增时间）不能从挽救性放疗中获益。

一项长期的随机试验报告，全盆腔放疗改善了大于 15% 的盆腔淋巴结转移风险的患者的无进展生存期（Lawton et al，2007）。一项关于前列腺癌淋巴结转移的患者接受 ADT 联合放疗和单独 ADT 的治疗的配对分析，随访 95 个月的结果显示联合治疗能够获得更好的 10 年癌症特异性生存率和总体生存率，这就使淋巴结转移中的患者不得不考虑联合治疗的作用（Briganti et al，2011；Kaidar-Person et al，2013）。然后，有较充分的证据证明全盆腔放疗增加了放疗的并发症，但并没有证据证明其对生存产生影响（Lawton et al，2007；Pommier et al，2007）。

大约 50% 的患者对于挽救性放疗后有持续性反应，但是在没有临床试验数据的情况下，尚不可能确定它降低了临床肿瘤复发、转移和前列腺癌的特异死亡率。阳性的位置和数目可能与挽救性放疗后的结果无关。一般而言，Gleason 评分 8～10 分与较差的持久应答率相关（Bastide et al，2010；Karlin et al，2013）。

回顾性对照分析比较辅助和挽救性放疗的结果是相互矛盾的。一些研究报告说，辅助放疗是更好的，因为生化进展率低于挽救性治疗（Trabulsi et al，2008；Budiharto et al，2010；Ost et al，2011）。然而，在这些研究中，一个相对较高的 PSA 临界值引发了挽救性治疗。相反，在一项男性倾向性研究中，对于伴或不伴有切缘阳性的前列腺癌包膜外侵犯但淋巴结阴性的患者，给予术后 6 个月的辅助性治疗或 PSA 大于 0.5ng/ml 后予以挽救性放疗，我们发现两者在生化复发率之间没有明显的差异（Briganti et al，2012）。

基于文献回顾，接受早期（PSA≤0.5 ng/ml）挽救性放疗的患者相比于预放疗的 PSA 值高于 0.5 ng/ml 的患者，其能够获得更好的 5 年无生化复发进展率。在最初检测不到 PSA 水平的患者中，是否应用常规辅助放射治疗将与临床疗效相关，期待正在进行的前瞻性试验的结果给我们提供参考。

两项关于对于分析高危患者辅助放疗以及早期挽救性放疗的疗效[由医学研究委员会执行比较在局部手术后放疗和雄激素剥夺的联合（RADICALS）试验，由 Tras-Tasman 放射肿瘤学组进行比较辅助放射与早期挽救性放疗（RAVES）试验]的前瞻性Ⅲ期随机试验已经开展。在这些试验的结果之前，应充分考虑多风险或高风险的患者的肿瘤特征（也就是说广泛的包膜外侵犯，多个或广泛的阳性手术切缘，精囊浸润，淋巴结转移）的辅助性治疗。对于有阳性切缘或包膜外肿瘤微转移的患者，每 4 个月监测 PSA，当 PSA 达到 0.2 ng/ml 并被证实为上升时开始早期挽救治疗可能更合适。对于预期寿命有限的患者，尤其是那些 Gleason 评为 6 分或 7 分的肿瘤，PSA 水平可监测到测量 PSA 速度以帮助确定是否需要必要的挽救性放射治疗（Cotter et al，2011；Karlin et al，2013）。

3. 辅助放疗的副作用

辅助放疗的副作用包括 5%～10% 的放射性肠炎或膀胱炎，有 50% 的可能会大大降低勃起功能的恢复。放疗还会影响术后尿控功能的恢复，目前已经确定如果放疗被推迟到尿控功能恢复，其引发的尿失禁就相对少见（Van Cangh et al，1998；Suardi et al，2014）。目前尚没有确定一个挽救性的放疗的剂量来能够平衡风险和获益。有人指出，与 66 Gy 的剂量相比，70 Gy 的剂量在没有局部复发的患者中可能是最佳的，对于局部复发的患者其放射的剂量可能需要更高（Shelan et al，2013）。在尿控即将恢复后，ADT 有利于减少肿瘤进展的风险。具有高度不良预后因素、更可能发生远处转移的患者，从术后 ADT 治疗中获益的可能性更大。

（八）放疗和雄激素剥夺治疗的联合治疗

关于选择术后放疗的高危前列腺癌患者，关于他们是否也应该接受 ADT 是存在争议的。正在开展的临床试验或许可以来回答这个问题。关于联合 ADT 治疗的缺点是治疗的费用更加昂贵，以及其带来的相关的副作用。一项前瞻性的随机对照实验显示，通过早期 ADT 的治疗，伴有淋巴结转移的前列腺癌患者的生存期明显提高（Messing et al，1999）。在一项比较 ADT 治疗联合放疗和单独放疗的随机临床试验中证明，在接受 6 个月的 ADT 之后患者的生存期能够有更好的获益。然而，所有的观察的能够生存获益的患者都是没有或者很少有合并症，有合并症的患者在 ADT 治疗过程中获益较差（D'Amico et al，2008）。

据报道，ADT 的治疗能够增加心血管事件的死亡率（Tsai et al，2007）。相反，其他研究发现 4 个月的 ADT 中发生致命心脏事件是没有差异的（Roach et al，2008）。一项包括 8 项随机试验，中位随访 8～13 年，关于不利的、非转移性前列腺癌的 meta 分析指出在接受或不接受 ADT 治疗的患者心血管相关死亡率是相同的。ADT 治疗和减少前列腺癌特异性死亡率和全因死亡率是相关的。尽管随机试验不能反映一般人群中的合并症的情况，但这些结果减轻了人们对于 ADT 和放疗联合治疗的风险的顾虑（Nguyen et al，2010，2011）。

尽管有矛盾的结果，患者在接受 ADT 治疗前应该评估心血管相关的风险，特别是那些需要接受 2～3 年标准 ADT 治疗的高危患者（Shelan et al，2013）。据报道，没有联合 ADT 治疗的剂量递增的挽救性放疗(70 Gy),也能够达到良好的生化复发的控制(Shelan et al,2013)。

(九)高危前列腺癌患者的术前放疗

术前放疗可能优于术后放疗,高危前列腺癌患者的 I 期研究试验显示术前 54 Gy 放疗没有剂量限制性毒性(Koontz et al,2013)。

(十)放射治疗与前列腺癌根治术的比较

放射治疗作为前列腺癌治疗方式主要的局限性是肿瘤异质性对辐射敏感性的影响。放射治疗期间的肿瘤持久性可能发生在高达 40% 以上接受放射治疗的临床局限性前列腺癌患者(Stone et al,2007b;Zelefsky et al,2008;Crook et al,2009)。因此,在许多患者中,有一些患者的肿瘤细胞没有被治疗剂量的辐射消除(Kaplan et al,2008)。因此,即使肿瘤局限于前列腺,放疗也不能根除它。在一项研究中,尽管接受了高剂量(> 75 Gy)3D-CRT,在治疗后 2.5 年内几乎一半患者可以检测到癌细胞(Zelefsky et al,2011)。此外,治疗后的癌细胞阳性活检结果通常与预后不良有关(Scardino and Wheeler,1985;Stone et al,2007b;Zelefsky et al,2008)。手术治疗后失败的模型是和放射治疗后不同,没有哪一种方法能够提供 100% 的局部控制,手术更容易在肿瘤切缘失败,而放疗更容易在肿瘤中心失败。因此,使用 ADT、增加放射剂量或更好的剂量植入策略来改善中央局部控制效果。

一项研究对接受放疗的 T_1-T_3 期前列腺癌患者随访至少 23 年,结果表明超过 2/3 的患者复发,超过一半的患者死于前列腺癌。复发有半数发生 10 年后,一部分发生在 20 年后,但很迟的复发有可能是新的原发肿瘤(Swanson et al,2004)。

一项涉及 15 000 名以上接受放疗的前列腺癌患者的系统性综述报道,目前尚无放疗与根治性前列腺切除术对于低危前列腺癌患者疗效的随机研究。肿瘤分期、Gleason 评分和 PSA 值的危险分组比较表明,放疗与手术效果相似;但用于评价治疗失败的终点不同(Nilsson et al,2004)。例如,将 ASTRO 的标准应用于根治性前列腺切除术的患者,则相对 5 年、10 年和 15 年的无进展生存率分别为由 85%、77% 和 68% 提高到 90%、90% 和 90%(Gretzer et al,2002)。同样,在一项研究中,使用 ASTRO 标准对 1991—1993 年接受传统外放射治

疗的临床分期为 T_1-T_2 的前列腺癌患者进行分析,追溯复发时间的无进展生存率为 49%,未追溯复发时间的无进展生存率为 42%(Zietman et al,2004)。一项比较了单纯近距离放射治疗和前列腺癌根治术联合或不联合术后放疗成功治疗中、低危前列腺癌患者回顾性研究报道了相似的前列腺癌特异性死亡率(0.5%),但这项研究的中位随访时间较短,只有 2 年(Arvold et al,2011)。

对于联合使用外放射治疗和近距离放疗的患者,推荐采用 0.2ng/ml 为 PSA 最低值。60 个月无法达到最低值几乎均与肿瘤残留有关(Critz,2002)。但是由于外放射治疗比近距离放疗保留了更多前列腺组织,因此单独接受外放射治疗的患者治疗后 PSA 水平通常较高,不容易达到 0.2ng/ml 的最低值。

前列腺癌根治术与放射治疗有效性的比较目前尚缺乏有效的资料。然而,根据现有的资料,对于局限性前列腺癌患者,根治性前列腺切除术能更有效地实现患者的长期无进展生存期(Hoffman et al,2013)。根据美国肿瘤登记处的数据,对大约 60 000 例局限性前列腺癌患者进行长期生存随访,结果表明根治性前列腺切除术的效果比放射治疗更好(Lu-Yao and Yao,1997)。不过在 PSA 时代,随着手术和放疗技术的进步,两种治疗方法都将获得更有利的结果。

一项关于比较局限性前列腺癌患者行根治性前列腺切除术、近距离放疗以及外放射治疗 0~2 年后患者及其配偶的生活健康相关的治疗国际多中心研究发现,放疗联合辅助 ADT 治疗与更差的生活质量相关。据报道,接受近距离放射治疗的患者有更持久的尿路刺激、肠道刺激、性相关症状以及短暂性的激素活力及功能相关的问题。前列腺切除术对性功能的不利影响通过神经保留可以减轻。在前列腺切除术后,尿失禁在一些患者中出现,但排尿刺激和梗阻症状改善,尤其是对于前列腺体积较大的患者。外照射可减少尿路刺激和直肠副作用,每一种治疗都是与排尿、性功能,以及肠道和激素功能相关的生活质量的独特模式相关。这些变化影响患者和配偶或伴侣对于治疗效果的满意度(Sanda et al,2008)。证据表明,根治性前列腺切除术和放射治疗中、后的功能性结果在 15 年后都持续性降低(Resnick et al,2013)。

(十一)辐射继发性恶性肿瘤

在行放射治疗后生存超过 10 年以上的 1/70 的前列腺癌患者中,人们对于放射治疗后新原发性前列腺癌与高侵袭性继发的恶性肿瘤的研究进展的关注有所上升,尤其是辐射诱发的膀胱和直肠癌。然而,其真正的风险是难以量化的(Herr and Carver,2008;Oh and Sandler,2008;Abdel-Wahab et al,2009;Murray et al,2013)。一项平均随访 7.5 年关于比较近距离放疗和根治性前列腺切除术后继发恶性肿瘤发生的研究,揭示近距

要点:放射治疗

- 外放射治疗使用 γ 射线通过多个照射野直接照射前列腺及其周围组织。为了最大程度减小膀胱和直肠损伤,3D-CRT、IMRT、影像学引导的放射治疗、SBRT 和质子束放射治疗已经发展起来。ADT 联合放疗可以使高 PSA 水平、高 Gleason 评分或肿瘤体积较大的前列腺癌患者从中获益。

- 因为近距离放射治疗,放射性粒子或放射性探针是直接置入到前列腺组织内,可以向肿瘤提供高剂量的辐射,并试图最大程度减少对膀胱和直肠的辐射。近距离放射治疗主要应用于治疗临床局限性前列腺癌,但它很少用于治疗高体积、高风险的前列腺癌。近距离放疗后的泌尿系统症状比外照射更常见,尤其是前列腺增生患者。

- 术后短期内行辅助放疗最有可能使切缘阳性或包膜外肿瘤侵犯而精囊或淋巴结无侵犯的前列腺癌患者从中获益。最有可能对挽救性放疗获得良好反应的是术后 PSA 复发、PSA 水平缓慢上升、低度恶性肿瘤和无精囊侵犯或淋巴结转移的患者。然后,也已经证实快速 PSA 倍增时间和高危患者能够在死亡率上获益。辅助放疗可降低高危肿瘤患者的复发率,但不增加总生存率。早期挽救性放疗在大多数中危患者中产生持久的反应。在根治性前列腺切除术后的不良病理结果中,早期辅助放疗是否优于延迟的挽救性放疗的治疗尚不清楚。

离放疗后膀胱癌的发病率并没有明显升高,可能的原因是随访时间有限或近距离放疗对周围组织的辐射剂量较小(Hinnen et al,2011)。

三、其他疗法

(一)初期激素治疗
详情请参阅 Expert Consult 网站。

(二)冷冻消融

在 2008 年,AUA 最佳实践方法承认冷冻消融前列腺可以作为男性新诊断或放射性器官受限前列腺癌患者的一种治疗方法。作为根治性前列腺切除术或放疗后的挽救性治疗选择,冷冻消融已被用作全前列腺的治疗(Babaian et al,2008),成为低危前列腺癌的聚焦治疗(见相关聚焦治疗内容)。一般而言,预期寿命大于 10 年的临床分期 T_{1C}－T_2 期,没有明确转移性病灶的证据,不关心性功能情况的前列腺癌患者可以被考虑为全前列腺冷冻消融治疗的候选人。对于 T_3 期的患者,冷冻消融治疗的作用尚未确定(Babaian et al,2008)。

第三代冷冻消融是在全麻或腰麻情况下,通过在直肠超声引导下经会阴将 12 个冷冻消融针立体定向插入前列腺。然后用氩气将组织冷却到 40℃ 以下,在组织中形成一个冰球,并通过直肠超声监测其扩张。同时,通过插入温暖的 Foley 导尿管来保护尿道,并且用氦气用于温暖和保护前列腺尿道。直肠可以通过在前列腺和直肠之间的空间注射生理盐水来保护。双冻融循环比单冻融循环能导致更广泛的组织损伤和细胞死亡。

冷冻消融的优点是它的创伤是最小的,不涉及辐射暴露或手术风险,并且可能实施重复治疗,在某些患者中,性能力保留是可能的(Asterling and Greene,2009)。

冷冻消融可靶向整个前列腺,或可作为聚焦治疗,通常可以冻结一半的前列腺组织(Finley et al,2010)。治疗前许多患者接受 ADT 治疗,一些报道声称在局限性前列腺癌患者中其肿瘤学效果和其他传统的治疗方式相同(Bahn et al,2002;Donnelly et al,2002;Elkjaer and Borre,2014)。然而也有其他的研究报道称其效果没有手术或放疗好(Roach,2010b)。

1. 全腺体一期冷冻消融

对于局限性前列腺癌,冷冻消融治疗已经被报道是一种安全、有效的替代治疗方案(Lian et al,2011),特别是在有不能行根治性手术的潜在的合并症的老年患者中被提倡(Loeb et al,2007; Chin et al,2012)。冷冻消融更适合于体积较小的前列腺癌患者。伴有包膜外侵犯或精囊浸润的前列腺癌经常通过新辅助内分泌治疗来缩小肿瘤体积,并且通常容易考虑到冷冻。然而,到目前为止,并没有数据表明新辅助和同时予以的 ADT 治疗能够提高冷冻消融的肿瘤学结果。

目前对于冷冻消融后治疗失败的定义尚无定论,在许多研究中放射治疗的 Phoenix 或 AS-TRO 定义已被应用于此目的。Phoenix 定义被认为是预测肿瘤复发的最佳因子(Pitman et al, 2012)。使用 Phoenix 定义的理由是在冷冻消融治疗后被保留的包绕尿道周围的前列腺上皮细胞继续产生 PSA,因此有人认为 PSA 的少量增加可能不一定表明肿瘤进展。在实践中,冷冻消融后很少有不可检测的 PSA 水平。因此,放射治疗后的生化复发的定义并不适合消融治疗。这是因为一种完全消融组织的治疗应该可以导致比放射治疗根除癌细胞更低的 PSA 水平,并且保留非消融的正常前列腺组织。冷冻消融后随访 5~10 年的生化复发率为 60%～90%(Long et al,2001;Bahn et al,2002; Donnelly et al,2002;Prepelica et al,2005;Cohen et al, 2008;Jones et al,2008;Sverrisson et al,2014)。然而, Phoenix 的定义可能会高估其有效性,因为在 PSA 水平上升 2 ng/ml 之前是不会被宣布失败的,许多患者的治疗失败发生在治疗后 PSA 水平小于 0.6 ng/ml(Levy et al,2009)。

在许多冷冻消融方案中,随访方案的一部分是 3～6 个月的活组织检查,之后于 2～5 年后再次活检。据报道治疗后的阳性活检率高达 47% (El Hayek et al,2008;Donnelly et al,2010;Ko et al,2010;Lian et al,2011;Chin et al,2012),大多数在 20% 的范围内(Sverrisson et al,2014)。值得注意的是在一些案例中,通过将阳性活检的数目除以在整个治疗队列中的患者数,分母包括那些没有接受活组织检查的人,从而降低了阳性活检率。在一些研究中,只有需要后续介入放疗或 ADT 的患者被认为是治疗失败的,接受反复冷冻消融的阳性活检的患者是不被认为是治疗失败的,除非他们需要其他治疗方式或 ASTRO 标准引用为失败。

据报道,冷冻消融与局限性前列腺癌的其他主要治疗方法比较有矛盾的结果(Chin et al, 2008;Donnelly et al,2010)。来自病例报道形式组成的冷冻疗法在线数据库的登记结果报道了短期随访的有利结果。相反,一项单中心研究机构比较了同一时期根治性前列腺切除术和冷冻消融的结果,发现在不考虑危险度分级的情况下,冷冻消融的无病生存期较短(Caso et al,2012)。冷冻消融有更高复发率的可能原因是保留原位尿道的时候一些癌细胞可能残留,并且一些良性尿道周围上皮细胞可能随后转化为癌细胞。另一个高复发的原因可能是治疗切缘的不足,特别是周围切缘。

冷冻治疗的并发症包括尿失禁、尿道下裂、耻骨骨炎、暂时性阴茎感觉异常、会阴和直肠疼痛、直肠瘘、经尿道前列腺电切术治疗尿路梗阻的必要性以及勃起功能障碍(Pisters et al,2008)。有研究报道了冷冻消融与根治性前列腺切除术或放射治疗关于排尿以及性功能方面的矛盾的结果(Donnelly et al,2010;Malcolm et al,2010;Caso et al,2012)。然而,大量的证据表明冷冻消融与更多勃起功能障碍有关(Asterling and Greene, 2009;Roach,2010a)。在全腺体冷冻消融治疗后,先前功能较好的男性大约 1/3 是被期望功能恢复较好的。目前以氩为基础的技术的应用增加,然而已经有研究报道了氩气栓子在前列腺冷冻消融过程中造成突然死亡的病例(Sandomirsky et al,2012)。与冷冻消融相关的并发症比初次治疗更为频繁(Bales et al,1995;Perrotte et al, 1999;Pisters et al,1999)。与 HIFU 治疗相比,其不良反应较少,但性功能保留较低,为 15%～40%(Asterling and Greene,2009)。

2. 全腺体挽救性冷冻消融

冷冻消融已被用于放射治疗、根治性前列腺切除术或冷冻消融的初始治疗失败并不伴有转移的患者的挽救治疗(Wenske et al,2013,Ismail et al,2007;Pisters et al,2009)。然而,由于保留薄尿道周围组织用于全腺体消融的必要性或是从次全切除保留更多的腺体组织,因此治愈的可能性是有限的。治疗后第一次 PSA 水平是预测治疗失败，PSA 水平为 0.5 ng/ml 或更低与良好的预后相关（Levy et al，2009）。一些研究报道了极好的生存结果和最小的相关发病率。其他人报道说挽救性冷冻消融的主要潜在优势可能是它可以推迟激素治疗的需要（Ng et al，2007）。据报道挽救性根治性前列腺切除术后 5 年生化无复发生存率比挽救性冷冻消融或近距离放疗更为有利。迄今为止尚无关于提示挽救性冷冻消融的意义的长期结果数据，例如前列腺癌特异性生存率或总生存率（Spiess et al，2013）。

　　总之没有确凿的证据来支持冷冻消融治疗优于其他治疗选择。目前的冷冻消融方法比早期方法具有更低的并发症发生率，但其在实现癌症控制方面的有效性尚未建立。据报道挽救性放疗低于这些报道中的挽救性前列腺切除术，在许多研究中 PSA 结果被伴随的激素疗法混淆。温暖的尿道附近仍有存活的癌细胞并且一般来说文献中的有效性和安全性的证据是有限的。

（三）高能聚焦超声

　　声能可以通过超声聚焦在前列腺内产生热量以切除病灶或整个腺体。经直肠高能超声聚焦超声（HIFU）能将前列腺组织温度升高至 100℃（Madersbacher et al，1995），在数秒内即可产生迅速的损伤，其范围边界清晰且可以预测，而周边组织完好无损。HIFU 的作用机制涉及声波与周围的相互作用，产生能够导致组织凝固的热量、高压、空腔形成气泡以及化学活性自由基，最终通过凝固坏死造成组织破坏（Chapelon et al，1999）。坏死和空腔形成需要数天至数月。由于 HIFU 的能量是非电离的，因此可以重复进行治疗。

　　治疗可以在全麻或者脊柱麻醉下进行，根据前列腺的体积（不应超过 40ml）耗时 1～4 小时，直肠黏膜应冷却保护（Blana et al，2004）。并且为了降低术后发生尿潴留的风险，经常在手术开始时先进行局限性经尿道前列腺切除术或膀胱颈切开术（Chaussy and Thuroff，2003），大多数患者需要留置数天导尿管或耻骨上膀胱造瘘管。两种商用的 HIFU 设备是最常用的（Thuroff et al，2003；Uchida，2005；Uchida et al，2005）。

　　HIFU 的治疗过程通常耐受较好，最常见的副作用是急性尿潴留，发生率约 20%。其他潜在的并发症包括尿漏（2%）、尿失禁（高达 10%）、勃起功能障碍（20%～60%）、排尿困难、尿道狭窄和会阴疼痛（Blana et al，2004；Pickles et al，2005）。一项研究报道 HIFU 治疗后性功能正常的比例约为 25%（Ganzer et al，2013），HIFU 应该应用于预期寿命小于 10 年的男性患者身上，这些患者的性功能不是一个重要的问题（Marien et al，2014）。患者的反复治疗与排尿相关的副作用相关，但是性功能方面的副作用没有明显增加（Marien et al，2014）。

　　临床研究已经报道了关于 HIFU 治疗的疗效和安全性的混合结果。根据一项多中心 HIFU 的研究报道了在低危、中危、高危患者中 Phoenix 定义的无疾病进展率为 83%、72% 和 52%，其结果与外照射放疗相当（Crouzet et al，2010）。进展的标准是任何形式的活检发现癌细胞或者 PSA 上升超过 0.4 ng/ml，但反应的持久性没有被证明（Blana et al，2004）。

　　HIFU 也被用于治疗放疗失败的患者，但报道的结果有限（Gelet et al，2001）。早期肿瘤学结果反映了放疗前肿瘤的危险特征。与挽救性 HIFU 相关的不良影响包括直肠尿道瘘、严重尿失禁和膀胱颈挛缩（Warmuth et al，2010）。

　　据报道这部分患者的阴性活检率为 64%～93%，55%～84% 的 PSA 水平低于 0.5 ng/ml，5 年无进展生存率为 60%～70%，最常见的并发症是压力性尿失禁、感染、狭窄和勃起功能障碍（Rebillard et al，2008）。目前的并发症发生率比以前报道的要低，这是因为在 HIFU 前的经尿道前列腺切除术的技术改进（Rebillard et al，2008）。

　　总体而言，目前尚无足够的信息来推荐 HIFU 作为临床局限性前列腺癌的标准疗法。现在的证据表明 HIFU 不能提供相当于手术或放疗的癌症控制效果。例如，在接受商用设备 HIFU 治疗而无辅助激素治疗的一小部分患者中（Koch et al，2007），治疗后尿潴留发生率为 10%，尿失禁 20%，直肠损伤 5%，只有 42% 的患者达到 PSA 低于 0.5 ng/ml 和阴性的活检结果。另一方面，HIFU 在欧洲已经被广泛研究，在那里它不再被认为是实验性的，但是不同机器的结果可能不相等。从欧洲公布的报道存在研究设计的不足、患者群体不均、前列腺活检不足并频繁行经尿道前列腺切除术和雄激素阻断治疗。这些不足限制了对于 HIFU 真正的安全性或有效性的了解(Koch et al,2007)。

最近一项法国的大型多中心研究追踪并对 Phoenix 定义的治疗失败的患者予以 HIFU 治疗,提示其治疗效果类似于外放射治疗(Crouzet et al,2010)。在短期随访内有 20% 的患者活检证实复发。HIFU 的长期结果最近在一个中心的回顾性报道中报道(Ganzer et al,2013),标化的疾病无进展生存期是令人欣慰的,HIFU 治疗后的 PSA 的最低点预示了生化复发。

相反,英国研究人员对 42 例患者进行了 2 年随访,结果显示 HIFU 的预后不良(Challacombe et al,2009),其失败率达到 48%,以及 1 例前列腺癌患者死亡,3 例患者严重的尿道狭窄,抢救失败 2 例,直肠壁增厚 3 例,这些研究人员放弃了 HIFU 的治疗计划。

HIFU 后施行挽救性前列腺切除术是可行的,其肿瘤控制是可以接受的,但 HIFU 后挽救性治疗的并发症类似于放疗后挽救性前列腺切除术(Lawrentschuk et al,2011)。

(四)前列腺癌的聚焦治疗

详情请参阅 Expert Consult 网站。

(五)激光聚焦消融

详情请参阅 Expert Consult 网站

(六)光动力疗法

详情请参阅 Expert Consult 网站

四、按照患者危险程度分组所推荐的治疗方法

在诊断时对肿瘤进行分期,并对患者的合并症做出评价。各种正规的治疗措施及其相关危险和潜在益处见表 12-1 和表 12-2。对于具体的患者来说,治疗方案的选择取决于医师如何高质量地运用。

表 12-1　**危险分组的定义**

危险分组	临床分期	PSA(ng/ml)	Gleason 评分(分)	活检标准
低度	T_{1a} 或 T_{1c}	<10	2~6	单侧或癌组织<50%
中度	T_{1b}、T_{1c} 或 T_{2a}	<10	3+4=7	双侧
高度	T_{1b}、T_{1c}、T_{2b} 或 T_3	10~20	4+3=7	癌组织>50%或神经周围浸润或管样分化
极高	T_4	>20	8~10	淋巴血管侵犯或神经内分泌分化

表 12-2　**推荐的治疗方法**

危险分组	预期寿命	推荐的治疗方法
低度	0~5	AS,HT
	5~10	AS,RT,HT,O
	>10	RP,RT,AS,O
中度*	0~5	AS,HT,RT,O
	5~10	RT,HT,RP,O
	>10	RP,RT,O,HT
高度*	0~5	AS,RT + HT,O
	5~10	RT + HT,HT,RP,O
	>10	RT + HT,RP + RT + HT,HT
极高*	0~5	AS,RT + HT,O
	5~10	H,RT + HT,ST
	>10	RT + HT,RP + RT + HT,HT,ST,IT

* 如果有超过 20% 的阳性淋巴结概率,AS,HT,ST + HT

AS. 主动监测;HT. 激素治疗;IT. 研究性多模式治疗;O. 其他;RP. 前列腺癌根治术;RT. 放射治疗;ST. 系统治疗

致谢

作者感谢泌尿外科住院医师 Gregory B, Auffenberg, Amanda Chao-Yu Chi, John Oliver Delancey 和 Andrew S. Flum 检验了本章节。

参考文献

完整的参考文献列表通过 www. expertconsult. com 在线获取。

推荐阅读

Catalona WJ, D'Amico AV, Fitzgibbons WF, et al. What the U. S. Preventive Services Task Force missed in its prostate cancer screening recommendation. Ann Intern Med 2012;157;137-8.

Cordeiro ER, Cathelineau X, Thüroff S, et al. High-intensity focused ultrasound (HIFU) for definitive treatment of prostate cancer. BJU Int 2012;110(9):1228-42.

Dall'Era MA, Albertsen PC, Bangma C, et al. Active sur-veillance for prostate cancer: a systematic review of the literature. Eur Urol 2012;62(6):976-83.

Lindner U, Trachtenberg J, Lawrentschuk N. Focal thera-py in prostate cancer: modalities, findings and future considerations. Nat Rev Urol 2010;7(10):562-71.

Montorsi F, Wilson TG, Rosen RC, et al. Best practices in robot-assisted radical prostatectomy: recommendations of the Pasadena Consensus Panel. Eur Urol 2012;62 (3):368-81.

Pagliarulo V, Bracarda S, Eisenberger MA, et al. Contem-porary role of androgen deprivation therapy for prostate cancer. Eur Urol 2012;61(1):11-25.

Pisters LL. Cryotherapy for prostate cancer: ready for prime time? Curr Opin Urol 2010;20(3):218-22.

Thompson IM, Valicenti RK, Albertsen P, et al. Adjuvant and salvage radiotherapy after prostatectomy: AUA/ASTRO Guideline. J Urol 2013;190(2):441-9.

（刘　溪　吕建敏　编译　崔心刚　审校）

第13章 前列腺癌的主动监测

Herbert Ballentine Carter, MD, Marc Arnaldo Dall'Era, MD

前列腺癌的观察策略包括观察等待和主动监测(期待疗法)。在应用前列腺特异性抗原(prostate specific antigen,PSA)筛查诊断前列腺癌之前,观察等待是一种常用的方法,那时大多数前列腺癌被发现时已经处于无法治疗的阶段,或即便存在可用的治疗方法,也伴随高风险。**因此,医师和患者都尽可能避免治疗,直到疾病进展才采取姑息治疗进行干预。相比之下,对于基于 PSA 筛查诊断、又认定其自然病程较长的患者,主动监测已成为治疗性干预的一种标准替代方案。**对于这些男性而言,主动监测能提供更有针对性的管理方法,避免不必要的治疗,减少相关副作用,同时为那些在观察中发生疾病进展的患者提供干预治疗的可能。

主动监测的好处在于能够减少前列腺癌的过度治疗。美国国立卫生研究院(NIH)在关于该专题的科学研究会议(Ganz et al,2012)中证实了这一点,其主要聚焦点是 PSA 筛查时代下的前列腺癌自然发展进程变化。

一、前列腺特异性抗原时代下的前列腺癌发展史

以 PSA 为基础的前列腺癌筛查使得其得以早期发现(阶段性迁移),因此改变了不做治疗(自然发展)情况下前列腺癌的进程。与前 PSA 时代相比,前列腺癌的发病率和患病率随着 PSA 检测的广泛普及而增加,男性的患病时间也随之延长。在发生阶段性迁移的情况下,早期进行治疗性干预毫无疑问能降低前列腺癌死亡率。但死亡率的减少在多大程度上是由 PSA 检测引起是有争议的(Etzioni et al,2008a)。此外,由于前列腺癌进展缓慢,老年男性患者又常伴有其他高死亡风险疾病,因此,改变疾病自然病程所带来的获益和伤害程度也值得商榷(Carter et al,2013)。

(一)发病率和患病率

20 世纪 80 年代后期,随着 PSA 筛查联合经直肠超声引导下前列腺穿刺活检技术的广泛应用,前列腺癌发病率急剧上升,并在 1992—1993 年达到高峰(图 13-1 和表 13-1)。1992—1995 年间其发病率的下降是由于去除了稍后可能被查出的病例已在患病人群中的人数。据统计,在 2010 年美国有 2 617 682 名男性患有前列腺癌(Howlader et al,2013)。确诊前列腺癌或死于前列腺癌(2008—2010)的终身风险分别为 15.33% 和 2.71%(所有种族)。相比之下,女性乳腺癌发展或死于乳腺癌的终身风险分别为 12.29% 和 2.74%,结肠/直肠癌(两性)发展或死于结肠/直肠癌的终身风险分别为 4.82% 和 1.98%(Howlader et al,2013)。前列腺癌的诊断和死亡风险之间的差异是由于癌症容易被发现,其危害的生物学潜能低下(Thompson et al,2004;Haas et al,2007),而不能归因于致死型前列腺癌的治疗成功(Schröder et al,2012a)。

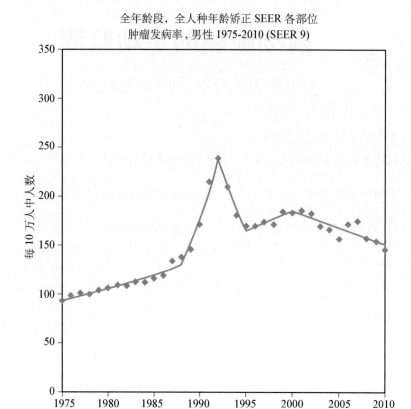

全年龄段，全人种年龄矫正 SEER 各部位
肿瘤发病率，男性 1975-2010 (SEER 9)

图 13-1　监测、流行病学和最终结果（SEER）项目年龄校正的前列腺癌发病率

Modified from Howlader N，Noone AM，Krapcho M，et al，editors. SEER cancer statistics review，1975-2010. Bethesda（MD）：National Cancer Institute，< http：//seer. cancer. gov/csr/1975_2010/ >；2013. Based on November 2012 SEER data submission，posted to the SEER website，2013.

表 13-1　监测、流行病学和最终结果（SEER）项目癌症发病率的联合趋势与 1975—2010 年间所有种族的前列腺癌的年度变化百分比相关

TREND *	PERIOD
2.6	1975—1988
16.5	1988—1992
−11.6	1992—1995
2.4	1995—2000
−2.0	2000—2010

* 年度变化百分比（%）

Modified from Howlader N，Noone AM，Krapcho M，et al，editors. SEER cancer statistics review，1975—2010. Bethesda（MD）：National Cancer Institute，< http://seer. cancer. gov/csr/1975_2010/ >；2013. Based on November 2012 SEER data submission，posted to the SEER website，2013.

在 PSA 时代除了前列腺癌发病率和患病率发生变化之外，活检病理学的解释也有变化，这些变化改变了疾病的自然发展病程。例如，在 Gleason 分级系统中，Gleason 评分低于 6 分的患者在穿刺活检中不再赋予评分，而以前 Gleason 评分为 6 分的癌症现在通常被评为 7 分（Epstein et al，2005）。这种升级趋势使得以前评为低等级 Gleason 分数的患者可能根据更高等级的评分来治疗。据统计，这种升级趋势将癌症特异性存活率提高了 26%（Albertsen et al，2005a）。

（二）未治疗疾病的自然史

观察性研究和随机试验都对缺乏治疗的前列腺癌病程做了评估。与 PSA 时代的研究相比，前 PSA 时代的癌症特异性死亡率更高，这是因为 PSA 筛查存在一个 5～10 年的前置时间，以及分

级升高的缘故(见前文)。

1. 观察研究

比较 PSA 时代(1992—2002)和前 PSA 时代(1992 年以前)未经治疗的中等分化(Gleason 分数为5～7分)和差分化(Gleason 分数为8～10分)前列腺癌患者的结局(Lu-Yao et al,2009)。在 PSA 和前 PSA 时代确诊的中等分化癌症(Gleason 评分为5～7分)、年龄在65—74岁的男性中,未经治疗的10年癌症特异性死亡率分别为2%～6%和15%～23%。对于未经治疗的差分化癌症男性患者,PSA 和前 PSA 时代的10年癌症特异性死亡率分别为25%～38%和50%～66%。在竞争性风险模型中,对于保守治疗 Gleason 评分≤6分的55—74岁男性患者(Parker et al,2006),PSA 时代的15年前列腺癌死亡率为0～2%。这些低级别的前列腺癌占到了初始 PSA 筛查发现前列腺癌的2/3,以及1～4年间隔进行后续筛查发现前列腺癌的3/4或更高(Andriole et al,2009;Schröder et al,2009)。**因此在疾病池中,大量的患者是基于 PSA 的筛查、即便不治疗10～15年死亡风险也很低的患者。**

最近,一篇研究报告显示,223例男性在前 PSA 时代被诊断为前列腺癌,患者采用保守治疗,随访超过32年,除3例外所有患者均死亡(Popiolek et al,2013)。56%的男性在诊断时年龄≥70岁,治疗方案是用去雄激素治疗来应对局部或转移性进展。这项研究的重要发现是有64%的男性始终未接受治疗,其中没有人发生转移性进展或死于前列腺癌。此外,在 Gleason 评分小于等于6分的患者中,进展为远处转移和死于前列腺癌的患者分别占13.9%和12.3%。而对于 Gleason 评分3+4分,4+3分和8～10分的则分别占18.2%和22.7%,30%和20%,44.4%和55.6%。**这些数据和 Albertsen 及其同事(2005b)的数据提示,对于低级别的前列腺癌患者,15年内进展和死亡率上升缓慢,此后也不会迅速增加。**一项拥有完整随访的研究认为,低级别恶性肿瘤男性15年后的死亡率增加(Popiolek et al,2013)是由少数男性存活造成的假象。目前尚不清楚的是,漏诊较高级别前列腺癌或低级别向高级别癌症进展是否是造成低级别前列腺癌死亡的原因。人口数据评估分期分级的变化表明,

前者更有可能是主要原因(Penney et al,2013)。

2. 随机化研究

随机试验的对照组可评估前列腺癌自然病程。斯堪的纳维亚前列腺癌4号研究组(SPCG-4)将695名男性(平均年龄65岁)随机分为观察组与根治性前列腺切除术组;5%通过 PSA 的筛查诊断,诊断时3/4病例存在可摸到的病灶,平均 PSA 水平为13 ng/ml(Bill-Axelson et al,2011)。可以看出,这些男性与今天通过 PSA 筛查被诊断为前列腺癌的男性不同,对照组中总的前列腺癌死亡累计发生率为20.7%,对于低风险疾病的男性为11%(PSA<10 ng/ml 和 Gleason 评分<7分),这与瑞典观察研究中 Gleason 评分为6分、接受保守治疗的前列腺癌患者30年累计死亡率相近(Popiolek et al,2013)。**在 SPCG-4 研究中(Bill-Axelson et al,2011),7名接受手术并死于前列腺癌的低危患者中,6名患者在根治性前列腺切除术时的肿瘤 Gleason 评分升格为7分或8分,进一步证据证明,低级别前列腺癌患者的死亡更可能是由于未被发现的高危疾病,而不是从低级别向高级别的疾病进展的原因。**

前列腺癌干预治疗与观察试验(PIVOT)将731名被诊断为局限性前列腺癌的男性随机分为根治性前列腺切除术组和观察组(平均年龄67岁;中位 PSA 7.8 ng/ml)(Wilt et al,2012)。在观察组中,骨转移和前列腺癌死亡率在12年中分别为10.6%和8.4%。Gleason 评分低于7分和7分以上的前列腺癌死亡率分别为5.7%和17.4%,PSA 小于等于10ng/ml 和大于10ng/ml 的男性分别占6.2%和12.8%。对 D'Amico 风险组(D'Amico et al,1998)进行分层,低、中、高危前列腺癌男性患者死亡发生率分别为2.7%、10.8%和17.5%。需要注意的是,由于 PSA 检测的关系,PIVOT 比 SPCG-4 研究中的男性更可能被诊断为前列腺癌,有趣的是在 SPCG-4 研究中,低级别前列腺癌患者死于癌症的累计发病率(11%)与中级别前列腺癌患者(10.8%)相当。**这些数据可以说明,前 PSA 时代诊断为低危的患者与目前诊断为中危的患者结果相当,这是由于 PSA 筛查造成的前置时间和 Gleason 评分系统变化形成的结果。**

(三)PSA 筛查下的分期转变和死亡率变化

直肠指检加 PSA 检测比不做 PSA 检测更有可能发现局限于器官的前列腺癌(Catalona et al,1993),这点已非常明确。在 PSA 时代,在较低的 PSA 阈值水平推荐前列腺活检、每次活检时获取更多组织,以及活检阴性再进行多次活检,所有的这些处理趋势,是导致发现不可触及的、小体积的、低级别癌症增加的原因(Hilton et al,2012)。例如,Cooperberg 和他的同事(2005)通过使用癌症登记处的数据报道了在 1989－1992 年和 1999－2002 年间被诊断为低危前列腺癌患者的比例从 30%上升至 47%,而同一时期高危者的比例从 37%下降到了 16%。与美国 PSA 时代的分期变化一致,进展期前列腺癌的发生率降低了 75%,而经过年龄校正的前列腺癌死亡率降低了 40%(Howlader et al,2013)。然而,很难知道由 PSA 的筛查或治疗变化导致前列腺癌死亡率下降的程度。事实上,生态学研究并未一贯表明 PSA 的应用与前列腺癌死亡率下降之间的关系(Lu-Yao et al,2008)。

Etzioni 和他的同事(2008b)估计,在美国由于筛查导致前列腺癌的早期发现占其死亡率下降的 45%～70%,而治疗的变化占到了死亡率下降的 22%～33%(Etzioni et al,2012)。如果美国前列腺癌 40%死亡率下降中的一半是由于 PSA 的筛查导致的,那么就相当于欧洲前列腺癌筛查随机研究(ERSPC)中观察到的相对死亡率降低 20%(Schröder et al,2012b)。

要点:PSA 时代下的前列腺癌发展史

- 在较低的 PSA 阈值水平推荐前列腺活检,每次活检时获取更多组织,以及活检阴性后再进行多次活检,会导致不可触及的、小体积的、低级别癌症更多地被发现。

二、前列腺癌非治疗性管理的理论基础

在前列腺癌局限期,通过 PSA 筛查和治疗可以避免一些患者死于前列腺癌(Schröder et al,

2012b;Wilt et al,2012)。然而,通过筛查发现的大多数前列腺癌患者,其自然病程长,许多老年男性在筛查诊断时会发现伴有高死亡风险的其他疾病,尤其是下一步处理是治疗性干预时,每次筛查检测到的前列腺癌会造就大量的过度治疗患者。**由于治疗性干预与生活质量的下降有关,不能减缓疾病进展或死亡的治疗将有可能只会有害无益。**

(一)局限性前列腺癌治疗后的功能结局和生活质量

很少有研究评估局限性前列腺癌治疗后的长期功能结局。在前列腺癌结果研究(Resnick et al,2013b)中,研究人员评估了 1994－1995 年诊断为前列腺癌后接受放疗和局部前列腺癌手术治疗的患者结果。**在 15 年内,泌尿、肠道和性功能下降是常见的,在治疗后的第 2 年和第 5 年时,放疗和手术之间存在特异性差异。**与没有被诊断为前列腺癌的标准老龄人群相比,接受前列腺癌治疗患者的泌尿、肠道和性功能的生活质量下降更为明显和严重。与未治疗的前列腺癌患者相比,症状的困扰更为常见(Mols et al,2009;Johansson et al,2011)。Sanda 和他的同事(2008)前瞻性地评估了局限性前列腺癌治疗(放疗和手术)后与健康相关的生活质量。据他们报道,相当大比例的男性在肠道、性功能和泌尿功能领域没有恢复到基线水平;生活质量的改变需要特殊处理;并且患者和伴侣的满意度与治疗后生活质量的变化密切相关。因此,前列腺癌的治疗通常会引起患者及其伴侣生活质量的变化。

(二)过度治疗前列腺癌的风险

当通过 PSA 检测触发前列腺活检发现前列腺癌时,过度治疗前列腺癌的风险很高,尽管这是诊断前列腺癌最常见的方式。来自前列腺癌预防试验(PCPT)的结果强调了低级别前列腺癌具有普遍性,容易检出(Thompson et al,2004)。中位年龄为 69 岁、平均 PSA 为 1.5 ng/ml 的患者有 15%在六针活检中发现前列腺癌,其中 85%是低等级的。目前许多 PSA 范围为 2.1～4.0 ng/ml 的男性进行前列腺活检,有 25%被诊断为前列腺癌,其中 80%是高分化。这些数据与没有前列腺癌诊断且年龄和 PSA 类似于 PCPT 的男性中进行尸检研究一致(Haas et al,2007)。作者发现

30％的男性在精细分部切片中发现了前列腺癌，而使用标准技术的前列腺活检只能检测到其中的一半（15％），这类似于 PCPT。在前列腺活检中，分化良好的癌症的高患病率具有重要的意义，因为即使没有治疗，这些肿瘤的自然病程也很长（见前文）。**由于诊断为前列腺癌的平均年龄为 67 岁，在这个年龄中，有相当比例的男性患有较长自然病程的低危前列腺癌，因此，如果大多数男性诊断之后都进行治疗，那么过度诊断和过度治疗的机会就会很高。**

这里过度诊断指发现在宿主的一生中若未经过筛查就不会被诊断的癌症。对这些不做 PSA 检测，本不会知道自己患癌症的人进行治疗属于过度治疗。**过度治疗不但不会带来任何好处，还会给医疗系统增加成本，也会给患者带来潜在的伤害。对于以前无症状的患者来说，在生活质量方面的花费是巨大的，因此，决定进行治疗性干预的门槛应该很高。**

由于大多数患者在接受前列腺癌诊断后会进行治疗性干预（Cooperberg et al，2010a），**美国的过度治疗率与过度诊断率相似。**然而，因用于评估过度诊断的建模方法和研究人群定量指标的差异，过度诊断估计值会有所不同。**根据美国前列腺癌的发病率**（Heijnsdijk et al，2009），**对过度诊断估计值在 23％～42％**，而 ERSPC 的鹿特丹市对过度诊断的估计值高达 66％（Draisma et al，2009）。根据诊断时的年龄和风险状态（PSA 和分级），通过筛查诊断出的癌症被过度诊断的可能性从低于 5％到超过 75％不等（Gulati et al，2011）。

Miller 和他的同事（2006）估计了在美国患前列腺癌风险较低的老年男性中接受手术和放疗的过度治疗比例分别为 10％和 45％，他们不太可能从治疗中获益。最近，尽管人们对过度治疗低风险疾病的认识越来越深入（Jacobs et al，2013），但在最不可能从治疗中受益的医疗保险人群中，使用先进治疗技术的人数有所增加。即使在老年人中，低风险前列腺癌的治疗率也很高；在一项使用医疗保险数据的研究（Mishra et al，2014）中，75—79 岁、80—84 岁和 85 岁以上患者分别有 59％、36.6％和 15.8％接受了初始放射治疗。**从治疗与不治疗随机比较的试验结果看，这些数据强调了证据和实践之间的重要脱节。事实上，前列腺癌的过度诊断和**治疗极大地加速了美国预防服务工作组在 2012 年提出反对 PSA 筛查的建议。

（三）前列腺癌手术和观察的比较结果

SPCG-4 研究（Bill-Axelson et al，2011）随机分配 695 名局限性前列腺癌男性患者（平均年龄 65 岁）进行根治性前列腺切除术或观察性等待。与目前通过筛查诊断为前列腺癌的男性不同，仅有 5％是被筛查检测出，3/4 具有可触及的结节，约 1/3 Gleason 分级为 7 或更高，几乎一半的患者 PSA 水平≥10ng/ml。经过 15 年的随访，接受手术治疗的男性远处转移率和前列腺癌死亡率显著低于未手术组，其组间绝对差异分别为 11.7％和 6.1％。远处转移性疾病和前列腺癌死亡率在 65 岁以下的男性中存在显著的绝对差异，分别为 18.3％和 9.4％。然而，对于年龄在 65 岁以上的男性，超过 15 年的随访发现手术对减缓癌症转移或死亡没有帮助。**这些数据强调了前列腺癌管理的一个重要方面：治疗能改善低危前列腺癌患者健康状况的可能性不大。**

PSA 时代的 PIVOT（Wilt et al，2012）研究对 731 名平均年龄为 67 岁的局限性前列腺癌患者做了随机分配，进行根治性前列腺切除术或观察。随访 12 年，没有发现因手术使全因或癌症特异性死亡率降低，虽然有一项亚组分析表明，对于 PSA 值在 10 ng/ml 以上和中、高危患者，手术可以降低全因死亡率。该试验的其他原因死亡率高于其他试验，这表明入组的男性患有更多可能会影响结果的合并症。对该试验的评价者忽略了一个事实，即超过 30％的预期寿命低于 5 年，60％的预期寿命为 5～10 年且诊断为低风险癌症的男性在美国接受了前列腺癌治疗（Daskivich et al，2011；Raldow et al，2011）。

要点：前列腺癌非治疗性管理的理论基础

- 前列腺癌的过度诊断和过度治疗极大地促进了美国预防服务工作组在 2012 年提出反对 PSA 筛查的建议。
- 治疗性干预与生活质量的功能下降有关；因此没有预防前列腺癌的疾病进展和（或）死亡的治疗会导致没有明确益处的过度治疗。

SPCG-4 研究和 PIVOT 的结果应该为患有低风险疾病的老年男性提供实践指导,特别是那些伴随合并症又不太可能从治疗性干预中获益的患者。对于这些患者来说,考虑到危害(生活质量下降)可能超过益处(前列腺癌死亡率降低),不治疗可能是最合理的初始处理方法。

三、前列腺癌的观察策略:观察等待和主动监测

对大多数前列腺癌患者而言,肿瘤进展缓慢。早期局部前列腺癌可治愈,而转移性前列腺癌不可治愈。因此对于前列腺癌患者,是否应该早期治疗以预防肿瘤扩散,或观察等待治疗直到有证据表明肿瘤出现进展,这成为临床医师之间的持续争论。前者的弊端是对惰性肿瘤的过度治疗,而后者则可能使那些注定要经历疾病进展的患者失去治愈的机会。**目前尚无法满足以下需求:发现一部分局限性但致死性前列腺癌患者,这些患者可通过治疗避免过早死亡,同时避免治疗通过筛查发现的大量惰性前列腺癌患者。**

对于筛查发现的前列腺癌患者观察等待与治疗干预的比较,目前尚无大样本的、长期研究。虽然 PIVOT(Wilt et al,2012)研究试图确认对于局限性前列腺癌患者,手术相比于观察是否获益,但由于入组人数太少,研究的效力不足(Thompson and Tangen,2012)。因此,对于局限性前列腺患者,目前支持观察策略的证据是基于低危前列腺癌较长的自然病史(见前文)和未给予治疗的单组临床研究。

等待观察和主动监测其实有所区别。如 Parker(2004)所述,这些方法在主要目标、患者和肿瘤特征、治疗时机和治疗意图上有所不同。过去在筛查尚未普及时期,等待观察的目的是为了避免对预期寿命有限的晚期肿瘤患者的过度治疗。这种方案的基本原理是,对于大多数患者来说,其他原因导致的死亡要大于肿瘤特异性死亡。对于这些患者,直到出现肿瘤进展的证据(局部或全身),才采取延迟的姑息性治疗,主要是去势治疗。**相比之下,主动监测包括更有选择性的方法来鉴别低风险不接受治疗的低危患者,并试图对疾病进展的患者进行干预治疗,同时避免对无进**展的患者产生治疗相关危害。理想的候选患者、监测方法、促使对监测患者进行治疗性干预的触发因素,都是被 NIH 作为未来主动监测的优先研究方向(Ganz et al,2012)。

(一)识别观察的候选患者

观察方案患者的选择取决于患者和肿瘤的指标,以及患者的个人偏好(Han et al,2012)。考虑到前列腺癌可能进展较慢,在预期寿命有限的患者中可能没有足够时间去进展,因此患者的年龄、合并症、预期寿命需要着重考虑。估计预期寿命的工具预测效果尚可,需鼓励推广使用(Walz et al,2007;Mohan et al,2011;Cho et al,2013;Cruz et al,2013)。

在肿瘤指标方面,疾病自然史研究清楚表明 Gleason 评分是疾病进展和扩散风险的有力预测指标。此外肿瘤分期和 PSA 水平都提供了有关风险的额外信息(表 13-2)。最后,决策时应考虑患者对带瘤生存还是积极治疗的偏好(Hayes et al,2010;Liu et al,2012)。具有相似疾病特征,并且观察或治疗性干预都合理的患者可能有不同的个人偏好。对于一些患者来说,虽然在十年甚至十几年内肿瘤造成损害的概率很小,但是他们接受宁愿生活质量下降也要除去肿瘤,这也很合理;而另一些人宁愿带瘤生存以保持他们的生活质量。理解患者的个人偏好在共同决策中发挥重要作用(Barry and Edgman-Levitan,2012)。

表 13-2 前列腺癌患者风险分级*

风险等级	指标†	新诊断病例中的比例‡
预后良好		35%
极低危	• T$_{1c}$ 期	
	• Gleason 评分≤6 分	
	• PSA<10ng/ml	
	• 阳性活检数≤3,每条穿刺标本肿瘤侵犯≤50%	
	• 每克前列腺 PSA 密度<0.15ng/ml	
低危	• T$_1$ 或 T$_{2a}$ 期	
	• Gleason 评分 2~6 分	
	• PSA<10ng/ml	

（续　表）

风险等级	指标[†]	新诊断病例中的比例[‡]
中危	• T_{2b}-T_{2c} • 或 Gleason 评分 7 分 • 或 PSA 10～20ng/ml	33%
高危	• T_{3a} • 或 Gleason 评分 8～10 分 • 或 PSA>20ng/ml	32%

　　* 来自 D'Amico 及其同事（1998）和 Epstein 及其同事（1994）

　　[†] 来自 Mohler 及其同事报道的国家综合癌症网络指南，并根据 T 分期、Gleason 评分、PSA 水平、PSA 密度、活检阳性针数及肿瘤比例进行修改

　　[‡] 比例数据来自 Shao 及同事报道的国立癌症研究所，监测，流行病学，终点结果项目

　　PSA，前列腺特异性抗原

Modified from Carter HB. Management of low（favourable）-risk prostate cancer. BJU Int 2011;108;1684-95.

1. 等待观察

　　对于不适合进行积极的局部治疗（放疗和手术）的局限性前列腺癌患者来说，等待观察是一个可选的治疗方案。预期寿命有限伴有或不伴有相关合并症的老年男性是理想的等待观察人选。来自瑞典观察性研究（Popiolek et al,2013）和美国康涅狄格州肿瘤登记的肿瘤特异性死亡结果（Albertsen et al,2015b）表明，在随访的前 5 年中，患者只有伴有最侵袭性的肿瘤（Gleason 评分 8～10 分），才会有死于前列腺癌的风险。因此对于预期寿命小于 5 年的无症状局部肿瘤患者，在没有最高级别肿瘤分级的情况下，不应接受治疗。尽管 Gleason 评分小于 8～10 分的患者可能出现局部症状，但未治疗而 5 年内发生肿瘤转移或死于前列腺癌的可能性是很小的。

　　在未接受治疗情况下，5 年后死于初发局限性前列腺癌的可能性与诊断时患者年龄和肿瘤 Gleason 评分密切相关（Albertsen et al,2005b; Popiolek et al,2013）。在瑞典观察等待研究中，80% 非低分化肿瘤患者的肿瘤特异性生存率达到或超过 10 年，而 Gleason 评分 7 分或 8～10 分的患者中分别为 65% 和 28%（Popiolek et al, 2013）。因此可以说，预期寿命低于 10 年的非低

分化肿瘤患者不应接受治疗。来自比较观察等待与前列腺癌根治术的 PIVOT 研究结果，支持了这一结论（Wilt et al,2012）。然而，与观察等待相比，在中位随访 10 年 PSA 水平大于 10ng/ml 或中高危患者中，前列腺癌根治术可使发生转移性肿瘤的绝对率下降 9%～11%（Wilt et al,2012）。由此从上述数据中得出以下几个结论。第一，由于弊大于利，预期寿命低于 10 年的预后良好的患者不应接受前列腺癌的治疗。第二，一些（但不是大多数）中危和高危肿瘤患者，尽管预期寿命小于 10 年或更短，也会从治疗性干预措施中受益，特别是对于高危患者。第三，对于预期寿命超过 10 年的中高危肿瘤患者，观察等待可能会影响大部分患者的治愈机会，这种可能随时间推移而可能增加。因此，观察等待对于预期寿命低于 5 年的非高危前列腺癌患者优选，对于预期寿命低于 10 年的非高危前列腺癌患者可选。当今，大多数泌尿科医师对于预期寿命 5～10 年的非高危前列腺癌患者推荐主动监测（而非观察等待）作为观察策略（Mohler et al,2012）。

　　2. 主动监测

　　主动监测作为局限性前列腺癌的治疗选择，提供给那些若疾病进展也可以接受积极局部治疗（手术和放疗）的合适患者（Dall'Era et al,2012; Bangma et al,2013;Klotz,2013）。对于高危或主要分级区 Gleason 评分 4 分或 5 分患者，因为其在诊断时存在着隐蔽性的全身性疾病（Eggener et al,2011）和未治疗可进展至转移性疾病的巨大风险（Wilt et al,2012），不建议采用主动监测。但是对于极低、低危及中危前列腺癌患者（见表 13-2），根据其整体健康状况、预期寿命和个人意愿，主动监测可以被考虑。国家综合癌症网络（NCCN）指南推荐主动监测作为预期寿命小于 20 年的极低危及预期寿命低于 10 年的低危患者首选治疗方案；同时对于预期寿命大于等于 10 年的低危患者及预期寿命小于 10 年的中危患者，主动监测作为可选方案（Mohler et al,2012）。

　　具有 PSA 检测的 PIVOT 研究将患者随机分为前列腺癌根治切除术组或观察等待组，结果认为，随访 10 年内，中高危患者可以从治疗性干预中获益（Wilt et al,2012）。这些数据与 PSA 检查前的 SPCG-4 研究的结果一致，该研究将男性

随机分到观察等待或前列腺根治切除术组,并发现治疗性干预显著降低疾病转移的发生率和前列腺癌特异性死亡率(Bill-Axelson et al,2011)。PIVOT 研究中的中高危疾病患者,其相当一部分患者有可触及的病灶,高级别病变,PSA 水平＞10ng/ml,可能与无 PSA 检查时期 SPCG-4 研究中招募的患者相似。因此,对预期寿命超过 10～15 年的极低危和低危患者进行主动监测似乎是安全的。

目前识别接受主动监测的理想候选患者有两个主要局限:①定义不接受治疗将导致伤害的侵袭性肿瘤;②不切除前列腺腺体的情况下评估肿瘤。大部分人认为,如果未予治疗,Gleason 分级 4/5 级的肿瘤在一定时间下有进展至前列腺外的可能性(Albertsen et al, 2005b;Popiolek et al,2013)。然而,单纯 Gleason 分级 3 级的肿瘤在大多数患者处于惰性表型,转移进展可能性较低(Albertsen et al,2005b;Popiolek et al,2013)。在超过 14 000 例接受前列腺癌根治术 Gleason 分级 3 级的患者中,没有发现淋巴结转移(Ross et al,2012)。局限于前列腺的体积小于 0.5ml 且单纯 Gleason 分级 3 级的肿瘤被认为是惰性前列腺癌,一些方案已经被推荐用来在治疗前预测这些肿瘤(Epstein et al,1994;Steyerberg et al,2007;Dong et al,2008)。然而,越来越多的人认识到,这种惰性的定义并不包括一大部分更广泛不需要接受治疗的低级别肿瘤。因此,我们应该更加注重识别可以不接受即刻治疗而被安全监测的低级别肿瘤患者(非 Gleason 分级 4 或 5 级)。

目前鉴别纯粹的低级别肿瘤是有困难的,因为肿瘤可能被错误分类。现在用来筛选、监测患者的临床指标可能低估了一部分病例的疾病等级和程度(Tosoian et al,2013)。**因此,在监测期间使用的术语"进展",应该被替代为"重新分类",因为虽然患者符合监测指标,但在监测期间大多数患者通过活检被发现高级别或程度更重的肿瘤,这些患者在一开始就被错误分类,而不是真正的疾病进展(Inoue et al,2014)。**

Epstein 及其同事(2012)在一项评估当今前列腺癌根治术后级别上调的大规模研究中发现,在穿刺活检中 Gleason 评分为 5～6 分的患者中,36％患者在前列腺癌根治术后有高级别病变。在大型主动监测研究中,依据每年的活检结果,10 年的保守估计,肿瘤级别上调率约为 30％(Tosoian et al,2011)。在 10 年间,通过对低级别肿瘤患者进行每年活检,结果发现肿瘤由低级别变为高级别,这与前列腺癌根治术后的肿瘤级别上调结果非常相似,这也强烈提示,对于主动监测后重新分类的更常见原因是初始分类错误,而不是真正的肿瘤从低级别进展至高级别。**由于这个原因,一些人建议使用经会阴的近距离放射治疗模块来进行确定性或扩大性的活检策略,以减少主动监测前的活检分类错误(Barzell et al,2012)。**

目前有证据表明,高 PSA 和 PSA 密度值(体积校正 PSA)、低百分比游离 PSA(fPSA)、高 PSA 前体、活检中发现更广泛的低级别肿瘤(阳性针数和阳性的百分比)、更高级别的临床分期、年龄更大、黑种人种族、多参数核磁共振(mMRI)中的可疑病灶,都与更高比例的活检错误分类有关(Tosoian et al,2011,2013;Carter,2012;Stamatakis et al,2013;Sundi et al,2013;Cary et al,2014)。在临床上,PSA 值、PSA 密度值、肿瘤分期、活检中广泛的低级别肿瘤是最常用的筛选主动监测的指标(见表 13-2)。

人们越来越热衷于使用 mMRI 作为一种工具,以此避免前列腺穿刺活检中低级别前列腺癌的错误分类以及用于选择主动监测的患者。对 Gleason 评分大于 6 分的肿瘤患者,用 mMRI 进行靶向穿刺活检,似乎比经直肠超声引导的穿刺活检具有更高的敏感性(Turkbey et al,2011;Hambrock et al,2012;Siddiqui et al,2013)。并且,mMRI 已经被证明,对在主动监测下重新分类的前列腺癌患者具有很高的阴性预测价值(Fradet et al,2010;Mullins et al,2013;Hoeks et al,2014)。当用于可疑部位的前列腺组织活检时,这项技术可能有助于排除主动监测中的高级别疾病患者(Sonn et al,2014)。

(二)观察中出现进展与触发干预的定义

进展与触发干预的定义在主动监测和观察等待中是不同的,因为两者的目标不一致——在可治愈的窗口期对主动监测的患者进行积极的局部治疗和对观察等待的患者进行姑息治疗。

1. 观察等待

观察等待的患者出现疾病进展可表现为局部

肿瘤增大和(或)出现远处淋巴结或骨的转移。临床医师应该认识到局部疾病的进展可导致下尿路症状(刺激性或阻塞性)或侵犯膀胱三角区所致的上尿路梗阻,以及远处转移至淋巴结和骨的可能。因此,包括病史和体格检查(包括前列腺直肠指检),每6个月PSA和肌酐值的评估,每年的骨扫描评估,是这些患者随访的合理方案。虽然疾病进展大多伴随着PSA升高,但分泌极少量PSA的低分化肿瘤可出现疾病进展而不伴随PSA的升高,尤其是神经内分泌肿瘤。所以随访不能单独依靠连续的PSA检测。出现症状进展、上尿路梗阻证据或疾病转移证据的患者,应考虑采用雄激素剥夺作为姑息性治疗以避免不可逆的肾或神经损伤。

2. 主动监测

大多数泌尿外科医师会对主动监测的患者进行至少一年2次的直肠指检(DRE)和PSA检测,以及每隔1~2年1次的前列腺穿刺活检(Dall'Era et al,2012)。然而,定义疾病的进展是困难的。主动监测中的疾病进展定义基于PSA动力学或超过特定的PSA阈值,肿瘤范围增加或穿刺活检发现高级别病变,直肠指检的改变,并进一步进行治疗干预。然而PSA值的改变(Ross et al,2010;Whitson et al,2011)和超过特定的PSA阈值(Umbehr et al,2014)并不能认为是疾病进展。肿瘤分期或直肠指检的变化在低危患者中是不常见的(Tosoian et al,2011)。患者的个人倾向或担忧可以使治疗措施从主动监测转向治疗干预,而不一定需要肿瘤的改变。然而,进入主动监测的年龄越小(Carter et al,2003;el-Geneidy et al,2004)、更高的基线PSA值(Patel et al,2004;Eastham et al,2008),上升的PSA值(Khatami et al,2007)、更高的基线临床分期(Klotz,2005)、初次的穿刺活检指标(更高的Gleason评分和更高的肿瘤阳性百分比)(Eastham et al,2008)、重复的穿刺结果(Patel et al,2004;Al Otaibi et al,2008;Tseng et al,2010)都与前列腺癌主动监测过程中需要接受治疗干预的风险相关。因为肿瘤分级是未治疗患者长期无进展生存的最相关因素,所以人们一直在努力希望通过穿刺活检、影像和生物标志物去预测准备接受或正在进行监测患者的肿瘤重新分级。

(1)重复前列腺穿刺活检:在一项包括超过23 000例接受前列腺癌根治术患者的多中心研究中,主要和次要Gleason分级4~5级以及精囊侵犯是预测前列腺癌特异性死亡率的最相关病理学因素(Eggener et al,2011)。**因此,在大多数监测方案中,监测过程中的活检发现高级别病变(Gleason评分大于等于7分)被认为是触发治疗干预的指标**(Dall'Era et al,2012)。

由于在诊断时存在着错误分级的比例,因此在主动监测中用活检监测来定义疾病进展是困难的(Dall'Era et al,2012)。在一项评估2004—2012年(当前评分系统)诊断为极低危前列腺癌并接受前列腺根治性切除术的患者研究中,高加索人的Gleason评分上升至3+4分,4+3分,8~10分的比例分别为9%,2.7%和0.9%,而非裔美国人的发生比例则高2~3倍(Sundi et al,2013)。**相比于极低危患者,低危患者接受前列腺根治性切除术后有更高的级别上升风险**(Tosoian et al,2013)。举例来说,接受前列腺根治性切除术的低危和极低危前列腺癌患者(见表13-2),有13%的极低危患者术后Gleason评分上升至7分或更高,而在低危患者中则有22%(Tosoian et al,2013)。因此,在监测活检中发现高级别病变更可能表示了疾病诊断时的错误分类,而不是疾病进展,所以推荐使用"重新分类"这一专业术语。

在监测活检中的重新分类可以被定义为活检时发现更大范围和或更高级别的病灶,这两者都是前列腺根治性切除术后不良特征的预测指标(Dall'Era et al,2012;Reese et al,2013)。前列腺活检时肿瘤的范围(阳性针数、比例和每针涉及肿瘤的百分比)与根治术后肿瘤的范围和病理分级相关(Epstein et al,2012)。因此,这些特征被认为是高级别肿瘤存在的代表,对患者的治疗可能是有益的。

(2)扩大的活检方案:为了在进入主动监测前减少活检中的错误分类,一些人推荐采用,比传统的用来评估PSA升高的6分法12针,范围更大的活检方案。对经直肠的饱和活检,从移行区及外周区扩大取样,以及经会阴模板图活检的方法已进行了评估。

Ploussard及其同事(2014)比较了经直肠21针与12针方案对无前列腺癌的患者诊断进行初

次活检的结果,并发现 Gleason 评分大于 6 分的肿瘤在两者间没有区别。Linder 及其同事(2013)评估了经直肠 12 针及经直肠饱和活检(中位数 27 针)对准确选择主动监测的候选患者的有效性,在他们的研究中,还包括根治性切除术后的前列腺病理来证实活检的结果,最终发现两种方法在术后病理升级方面无明显区别。

在可能被认为适合主动监测的患者中,经会阴模板图穿刺活检被证明可以发现经直肠活检中漏诊的肿瘤(通常位于前列腺前方)(Onik et al,2009;Ayres et al,2012;Barzell et al,2012;Taira et al,2013)。在适宜行主动监测的患者中,经会阴模板穿刺活检与前列腺癌根治术标本中的级别上调率是相似的,这表明了这种方法可能对愿意承受更侵入性操作的患者提供了更准确的信息。然而,目前这种方法不被认为是监测开始前的标准做法。一些研究人员通过 mMRI 识别目标病灶,提供了另一种方法,在那些考虑进行主动监测患者中排除高级别肿瘤的存在(Sonn et al,2014)。

(3)影像:mMRI 被报道对于高级别前列腺癌有很高的敏感性和特异性,因此对于减少肿瘤错误分类,选择和监测对主动监测感兴趣的患者很有价值(Hoeks et al,2014)。弥散加权 MRI 或评估组织中的水扩散,已被证明与 Gleason 评分间接相关(Vargas et al,2011),并可以提高识别和定位高级别肿瘤活检的能力。初步的小样本队列研究表明,与 mMRI 上无可疑病灶患者相比,那些有可疑病灶的患者在进行主动监测时重新分类及级别上调的风险大大增加(Fradet et al,2010;Margel et al,2012;Mullins et al,2013)。Turkbey 及其同事(2013)评估了经过 mMRI 检查后接受前列腺根治性切除术的患者,并报道在体积大于 0.5ml 和(或)Gleason 分级 4/5 级的肿瘤中,与应用其他临床指标来挑选主动监测的患者相比,mMRI 有着最低的错误分类比例。相反的,在一项根据经直肠 21 针穿刺活检、分期、PSA 水平评估患者是否适合进行主动监测的研究中,发现在接受前列腺根治性切除术前行 MRI 检查,MRI 结果在预测侵犯前列腺外(pT$_{3-4}$)或 Gleason 评分 4+3 分及更高方面无获益(Ploussard et al,2011)。研究中评估 mMRI 在主动监测中使用的

可变性很可能是因为患者的选择,mMRI 方案,图像解释的差异。因此,在主动监测中 mMRI 的准确意义还不明确。

(4)生物标志物:在主动监测的患者人群中,对血清和尿液生物标志物都进行了评估。在调整了其他预测因素(包括 mMRI)后(Vourganti et al,2012),**体积校正的 PSA(PSA 密度)是主动监测期间疾病重新分类(包括活检中肿瘤的体积和分级)一致的独立预测因子**(Tseng et al,2010;Kotb et al,2011;San Francisco et al,2011;Cary et al,2014)。与使用 PSA 密度作为主动监测入选指标相比,那些不使用 PSA 密度的方案在监测活检中报道了更高的级别重新分类率(Han et al,2012)。举例来说,在使用 PSA 密度作为入选指标的方案中,级别重新分类率在每一次活检中约为 4%(Tosoian et al,2011),在不使用 PSA 密度的方案中为 20%~30%(Porten et al,2011)。在那些符合主动监测严格标准的患者中,包括 PSA 密度低于 0.15ng/(ml·g)的患者中,绝对 PSA 水平与监测中疾病重新分类直接相关(Umbehr et al,2014)。然而,没有 PSA 值临界点对疾病重新分类包括级别重新分类同时具有高敏感性和特异性。主动监测活检中 Gleason 分级不是 4/5 级的患者,但超过了体积重新分类的阈值(阳性针数大于 2 针和/或任意针肿瘤侵犯比大于 50%),其中 90% 以上的患者 PSA 水平在 4ng/ml 以下惰性肿瘤,不建议接受治疗性干预(Han et al,2012)。因此,对于 PSA 值低于 4 ng/ml 的低级别癌症患者,即使活检时的癌症程度可能会使他们无法通过严格的选择标准进行监测,继续进行监测可能是安全的。

PSA 动力学,特别是 PSA 倍增时间,已经被用于一些监测方案作为触发干预的指标(Dall'Era et al,2012)。在 SPCG-4 研究中,观察等待组中的患者诊断时 PSA 值和最初随访 2 年内的 PSA 速率都与进展至致死性前列腺癌相关(Fall et al,2007)。但是,无论 PSA 速率临界点如何选取,其准确分类患者是否会死于前列腺癌的作用都很低。**虽然在监测中,PSA 动力学(速率或倍增时间)与患者不良病理学结果相关**(Ng et al,2009),**但是其与疾病重新分类并不始终相关**(Ross et al,2010;Whitson et al,2011;Thomsen et al,2014)。

PSA 亚型(如游离 PSA 百分比和 PSA 前体)已被证明与更具侵袭性的前列腺癌相关(Carter et al,1997;Carter,2012;Guazzoni et al,2012)。因此,研究显示在监测中 PSA 亚型与疾病重新分类具有一定的相关性也就不足为奇。在一项主动监测项目中,结合每针活检的肿瘤侵犯百分比,游离 PSA 百分比与活检重新分类间接相关(Tsenget al,2010)。在参与主动监测中的 321 例患者中,活检重新分类的风险(包括体积和等级)在游离 PSA 百分比大于 15%,最大每针肿瘤侵犯百分比小于 35% 的患者中为 7.6%(95% 置信区间 CI 4.5%~11.8%),而在游离 PSA 百分比小于 15%,最大每针肿瘤侵犯百分比大于 35% 的患者中为 29.2%(95% 置信区间 CI 20.3%~39.3%)。此外,组织与血清中带有 2 个氨基酸前导肽链的 proPSA(p2PSA)水平与监测时活检重新分类和接受治疗的可能性直接相关(Makarov et al,2009;Isharwal et al,2011)。Tosoian 及其同事(2012)评估了基线和纵向总 PSA(tPSA)、游离 PSA(fPSA)、p2PSA/fPSA 和前列腺健康指数(PHI),后者采用公式(p2PSA/fPSA)×tPSA% 同时评估了三个标志物。作者报道了除了总 PSA,其余分子衍生物的基线和纵向测量结果都与活检时的级别上调显著相关。纵向测量对比基线值似乎能提供更好的区分级别,有重新分类的作用。对于 PHI,它基于 PSA、fPSA、p2PSA 之间的关系,这一组四个激肽释放酶标志物(总 PSA、游离 PSA、完整 PSA、人腺体激肽释放酶或 hK2)在筛查发现的接受前列腺癌根治术患者中与"侵袭性"前列腺癌相关(Carlsson et al,2013)。这四种激肽释放酶还没有专门在主动监测方案中被评估。

PCA3(DD3)是一种在前列腺癌患者中过表达、并可在尿液中检测到的非编码信使 RNA(Bussemakers et al,1999),还与前列腺根治性切除术后肿瘤的级别和体积相关(van Poppel et al,2012)。据报道,尿液分析测量获得的 *TMPRSS2* 基因和 ERG 转录因子间融合转录水平(TM-PRSS2:ERG)与前列腺根治性切除术后肿瘤的大小、Gleason 评分及 Gleason 分级上调有直接相关(Tomlins et al,2011)。然而,在主动监测的患者

中,与单独的 PSA 值相比,增加了尿液标志物 PCA3 和 TMPRSS2:ERG 的检查并没有显著提升对 Gleason 评分大于 6 分的预测效果(Lin et al,2013)。

结合血清和尿液标志物可能提供对考虑行主动监测患者更好的风险分级,但在应用于临床实践之前需要进一步评估。

要点:前列腺癌的观察策略:等待观察和主动监测

- 对于那些基于 PSA 值筛查诊断并被判断为自然病史将会持续很久的患者,主动监测目前是治疗性干预的标准替代方案。
- 大部分临床医师对主动监测患者进行至少一年 2 次的 PSA 检测及直肠指检,并间隔 1~2 年行前列腺监测穿刺活检。
- 在大部分主动监测方案中,当监测活检发现高级别病变(Gleason 评分≥7 分)时将触发干预。

四、影响选择和坚持主动监测的患者与疾病因素

(一)患者和临床医师方面

对于患者和临床医师来说,前列腺癌的治疗决策是复杂的,特别是面临多种选择却没有明确证据表明任何单一治疗的优越性。主动监测的概念对于任何恶性肿瘤都具有挑战性,因为"癌症"的诊断经常引起许多先入为主的情绪。**被诊断为前列腺癌时的心理负担会使选择和坚持主动监测成为独特的挑战。**在制订前列腺癌治疗决策时,患者和伴侣可能会经历相当的焦虑、痛苦和不确定性,这些都必须去解决(Pickles et al,2007)。

Davison 和 Goldenberg(2011)对接受主动监测的患者进行了调查,并确定了医师的建议是治疗决策方面最重要的因素之一。**因此,临床医师的态度对于更广泛的使用主动监测治疗低危肿瘤患者至关重要。**特别是对于年轻男性,更多的选择了手术而不是主动监测的患者中,有大部分(75%)患者听从了医师的反对主动监测的建议。

医师对于主动监测的顾虑可能来自于缺乏对这种方法的了解,担忧如何去更好更安全地识别患者和实施主动监测,以及疾病进展的不确定性。随着更多的关于主动监测效力的长期数据的出现,并伴随影像学和分子肿瘤分析的改进,这些概念中的大部分将会发生变化。

　　研究显示,影响前列腺癌患者制订治疗决策的因素具有巨大的差异性(Zeliadt et al,2006)。然而患者对根治癌症和保证生活质量的愿望是主要且共同的主题。那些希望能够完全根治肿瘤的患者,尤其是年轻患者,更倾向于无视风险的积极治疗而非主动监测(Penson,2012;Sidana et al,2012)。**有研究把接受主动监测的患者与接受其他治疗(放疗或手术)的患者进行对比,结果发现,选择主动监测的患者往往希望避免治疗对生活质量产生影响,尤其是性生活质量,这往往是他们做决定的重要驱动力**(Volk et al,2014)。被患者接受的成功的主动监测是一个有序的治疗计划,是患者与医疗服务人员维持关系的一部分,是治疗方案的第一部分,而不是最终决定(Volk et al,2014)。因此,患者应该明白主动监测的目的是发现肿瘤进展的早期迹象,并且随着时间推进,部分男性患者会被推荐接受额外的治疗。一项包括768 位前列腺癌患者的研究发现,患者选择主动监测治疗的一个主要原因是不愿接受积极或侵袭性的治疗(Anandadas et al,2011)。为了更清楚了解决定患者选择主动监测的因素,Goh 和其同事(2012)对前列腺癌患者进行了电话调查,结果发现,患者对前列腺癌了解越充分,其接受的信息越一致,对于患者接受制订的治疗决策越是容易。前列腺癌的诊断会给患者带来心理压力,所以在做出治疗决策之前,患者对前列腺癌的本身特点和其可能带来的风险的了解尤其重要。**所以主动监测期间,医师必须促进患者了解前列腺癌的生物特点和一些特定肿瘤的惰性**(Penson,2012)。然而,患者对肿瘤复发的基本恐惧,与患者对前列腺癌治疗后护理的满意度较低相关,同时,也会导致患者的排尿、性生活质量以及肠功能下降(Resnick et al,2013a)。如果患者对肿瘤的恐惧能够很好地解决,监测提供保留这些功能的能力,进而使患者对治疗整体满意度提高。研究发现,那些成功接受主动监测治疗的当代患者,他们明白自己的肿瘤是非常小且进展缓慢的,没有马上治疗的必要(Volk et al,2014)。Davison 和 Goldenberg(2011)研究发现,在主动监测治疗期间,约55%的患者对肿瘤进展具有较低的焦虑水平,这主要因为他们对前列腺癌的自然进展有了充分的了解。

　　随着时间推移,患者对主动监测的认知和理解已经逐渐提升(Mishra et al,2013)。这主要是因为国家医疗机构越来越认可主动监测,并且越来越重视生活质量的保证。通过分析匿名的互联网会话,Mishra 和其同事(2013)发现当代对话强调关注,接受来自医师的对于前列腺癌治疗选择的无偏见的推荐。这些评论强调了在主动监测期间患者和医师合作的重要性,这对治疗的选择和坚持具有决定性作用。患者的家人可经常参与前列腺癌治疗方案的制订,因为他们的参与在医患关系中也很重要(Zeliadt et al,2011)。

　　未来研究应该充分考虑医患的认知状况,致力于为更加广泛地实施主动监测做出简明的指南。医师必须学会整合临床、生物学和基于图像的变量,进行仔细的风险评估并且将这些内容合适地告知患者。研究工作也需要关注在主动监测期间旨在改善生活质量和治疗依从性的干预措施,包括应对机制和婚姻/伴侣支持。NIH(美国国立医学研究院,National Institutes of Health)共识声明概括了对于前列腺癌生存率的更具体的未来研究需求,尤其对于主动监测的患者(Ganz et al,2012)。

(二)选择标准

　　对患者是否进行主动监测是由患者和疾病两方面因素决定的。诊断时的临床特征可用来初步评估疾病风险,并据此决定哪些患者适用于主动监测。综合考虑患者的年龄和体力状态后,某些肿瘤特征对不同患者而言可能构成不同的风险。虽然现在没有关于合适的筛选标准的 1级证据,但总的认为低危的局限性的前列腺癌患者是主动监测的最佳候选。表 13-3 中列出了一些已发表的大型研究所列出的适用特征。医师和患者必须决定哪些标准适用于他们自己具体的医疗模式,然而不同的标准可能预测一定的结果(比如病理,疾病的重新分级,不接受治疗的生存期),这其中没有一个可以直接有效地预测疾

表 13-3　已发表的有关主动监测的入选标准和结果

	约翰霍普金斯，(Tosoian et al, 2011)	加利福尼亚大学旧金山分校 (Porten et al, 2011)	巴黎 (Bul et al, 2013)	多伦多大学 (Klotz et al, 2012)	迈阿密大学(Eggener et al,2013)	皇家马斯登医院(Selvadurai et al,2013)	凯特琳癌症中心 (Eggener et al,2013)
入选标准	PSA ≤10ng/ml	PSA ≤10ng/ml	PSA ≤10ng/ml	PSA ≤10ng/ml	PSA ≤10ng/ml	PSA ≤15ng/ml	PSA ≤10ng/ml
	PSA 密度 ≤0.15ng/(ml·g)		PSA 密度 ≤0.2ng/(ml·g)				
	分期≤T$_{2a}$	分期≤T$_{2a}$	分期≤T$_{2a}$	分级≤3+3*	分期≤T$_{2a}$	分期≤T$_{2a}$	分期≤T$_{2a}$
	分级≤3+3	分级≤3+3*	分级≤3+3		分级≤3+3	分级≤3+4	分级≤3+3
	穿刺针数 阳性≤2	穿刺阳性比例% 阳性≤1/3	穿刺针数 阳性≤2		穿刺针数 阳性≤2	穿刺阳性比例% 阳性≤50	穿刺针数 阳性≤3
	单针阳性率 ≤50%	单针阳性率 ≤50%			单针阳性率 ≤20%		单针阳性率 ≤50%
中位随访时间	2.7年	4.5年	1.6年	6.8年	1.8年	5.7年	2.1年
无治疗比例	54.4%	70%	75.6%	70%	95%	69%	80%
疾病特异性生存率	100%	100%	100%	99%	100%	99%	未记录
总生存率	98%	97%	99.3%	78.4%	98%	94%	未记录

* 表示包括一些中危患者

PSA. 肿瘤特异性抗原

病特异性生存期和总生存期。一旦确定主动监测的候选者,开始主动监测的决定必须基于医患之间关于患者对主动监测方案的兴趣和依从监测协议的仔细讨论。

Epstein 标准可识别潜在的低危肿瘤,是患者用于主动监测的最受欢迎的选择。根据这些标准,可预测"无关紧要的"肿瘤:临床 Gleason 评分≤3 分,临床分期 T$_{1c}$ 和①PSA 密度≤0.1ng/(ml·g),活检阳性针数≤2 针,每针≤50%浸润;或者②PSA≤0.15ng/(ml·g),肿瘤≤3mm,仅一针阳性。NCCN(美国国立综合癌症网络,National Comprehensive Cancer Network)推荐主动监测用于那些"极"低危的患者:PSA≤10ng/ml,临床分期≤T$_{2a}$,Gleason 评分≤3+3(分),PSA密度≤0.15ng/(ml·g),阳性穿刺针数≤2 针和单针阳性率≤50%。NCCN 指南推荐低危患者可选择主动监测的治疗:PSA≤10ng/ml,临床分期≤T$_{2a}$,Gleason 评分≤3+3(分)。美国和欧洲泌尿外科协会均有相似的关于前列腺癌患者主动监测的指南。在患者的选择过程中,必须考虑患者的因素,如年龄、合并疾病、是否愿意接受监测协议等。

对于主动监测,如果采用更加严格的标准,则意味着适用的患者数量将会减少,尽管有些研究纳入了 Gleason 评分高评分 3+4(分)的患者,但是这些数据必须谨慎地解读(Ng et al,2009;van den Bergh et al,2009b;Klotz et al,2010;Cooperberg et al,2011)。尽管更严格的入选标准会降低疾病错误分类的风险,但是这也限制了潜在的适用患者。高达 33%的初步推测为低危的患者在诊断时存在错误分类,而明确的前列腺穿刺可以降低这种风险(Iremashvili et al,2012a)。

(三)主动监测的策略

正如筛选标准一样,对主动监测的标准方案也没有一致定论。正在进行的前瞻性研究通过整合新的影像学和分子学分析,将给予患者更个体化的风险评估和监测推荐。目前,因为肿瘤分级是癌症生物学的最佳预测因子,所以随时间推移的重复前列腺穿刺是主动监测的基石。**早期"确认性"活组织检查可以限制因采样引起的低估临床分级的风险,术后分级相对于典型的 12 针经直肠检查的偏差范围为 20% ～30%**(Conti et al,2009;Smaldone et al,2010;Suardi et al,2010)。因此许多临床医师往往建议在 3～6 个月内重复进行前列腺穿刺。在第一次重复穿刺后病理结果往往描述很清楚,有 2.5%～28% 的患者 Gleason 评分发生变化,进而对其风险重新归类。具体数字随标准选择和穿刺技术的不同而稍有不同。在主动监测期间,重复穿刺对于成功识别高危前列腺癌患者的重要作用应被反复强调。Royal Marsden 研究队列中两个低危前列腺癌患者接受主动监测治疗期间,分别在诊断后 13 个月及 24 个月对其进行重复前列腺穿刺,结果发现两位患者都具有更高的分级(Gleason 评分 8 分和 9 分),后来两个人都死于前列腺癌(Selvadurai et al,2013)。两位患者在 MRI 下也都发现巨大的肿瘤负荷。

一系列的前列腺穿刺必须进行,从一年一次到每 3～4 年进行一次。Johns Hopkins 研究认为主动监测的患者应该每年进行一次前列腺穿刺,而多伦多大学研究提出 6～12 个月内应再次行确认性前列腺癌穿刺,然后每隔 3～4 年进行一次穿刺(Klotz,2012)。在监测期间,疾病再分类的风险随着时间的推移依旧存在,这是由于穿刺采样不足或疾病真正发生了组织学上的进展,无论是在肿瘤分级或体积上。加利福尼亚大学旧金山分校(UCSF)研究发现,在主动监测期间,每次穿刺肿瘤分级进展到 Gleason 评分≥3＋4(分)的危险概率在 22%～30%(Cary et al,2014)。Royal Marsden 研究队列中的中位随访时间为 5.7 年,在第 2 年和第 5 年组织活检发现更差的组织学结果(确定 Gleason 评分≥4＋4(分),或者穿刺阳性针数比率≥50%)的概率分别为 6% 和 22%。

(四)社会心理方面

围绕前列腺癌治疗方案的不确定性和常见的焦虑情绪,影响了患者对主动监测治疗方案的依从性。在一项大型研究中,约有 13% 的患者在没有临床再次分级或进展的情况下,最后选择了其他治疗方案,说明心理因素可驱使患者终止主动监测(Dall'Era et al,2008)。在主动监测期间,患者往往具有独特和特殊的生存需求,而这种需求需要予以重视,以维持生活质量并避免随着时间的推移而出现的心理困扰。识别并描述这些需求对于采取措施以提高患者对主动监测方案的依从性非常重要。国际前列腺癌研究组织对于主动监测治疗期间的患者随时间推移的焦虑情况进行了研究(van den Bergh et al,2010)。本研究发现,在主动监测治疗期间,产生焦虑和不确定情绪的患者数目少于接受其他治疗方案的前列腺癌患者。而且,研究人员还发现随着时间推移,这种焦虑维持稳定,这意味着在有组织的框架下接受主动监测治疗的患者在心理方面表现良好(van den Bergh et al,2009a,2010)。研究人员还发现与其他患者相比,性格比较神经质的患者往往无法忍受主动监测。但是总的来说,身体更健康的患者有更少的焦虑和压力(van den Bergh et al,2010)。**因为大多数患有前列腺癌的男性都会经历非前列腺癌相关的死亡,这就凸显了对主动监测患者进行措施改进以维持一般身心健康的重要性。**有人对前列腺癌患者生活方式的变化进行了研究,表明了生活方式改变的作用,运动和注重压力管理可以提高主动监测患者的无治疗生存期(Frattaroli et al,2008)。本研究的另一些数据也发现生活方式的改变可以影响前列腺癌患者的基因表达和端粒酶长度,因此对生理和心理方面都有正面的影响(Ornish et al,2008,2013)。

要点:影响选择和维持主动监测的患者和疾病因素

- 被诊断为前列腺癌的社会心理负担使选择和坚持积极监测成为独特的挑战。
- 医师的态度对低危肿瘤患者扩大使用主动监测治疗至关重要。
- 标准的 12 针经直肠活检获得的样本,20%～30% 的患者可能低估分级,早期的确认活检可限制这种风险。

五、治疗和观察策略的疗效比较

(一)无治疗、疾病特异性、生存率

尽管已有研究完成了对前列腺根治性切除术和观察等待的直接对比,但目前还没有任何关于主动监测和直接治疗的前瞻性随机对照研究。表13-3 列出了最新的关于主动监测的研究结果,这些数据可以用来作为推荐患者对于治疗方案的指导。研究报告显示,接受主动监测的患者疾病特定生存率和总生存率均较高,对于同等风险的患者,与接受前列腺根治性切除术或各种形式放疗的患者相比,主动监测的患者有更好的长期疗效(Cooperberg et al,2010b;Eggener et al,2011)。为了更好地评估接受主动监测治疗的患者和进行立即治疗患者的前列腺癌特异性死亡的额外风险,Xia 和其同事(2012)建立了一个关于 40-90 岁的低危患者的模拟模型。通过应用模型的一些假设,作者计算发现,接受即刻治疗的患者预期寿命只延长 1.8 个月,而接受主动监测的患者,可额外 6.4 年不接受治疗。肿瘤进展或再分类的应对措施对入选标准和变量定义非常敏感,所以在主动监测期间无治疗生存期已成为另一个比较相关的重点,表 13-3 中的一些研究也应用了此重点。图 13-2 展示了来自 Johns Hopkins 的队列研究,提示预估的无治疗生存期和远离疾病的风险重新分类是基于重复活检的病理特征。当对发表的研究结果进行解读时,必须仔细考虑以下临床特征:研究的准入标准、主动监测方案、疾病进展的定义、二次治疗的指征。

Johns Hopkins 大学的研究人员对疑似低危的前列腺癌患者进行了前瞻性的主动监测治疗,该低危前列腺癌定义为:Gleason 评分≤6 分,临床分期≤T_{1c},PSA 密度≤0.15ng/(ml·g),阳性穿刺针数≤2,单针阳性比率≤50%(Tosoian et al,2011)。本研究中位随访时间为 2.7 年,没有患者出现前列腺癌特异性死亡,也没有患者出现肿瘤转移(Tosoian et al,2011)。患者每年进行一次前列腺穿刺,在 600 多名患者中,随时间推移,有 213 名患者(33%)根据组织学指标(Gleason 评分或者肿瘤体积)进行了风险重新分类(Umbehr et al,2014)。

一项来自加拿大多伦多的研究,报道了 450 名中低危患者,最长的中位随访时间为 6.8 年,Klotz(2012)报道患者的 10 年总生存率(OS)为68%,其中只有 5 名患者发生前列腺癌特异性死亡。确定性穿刺在最初诊断后的 6~12 个月内进行,接下来每 3~4 年进行一次前列腺穿刺。在 5名死于前列腺癌的患者中,3 名患者接受了前列腺根治性切除术,所有 5 名患者在不到两年的时间内 PSA 出现快速倍增。

2006 年开始发起 PRIAS 的研究,收集 17 个国家超过 100 个医疗机构的接受主动监测治疗的患者数据(Bul et al,2013)。此研究中位随访时间为 1.6 年,在 2495 位患者中,无治疗生存率75.6%,并且未见肿瘤特异性死亡。尽管此研究进行时间较短,但是其作为大样本多中心研究,很期待此项研究能为未来提供关于这类治疗方案的重要数据。

对非裔美国人主动监测的研究结果已被报道,其结果与高加索人有所不同。种族在前列腺癌的诊断和治疗结果的额外风险是众所周知的,在将这些关于主动监测的数据具体应用到非裔美国人身上时,必须加以考虑。**在一个主动监测队列的多变量分析中,重复活检以预测进展,发现非裔美国人发病风险独立于高加索人**(Iremashvili et al,2012b)。在一项主动监测的单独研究中,中位随访时间为 34 个月,非裔美国人无治疗生存率较低,为 66%,而不是非裔美国人的则为 82%(Odom et al,2014)。在多变量分析中,非裔美国患者更容易进展(OR4.46,95%CI 1.52~13.10)和需要治疗(OR2.29,95%CI 1.03~5.08)。

识别风险重新分类和需要治疗的其他基线预测因子,可能有助于最终改善患者的咨询服务并可为患者量身定做监测的治疗方案。UCSF 的一组 465 名监测的患者研究发现,确定性前列腺穿刺阴性结果及较低的 PSA 密度与疾病进展的低发生率相关(Cary et al,2014)。通过分析筛选标准来预测手术的病理结果,Reese及其同事(2013)发现 PSA 密度≥0.15ng/(ml·g)和 Gleason 评分 3+4(分)与不良的病理结果相关联,这说明这些因素可能比穿刺阳性针数和单针肿瘤百分比更具有意义。PRIAS 研

究也发现 PSA 密度［≥0.15ng/(ml·g)］和前
列腺根治性切除术后的不良病理特征显著相

关(Bul et al,2013)。

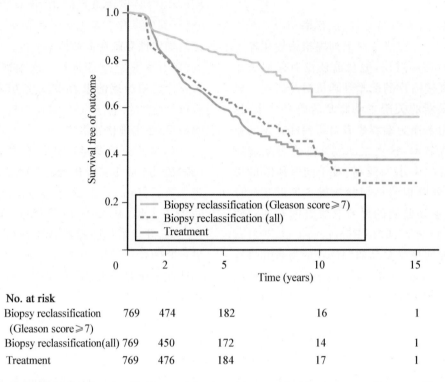

No. at risk

Biopsy reclassification (Gleason score≥7)	769	474	182	16	1
Biopsy reclassification(all)	769	450	172	14	1
Treatment	769	476	184	17	1

图 13-2 Estimated biopsy reclassification and treatment-free survival for men on active surveillance from the Johns Hopkins cohort. (Modified from Tosoian JJ,Trock BJ,Landis P,et al. Active surveillance program for prostate cancer:an update of the Johns Hopkins experience. J Clin Oncol 2011;29: 2185-90.)

(二)疾病进展患者接受二级治疗的结果

尽管观察等待和主动监测的患者出现疾病进展时均给予了二级治疗,但是治疗的时间和方法不同。观察等待的患者出现有症状的转移性进展时一般给予雄激素阻断治疗,而主动监测的患者出现疾病进展时则对高危局限性肿瘤提供治愈性治疗的机会。一部分患者在没有出现临床变化的情况下也会选择二级治疗。分析和理解患者接受进一步治疗的结果,尤其是经过一段时间主动监测的患者,了解其怎样看待风险以及对该种治疗方案的期望在前列腺癌的治疗中是十分重要的。

Johns Hopkins 大学针对一组 192 名接受延迟前列腺根治性切除术或放疗的前列腺癌患者研究发现,手术后平均随访 2 年,放疗后平均随访 2.8 年,9.4% 的患者出现生化复发(Tosoian et al,2011)。没有患者出现转移和死于前列腺癌。

前列腺切除术后发现,大部分患者(65%)肿瘤局限于前列腺,27% 患者为惰性肿瘤(肿瘤体积< 0.5ml,Gleason 分级没有 4 和 5)。其中 1 例患者发现淋巴结阳性,一例患者精囊受到侵犯(Duffield et al,2009)。

多伦多大学研究报告了一组 125 名接受主动监测治疗的患者,为达到治愈的目的,在监测一段时间后行前列腺根治性切除(35 名患者)和放疗(90 名患者)(Klotz,2012)。总的来看,与其他研究相比,患者延迟治疗后具有更高的 PSA 衰减(50.4%)。前列腺根治性切除术和放疗后的 5 年无生化复发生存率分别为 62% 和 43%。之所以出现这样的结果,是因为与 Johns Hopkins 的研究相比,本组患者具有较高的疾病风险。在 36 名接受治疗的中危患者中,只有 1 名患者发生转移并死亡(Klotz,2012)。

有研究对接受立即治疗和主动监测后延迟

前列腺切除患者的病理结果进行对比,但是对于结果应该谨慎解释。Dall'Era 及其同事(2011)研究发现,对于相同风险的患者,与立即接受前列腺癌手术的患者相比,接受平均 18 个月的主动监测后再进行手术的患者,其前列腺外侵犯和切缘阳性比例没有明显差异。来自 Johns Hopkins 的类似研究发现,延迟前列腺切除术后,"不可治疗"前列腺癌的发生率较低(23%),这与立即接受手术治疗的患者没有差异(Warlick et al,2006)。PRIAS 研究中,27 名患者进展后接受前列腺根治性切除术,其中 17% 的患者最终病理显示为 pT_{3a},38% 患者切缘阳性(Bul et al,2013)。在这些研究中,大部分患者在主动监测期间接受前列腺穿刺和病理重新分类,因此必须与立即接受治疗的拥有相似风险的患者进行比较。**大多数诊断时被分类为低危的患者在主动监测期间不进行任何治疗。**

要点:治疗和观察策略的疗效比较

- 接受主动监测的患者肿瘤特异性生存率和总生存率均较高,对于同等风险的患者,与接受前列腺根治性切除术或各种形式放疗的患者相比,主动监测的患者有更好的长期疗效。
- 经过一段时间主动监测的患者进行延迟根治性前列腺切除术和放疗后的结果与诊断后立即治疗的患者结果相似。

六、未来的研究需求

前列腺的影像学、生物标志物的发现以及前列腺癌基因图谱的改进将会改变局限性前列腺癌患者的治疗方法。目前,主动监测在某种程度上未广泛推广,这主要是存在两个考虑:前列腺穿刺的错误分类和难以从生物学角度定义侵袭性表型。因此同时存在对于惰性肿瘤过度治疗,而对于进展性肿瘤的治疗不足。包括弥散加权成像、磁共振光谱和对比增强序列的 mMRI 在前列腺癌方面正在被广泛研究,其在主动监测患者的选择和主动监测方案中的角色将会很快被明确。利用最新的成像模式例如 ^{18}F 氟化钠和 ^{11}C 胆碱正电子成像系统的临床研究正在产生令人兴奋的研究数据,未来可能应用于低危前列腺癌患者的主动监测中(Scattoni et al,2007;Jadvar et al,2012)。

针对前列腺癌的两项基因表达检测已经可以购买,并可与基线临床变量结合,为患者提供更精确的风险评估。OncotypeDX® 检验(Genomic Health,Inc.,Redwood City,加拿大)测定了四个分子通路中 17 个特定基因的表达水平,并用于预测根据 NCCN 定义的极低危、低危或中危前列腺癌的不良病理的风险(Knezevic et al,2013)。Prolaris® 检测(Myriad Genetics,Inc.,Salt Lake City,UT)对涉及细胞周期的 31 个基因进行了检测,用于预测疾病的进展和前列腺癌的特异性死亡率(Cuzick et al,2011;Cooperberg et al,2013)。目前尚不清楚这些基因表达检测效果如何,虽然报告可预测低风险疾病的 ORs 在 1.5~3 的范围内,但可能无法进行准确的疾病分类(Pepe et al,2004)。正在进行的有效性研究和相关比较,将会明确这些分子检测在进一步区分早期前列腺癌和加强治疗决策制定的作用。

在未来,新诊断的局限性的前列腺癌患者将会使用 mMRI 进行评估,可疑区域会用靶向活检和侵袭性相关的分子信号通路的基因图谱评估(Cooperberg et al,2013;Donovan and Cordon-Cardo,2013;Haffner et al,2013;Liu et al,2013)。连同血液和尿液中的分子标志物,这些新标准将会完善目前依赖光学显微镜的分级系统。这种多维度的方法可以提高选择最适合主动监视的候选患者的能力,也有助于纵向监测前列腺特异性区域的疾病进展。

参考文献

完整的参考文献列表通过 www. expertconsult. com 在线获取。

推荐阅读

Albertsen PC,Hanley JA,Fine J. 20-year outcomes following conservative management of clinically localized prostate cancer. JAMA 2005;293:2095-101.

Dall'Era MA,Albertsen PC,Bangma C,et al. Active surveillance for prostate cancer:a systematic review of the literature. Eur Urol 2012;62;976-83.

Lu-Yao GL, Albertsen PC, Moore DF, et al. Outcomes of localized prostate. cancer following conservative management. JAMA 2009;302;1202-9.

Tosoian JJ, Trock BJ, Landis P, et al. Active surveillance program for prostate cancer; an update of the Johns Hopkins experience. J Clin Oncol 2011;29;2185-90.

（唐海啸 王 宁 石博文 编译 齐 隽 沈海波 审校）

第14章　开放性根治性前列腺切除术

Edward M. Schaeffer, MD, PhD, Alan W. Partin MD, PhD, Herbert Lepor, MD

对于治疗局限性前列腺癌,目前没有比完全手术切除前列腺更好的治疗方式。随机对照试验中显示,根治性前列腺切除术是局限性前列腺癌的唯一可以减少疾病带来的转移和死亡的治疗方式(Holmberg et al,2002;Bill-Axelson et al,2008)。此外,近年来对前列腺的周围解剖结构有了更透彻的理解,出血量显著少,术后尿控力和性功能显著改善(Walsh,1998,2000;Nielsen et al,2008)。

从技术上讲,根治性耻骨后前列腺切除术(RRP)是泌尿外科领域中最困难的手术之一。**根据重要性排序,手术的三个目标依次是控制癌症、尿控和保留性功能。**选择合适的手术对象、磨炼纯熟的手术技巧对于实现这三个目的必不可少。本章总结了我们的经验,希望能缩短读者的学习曲线。我们还可提供详细描述手术技术的视频(Walsh and Garcia,2004)。

一、根治性耻骨后前列腺切除术(RRP):外科解剖学

(一)动静脉解剖

前列腺的静脉流入 Santorini 静脉丛。术者术前需对这些静脉进行充分了解以避免术中出血过多,并确保在清晰的视野下暴露尿道膜部和前列腺尖部。**背深静脉在 Buck 筋膜下离开阴茎,走行在阴茎海绵体之间,穿过泌尿生殖膈,分成三个主要分支:表浅分支、右侧和左侧外侧静脉丛**(Reiner and Walsh,1979)(图 14-1)。在耻骨前列腺韧带之间的浅表分支是位于膀胱颈和前列腺上方的中心静脉,该静脉在耻骨后操作的早期很容易被看到,在膀胱上方分支并进入盆内筋膜。浅表分支走行于前列腺前筋膜外。

背静脉主干和侧支静脉丛被前列腺筋膜和盆内筋膜覆盖。外侧静脉丛向后外方穿行,与阴部、闭孔和膀胱静脉丛广泛相通。在耻骨前列腺韧带附近,来自侧静脉丛的小分支常穿透骨盆侧壁肌肉组织并与阴部内静脉交通。侧静脉丛与其他静脉系统相互汇合形成膀胱下静脉并汇入髂内静脉。由于前列腺静脉和静脉丛广泛交通吻合,这些脆弱组织的任何撕裂都会导致大出血。

前列腺接受膀胱下动脉的血供。根据 Flocks(1937)的研究,膀胱下动脉发出供应精囊和膀胱基部以及前列腺的小分支,最后分成两组前列腺血管:分别是尿道组和包膜组(图 14-2)。尿道组在膀胱前列腺交界处后外方进入前列腺,供应腺体的膀胱颈和尿道周围部分。包膜组沿着侧盆腔筋膜后侧方的骨盆侧壁,分出腹侧和背侧分支供

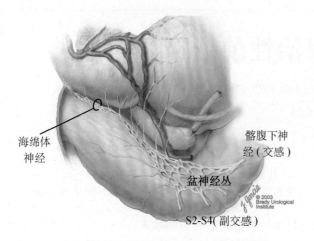

图 14-1　背静脉的浅部和深部分支在前列腺的前部和前外侧表面上的走行位置。注意位于尿道正上方的背静脉主干。此处是横切背静脉的部位。盆腔神经丛：支配盆腔器官的自主神经来自盆腔神经丛，由骶髓中枢（S2 至 S4）产生的副交感神经纤维和来自胸腰髓中枢的腹下神经产生的交感神经纤维组成。盆腔神经丛发出内脏神经分支支配膀胱、输尿管、精囊、前列腺、直肠、膜尿道和阴茎海绵体。盆腔神经丛分支在距膀胱前列腺交界处 20～30mm 处以放射状方式移行为阴茎海绵体神经，并在前列腺后外侧继续向远侧走行（© Brady 泌尿外科研究所）

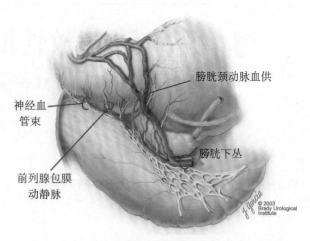

图 14-2　前列腺的动脉血供。膀胱下动脉最后分成两大组前列腺血管：一组称为尿道组，血管于膀胱前列腺交界处的后外侧进入前列腺，供应膀胱颈和前列腺尿道周围部分。第二组称为包膜组，在盆侧筋膜内沿盆腔侧壁在前列腺后外侧走行并发出腹侧和背侧的分支供应前列腺的外周部分。这些包膜动脉和静脉与骨盆丛的分支联合组成 NVB，被用作帮助辨别微小神经分支的宏观标志。注意这些微小神经分支在尖部与血管分离并在其前侧走行（© Brady 泌尿外科研究所）

应前列腺的外周部分。包膜组最终形成一小束血管供应盆底。组织学检查发现包膜动脉和静脉被广泛的神经网络所包绕（Walsh and Donker，1982；Walsh et al，1983；Lue et al，1984；Lepor et al，1985）。这些包膜血管为识别支配阴茎海绵体的盆腔丛微小分支提供了宏观的标志。

阴茎海绵体的动脉血供主要发自阴部内动脉。然而，阴部动脉可以起源于闭孔动脉、膀胱下动脉和膀胱上动脉。由于这些分支沿着膀胱的下部和前列腺的前外侧表面走行，所以它们在根治性前列腺切除术中会被分开，这可能会危及阴茎的动脉供应，尤其是有阴茎血流已处于临界水平的老年患者（Breza et al，1989；Polascik and Walsh，1995；Rogers et al，2004）。

（二）盆腔神经丛

盆腔器官和外生殖器的自主神经支配来源于盆腔神经丛，由起自骶骨中枢（S2 至 S4）的副交感内脏传出神经产生的节前神经纤维和由起

自胸腰椎中枢的下腹神经的交感神经纤维组成（Walsh and Donker，1982；Lue et al，1984；Lepor et al，1985；Schlegel and Walsh，1987；Walsh，2007）（见图 14-1）。男性的盆腔神经丛位于腹膜后距肛缘 5～11cm 的直肠两侧，矢状面上形成一个有孔的矩形平面，其中点位于精囊顶部水平。

供应膀胱和前列腺的膀胱下动静脉分支从盆腔神经丛穿过。正因如此，所谓的侧蒂中部结扎不仅会中断血管，还会切断支配前列腺、尿道、阴茎海绵体的神经。盆腔神经丛发出内脏神经支配膀胱、输尿管、精囊、前列腺、直肠、尿道膜部和阴茎海绵体。此外，躯体运动神经的分支也穿过盆腔神经丛支配肛提肌、尾骨肌和尿道横纹括约肌。支配前列腺的神经在前列腺被膜和狄氏筋膜的外面走行，穿过被膜后进入前列腺。

支配尿道膜部和阴茎海绵体的分支同样在前列腺包膜外、前列腺和直肠之间的外侧盆腔筋膜背外侧走行（见图 14-1）。虽然这些神经只能在显

微镜下辨认,但其解剖位置可以通过使用包膜血管作为标志物进行定位。这种结构已经被称为 Walsh 神经血管束(neurovascular bundle,NVB)(Stedman's Medical Dictionary,2000)(见图 14-2)。正如 Takenaka 及其同事(2004)和 Costello 及其同事(2004)所强调的那样,盆腔神经丛分支在距离膀胱和前列腺交界处远端的 20～30 mm,以放射状方式移行为阴茎海绵体神经(见图 14-2),并和前列腺包膜血管一起组成 NVB。该 NVB 位于盆侧筋膜内,位于前列腺筋膜和肛提肌筋膜之间。在前列腺的尖部,支配阴茎海绵体和横纹括约肌的神经分支也呈放射状走行(Costello et al,2004;Takenaka et al,2005),其穿过泌尿生殖膈后,神经分支在阴茎背动脉和阴茎背神经后方穿过,随后进入阴茎海绵体(Walsh and Donker,1982)。

(三)尿道横纹括约肌

位于尿道膜部水平的尿道外括约肌,其横断面通常被描述为"三明治"结构。然而,Oelrich(1980)的研究证实,尿道横纹括约肌及其周围筋膜是垂直走向围绕尿道膜部的管状鞘。在胚胎发育时,该括约肌从膀胱一直延伸到会阴膜,中间无中断。随着前列腺从尿道出现、进入该括约肌,使之部分变薄、萎缩(图 14-3)。

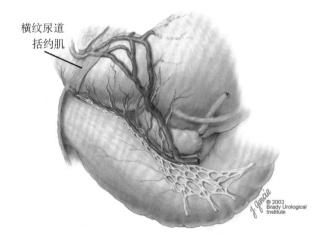

横纹尿道括约肌

图 14-3 尿道横纹括约肌及其周围筋膜呈垂直走向的管鞘状结构,环绕尿道膜部。背静脉复合体穿过括约肌复合体走行(© Brady 泌尿外科研究所)

在成人前列腺尖端,横纹括约肌纤维呈马蹄状,两侧肌肉后缘在后正中线融合(图 14-4A)。

因此,正如 Myers(1987)所发现的一样,前列腺不像苹果放在架子上一样位于水平且平坦的尿生殖膈上而尖部附近没有横纹括约肌。事实上,外部横纹括约肌形状更加接近管形,并在靠近尖部的前列腺筋膜上具有广泛的附着点。了解这一点对分离尿道尖部、重建尿道的术后尿控有重要意义(Walsh et al,1990)。

横纹括约肌包含被动尿控的耐疲劳纤维和慢肌纤维。环绕前列腺尖部和膜部尿道的肛提肌自主收缩可以实现主动控尿。肛提肌的部分纤维环绕附近的尿道和前列腺尖部,并在后正中线汇入会阴中心腱(Myers,1991,1994)。横纹括约肌和肛提肌的主要支配神经为阴部神经。当指导患者进行术后括约肌锻炼运动时,他们实际上是在收缩肛提肌。但因为横纹括约肌与肛提肌具有相似的神经支配,所以患者同时也锻炼了横纹括约肌。此外,穿过盆腔神经丛的体运动神经对盆底肌肉也起到了辅助支配作用(Zvara et al,1994;Costello et al,2004,Takenaka et al,2005)。

(四)盆腔筋膜

前列腺被三层明显不同的筋膜层所覆盖:狄氏筋膜、前列腺筋膜(也称为前列腺被膜)和肛提肌筋膜。狄氏筋膜是位于直肠前壁和前列腺之间的一层薄而致密的结缔组织层(图 14-4B)。狄氏筋膜延伸覆盖精囊的后表面,紧贴前列腺后方筋膜。狄氏筋膜在前列腺和精囊的基底附近最为明显和致密,延伸至尿道横纹括约肌末端时明显变薄。在显微镜检查中,不能辨别出该筋膜的后层和前层(Jewett et al,1972)。出于这个原因,术中必须彻底切除该筋膜,以获得足够的外科切缘。

除了狄氏筋膜,前列腺还被前列腺筋膜和肛提肌筋膜包被。在前列腺前侧和前外侧,前列腺筋膜直接同前列腺实质接触。阴茎背侧静脉和 Santorini 神经丛的主要分支均在前列腺前筋膜内走行。前列腺筋膜与覆盖骨盆肌肉组织的肛提肌筋膜在前列腺侧面相融合,形成盆侧筋膜(图 14-5)(Myers,1991,1994)。在前列腺后外侧,肛提肌筋膜离开前列腺后旋即覆盖于直肠周围的盆底肌肉表面。前列腺在提肌筋膜层和前列腺筋膜之间接受血液供应和自主神经支配(见图 14-4B 和图 14-5)。

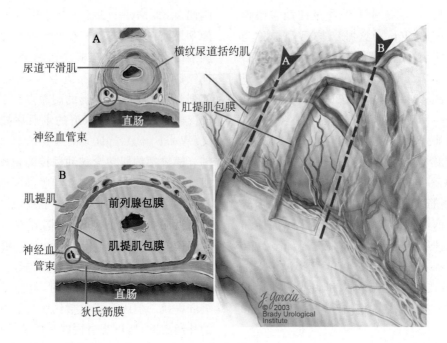

图 14-4　A. 前列腺尖部横断面显示横纹括约肌周围筋膜、横纹括约肌和尿道平滑肌间的解剖关系。注意 NVBs 位于周缘横纹括约肌的后外侧；B. 前列腺中部横截面显示肛提肌筋膜、狄氏筋膜和前列腺筋膜之间的关系。注意 NVB 位于肛提肌筋膜和前列腺筋膜之间。在进行保留神经的手术时，前列腺筋膜必须完整保留在前列腺上（© Brady 泌尿外科研究所）

为了避免在经会阴根治性前列腺切除术中对阴茎背静脉和 Santorini 神经造成伤害，减少术中出血，需要将外侧和前面的盆腔筋膜从前列腺上剥离。在行耻骨后根治性前列腺切除术时，为了接近前列腺也需要分离这些筋膜。因此无论何种入路都必须结扎背静脉复合体并分离盆侧筋膜（Walsh et al，1983）。

二、手术技术

（一）术前准备

术前评估必须包括聚焦各系统进行回顾、完整的诊治经过、所有用过的处方药和非处方药、手术史和麻醉史、体格检查、常规术前实验室检查。与 RRP 有关危及生命的并发症很少见，包括心肌梗死、脑血管意外（脑卒中）、心律失常、肺栓塞、出血和麻醉反应。术前评估要及时发现高危人群并采取干预以减少手术风险。

术前评估需发现可能增加手术难度的因素，包括腹部或盆腔手术史、放疗史、经尿道手术史、前列腺活检、严重炎症性肠病史、腹股沟疝或切口

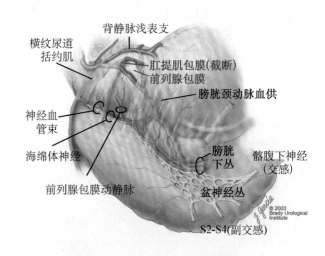

图 14-5　侧面图。供应、支配前列腺的血管和自主神经走行于肛提肌筋膜和前列腺筋膜之间（© Brady 泌尿外科研究所）

疝无张修补，以及前列腺体积较大等。尽管这些因素都不是 RRP 的禁忌证，但可能需要较高水平的技能和经验才能最大限度地减少并发症。

一项研究显示高达 15% ～ 20% 的男性在 RRP 后发生腹股沟疝，提示 RRP 手术容易直接

引发疝（Regan，1996；Lodding，2001；Nielsen and Walsh，2005）。有研究提示如果进行恰当的腹股沟区体检，大约有 15% 将接受根治性前列腺切除术的男性会被查出腹股沟疝（Lepor and Robbins，2007）。在大多数情况下，术前腹股沟疝无症状，但 RRP 可能会使无症状的腹股沟疝转变为有症状。因此应该配合 Valsalva 动作进行腹股沟区检查，以便在根治性前列腺切除术时行合适的疝修补术。

前列腺穿刺活检后需延期 6～8 周再行手术，经尿道前列腺切除术后需延期 12 周再行手术。延迟手术可使炎症粘连、血肿减轻，使得前列腺和周围结构之间的解剖层次在术前恢复到接近正常的水平。如果希望在术中保留 NVB 并避免直肠损伤，这一点尤其重要。

由于输血率低于 1%，我们医院不执行自体血液捐献。研究显示红细胞刺激因子虽然没有得到美国 FDA 批准，却可升高血细胞比容（红细胞压积），减少前列腺切除术后贫血的发生率（Rosenblum et al，2000）。使用红细胞刺激因子可使患者出院时达到相对较高的血细胞比容，加快恢复的速度，因为术后红细胞压积已被证明可影响患者重返工作、恢复活动的时间（Sultan et al，2006）。

美国泌尿学协会最近公布了泌尿外科手术预防性使用抗生素的最佳实践指南（Wolf et al，2008）。推荐预防性使用第一代或第二代头孢或氨基糖苷类联合甲硝唑/克林霉素，用于涉及进入尿道的开腹或腹腔镜手术。治疗时间不应超过 24 小时。我们通常单独使用第一代头孢，感染率远低于 1%。

特殊情况（如人工瓣膜、心房颤动和冠状动脉支架置入）下患者使用抗凝药和抗血小板药物时，术前处理应与内科医师或心脏病专家一起商讨。每年有近 100 万次冠脉介入治疗，其中大部分置入了"药物洗脱支架"，抗血小板治疗可能带来要么支架狭窄、要么围术期出血的两难境地。多数情况下，支架血栓形成是危及生命的严重并发症（Cutlip et al，2001）。对于接受 RRP 的带有药物洗脱支架的患者，合理的折中方案是在术前停用噻吩并吡啶，同时继续使用阿司匹林治疗，并在有临床指征后立即重新启用噻吩并吡啶（Grines et

al，2007）。

患者在手术前一天给予清流质饮食，晚上喝半瓶枸橼酸镁，并在手术当天早上进行灌肠，就在此日收治入院。

（二）特殊仪器

RRP 需要专用仪器较少，但光纤头灯是必不可少的，因为大部分操作在能见度较差的耻骨下进行。标准化的 Balfour 自拉钩带有可延伸的宽和窄的叶片，在淋巴结清扫术中比较有用，在根治性前列腺切除术中也是需要的，可发挥向上、向后拉开腹膜和膀胱以改善暴露的作用。其他还需要的专用仪器有电凝镊、小巧而精致的直角钳、Metzenbaum 剪、Jamison 剪和 2.5～4.5 功率的放大镜等。

（三）麻醉，切口和淋巴结清扫术

一般首选气管内全麻。鼓励麻醉师在前列腺被切除前维持相对低血压：收缩压不超过 100mmHg，晶体不超过 1500ml（Davies et al，2004）。患者取仰卧位。对于肥胖男性患者，可稍拱起手术床以伸展脐部和耻骨之间的距离。

常规消毒铺单。将 16Fr 硅胶 Foley 导管置入膀胱，气囊内注入 20ml 生理盐水，导尿管连接至无菌闭式引流袋。使用 16Fr 导管有助于术中尿道黏膜的缝合。右利手的外科医师一般站在患者左侧。

行下腹正中腹膜外切口，从耻骨切到脐部。将前筋膜切开至耻骨，在中线处分开腹直肌，锐性分离腹横筋膜显露耻骨后间隙（Retzius 空间）。将腹膜从外侧游离，从髂外血管直到髂总动脉的分叉处。**髂外动脉的软组织包含引流下肢的淋巴管，要注意保护。损伤这些淋巴管可能导致下肢水肿和淋巴囊肿形成。**此时不要切断输精管。接下来放置 Balfour 自拉钩，将窄的可伸缩叶片放置在游离后的输精管后方并向上拉开腹膜，用深的 Deaver 拉钩将膀胱拉向正中，可为淋巴结清扫提供良好的手术视野。以前常规分离输精管，一些患者会抱怨术后睾丸持续疼痛，我们认为这与操作中对精索牵拉过度有关。现在如果不分离输精管，精索上的牵引力被输精管分散，持续性睾丸痛因而少见。

一般在根治性前列腺切除之前行盆腔淋巴结清扫。先清扫肿瘤同侧的淋巴结，首先剥离覆盖在髂外动脉上的外膜(图 14-6)。保留覆盖髂外动脉的淋巴组织。清扫范围往后到骨盆侧壁;往下到股管,结扎淋巴管,无需切除 Cloquet 淋巴结;往上沿骨盆侧壁到髂总动脉分叉,髂内外动脉夹角处的淋巴结需切除。接下来小心切除闭孔淋巴结以避免损伤闭孔神经。骨骼化闭孔动静脉,除非出现过度出血,一般不予结扎。然后解剖继续到盆底,暴露髂内静脉。这种扩大清扫比以往局限清扫能切除更多的淋巴结,可以使分期更加准确,并可改善部分患者疗效(Allaf et al,2004;Palapattu et al,2004)。另一侧行同样操作。**如果肿瘤是分化良好至中等良好(Gleason 评分＜8 分)并且淋巴结触诊正常,则不进行冷冻切片分析**(Sgrignoli et al,1994;Cadeddu et al,1997)。

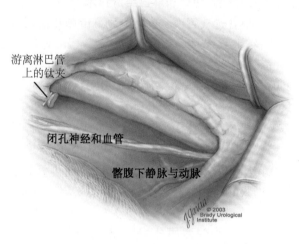

图 14-6 盆腔右侧观(盆腔淋巴结已完全切除)。注意:髂外动脉上方的纤维脂肪组织并被剥离,骨盆底部的闭孔神经、闭孔血管和髂内静脉(vv.)已被骨化(© Brady 泌尿外科研究所)

(四)显露

为了显露前列腺的前表面,有必要先分离腹膜。一般用一个可伸缩的拉钩将腹膜向上牵拉,然后轻轻将膀胱压向后方。

(五)打开盆内筋膜

仔细分离覆盖前列腺的纤维脂肪组织以显露骨盆筋膜、耻骨前列腺韧带和阴茎背静脉浅支。

靠近骨盆侧壁而远离膀胱和前列腺切开盆内筋膜(图 14-7)。在可看到下面肛提肌的半透明处切开盆内筋膜,若靠中部切开可能切到膨隆的 Santorini 静脉丛外侧分支引起持续性静脉出

血。该静脉复合体下方是前列腺动脉和朝着前列腺、尿道和阴茎海绵体走行的盆腔神经丛分支。

小心向前内侧剪开盆内筋膜直到耻骨前列腺韧带,使术者可触到前列腺的外表面。在这里,阴部动脉和静脉分支相汇合,穿过骨盆肌肉组织供应前列腺。此类血管在盆底肌肉深处沿耻骨支走行,为避免电凝对阴部动脉和神经造成损伤,应用钛夹结扎。

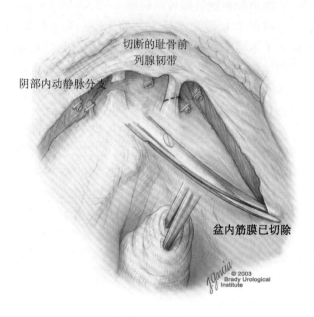

图 14-7 切开盆内筋膜和切断耻骨前列腺韧带。靠近骨盆侧壁而远离膀胱和前列腺切开盆内筋膜。前侧靠近前列腺韧带处,来自阴部内血管的小的动静脉分支已被夹闭、切断。切断耻骨前列腺韧带,向下分离直至显露前列腺尖部与背静脉复合体交界处。但耻骨后尿道处的静脉复合体应原封不动以保持横纹括约肌的前部仍固定在耻骨上(© Brady 泌尿外科研究所)

(六)分离耻骨前列腺韧带

将覆盖在背静脉浅表分支和耻骨前列腺韧带表面的纤维脂肪组织轻轻分离,以避免损伤背静脉的浅表分支。将浅表分支从韧带内侧边缘游离后予以电凝切断。在所有纤维脂肪组织被去除后,用海绵棒将前列腺压向后方,并用剪刀剪断两侧韧带(见图 14-7)。

继续分离直到显露前列腺尖部与背静脉复合体前表面之间的交界处,下一步要在这里切断背

静脉复合体。保留复合体的耻骨后尿道部分以保持尿道横纹括约肌的前部固定在耻骨上（Burnett and Mostwin，1998）。

（七）保护副阴部动脉

阴茎动脉血供不足是 RRP 术后患者勃起功能障碍的因素之一，而血供不足的原因之一就是在前列腺前外侧表面上走行的副阴部动脉损伤。70％的尸体解剖和 7％的活体选择性内阴部血管造影发现存在副阴部动脉。4％的男性存在粗而可见的副阴部动脉（Rogers et al，2004）。

副阴部动脉的分离可能伴随明显的出血，需要快速结扎、切断背静脉复合体以减少止血，因此在血管分离前完成对侧解剖是有帮助的。出于这个原因，当这些血管显得很粗且只出现在一侧时，首先应该将对侧的盆内筋膜和耻骨前列腺韧带切断。保留副阴部动脉的手术步骤是：先分离该血管外侧的盆内筋膜和耻骨前列腺韧带（血管位于耻骨前列腺韧带下方）（Rogers et al，2004）；然后轻轻提起该动脉；然后用剪刀和直角钳将该动脉从其筋膜中分离出来（图 14-8）。随着解剖的进行，静脉分支被切断，有时前列腺静脉复合体可能会有大量失血。用 4-0 可吸收缝线连续缝合即可轻松取得止血效果。向远侧游离的范围应超过背静脉复合体将被切断处。

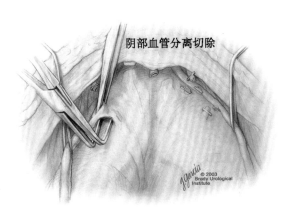

图 14-8　**保留双侧粗的副阴部动脉。前侧的前列腺筋膜用直角钳提起，便于副阴部血管的游离**（© Brady 泌尿外科研究所）

（八）结扎背静脉复合体

目标是以最小的失血量切断复合体，同时避免损伤横纹括约肌和无意中剪破前列腺前尖的情况发生。用海绵棒将前列腺压向后方，在前列腺尖部远侧紧贴背静脉复合体后表面缝过 3-0 Monocryl 缝合线（图 14-9）。在放置该针时，外科医师应该面向手术床的头部，手握持针器贴着耻骨垂直于患者进针。接下来，针头在持针器中反转，以同样的方法穿过耻骨联合的软骨膜（图 14-10）。一旦水平褥式缝合完成，就完成了三个关键目标：①无需集束效结扎就能控制大部分静脉出血——水平褥式缝合形成的平坦表面更容易切断；②重塑耻骨前列腺韧带给横纹括约肌提供了额外的支撑；③向前固定背静脉复合体。这使得外科医师能够在背静脉复合体分离期间看到前列腺尖部的平面。缝线不要剪掉，若背静脉切断时出血需要用到它来帮助缝合出血点。接下来使用 Babcock 钳捆绑钳夹盆内筋膜的两个边缘。然后在膀胱颈附近的前列腺前表面上用 2-0 Caprosyn 缝合线做 8 字缝合以减少背静脉近侧断端的出血，在一些静脉瓣膜功能不全的患者中此处出血量常常较大（图 14-11）。

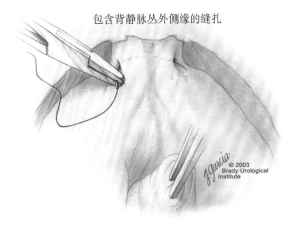

包含背静脉丛外侧缘的缝扎

图 14-9　**结扎和分离背静脉复合体。在前列腺尖部远侧紧贴背静脉复合体后表面以 3-0 Monocryl 缝合线缝合**（© Brady 泌尿外科研究所）

1. 分离前列腺尖部

前列腺尖部的分离是术中最复杂、最重要的步骤。须小心分离横纹括约肌及其周围的背静脉，以避免误切前列腺尖部，该处为阳性切缘最常见的部位。背静脉复合体的出血必须加以控制，同时注意避免损伤其周围的横纹括约肌，后者是参与被动尿控的重要结构。在上述操作过程中，

"8"字缝合穿入耻骨联合软骨膜

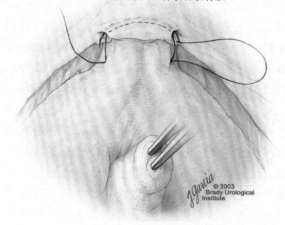

图 14-10 针在持针器中反转，同一根线穿过耻骨联合的软骨膜。重复该操作以形成 8 字形水平褥式缝合，完成后打结（© Brady 泌尿外科研究所）

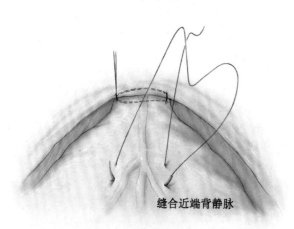

缝合近端背静脉

图 14-11 用 2-0 可吸收缝线在前列腺的前表面上进行 8 字缝合以减少背静脉复合体近端断端的出血（© Brady 泌尿外科研究所）

切勿过度牵拉、电灼或误断前列腺尖部的 NVB，以免造成损伤。

（1）离断背深静脉复合体：Myers（1991）提出，前列腺尖部的形态存在显著的变异性（图 14-12）。因此，使用器械盲目地在背深静脉复合体后方进行钝性分离是不可取的。相反，应该在直视下直接离断解剖标志。可用海绵棒向下轻压前列腺前表面，用 Metzenbaum 剪刀或 15 号刀片离断复合体。自复合体左侧缘起始，通常可以较好地暴露其与前列腺尖部的连接处（图 14-13）。因为复合体远端向前固定，

可下压海绵棒，以借此显露前列腺前表面与横纹括约肌交界处之间的确切层面。此时，使用放大镜有助于术者分辨组织结构、避免阳性切缘。此处为最常见的切缘阳性部位，因为很难准确识别前列腺尖部的前表面。借助于放大镜，可用剪刀于前列腺尖部的前面找到正确的层面。

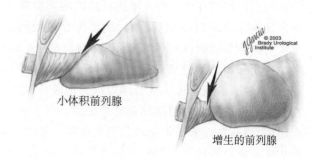

小体积前列腺

增生的前列腺

图 14-12 Myers（1991 年）提出，前列腺尖部的形态存在显著的变异性。对于体积较小的前列腺，其尖部呈一个平缓的斜面，而对于增生的前列腺，该处则呈一陡直的 90° 角。知晓这一重要的变异特点，可避免过多地切除横纹括约肌（© Brady 泌尿外科研究所）

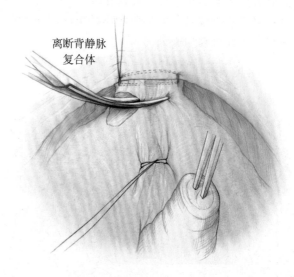

离断背静脉复合体

图 14-13 用棉棒后压前列腺，自左缘起始离断背静脉复合体（© Brady 泌尿外科研究所）

手术过程中有一点需要特别注意：如果过于靠近前列腺尖部分离其后方的横纹括约肌，则很可能损伤 NVB。由于在靠近前列腺尖部的 NVB 通常被前列腺尖部血管固定于横纹括约

肌的后内侧（Walsh et al,2000b）。因此,沿着尿道的括约肌外侧边缘,应该在前列腺尖部和盆底间的中间位置斜行离断。必须完全控制背深静脉复合体的静脉出血,从而确保后续操作在无血的术野中进行。为达到止血目的,可用 5/8 弧的缝针带着此前结扎背深静脉复合体时留置的 3-0 Monocryl 缝线连续缝合尿道横纹括约肌-背深静脉复合体的远侧断缘（图 14-14）。**在进行缝合时,术者应该面对手术床的头侧,手握持针器贴着患者耻骨垂直进针。** 轻柔进针即可缝入背深静脉复合体断缘,使其呈罩状覆盖于前尿道。背深静脉复合体后缘的 5 点及 7 点方向处通常存在纤曲的静脉分支,可用钛夹控制这些出血点。完成以上操作后,止血多可非常彻底。

　　最后,为控制来自前列腺前表面的回血,**可用先前留置的 2-0 可吸收缝线连续缝合前列腺前表面的背深静脉复合体近侧断缘**（图 14-15）。这种缝合方式可使前列腺筋膜上的张力均匀分布。如果术者选择这一操作,将利于神经束的高位游离（详见下文）。离断尿道并留置尿道缝线。在进行标准的神经游离时,应首先离断尿道。如需更积极地保留神经,则应在游离神经后切开尿道（见后文）。

缝合尿道横纹括约肌和背静脉

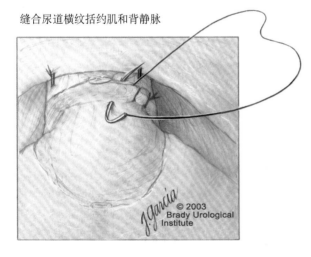

图 14-14　用先前缝扎背静脉复合体时留置的 3-0 Monocryl 缝线轻柔地连续缝合尿道横纹括约肌-背静脉复合体远侧断缘,以彻底止血（© Brady 泌尿外科研究所）

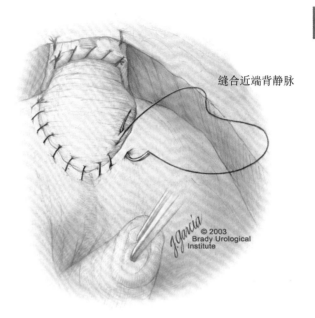

缝合近端背静脉

图 14-15　用 2-0 可吸收缝线"V"形连续缝合前列腺前表面的背静脉复合体（© Brady 泌尿外科研究所）

　　（2）尿道分离与尿道缝合:用海绵棒轻轻后压前列腺,可以很好地显露前列腺与尿道交接处。如前所述,在前列腺尖部与盆底间的中部位置游离横纹括约肌外侧束,从而尽可能多地显露尿道。然后,在靠近前列腺尖部紧贴尿道平滑肌后方置入一直角钳,确保尽可能靠近前列腺尖部横断尿道（图 14-16）。这一操作可借以显露前列腺尖部的诸多关键性解剖标志。首先,可借此于横纹括约肌后部显露后尿道。其次,如果止血效果良好,可由此辨认横纹括约肌后部与神经束的关系。用剪刀小心剪断尿道的前 2/3,避免剪破 Foley 导尿管。进而可为于尿道远端断缘的 1 点、3 点、5 点、7 点、9 点及 11 点方向处留置 6 根缝线提供极佳的显露。**用 5/8 弧的圆针带 3-0 Monocryl 线仅缝入尿道黏膜和黏膜下层,不包括平滑肌层**（图 14-17）。如前所述,术者应面对手术台头侧,手握持针器贴着患者耻骨垂直进针。第一根缝线留置于尿道 1 点及 11 点方向处的黏膜及黏膜下层。使用 16F 导尿管可使尿道黏膜较易辨认。不应缝入尿道平滑肌,否则会延迟术后尿控功能的恢复。如果尿道组织较薄,可将背静脉复合体缝入,以提高抗拉强度。提起此处缝线,可便于在其余各点继续留置缝线。所有缝线均从尿道管腔外进针缝至管腔内。但如果缝线留置时更易自腔内缝至腔外,则可用一 French 眼科针带线缝过膀胱壁。用铺单盖好已留置的缝线,以避免无意中牵拉或移位。

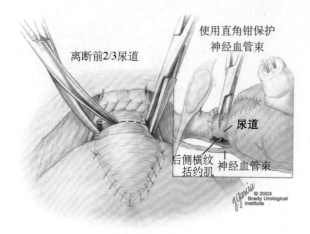

图 14-16　靠近前列腺尖部紧贴尿道平滑肌后方置入直角钳,可使神经血管束受到后侧完整的横纹括约肌的保护而避免损伤(亦可参见图 14-5)(© Brady 泌尿外科研究所)

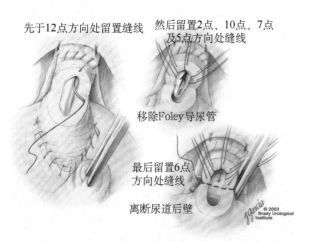

图 14-17　将 Monocryl 线于 12 点、2 点、10 点、7 点及 5 点方向处缝过尿道远侧断端的黏膜和黏膜下层。然后,移除 Foley 导尿管,于 6 点方向处留置缝线并离断尿道后壁(© Brady 泌尿外科研究所)

离断尿道后壁,以显露尿道横纹括约肌复合体的后部(图 14-17)。横纹括约肌复合体的后壁由骨骼肌和纤维组织构成。**识别并精确离断该复合体意义重大:①前列腺尖部病灶可获得足够的切缘;②正确识别直肠前壁的解剖层次,以确保切**除狄氏筋膜全层;③避免钝性损伤位于该复合体后方的 NVB;④保留尿控功能。

为了安全离断横纹括约肌的后部,可从前列腺尖部和尿道间的中部,于横纹括约肌复合体左缘紧贴其后壁插入直角钳(图 14-18)。如果直角钳过于靠近前列腺尖部,则可能会损伤 NVB。然而,在前列腺尖部和尿道间的中部,NVB 位置更加靠后,并位于插入的直角钳下方(Walsh et al,2000b)(图 14-5)。

然后用剪刀将横纹括约肌复合体左缘剪开。再于其右缘下方插入直角钳进而将其离断。从两侧离断横纹括约肌复合体十分必要,因为如果从一侧将整个复合体完全离断,则可能误伤对侧 NVB。最后,离断横纹括约肌复合体的中央部分。

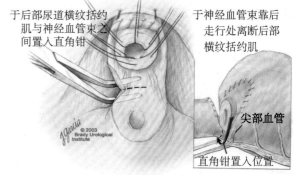

图 14-18　离断横纹括约肌后部。于横纹括约肌左缘后方、前列腺尖部与尿道之间的中部位置插入一直角钳,此处神经血管束位置更为靠后。离断该复合体左缘后,将直角钳于横纹括约肌右缘后方置入,用同样方法离断其右缘(© Brady 泌尿外科研究所)

2. 辨认和保护神经束

现今,保留双侧 NVB 对于大多数手术患者而言是安全的,很少需要同时切除双侧 NVB(Walsh,2001)。随着外科技术的进步和 5 型磷酸二酯酶抑制药的应用,大多数 65 岁以下、性功能正常的患者在术后仍可保留性功能。NVB 位于前列腺外侧、走行于盆侧筋膜(肛提肌筋膜和前列腺筋膜)之间。正确实施保留神经手术时,必须将前列腺筋膜保留于前列腺上,即所谓的筋膜间切除。此外,当肿瘤侵犯包膜时,其穿透范围很少超过 1~2mm,在保留 NVB 的手术标本中也常出现这种侵犯包膜的情况(Hernandez et al,2005)。正如 Costello 等(2004)发现,海绵体神经位于包膜血管后方,邻近前列腺包膜的神经是支配前列腺的,并非支配海绵体。

为避免包膜动静脉出血,一些术者选择于前列腺筋膜下进行分离,即所谓的筋膜内切除。由于这一层面正位于前列腺实质上,所以切缘阳性的风险很高。因此,不应使用这种方法。许多外科医师认为,如果切除 NVB,就可以避免切缘阳性。但事实并非如此,因为 NVB 并非阳性切缘的最常见部位。阳性切缘最常见的部位是前列腺尖部,其次是前列腺后部和前列腺后外侧。22% 的阳性切缘呈多发性。多项研究证实,保留神经手术与非保留神经手术的切缘阳性率相同(Ward et al,2004)。在 Walsh 治疗的患者中,87% 的患者保留双侧 NVB,13% 的患者保留单侧 NVB,总体切缘阳性率约为 5%(Epstein,2001)。即使在双侧 NVB 均被切除的患者中,NVB 处阳性切缘发生率也相当低。我们一直认为,如果肿瘤侵犯至双侧包膜外并达到需要切除双侧 NVB 的程度,该患者极可能已存在肿瘤的远处转移而无治愈可能。1986—1999 年间,仅有 7 名患者切除双侧 NVB。其中 4 例患者未治愈,原因为存在阳性淋巴结、阳性精囊或其他部位的阳性切缘。其余 3 例患者本无需切除双侧 NVB,因为有一侧并未发生肿瘤穿透包膜的情况。

关于如何决定何种情况下需要切除 NVB,术前不可能做出确切的决定。可根据患者性功能状况来考虑,但对于存在勃起功能障碍的患者,我们并非总是切除 NVB,因为有证据表明 NVB 有对尿控发挥躯体神经与自主神经的双重调节作用。切除双侧 NVB 的患者尿失禁发生率明显高于保留双侧 NVB 的患者(Nelson et al,2003)。此外,还应考虑其他重要因素,如可触及的尖部病变、Partin 表预测肿瘤穿透包膜的可能性较大等(Partin et al,1997,2001)。**然而,只有在术中才能做出最终决定。打开盆内筋膜后,如果在盆侧筋膜内触及硬结,则需广泛切除该侧 NVB;如虽未触及硬结,但游离时发现 NVB 似乎固定于前列腺上,则也需切除该侧 NVB。然而,只有在前列腺切除后才能最终决定是否保留或广泛切除 NVB。如**果在切除前列腺后发现其后外侧表面的软组织较少,亦需广泛切除 NVB。

(1)辨认 NVB:此时彰显开放手术中触觉的重要性。如果在盆侧筋膜内触及硬结,则需切除 NVB。同样,用直角钳轻柔游离时,如果发现 NVB 固定于前列腺上,则不应保留该侧 NVB。在游离 NVB 时,不应向上牵拉前列腺,而应将其向另一侧翻转。同时,也应移除导尿管,前列腺会因此更为柔软且在游离 NVB 时更易辨认正确的层面。

(2)保留 NVB 的标准方案:标准的做法是在切开尿道、留置尿道缝线及游离后方的横纹括约肌之后进行神经的游离。盆侧筋膜由两层筋膜构成:肛提肌筋膜和前列腺筋膜。NVB 走行于在这两层筋膜之间(见图 14-4B 和图 14-5)。使用直角钳游离肛提肌筋膜浅层。在此过程中,使用放大镜有助于避免损伤前列腺筋膜。同时也利于术者更轻柔地操作,从而减轻对 NVB 的牵拉。**在游离 NVB 过程中,可使用 Babcock 钳或海绵棒来操控前列腺。钳夹有助于在游离过程中轻微抬高前列腺,从而减少对 NVB 的牵拉,因为是将前列腺从 NVB 中游离,而并非将 NVB 从前列腺中游离。**游离应从膀胱颈开始,此处的肛提肌筋膜形成一条较厚的束带(图 14-19)。当该束带被离断后,前列腺的游离度会明显增加。应从膀胱颈向前列腺尖部方向游离肛提肌筋膜。这一操作使 NVB 的外侧得以游离,从而使下一步游离前列腺尖部后方 NVB 的操作更易进行。

肛提肌筋膜游离后,可于前列腺后外侧缘见一微小的"沟槽",NVB 即位于此处(图 14-20)。**沿此沟槽追踪至前列腺尖部,可见 NVB 离开前列腺尖部向后、向外走向尿道。一旦确定 NVB 内侧缘在前列腺尖部的位置,即可在中线处安全地向直肠方向分离前列腺后侧。**

在中线处找到直肠和前列腺之间的正确层面后,即可将 NVB 自前列腺游离,自前列腺尖部起始,向基底部分离,将前列腺翻转至对侧。**从直肠表面开始,用直角钳轻柔地将 NVB 自前列腺游离。**前列腺尖部常存在一些明显的顶端血管(图 14-21)。因为前列腺在中线处被翻转,这些尖部血管缠绕 NVB 从而扭曲其走行(见图 14-21)。如果未注意这一人为现象,可能导致不慎横断 NVB。因此,须夹闭、离断这些尖部血管。自前

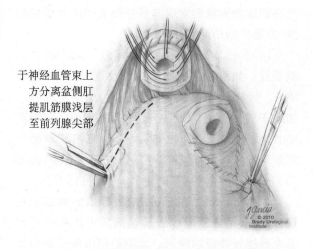

于神经血管束上
方分离盆侧肛
提肌筋膜浅层
至前列腺尖部

图 14-19　用 Babcock 钳将一侧的前列腺提起,显露前列腺外侧面。将直角钳插入肛提肌筋膜浅层,自膀胱颈开始,一直分离至前列腺尖部(© Brady 泌尿外科研究所)

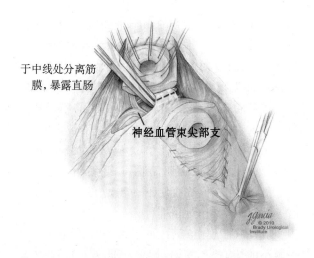

于中线处分离筋
膜,暴露直肠

神经血管束尖部支

图 14-20　打开肛提肌筋膜后,可见神经血管束位于前列腺侧后方的小"沟槽"内。沿该沟槽可追踪至前列腺尖部,在确定中间的界限后,即可在中线处进行分离,将位于该处的 Denonvilliers 筋膜自直肠分开(© Brady 泌尿外科研究所)

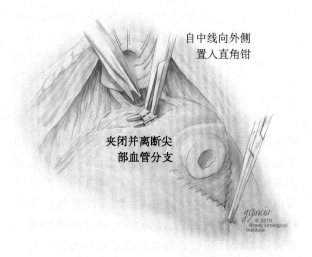

自中线向外侧
置入直角钳

夹闭并离断尖
部血管分支

图 14-21　前列腺尖部常有一些较为明显的顶端血管。因为前列腺在中线处被翻转,这些尖部血管常缠绕神经血管束。如果未注意到这一人为现象,则可能会不慎横断神经血管束。一旦夹闭、离断这些血管,神经血管束即可恢复至其自然的平直走行状态(© Brady 泌尿外科研究所)

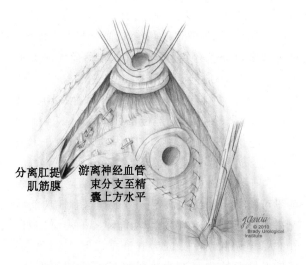

分离肛提
肌筋膜
游离神经血管
束分支至精
囊上方水平

图 14-22　神经血管束被游离至精囊上方水平(© Brady 泌尿外科研究所)

列腺尖部开始分离,应持续游离直至前列腺中部。由于肛提肌筋膜浅层已被打开,这一步分离通常较易进行。此外,在这一层面上进行游离时,应将狄氏筋膜和前列腺筋膜完整地保留在前列腺上,仅需将残留的肛提肌筋膜从前列腺外侧分离。至此,NVB 被游离至精囊上方水平(图 14-22)。

最好应用小钛夹平行于 NVB 夹闭其血管分支。NVB 及其分支附近禁止使用任何可产生热能的手术器械(如单极电刀、双极电刀或超声刀)(Ong et al,2004)。通常无需夹闭小血管的近前列腺侧;可使用小剪刀将其剪断。动脉和静脉分支的数目变异极大。然而,从前列腺尖部起始,则较易识别。如果并非这些血管分支将 NVB 固定于前列腺,则应将该侧 NVB 切除。术者应知晓在一些患者中,NVB 的走行可能更为靠前。在这些患者中,术者可能会将前列腺与直肠间的潜在间隙误认为如前所述的 NVB 所在的"沟槽"。但如果从前列腺尖部开始游离 NVB,则不会将二者混淆。此外,一些患者的前列腺外侧面存在许多沟通前侧 Santorini 静脉丛和后侧 NVB 的交通静脉。从前列腺尖部开始游离 NVB 则可较易处理这种情况。

此外,为确保将狄氏筋膜完整保留在前列腺上,应从直肠前表面开始分离 NVB。在依如前所述的原则治疗的局限性前列腺癌患者中,很少发生因不慎切入前列腺而导致的手术切缘阳性。同时,由于 NVB 的游离度较大,较易通过触觉感知和术野放大来识别正确的层面。因此,即使在肿瘤向前列腺外侵犯至 NVB 区域的患者中,也可使部分切除 NVB、保留性功能以及确保切缘阴性成为可能(Hernandez et al,2005)。

为避免牵拉 NVB,应继续由头侧至精囊方向进行分离(Masterson et al,2008)。此时,术者需寻找一条较为明显的起自 NVB 并越过精囊供应前列腺基底部的动脉分支(图 14-23)。将其于两侧结扎并离断。由此,NVB 不再束缚于前列腺上,继而移向后方。

(3)高位前向游离尖部 NVB:**这一处理可减少对支配海绵体和横纹括约肌的神经分支的牵拉及避免不慎横断走行于前列腺尖部前方的细小的神经分支,从而达到加速性功能和尿控恢复的目的**(Costello et al,2004;Takenaka et al,2004,2005;Horninger et al,2005;Menon et al,2005;Montorsi et al,2005)。**然而,由于前列腺尖部软组织较少,这种方法可能增加手术切缘阳性的风险。我们在实施这一操作时,通过应用参数评估来筛选肿瘤向前列腺外侵犯至 NVB 区域风险较低的患者**(Tsuzuki et al,2005)。Tsuzuki 等(2005)制定了一些术前参数,用以识别那些肿瘤向前列腺外侵犯至 NVB 区域可能性更大的患者。如果患者符合下列标准中的两项或两项以上,则肿瘤向前列腺外侵犯至 NVB 区域的风险将大于 10%:PSA>10 ng/ml;Gleason 评分>6分;一侧活检组织中,癌组织长度占穿刺组织长度的平均比例>20%;一侧穿刺阳性针数占总穿刺

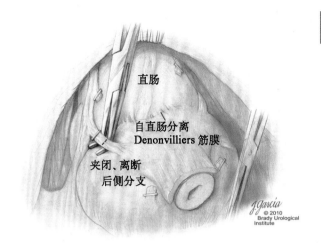

图 14-23　**分离前列腺后侧。** 游离 Denonvilliers 筋膜与直肠间的粘连,确保覆盖于前列腺和精囊背侧面的 Denonvilliers 筋膜全层的完整性。在直肠后外侧角分辨来自神经血管束、供应前列腺背侧面的较为明显的血管分支。夹闭、离断这些后侧分支后,神经血管束得以充分游离并移向前列腺后方(© Brady 泌尿外科研究所)

针数的比例>33%;直肠指检异常。

此步骤自结扎背静脉复合体开始,先于尿道切开。 一旦止血完全,切开前列腺尖部前方的肛提肌筋膜,沿前列腺尖部外侧缘向远端延长切口,保留下方的前列腺筋膜(图 14-24)。前列腺筋膜是位于沿前列腺外侧面走行的静脉下方的亮白色筋膜。为识别正确的层面以及避免误切入前列腺,必须保证视野绝对清晰并放大。在多数患者中,必须离断、夹闭这些静脉分支。切勿应用电凝,而应使用小钛夹止血。随着向远端的不断分离,将肛提肌筋膜自前列腺外侧缘小心游离,勿进入下方的前列腺筋膜。**由于单侧高位游离 NVB 后 12 个月的性功能恢复情况与双侧高位游离相同,我们目前通常只选择病理状况最好的一侧实施高位游离。** 一旦游离向远端延伸至超过前列腺尖部,即可显露和游离 NVB。由于此前已将肛提肌筋膜游离,故通常可于尿道侧面观察到明显的 NVB。至此,正如 Masterson 等(2008)所述,将 NVB 从前列腺外侧面游离、恰至精囊上方(图 14-25)。这种方法避免了对 NVB 的牵拉,并使后续保留 NVB 的步骤更易进行(图 14-26)。

然后,横断尿道并留置尿道缝线。横断横纹括约肌的后部。如果仅进行单侧肛提肌筋膜的高

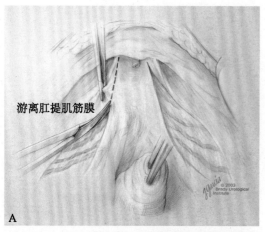

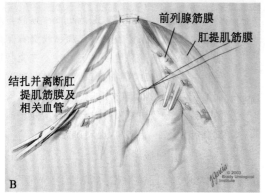

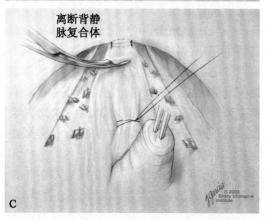

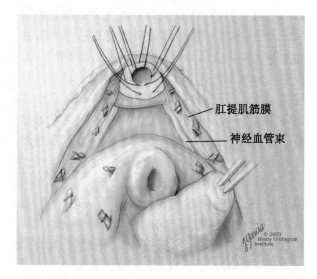

图 14-25 完全离断尿道和横纹括约肌后的术野(© Brady 泌尿外科研究所)

图 14-24 肛提肌筋膜的高位前向游离

A. 沿背静脉复合体的外侧缘切开覆盖于前列腺前尖部的肛提肌筋膜,保留下方的前列腺筋膜;B. 向远端分离至超过背静脉结扎处,用钛夹夹闭静脉分支;C. 在两根预先留置的背静脉缝线之间分离背静脉复合体至尿道(© Brady 泌尿外科研究所)

位游离,可于该侧肛提肌筋膜尖部高位游离处的对侧置入一直角钳。这有助于识别肛提肌筋膜下方的解剖层面及相应的对侧层面,而无需先从外侧离断肛提肌筋膜以达到该层面(图 14-26)。

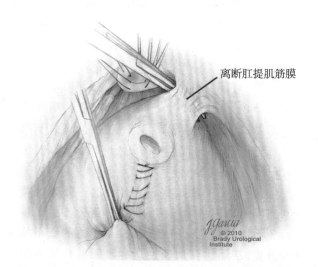

图 14-26 如果仅进行单侧肛提肌筋膜的高位游离,可在横纹括约肌后部离断之后,于该侧肛提肌筋膜尖部高位游离处的对侧置入一直角钳。这有助于识别肛提肌筋膜下方的解剖层面及相应的对侧层面,而无需先从外侧离断肛提肌筋膜以达到该层面(© Brady 泌尿外科研究所)

(4)广泛切除 NVB:在切除单侧 NVB 之前,需先将对侧 NVB 自前列腺尖部起始从前列腺游离。这样可避免在广泛切除一侧 NVB 时对于对侧 NVB 的牵拉损伤。准确识别待切除的 NVB 在前列腺尖部的走行,将一直角钳紧贴直肠前表面自内向外于该 NVB 后方穿过(图 14-27)。离断但不结扎 NVB,以尽可能多地切除软组织。之后,如果出血严重,可夹闭远侧断端。自前列腺尖部向底部分离直肠外侧面的筋膜,以使 NVB 和足够的筋膜组织均包含于切除的标本中。该操作应在直视下进行,分离终止于精囊顶部,结扎、离断 NVB。至此,可将 NVB 和盆侧筋膜在直视下较以往更为完整地切除(图 14-28)。

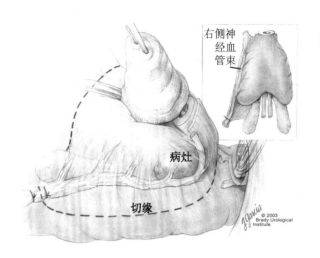

右侧神经血管束

病灶

切缘

图 14-28　神经血管束(NVB)切除范围。自尖部外侧分离至精囊顶部神经血管束结扎处。这样可切除足够的原发病灶附近的软组织($^{©}$ Brady 泌尿外科研究所)

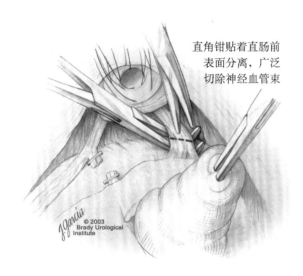

直角钳贴着直肠前表面分离,广泛切除神经血管束

图 14-27　广泛切除神经血管束(NVB)。游离对侧的神经血管束以及直肠与前列腺尖部间残留的粘连后,将一直角钳紧贴直肠前表面自内向外于该神经血管束后方穿过。如果直角钳自外向内穿过,则发生直肠损伤的可能性更大($^{©}$ Brady 泌尿外科研究所)

(九)分离前列腺后侧并切断侧蒂

保留前列腺尖部的 NVB 或将其广泛切除并将前列腺分离至精囊水平之后,重新置入导尿管,向上轻轻牵拉导尿管,在中线处向后离断直肠和狄氏筋膜间的粘连(图 14-29)。由于 NVB 已游离,可牵拉导尿管以显露前列腺底部和精囊。然而,为进一步显露,不应再将海绵棒置于前列腺上,因为可能引起组织移位,进而导致切缘假阳性,而应将海绵棒置于导尿管上。在这一层面分离时,必须将狄氏筋膜全层完整保留于精囊。

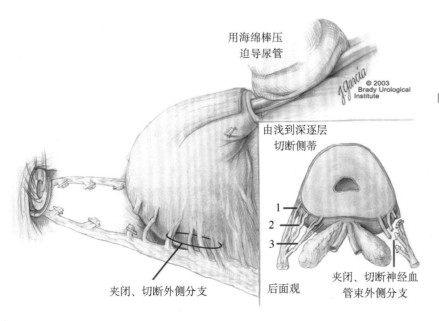

用海绵棒压迫导尿管

由浅到深逐层切断侧蒂

夹闭、切断外侧分支

后面观

夹闭、切断神经血管束外侧分支

1
2
3

图 14-29　切断神经血管束供应前列腺后侧分支后的侧面观。图中显示了切断侧蒂的部位。侧蒂较厚,应按序离断:表层(1)、中层(2)和深层(3)(邻近精囊)。如果一次性完全切断侧蒂,则存在误切入前方前列腺的风险($^{©}$ Brady 泌尿外科研究所)

此时,可于精囊的外侧面安全地离断侧蒂,而不损伤 NVB(见图 14-29)。侧蒂较厚,需按序离断:表层、中层和深层(邻近精囊)。如果一次性完全切断侧蒂,则存在误切入前方前列腺的风险。

明显的动脉出血点可用钛夹夹闭止血。这一处理可在前列腺切除时一并切除更多的软组织,并可保护 NVB 免于损伤。继续向上分离至膀胱与前列腺交界处的前外侧。最后,在精囊顶部离断狄氏筋膜以便于后续移除前列腺。许多术者选择在此时离断输精管及游离精囊。

(十)离断膀胱颈与切除精囊

经过以上操作后,前列腺已几乎被完全游离。在膀胱前列腺连接处切开膀胱颈前壁(图 14-30)。切开黏膜层后,抽出导尿管气囊内液体,将导尿管两端钳夹在一起以供牵引。扩大膀胱颈切口,在 5 点和 7 点处可见膀胱下动脉供应前列腺的分支(图 14-31)。离断上述血管后,可显露精囊前表面与膀胱后壁间的层面。避开双侧输尿管开口并紧贴精囊前表面操作,以安全剪开膀胱颈后壁(图 14-32)。

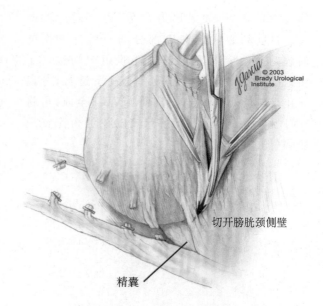

图 14-31　在 5 点和 7 点处结扎、离断膀胱下动脉的分支,以暴露膀胱与精囊间的夹角(© Brady 泌尿外科研究所)

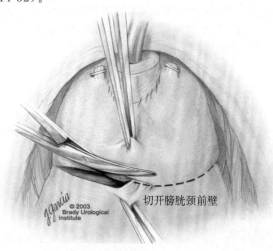

图 14-30　切开膀胱颈前壁(© Brady 泌尿外科研究所)

切开膀胱颈后壁后,用 Allis 钳提住膀胱颈后壁近侧断缘,用钛夹夹闭并离断输精管,从周围结构中游离出精囊(图 14-33)。值得注意的是,盆腔神经丛就位于精囊的外侧表面。为了避免损伤盆腔神经丛,在游离精囊时应十分小心,尤其是游离其外侧时,应在直视下确认供应精囊的小动脉分支,紧靠精囊用小钛夹将其夹闭并切断。由于精囊尖部已游离,应辨认

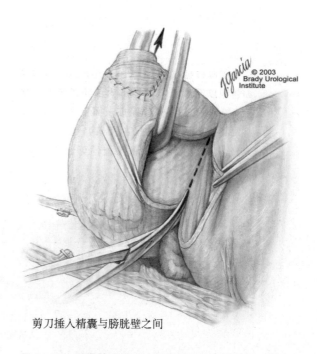

图 14-32　显露精囊前壁与膀胱颈后壁间层面,以切开膀胱后壁(© Brady 泌尿外科研究所)

并结扎、离断双侧精囊尖部的小动脉分支。切断狄氏筋膜与周围的粘连,移去手术标本。仔细检查标本,确认手术切缘性质不确定的部位。如果无法确定前列腺后外侧表面切缘性质,则须切除该侧的 NVB。

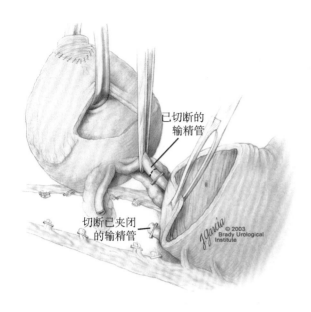

图 14-33　分离输精管和精囊。左侧输精管已离断并结扎。在直视下小心将精囊与盆腔神经丛分离并结扎小动脉分支(© Brady 泌尿外科研究所)

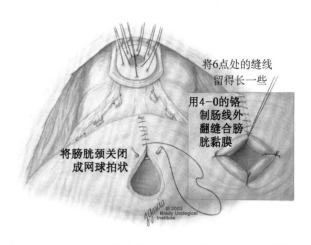

图 14-34　用 2-0 可吸收线连续缝合膀胱壁全层,将膀胱颈呈网球拍状闭合。用 4-0 可吸收线间断外翻缝合膀胱黏膜,使之覆盖于膀胱颈切缘,以确保进行黏膜对黏膜吻合。后缘中线处缝线(6点钟处)应留置长一些(© Brady 泌尿外科研究所)

仔细检查术野的出血情况。NVB 附近的小血管出血禁用电凝止血以免损伤细小的神经纤维,而应采用小钛夹夹闭。若止血不彻底,则可能在膀胱与直肠间形成血肿。如血肿继发 NVB 周围炎症反应,则将延迟性功能的恢复(Walsh et al,2000b)。为避免这一不良事件,可以在直肠膀胱陷凹处的腹膜上做一小切口,以减轻血肿形成对周围组织的压迫。

(十一)膀胱颈的重建与吻合

用 2-0 可吸收缝线连续或间断全层缝合膀胱肌层和黏膜层以重建膀胱颈,使之呈网球拍状闭合(图 14-34)。预先注射亚甲蓝有助于辨认输尿管开口,一般无须置入输尿管导管。**在关闭过程中缝合黏膜层,可有效避免术后严重血尿的发生。**重建膀胱颈时,应该从后向前将膀胱壁缝合于中线,直至将膀胱颈口直径缩小至近似尿道直径。用 4-0 的可吸收缝线间断或者连续外翻缝合膀胱黏膜使之呈花瓣状覆盖于膀胱颈上,以利于随后进行尿道-膀胱的黏膜对黏膜吻合。可将 6 点处的缝线留置长一些以便于吻合(见下文)。

此后,可进行膀胱尿道吻合或在吻合前先于膀胱颈周围进行加强缝合以套叠膀胱颈(Walsh and Marschke,2002)。**加强缝合可防止膀胱颈在膀胱充盈时被撑开。**本章所描述的标准外科手术操作强调充分的手术切缘以确保极佳的肿瘤控制,尤其是尖部的处理。部分术者在术中保留耻骨前列腺韧带,而从它们的下方(距尖部更近)分离,虽然可保留更多的横纹括约肌,但亦可能导致尖部切缘不够充分。本文所述的处理方式可能切除更多的横纹括约肌,但最终可延长部分患者不使用尿垫的时间。Walsh 等研究发现,通过套叠膀胱颈,80% 的患者在术后 3 个月以及 98% 的患者在术后 1 年已无需使用尿垫(Parsons et al,2004)。先用 2-0 Maxon 缝线在膀胱后壁距重建的膀胱颈约 2cm 处(原先膀胱前列腺连接处)缝合膀胱两侧缘(图 14-35)。如该区域内的缝合部位有钛夹,则需移除,因其可能被折叠进膀胱颈进而引起膀胱颈挛缩。在正中线处将缝线打结。在更靠近前方处开始后续缝合。缝合开始前,最好松开拉钩上的可伸缩叶片,以减少膀胱前壁的张力,这将有助于辨认膀胱周围的疏松组织,以便缝合膀胱前壁时带上这些组织。用 2-0 的 Maxon 缝线在膀胱前壁距重建的膀胱颈约 2cm 处"8"字缝合膀胱两侧缘,松松打结(图 14-36)。此时,膀胱颈应从缝合所形成的组织盖下方突出来,类似于海龟从背壳将头伸出。用生理盐水充盈膀胱以测试膀胱颈处有无液体外漏。测试完成后,用镊子从膀胱颈伸入膀胱以彻底排空注入的生理盐水。两次缝合 6 点钟处并牵引,以便于留置尿道缝线。

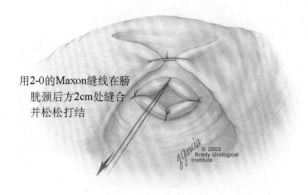

图 14-35 膀胱颈的套叠。用 2-0 的 Maxon 缝线在膀胱后壁距重建的膀胱颈约 2cm 处(原膀胱前列腺连接处)缝合膀胱两侧缘并在中线处打结(© Brady 泌尿外科研究所)

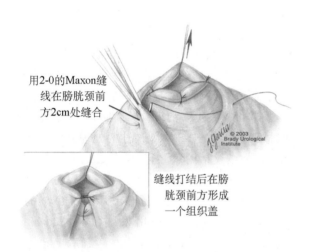

图 14-36 膀胱颈的套叠。用 2-0 的 Maxon 缝线在膀胱前壁距膀胱颈 2cm 处"8"字缝合膀胱两侧缘并打结(© Brady 泌尿外科研究所)

　　仔细检查手术部位是否有出血。经尿道置入一根新的 Foley 硅胶导尿管(F16,5ml 气囊)至盆腔内。将预留于远端尿道的 6 根 3-0 Monocryl 缝线自膀胱腔内向腔外缝过膀胱颈的相应位置(图 14-37)。牵拉外翻膀胱颈黏膜时在 6 点处留置的 4-0 可吸收线以便于缝合。如前所述,使用 French 眼科针于 12 点、2 点及 5 点处留置缝线。冲净导尿管内的血块,检查气囊,经膀胱颈将导尿管置入膀胱,气囊内注入 15ml 生理盐水。缝线打结时,无须如前牵拉导尿管。可用一把 Bab-

cock 钳夹持近重建膀胱颈处的膀胱前壁(图 14-38)。这样能够确保黏膜与黏膜间对合良好,从而显著降低发生膀胱颈挛缩的概率。

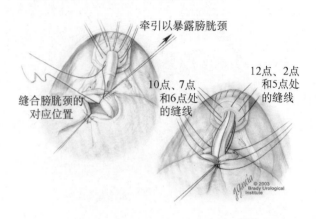

图 14-37 牵引 6 点处的 4-0 可吸收缝线以显露膀胱颈。于膀胱颈 12 点、2 点、5 点、7 点和 10 点处留置 3-0 Monocryl 缝线进行最后的吻合(© Brady 泌尿外科研究所)

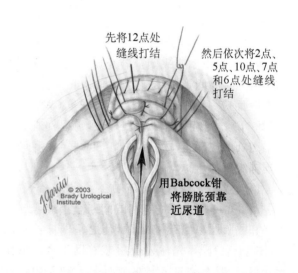

图 14-38 用 Babcock 钳将重建的膀胱颈移至盆腔内并靠近尿道直至所有缝线均打结后再松开。这种方法可确保在缝线打结时,重建的膀胱颈与尿道黏膜间对合良好(© Brady 泌尿外科研究所)

　　先将前部的吻合线打结,应确保吻合口无张力。如果存在张力,可先将膀胱从腹膜上游离下来,然后依次将 2 点、5 点、10 点、7 点和 6 点处吻合线打结。所有吻合线均打结后,轻移导尿管,以确保无缝线缝在导尿管上。用生理盐水冲洗导尿管以清除血块。用生理盐水彻底冲洗术区后,于术区中线处留置一根负压引流管,自筋膜(远离中线)由腹直肌间(不穿过腹直肌)引出。用 2 号尼龙缝线连续缝合切口,并用皮钉关闭皮肤切口。将导尿管小心固定于大腿内侧。

三、术后管理

耻骨后根治性前列腺切除术后患者的恢复一般并非一帆风顺。这一开放性术式术后并发症的发生率在过去十年已有很大的改观(Dasgupta and Kirby,2009)。研究总结表明住院时间明显缩短(现平均为 1.7 天),尿漏、术后肠梗阻发生率均较前降低(0.17%、0.6%),输血需求减少(0.13%),以及因出血进行手术探查的情况亦较以往有所减少(0.08%)。

一般来讲,术后当晚患者需要留院观察,可在术后 1～2 天出院。手术当晚可经镇痛泵静脉注射氢吗啡酮、芬太尼或吗啡镇痛。为尽量减少术后麻醉药物的应用,对于肾功能正常(术前肌酐<1.2 mg/dl)、无术中大出血(估计失血量<1500 ml)、血糖控制良好或无术后血尿史的患者,可在转移至恢复室或术后第一天清晨接受一剂静脉注射的酮咯酸氨丁三醇(非甾体抗炎药,NSAID)。最近,静脉注射对乙酰氨基酚(扑热息痛)也被用于术后患者的镇痛,结果相似,但目前代价昂贵。**镇痛药的联合应用可减少术后肠梗阻的发生,但使用非甾体抗炎药可导致术后血尿的发生,常需持续膀胱冲洗。**患者可于手术当晚进清淡的流质饮食,次日可予常规的低脂饮食。可于出院时或引流量每天小于 50ml 时移除术区留置的单腔负压引流管。

术后导尿管须留置 7～10 天,这将给患者带来不便(Lepor et al,2001),也限制了患者术后的活动与工作(Sultan et al,2006)。因此,在不造成不良事件(如尿潴留和膀胱颈挛缩)的前提下,应尽快移除导尿管。目前公认不应在存在明显尿外渗的情况下移除导尿管。虽然 80% 的膀胱尿道吻合术术后第 4 天行膀胱造影时多已无尿外渗,但由于急性尿潴留发生率高,因此不推荐此时移除导尿管(Patel and Lepor,2003)。大约 10% 的患者术后 1 周进行膀胱造影时显示中度尿外渗。在术后 1 周常规进行膀胱造影有助于提早移除导尿管,同时也有助于发现少部分需要延迟移除导尿管的患者,但需患者再次来院、暴露于放射线下,并产生新的费用。我们的经验表明,患者可于术后第 10 日在家中安全地移除尿管。膀胱痉挛通常可自行消退,且患者多可安心对待。膀胱痉挛严重时,可口服抗胆碱药物[口服奥昔布宁(Ditropan),5mg]或地西泮(口服安定,5～10mg)以缓解症状。

四、并发症

患者多能够很好地耐受 RRP,并发症的发生率及死亡率均较低(0.2%)。其并发症可分为术中并发症和术后并发症。

(一)术中并发症

最常见的术中并发症是静脉系统来源的出血。静脉损伤通常可经填塞压迫、显露缝合或止血钳夹闭得以暂时控制。如果上述方法无效,可使用较细的 5-0 心血管缝合线进行缝合止血。在切开骨盆筋膜、分离耻骨前列腺韧带或横断背静脉复合体以显露前列腺尖部时,也可发生出血。如果能够充分熟悉背静脉复合体的解剖,将背静脉离断并仔细缝合,通常可以获得较为满意的止血效果。**如果任一部位发生源于背静脉复合体的严重出血,术者应在尿道部位完全离断背静脉复合体并缝扎断端。这是控制来自背静脉复合体出血的最佳方法。**为在前列腺切除术中获取更好的显露,必须轻柔地牵拉前列腺。如果背静脉未被完全离断和结扎,牵拉将撕裂那些部分横断的静脉从而加重出血。凭借精细的操作与娴熟的解剖,根治性前列腺切除术中的平均失血量可控制于 300～1000ml,很少(<1%)需要术中输血。由于输血率低,我们不再需要患者在术前捐献或储存自体血液。但所有手术患者在术前均需测定血型并进行输血前血液筛查。

较少见的术中并发症包括闭孔神经损伤(盆腔淋巴结清扫时)、直肠损伤及输尿管损伤等。如果闭孔神经被误断,必须用极细的不吸收缝线进行重新吻合。直肠损伤是一种少见的(<0.3%),但严重的并发症。直肠损伤常发生于解剖前列腺尖部试图分离直肠与狄氏筋膜间的层面时。一旦发生直肠损伤,应先完成前列腺切除术与膀胱颈

重建,彻底止血后再处理直肠损伤。在直肠修补处与膀胱尿道吻合处之间植入带蒂的大网膜可有效减少直肠尿道瘘发生。上述操作可简单地通过在腹膜上做一小开口来完成;识别并分离大网膜蒂,确保其长度足以到达盆腔;在直肠膀胱陷凹处分离腹膜,并通过上述腹膜开口连接大网膜蒂的末端。助手充分指扩肛门括约肌,同时直肠损伤情况须在手术记录中详细描述。先显露好术野,修剪伤口边缘至新鲜组织,并以两层缝合的方式闭合伤口。用可吸收缝线固定大网膜蒂,并进行膀胱尿道吻合。用抗菌药彻底冲洗伤口,术后持续应用抗菌谱覆盖需氧菌与厌氧菌的广谱抗菌药防治感染。采用上述方法,所有患者术后均未发生伤口感染、盆腔脓肿或直肠尿道瘘(Borland and Walsh,1992)。然而,如果患者此前已接受放疗(挽救性前列腺切除术),慎重起见,应行结肠造口改道术。输尿管损伤也较少见,通常在分离三角区试图显露膀胱与精囊间正确层面时误伤输尿管,一旦发生,应行输尿管再植术。

(二)术后并发症

危及生命的迟发性出血是 RRP 罕见的并发症。根治性前列腺切除术后大出血定义为需要紧急输血以维持血压的术后出血(Hedican and Walsh,1994)。迟发性出血极少需要手术探查,大多数患者均可经保守治疗转危为安。接受手术探查的患者与采用保守治疗的患者在血制品平均用量上无明显差异,但前者住院时间更短。在保守治疗的患者中,盆腔血肿虽可经尿道膀胱吻合口引流,但易出现明显的膀胱颈挛缩和长期的控尿问题。我们的经验(Hedican and Walsh,1994)显示,只有 25% 接受手术探查的延迟性出血患者发生持续较长时间的轻度尿失禁。**这些结果表明,对于根治性前列腺切除术后需紧急输血的严重低血压患者,应尽早实施手术探查以清除盆腔血肿,从而减少膀胱颈挛缩和尿失禁的发生。**

1. 血栓栓塞

深静脉血栓形成(DVT)合并肺栓塞是根治性前列腺切除术后患者主要的死亡原因。最近瑞典的一项 45 000 例前列腺外科手术的回顾表明,当手术包含盆腔淋巴结清扫时,术后 14 天和 28 天间发生血栓栓塞事件的可能性最高,故需在术后 4 周内持续关注上述风险。这一并发症的预防措施包括:小心调整患者在手术台上的体位以避免下肢末端静脉受压、使用间歇性的下肢实施装置、早期下床活动。在 Walsh 所采用 8cm 手术切口的 700 余例患者均未发生血栓栓塞事件,相比之下,他之前的 700 例患者中有 1.4% 发生血栓栓塞(Walsh,个人交流)。虽然这种急剧减少的机制尚未可知,但 Walsh 认为可能与较短的切口可减少暴露、脱水及术中对髂外静脉的牵拉有关。部分医学中心采用小剂量肝素或低剂量低分子肝素预防血栓栓塞的发生(我中心未应用)。

最重要的是,应在出院前对所有患者充分告知 DVT 及肺栓塞的症状及体征,并口头及书面告知一旦出现以下任一症状须立即就医:腿部肿胀或疼痛,尤其是腓肠肌部位;突发胸痛,并于深呼吸时加重;咯血;呼吸急促;突发无力或晕厥。我们发现告知患者是降低血栓栓塞发生率及死亡率最好的方式。患者发生 DVT 或肺栓塞后,可皮下注射低分子量肝素,每天两次,无需监测凝血因子,有效性与安全性至少不亚于静脉注射调整剂量的普通肝素(Buller et al,2003)。

2. 膀胱颈挛缩

根治性前列腺切除术后的膀胱颈挛缩发生率在 0.5%~10%,且已在过去的 10 年中急剧下降。其源于膀胱与尿道黏膜表面的不精确对合。这可能因术中黏膜未充分靠近、尿外渗或血肿影响膀胱颈吻合口愈合所致。当患者主诉尿线变细或长期存在不明原因的尿失禁时,应考虑该诊断的可能。如果单纯尿道扩张治疗失败,可直接用冷刀将膀胱颈 3 点、6 点和 9 点处切开,并于术后有限时间内进行自我间歇导尿,通常可解决该问题。对于顽固性膀胱颈挛缩患者,冷刀切开后于膀胱颈部局部注射曲安奈德(200mg/5ml)可能有效。

3. 尿失禁

根治性前列腺切除术后尿失禁通常继发于固有括约的缺乏。根据"监测、流行病学和结果数据库"(SEER)的统计,16 000 例根治性前列腺切除术患者中仅有 6%(65 岁以上)在术后两年内出现尿失禁。在部分男性中存在横纹括约肌发育缺陷。在老年男性中,横纹括约肌可出现萎缩并含有较多胶原成分(Burnett and Mostwin,1998;Strasser et al,1999)。但横纹括约肌缺乏的主要原因为结扎、离断背静脉复合体时损伤横纹括约肌。尿道平滑肌也参与尿控,吻合时缝线过粗、缝合过深可使其受损,或因 NVB 损伤而失去神经支配。此外,膀胱颈须保持柔软,且直径切勿过大,膀胱颈挛缩或口径宽大均会妨碍尿控(Horie et al,1999;Groutz et al,2000)。如前所述,为避免此类并发症的发生,以下几点非常重要:术中分离尖部时须注意保留横纹括约肌、吻合时须无张力、重建膀胱颈时膀胱颈注意保证小口径且质地柔软、吻合时确保黏膜精准对合。有研究报道,在膀胱颈周围实施加强缝合以套叠膀胱颈,可避免膀胱充盈时膀胱颈被撑开(Walsh and Marschke,2002)。最后,许多患者术前已存在膀胱颈出口梗阻,导致逼尿肌肥大,从而使膀胱顺应性降低,此类患者将需要更长的时间使尿控功能完全恢复。因此,术中应避免过度牵拉膀胱,否则会加重这一情况。

回顾所有关于尿失禁的文献已超出本章范围。Stanford 等(2000)在一项长达 24 个月的基于人群的纵向队列随访研究中发现:8.4% 的男性在根治性前列腺切除术后存在频繁的漏尿或完全不能控尿。相反,Walsh 等(2000)实施的一项患者报告结局研究(患者将一份有效的问卷递交至一个独立的第三方)显示:93% 的患者术后 1 年时未使用尿垫,且 98% 的患者无明显的尿控问题。最近一项研究表明采用膀胱颈套叠技术后,98% 的患者在术后 1 年时未使用尿垫,且患者均不存在明显的尿控问题(Parsons et al,2004)。

在患者恢复过程中,应定期给予一定的鼓励与指导。相关方案的细节已在其他文献有所报道(Walsh and Worthington,1995,2001)。在控尿功能完全恢复之前,应建议患者减少液体的摄入,避免饮用含咖啡因和酒精(乙醇)的饮料。如果患者因高血压而服用 α-肾上腺素能受体阻滞药,则应停服。对于无高血压的患者,服用丙咪嗪或 α-肾上腺素能受体激动药有助于尿控功能的恢复。

(三)勃起功能障碍

影响前列腺癌根治术后勃起功能恢复的三个重要因素为:患者年龄(65 岁以下)、术前性功能状况、是否保留双侧 NVB。Walsh 等(2000a)通过一项患者报告结局研究(患者将一份有效的问卷递交至一个独立的第三方)评估采用本文描述的外科技术后患者性功能的恢复情况。术后 18 个月,86% 的患者(服用或未服用枸橼酸西地那非)可进行无辅助性交,虽然 1/3 的患者服用枸橼酸西地那非,但仅有 4% 患者表示不服用该药则无法进行性交。性功能的恢复是一个渐进的过程:术后 3 个月、6 个月、12 个月、18 个月分别有38%、54%、73% 及 86% 的患者的性功能得到恢复。性功能的恢复也与患者接受手术时的年龄相关:30-39 岁、40-49 岁、50-59 岁、60-67 岁的患者中分别有 100%、88%、90% 及 75% 的患者术后可恢复性功能。最近这些数据在一份与前类似的问卷中有所更新(Parsons et al,2004)。术后 3 个月、6 个月、12 个月分别有 42%、49% 及 73% 的患者性功能得以恢复。在这前后两组患者中,大部分患者于术中保留双侧 NVB。在保留一侧 NVB 的患者中,有 65% 的患者恢复了性功能。在存在副阴部动脉的患者中,保留该动脉者术后勃起功能恢复的可能性比未保留该动脉者增加 2倍(Rogers et al,2004)。

在 Expert Consult 网站展示的视频中,高位分离 NVB 明显有助于早期康复以及性功能恢复至基线水平。 在接受 NVB 高位分离的患者中,有93% 术后 12 个月时性功能已得以恢复,其中70% 的患者勃起功能恢复至基线水平。在术前每周性交次数多于 1 次的患者中,有 78% 患者的性功能在术后 12 个月时已恢复至基线(Nielsen et al,2008)。有趣的是,性功能的恢复以及恢复至基线水平的情况在行单侧或双侧 NVB 高位分离的患者中均存在。这表明,与此技术相关的性功能恢复的改善情况并非因保留海绵体神经的前支所致,而是由于较轻的牵拉提高了神经保留的精准性。**其他有经验的术者也注意到类似的早期神经分离技术可改善性功能的恢复,为这一技术的改进提供了更进一步的借鉴**(Masterson et al,2008)。

在接受药物治疗的患者中,磷酸二酯酶 5(PDE5)抑制药有助于根治性前列腺切除术后的性功能恢复。然而,直到最近,这类药物的最佳给药方案(每晚或按需)尚未明确。在一项小型研究中,Padma Nathan 等(2008)报道夜间服用西地那非的患者的性功能恢复情况优于安慰剂组(未接受任何治疗)。2008 年 Montorsi 等实施的一项评价勃起功能恢复的多中心随机双盲研究显示,患者持续 9 个月每夜按需给予他达拉非或安慰剂。双盲治疗结束后，按需给予他达拉非治疗的患者勃起功能优于安慰剂组。在类似设计的试验中，Pavlovich 等研究表明按需使用或每夜使用西地那非在性功能的恢复方面无明显差异，但似乎有趋势提示按需给药疗效更佳。**因此，PDE5 抑制药的按需给药似乎是有助于性功能恢复的最有效方案。**

五、经典的解剖性根治性前列腺切除术的手术改良

自解剖性根治性前列腺切除术被初次报道后，这一术式不断得到改良。其中的一些改良已将手术短期及远期并发症的发生率降至较低并使肿瘤控制达到理想状态，且已被整合至经典的术式中（Walsh et al，2000b；Walsh and Marschke，2002；Rogers et al，2004）；而其他一些改良则因已被证实尚无或仅有极小的获益甚至于导致一定损害而被废弃（Steiner et al，1993；Parsons et al，2004）。有些改良已被证实能够促进控尿功能和（或）性功能的早期恢复，主要集中于膀胱颈的控尿功能、精囊周围的分离及切除 NVB 后的神经移植等方面。令人信服的解剖和生理机制的提出可用以解释上述改良方式改善尿失禁和性功能的恢复的原因。但支持上述改良方法的证据则可信度不高，且常不一致。比较这些改良方法对生活质量影响的回顾性研究未能控制选择偏倚，评估结果的方法亦不尽相同，且术者针对标准术式的改良方法也不同。这些回顾性研究适于识别临床治疗的获益情况。从根本上讲，使用生活质量问卷的长期随机多中心研究必须在那些改良成为标准术式之前完成，尤其当这些改良可能引起不可预知并发症或可能对肿瘤控制产生负面影响时。值得讨论的一个改良是利用膀胱导管改善尿控。最初报道显示临床获益（Steiner et al，1993；Seaman and Benson，1996）。如今，已不再推荐这一改良方法，推测系因较高的吻合口狭窄率反而影响尿控。

（一）保留膀胱颈

一些学者提出，在前列腺切除时尽可能多地保留膀胱颈可促进耻骨后根治性前列腺切除术后尿控功能的恢复（Klein，1992；Licht et al，1994；Braslis et al，1995；Lowe，1996；Shelfo et al，1998；Poon et al，2000；Soloway and Neulander，2000；Srougi et al，2001；Deliveliotis et al，2002）。Klein（1992）首先提出在耻骨后根治性前列腺切除术中对膀胱颈切除和重建方法进行改良可能有助于术后尿控功能的恢复。迈阿密大学的研究小组研究报道了在耻骨后根治性前列腺切除术中保留膀胱颈的一项大规模的非随机研究结果（Braslis et al，1995；Soloway and Neulander，2000）。2000 年，他们报道该研究中仅有 1% 的患者发生膀胱颈挛缩以及 1% 的患者膀胱颈切缘阳性，并提出广泛切除膀胱颈并未改善手术的治愈性，但并未详细说明尿控功能的恢复情况。

1996 年，Lowe 在一项包含 200 名男性的非随机对照研究中比较分析了保留膀胱颈与膀胱颈切除术（经典术式）的疗效。两组阳性切缘发生率无明显差异；保留膀胱颈可加快尿控的恢复，但并未改善远期的总体尿控情况（Lowe，1996）。Poon 等（2000）及来自 Loma Linda 的研究小组也报道了一项对比研究，他们将 200 例患者分成 3 组：保留膀胱颈组、经典的"网球拍状"重建膀胱颈组和膀胱前壁管状重建膀胱颈组。膀胱颈挛缩总体发生率为 10%，三组的膀胱挛缩发生率分别为 5%、11% 及 18%。通过第三方的电话访谈确定的术后 12 个月的尿控情况，结果显示各组控尿率分别为 93%、96% 和 97%（组间无差异）。他们认为这三种方法对尿控功能恢复的影响无明显差异。同样，Deliveliotis 等（2002）研究发现：保留膀胱颈与切除膀胱颈两种术式的远期控尿率（1 年）无差异，但在近期控尿率（3～6 个月）差异显著（$P<0.05$）。

在数个研究中，保留膀胱颈手术组具有更高的切缘阳性率。巴西圣保罗的 Srougi 等（2001）报道了一项关于保留膀胱颈和经典的重建膀胱颈疗效的随机对照试验，计划入组 120 例患者，但因保留膀胱颈组中膀胱颈阳性切缘发生率较经典的重建膀胱颈组高 10 倍（10% vs. 0）而提前终止招募。在已完成试验的 70 例患者中，控尿率并无明显差异，提示外括约肌对根治性前列腺切除术后的控尿作用比膀胱颈更为重要。Marcovich 等（2000）报道：与经典的耻骨后根治性前列腺切除

术相比,保留膀胱颈手术时膀胱颈部位的切缘阳性率更高(47%vs.20%)。

已经有研究报道全膀胱颈保留的海德堡技术的可行性,涉及保留膀胱颈环状纤维及尿道-尿道吻合术(Nyarangi-Dix et al,2013)。Nyarangi-Dix 等(2013)按标准术式与海德堡全膀胱颈保留技术将 208 名接受开放性 RRP 或机器人辅助腹腔镜前列腺癌根治术的患者随机分组。分别在术后 0、3、6、12 个月后通过 24 小时尿垫试验评估尿控情况,依据每日使用垫片数量评估社交尿控水平,根据尿失禁生活质量问卷评估患者生活质量,通过手术切缘状态评估肿瘤控制情况。术后 0、3、6、12 个月时,标准术式与全膀胱颈保存组的平均漏尿量分别为 713g 与 237g,50g 与 16g,44g 与 6g,25g 与 3g。术后 3、6、12 个月时,标准术式与全膀胱颈保存组中的达到社交尿控水平的患者(在 24 小时内使用 1 片或未使用垫片)所占比分别为 55% 与 84%,75% 与 90%,81% 与 90%。在任何时段,全膀胱颈保留组的平均漏尿量以及达到社会尿控水平患者的比例均明显高于标准术式组。标准术式组与全膀胱颈保留组的手术切缘阳性率分别为 13% 和 15%,无明显差异,且整体比率与其他大样本研究数据类似(Razi et al,2009)。虽然大多数阳性切缘并非与肿瘤复发直接相关,但膀胱颈处的阳性切缘须密切关注(Razi et al,2009)。仅有 2% 的患者在膀胱颈处存在阳性切缘,但是文中并未提及这些膀胱颈处的阳性切缘发生于标准组还是膀胱颈保留组。同时也不清楚纳入这项研究的病例是否受前列腺癌风险分级的影响。总体来说,T_3 期患者占比 36%(Poon et al,2000)与其他大样本研究数据无明显差异。随机分在膀胱颈保留组的患者中有 9% 的病例并未纳入治疗分析。在意向性分析中,术后 12 个月时膀胱颈保留组的控尿率并无显著优势。膀胱颈保留手术中的一个潜在并发症是膀胱颈挛缩,而作者并未提及膀胱颈挛缩的发生率。

所有学者一致认为解剖性根治性前列腺切除术的首要目标是控制肿瘤。上述研究显示,采用改良术式后,膀胱颈处的切缘阳性率与经典术式相比无显著差异。**随机对照试验表明对于改良术式与经典术式,尿控功能的恢复在 6 个月内存在显著的临床差异,但在 1 年时差异减小且是否具**有临床意义尚待商榷。最后,部分研究显示,鉴于较高的膀胱颈挛缩及阳性切缘发生率,这种改良术式仍不尽如人意。海德堡技术的远期预后结果将为肿瘤控制是否有效提供决定性证据。尽管选择该改良术式时应权衡利弊,但其仍值得借鉴。笔者并不施行保留膀胱颈的手术。

(二)保留精囊

近 20 年来,前列腺癌患者在各分期的分布情况变化显著(Han et al,2004),其主要原因是前列腺特异抗原(PSA)的检测可发现早期前列腺癌,从而显著减少了肿瘤局部进展至精囊(T_{3b})的患者数量(Poon et al,2000;Han et al,2001)。现已公认肿瘤侵犯精囊的患者预后较差;而最新的研究证实只有极少数(<5%)局限性前列腺癌(cT_{1c} 期患者近乎 0)发生精囊侵犯(Poon et al,2000)。那么,术中切除精囊是否已无必要?一些研究者认为精囊紧邻 NVB、盆腔神经丛及供应膀胱底部与颈部的血管,因此精囊区域的游离是影响术后尿控及性功能恢复的主要因素。为此,某些研究者制定了一些算法以在术前预测精囊受到肿瘤侵犯的可能性(Zlotta et al,2004)。

一些学者建议对经典的解剖性根治性前列腺切除术进行一种改良,即保留精囊。Korman 等(1996)最先研究了耻骨后根治性前列腺切除术中完整切除精囊的必要性。他们研究了 71 例耻骨后根治性前列腺切除术标本中精囊顶端 1cm 范围内发生肿瘤侵犯的情况。12 例标本中发现肿瘤侵犯精囊,但其两侧精囊顶端 1cm 内并未发现肿瘤组织。基于该结果,这些研究者(原本主张完整切除精囊)建议在精囊游离困难时,无须完全切除精囊,从而避免游离精囊时对其周围重要解剖结构造成潜在的损伤。

Theodorescu 等(1998)在一项随访研究中通过比较耻骨后根治性前列腺切除术和经会阴根治性前列腺切除术的疗效,认为完整切除精囊极为重要。在两组病例中(分期、种族、PSA 水平和分级无差异),64% 患者接受耻骨后根治性前列腺切除术,36% 患者接受经会阴根治性前列腺切除术(未常规切除精囊)。在随访期间,会阴前列腺切除术组中 45% 的男性表现出 PSA 升高(>0.2 ng/ml),而耻骨后前列腺切除术组仅为 18%。在前列腺切除时不进行精囊切除和进行精囊切除的

PSA复发率分别为69％和20％。作者得出结论，在根治性前列腺切除术中完整切除精囊对于控制癌症至关重要。

John和Hauri(2000)对保留精囊对耻骨后根治性前列腺切除(radical retropubic prostatectomy, RRP)术后尿控的影响进行了研究。观察了54例接受耻骨后根治性前列腺切除术的患者，分为精囊切除组(34例)和精囊保留组(20例)，在术后6周和术后6个月分别进行了一项改良的尿垫实验，结果显示：精囊保留组的节制率分别为60％和95％；而精囊切除组分别为18％和82％。由此，他们推断保留精囊可以避免损伤盆神经从而使患者在术后保持控尿能力。

Albers等(2007)报道了一项试验研究结果，该研究共包含317名男性患者，入选标准为PSA均≤10 ng/ml，Gleason评分均≤7分，前列腺总体积均≤50ml。随机分为标准经会阴前列腺根治性切除(radical perineal prostatectomy, RPP)术组和保留精囊的RPP术组，在1年中于术前以及术后4周间的多个时间间隔，分别使用国际勃起功能指数(international index of erectile function, IIEF)、国际前列腺症状评分(international prostate symptom score, IPSS)和尿垫使用情况等指标评估了性功能、下尿路症状和控尿功能。24小时内使用0～1个尿垫认为尿控良好，国际勃起功能指数评分大于15分认为有性交能力。该研究设计的主要局限性是仅仅由泌尿科医师评估结果，且最长的随访时间仅有1年。结果显示，精囊保留组的术后尿控率高于标准RPP组，术后4周和术后12个月分别为62％ vs 45％和96％ vs 86％。术后1年，在性功能和肿瘤评估方面二组结果相似。然而一年中可评价的研究对象较少，降低了这些数据的可信度。

Mogorovich等(2013)调查了根治性前列腺切除术后性高潮疼痛的发生率。在2002—2006年间，通过邮寄问卷的方式。某单一机构对历经根治性前列腺切除术的1411名男性，进行了一些性功能情况的调查，其中包括性高潮疼痛。在完成回顾性调查的受试者中，有11％的患者经历过性高潮疼痛。其中保留双侧精囊的根治性前列腺切除术患者，其性高潮疼痛的发生率比切除精囊的高2.33倍。手术同时行双侧精囊切除术的患者性高潮疼痛的发生率与相应年龄段未患前列腺癌的男性相似。因此，性高潮疼痛可能是保留精囊所致，在评估手术风险效益比时应该加以考虑。

Zlotta等(2004)提出对于PSA≥10 ng/ml、组织活检的Gleason评分≥6分，前列腺癌组织活检阳性率超过50％的前列腺癌患者行前列腺根治同时切除精囊。而Secin等(2009)应用这些标准分析了该中心的1406名接受根治性前列腺切除术的患者，并基于对精囊切除的中间风险效益比的计算得出结论，建议拒绝Zlotta等的提议。

临床证据表明，大多数低危前列腺癌患者能够安全地施行保留精囊的前列腺根治性切除。由于非肿瘤风险和临床获益的不确定性，因此如何对肿瘤进行有效的控制和治疗，仍是临床治疗关注的焦点。显然，未来只有对这种改良术式进行一个双盲(患者和第三方评估者)的随机试验才能够充分地理解该手术方法的意义。

本章节的作者在手术中均未施行精囊保留手术。然而，作者发现在精囊很大或精囊包绕在瘢痕中的低危和中危前列腺癌患者中，不切除精囊顶端也并未对患者造成伤害。

(三)神经移植术

尽管以治愈为目标的解剖性根治性前列腺切除术很少需要广泛切除双侧NVB(Walsh and Worthington, 2001)，但一些研究者已建议在RRP中，如果切除了单侧或双侧NVB，可以植入腓肠神经进行重建(Kim et al, 1991, 2001a, 2001b, 2001c; Scardino and Kim, 2001; Walsh, 2001; Singh et al, 2004)。早期对大鼠的研究结果显示，在单侧或双侧海绵体神经损伤或切除后施行神经移植取得了较好的效果(Burgers et al, 1991; Quinlan et al, 1991b; Ball et al, 1992a, 1992b)。然而，与大鼠不同，人海绵体神经由许多神经纤维组成，这些神经纤维间相距多达3cm(Costello et al, 2004; Takenaka et al, 2004)。人们由此提出一个疑问，在人体进行经典的端对端神经移植是否可行？尽管海绵体神经再生的具体病理生理机制还未完全阐明，但基础科学研究和临床试验显示臂丛神经、面神经和周围神经的移植可恢复其副交感神经功能。

目前普遍接受的是根治性前列腺切除术后勃起功能的恢复与自主神经的保留数量有关。双侧

NVB 切除后,勃起功能很难恢复到阴茎能充分自主勃起以进行满意的性交(Quinlan et al,1991a)。Kim 等(1999)首先提出在解剖性根治性前列腺切除术中采用插入腓肠神经移植方法来重建被切除的海绵体神经以恢复性功能。该研究小组后来随访了 28 例因在根治性前列腺切除术中切除了双侧 NVB 而接受双侧腓肠神经移植的患者。术后 12 个月,26% 的患者勃起功能恢复良好,无需辅助即可进行性交;26% 的患者勃起功能得到部分恢复;43% 的患者服用枸橼酸西地那非后阴茎可充分勃起以致能进行性交(Kim et al,2001a)。患者最早可在术后 5 个月恢复性功能。另一个研究小组(Singh et al,2004)研究了腓肠神经移植对控尿功能恢复的影响。在一组施行了根治性前列腺切除术同时切除了单侧 NVB 的 111 例患者中,对 53 例进行了单侧腓肠神经移植。在术后 12 个月时,移植组中 95% 的患者报道他们已能完全控尿或偶尔有几滴尿液漏出,相比之下,未移植组则只有 53%(P<0.012)。作者认为海绵体神经对控尿功能的恢复有帮助。这些结果还有待于通过随机研究来进一步评估和确认。

进行 RRP 并切除 NVB 的大多数泌尿外科医师都需要整形外科医师来协作进行神经供体的采集和植入以完成神经移植。Kim 和 Seo(2001)认为,随着经验的积累,泌尿肿瘤外科医师需要能够在有限的手术时间和出血量的前提下轻松地施行耻骨后根治性前列腺切除术并进行神经供体的采集和植入。技术上,可在外踝下方 1cm 处皮肤做一个 3cm 长的切口,使用虹膜剪分离获得腓肠神经(宽 1.5～3mm,呈卵圆形)。分离时会遇到隐静脉,建议于放大镜下进行操作。神经在远端分离并电灼远侧断端,用直径 6mm 的肌腱剥离器向近端背侧分离约 20cm,并做一个 1cm 长的切口从近端取出神经,近侧断端予以电灼。取出这段神经供体并放置在冷生理盐水中,缝合皮肤切口,穿上弹力袜可减少血肿发生的机会(Kim and Seo,2001)。重建一侧海绵体神经需要的神经长度平均为 5～6.5cm;而从两条小腿中共可取出 40cm 长的腓肠神经,并且患者只有极小的感觉缺失(Kim and Seo,2001)。吻合时,神经移植是反向的,在放大镜下,远端神经与近端海绵体神经末梢吻合。同样地,近端神经与远端海绵体神经末梢吻合。神经末梢在切除时需要识别,并通过使用 Carvemap 神经刺激器的帮助用缝合线来进行标记(Canto et al,2001)。用 7-0 聚丙烯缝线吻合神经并用微夹固定。吻合完成后,需远离移植部位放置吸引引流管。

关于在广泛切除 NVB 的 RRP 中进行神经移植的必要性仍存在许多争议(Walsh,2001)。Davis 等(2009)报道了大宗病例,患者施行单侧神经保留手术时,随机把他们分成两组:神经移植组和标准的勃起功能障碍治疗组。术后 2 年,两组的勃起功能无显著差异(神经移植组 71%,标准组为 67%)。施行双侧神经移植术的患者 5 年内勃起功能可逐渐恢复,其中 34% 的患者可进行性交,11% 的患者能够维持性交(Secin et al,2007)。在研究中,年纪轻、具有极好的勃起功能基础以及保留勃起的意愿等因素,可用来解释为何仅少数患者经过双侧神经移植后得以保留勃起功能的原因。然而,尽管神经移植手术是安全可行的,但整体疗效仍有限。本章节的作者未进行过神经移植手术。

六、挽救性根治性前列腺切除术

外放疗(调强放疗或三维适形放疗)或近距离放疗作为局限性前列腺癌的初始治疗的目的是清除所有的肿瘤。没有达到这个目标会导致肿瘤局部进展、远处转移直至患者死亡。放疗后识别肿瘤局部复发是非常复杂的,采用美国肿瘤放射治疗学会(American Society of Therapeutic Radiology and Oncology,ASTRO)的标准,包括 PSA 最低点和 PSA 首次升高点,但大家一致认为局部复发预示预后差、且可供选择的挽救治疗方法少。这种差的预后引起一些挽救性治疗方法的发展:冷冻治疗(见第 5 章),观察等待(见第 8 章),雄激素剥夺治疗(见第 9 章)和挽救性前列腺切除术。挽救性根治性前列腺切除术已被成功地用来根除放疗后局部复发肿瘤,但并发症较为常见,且对总体生存效果不确定(Rogers et al,1995;Cheng et al,1998;Garzotto and Wajsman,1998;Gheiler et al,1998;Tefilli et al,1998a,1998b;reviewed by Chen and Wood,2003;Stephenson et al,2004;Ward et al,2005;Paparel et al,2009)。根

据文献报道,我们进行了一些概括归纳:

- 对于有良好的健康状况并且预期寿命超过 15 年的患者可考虑行挽救性根治性前列腺切除术。

- 患者没有转移性病灶。

- 挽救性手术仅针对最初被发现时明确是临床局限性前列腺癌的患者。

- 前列腺活检、组织学分级、临床检查和血清 PSA 水平提示是局部的疾病。

总之,选择挽救性手术的患者与初始治疗选择 RRP 的患者差异很大,那些有强烈意愿的患者必须理解和接受挽救性手术存在的潜在高发病率。

某独立机构的 Stephenson 等(2004)回顾总结了 1984—2003 年的 100 例患者施行挽救性根治性前列腺切除术的临床经验,其中 58 例患者曾接受外放疗,其余 42 例曾接受组织内放疗。作者发现这些患者并发症发生率明显降低(总发生率从 33% 降至 13%,直肠损伤发生率从 15% 降至 2%)。从尿失禁率而言,39% 的患者不需使用尿垫,86% 的患者每天使用一块或更少的尿垫,接近 20% 的患者需要人工括约肌。该组 5 年的性功能明确恢复率为 16%(Masterson et al,2005)。另一项近来的研究报告,Ward 等(2005)总结了对放射抵抗性前列腺癌患者施行挽救性耻骨后根治性切除术和膀胱前列腺切除术治疗的 30 余年的临床经验。在 1967—2003 年间,他们获取了充分的数据,在 199 例患者中,138 例接受了耻骨后根治性前列腺切除术,61 例接受了膀胱前列腺切除术。平均随访 7 年。耻骨后根治性前列腺切除术和膀胱前列腺切除术的直肠损伤发生率分别在 5% 和 10%。该组中尿失禁发生率,"0 尿垫"占了该组中的 43% 以上。10 年肿瘤特异生存率为 65%。

施行挽救性根治性前列腺切除术患者的预后数据有限。Eastham 等发现术前活检 Gleason 评分小于 8 分的患者(Paparel et al,2009),术后局部控制良好,5 年复发率为 45%。然而,挽救性前列腺切除术对前列腺癌特异性死亡率总体影响仍不明确(Paparel et al,2009)。

Chade 等(2011)系统性回顾了 1980 年 1 月至 2011 年 6 月期间的 40 篇英文文献。他们以 1993 年为分界点,通过对比早期和后期发表的文献研究,对患者的肿瘤特点、术后并发症和性功能的恢复等情况进行了比较来发现研究趋势。所纳入文献中涉及的病例多数发生在 1993 年后。在早期和后期的文献中,手术切缘的阳性率分别为 43%~70% 和 0~36%。病理为局限性前列腺癌的分别为 22%~53% 和 44%~73%,提示切缘阳性率的降低在一定程度上与前列腺癌的体积较小有关。直肠损伤、术后吻合口狭窄和 Clavien 3~5 级并发症的发生率分别为 0~19%、0~41% 和 0~33%。性功能的保留仅限于后期发表的文献,为 0~28%。在早期和后期发表的文献中,尿失禁的发生率分别为 46%~90% 和 0~83%。5 年和 10 年的无生化复发生存率分别为 47%~82% 和 28%~53%。后期发表的文献中,并发症发生率和性功能恢复优于早期文献,提示外科手术技术的提高可提高肿瘤治疗效果。通过选择偏倚、临床经验和结果质量的评估方法,也许可解释挽救性根治性前列腺切除术的预后情况。由于所有研究结果的范围都非常大,因此医师在临床诊疗中很难就风险和疗效向患者提供合适的咨询。由于手术风险高,即使经验丰富的外科医师也会发生一定的并发症,因此应该谨慎选择手术患者。

在外科技术上,挽救性根治性前列腺切除术同经典的根治性前列腺切除术没什么区别。但放射效应(血管炎、局部缺血和纤维化)会使手术难度加大(Chen and Wood,2003)。在分离前列腺尖部区域、解剖 NVB 以及分离前列腺底部附近的狄氏筋膜时要特别小心,因为这些区域是发生直肠损伤最常见的部位。

七、RRP 小结

局限性前列腺癌的诊断和治疗已取得很大进展。如今,更多的患者在较年轻的时候就确诊为可治愈的前列腺癌,因而患者生存期更长,65—70 岁的患者 15 年的生存率可达 50%。开放的根治性前列腺切除术对于那些可治愈的前列腺癌患者是一种理想的治疗方法,预期寿命长的患者将从中受益。这些患者术后也将会拥有最佳的生活质量(Walsh,2000)。

在过去的 10 年中,机器人辅助腹腔镜根治性前列腺切除术的应用越来越多。一些专家声称,开放的手术方法只具有历史意义,因为从开始使用机器人手术后,其手术的效果更好。通过对照研究发现,机器人辅助手术与开放手术相比,可能会危害手术切缘(Williams et al,2010),导致术后尿控差,但性功能相当(Barry et al,2012),引起更高的不满意率(Schroeck et al,2008)。并且同时大大增加了疼痛治疗的费用和住院时间(Lepor,2009)。机器人手术的主要优点是出血量较少。甚至机器人手术的支持者 10 年后也承认,机器人手术没有什么具有意义的优势 (Lavery et al,2012)。尽管公众有需求,但本章的作者仍继续采取开放的手术方法。

要点:解剖性根治性耻骨后前列腺切除术

- 完全手术切除是治疗局限性前列腺癌最好的方法。
- 外科医师要达到的三个目标,根据其重要性依次是:控制肿瘤,保留控尿功能和保存性功能。
- 手术应该在前列腺穿刺活检后 6～8 周或经尿道前列腺切除后 12 周进行。
- 光导纤维手术头灯和 2.5～4.5 倍的放大镜非常有用,因为术中大多数操作在能见度较差的耻骨后进行。术野的放大能使术者减少对 NVB 的牵拉以及更容易识别正确的解剖平面。
- 局部麻醉具有出血较少、肺栓塞发生率低的优点。
- 如果肿瘤病理分化为中等到良好水平(Gleason 评分<8 分)并且淋巴结触诊正常,则不必进行冷冻切片检查。
- 最近的研究认为支配横纹括约肌和阴茎海绵体的神经分支在尖部的走行比先前人们所确定的位置更靠近前侧,因此,有术者进行另一种操作:在切断背静脉前先游离尖部的 NVBs。这项技术与性功能的早期恢复有关。
- 如今,保留双侧 NVBs 对于大多数手术患者是安全的,很少需要同时切除两侧。因此,海绵体神经的替代和移植对大多数患者是没有必要的。
- 开放手术所提供的触觉非常重要。如果在盆侧筋膜内触及硬结,则需广泛切除该侧 NVB。虽然未触及硬结,但用直角钳轻轻游离时发现 NVB 固定在前列腺上,则不应保留该侧 NVB。采用腹腔镜技术时,触觉明显减弱;采用机器人技术时,则根本不存在触觉了。
- 对根治性前列腺切除术后因低血压需要立即输血的患者应进行手术探查、清除血肿,以尽量减少膀胱颈挛缩和尿失禁的发生。
- 合并肺栓塞的血栓性静脉炎是根治性前列腺切除术后患者主要的死亡原因。这种并发症的预防措施包括:小心调整患者在手术台上的体位,避免下肢静脉受压;使用间歇性的压迫装置;早期下床步行。
- 作者认为在根治性前列腺切除术中完整切除精囊对于控制肿瘤是十分重要的。
- 开放的根治性前列腺切除术是那些可治愈的前列腺癌患者理想的治疗方法,预期寿命长的患者将从中受益。

八、经会阴根治性前列腺切除术

请浏览 *Expert Consult* 网站查阅细节。

请链接 *www.expertconsult.com* 观看相关手术视频。

参考文献

完整的参考文献列表通过 www.expertconsult.com 在线获取。

推荐阅读

Allaf ME,Palapattu GS,Trock BJ,et al. Anatomical extent of lymph node dissection:impact on men with clinically localized prostate cancer. J Urol2004;172:1840-4.

Costello AJ,Brooks M,Cole OJ. Anatomical studies of the NVB and cavernosal nerves. BJU Int 2004;94:1071-6.

Lepor H,Gregerman M,Crosby R,et al. Precise localization of the autonomic nerves from the pelvic plexus to the corpora cavernosa:a detailed anatomical study of the adult male pelvis. J Urol 1985;133:207-12.

Myers RP. Radical prostatectomy:pertinent surgical anatomy. Atlas Urol Clin North Am 1994;2:1-18.

Nielsen ME,Schaeffer EM,Marschke P,et al. High anterior release of the levator fascia improves sexual function following open radical retropubic prostatectomy. J Urol 2008;180:2557-64.

Rogers CG,Trock BP,Walsh PC. Preservation of accessory pudendal arteries during radical retropubic prostatectomy:surgical technique and results. Urology 2004;64:148-51.

Takenaka A,Murakami G,Soga H,et al. Anatomical analysis of the NVB supplying penile cavernous tissue to ensure a reliable nerve graft after radical prostatectomy. J Urol 2004;172:1032-5.

Walsh PC. Anatomic radical prostatectomy:evolution of the surgical technique. J Urol 1998;160:2418-24.

Walsh PC,Donker PJ. Impotence following radical prostatectomy:insight into etiology and prevention. J Urol 1982;128:492-7.

Walsh PC,Garcia JR. Radical retropubic prostatectomy:a detailed description of the surgical technique－a video presentation,＜http://urology. jhu. edu＞;2004［accessed 15. 04. 11］.

Walsh PC,Lepor H,Eggleston JC. Radical prostatectomy with preservation of sexual function:anatomical and pathological considerations. Prostate 1983;4:473-85.

Walsh PC,Marschke P,Ricker D,et al. Use of intraoperative video documentation to improve sexual function after radical retropubic prostatectomy. Urology 2000;55:62-7.

（丁　杰　吴　迪　刘海龙　刘　强　编译
齐　隽　朱英坚　审校）

第15章

腹腔镜和机器人辅助下腹腔镜根治性前列腺切除术和盆腔淋巴结清扫术

Li-Ming Su, MD, Scott M. Gilbert, MD, Joseph A. Smith, Jr., MD

一、微创腹腔镜前列腺切除术简介

在 20 世纪 70 年代末和 80 年代初期,在胎儿和成人尸体中进行的几次详细的解剖学研究极大地提高了人们对前列腺周围解剖的认识,尤其是背深静脉复合体(DVC)(Reiner and Walsh,1979)、神经血管丛(NVB)(Walsh and Donker,1982),以及尿道横纹括约肌(Oelrich,1980)等结构。基于这些认识发展出了更多解剖性前列腺癌根治术的术式,极大地减少了手术相关并发症。随后二十多年间,保留神经的解剖性开放根治性前列腺切除术在局限性前列腺癌的治疗中一直处于核心地位。

直到 1997 年,人们开始尝试采用侵入性较小的方法进行前列腺癌根治术的探索。1997 年,Schuessler 和同事成功地完成了第一台腹腔镜根治性前列腺切除术(LRP)。在 9 位受试患者中,平均手术时间 8~11 小时,平均住院时间 7.3 天(Schuessler et al,1997)。尽管在作者的结论中提到 LRP 的治愈率似乎与开放手术相当,但是他

们无法定义任何显著的优势。因此,LRP 在泌尿科领域中并未被广泛采用。

专用手术仪器,光学,数字视频设备以及计算机和机器人技术的进步为微创腹腔镜前列腺切除术开辟了新的应用前景。这些进展促使泌尿科医师重新审视 LRP,法国的两个中心率先报道了他们的技术和早期结果(Abbou et al,2000;Guillonneau and Vallancien,2000)。他们验证了其 LRP 的手术方法和步骤具有可重复性和可传授性,尽管学习曲线仍然具有挑战性。其手术时间在可接受的 4~5 小时范围内,总体切缘阳性率为15%~28%。该项研究重新引起了全世界对 LRP 的兴趣,并且在随后的几年中,全世界许多中心的外科医师习得了该技术的操作技能和经验。然而,先进的腹腔镜技术在熟练完成 LRP,尤其是在膀胱尿道吻合过程中至关重要。

具有机械臂的计算机辅助手术设备被应用于根治性前列腺切除术,其部分原因是它能够帮助外科医师完成一些诸如腹腔镜下缝合等的高难度动作。其中代表性的设备,即达芬奇手术系统

(Intuitive Surgical,Sunnyvale,CA),迅速成为主导泌尿外科领域的机器人手术设备。通过融合机器人设备终端的精巧技术,机器人系统使外科医师能利用自己的手腕远程进行操作,以及解剖和缝合。此外,由专业的立体内镜镜头和摄像机提供的 10 倍放大三维立体效果图像,呈现前所未有的手术视野和前列腺周围解剖,效果远胜于传统腹腔镜的 2D 视图。2000 年,由美国推出的第一代机器人平台允许外科医师同时控制三个机器人手臂,两个用于机械臂操作,另一个则用于控制立体内镜和相机。第二代达芬奇手术系统于 2006 年上市,结合了高定义图像功能,并且附加了第四个用于抓握和收回的机械臂。最新一代机器人达芬奇高清外科手术系统,于 2009 年推出,提供两个独立的外科医师控制台,允许两名外科医师同时操作,有助于提高操作效率和培训。

自 2000 年机器人辅助下腹腔镜前列腺切除术(RALP)引入美国以来,备受外科医师和患者青睐,并迅速发展成为主流。随着机器人平台在全国各地大型三级转诊中心和社区医院的引入和快速传播,RALP 已成为美国根治性前列腺切除术的主要手术方法。长期以来,RALP 相较于经耻骨后或经会阴入路开放手术的优缺点存在着相当多的争论,比如设备费用、外科医师和外科团队的学习曲线,以及患者预后等。**尽管如此,在美国 RALP 几乎取代了 LRP,绝大多数年轻外科医师选择 RALP 作为前列腺癌的首选手术方法。因此,RALP 的应用必将更加广泛。**

本章重点介绍了 LRP 和 RALP 的一些手术进展,并且与根治性耻骨后前列腺切除术(RRP)的有效性进行比对,罗列其在手术解剖中的技术细节和最新的肿瘤预后及功能恢复方面的数据。最后,作者回顾并总结了机器人挽救性前列腺切除术,腹腔镜盆腔淋巴清扫术(PLND),以及微创前列腺切除术的并发症。

二、患者选择

适应证和禁忌证

LRP 和 RALP 的适应证与开放手术相同(即诊断为临床局限性前列腺癌患者)。患者应为病理学诊断为肿瘤局限于前列腺包膜内(T_1 期或 T_2 期),或者肿瘤突破前列腺包膜(T_3)但仍有机会通过广泛切除达到根治目的。根据美国泌尿学会(AUA)出版的 2013 年最佳实践声明修订版,CT 和骨扫描的影像学分期仅适用于局部晚期前列腺癌,Gleason 评分≥8,前列腺特异性抗原(PSA)水平大于 20 ng/ml 的患者。

微创腹腔镜前列腺切除术的绝对禁忌证包括:不可纠正的出血性疾病,以及由于严重的心肺功能不全而无法耐受全身麻醉。对于接受过新辅助内分泌治疗或既往有复杂的下腹部和盆腔手术病史,如部分结肠切除术、腹股沟疝修补术,或经尿道前列腺切除术(TURP)的患者,由于正常解剖标志的破坏及粘连,极大地提高了手术难度,但不是 LRP 和 RALP 的绝对手术禁忌证。对于既往有腹腔镜腹膜外疝修补术病史的患者,经腹的腹腔镜方法可能优于腹膜外方法,因为耻骨后空间的严重粘连常常使 Retzius 间隙的分离变得更加困难。

肥胖患者同样会增加手术难度,因为患者在置于头低足高的仰卧手术体位时易造成呼吸窘迫,同时相对局限的操作空间和戳卡尺寸和器械长度的限制也给手术增加了难度。大体积前列腺(>80 g)相对于小体积的患者来说尽管手术时间更长、出血更多、住院时间也更长,但长期的排尿功能恢复相当(Levinson et al,2008,2009;Link et al,2008)。初始治疗(如放射治疗,近距离放射治疗,冷冻治疗,高强度聚焦超声)失败后的挽救性手术在合适的患者中是可行的,但必须警惕伴随的风险和并发症(Kaouk et al,2008;Boris et al,2009;Chauhan et al,2011;Kaffenberger et al,2013;Yuh et al,2014)。挽救性手术中,由于先前局部放疗或消融的影响,前列腺周围,尤其是前列腺后方和直肠前方之间的组织界面往往是致密的纤维化结构,增加了损伤直肠的风险。因此,与初发手术相比,接受挽救性前列腺切除术的患者需要评估直肠损伤和肠道改道的潜在风险,并且勃起功能障碍和尿失禁的发生率也会增高。关于挽救性机器人辅助前列腺切除术的细节会在本章的外科技术部分进一步探讨。**强烈建议外科医师在初学 LRP 和 RALP 的过程中避免选择上述这些复杂的患者,然而,这些特征本身并不是使用微创方法进行前列腺切除术的绝对禁忌证**(Brown et al,2005a;Erdogru et al,2005;Singh et al,2005;

Stolzenburg et al,2005；Kaffenberger et al,2013）。

三、手术器械

LRP 和 RALP 所需的器械取决于所选的方法,如果选择 RALP,还取决于达芬奇系统的型号（如三个机械臂或四个机械臂机器人）。框图 15-1 罗列了 LRP 和 RALP 推荐使用的器械。对于

框图 15-1　腹腔镜和机器人辅助腹腔镜根治性前列腺切除术推荐手术器械

腹腔镜根治性前列腺切除术
- AESOP 3000 机械臂（Intuitive Surgical,Sunnyvale,CA）（可选）
- 单极电刀
- 单极电钩
- 双极钳
- 超声刀
- Maryland 解剖器
- 腹腔镜持针器（2 个）
- 气腹机
- 10mm,0°和 30°腹腔镜镜头
- 气腹针
- 5mm 戳卡（3 个）
- 12mm 戳卡（2 个）
- 20-Fr 尿扩器
- 18-Fr 导尿管
- 小号和中-大号 Hem-o-lok 夹子（Teleflex Medical,Research Triangle Park,NC）
- 0 号 polyglactin 缝线（GS21）用于背深静脉复合体
- 2-0 PDO 缝线用于后部重建
- 3-0 可吸收双针（单乔）缝线用于吻合

机器人辅助下腹腔镜前列腺切除术
- 达芬奇 S 或 Si HD 手术系统
- Endowrist Maryland 双极钳或 PK 解剖器
- Endowrist 弯曲单极剪刀
- Endowrist ProGrasp 镊
- Endowrist 大针持针器（2 个）
- 具有 0°和 30°镜头的 InSite 显示系统
- 12mm 戳卡（2 个）
- 8mm 金属机械臂戳卡（如果使用第四个机械臂,则为三个）
- 18-Fr 导尿管
- 中-小号 Hem-o-lok 夹（Teleflex Medical）
- 0 号 PDO 缝线用于背深静脉复合体
- 2-0 PDO 缝合线用于后部重建
- 3-0 单乔双针缝线用于吻合

LRP,AESOP 3000 机械臂（Intuitive Surgical）可通过手持遥控器,语音或脚踏板来稳定和操控腹腔镜镜头,以代替外科助手。在 RALP 期间,达芬奇 S 或 Si HD 系统允许外科医师同时控制四个机械臂,其中一个是立体内镜。操作首先使用 0°立体内镜并控制左侧机械臂的抓钳（如 Maryland 弯曲双极钳或等离子动力学分离钳）和右侧机械臂的弯曲单极剪刀。第四个机械臂控制 ProGrasp 镊（Intuitive Surgical）,一个用于牵拉和显露组织的巨大无损伤钝性抓钳。然后外科医师可以更大限度地自由发挥,随时在三个机械臂中任意切换,任选两个进行操控以获得最佳的显露和解剖。

四、术前准备

(一)肠道准备

与开放手术一样,可以使用枸橼酸镁作为术前机械性肠道准备。然而,许多外科医师也会在手术当天早上给患者灌肠。术前 30 分钟静脉注射广谱抗生素,如头孢唑林。

(二)知情同意

除了出血、输血和感染的风险,准备接受 LRP 和 RALP 治疗的患者必须清楚手术过程中转开放手术的可能性。与开放手术一样,必须告知患者勃起功能障碍、尿失禁、切口疝、邻近器官（如输尿管,直肠,膀胱,小肠）损伤等风险。必须向患者告知全麻的风险,因为 LRP 和 RALP 不能在局麻下进行。此外,外科医师可以与患者讨论自己在根治性前列腺切除术中的总体手术经验,尤其是在腹腔镜或机器人手术当中的经验,并根据每位患者不同的状况提供一个疾病预后、排尿功能和性功能恢复可能性的判断。

(三)手术室人员

LRP 和 RALP 要求手术团队,包括跟台技师、巡回护士和外科助手,充分并熟练掌握这些微创手术的仪器使用,操作规范和技术步骤。在整个流程中通常只需要一个熟练的助手就够了,但是如果有二助的话,可以适当地帮助牵拉组织。对于 RALP 来说,操作台旁的助手不仅需要接受适当的基本腹腔镜技术训练,而且尤其需要接受机器人系统的机械、设置和故障排除训练。跟台技师也是手术团队中不可或缺的一部分,必须精

通各种手术过程中用到的腹腔镜和机器人设备。最后,一位精通长时间气腹生理效应和细微差别的优秀麻醉师也是手术成功的关键。RALP 和 LRP 的经典手术室设备和设置如图 15-1 所示。

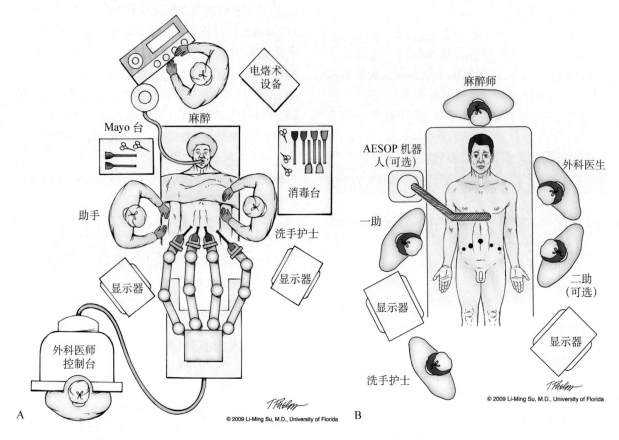

图 15-1　机器人辅助(A)和单纯腹腔镜根治性前列腺切除术(B)的手术室设备和设置(Copyright Li-Ming Su,MD,University of Florida,2009.)

(四)患者体位

全身麻醉诱导成功后,将患者置于头低足高仰卧位,并将双手及手臂小心地用铺巾包裹好置于两侧,并用软垫垫于手臂下方避免损伤正中神经和尺神经(图 15-2A-C)。连续弹力袜装置绑于双腿并启动。患者双腿分开并通过吊具杆支撑,这样可以方便显露直肠和会阴。也可以将患者的双腿置于支撑架上,即低位截石位。然后用厚重的布带和软垫环绕胸部将患者牢牢固定在手术台上,以免患者在手术体位中滑动(图 15-2D)。应当避免使用固定肩托,以免在头低足高的手术体位中造成肩膀和臂丛神经的压迫损伤。另外,可能需要稍微垫高臀部以方便正确置入机械臂,然而应避免垫得太高,以减少股神经麻痹的风险(参见并发症部分)。分别放置胃管和导尿管以使胃肠和膀胱减压。用软垫仔细填充易受伤害的身体部位,如臀部、肩膀、膝盖和小腿,这对于防止压力损伤和神经肌肉并发症至关重要(参见并发症部分)。

(五)麻醉注意事项

LRP 和 RALP 都需要全身麻醉。由于患者的手臂隐藏在侧面,难以暴露,因此在患者摆体位之前准确地连接好脉搏血氧仪,血压袖带,并建立静脉通路是至关重要的。**麻醉师必须意识到二氧化碳吸入和气腹的潜在后果,包括少尿和高碳酸血症。当呼气末二氧化碳水平上升和高碳酸血症时,麻醉师需要及时调整每分通气量和潮气量,否则可能导致全身性酸中毒(Meininger et al,2004)。这在刚接触机器人手术的外科医师及其团队尤其重要,因为通常手术时间较长。同样地,外科医师也需要调整气腹压来降低持续高碳酸血症的风险。**

患者在过于夸张的头低足高位时会导致眼压

升高,但在接受 RALP 的健康患者中并没有引起任何明显的远期不良后果,但是,可能会增加角膜水肿和磨损的风险,因此麻醉师保持患者良好的眼部润滑和防护显得尤为重要。总体来说,考虑到患者处于头低足高位的手术时间较长,尤其是外科医师还处于早期阶段,掌握这些独特的并发症,并在手术过程中和麻醉团队保持良好的沟通是至关重要的。

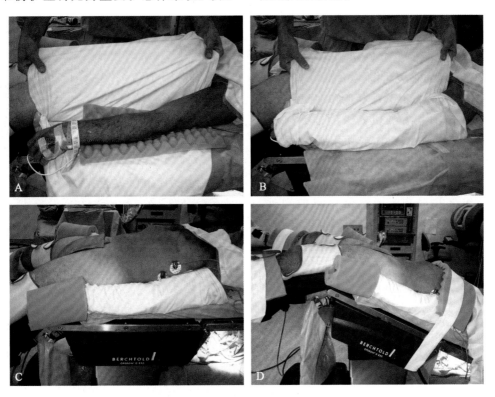

图 15-2　机器人辅助根治性前列腺切除术的患者体位。在手术台上摆放体位时,铺巾和软垫用于将患者的手和手臂固定在两侧位置,注意避免损伤到正中神经和尺神经(A~C)。在头低足高仰卧位时,厚重的布带和软垫环绕患者胸部以防止患者滑动(D)

要点:腹腔镜和机器人辅助腹腔镜下根治性前列腺切除术的患者选择,器械和术前准备

- 关于患者选择,强烈建议在 LRP 和 RALP 中缺少经验的外科医师规避复杂的解剖学挑战(例如,大前列腺,大中叶,病态肥胖,盆腔手术史,放射治疗史,TURP 史)。然而,这些患者特征本身并不是前列腺切除术微创手术的绝对禁忌证。
- 拥有熟练掌握基础腹腔镜操作的熟练助手,另外还熟悉机器人系统的机械、设置和故障排除,这可以极大地促进 RALP 手术的开展。
- 外科医师和麻醉师都必须了解长时间的建立气腹对患者头低足高位独特的生理影响,包括高碳酸血症和酸中毒、角膜水肿、心室内压力增加和神经失用,并采取适当措施预防此类并发症。

五、手术技术

(一)机器人辅助对比单纯腹腔镜

无论采用单纯腹腔镜还是机器人辅助方法,手术操作的原则和要点基本相同。目前报道的 RALP,均是采用达芬奇机器人系统,主要由三部分组成:手术机器人(也称为患者床旁系统)、术者控制台和影像系统。本章为了达到说明该技术的目的,我们使用四臂达芬奇高清系统来描述。机器人放置在手术台患者两腿之间。床旁助手负责移动器械手臂,吸液冲洗,牵开组织,传递缝线和更换机器人器械臂。手术医师坐在术者控制台,具有高清三维、10 倍放大的手术视野,使术者能够控制所有摄像头的移动和机器人的 3 条机械臂。手术医师将拇指、示指或中指插入控制器,操作机器人机械臂终端的仿腕装置,使其能够精准实时地模拟人自然的掌腕动作。

腹腔镜技术精湛的外科医师能够在腹腔镜下完成缝合和分离,并不需要机器人的辅助(Guillonneau,2005)。**但是大多数外科医师认为机器人技术能够帮助缝合(特别是吻合膀胱尿道)和手术切开,精确保护海绵体神经。**

除了手术室布局和手术区域略有差别外,LRP 和 RALP 的手术技巧基本相同。下文将讨论不同手术径路及方式的技巧和优缺点。

(二)经腹腔途径的手术

LRP 和 RALP 经腹腔径路的方法是建立气腹进入 Retzius 间隙,切除前列腺、精囊和输精管的方法。相比较于经腹腔前入路或后入路,在进入 Retzius 间隙前精囊和输精管可先分离并切除。因为有足够的操作空间和熟悉的骨盆标记,相比于腹膜外径路,外科医师更喜欢经腹腔径路。本章节主要介绍经腹腔前入路,简要提及腹膜外径路。

1. 腹部进路、气腹和套管放置

经腹腔手术入路建立气腹,可以用 Veress 气腹针自脐部下方穿刺或 Hasson 技术直接切开放置套管。第一个套管放置好后 CO_2 充气压维持在 12～15mmHg。在腹腔镜直视下放置后续的套管。图 15-3A 示常见的 RALP 套管配置布局。一个 12mm 套管放置在比脐部略低或高的位置以置入腹腔镜摄像头。对于病理性肥胖或体型修长的患者,将摄像头放置在脐下更便于观察前列腺。机器人手臂通过 3 个 8mm 金属套管完成牵开、吸引冲洗,通过患者右下腹 12mm 和 5mm 套管完成传递针剪和缝合。手术医师通过踩踏控制台踏板操纵摄像头移动,并用简单的手臂活动调整摄像头。在手术不同阶段可以更换 30°或 0°腹腔镜。通常大多数医师喜欢用 0°镜完成手术,但是也有医师在处理膀胱颈、神经血管束等时,选择用 30°镜。图 15-3B 示 LRP 套管配置布局。外科

医师站在患者左侧通过 2 个腹直肌旁套管进行操作,1 个或 2 个助手通过对侧的套管进行辅助操作。腹腔镜摄像头可以通过 AESOP 机器人系统或助手经脐部套管进行控制。

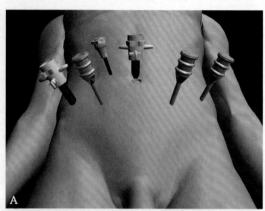

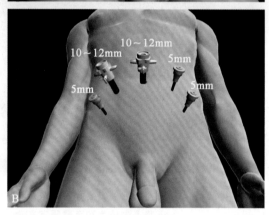

图 15-3　机器人辅助腹腔镜根治性前列腺切除术的套管位置(A)和腹腔镜根治性前列腺切除术的套管位置(B)

2. 腹膜外径路手术

腹膜外径路需要在脐部下方切开 1.5cm 并打开腹直肌前鞘。用手指钝性分离出一个腹膜前的间隙。在腹膜前间隙置入带球囊套管(PDB Balloon,Covidien Autosuture,Mansfield,MA)进一步扩张空间。通过球囊套管打入 500ml 气体扩大耻骨后间隙(图 15-4)。在腹腔镜视野下置入前述的后续套管。后面的手术步骤与腹膜腔前径路基本相同。

3. 经腹膜外和经腹腔径路的优缺点

Hoznek 和同事(2003)回顾性比较了腹膜外和经腹腔 LRP,发现腹膜外径路的平均手术时间短(169.6 分钟 vs. 224.2 分钟,$P<0.001$),进入耻骨后间隙节约时间最多。因为没有打开腹腔和

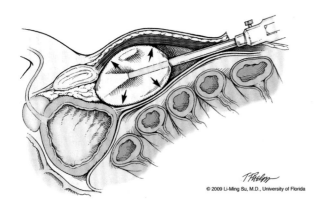

图 15-4　用带球囊的套管装置扩张建立腹膜外腹腔镜根治性前列腺切除术或机器人辅助腹腔镜根治性前列腺切除术的手术空间（Copyright Li-Ming Su, MD, University of Florida, 2009.）

术后肠梗阻少，腹膜外 LRP 术后进普食时间早于经腹腔 LRP（1.6 天 vs. 2.6 天，$P = 0.002$）。Eden 和同事（2004）发现经腹膜外 LRP 的手术时间、住院日和恢复尿控时间明显好于经腹腔 LRP。患者尿控能够较早恢复可能与分离膀胱较少、膀胱功能紊乱影响低于经腹腔 LRP 有关。但是，**绝大多数研究者没有发现腹膜外和经腹腔 LRP 在手术时间和术后效果存在差别**（Cathelineau et al, 2004；Erdogru et al, 2004；Brown et al, 2005b；Atug et al, 2006）。

经腹膜外 LRP 可以同时植入网织补片修补腹股沟斜疝（Stolzenburg et al, 2003）。有报道经腹腔 LRP 也能完成疝修补术（Allaf et al, 2003）；但需要用腹膜瓣、大网膜或第 2 块可吸收补片来覆盖植入的网织补片以减少粘连和肠瘘。腹膜外径路手术更适合有腹部手术史和病理性肥胖的患者。**腹膜外径路手术中，腹膜是减少肠道损伤的天然屏障，同时还能防止肠道下垂入手术区域干扰医师视野。此外，这种手术径路还能将膀胱尿道吻合引起的尿瘘限制在腹膜外间隙。腹膜外径路手术缺点之一是工作空间较小，没有经腹腔径路的空间大。**当助手试图清理术野的出血和烟雾的时候，会吸走部分 CO_2 使本来有限的工作空间迅速塌陷，明显影响术野。第二个不足是对有疝修补术史患者实施腹膜外径路手术是有很大挑战性的。最后，腹膜外充气比腹膜内充气会吸收更多的 CO_2 气体，因此需要提高分钟通气量来代偿

高碳酸血症和酸中毒（Meininger et al, 2004）。**总之，无论采用腹膜外径路还是经腹腔径路完成 LRP 或 RALP 主要取决于医师的个人偏好和经验，手术方式本身没有明显优劣差别。**

4. 扩大耻骨后间隙

经腹腔径路手术放置好套管后，先观察骨盆情况（图 15-5）和松解粘连。首先要进入并扩大耻骨后空间。在膀胱上方切断脐尿管，用电钩贴近脐旁韧带内侧切开左右腹膜，将膀胱与前腹壁分离。看到脂肪组织证实分离层次正确。将脐尿管向后方牵开，辨认膀胱前脂肪并做钝性分离，显露耻骨后间隙（图 15-6）。横向解剖分离膀胱脐尿管内侧韧带，最大限度降低张力以利于膀胱尿道吻合的完成。锐性或电凝分离覆盖在前列腺表面的脂肪组织，双极电凝背静脉丛的表浅属支。

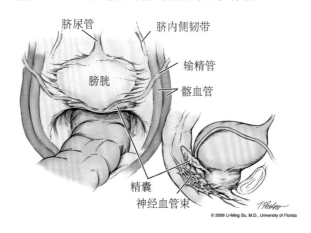

图 15-5　经腹腔径路腹腔镜根治性前列腺切除术的腹腔内视野显示的男性骨盆标志（Copyright Li-Ming Su, MD, University of Florida, 2009.）

这个位置可观察的解剖标志有膀胱和前列腺、耻骨前列腺韧带、盆内筋膜和耻骨（图 15-7）。切开盆内筋膜并切断耻骨前列腺韧带，显示附着在前列腺侧面和尖部的肛提肌纤维。仔细将肛提肌纤维与前列腺钝性分离，显露背深静脉复合体。避免使用电钩电灼以减少对括约肌和神经血管束的热损伤。

在 LRP 和 RALP 术中，附属的阴部动脉沿前列腺纵行分布很好辨认。保护这些血管很重要，这些血管是供应海绵体勃起血液的主要来源（Nehra et al, 2008）。尽管分离前列腺尖部和背深静脉复合体有些难度，这些附属动脉都能够保存下来。

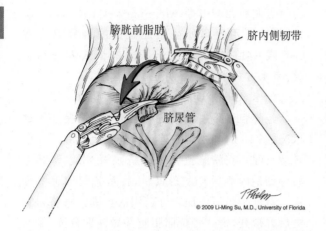

膀胱前脂肪

脐内侧韧带

脐尿管

© 2009 Li-Ming Su, M.D., University of Florida

图 15-6 切断脐尿管进入耻骨后间隙,向头端提起脐尿管观察紧贴膀胱前面的脂肪组织,这是正确的分离平面,脐内侧韧带是分离膀胱的内侧界(Copyright Li-Ming Su,MD,University of Florida,2009.)

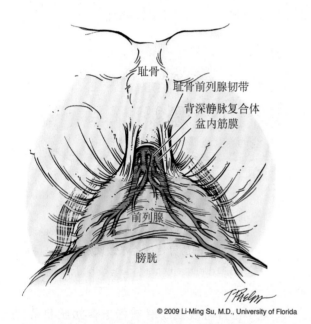

耻骨

耻骨前列腺韧带

背深静脉复合体

盆内筋膜

前列腺

膀胱

© 2009 Li-Ming Su, M.D., University of Florida

图 15-7 进入耻骨后间隙观察膀胱和前列腺的视野。清除覆盖在前列腺腹侧面的脂肪组织,显露耻骨前列腺韧带、背深静脉复合体和盆内筋膜(Copyright Li-Ming Su,MD,University of Florida,2009.)

5. 结扎背深静脉复合体

在开放手术时有不同的方法来控制背深静脉复合体。一般认为由于填塞压迫出血的静脉,开放手术大的出血并不多见。RALP 手术时,在结扎前 ProGrasp 钳被用来向头端固定牵开前列腺和膀胱,显露背深静脉复合体和前列腺尖部。在

LRP 时同样操作可由助手来完成。用 0-聚二氧杂环己酮缝线或聚乳酸羟基乙酸缝线缝扎背深静脉复合体,进针尽可能贴近耻骨,远离前列腺尖部(图 15-8)。**尽可能远离前列腺尖部保护背深静脉复合体可以减少切断背深静脉时切入前列腺尖部的机会。**出于这个目的,我们认为在切断背深静脉复合体前需要完全切开耻骨前列腺韧带,以获得充分显露便于进入耻骨联合远端进行操作。缝针在背深静脉复合体下尿道前面穿过。

另外可选择的方法是使用腹腔镜线性切割缝合钉装置,一步完成结扎和分离背深静脉复合体(Ahlering et al,2004b;Nguyen et al,2008)。在大多数术式中,在前列腺尖部切开和离断尿道前并不立即切开背深静脉复合体。沿膀胱颈前壁可二次缝扎,以防止静脉回流出血,并对之后横断膀胱颈时辨认前列腺外形有所帮助。

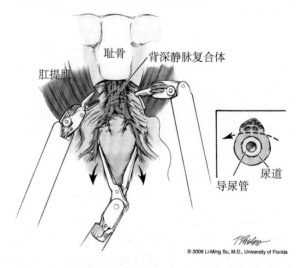

肛提肌

耻骨

背深静脉复合体

尿道

导尿管

© 2009 Li-Ming Su, M.D., University of Florida

图 15-8 结扎背深静脉复合体。缝线从左到右尽量靠近远端缝扎背深静脉复合体。箭头显示缝针贴着尿道前方穿过的正确路径。插入导尿管确保尿道没有被缝住(Copyright Li-Ming Su,MD,University of Florida,2009.)

6. 膀胱颈的辨认和横断

由于缺乏触觉反馈,LRP 和 RALP 最初精确分辨膀胱颈与前列腺的准确边界有一定难度。几个方法有助于准确找到切开平面和最大限度减少进入前列腺体内。首先通过观察前列腺前方脂肪的交界处作为一个指引。其次通过牵引充气的导尿管球囊来确认膀胱颈和前列腺的交界。需要注意的是如果球囊明显偏离中线说明有内突的前列

腺中叶。再次还可用血管钳抓住膀胱顶部并向头端牵拉，使膀胱颈与前列腺连接处产生张力。最后，通过两个机器人手臂或腹腔镜器械的触摸或夹持来进一步确认膀胱颈和前列腺的边界。

　　膀胱前壁可以通过单极电刀沿中线水平切开，并确认导尿管的位置。膀胱前壁切开不要太靠近远外侧，避免可能遇到膀胱侧血管，导致不必要的出血。排空球囊，将导尿管头自切开的膀胱颈口牵出，让助手对抗牵拉导尿管"悬吊"前列腺。

　　检查膀胱后壁，确认前列腺中叶和输尿管口。如果膀胱黏膜下垂明显往往表明中叶的缺失。另外，巨大的中叶会产生明显影响，用 ProGrasp 钳将中叶牵出膀胱前壁。通过横向或矢状位膀胱切开进一步显露突出的中叶和确认膀胱颈后壁。**用单极电刀沿中线水平切开膀胱颈后壁可以避免从侧面切开引起的出血（图 15-9）。术者 45°角向下切开可以避免进入前列腺内或造成膀胱后壁穿孔。** 对于之前行 TURP 术患者，膀胱颈边缘不明显，因为手术切除和瘢痕而改变。仔细观察膀胱颈后壁，具体注意输尿管口位置，因为它们靠近膀胱颈后壁边缘。TURP 术后和中叶巨大的病例应避免保留膀胱颈。如果有疑问，膀胱后壁需要更仔细地去分离以避免进入前列腺内。

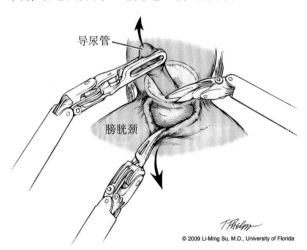

图 15-9　分离膀胱颈后壁。 助手或用 ProGrasp 钳提起导尿管向头上方牵开以显露膀胱颈后壁。沿中线分离避免侧面的出血（Copyright Li-Ming Su，MD，University of Florida，2009.）

7. 分离精囊和输精管

　　膀胱颈横断后，将精囊和输精管单独解剖游离，尽量避免使用电灼以减少损伤紧邻的神经血管束（图 15-10）。一个独特的办法用来经腹腔前入路来分离精囊和输精管。经腹腔前入路操作第一步在最深的位置解剖分离精囊和输精管。经腹后方入路，将输精管从侧面朝着中间汇合成射精管的方向进行游离。精囊在侧面输精管远端很容易找到，用 Hemoclip 夹进行分离，避免使用能量平台而损伤神经血管束（图 15-11）。随着精囊和输精管的游离，一旦膀胱颈与前列腺分离，这些组织很容易抓持。这种逆行切除精囊和输精管的方法对于中叶增大的患者尤其有用，前路切除因为前列腺内突的原因分离和解剖这些组织则很具有挑战性，会增加术中出血和漏尿。

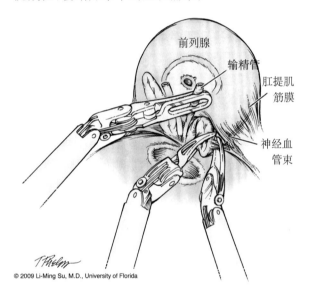

图 15-10　分离精囊和输精管。 在膀胱颈和前列腺间打开并确认精囊和输精管。用血管夹替代电凝来操作以避免损伤神经血管束（Copyright Li-Ming Su，MD，University of Florida，2009.）

8. 扩展前列腺与直肠间隙

　　前列腺背侧与直肠前壁的分离是避免直肠损伤的关键，充分识别前列腺与确认神经血管束内侧边缘。 关于如何扩展该平面，开放手术中外科医师并不熟悉，但在 LRP 和 RALP 手术的医生，经验很丰富。助手或机器人 ProGrasp 钳向前提起精囊和输精管，有助于确认该平面（图 15-12）。

　　Denonvilliers 筋膜是腹膜的延续，覆盖在前列腺和直肠之间。经筋膜内或外分离，钝性和锐性分离结合仔细将 Denonvilliers 筋膜从前列腺

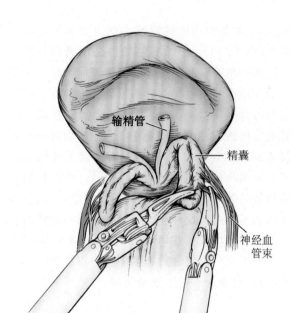

图 15-11 经腹膜后途径剥离精囊和输精管。初始步骤为确定输精管和精囊在膀胱后间隙深处。避开神经血管束（NVBs）从精囊顶端向底部顺行方向用夹子将其夹闭离断（Copyright Li-Ming Su，MD，University of Florida，2009.）

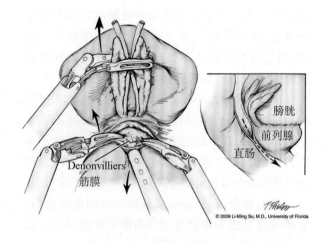

图 15-12 扩大前列腺与直肠的间隙。由助手或机器人 ProGrasp 钳用于对精囊和输精管以及向下牵拉进行直肠牵引，在精囊下方的 Denonvilliers 筋膜上进行横切口，并钝性分离前列腺和直肠之间的平面。插图显示了在没有电凝术的情况下向前列腺尖端解剖的方向（Copyright Li-Ming Su，MD，University of Florida，2009.）

背侧分离开。这个分离可以达到前列腺尖部和横向分到前列腺内侧面。合适的外科平面是相对无血管区。当前列腺背侧需要扩展更大边缘组织时，比如可及病灶患者，Denonvilliers 筋膜在精囊前列腺连接部后方锐性切开。这可以直接进入直肠周围前脂肪间隙。良好的视野可以完成 Denonvilliers 筋膜和直肠周围前脂肪间的远端尖部分离。

大量出血通常说明分离太靠近前列腺。如果建立适当的平面遇到困难，可以尝试从一侧或另一侧进行分离。一旦进入合适的平面，钝性分离会十分顺利。在外侧和远端充分游离直肠壁，能够有足够空间解剖分离神经血管束和前列腺尖部。

9. 前列腺蒂的处理

前列腺蒂的处理有多种方法。有些方法单纯使用单极或双极电凝。电凝产生的热能可经过组织扩散，可能导致邻近 NVB 的损伤。因此，

分离前列腺蒂时应尽量限制或避免使用电凝的方法。使用 Hem-o-lok 夹（Teleflex Medical，Research Triangle Park，NC）的方法更为普遍。使用 Hem-o-lok 夹时，可通过充分游离直肠和前列腺侧边，清晰显露好前列腺蒂的远端和近端，避免前列腺蒂组织过厚，这样 Hem-o-lok 夹才能夹闭牢靠。还有学者（Ahlering et al，2005；Gill et al，2005）介绍了另外一种处理前列腺蒂的方法：暂时使用哈巴狗钳夹闭前列腺蒂，待前列腺完整切除后，再缝合处理前列腺蒂。总之，无论使用哪种方法处理前列腺蒂，按照正确的解剖分离前列腺蒂是避免切缘阳性和邻近 NVB 损伤的重要步骤。

10. 神经血管束的保护

无论采用哪种手术方式，根治性前列腺切除术中最为关键和困难的操作，是保护前列腺周边对于勃起功能至关重要的副交感神经纤维。与以往认识（Costello et al，2004；Takenaka et al，2004；Lunacek et al，2005）比较，目前认为前列腺周边重要的神经纤维走行更为分散，变异也较大。在前列腺的侧后位置，神经纤维聚合在一起，形成 NVB 的主要部分。神经纤维在前列腺周围向后方延伸，形成一张事实上的神经纤维"吊床"。另

外,在前列腺前正中部位周边的前列腺周围组织中,仍可发现神经纤维存在。但这些神经纤维对于阴茎勃起的作用,仍存在争议。成功地保留神经的根治性前列腺切除术应充分考虑上述因素,从数量和质量两个方面,尽可能保留前列腺周边的神经组织。

　　腹腔镜手术可清楚观察前列腺周边组织,也更易辨认前列腺周边的筋膜层次。尽管文献中关于各种筋膜的名称较为混乱,筋膜外切除通常是指在前列腺的侧面游离时,沿前列腺侧筋膜与提肌筋膜之间的间隙;在前列腺背侧游离时,沿 Denonvilliers 筋膜与直肠固有筋膜前层之间的间隙。**筋膜间切除**,是指在前列腺侧面游离时,沿前列腺筋膜与提肌筋膜之间的间隙;在前列腺背侧游离时,沿 Denonvilliers 筋膜与前列腺后表面之间的间隙(图 15-13)。筋膜间切除是临床考虑肿

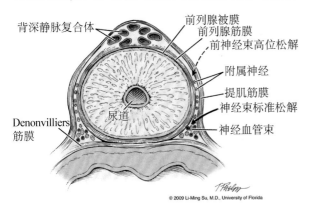

图 15-13　前列腺切面图,显示前列腺周边的筋膜层次和神经血管束(NVB)位置。虚线指示筋膜间切除的方向(提肌筋膜与前列腺筋膜之间),以实现从前列腺腹侧方的高位 NVB 游离,形成侧面的 NVB 沟。实线指示标准的 NVB 游离(Copyright Li-Ming Su,MD,University of Florida,2009.)

瘤局限于前列腺之内时倾向采用的手术方式。这种手术方式可安全保护海绵体神经,并且不破坏前列腺腺体和前列腺包膜的解剖完整。前列腺周围筋膜间的血管结构已经被用作视觉上的辨认标志,帮助辨认和保护海绵体神经。Patel 等(2012)认为,在机器人辅助根治性前列腺切除术中,73%的患者存在肉眼可辨识的前列腺周围小动脉,可作为术中保护海绵体神经的标志。筋膜内切除,是在前列腺包膜与前列腺筋膜之间的间隙进行游

离,切除的前列腺手术标本实际上不包括前列腺周围组织。尽管技术上可行,筋膜内切除因为紧贴前列腺腺体分离,切缘阳性的风险较高。尽管前面所述的各种筋膜有一定的完整性,在手术中也可辨认,同时也要认识到,这些筋膜可能不只一层,可能存在多层筋膜结构。

　　NVB 损伤可因直接切割、热损伤、牵拉、被缝合或被夹闭而导致。一些手术医师建议在游离前列腺之前将 NVB 从前列腺侧面解剖出来,以避免因牵拉导致损伤。**在 LRP 和 RALP 手术常用的顺行游离方法中,在处理前列腺蒂之前辨别和至少部分地将 NVB 从前列腺侧面游离出来,能使神经血管组织远离前列腺;**在使用止血夹控制前列腺蒂时,也可更加细致地施放血管夹以避免误夹损伤神经纤维束。为达成上述目的,可在前列腺腹侧的前外侧方切开提肌筋膜,进入筋膜间分离层面(图 15-14)。沿前列腺筋膜层面钝性分离,将 NVB 轻巧地从前列腺侧外方分离出来。NVB 部

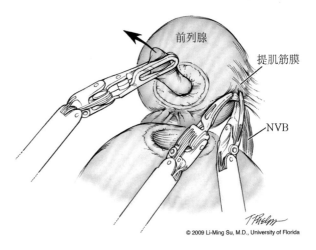

图 15-14　进入筋膜间分离平面以保护神经血管束(NVB)。首先在前列腺中部的前内侧切开提肌筋膜,以便能进入筋膜间分离层面(Copyright Li-Ming Su,MD,University of Florida,2009.)

分游离后,可形成一条肉眼可见的 NVB 沟。这条浅沟可作为肉眼可见的标志,帮助术者精确分离前列腺蒂、止血夹精确夹闭组织,避免误夹损伤 NVB(图 15-15)。机器人操作臂的人类工程学设计和放大效应更有助于完成上述精细操作。在 LRP 手术中,有学者介绍特别设计的精细尖端(0.8mm)分离钳有助于 NVB 的游离和保护(Su et al,2004)。一些争论集中于在筋膜间层面游离 NVB 时,应当游离到前列腺腹侧的具体界限。是否大范围游离 NVB(相对于标准游离)更有利于保存重要神经?或者普通操作下仅仔细分离和保护在 5、7 点位置的海绵体神经更有益?这些问题尚无统一的观点(见图 15-13)。在分离 NVB 时,目前的共识是尽量减少,或者理想的情况下,完全杜绝使用产生热量的器械。动物和人体研究均表明,这些显微镜下才能观察到的副交感神经纤维对热损伤高度敏感(Ong et al,2004;Ahlering et al,2005)。NVB 周围的出血相对轻微,一般不需要特殊的止血措施。遇到小动脉或较大的静脉出血时,可采用精细缝合的方法止血,尽量少缝合出血点周围的组织以避免误伤神经纤维。

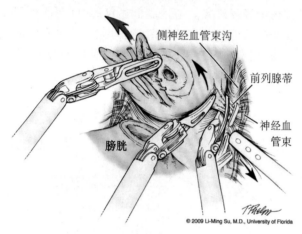

图 15-15 扩大筋膜间分离层面。用钝性分离的方法将神经束向后外侧方向游离,使之与前列腺部分分开,形成一条肉眼可见的侧边神经血管束沟。这一步骤可使前列腺蒂和神经束的走行显露出来,便于精确放置血管夹,避免误夹神经(Copyright Li-Ming Su,MD,University of Florida,2009.)

患者的前列腺如果体积巨大(特别是超过 100g)时,NVB 的保护困难很大。受到盆腔骨性结构的限制,大体积前列腺的根治性切除手术较为困难,显露 NVB 和前列腺蒂尤为具有挑战性。此种情况下手术时,手术助手或者使用第四机械臂帮助进行良好手术显露尤为关键。

11. 尖部处理

前列腺尖部是肿瘤经常累及的部位,也是前列腺根治性切除术最常见的切缘阳性的部位。另外,尖部的处理对于保护术后勃起功能和避免尿失禁也非常关键。在 LRP 和 RALP 手术中,手术野的清晰显露和尽力减少背深静脉复合体出血,有利于前列腺尖部的处理。

在手术过程中,顺行切除的方法可做到先彻底游离前列腺的底部、两侧和背侧面,最后将背深静脉复合体和尿道从前列腺尖部分离、切断。在分离切断背深静脉复合体时避免进入到前列腺腺体腹侧面非常重要,因为如果切入了前列腺腺体,可能会导致医源性的切缘阳性。尽管在分离切断背深静脉复合体时可能使前面操作步骤中预先控制 DVC 出血的缝扎线移位或离断,但进一步重新缝扎以控制 DVC 出血并不困难和复杂。另外,在重新缝扎 DVC 的时候,可暂时性增加二氧化碳形成的气腹压力到 20mmHg,有利于减少静脉出血。DVC 分离切断后,就可良好显露前列腺尖部以及前列腺尖部与尿道的结合部位(图 15-16)。前列腺尖部的解剖形态各异,在分离切断尿道前应仔细分辨和显露前列腺尖部。尽量最大程度地保留足够长度的尿道,但也要时刻意识到尿道的腹侧面可能有唇形前列腺组织覆盖,前列腺组织也可延伸到尿道背侧面。另外,可沿前列腺尖部保留一小部分尿道组织,这样处理尿道和前列腺尖部,可减少尖部切缘阳性,且并不影响术后尿控的恢复(Borin et al,2007)。在分离前列腺尖部和切断尿道的操作中,应尽量锐性分离和避免使用电凝,以防止邻近的 NVB 和外括约肌受到热损伤。

12. 前列腺标本的术中检查

在前列腺切除下来置入标本袋之前,要在腹腔镜下观察整个腺体标本的表面,评估切除的彻底性和前列腺腺体表面组织的完整性。如果怀疑存在切缘问题,可在所怀疑的位置和部位进行进一步的切除,尽管手术实践中这种进一步切除的必要性并不大。

13. 盆腔淋巴结切除

通常在检查完前列腺切除标本后进行盆腔淋巴结切除。因为前述操作步骤游离了膀胱,使闭孔淋巴结区域和髂血管得到良好显露。盆腔淋巴结切除的范围仍存在争论,可根据具体患者的危险因素,包括 PSA、临床分期和 Gleason 评分,来具体确定淋巴结切除范围。标准淋巴结切除和腹

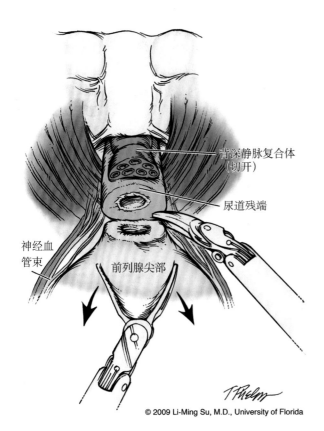

背深静脉复合体
（切开）

尿道残端

神经血
管束

前列腺尖部

© 2009 Li-Ming Su, M.D., University of Florida

图 15-16　**游离尿道。分离切断背深静脉复合体后，锐性分离尿道的前面、后侧，杜绝使用电凝。可在前列腺尖部保留一小段尿道，以避免医源性的尖部切缘阳性。特别注意避免损伤到邻近的神经束**（Copyright Li-Ming Su, MD, University of Florida, 2009.）

腔镜扩大淋巴结切除的技术性细节将在本章的稍后部分进行介绍。

　　14. 标本装袋

　　手术助手通过 12mm 辅助 Trocar 将腹腔镜手术标本袋引入腹腔中，将前列腺和盆腔淋巴结装入标本袋中，暂时存放于腹腔内，待完成膀胱尿道吻合后再将标本取出。

　　15. 膀胱颈重建

　　膀胱开口经常稍大于尿道腔，但膀胱尿道吻合时的"跳伞效应"可使膀胱颈开口大小接近于尿道腔。如果膀胱颈开口明显大于尿道腔，可使用可吸收缝线于膀胱颈口后缘或前缘进行缝合，将膀胱开口部分缝合成网球拍柄样形状，使膀胱开口大小与尿道腔大小匹配。在前列腺体积巨大、前列腺中叶巨大或曾行 TURP 手术的患者，前列腺切除后的膀胱颈口可能会更大，在进行膀胱尿

道吻合前，需要对膀胱颈口进行较为复杂的重建操作。在这种情况下，输尿管口经常位于或接近于膀胱颈开口的后缘，进行吻合操作时存在损伤输尿管口或造成输尿管口梗阻的风险。遇到这种情况时，可在膀胱颈的后部 5 点和 7 点位置，使用 3-0 聚乳酸羟基乙酸缝线或聚对二氧环己酮缝线进行数针间断缝合。这样缝合操作后，可帮助避免吻合时误缝输尿管开口，同时还可以缩小膀胱颈口。另外，还可以留置输尿管支架管来保护输尿管开口。输尿管支架管可在手术后立即拔除，也可在术后其他合适的时候拔除。

　　16. 膀胱尿道吻合的背侧支持结构

　　在根治性前列腺切除术中，膀胱和前列腺背侧的筋膜组织被分离和切断，其中包括 Denonvilliers 筋膜以及其与外括约肌背侧融合的部分。一些报道认为，重建这些背侧起支持作用的筋膜结构可改善手术后尿控功能的恢复（Rocco et al, 2007）；另外一些学者则认为帮助作用并不显著（Menon et al, 2008）。重建膀胱尿道吻合的这些背侧支持结构，可在吻合前使用 2-0 聚卡普隆缝线（Monocryl）连续缝合，将 Denonvilliers 筋膜残留部分、膀胱颈后缘与尿道背侧外括约肌组织对合（图 15-17）。尽管具体的机制尚不明确，可能的机制包括重建膀胱和尿道背侧的支持性解剖结

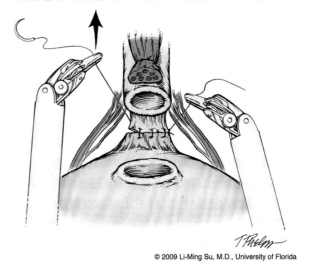

© 2009 Li-Ming Su, M.D., University of Florida

图 15-17　**改良的 Rocco 缝合。使用 2-0 Monocryl 缝线连续缝合，将 Denonvilliers 筋膜残留部分和膀胱颈后缘逼尿肌与尿道背侧外括约肌组织对合，形成膀胱尿道吻合的背侧支持结构**（Copyright Li-Ming Su, MD, University of Florida, 2009.）

构、改善排尿时的尿道对合、减少膀胱尿道吻合口的张力、增加尿道外括约肌复合体的功能长度等。**尽管对于这种重建的作用仍存在争议,很多学者认为,这种重建至少缩短了膀胱颈与尿道的距离,有利于实现膀胱与尿道的无张力吻合。**一些学者还采用将吻合口和膀胱颈悬吊于耻骨联合处腱弓的方法,重建尿道腹侧的支持结构和恢复膀胱尿道夹角(Tewari et al,2007)。

17. 膀胱尿道吻合

腹腔镜前列腺根治性切除术中,膀胱与尿道的吻合因为需要在腔镜下进行缝合操作,是手术过程中最具技术性挑战的步骤之一。Da Vinci 手术机器人系统因为具有灵巧的操作臂,非常有利于缝合操作。尽管膀胱尿道吻合时,间断缝合方式仍可采用,van Velthoven 等(2003)介绍了一种连续缝合的方法,使膀胱颈与尿道的吻合张力分布于吻合口的多个位点。这种方法,是将两条缝线的尾端打结连在一起,每条缝线 6～8in (15.24～20.32cm)长。从背侧开始吻合,两条缝线分别沿吻合口两侧向腹侧连续缝合,最后汇合于吻合口腹侧打结。**因为 LRP 和 RALP 手术可实现较为完美的黏膜对黏膜的连续吻合,一般不需要再对膀胱颈口黏膜进行外翻缝合。**首先连续缝合膀胱和尿道数针,再将缝线向腹侧提起,逐步缩紧吻合(图 15-18)。手术助手,或采用机械臂抓钳,将一侧缝线提起保持张力,使背侧的吻合处保持对合,术者利用另一侧的缝线完成对侧的吻合。在吻合即将完成前,直视下将导尿管经尿道插入膀胱。行膀胱冲洗检查吻合口有无漏尿。如存在漏尿之处,可再进行加强缝合。

18. 取出标本和撤离腹腔

在撤出操作器械和取出手术标本之前,应在降低充气压力(＜10mmHg)的情况下仔细检查盆腔和手术野有无出血。对肠道也要进行检查,确认肠道未受到操作器械的损伤。将腹腔镜标本袋的缝线从脐部的观察镜通道引出,放空腹腔内气体。将脐部的 Trocar 通道扩大,利用标本袋完整取出手术标本。缝合关闭筋膜层和皮肤切口。5mm Trocar 通道的筋膜层通常不需要进行缝合。12mm Trocar 通道存在形成切口疝的风险,建议使用 Carter Thomason 筋膜缝合器关闭该通道。如果使用的是切割型(区别于扩张型)Tro-

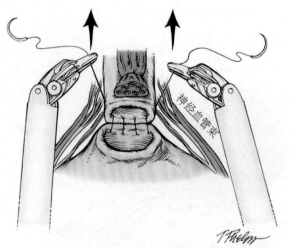

© 2009 Li-Ming Su, M.D., University of Florida

图 15-18　膀胱尿道的连续吻合方法。从吻合口 6 点位置开始,向两侧各缝合 2～3 针,然后将缝线向腹侧方向提起缩紧缝线,即可使吻合口两端的组织对合,完成背侧的吻合。缝线穿过尿道时,需特别小心避免缝到神经血管束(NVB)(Copyright Li-Ming Su, MD,University of Florida,2009.)

car,更应仔细关闭切口各层。

六、术后管理

通常来说,通过精细的吻合技术,没有必要常规放置盆腔引流管。然而,引流管也可以通过 8mm 机器人套管放置,这样就不需要重新穿刺放置。引流管可以引流渗漏的尿液或渗出的淋巴液,但通常情况下,其引流量很少,可在术后第 1 天或第 2 天将其移除。术后最初 24 小时可能需要胃肠外镇痛药,但应谨慎使用。对于某些特定的患者,可用酮咯酸实现术后镇痛。

导尿管留置时间在很大程度上取决于外科医师的手术方式,以及膀胱颈重建的程度。如果实现良好的膀胱尿道吻合,并不需要像开放手术那样放置 2 周。留置 1 周或 1 周以上的导尿管拔管后,绝大多数患者基本都能够正常排尿,这样尿潴留和需要更换导尿管的风险可以降至最低。在移除导尿管前是否需要膀胱造影取决于外科医师的偏好。如果计划在术后 1 周内移除导尿管,建议拔管前进行膀胱造影检查以确保吻合部位没有外渗。如果发生外渗,需要留置更长时间的导尿管来促进愈合。尽管这可能使患者达到完全控尿的时间延迟，但长期的随访结果显示尿控并未受到影响(Patil et al,2009)。一些外科医师建议使用特殊设计的导管进行耻骨上膀胱引流,替代尿道内放置导尿管,这项实验取得了较好的初步结果(Tewari et al,2008)。

要点:腹腔镜和机器人辅助腹腔镜前列腺切除术的技术

- 使用经腹或腹膜外方法主要基于外科医师的偏好,因为两种方法相比没有哪一种有独特的优势。
- 机器人技术可能为没有高级腹腔镜技能的外科医师进行缝合和解剖提供帮助。
- 通过使用一组物理操作和视觉提示,可以确定膀胱颈和前列腺之间的精确边界。
- 膀胱颈前部分裂后,应在膀胱后颈部分开前确定是否存在中叶。
- 完全显露前后路和直肠之间的平面是避免直肠损伤和确定 NVB 内侧方面的重要步骤。
- 在控制前列腺蒂和 NVB 附近的解剖过程中,应尽量减少使用热能,因为在动物和人体研究中,热能已被证明对海绵体神经功能有害。
- 对于假定有局限性肿瘤且希望保留 NVB 的患者,首选对 NVB 进行筋膜间切除术。
- 将前列腺尖部与尿道分开时,应辨认前列腺的前或后突出唇,以避免医源性切缘阳性。
- 如果膀胱颈和尿道之间存在大小差异,可能需要进行膀胱颈重建,特别是有 TURP 手术史、中位巨大或大前列腺的患者。
- 膀胱尿道吻合术可有效地通过连续缝合进行。

在 LRP 和 RALP 之后,一定程度的术后肠梗阻并不少见。大多数患者可在手术后 24 小时内进食,并且术后通常不需要住院超过 1 天。导尿管拔除后患者可以在短时间内恢复其术前活动,但手术后 3~4 周内应该避免剧烈活动。

在美国和其他国家已公布的中期结果表明 LRP 和 RALP 与 RRP 的术后结果相当。然而,这些报告大多数都是案例报道。很少有随机临床试验来评估 LRP 和 RALP 与 RRP 的结果。回顾性研究的数据价值则受限于外科医师经验、患者选择和非标准化结果评估方法。

(一)围术期结果

1. 手术时间

与开放手术相比,LRP 或 RALP 的手术持续时间通常更长,尤其是在外科医师的起步阶段。事实上,手术时间通常被用作评估微创前列腺切除术"学习曲线"的指标 (Herrell and Smith,2005)。随着外科医师和手术团队手术经验的逐步积累,几乎所有报道都显示手术时间会大幅减少,并且在一些报道中显示手术时间短于开放手术。在经验丰富的 LRP 中心,手术时间一般少于 3~4 小时 (Turk et al,2001；Salomon et al,2004；Stolzenburg et al,2008)。RALP 也观察到类似的结果。机器人手术医师和手术操作团队的经验欠缺会导致手术时间延长。因此,起步阶段的外科医师应特别注意由于体位改变和长期气腹所可能导致的并发症,包括高碳酸血症、酸中毒、体液超负荷、眼压升高和神经麻痹。然而,一旦技术成熟,手术时间一般为 3 小时甚至更短(Smith,2004；Badani et al,2007；Patel et al,2008)。

2. 术后疼痛

腹腔镜外科手术(例如,腹腔镜肾切除术)的独特优点之一是其微创性质导致比开放手术更少的术后疼痛。然而,对于根治性前列腺切除术,这种优势似乎不那么显著,因为 RRP 是通过白线切口进行的。此外,经会阴根治性前列腺切除术后疼痛相对较少。一些报道显示,与 RRP 相比,接受 LRP 或 RALP 的患者疼痛较轻(Menon et al,2002；Bhayani et al,2003)。其他报道也显示术后镇痛药使用或患者报告的疼痛并无显著差异(Webster et al,2005)。**从术后疼痛的角度来看,腹腔镜前列腺切除术缺乏显著优势,主要是因为即使在开放手术组中,患者的疼痛评分也很低。**

3. 术中失血

因为在根治性前列腺切除术中发生的失血大多数来自静脉窦,所以来自气腹的加压作用有助于减少 LRP 和 RALP 期间持续的渗血。**此外,与 RRP 相比,LRP 和 RALP 使用的顺行方法**

能更早地控制前列腺侧蒂,然后分离 DVC。因此,与 RRP 相比,LRP 和 RALP 期间出血的可能性降低。加之腹腔镜手术良好的可视化,大多数腹腔镜和机器人手术中失血量都比较少(Ficarra et al,2009a)。

也许临床上最有意义的指标是患者的输血率。大多数研究显示,与 RRP 相比,接受 LRP 或 RALP 的患者的输血率显著降低(Tewari et al,2003;Ahlering et al,2004a)。其他研究中,如果 RRP 的输血率仅为 10% 以内,LRP 或 RALP 并没有显示出统计学上的显著差异(Farnham et al,2006)。

4. 住院时间

在过去的 10 年中,无论采用何种手术方式,根治性前列腺切除术后的住院时间都显著下降。一些中心报道了 RRP 后仅需要 1 天或 2 天的住院时间(Holzbeierlein and Smith,2000)。LRP 和 RALP 术后住院 1 天已成为许多中心的常规。基于大样本人群的研究也一致表明,RALP 后住院时间缩短,长时间住院治疗的概率降低(Trinh et al,2012;Liu et al,2013;Davis et al,2014)。肠梗阻和无法正常饮食是限制早期出院的最常见因素。疼痛通常不会延长住院时间,因为很少需要长期的胃肠外镇痛药。由于在美国许多中心开展经会阴根治性前列腺切除术和 RRP 的早期出院计划,LRP 或 RALP 在此方面并没有明显的优势,虽然术后第一天就出院可能更容易通过微创方法完成。

5. 功能学评估

根治性前列腺切除术最大可能影响生活质量的并发症是尿失禁和勃起功能障碍。手术技术的改进和手术经验的积累可以减少这些问题的发生概率。然而,基于大样本人群的大型研究表明,RRP 和经会阴根治性前列腺切除术后,勃起功能障碍和尿失禁发生率仍然很高(Fowler et al,1993)。腹腔镜或机器人手术是否能降低这些并发症的发生率仍然是一个有争议的问题。由于患者群体和结果评估方法的差异,对已发表的结果进行比较是困难的。

(1)尿失禁:根治性前列腺切除术后尿失禁通常表现为继发于内括约肌缺陷的压力性尿失禁。虽然在大型中心的报道中超过 90% 的患者最终

恢复了良好的尿控,并且不需要尿垫(Walsh,1998;Catalona et al,1999),但其他一些研究表明,有很大一部分患者可能会受到不同程度的压力性尿失禁的困扰(Fowler et al,1993)。根治性前列腺切除术后导致尿失禁的确切病理生理机制尚不完全清楚,可能是多因素的。然而,手术技术无疑是一个重要因素(Smith,2002)。

使用 LRP 和 RALP,可以获得前列腺尖部良好的可视化。手术野出血量少和镜头的放大使得可以精确解剖前列腺尖部,进而有效降低尿道周围横纹肌括约肌和尿生殖膈的损伤。如前所述,在理论上,相较于开放手术,LRP 和 RALP 可以通过腹腔镜的直接可视化,实现更可靠的无张力无渗漏的吻合。无论采用何种手术方式,根治性前列腺切除术后尿失禁会在手术后的 3～6 个月内显著改善,有时候也会持续一年或更长时间。因此,收集尿失禁数据的时间点对结果具有很大的影响。无论信息是通过问卷调查、医师获取还是独立的第三方收集,结果都会存在差异。此外,即使使用评估尿失禁的有效工具,收集数据的方式和地点也会影响结果。尽管文献中用于评估尿控的方法各不相同,但在发表的比较研究中,LRP 和 RALP 术后 1 年的尿控恢复总体上是优异的,至少与 RRP 相同,并且某些报告显示优于 RRP(表 15-1)。最近关于为膀胱尿道吻合口提供后壁加强和前壁加强的技术使得术后尿控进一步改善,特别是在术后早期(Tewari et al,2007;Johnson et al,2011)。

(2)勃起功能障碍:根治性前列腺切除术后勃起功能的保留取决于将 NVB 内的海绵体神经与前列腺进行精确和细致的分离(Walsh and Donker,1982)。这些神经的解剖位置是可变的(Costello et al,2004;Takenaka et al,2004;Lunacek et al,2005)。使用神经刺激进行术中定位对于临床实践来说还不够准确(Holzbeierlein et al,2001)。无论采用何种手术方式,保留神经的原理和解剖学分离方法都是相同的。目前仍然不能确定腹腔镜放大的手术视野和精细的手术器械能否更加精确地对 NVB 进行解剖分离和减少对其的损伤,从而改善术后勃起功能。与评价尿失禁一样,对已发表文献进行比较也很困难(Salomon et al,2004)。评估方法的差异、勃起功

表 15-1　开放、机器人式和腹腔镜根治性前列腺切除术的比较功能结果报道

文献	患者总数	实验设计	评价方法	功能恢复定义	评价时间	功能结局比例(%)
尿控						
Ficarra et al,2009b	RRP,105 RALP,103	前瞻性比较	问卷验证	0 尿垫	12 个月	RRP(88) RALP(97)
Di Pierro et al,2011	RRP,75 RALP,75	前瞻性比较	机构问卷	0 尿垫	12 个月	RRP(80) RALP(89)
Krambeck et al,2009	RRP,564 RALP,286	回顾性病例	机构问卷	0 尿垫	12 个月	RRP(93.7) RALP(91.8)
Rocco et al,2009	RRP,240 RALP,120	历史对照	访谈	0~1 尿垫	12 个月	RRP(88) RALP(97)
Asimakopoulos et al,2011	LRP,64 RALP,52	随机对照试验	访谈	0 尿垫	12 个月	LRP(83) RALP(94)
Park et al,2011	LRP,62 RALP,44	回顾性病例	访谈	0~1 尿垫	12 个月	LRP(95) RALP(94)
Willis et al,2012	LRP,174 RALP,175	回顾性病例	问卷验证	0~1 尿垫	12 个月	LRP(93) RALP(93)
性功能						
Ficarra et al,2009b	RRP,41 RALP,64	前瞻性比较	问卷验证	SHIM>17	12 个月	RRP(49) RALP(81)
Di Pierro et al,2011	RRP,47 RALP,22	前瞻性比较	机构问卷	勃起足以进行性交	12 个月	RRP(26) RALP(55)
Krambeck et al,2009	RRP,417 RALP,203	回顾性病例	机构问卷	勃起足以进行性交	12 个月	RRP(63) RALP(70)
Rocco et al,2009	RRP,214 RALP,78	回顾性病例	访谈	勃起足以进行性交	12 个月	RRP(41) RALP(61)
Asimakopoulos et al,2011	LRP,64 RALP,52	随机对照试验	问卷验证	勃起足以进行性交	12 个月	LRP(32) RALP(77)
Park et al,2011	LRP,62 RALP,44	回顾性病例	访谈	勃起足以进行性交	12 个月	LRP(48) RALP(55)
Willis et al,2012	LRP,174 RALP,175	回顾性病例	问卷验证	勃起足以进行性交	12 个月	LRP(67) RALP(88)

Modified from Ficarra et al,2009a,2009b.

LRP. 腹腔镜根治性前列腺切除术;RALP. 机器人辅助腹腔镜根治性前列腺切除术;RRP. 根治性耻骨后前列腺切除术

能的定义(例如选取自发性勃起还是成功性交)和患者的选择使得这些数据的比较更加复杂化。此外,使用辅助治疗如 5 型磷酸二酯酶抑制药或血管活性药物注射也显著影响结果。此外,与其他神经损伤一致,勃起功能的改善是根治性前列腺切除术后持续多年的一个长期过程。**已发表的研究结果表明,与 RRP 相比,由经验丰富的外科医师实施的 RALP 可提供相当于或在某些情况下略微更好的勃起功能**(见表 15-1)。此外,至少在一些单中心报告

中显示 RALP 术后勃起功能似乎优于 LRP（Park et al，2011；Willis et al，2012）。Thompson 及其同事（2014）报道，与 RRP 相比，经验丰富的外科医师转为施行 RALP 后，勃起功能评分较高。虽然已发表的文献报道了 RALP 和 LRP 后性功能恢复的相对改善，但患者报告的结果表明，即使采用现代化的手术方式后，勃起功能障碍仍然是一个主要的并发症。Sanda 及其同事（2008）证实了即使在 RALP 和 RRP 术中进行了神经保护，术后患者报告的勃起功能评分和生活质量均显著下降，很少能完全恢复到基线水平。尽管如此，大多数外科医师都认为，在手术中对 NVB 避免牵拉、直接接触和应用能量器械，精细的筋膜间分离对术后勃起功能的恢复至关重要。

解剖学研究表明，NVB 中的海绵体神经走行于前列腺和尿道的后外侧。据报道，除了保留传统的 NVB 区域之外，RALP 中采用保留更多的前内侧前列腺周围筋膜的技术可以显著改善术后勃起功能（Menon et al，2005；Savera et al，2006）。尽管在组织学上部分神经组织走行于前列腺周围筋膜的前内侧，但这些神经的意义及其对勃起功能的作用仍然不确定。尽管如此，尽量优化保留走行于前列腺周围筋膜内神经纤维的数量和质量，无论它们是否影响阴茎勃起或尿控，这一观点似乎是合理的。即使在需要广泛切除神经束的情况下，增加神经组织的保留通常也是可行的，而不必切除整个 NVB。最后，海绵体神经移植和神经再生技术已有报道，但这些技术的真实疗效目前仍不清楚（Martinez-Salamanca et al，2007；Zorn et al，2008）。

6. 肿瘤控制评估

生化复发和手术切缘状态通常被用来作为前列腺切除术后的肿瘤控制评估的指标。

（1）手术切缘：根治性前列腺切除术的目标是整个前列腺及其筋膜，以及精囊的完整切除。因为大多数前列腺腺癌发生在外周带并接近包膜边缘，手术技术可以影响肿瘤学结果。正确的手术应使得病理分期 T_2 期的肿瘤具有阴性切缘，同时也应完全切除囊外病变并保证阴性切缘。无论采取哪种手术方式，为避免术后尿失禁或者勃起功能障碍，术中分离时过于靠近前列腺尖部或前

列腺的后外侧，可能会影响切缘状态。**重要的是，手术标本的病理分析方法和细节在评估手术切缘状态方面也具有很大影响。**一些病理报告仅使用切除手术标本后剩余组织的活检来评估切缘状态，而另一些病理报告依赖于常规分段切片或整体组织切片。**根据世界卫生组织国际咨询共识委员会为前列腺切除标本病理分析制定的指南，与常规分段切片分析相比，整体组织切片可能会遗漏 7%～15% 的前列腺包膜外侵犯；和高达 12% 的阳性切缘**（世界卫生组织关于预测前列腺癌患者预后的国际咨询，2004）。这是因为整体组织切片的前列腺切片相对较厚，而常规分段切片使用的是 3～5mm 厚度的切片。

在大多数 LRP 和 RALP 手术中，切缘阳性率会随着经验的增加而降低（Ahlering et al，2004b；Salomon et al，2004；Rassweiler et al，2005）。这意味着在某些情况下，缺乏手术经验会导致切缘阳性。有时，这可能是由于难以确定膀胱颈和前列腺基底部之间的正确解剖平面造成的。无论是采用开放还是腹腔镜手术，最常见的切缘阳性部位是前列腺尖部（Touijer et al，2005）。即使在没有侵犯前列腺包膜的病例中（即 pT_2），为了保证足够的尿道长度和避免术后尿失禁，前列腺尖部切除不够可以导致切缘阳性。正如本章前面讨论手术技术时提到的，坚持特定的外科原则可以帮助减少前列腺的尖部、膀胱颈和后外侧区域的切缘阳性率。经验丰富的 LRP 和 RALP 中心报告的切缘阳性率较低，pT_2 在 4%～10%，pT_3 在 21%～35%（Guillonneau et al，2003a；Lein et al，2006；Badani et al，2007；Smith et al，2007；Patel et al，2008；Stolzenburg et al，2008）。已经发表的 RRP，RALP 和 LRP 文献中病理分期相关的切缘阳性率汇总如表 15-2 所示。

在特定的患者群中决定切缘阳性率的首要因素是患者选择。如前所述，病理分析的方法和细节也有影响。因此，两组患者切缘阳性率的比较并不一定是手术技术的比较。更准确的手术技术比较的方法应该是分析 T_2 期肿瘤的病理结果，切缘阳性意味着手术破坏了前列腺包膜。然而，即使在这种情况下，病理标本的处理方法也很重要。同一机构内部的数据比较显示，与 RRP 相

比,腹腔镜手术的阳性切缘率降低。然而,大型医疗中心的数据显示,由经验丰富的外科医师施行手术的情况下,不同手术方式在实现阴性手术切缘方面并没有明显差异(Brown et al,2003;Khan et al,2005)。

(2)生化复发:前列腺切除术后的生化复发或许比切缘状态能更准确地反映肿瘤的控制情况。Guillonneau 及其同事(2003a)报道了一组前列腺癌术后患者的肿瘤学预后情况,随访在 4 年内进行的 1000 例 LRP,中位随访时间为 12 个月。总体 3 年的生化无进展生存率为 90.5%。结合病理分期,pT_{2a} 的为 92%,pT_{2b} 为 88%,pT_{3a} 为 77%,pT_{3b} 为 44%。Pavlovich 及其同事(2008年)报道了 528 名 LRP 患者,平均随访 13 个月。总体 3 年的无生化复发生存率为 94.5%,pT_2 为 98.2%,pT_3 为 78.7%。

关于 RALP,Badani 及其同事在 2007 年报道了 2766 名 RALP 患者的大型研究,平均随访期为 22 个月。总体的 5 年无生化复发生存率为 84%,pT_2 为 84%,pT_3 患者为 66%。值得注意

的是,他们纳入的患者人群包含风险高于大多数研究的患者,Gleason 评分为 7 分或更高的占 64%,病理分期为 pT_3 或更高的占 22%。越来越多的研究报道 RALP 后肿瘤学预后与开放手术相当。值得特别一提的是,当越过机器人手术的学习曲线后,对比 RALP 与 RRP,在肿瘤分期及风险分层后,两种术式的切缘阳性率与无生化复发生存率相类似(见表 15-2)(Schroeck et al,2008;Silberstein et al,2013)。在一项比较 277 例 RRP 和 730 例 RALP 病例的大型研究中,Park 和同事(2014)报道两种方法的 T_2 期切缘阳性率没有显著差异,两组 T_2 期(92.1% vs.96.8%, $P = 0.52$)和 T_3 期(60.0% vs.67.3%,$P=0.27$)的 3 年无生化复发生存率相似。其他研究也报道了类似的结果,即使在高风险组中也是如此(Masterson et al,2013;Punnen et al,2013;Vora et al,2013)。总之,迄今为止可获得的数据表明即使是高风险的患者,由经验丰富的外科医师施行的 RALP 和 RRP 均能提供相类似的肿瘤学预后。

表 15-2　**开放、机器人和腹腔镜根治性前列腺切除术中的切缘病理和生化复发率报道**

文献	患者总数	病理分期	切缘阳性率(%)	生化复发率(%)	生化复发率时间间隔
Park et al,2014	RRP,277	T_2	RRP(7.8)	RRP(7.9)	3 年
	RALP,730		RALP(11.2)	RALP(3.2)	
		T_3	RRP(36.5)	RRP(40)	
			RALP(44.7)	RALP(32.7)	
Vora et al,2013	RRP,95	T_{3a}-T_4	RRP(51.4)	RRP(18.9)	3 年
	RALP,140		RALP(47.1)	RALP(18.5)	
Robertson et al,2013[*]	RRP,7344	所有分期	RRP(24)	RRP(不适用)	不适用
	RALP,6768		RALP(24)	RALP(8.7)	
	LRP,4952		LRP(18)	LRP(8.7)	
Punnen et al,2013	RRP,177	T_1-T_3	RRP(23)	RRP(16)	2 年
	RALP,233		RALP(29)	RALP(21)	
Silberstein et al,2013	RRP,961	T_2	RRP(8)	RRP(4.1)	2 年
	RALP,493		RALP(10)	RALP(3.3)	
		T_{3a}	RRP(23)		
			RALP(21)		
		T_{3b}	RRP(31)		
			RALP(30)		

（续　表）

文献	患者总数	病理分期	切缘阳性率（%）	生化复发率（%）	生化复发率时间间隔
Tewari et al,2012*	RRP,167 184 RALP,62 389 LRP,57 303	T_2	RRP(16.6) RALP(10.7) LRP(13.0)	不适用	不适用
		T_3	RRP(42.6) RALP(37.2) LRP(39.7)		
Williams et al,2010	RRP,346 RALP,604	所有分期	RRP(7.6) RALP(13.5)	不适用	不适用
Smith et al,2007	RRP,509 RALP,1238	T_2	RRP(24.1) RALP(9.4)	不适用	不适用
		T_3	RRP(60) RALP(50)		

* 系统评价和荟萃分析；报告的比率来自多项研究的汇总估计

BFR. 生化复发率；LRP. 腹腔镜前列腺癌根治术；RALP. 机器人辅助腹腔镜前列腺癌根治术；RRP. 开放耻骨后前列腺切除术

7. 开放手术与微创前列腺切除术的随机对照研究

尽管许多研究报道了与机器人前列腺切除术相关的结果，但机器人前列腺切除术与开放性根治性前列腺切除术直接比较的研究非常少。迄今为止，绝大多数的比较数据通过观察性研究和病例报告获得，目前更好地比较机器人和开放前列腺切除术的随机对照试验正在进行中（Gardiner et al,2012）。该试验将通过边缘阳性率，生化复发率和随后的无挽救治疗率来评价肿瘤学预后以及其他非肿瘤学结果（如并发症以及尿控和勃起功能恢复情况）来评价疗效。迄今已完成三项比较开放前列腺切除术与微创前列腺切除术的试验。一项比较腹腔镜前列腺切除术与开放前列腺切除术的研究证实，腹腔镜前列腺切除术与开放手术相比，失血量更少，输血率更低（Guazzoni et al,2005）。另外两项比较腹腔镜前列腺切除术与RALP的随机对照试验未显示两者围术期结果的差异，虽然RALP显示出术后更好的勃起功能和尿控恢复，这可能反映了腹腔镜前列腺切除术的技术难度和陡峭的学习曲线（Asimakopoulos et al,2011,Porpiglia et al,2013）。

（二）经济考虑

手术持续时间和设备费用都会增加LRP和RALP的手术室费用，这通常高于开放手术（Link et al,2004；Lotan et al,2004；Scales et al,2005）。机器人辅助手术尤其如此。目前da Vinci S系统的购买成本约为165万美元，每件多用途机器人器械（使用周期为10次）的平均成本为2400美元。每例患者使用五件单独的机器人器械，成本大约1200美元，还需要一次性用品（无菌机器人外罩和穿刺套管），成本约325美元。

在Link和他的同事（2004）的研究中，影响整体LRP成本的最重要的因素包括手术时间，住院时间和耗材（例如，一次性腹腔镜器械和套管针）。他们发现，如果改用可重复使用的器械并且缩短LRP的操作时间到3、4小时，则RRP和LRP之间的计算成本相等。Lotan及其同事（2004）发现，如果排除机器人的初始购买成本，每台RALP成本比RRP高出约1155美元。最近的系统评价报道，在大多数研究中，微创前列腺切除术（RALP和LRP）比RRP更昂贵，主要是因为直接成本较高。例如，微创根治性前列腺切除术的费用为5058～11 806美元，相比之下，RRP为4075～6296美元（Bolenz et al,2014）。另一项单中心研究报告显示，与RRP相比，RALP的手术室成本显著增加，RRP的平均支付成本为1325美元，RALP为4013美元，表明微创前列腺切除术每例病例费用增加(Tomaszewski et al,2012)。Scales 及其同事(2005)进行的当地成本分析中,他们发现如果 RALP 病例数量增加到每周 14 例,住院时间少于 1.5 天,RALP 会比 RRP 便宜。其他学者也从英国国家卫生服务数据中发现了成本随着病例数量的增加而降低(Close et al,2013)。这些研究表明 RALP 在大型医学中心可能更具经济可行性。

与开放手术相比,较短的住院时间可以部分抵消微创手术增加的费用。住院费用的减少部分取决于腹腔镜手术的出院日,也取决于医院开放性根治性前列腺切除术的常规住院时间。已发表的文献显示 RRP 住院时间达到一周或更长时间,这与其他当代文献报告的情况不符,患者在经会阴根治性前列腺切除术或 RRP 术后第 2 天甚至第 1 天出院(Holzbeierlein and Smith,2000)。

七、并发症

(一)与患者体位相关的并发症

值得注意的是,已报道过度的 Trendelenburg 体位所引发的特有下肢神经病变,特别是在长时间手术后(Koc et al,2012)。这些下肢神经病变的发生率较低(1.3%),时间短暂。值得注意的是,已有文献报道为了允许第四机械臂的正确对接,将患者髋部过伸引起的股神经损伤。由于股神经在腹股沟韧带下方走行,这种体位可能导致股神经受压,导致短暂的运动和感觉神经病变。为了最大限度地减少这种并发症,髋关节过伸的角度应该最小化到机械臂能够对接的角度即可,并且应该将手术时间降到最短。过度的 Trendelenburg 体位的气腹也与眼内压的短暂增加有关,患者恢复到仰卧位时其眼内压降至基线压力水平(Awad et al,2009)。在其他潜在原因中,两个手术变量与该观察结果有关:手术时间(更高的中心静脉压和眼眶静脉压)和呼气末 CO_2 水平(动脉 CO_2 增加导致脉络膜血管扩张)。虽然这种短暂现象的临床意义尚不清楚,并且在健康个体中通常不明显,但它可能对一些基线眼压升高的老年患者(例如青光眼)产生重要影响。尚不清楚这种效应是否与微创前列腺切除术后罕见的后部缺血性视神经病变导致的急性视力丧失有因果

关系(Weber et al,2007)。尽管如此,建议外科医师和麻醉师选择接受微创前列腺切除术的患者的术前筛查中询问先前是否存在眼部疾病。

(二)血管和肠道损伤

血管或肠穿孔很少见,但在放置腹部套管的过程中可能会发生。此外,一旦套管放置妥当并对接机器人,必须注意避免沿套管置入器械引起的损伤,置入器械时必须指向骨盆。处理此类重大术后并发症的关键是迅速识别并立即修复肠道或血管损伤。通常情况下,相对较小的损伤可以通过腹腔镜进行修复,在面对复杂的损伤时应该毫不犹豫地转为开放手术。

(三)转为开放手术

转为开放手术是罕见的(<2%)并且已经在文献中报道,通常发生在外科医师施行 LRP 或 RALP 的初期,主要是由于未能有效继续手术或者术中对于解剖平面的不确定性(Bhayani et al,2004)。随着经验的积累,中转开放手术的概率很低,但是,仍有必要告知患者此类风险。

(四)直肠损伤

虽然在 LRP 和 RALP 期过程中发生直肠损伤比较罕见(0.7%~2.4%),已有报道可以通过腹腔镜手段成功修复(Guillonneau et al,2003b;Katz et al,2003;Gonzalgo et al,2005)。术中识别和修复损伤至关重要。分层一期闭合直肠损伤,伴或不伴将大网膜置于直肠和吻合口之间的修复方法,通常可以避免长期问题以及需要中转开放和肠造口。关闭不全或缺乏识别可导致直肠尿道瘘。如果怀疑小的直肠损伤但不易发现破口,可以通过插入直肠的导管将空气注入直肠,并在盆腔内用液体(即气泡测试)显示小气泡,提示破口位置。

(五)血栓栓塞并发症

2008 年 AUA 最佳实践声明建议常规使用间歇性气动压缩装置进行腹腔镜和机器人泌尿外科手术。然而,除非患者具有多种已知的危险因素,例如肥胖、高龄、恶性肿瘤、深静脉血栓形成史(DVT),否则不建议常规使用预防性抗凝药进行这些手术。尽管如此,由于在恶性肿瘤患者的盆腔手术期间可能发生静脉淤滞和高凝状态,这些患者仍然处于血栓栓塞的风险中(尽管很低)。据报道,LRP 和 RALP 后血栓栓塞并发症的发生率低至 0.5%,部分原因是术后患者早期运动和

Trendelenburg 体位。与开放手术相比,这些可以减少下肢静脉淤滞(Secin et al,2008)。如果发生下肢 DVT,应立即进行抗凝治疗,并考虑进行盆腔计算机断层扫描(CT)或超声检查,以排除可能压迫髂外静脉的淋巴囊肿、血肿或尿液囊肿,这些能够增加 DVT 的发生风险。

(六)吻合并发症

即使留置盆腔引流管,未能实现吻合口的精细吻合也可导致尿液外渗和尿液积聚。对于经腹腔入路,这更成问题,因为整个腹腔将被尿液浸泡。在这种情况下,应进行膀胱造影以确定吻合口的完整性。液体积聚可能需要经皮置管引流。大多数小的吻合口漏会随着导尿管留置时间的延长自行愈合。如果是在手术后的最初几天内发现吻合口完全分离,则需要进行外科干预:腹腔镜,机器人或开放手术均可选择。

与开放手术方法相比,LRP 和 RALP 后发生继发于吻合口狭窄的膀胱颈挛缩发生率更低,尤其是在有经验的外科医师的手中。目前文献报道发生率低于 2%(Msezane et al,2008;Webb et al,2009)。这意味着实现具有良好黏膜对合的精细吻合是预防术后膀胱颈挛缩的关键措施。

(七)出血和输血

事实上,所有已发表的文献都证明了腹腔镜手术在减少根治性前列腺切除术出血量方面有着明显优势。报道的输血率为 2% 或更低(Ficarra et al,2009a)。气腹的加压效应可以压迫静脉出血,而且极好的可视化使得能够精确止血。然而,除了手术分离或套管放置造成大血管损伤的风险之外,一旦气腹撤离,术后也有可能出血。如前所述,在手术结束时低气腹压力条件下,应仔细检查盆腔和手术区域是否存在出血。然而,由于术后出血的发生率低,通常不需要常规使用覆盖前列腺床的局部止血药。

(八)设备故障

外科医师高度依赖于尖端技术和设备来实现 LRP,特别是 RALP。设备故障,尤其是 RALP,可能会使得手术难以进展,并可能导致手术取消或转换为纯腹腔镜甚至开放手术。Zorn 及其同事(2007)报道了在其医疗中心中 0.4% 的 RALP 手术中出现了可逆的设备故障。Lavery 及其同事(2008)在多家大型 RALP 中心的研究中发现

0.4% 不可逆的故障发生率。虽然不可逆的设备故障引发的转换为纯腹腔镜或开放手术的可能性极为罕见,但仍需要告知患者此类风险。

要点:腹腔镜和机器人辅助腹腔镜根治性前列腺切除术的结果和并发症

- 与开放手术相比,LRP 和 RALP 的失血和输血率普遍较低,部分原因在于对出血血管的可视化效果增强和气腹的加压效果。
- 与开放手术相比,微创方法的手术时间最初可能较长,但一旦获得足够经验,手术时间则相当。
- 由于手术区域的出血减少和图像放大,可以实现前列腺尖部的精准解剖,减少对尿道横纹肌括约肌的损伤,完成无张力不漏水的膀胱尿道吻合。LRP 和 RALP 术后尿控功能一般很好。
- 已发表的研究表明,在经验丰富的医生手中,RALP 与 RRP 术后勃起功能恢复效果相当,在某些情况下 RALP 具有更好的手术结果。
- 在经验丰富的临床中心,病例按分期及风险分层后,LRP、RALP 和 RRP 的手术切缘阳性率和早期无生化复发率相当。
- 腹腔镜更高的成本仍然是一个问题,尤其是机器人辅助的腹腔镜手术。但这可能被减少的术后住院时间和增加的手术病例数量所抵消。
- 由于长时间的过度的 Trendelenburg 体位,眼压升高和股神经损伤虽然罕见,但仍有报道。
- 血栓栓塞事件,转为开放手术,直肠损伤,输血和设备故障是 LRP 和 RALP 少见的并发症。

八、机器人挽救性前列腺切除术

明确的非手术治疗后,组织活检证实前列腺内有残留或复发肿瘤是非常具有挑战性的形势。挽救性手术对于某些筛选的患者是有利的,但是与前

期没有行非手术治疗的患者相比,有更高的并发症发生率。重点指出,挽救性手术、尿失禁、勃起功能障碍、膀胱颈挛缩或吻合性渗漏和直肠损伤的发病率更高。尽管如此,对于前期治疗失败的患者,手术切除前列腺提供了潜在的治疗方案,可以用于前期行放射治疗,无论是外放射治疗、近距离放射治疗或质子束治疗的患者。另外,冷冻治疗或高强度聚焦超声治疗后的患者更合适机器人挽救前列腺切除术。在过去,机器人挽救性切除术由于技术性挑战和前期治疗后结缔组织增生性反应等原因实施相对较少。另一方面,机器人挽救性前列腺切除术有更高的直肠损伤率,比开放性前列腺剜除手术高 15%(Chen and Wood,2003)。尽管如此,在一系列报道中,对于有经验的术者,与开放性剜除手术相比,机器人挽救性前列腺切除术早期治疗效果被证实是切实可行和安全的(Kaouk et al,2008;Boris et al,2009;Chauhan et al,2011;Kaffenberger et al,2013;Yuh et al,2014)。

机器人挽救性切除术最适合活组织穿刺证实前列腺内肿瘤存在,但没有明显证据证实有前列腺外病变的患者。考虑到潜在的手术病变,选择那些手术可能有利的患者至关重要。理想的情况下,PSA 应该低于 10 ng/ml,因为当高于该数值时,特别是前期经过治疗的患者,提示很可能存在前列腺外病变。当考虑行挽救性切除手术,即使PSA 评分较低的患者也应该行 CT 扫描和骨扫描来评估远处转移病变。另外,患者术后应该有超过 10 年的预期寿命。术前准备同标准机器人辅助腹腔镜前列腺切除术。值得注意的是,考虑到直肠损伤的潜在风险,术前用枸橼酸镁或灌肠剂的肠道准备是必要的。

(一)手术技巧

前期经过外照射治疗的患者,盆腔侧壁的腹膜外间隙和耻骨后间隙的显露尤为困难。由于经常遇到结缔组织增生反应,从髂血管处分离膀胱时必须谨慎。接受近距离放射治疗、冷冻治疗或高强度聚焦超声治疗后的患者,那些典型的组织解剖层次仍然存在。

切开盆内筋膜有助于鉴别前列腺轮廓。因为在此位置,前列腺尖部很难明确鉴别并且只能尽可能减少背部出血发生,首先缝线固定背深静脉复合体(DVC)可以很好地避免这一问题。膀胱

颈的鉴别主要通过显露前列腺的侧缘和机器人器械臂挤压的办法来证实前列腺膀胱颈连接处。膀胱颈部可能颜色发白和增厚。靛脑脂的应用可以帮助鉴别沿着膀胱三角处走行而可能被结缔组织遮盖的输尿管口。完整的解剖精囊是必要的,因为复发的前列腺癌患者精囊侵犯的发生率更高。

尽管在挽救环境下,整个前列腺周围有纤维组织包绕,由于前期治疗导致前列腺周围炎症及瘢痕形成和直肠损伤的可能,后期的解剖非常困难。狄氏(Denonvilliers)筋膜后的平面,尤其是在膀胱颈附近,通常情况下保存完好。沿着直肠前壁的直肠周围脂肪平面充分解剖有利于减少直肠损伤风险,同时能够促进前列腺背侧活动度和鉴别前列腺血管蒂。同开放性手术相比较,腹腔镜挽救性前列腺切除术的一个明显优势是能够在直视和放大的视野下最大限度地从前列腺后方顺行游离直肠。这个层面的解剖主要通过剪刀进行锐性分离。组织钝性分离只适合张力小的部位,电灼法是没有必要也不建议的。在前列腺尖部,解剖尤为重要。这个区域,直肠壁与前列腺最靠近也最易发生纤维化。尽管如此,采用顺行方法,通常组织视野清晰,能够快速、安全地进行解剖。在这一部分的解剖过程中,经常遇到用于近距离放射种植的钛胶囊。

前列腺游离后,背深静脉复合体和前列腺尖部能更好地鉴别。如果 DVC 周围粘连较重,锐性切开组织并按需要进行止血缝合。前列腺尿道交界处比较容易鉴别和切开。完成吻合的方法同术前没有经过治疗的患者,但是尿道周围组织可能苍白和纤维化。因此,黏膜与黏膜之间的无渗漏的缝合是非常必要的。

(二)并发症和术后护理

前列腺摘除后,应仔细检查直肠。怀疑直肠损伤但没有明显证据时,气泡实验有助于定位损伤部位。确保安全下,直肠损伤应该重点修复。充分利用膀胱与直肠之间的网膜组织帮助损伤的修复。如果修复结果不确定,应该行结肠造瘘术。

由于术后组织愈合延迟,Foley 导尿管至少应留置 2 周。拔出导尿管前,膀胱造影有助于确定造瘘口是否完全愈合。与开放性挽救前列腺切除术相比,膀胱颈挛缩发生率明显减少,但在拔出导尿管后的数周仍然可能会发生。

尽管大多数患者能够完全恢复或者至少能够得到满意的尿控，但是挽救性手术有较高的尿失禁并发症。尽管保留勃起功能神经操作是可行的，但是由于前列腺周围结缔组织的增生反应，从手术技术角度来讲是非常困难的。时刻谨记的是，挽救性前列腺切除术的主要目的是治疗，由于前列腺外肿瘤侵犯范围是很难精确评估的，任何尝试保留海绵体神经的措施都应该谨慎操作。除此之外，由于前期治疗的原因，适合行挽救性前列腺切除术的患者大多已存在勃起功能障碍。

要点：机器人挽救性前列腺切除术技巧和并发症

- 与前期未经过治疗的患者相比，术前经过治疗的患者行机器人挽救性前列腺切除术存在更高的并发症发生率。
- 经前期治疗失败的患者，包括：外束放射治疗、距离放射治疗、冷冻治疗和高强度超声聚焦治疗，可以安全地实施机器人挽救性前列腺切除术。
- 理想的拟行挽救性前列腺切除术的患者 PSA 数值应该低于 10 ng/ml。
- 拟行挽救性前列腺切除患者，术前应该行 CT 和骨扫描检查，术后预期寿命应超过 10 年。
- 腹腔镜途径挽救性前列腺切除术一个明显的优势是可以在直视和放大的视野下，从前列腺后方顺行游离直肠。
- 由于很难评估前列腺外的肿瘤侵犯范围，在行机器人挽救性前列腺切除术时，任何保留海绵体神经的尝试都应该谨慎小心，因为要时刻意识到治疗的根本目的是肿瘤控制。
- 怀疑有直肠损伤但是未能发现损伤部位的患者，气泡实验可以定位小的直肠损伤。

九、腹腔镜下盆腔淋巴结清扫术（PLND）

（一）适应证

目前，PLND 一般不作为独立分期手术。在

某些存在高危淋巴结转移的患者，如高 Gleason 评分肿瘤，体积大的肿瘤和 PSA 水平显著升高的患者，PLND 可以作为外放射治疗前独立的、可选择的治疗措施。同时，PLND 在拟行经会阴前列腺根治性切除术的某些患者具有一定的作用。根治性手术，RRP、LRP 或 RALP，在前列腺完整切除同时，常规行 PLND。

关于前列腺肿瘤术中 PLND 的作用，专家们的意见不断改善。目前主要的争论围绕术中解剖边界，扩大淋巴结清除的意义和是否清除相关淋巴结具有临床（如治疗）意义。大多数研究证实，低风险原发肿瘤患者组织学证实有淋巴结转移的比例小于 5%。因此，PSA 低于 10 ng/ml 和按 2013 年 AUA 修订的最佳实践声明中 Gleason 评分标准低于 6 分的局限性前列腺癌没有必要行 PLND。

PLND 一般推荐用于中度或高度风险的原发肿瘤患者，一般的，这些患者提示 PSA 数值高于 10 ng/ml，具有大而明显的结节或者 Gleason 评分高于 7 分。以往，多数外科医师选择局限或标准淋巴结清扫。目前大多数观点和证据支持在提示淋巴结清扫的患者应该行扩大淋巴结清扫。这一策略的理论依据是扩大淋巴结清扫术与标准清扫术相比能获得更多的淋巴组织和鉴别淋巴结是否转移。

（二）手术技巧

腹腔镜分期 PLND，通道配置同 LRP 和 RALP，但是通常只有一个辅助通道是必要的。经腹通路建立，切口在脐正中韧带一侧，远离其与腹壁下动脉交叉处，向耻骨方向延伸（图 15-19）。必须非常仔细以避免损伤附近的输尿管。LRP 或 RALP 同时行 PLND 时，由于前期膀胱的游离提供了闭孔足够的空间，因此清扫比较简单。

同开放途径，标准的腹腔镜 PLND 的一个关键起始步骤是从髂外静脉分离淋巴组织。淋巴组织可以通过适度抓持和牵拉。淋巴组织和盆腔侧壁之间相对无血管区可以明确和直接大胆清扫。可以在靠近髂血管分叉和远离耻骨进行清扫，以明确淋巴组织外侧范围。通过适度牵拉淋巴组织，可以精确鉴别和保护闭孔神经及血管（图 15-20）。用止血夹固定淋巴结远侧，打开淋巴组织，牵拉近侧，可以从闭孔血管和神经部位大胆的分离。在靠近淋巴组织外侧缘，再次利用止血夹夹

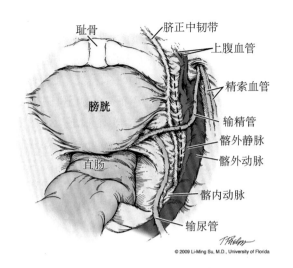

耻骨
脐正中韧带
上腹血管
精索血管
输精管
髂外静脉
髂外动脉
膀胱
直肠
髂内动脉
输尿管

图 15-19　腹腔镜盆腔淋巴结清扫。经腹腔途径闭孔和相关解剖视图。虚线提示腹膜外的纵向切口，该切口平行于脐正中韧带一侧，远离其与腹壁下动脉交叉处以充分显露闭孔和淋巴结（Copyright Li-Ming Su, MD, University of Florida, 2009.）

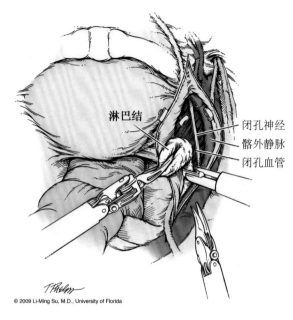

淋巴结
闭孔神经
髂外静脉
闭孔血管

图 15-21　标准盆腔淋巴结清扫最终视图。近端和远端的淋巴组织已夹闭和分离，谨慎避免损伤闭孔神经、血管和闭孔血管附件（Copyright Li-Ming Su, MD, University of Florida, 2009.）

闭（图 15-21）。一般地，淋巴结可以作为一个整体的团块切除，既可以从 12mm 通道单独取出，也可以同前列腺标本一起放在套圈袋中取出。

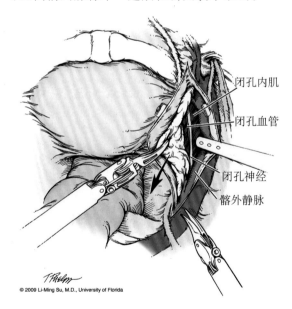

闭孔内肌
闭孔血管
闭孔神经
髂外静脉

图 15-20　标准盆腔淋巴结清扫起始视图。输精管已夹闭和分离。适度牵拉淋巴组织，用钝性解剖的方法确定清扫范围的侧缘（Copyright Li-Ming Su, MD, University of Florida, 2009.）

前列腺癌患者淋巴结清扫的解剖边界仍然存在许多争议。在输尿管跨过血管和远侧的枯氏（Cloquet）淋巴结处，通常清扫边界距离髂血管分叉近侧 2cm 处。两侧边界至生殖股神经，中间边界至膀胱壁。完整清扫围绕闭孔神经的淋巴组织是必要的，并且膀胱侧蒂部应尽量清扫。扩大淋巴结清扫通常包括骶前淋巴结。扩大淋巴结清扫可以通过腹腔镜和机器人途径进行。达芬奇系统可以提供更广泛的器械臂近端夹角，有助于髂总动脉夹角处的清扫。但是，无论是腹腔镜、机器人还是开放手术，彻底清扫确实增加了手术时间。

没有有效的对比研究支持开放途径比腹腔镜途径 PLND 具有优势。利用计数淋巴结作为判断清扫是否充分的依据是存在问题的，因为淋巴结计数和全面的病理评估要比手术清扫的解剖范围更有说服力。在淋巴结清扫范围内的纤维、脂肪和淋巴组织一般情况下只要谨慎解剖，可以通过腹腔镜或者机器人切除。在明确的淋巴管处使用夹闭器可以降低术后淋巴囊肿的发生率。

（三）并发症

由于从定义的角度讲，PLND 需要部分髂总血管、髂外血管及下腹部动静脉的轮廓结构，因此存在损伤重要血管的可能。小动静脉切开后可以通过腹腔镜用精细的聚丙烯(丙烯)缝合线缝合。大的损伤应迅速中转开放途径修复。但是,PLND 由于大血管损伤导致需要输血的发病率低于 1%。

闭孔神经可能发生横断损伤。用缝合线修复闭孔神经末端可以保留部分功能。输尿管损伤并不常见,但是,重要部分的清扫,如输尿管跨过髂总血管前面的部位,必须要谨慎。

经腹腔路径不能预防淋巴囊肿的形成。理论上讲,整个腹腔的贯通能使淋巴液通过腹腔的腹膜皱襞分布和吸收,降低淋巴囊肿形成的风险。尽管如此,但是仍然可能形成小的淋巴液腔。无症状的淋巴管瘤没有必要引流和治疗。大的囊肿可压迫膀胱并引起或加重排尿刺激综合征。压迫髂外血管可以诱发下肢深静脉血栓。同时可继发淋巴炎症。如果存在淋巴囊肿症状或并发症,暂时放置经皮引流管通常是可行的。但是,需要利用注射硬化剂重复引流或利用腹腔镜途径在淋巴囊壁行手术开窗引流,淋巴液可再次形成囊肿。

要点:腹腔镜盆腔淋巴结清扫和并发症

- PLND 一般推荐具有中或高危的原发肿瘤患者,通常提示患者 PSA 高于 10ng/ml,大肿瘤或者 Gleason 评分 7 分或更高。
- 尽管扩大的 PLND 能获更多的淋巴结数量,但是 PLND 扩大范围和切除转移淋巴结的临床意义一直存在争议。
- 在明确的淋巴管处利用夹闭器夹闭可以有效降低术后淋巴囊肿病发率。
- 由于淋巴液仍可以在腹腔汇集,经腹腔途径不能避免淋巴囊肿形成。
- 有症状的淋巴囊肿,引起局部问题如压迫静脉或膀胱,可以通过经皮或者腹腔镜引流。

十、小结

过去十几年,在美国和国外,LRP 和 RALP 已经被接受作为治疗局限性前列腺肿瘤患者的手术方式。随着该手术技术的提高,手术时间同RRP 已缩短。机器人辅助技术为术者提供了符合人体工程学的优势和提高了那些没有熟练腹腔镜技术的术者缝合和其他手术技巧。

因为患者的选择、数据的收集和报道、病理选择的技术和分析方法不同,因此,一系列报道结果的比较是不准确的。但是,以往报道 LRP 和 RALP 术中失血少并且只有少部分患者需要输血。在大多数报道中,与开放手术相比,术后并发症和功能恢复明显改善。技术成熟的 LRP 和 RALP,术后尿控和勃起功能效果良好。经验丰富的术者,某些病例效果优于 RRP。肿瘤边缘病理情况和早期的生化复发率,在腹腔镜、机器人和开放途径整体是可以进行比较的(Parsons and Bennett,2008;Ficarra et al,2009a;Tewari et al,2012;Silberstein et al,2013)。

手术设备和 LRP、RALP 术者的技巧是很有可能提高改善的。设备费用,尤其是 RALP 仍然是困扰某些医院的一个重要因素,并且不是所有的术者都能够得到最先进的技术。但是,减少侵略性的根治性前列腺切除术,特别是 RALP 毫无疑问被美国进而被世界范围内接受,成为局限性前列腺癌的主要治疗方法。

请浏览网址 *www.expertconsult.com* 观看该章节相关视频。

参考文献

完整的参考文献列表通过 www.expertconsult.com 在线获取。

推荐阅读

Badani KK,Kaul S,Menon M. Evolution of robotic radical prostatectomy:assessment after 2766 procedures. Cancer 2007;110:1951-8.

Costello AJ,Brooks M,Cole OJ. Anatomical studies of the neurovascular bundle and cavernosal nerves. BJU Int 2004;94:1071-6.

Ficarra V,Novara G,Artibani W,et al. Retropubic,laparoscopic,and robotassisted radical prostatectomy:a systematic review and cumulative analysis of comparative studies. Eur Urol 2009a;55:1037-63.

Ficarra V,Novara G,Fracalanza S,et al. A prospective,non-randomized trial comparing robot-assisted laparoscopic and retropubic radical prostatectomy in one European institution. BJU Int 2009b;104:534-9.

Link RE,Su L-M,Sullivan W,et al. Health related quality

of life before and after laparoscopic radical prostatectomy. J Urol 2005;173;175-9.

Lotan Y,Cadeddu JA,Gettman MT. The new economics of radical prostatectomy:cost comparison of open,laparoscopic and robot assisted techniques. J Urol 2004;172;1431-5.

Menon M,Kaul S,Bhandari A,et al. Potency following robotic radical prostatectomy:a questionnaire based analysis of outcomes after conventional nerve sparing and prostatic fascia sparing techniques. J Urol 2005;174;2291-6.

Ong AM,Su LM,Varkarakis I,et al. Nerve sparing radical prostatectomy:effects of hemostatic energy sources on the recovery of cavernous nerve function in a canine model. J Urol 2004;172(4 Pt 1);1318-22.

Patel VR,Palmer KJ,Coughlin G,et al. Robot-assisted laparoscopic radical prostatectomy:perioperative outcomes of 1500 cases. J Endourol 2008;22;2299-305.

Pavlovich CP,Trock BJ,Sulman A,et al. 3-year actuarial biochemical recurrence-free survival following laparoscopic radical prostatectomy:experience from a tertiary referral center in the United States. J Urol 2008;179;917-21.

Sanda MG,Dunn RL,Michalski J,et al. Quality of life and satisfaction with outcomes among prostate cancer survivors. N Engl J Med 2008;358;1250-61.

Stolzenburg JU,Rabenalt R,Do M,et al. Endoscopic extraperitoneal radical prostatectomy:the University of Leipzig experience of 2000 cases. J Endourol 2008;22;2319-25.

Tewari A,Sooriakumaran P,Bloch DA,et al. Positive surgical margin and perioperative complication rates of primary surgical treatments for prostate cancer:a systematic review and meta-analysis comparing retropubic,laparoscopic, and robotic prostatectomy. Eur Urol 2012;62;1-15.

（孙晓文　王小海　赵　炜　崔　迪
王　洪　编译　韩邦旻　审校）

第16章　前列腺癌的放射治疗

Anthony V. D'Amico, MD, PhD, Paul L. Nguyen, MD, Juanita M. Crook, MD, FRCPC, Ronald C. Chen, MD, MPH, Bridget F. Koontz, MD, Neil Martin, MD, MPH, W. Robert Lee, MD, MEd, MS and Theodore L. DeWeese, MD, MPH

历史回顾

局限性病灶

一、历史回顾

20世纪80年代早期,前列腺癌放疗技术出现了两项重要进步。第一项即是线性加速和适形技术的应用,它能将更高剂量的射线传递至盆腔深部器官和组织,同时兼顾前列腺毗邻组织,如直肠前壁、前列腺部尿道、股骨头、膀胱颈的耐受性。第二项进步是将影像引导技术应用于前列腺内直接置入放射源的过程中,区别于以往的徒手技术。该技术能够使医师将高能放射线引入前列腺时尽量避免照射正常组织。这两项技术的进步,提高了放射治疗在前列腺治疗方案中的选择概率。特别指出的是,研究显示其降低了胃肠道的毒性(Dearnaley et al, 1999)和提升了肿瘤控制能力(Pollack et al, 1999)。

高能量光束具有一种物理特性,它能容许线性加速器产生的光子射线穿透更深同时又避开正常组织。当能量提高时,光束能在发挥杀伤细胞效应之前穿透更深组织。高能线性加速器能将最大的放射剂量投射至皮肤表面以下15cm以上,而深部X线(orthovoltage)以及^{60}Co能量单元仅能将最大能量分布至皮肤表面以下1.25cm以内。另外,合并应用多型和适形照射视野(multiple and conformal fields)及调强适形技术、影像引导技术(Jani et al, 2003),降低了直肠接受高能辐射的累积量,使得放射性直肠炎的发生率大幅降低(Pollack et al, 1999)。

关于影像引导和近距离放射治疗,需要指出的是,经直肠超声(TRUS)相较于传统的徒手和X线引导,为准确的布控放射源提供了一个改进的监测系统。采用这种图像引导系统,术中放射源在前列腺内的位置的几何反馈(geometric feedback)有助于医师控制高剂量放射线仅在腺体内传导,同时限制前列腺尿道部位和直肠前壁接受的照射剂量。近距离放射治疗的理论优势在于,由于应用低能量放射活性源——^{103}Pd和^{125}I分别仅有21千电子伏(keV)和28keV,其放射剂量可快速地衰减(数毫米)。这种快速衰减,可使这些在前列腺内的放射粒子分布达到毫米级精度,以确保肿瘤负荷区域剂量不会偏低。相关细节将在近距离放疗章节详细讨论。

简而言之,在20世纪结束之际,我们看到了放疗技术引入了基于三维适形的、影像引导的高能放射线以及影像引导的前列腺组织内永久置入活性放射源粒子。正如本章所讨论的,前列腺癌放射治疗技术的进步为改善患者的生活质量和肿瘤控制提供了基础。

二、局限性病灶

(一)治疗前预后因子

临床局限性前列腺癌治疗方案的推荐必须依照循证医学的结果。治疗前预后因子的作用在于可预测外放疗的治疗效果(Pisansky et al,1993;Zietman et al,1994;Hanks et al,1995;Lee et al,1995;Zagars et al,1995;Pisansky et al,1997)。这些公认的治疗前因子包括,前列腺特异性抗原(PSA)值,活检 Gleason 评分,美国癌症分期联合委员会(AJCC)临床分期。根据这些因子的组合,可将接受放射治疗的临床局限性前列腺癌患者区分为三种危险度组别。三个危险组别具体分组如下:

• 低危组:5 年无生化复发生存率大于 85%,AJCC 临床分期 T_{1c}-T_{2a},PSA 不超过 10 ng/ml,Gleason 评分不超过 6 分。

• 中危组:5 年无生化复发生存率大约 50%,AJCC 临床分期 T_{2b} 或者 PSA 高于 10 ng/ml 但不超过 20 ng/ml,或者穿刺 Gleason 评分 7 分。

• 高危组:5 年无生化复发生存率接近 33%,AJCC 临床分期 T_{2c} 或者 PSA 高于 20 ng/ml,或者穿刺 Gleason 评分大于等于 8 分;临床分期 T_{3a} 及以上前列腺癌患者归于局部高危组。

图 16-1 显示了 473 名患者的 5 年实际数据,这些患者被基于治疗前 PSA、活检 Gleason 分级和 AJCC 临床分期的临床危险度分组而分层。

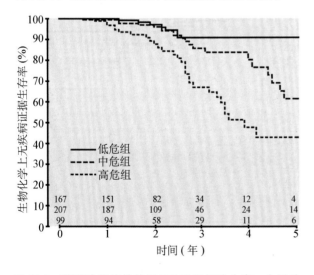

图 16-1 前列腺特异性抗原(PSA)无风险生存,由风险组分层(使用 PSA 值、Gleason 分级和 1992 年美国癌症分期临床 T 阶段联合委员会)对 473 名患者使用外照射放射治疗进行管理。两两比较,P值如下:低危组与中危组,P=0.02;中危组与高危组,P=0.0004;低危组与高危组,P=0.0001

1. 治疗前危险度分组与前列腺癌特异死亡率

目前已有研究数据(D'Amico et al,2003)证明,治疗前危险组别和前列腺癌特异性死亡率(PCSM)之间存在显著相关性,如图 16-2 所示。特别是,一项包含 2370 位放疗患者的多中心的研究显示,中高危前列腺癌组患者的 PCSM 危险度相较于低危组分别为 14.3(95% CI 5.2~24.0,pCox<0.000 1)和 5.6(95% CI 2.0~9.3,pCox =0.0012)。为说明起见,图 16-3 显示了对放疗后各种原因的死亡率数据依据放疗时的年龄以及治疗前危险度组别进行分层后的 PCSM 和非 PCSM 相应结果。这些发现也被来自约翰-霍普金斯大学(Hernandez et al,2007)和梅奥诊所(Boorjian et al,2008)的研究者所证实。

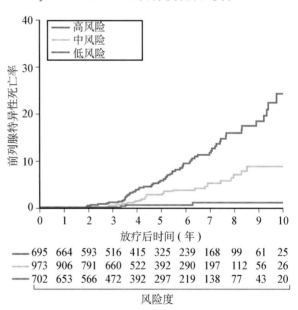

图 16-2 放疗后预处理风险组和前列腺癌特异性死亡率

2. 中危组进一步分层为有利和无利组

含有前列腺癌灶的前列腺活检标本比例,对于所有基于 PSA 筛查和临床可疑结节前列腺患者,是个易于获取的有用信息。活检阳性针数比值计算方法为阳性针数除以活检总针数。许多研究检验了阳性前列腺穿刺分数×100(阳性活检百分比)预测 RT 治疗后的病理学终点能力,显示了这个临床因子对于最终根治前列腺切除标本中肿瘤体积(Terris et al,1995)、包膜外侵犯(Badalamen et al,1996;Borirakchanyavat et al,

1997)、精囊浸润(D'Amico et al,1996)、淋巴结受累(Conrad et al,1998)和 Gleason 评分 4 分和 5 分病灶的预测价值(Epstein et al,1994)。

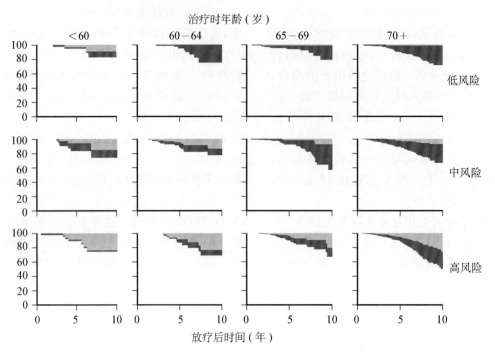

治疗时年龄(岁)

放疗后时间(年)

图 16-3 治疗后前列腺癌特异性死亡率(PCSM)和非 PCSM 对辐射治疗和治疗前风险组患者年龄分层的全因死亡率的相对贡献

在平衡其他预后因子后,阳性活检标本百分比被认为是术后 PSA 生化复发时间的独立预测因子(D'Amico et al,2000)。除了已知的可用来预测外放疗后 PSA 控制效果外,阳性活检标本百分比也能提供一些其他信息。根据 1989—1998 年间由 PSA 和临床指检的病灶筛查出的,并在放射治疗联合中心接受 3D 适形外放疗的 473 名前列腺癌患者资料,图 16-1 阐释了上述提及的基于治疗前 PSA 值、活检 Gleason 评分和 AJCC 临床分期危险度分组系统(D'Amico et al,1998b)按照放疗后 PSA 结果进行分层的能力。具体来说,依据美国放射治疗和肿瘤协会(ASTRO)共识小组(1997)定义的生化复发标准,低、中、高危组患者放射治疗 5 年后无生化复发的比率分别为 91%,62%,43%。

图 16-4 显示了活检阳性标本百分比在基于治疗前 PSA 值、活检 Gleason 评分和 AJCC 临床分期定义的中度危险组患者中的临床相关性分层(clinically relevant stratification)。特别注

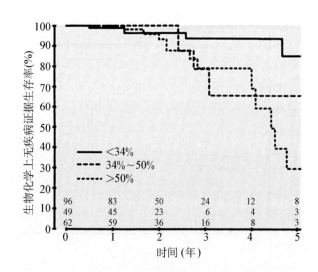

图 16-4 使用外部束放射治疗管理的 207 名中度风险患者的阳性活检百分比对前列腺特异性抗原无失败生存进行分层。P 值成对显示如下:34%对比大于 34%~50%,P = 0.02;大于 34%~50%而不是大于 50%,P = 0.06;34%对比大于 50%,P = 0.002。bNED. 生物化学上没有疾病的证据

意到,中危患者中阳性活检标本百分比小于34%的亚群,治疗后 PSA 控制的结果明显改善,可降低至低度危险级别。相反,超过50%阳性的亚群术后 PSA 控制的结果差于预期,和高危组患者相当。

尤其重要的一点是,大部分中危组患者[207例中的 158 例(76%)]依据 5 年 PSA 控制率,可被归于依据穿刺前信息划分的 5 年 PSA 控制率分别为85%的低危组和30%的高危组。然而,联合应用活检阳性标本百分比、PSA 值、活检 Gleason 评分和 AJCC 临床分期,473 例研究患者中,除了 49 例(10%)外所有患者均依据放疗后 PSA 控制结果被归为高危或低危组。

学者们提出了进一步将中度危险组进行有利和无利组分层的方法。MD Anderson 的研究者利用递归划分分析法(recursive partitioning analysis)将接受放疗的中危患者进行亚群分类,发现那些 Gleason 4+3(分)或临床分期 T_{2c} 的患者属于不利组,治疗后临床或者生化复发的危险度高出有利组患者(Gleason 6 分)同时临床分期不超过 cT_{2b} 或者 Gleason 3 + 4(分)同时 cT_{1c}(Castle et al,2013)4.6 倍。来自斯隆-凯特琳癌症中心的一项研究对中危不利组进行了如下定义:任何患者具有 Gleason 4+3(分),或者阳性活检标本百分比大于等于50%,或者存在多种中度危险因素(Gleason 7 分,PSA 10~20ng/ml,$cT_{2b/c}$)。该研究同时观察到相对于有利的中危患者,其前列腺癌特异死亡的危险度为 7.39($P = 0.007$)(Zumsteg et al,2013)。

值得注意的是,哈佛的一项研究也认同采用2 个或 2 个以上的危险因子作为一种区分手段,可从标准危险度分组中分离出非常高危的患者,这些高危患者前列腺癌特异死亡的危险度高出标准危险度分组 4.8 倍($P<0.001$)(Wattson et al,2012)。

3. 阳性活检标本百分比与低危和中危有利组患者的前列腺癌特异死亡率

已有长期随访的结果,显示了阳性活检标本百分比对低危和中危有利组患者的前列腺癌特异死亡率的影响(D'Amico et al,2004)。具体来说,421 例低危(PSA≤10 ng/ml 和 Gleason≤6分)或者有利中危 (PSA 10~15 ng/ml 或者 Gl-

eason 7 分) 在接受了三维适形放射治疗(3DCRT)平均放射剂量 70.4 Gy 治疗后,结果显示前列腺癌特异死亡率与阳性活检标本百分比之间存在显著的相关性。特别指出的是,阳性活检标本比例大于等于50%相较于小于50%的前列腺癌患者 3DCRT 治疗后,PCSM 相对危险度在 PSA≤10 ng/ml 同时 Gleason≤6 分,PSA≤10 ng/ml 同时 Gleason≤7 分,PSA≤15 ng/ml 同时 Gleason≤6 分三组患者中不同,分别为 10.4(95% CI 1.2~87,pCox = 0.03),6.1(95% CI 1.3~28.6,pCox = 0.02),12.5(95% CI 1.5~107,pCox = 0.02)。如图 16-5、图 16-6 和图 16-7 所示,3DCRT 治疗 5 年后,阳性活检标本比例≥50%的患者 PCSM 高至 10%,而阳性活检标本比例<50%患者 PCSM 不超过 2% (对数秩 $P≤$ 0.01)。为进一步说明,图 16-8 包含了放疗后依据诊断时的阳性活检标本百分比(<50% vs. ≥50%)、PSA 值以及活检 Gleason 进行分层后,PCSM 和非 PCSM 在各种原因的死亡率数据相应比例。

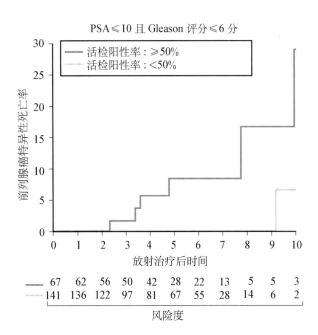

图 16-5　对穿刺阳性率 50% 或更高的患者进行三维适形放射治疗后前列腺癌特异性死亡率与低于50%的前列腺阳性活检和前列腺特异性抗原(PSA)为 10ng/ml 或更低且 Gleason 评分为 6 分或更低的男患者相比

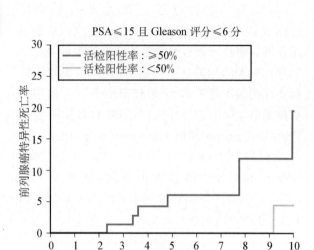

图 16-6 对穿刺阳性率 50% 或更高的患者进行三维适形放射治疗后的前列腺癌特异性死亡率与低于50% 的前列腺阳性活检和前列腺特异性抗原(PSA)等于或小于 15ng/ml 和 Gleason 评分为 6 分或更低的患者分别相比

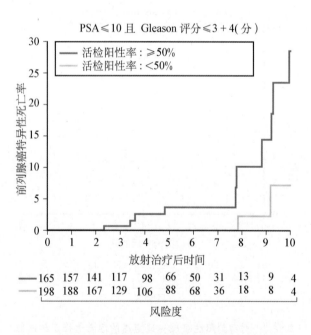

图 16-7 对穿刺阳性率 50% 或更高的患者,三维适形放射治疗后的前列腺癌特异性死亡率与低于 50% 的和前列腺特异性抗原(PSA)为 10ng/ml 或更低且 Gleason 评分为 7 分的男性患者相比

因此,阳性活检标本百分比应该被考虑与诊断时的 PSA 值,活检 GS 评分,以及 AJCC 临床分期一起,作为和新诊断的临床局限性前列腺癌患者沟通时的参考,告知有关放射治疗后 PSA 结果,更重要的是规避 PCSM 的可能性。

4. 治疗前 PSA 速度(PSAV)与 PCSM 危险度

已有研究证实,治疗前 PSAV 每年大于 2 ng/ml 与 RT 或 RT 联合内分泌治疗后增加了的生化复发、远处转移,以及癌症特异死亡的风险相关(D'Amico et al,2005;Palma et al,2008)。特别是,对于接受 EBRT 治疗的原本低危患者,治疗前每年 PSAV>2ng/ml 增加了其前列腺癌死亡风险,相较于每年 PSAV≤2ng/ml 的患者,RT 治疗 7 年后死于前列腺癌的危险分别为 19% (95% CI 2~39)和 0。因此,此类患者如计划进行 RT 治疗应该要考虑联合内分泌治疗,因为加用内分泌治疗能给局部晚期(Pilepich et al,1995, 1998,2001;Bolla et al,2002)或者局部高危前列腺癌患者(D'Amico et al,2008)带来公认的增加生存期的好处。

5. 多参数磁共振成像的作用

多参数磁共振成像(MRI)是综合了形态学和功能学的 MRI 序列,包括 T₂ 加权、弥散加权、动态增强(DCE)、磁共振波谱序列,它们和直肠线圈和 3T 高强度磁场协同应用,可能具有显著的预后价值。国立卫生研究院(NCI)的研究者发现衍生自弥散加权的系数(ADC)和 Gleason 评分($P=0.003$)以及临床危险度组别中间存在强相关性($P<0.000\ 1$)(Turkbey et al,2011)。另外,一项包含 100 例接受根治性前列腺切除术的有利危险(favorable-risk)前列腺癌患者的研究显示,3T 多参数直肠线圈 MRI 预测病理包膜侵犯和精囊累及的准确率分别为 75% 和 95%(Hegde et al,2013)。因此,对于处在两种治疗选择临界线的患者,MRI 可能是一种对危险度进一步分层有用的工具,例如在考虑对中危患者选择单用放疗还是联合短期雄激素剥夺(ADT)的综合治疗时。

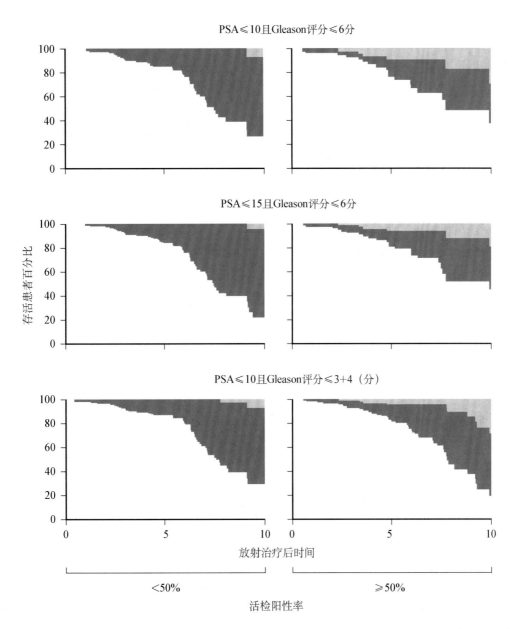

图 16-8　治疗后前列腺癌特异性死亡率(PCSM)和非 PCSM 对全因死亡率的相对贡献按前列腺阳性活检百
　　　　分比(＜50％vs.≥50％)和前列腺特异性抗原(PSA)分层水平和活检 Gleason 诊断得分

要点：治疗前预后因子

- 前列腺癌特异死亡率可通过基于治疗前的 PSA 值,活检 Gleason 评分以及临床 T 分期进行评估。
- 阳性活检标本百分比、治疗前 PSA 速度、不利因子数量、初始 Gleason 评分、多参数 3T 直肠内线
  圈 MRI 可进一步提供患者的预后信息,以便进一步对危险度进行分层,尤其适用于存在异质性的
  中危组患者。

(二)治疗后预后因素

1. 局限性前列腺癌:评估放疗的反应

(1)PSA 随访:放疗后生化复发的依据。血清 PSA 水平是局限性前列腺癌疗效评估的主要指标。在过去的 20 年中,基于 PSA 的放疗后生化复发的定义有一定改变。与根治性前列腺切除术后的 PSA 情况不同,在放疗成功控制肿瘤后,前列腺仍然存在,所以血清 PSA 也可测到。放疗成功后,患者 PSA 水平明显低于年龄相匹配的正常人群,这是因为放疗后正常前列腺组织腺体的体积明显萎缩,非恶性腺泡的数量明显减少(Grignon and Sakr,1995)。

放疗所引起的正常前列腺上皮萎缩与放射剂量有关。中位 PSA 最低点在放射剂量为 70Gy 为 0.6ng/ml,在 79Gy 为 0.3ng/ml,对于接受 EBRT 和近距离放射治疗的患者 PSA 可低至 0.1ng/ml 或更低(Roach et al,2006)。PSA 最低值是放疗疗效的重要预测因子,但没有绝对的阈值来界定放疗治愈的标准(DeWitt et al,2003)。虽然放疗后生化复发的标准定义对于临床试验和数据报告至关重要,但值得强调的是,确定患者符合生化复发的标准并不作为需要干预的依据。

1996 年 ASTRO 共识会议(1997)制定了放疗后生化复发的标准。考虑到 PSA 到达最低值后所维持的时间至关重要,因此会议提出将 PSA 连续 3 次出现增加定义为生化复发,并以 PSA 最低值和第一次 PSA 升高之间时间点作为生化复发的时间。尽管 ASTRO 定义为研究结果提供了一个统一的标准,但是相关研究数据表明目前确定放疗后生化复发的定义仍然不尽完美。由于需要等待 3 次 PSA 升高才能最终确定生化复发,这可能导致生化复发的诊断延迟 18 个月或更长时间(Cherullo et al,2002)。此外,ASTRO 共识生化复发的定义并不是基于使用联合放疗和 ADT 治疗组或近距离放射治疗组患者的研究数据,因此它不能预测临床进展以及总体生存。

为解决上述问题,2005 年在亚利桑那州凤凰城召开了第二次共识会议,并最终制定了放疗后生化复发的标准定义,即无论是否接受短期 ADT,PSA 升高 2 ng/ml 或 PSA 高于最低点 2ng/ml,均可认作为放疗后生化复发(Roach et al,2006)。如果在达到上述 PSA 标准之前进行了挽救性治疗,则认为进行挽救治疗的时间为生化复发时间。如果 PSA 升高可明显归因于其他原因,如实验室数据错误,对抗生素有反应的前列腺炎,或在接受近距离放射治疗的患者中的良性 PSA 反弹,则不应认作为生物复发。这种现象被称为"凤凰城"或"最低点 + 2"现象。

(2)到达最低值的时间:放疗后血清 PSA 缓慢下降。PSA 到达最低值的水平和时间都与远处转移和疾病特异性生存率(CSS)密切相关(Hanlon et al,2002;Pollack et al,2002)。Lee 及其同事(1996)报道,在 12 个月内 PSA 达到最低点的男性中有 75% 的患者在 5 年内发生远处转移,而 PSA 最低值在 12 个月之后才出现的患者中仅有 25% 在 5 年内发生远处转移($P<0.001$)。Denham 及其同事(2008)分析了跨塔斯曼放射肿瘤学组(TROG)9601 试验的结果,该试验中 802 名局部晚期前列腺癌患者均接受 66 Gy 的 EBRT,并随机同时进行 0、3 个月或 6 个月的 ADT。若有小于 24 个月的生化复发则可代替 CSS(时间节点 <1.5 年至 <2.5 年)。Buyyounouski 及其同事(2008)采用 18 个月作为时间节点,在 1174 名接受 3D 适形放射治疗的男性中,211 人失败,辐射的中位剂量为 72Gy,范围为 67~82Gy。他认为生化复发的时间间隔小于 18 个月,可以独立预测远处转移($P=0.008$),是前列腺癌特异性死亡率的唯一预测指标($P=0.0003$)。在 18 个月之前或之后发生生化复发,其 5 年远期转移率分别为 52% 和 20%($P<0.0001$),其前列腺癌特异性死亡率分别为 36% 和 6%($P=0.0001$)。

前两份报告是基于"常规"辐射剂量(66Gy)的研究。Kapadia 及其同事(2012)研究了 710 例接受剂量递增放疗患者的生化复发时间间隔,治疗范围为 76~78 Gy,有或无 ADT。上述治疗完成后生化复发发生率为 21%。18 个月之内的生化复发(短间隔)预示着更低的 CSS($P<0.0001$)和总生存率($P<0.0001$)。在随访 8 年时 78% 患者没有生化复发,87% 患者生化复发时间间隔大于 18 个月,38% 患者生化复发时间间隔小于 18 个月[$P<0.0001$,风险比(HR)3.7,CI 2.3~5.9]。在多参数分析中,相较于 18 个月后出现的生化复发,18 个月之内的生化复发显著提高了前

列腺癌死亡率($P<0.0001$)和全因死亡率($P=0.003$)。

（3）PSA 最低值与倍增时间的意义：PSA 最低点的水平反映了辐射剂量和生化复发类型。对于常规剂量放疗，大多数没有疾病证据（NED）的患者的中位 PSA 最低值为 0.4～0.5 ng/ml（Zietman et al，1996；Critz et al，1999；Crook et al，2000），而那些局部复发的患者，PSA 通常大于 1.0 ng/ml，远处转移患者 PSA 通常大于 2 ng/ml。Hanlon 及其同事的一项研究（2004 年）（$n=615$，随访中位数为 64 个月）表明，当 PSA 最低值小于 1 ng/ml、1.1～2ng/ml 和大于 2 ng/ml 时，无远处转移的发生率分别为 96%、89% 和 61%。Zelefsky 等（2009）分析了 844 名接受适形放射治疗的患者，剂量范围为 64～81Gy。治疗 2 年后 PSA 最低值低于 1.5 ng/ml 可预测长期无远处转移和前列腺癌死亡率。对于 2 年后 PSA 最低点大于 1.5 ng/ml 的患者而言，10 年远处转移率为 17.5%，而低于 1.5 ng/ml 的患者则为 7.9%。在分层风险分析中，在调整 T 分期，Gleason 评分，放疗前 PSA 和放射剂量后，2 年时 PSA 最低值大于等于 1.5 ng/ml 是远处转移的独立危险因素（$P<0.001$）。

对于接受永久性粒子近距离放射治疗的患者，Grimm 及其同事（2001）发现，PSA 最低值越低，成功率越高。PSA 最低值高于或低于 0.5 ng/ml 患者，其生化复发率分别为 95.2% 和 71.5%，提示 PSA 最低值低于 0.5 ng/ml 与降低生化复发密切相关（Ko et al，2012）。近距离放射治疗后 5 年的 PSA 水平高度预测放疗结果，在近距离放疗后 5 年时，921 名男性患者的 PSA 小于 0.2 ng/ml，其 10 年疾病控制率为 97.4%（Ko et al，2012）。Hayden 及其同事（2010）发现放疗后 48～60 个月，762 名 PSA 低于 0.2 ng/ml 的患者中只有 1 例晚期生化复发。Crook 及其同事（2011）报道，接受平均剂量为 160 Gy 的放疗，5 年内只有 10% 的患者 PSA 水平大于 0.2 ng/ml，并且其中 2/3 仍显示呈下降趋势。这些结果与 Stock 和 Associate（2009）的研究结果非常相似。Grimm 等（2001）报道，PSA 水平低于 0.2 ng/ml 的患者比例持续增加长达 7～8 年。

PSA 最低值后的倍增时间也与生化复发的类型相关，远处生化复发的 PSA 倍增时间较短，为 3～6 个月，而局部生化复发的倍增时间为一年或更长。D'Amico 及其同事（2003）报道，PSA 倍增时间少于 3 个月与前列腺癌死亡率相关。然而，倍增时间可能不是理想的替代终点。

Valicenti 及其同事（2006）在放射治疗肿瘤学组（RTOG）试验 9202 中分析研究了 PSA 倍增时间，该试验将 1514 名患有 T_{2c}-T_4 前列腺癌的男性随机分配至 65～70Gy 的 EBRT 和短期新辅助 ADT 加或不加 24 个月的辅助 ADT。在 5 年时，PSA 倍增时间少于 12 个月的患者的 CSS 为 84.7%，而倍增时间较长的患者为 94.3%（HR 5.63，95% CI 3.78～8.3）。这一结果表明 PSA 倍增时间与 CSS 显著相关。

Denham 及其同事（2008）在前面提到的 TROG 9601 试验的分析中以 PSA 倍增时间不到 12 个月作为时间节点。对于这些患者，前列腺癌死亡的 HR 为 23.49（95% CI 12.94～42.63，$P<0.001$）。生化复发间隔小于 2 年和 PSA 倍增时间小于 12 个月等参数证明与前列腺癌特异性死亡率相关，但临床试验需要 7～8 年的随访时间才能证实。建议早期干预 PSA 倍增时间少于 12 个月的患者，并在倍增时间较长的患者中持续观察。

PSA 最低点和到达最低点的时间与生化复发类型的关系。PSA 最低值时 PSA 可能有三种来源：残留的正常前列腺上皮，残留的局部前列腺癌细胞和癌细胞的亚临床广泛微转移。到达 PSA 最低值的时间越长以及最低值越低，则可能为前列腺内只有良性前列腺上皮残留，即 NED 状态。较高的放射使得正常前列腺上皮较少，从而导致较低的 PSA 最低值。对于放射治疗未能杀灭所有前列腺肿瘤细胞，PSA 逐渐下降，当残存的前列腺癌细胞的生长速率大于受放射致死的前列腺癌细胞，PSA 开始缓慢上升。在存在亚临床微转移情况下，尽管原发肿瘤成功治疗亚临床微转移仍继续增长。这种增长在治疗后导致更高和更早的 PSA 最低点和更快的倍增时间。

（4）新辅助内分泌治疗与生化复发的定义：在存在残余良性前列腺上皮或在放疗发挥全部效应之前，PSA 可能波动或出现几次连续增加。当在放疗前使用新辅助内分泌治疗时,患者通常已检测不到 PSA。如果放疗后 PSA 仍然无法检测,则无法确定真正的 PSA 最低点或时间到最低点。当睾酮恢复时,大部分接受 EBRT 和 ADT 治疗的患者会出现 PSA 增加。Zietman 及其同事(2005a)报道,在 EBRT(68.2～72Gy)和 ADT 后,PSA"弹跳"的中位时间(定义为增加 0.2ng/ml)为 2.2 年。中位数为 0.9 ng/ml,18.6% 符合最低点＋2 的生化复发定义。随后,当放疗效果完全时,PSA 再次下降。根据 1865 名接受 EBRT 治疗的男性数据,Pickles(2006)及其同事报道反弹持续时间为 12.5 个月,中位数高度为 0.8 ng/ml,但只有 2.1% 符合最低点＋2 的失败定义。有趣的是,只有 20% 的反弹发生在睾酮恢复期,其余发生在睾酮恢复正常后。这可能是对睾酮刺激的延迟反应或其他原因,如炎症或仪器因素。更密切的随访和更频繁的 PSA 检测更有可能检测到 PSA 波动或反弹。

(5)近距离放射治疗和良性反弹现象:PSA 良性反弹现象常见于前列腺癌近距离放射治疗后。最常被定义为大于 0.2 ng/ml 的上升,然后持续下降(Critz et al,2000),并且在低剂量率(LDR)和高剂量率(HDR)之后出现。总体而言,大约 35% 的男性在 LDR 近距离放射治疗后将体验到 0.2 ng/ml 或更高的 PSA 反弹(Critz et al,2000;Merrick et al,2002c;Ciezki et al,2006;Toledano et al,2006;Mitchell et al,2008;Caloglu et al,2011;Hinnen et al,2012),但在年轻男性中,频率可能达到 65%(Gomez-Iturriaga et al,2010)。平均增加量为 1 ng/ml,但最高可达 10 ng/ml,12% 符合生化失败的最低点＋2 定义。尖峰可能持续长达 12～18 个月,并且可以看到双峰。为了研究 PSA 升高而进行的活组织检查可能显示具有治疗效果的残留癌症(不确定)(Reed et al,2003)。目前,没有可靠的方法来辨别近距离治疗后头 3 年内 PSA 升高是否代表治疗失败。Kirilova 及其同事(2011)研究了使用磁共振波谱进行 PSA 反弹的患者,并报道了胆碱与枸橼酸盐在整个腺体中的比率的弥散增加,而不是如果 PSA 增加的话可能预期的焦点现象。与肿瘤活动有关。建议对近距离放射治疗 30 个月内的 PSA 升高进行监测。如果上升接近 10 ng/ml,则

需要进行全身分期,如果反弹持续超过 30 个月,则必须进行前列腺活检。只有更加耐心和细致的随访才能证明随后的自发 PSA 下降是否到达最低水平。

2. 放疗后活检

血清 PSA 最低值作为评价治疗效果的指标已被广泛接受,但它无法区分局部复发和远处转移。放射治疗后前列腺活检是评估放射治疗局部效应的主要手段。主要问题涉及确定放疗后活检的时机,对放射效应后的病理活检结果的判定,以及病理标本取样误差造成的不确定性。

(1)活检时间:在早期的报道中,由于对放疗后肿瘤消退的速率了解很少,因此放疗结束后 6 个月就有宣布复发的研究报道(Scardino and Wheeler,1985)。现在已经认识到,肿瘤的组织学消退时间与血清 PSA 最低点出现的时间平行。放疗可以引起分裂后细胞死亡过程,受损的细胞在死亡前还可能会存活几个细胞分裂周期(Mostofi et al,1992,1993)。在肿瘤组织消退完成之前进行的活检显示出中等乃至重度的放射效应(Crook et al,1997a)。无法预测这些细胞的最终生存能力。因此 Crook 及其同事(Crook et al,1995)认为活检的最佳时间是放疗后 30～36 个月。

(2)病理活检的判定:前列腺癌放疗后的 Gleason 评分应该是在放疗的组织学效应消失或很轻微的情况下进行。Gleason 最初研究是基于没有接受放疗或内分泌治疗的手术标本进行的。对已经发生显著放射效应的恶性腺体结构,如果应用 Gleason 评分系统进行评价(Siders and Lee,1992;Grignon and Sakr,1995),容易被诊断为高级别肿瘤,从而造成假阳性,导致不必要的挽救治疗(Reed et al,2003)。

良性腺体经放疗后细胞的非典型改变与轻微的恶性肿瘤表现类似(Bostwick et al,1982;Grignon and Sakr,1995;Cheng et al,1999)。用高分子量角蛋白的抗细胞角蛋白单克隆抗体标记良性腺体的基底细胞层,有助于区分良性腺体中的放射性异型性与残留肿瘤(Brawer et al,1989)。

根据细胞质和细胞核的改变程度对放射效应进行分级评价的方法(Dhom and Degro,1982;

Bocking et al,1987)(框图 16-1),有助于对残存肿瘤的判定(Crook et al,1997b)。上述方法的重要性在于其强调了对病理活检中无或很轻微的放射效应与显著放射效应进行鉴别(Zelefsky et al,2004),否则可能会降低活检的预后指导意义,并可能导致不必要的挽救性治疗。细胞增殖标志物的免疫组织化学染色如增殖细胞核抗原(Crook et al,1994;Ljung et al,1996)和 Ki-67 等已用于解释残留肿瘤的显著性,并与复发有关(Crook et al,2000)。

框图 16-1　细胞质和细胞核的放射效应分级

细胞质和细胞核改变评分相加。5~6 分,严重放射反应;3~4 分,中等放射反应;0~2 分,轻微放射反应

细胞质改变

0 分,无放射反应

1 分,水肿和微囊泡改变

2 分,广泛空泡形成,大囊泡改变和细胞质明显水肿

3 分,细胞质不能辨认或破裂,脂融合色素聚积,腺体膨胀或无腺体

细胞核变化

0 分,无放射反应

1 分,细胞核轻微肿胀或模糊,但核仁可见

2 分,染色体模糊或变形

3 分,核仁稀少或消失,大的异常细胞核,固缩致密细胞核

　　Zelefsky 及其同事(2008b)研究了 339 名接受 3D 适形 RT 治疗的男性,中位随访时间为 10 年。2 年后活检结果强烈预测 10 年生化 NED 率,无远处转移($P=0.004$)和 CSS($P=0.007$)。重要的是,具有显著治疗效果的活检结果表现为阴性。Crook 及其同事(2009)在另一份报告中也证实了这一点,该报告涉及 361 名男性,他们参加了传统 EBRT 前 3 个月和 8 个月 ADT 的随机试验。在放射治疗完成后 24~30 个月进行活组织检查。在多参数分析中,活检结果($P<0.0001$)和 Gleason 评分($P<0.0001$)是生化无病生存的两个最强决定因素。

　　(3)取样误差:单独 TRUS 在放疗后的诊断中用途有限,因为放疗后前列腺纤维化的增加改变了前列腺的回声特征(Crook et al,1993;Svetec

et al,1998)。MRI 较计算机断层扫描(CT)或超声大大改善了软组织清晰度。与单独的 T_2 加权成像相比,多参数 MRI 在放疗后检测复发性前列腺癌方面具有更高的准确性。Westphalen 及其同事(2010)报道,在 EBRT 后疑似复发的男性中,对 T_2 加权成像添加磁共振波谱可将受试者工作曲线下面积(AUC)从 0.67 增加到 0.79,检测到复发率为 37/64。Donati 及其同事(2013)将 T_2 加权成像与 T_2 加入弥散加权(DW)和 DCE 进行了比较,发现用 DW 进行 T_2 成像改善了 AUC,但 DCE 在研究中没有明显改善。

　　应该以根治局部肿瘤的标准对局部治疗进行评价。局部复发可以通过改进治疗方式(例如照射剂量递增和改进放疗计划和照射方式)而减少。放疗后前列腺病理活检受活检时间,结果判定以及取样误差等问题影响。多参数 MRI 在疑似复发患者的研究中具有良好的应用前途,可用于指导确诊活检。对于放疗失败后考虑进行挽救性根治性前列腺切除术的患者,应明确有无残留肿瘤存在。

要点:放疗后预后因素

- RT 后 PSA 最低值反映了生化复发的类型。尤其是 PSA 最低值大于 2 ng/ml 预示着远处转移的发生。
- RT 后的 PSA 倍增时间也可预测生化复发的类型。特别是当 PSA 倍增时间小于 3 个月时,远处转移发生率很高。
- 生化复发的时间间隔小于 2 年,PSA 倍增时间小于 12 个月可能可替代 PCSM。

(三)外放射治疗

　　早在 1970 年人们就开始实验性地探讨局部肿瘤控制与否和其后发生远处转移有无相关性。比如,四肢患有肉瘤的小鼠如果在疾病早期接受截肢,则很少会发生肺部转移(Suit et al,1970)。由于放疗是一种局部治疗方法,所以放疗的目的之一就是先局部控制肿瘤,只有局部控制满意的患者才有希望进一步治愈肿瘤。这个原则在 20 世纪 80 年代在前列腺癌中第一次运用,此时在治疗研究模式中提出了治疗策略与肿瘤控制的关系

(Leibel et al,1984；Hanks et al,1988)。研究中回顾性分析了美国 163 个肿瘤放疗机构中随机抽选的治疗记录。接受放疗的患者照射面积越大，照射剂量越高，肿瘤控制效果越好，但因并发症导致的治疗费用也有所增多。这些研究激发了医师强烈的兴趣，致力通过为患者提供最佳的治疗方案和治疗系统来改善前列腺癌患者的治疗结果(Leibel et al,1994)。

1. 放射治疗的进展

尽管前列腺癌的外放射治疗已经开展了几十年，但该领域的研究仍在不断进展中。直到 20 世纪 70 年代，肿瘤放疗学家才将肿瘤体内精确定位知识应用于治疗。他们将正常解剖学、特定肿瘤转移方式和有限的影像诊断学知识应用于放疗计划设计(Asbell et al,1980)，并擅长以骨骼解剖为基础设计治疗方案。在前列腺癌放疗中，射线聚焦在耻骨联合和股骨头处。有研究小组设计了一种可以 360°旋转的治疗平台，当前列腺癌患者站在旋转的平台上时，射线聚焦于患者裤子口袋的水平。这个方法在当时被认为非常先进。后来，肿瘤学家在放疗中运用辅助工具。通过使用充盈造影剂的气囊导尿管和肛管作对照来间接定位前列腺。如图 16-9 显示，前列腺可被假定位于膀胱和直肠两个器官之间的范围。这种方法在 80 年代中期被认为有水准。在 CT 问世之前，放射治疗技术有时被称为常规放射。

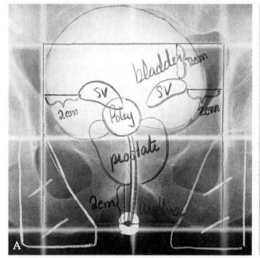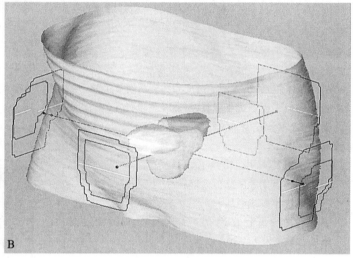

图 16-9　常规放射治疗前野的示意图。前列腺的位置由导尿管气囊、膀胱造影剂和直肠金属导丝标记来确定；B. 适形放疗的前面示意图，前列腺三维图像由放疗计划 CT 扫描确定

SV. 精囊

在 20 世纪 90 年代，随着 CT 扫描的出现和使用 CT 扫描进行放射计划，在放射治疗计划期间可以实现前列腺的可视化。这对于前列腺癌的放射治疗是一个重大突破，因为它可以允许设计放射束直接靶向前列腺，并且第一次准确计算邻近器官(例如直肠和膀胱)接收的剂量(Mohan et al,1992；Niemierko et al,1992)。早在 1980 年，临床医师就知道没有 CT 辅助时照射野存在明显的错误，但是因那时计算机软硬件的局限性无法解决这个问题(Roseman et al,1991；Frass,1993)。他们还发现周围器官接受照射后可发生病变，但在没有 CT 图像的情况下无法计算这些器官可耐受的放射剂量从而制订治疗计划。幸运的是，计算机得到快速迅猛的发展，低廉的成本、清晰的图像和快速的处理能力永远改变了肿瘤放射治疗学。前列腺癌患者是新技术的直接受益者，如今前列腺癌治疗手段与 20 世纪 80 年代已经完全不同了(Fraass,1995)。

自 20 世纪 90 年代出现了利用 CT 扫描的肿瘤三维成像技术以及治疗计划。人们第一次能够精确显示内部器官，包括前列腺及其周围结构。射野方向观是一种能够从放射源的位置观察局部构造的方法，用这种方法进行放疗计划设计，能使射线更加精确地照射在前列腺，而减少周围正常组织的照射剂量。因为放射线分布的形状与肿瘤区域一致,所以这种技术被称为 3D 适形放疗(3DCRT)(Fraass,1995)。

　　前列腺适形放疗的目的之一就是在增加对前列腺照射剂量的同时,减少周围正常组织的照射剂量,如直肠和膀胱(Burman et al,1991;Niemierko et al,1992)。肿瘤放疗学家一致认为 CT 能为照射野提供更精确的定位。Pilepich 及其同事(1982)首先证实了缺少 CT 辅助的靶区定位及照射野的错误率高达 53%。理论上讲,对前列腺进行更好的预处理显像和定位可以消除扩大放射野的需要,减少解剖学和几何学上的不确定性。由此可见,较小的放射野对非目标结构如膀胱或直肠的照射较少,从而减少治疗相关的并发症。

　　精确计算前列腺和周围器官的放射剂量的能力促进了技术的进一步发展,允许向前列腺应用更高的放射剂量,以期增加局部效果从而提高治愈率,同时降低对周围器官的相关并发症。随着调强放疗(IMRT)的出现,照射传递方面取得了重大进展。IMRT 是一种复杂的治疗方式,其放射线每个角度的照射强度均不相同。IMRT 需要高级软件、专业技术人员和可适用于直线加速器的硬件(Burman et al,1997)。IMRT 使用的是一种新的设计方法,即逆向治疗计划设计,这个方法能同时顾及需要大剂量射线的区域(如前列腺)和不需要射线的区域(如周围器官)。应用这项技术可使前列腺每天接受 1.8Gy 的剂量照射,而邻近的大部分膀胱所受照射不到其剂量的一半。图 16-10 显示了一例调强放疗病例。照射范围精确地包围在前列腺的边缘,大部分直肠和膀胱未被照射。

　　在多重治疗计划研究中,IMRT 对直肠、膀胱、股骨头和小肠的放射剂量均比 3DCRT 低(表16-1)。这些研究改变了前列腺癌放射治疗的标准。2000 年,美国几乎所有前列腺癌患者都接受了适形放疗;到 2009 年,几乎 100% 的前列腺放射都是应用 IMRT 实施的(Sheets et al,2012)。

　　最近临床上的重要进展是对前列腺癌放疗添加图像引导。图像引导是基于以下认识的发展:①在整个放疗过程中骨盆内前列腺的日常位置不同(分次放疗间移动)(Ten Haken et al,1991;Beard et al,1996);②甚至在单次放疗(分次放疗

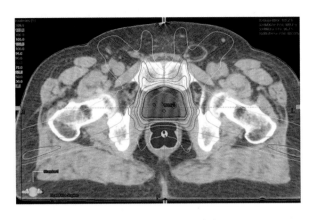

图 16-10　**新型调强放疗**

间移动)期间前列腺也是可移动的(Huang et al,2002)。以前,放射肿瘤医师扩大了照射野(即放射线照射前列腺周围较大的区域)以适应前列腺移动,但并发症的发生率有所增加。通过图像引导,不再需要扩大照射范围,因为可以在每天照射之前验证前列腺的位置。可以让患者在治疗床上,在每次治疗之前用超声测定前列腺的位置。另一种方法是超声引导下将不透射线的("基准")标记物置入前列腺中,患者每天在治疗台上,有软件系统确定前列腺的位置。然而,这两种方法都没有解决内部移动的问题。对于内部移动问题的一种解决方案是使前列腺固定不动,这可以通过将充气球囊放入直肠并在每日放疗之前充气的方法来实现。充气球囊把前列腺压在耻骨上。由于固定的前列腺在治疗期间不会移动,因此前列腺后缘的照射野会减小(图 16-11),从而最大限度地

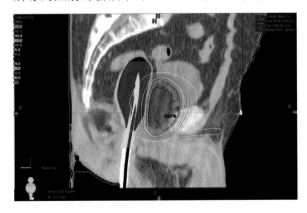

图 16-11　**球囊调强放疗**(Courtesy Fred Hacker,PhD,Department of Radiation Oncology,Brigham and Women's Hospital.)

减少直肠的照射量(Sanghani et al,2004)。另一种解决方案是应用实时追踪前列腺的技术,这可以通过 Calypso 系统(Varian Medical Systems,Palo Alto,CA)来实现。每天记录和校正前列腺不确定性位置的能力允许向前列腺准确实施照射,同时进一步降低周围器官的照射量。因此,图像引导是目前前列腺癌放疗的推荐标准方案[National Comprehensive Cancer Network(NCCN),2012]。

> **要点:放射治疗的进展**
>
> • 用于前列腺癌的 EBRT 取得了一些重大进展,包括 20 世纪 90 年代基于 CT 的设计,21 世纪初的 IMRT,以及最近的图像引导。

表 16-1　比较三维适形放疗与调强放疗的治疗设计研究

参考文献	治疗靶器官	剂量测量	直肠 IMRT/3DCRT	膀胱 IMRT/3DCRT	股骨头 IMRT/3DCRT	小肠 IMRT/3DCRT
Hardcastle et al,2010	前列腺+精囊	V25(%)	68.5/89.1*			
		V50(%)	43.8/57.3*			
		V75(%)	9.9/23.2*			
Luxton et al,2004	前列腺+精囊(±淋巴结)	平均剂量(−LN)(Gy)	36.8/38.5	33.3/35.7	12.4/28.2	
		平均剂量(+LN)(Gy)	45.5/54.1	46.2/57.3	14.9/31.2	25.9/36.3
Nutting et al,2000	前列腺+精囊+淋巴结	平均剂量(Gy)	34.9/38.5*	35.3/41.6*		19.2/18.3
		V20%～处方剂量(%)	96.2/97.8	99.2/98.3		60.4/47.9*
		V50%～处方剂量(%)	92.6/79.2*	93.5/95.2		37.0/37.3
		V80%～处方剂量(%)	27.1/65.0*	25.5/59.0*		11.8/19.5*
		V90%～处方剂量(%)	5.8/50.5*	7.0/52.2*		5.3/18.3*
Palma et al,2008	前列腺	平均 EUD(Gy)	50.6/53.5*	32.4/43.2*		
		V20(%)	34.3/75.2	41.5/67.6		
		V40(%)	17.1/66.8	26.7/55.2	3.4/9.8	
		V70(%)	4.1/7.1			
De Meerleer,et al,2000	前列腺+精囊	最大剂量(Gy)		78.1/70.8	49.6/50.1	
		V20(%)	88.3/87.2	75.2/75.5	43.9/49.0	
		V40(%)	72.9/73.6	58.5/56.4	15.8/20.1	
		V60(%)	50.7/54.5	38.8/36.3		
		V65(%)	37.9/47.0			
Mock et al,2005	前列腺+精囊	最大剂量(Gy)	48.9/53.9	35.1/42.9	29.1/36.3	
		平均剂量(Gy)	41.7/45.7	18.9/21.5	20.9/28.9	
Kao et al,2004	前列腺+精囊	最大剂量(Gy)	80.1/75.5*	79.6/76.1*		
		平均剂量(Gy)	39.1/49.2*	47.8/48.7		
		V70(%)	18.4/21.9*	25.2/26.1		

* 差异有统计学意义

3DCRT. 三维适形放疗;EUD. 等效均匀剂量;IMRT. 调强放疗;LN. 淋巴结

Vx 表示接受 X Gy 照射剂量的器官的百分比

2. 外放射治疗后的肿瘤控制

因为前列腺癌的现代化放疗(以图像引导为标准的 IMRT)与 20 世纪 90 年代(CT 前时代)甚至 21 世纪初(IMRT 前)的放疗差别很大,因此总结放疗疗效的文献时需要考虑使用的照射类型和剂量。

最近发表的两项试验将放疗与保守治疗进行了比较,证明了放射治疗能够改善前列腺癌患者的生存率。在两项试验中,患者随机分为 ADT,有或无 EBRT。在由加拿大国家癌症研究所(NCIC)和英国医学研究委员会(MRC)(NCIC CTG PR.3/MRC UK PR07)赞助的多机构试验中,从 1995 年到 2005 年,1205 名患有高风险或局部晚期前列腺癌的患者被随机分组至终身 ADT[双侧睾丸切除术或促黄体激素释放激素(LHRH)激动药]伴或不伴 65～69 Gy 的放疗(Warde et al,2011)。放疗的加入显著改善了总生存期:ADT 的 7 年生存率为 66%,ADT/RT 为 74%(P=0.033)。在一项斯堪的纳维亚试验(SPCG-7/SFUO-3)中,1996－2002 年间 875 名患有高风险或局部晚期前列腺癌的患者被随机分配至终身 ADT(3 个月的联合雄激素阻滞,然后是终身氟他胺),伴或不伴中位数 70Gy 的放疗(Widmark et al,2009)。同样,放疗降低了总体死亡率:ADT 的 10 年死亡率为 39.4%,而 ADT/RT 为 29.6%(P＜0.05)。这两项试验表明,与单独使用 ADT 相比,RT 可将高风险前列腺癌的总体生存率提高 8%(7 年)～10%(10 年)。值得注意的是,当今时代用于前列腺癌的照射剂量远高于这些试验中使用的照射剂量,应该更有效。

根据四项随机试验证明,较高剂量的照射比低剂量照射对前列腺癌更有效(表 16-2)。在 MD 安德森癌症中心的一项试验中,患有低风险(20%)、中度风险(46%)和高风险(34%)前列腺癌的患者被随机分配接受 70Gy 或 78 Gy 而无 ADT(Kuban et al,2008)。较高的照射剂量将 10 年无复发率从 50%(70Gy)提高到 73%(78Gy,P=0.004)(Kuban et al,2008)。此外,该试验表明,生化复发的减少可以降低远处转移的风险(P=0.059)。质子放射肿瘤学组(PROG)95-09 试验联合使用共形光子和质子放射将低风险和中等风险前列腺癌患者随机分配至 70.2Gy 或

79.2Gy,无 ADT(Zietman et al,2005b,2010),发现较高照射剂量使 10 年生化复发率降低:32.0% 复发(低剂量)vs. 17.4%(高剂量,P＜0.001)(Zietman et al,2010)。亚组分析显示低风险和中等风险患者均可从较高剂量获益。一项荷兰的试验将包括大多数高危前列腺癌(56%)的患者随机分配至 68Gy 或 78 Gy(Peeters et al,2006;Al-Mamgani et al,2008)。每个机构实践中,每组中 21%～22% 的患者接受 3～6 个月的 ADT 治疗。更高剂量的照射使疾病控制得到改善:68 Gy 的 7 年无复发率为 45%,而 78 Gy 为 56%(P=0.03)(Al-Mamgani et al,2008)。亚组分析发现高剂量照射对中度风险和高风险前列腺癌有益。MRC(RT01)的第四次试验将患者随机分配至 64Gy 或 74 Gy,与其他研究的不同之处在于,所有患者均接受了在放疗开始前 3～6 个月并持续应用 LHRH 激动药(Dearnaley et al,2007)。该研究包括了低风险(24%)、中度风险(32%)和高风险(43%)患者。同样,高剂量照射改善了生化无进展生存期(5 年 60% vs. 71%,P＜0.001)。在亚组分析中,所有前列腺癌风险组均观察到剂量递增的益处。

综上,这些试验一致表明,在各种临床环境(包括所有风险组)以及在有或没有 ADT 的情况下,应用高剂量照射对前列腺癌患者可改善癌症控制结果。这些试验为前列腺癌中使用剂量递增的放疗提供了 1 级证据,建议将其作为当前指南的标准治疗(NCCN,2012)。

要点:外放射治疗后的肿瘤控制

- 与仅使用 ADT 的保守治疗相比,EBRT 可提高总体生存率。
- 四项随机试验一致表明,高剂量照射可以改善疾病控制,已成为当前的标准治疗,即应用剂量递增的放疗。

---

3. 治疗发病率和生活质量结果

下列临床研究同样清晰地证实了通过改善辐射技术能够改善对肿瘤控制。多年来,70Gy 的放疗剂量一直被认为是可安全输送的最大剂量。但是随着适形放疗的出现,应用可视化放疗以及更

精准的前列腺靶向放疗能够避免周围组织被射线累及,从而使得更高剂量的放疗成为可能,并使放疗相关性疾病的发病率变得更低。但是,进一步研究表明脏器接受的辐射剂量和放疗相关疾病的发病率之间依然存在相关性,因此该领域仍有改善的空间。例如,在 MD 安德森癌症中心的研究中,针对 2 级以上并发症的 5 年自由度,78Gy 组为 26%,而 70Gy 组为 12%,该结果极好地证明了剂量和并发症之间可能存在的关系。进一步研

究则用于明确放疗的总剂量以外的因素是否可以用于预测直肠毒性。结果显示,当暴露于 70Gy 的直肠容量从小于 25% 增加到大于 50% 时,并发症的风险从 25% 增加到 46%(Pollack et al,2002)。因此,一些诸如 IMRT 等可以减少对这些器官的辐射剂量的放疗新技术依然备受期待,这些新技术有望减少包括胃肠道(GI)和泌尿生殖(GU)毒性等放疗相关的副作用。

表 16-2　前列腺癌低剂量 VS 剂量递增放射治疗的随机试验

研究	中位随访(年)	患者数量及风险(%)	照射技术	治疗组	肿瘤控制(%)
MD Anderson(Kuban et al,2008)(n=301)	8.7	低:20 中:46 高:34	常规加三维适形	70 Gy 78 Gy	10 年无复发 50 73 ($P=0.004$)
PROG95-09(Zietman et al,2010)(n=391)	8.9	低:58 中:37 高:4	三维适形加质子	70.2 Gy 当量 79.2 Gy 当量	10 年生化复发 32.3 16.7 ($P=0.0001$)
Dutch(Al-Mamgani et al,2008)(n=664)	5.8	低:18 中:27 高:55	三维适形	68 Gy 78 Gy[*]	7 年无复发 45 56 ($P=0.03$)
MRC RT01(Dearnaley et al,2007)(n=843)	5.25	低:24 中:32 高:44	适形	64 Gy 74 Gy[†]	5 年生化无进展存活 60 71 ($P=0.0007$)

[*] 根据机构偏好,每组中 21%~22% 的患者接受雄激素剥夺治疗
[†] 所有患者在放疗开始前 3~6 个月开始并持续应用雄激素剥夺治疗
MRC. 医学研究委员会;PROG. 质子放射肿瘤学组

表 16-3 和表 16-4 囊括了所有已发表的针对前列腺癌适形放射和 IMRT 比较的文献,总结了两者急性和迟发型毒性的发生概率。这些文献结果非常一致:尽管给予前列腺更高的剂量,但是和3DCRT 相比,IMRT 技术能够降低急性和迟发型GI 放疗毒性,但 GU 的放疗毒性与其无关。因此,辐射技术的进步可以降低放疗毒性,从而允许患者接受更高的辐射剂量。这些文献中,接受IMRT 的患者最多的是来自斯隆-凯特林癌症中心(Zelefsky et al,2008c,2012;Spratt et al,2013)。在这项研究中,接收 IMRT 81 Gy 放疗的患者 10 年内 2 级以上(含 2 级)GI 并发症的发生率是 5%,而发生并发症升级到 3 级的不良事件。

就泌尿系统并发症而言,接受 IMRT 放疗的患者10 年内 2 级以上(含 2 级)并发症的发生率是20%,3 级 GU 并发症也很少见。新的研究报道通过收集该组患者最新的数据,比较了以图像引导(置入的金属标记物)接受 IMRT 放疗患者与未接受图像引导进行 IMRT 放疗患者的临床治疗结果(Zelefsky et al,2012)。由于图像引导是一项相对较新的技术,该组患者均持续接受治疗(2006-2009)。结果显示,接受图像引导下 IM-RT 放疗的患者其迟发型 GU 毒性较低(3 年 2 级以上毒性发病率为 10.4%,而未接受图像引导的患者发病率为 20.0%,$P=0.02$),且两组 2 级以上(含 2 级)的 GI 毒性发生率均较低(分别为

1.0%和 1.6%；$P=0.81$）。这些研究表明，现代放射治疗 IMRT 技术和图像引导是安全的，其急性和长期治疗相关的 GI 和 GU 并发症发生率均在可接受范围。

表 16-3　三维适形放射治疗（3DCRT）与强度调制放疗（IMRT）对患者近期急性毒性的对比

参考文献	患者数量	放疗方法选择	放疗剂量（Gy）	毒性的定义	GI 毒性（%）	P 值	GU 毒性（%）	P 值
Zelefsky et al,2008a	1571	IMRT	81	CTCAE	3	0.04	37	0.001
		3DCRT	66~81	≥2	1		22	
Al-Mamgani et al,2009	78	IMRT	78	RTOG	20	0.001	53	0.3
		3DCRT	78	≥2	6		69	
Sharma et al,2011	293	IMRT	中位数 76	LENTTF	3DCRT	0.005		
		3DCRT	中位数 76	≥2	更高（或者 4）			
Dolezel,2010	232	IMRT	78	RTOG	16		33	
		3DCRT	74	≥2	35		27	
Alongi et al,2009	172	IMRT	72~77.4	RTOG	6.6*	0.004	6.6	0.19
		3DCRT	70.2~75.6	≥2	22.2*		12.3	

*上消化道毒性的比率

3DCRT. 三维适形放射治疗；CTCAE. NCI 不良事件常用术语标准；GI. 胃肠道；GU. 泌尿生殖；IMRT. 强度调制放射治疗；LENTTF. Fox Chase 改良正常组织晚期效应辐射发病率量表；RTOG. 放疗肿瘤学组评分系统

表 16-4　三维适形放射治疗（3DCRT）与强度调制放疗（IMRT）对患者远期毒性的对比

参考文献	患者数量	放疗方法选择	放疗剂量（Gy）	随访（年）	毒性的定义	GI 毒性（%）	P 值	GU 毒性（%）	P 值
Zelefsky et al,2008a	1571	IMRT	81	6.5	10 年 CTCAE≥2	5	<0.001	20	0.01
		3DCRT	66~81	10		13		12	
Al-Mamgani et al, 2009	78	IMRT	78	4.7	5 年 RTOG/EORTC	21	0.16	43	1.0
		3DCRT	78	6.3	≥2	37		45	
Sharma et al,2011	293	IMRT	中位数 76	3.3	5 年 LENTTF≥2	8	0.01		
		3DCRT	中位数 76	7.2		20			
Michalski et al,2011	763	IMRT	79	3.5	RTOG/EORTC≥2	IMRT<	0.039		
		3DCRT	79	4.6		3DCRT			
Dolezel et al,2010	232	IMRT	78	3.1	3 年 LENTTF≥3	5	0.03	7	0.18
		3DCRT	74	5.7		14		9	

3DCRT. 三维适形放射治疗；CTCAE. NCI 不良事件常用术语标准；GI. 胃肠道；GU. 泌尿生殖；IMRT. 调强放射治疗；LENTTF. Fox Chase 改良正常组织晚期效应辐射发病率量表；RTOG/EORTC. 放疗肿瘤学组/欧洲癌症研究和治疗组织评分系统

此外，采集并重视患者的主诉能够补充医师对患者治疗毒性的评估，从而提供针对患者治疗后体验更全面的评估。针对上述研究目标所进行的最大规模的研究是对 292 名中位年龄为 69 岁的接受 CRT 或 IMRT 的患者使用扩大化前列腺癌索引综合量表（EPIC）进行的前瞻性随访（Sanda et al,2008）。随着时间的推移，患者的急性尿路和肠道症状逐渐恢复。例如，在放疗后 2 个月，12%的患者报告排尿困难（基线时为 1%），23%的患者排尿无力（基线时为 13%）和 34%患者尿频（基线时为 16％）。放疗 6 个月的时候上述症状获得改善，并在 12 个月后恢复到基线水平。放疗后的尿失禁并不常见。急性肠道症状包括便急（2 个月时为 18％，而基线时为 3％）和便频（2 个月时为 16％，而基线时为 2％），上述症状随着时间的推移获得部分缓解。年长组的患者放疗后主诉有性功能障碍。治疗后 24 个月，60％ 的患者报告勃起不佳（基线时为 37％）。但是，主诉性功能下降的患者主要来自同时接受放疗和 ADT 的患者，而单独接受放疗的患者性功能下降较为缓和。图像引导下 IMRT 的患者主诉报告的结果尚未得到很好的研究，预计应该优于没有接受图像引导的适形放射和 IMRT 的患者。

随着辐射技术的发展，膀胱和直肠的偶然辐射剂量得到有效的降低，辐射相关的 GU 和 GI 毒性以及对患者报告结果的影响随着时间的推移而下降。然而，引起辐射相关性勃起功能障碍的解剖结构机制尚不清楚。已发表的报告表明，放射后勃起功能障碍主要是由血管损伤引起的：数据表明，阴茎球的放射剂量可能与勃起功能障碍有关（Roach et al, 2000；Fisch et al, 2001；Merrick et al, 2001）。这些结果需要进一步研究确认。一旦上述解剖结构机制得到证实，辐射技术可以用来最小化上述结构的放疗剂量，从而更好地保护患者的性功能。

> **要点：治疗发病率和生活质量结果**
> - IMRT 技术使得患者能够承受更高剂量的放疗，并降低 GI 的毒性。

4. 重粒子束

自 20 世纪 50 年代以来，放射肿瘤学家已经开始对癌症患者使用粒子束疗法。粒子疗法的常见应用是采用电子束，它是由现代线性加速器产生的。其他粒子如质子、中子、氦离子、重离子（氖，氩，碳）和负离子同样适用。这些重粒子束难以生产和控制，但与传统的 X 射线和电子束相比则具有一定的理论优势。这些重粒子束在组织中的破坏性更强，并且它们产生的损伤不易被肿瘤细胞修复。此外，这些重粒子束在组织中的行为不同，并且表现出"布拉格峰"，指在组织中颗粒末

端的剂量的急剧截止（图 16-12）。超过这个深度，组织接受的辐射很少或没有辐射。因此，通过适当的聚焦和应用，应用重粒子束可以更有效地保留癌性靶标周围的正常组织。

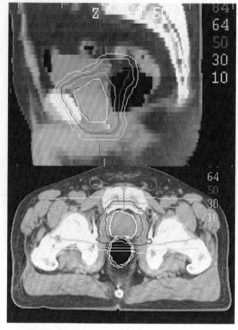

质子增压

横向场

图 16-12　**质子束疗法**（Courtesy Anthony Zietman, Massachusetts General Hospital.）

最常用的粒子是中子和质子。RTOG 在 1977 年赞助了一项 III 期试验（Lawton et al, 1991），91 名患有前列腺癌的患者被随机分配接受中子或常规放射治疗（光子治疗）。随访到 10 年时，中子组的存活率（46％）优于光子组（26％）。然而，两组之间的患者特征并不均衡。不良的预后因素如 D1 期疾病等在光子组中更常见，并且观察到的两组之间的生存差异可能是由于患者特性本身而不是来自于中子的治疗获益。然而，这些数据足以引导 NCI 资助建造几座最先进的中子束生产设施。同时，针对中子治疗的有效性和发病率进行着进一步的研究。由于现代化的回旋加速器很大且非常昂贵，因此很少有国家使用中子束治疗癌症患者。在 20 世纪 80 年代中期，RTOG 进行了第二次前瞻性随机试验。一组 178 名患有前列腺癌的患者被随机分配接受中子束或常规光子治疗。接受中子治疗的患者的局部控制率高于接受光子治疗的患者（89％ vs. 68％）。但

是,两组治疗的存活率没有差异。接受中子束治疗的患者的发病率较高(11%),而接受光子照射的患者发病率为 3%。

一般而言,放射肿瘤学家较少接受中子束放疗,因为他们认为并发症发生率很高而对于肿瘤控制没有太大的好处,且产生中子的费用较高,性价比较低。随着时间的推移,科学家们开发了一种共形中子束治疗,并在几个中心获得应用(Forman et al,1995)。在韦恩州立大学,300 名患者入选了一项Ⅲ期临床试验并随机分配到适形中子治疗,然后进行标准 CRT 或 CRT 后中子治疗。对于首次接受中子治疗的患者,5 年无病生存率统计学存在差异(93% 与 73% 相比,$P = 0.008$)(Forman et al,2002)。本研究中两组治疗相关性发病率相同。来自同一组中子和光子 CRT 治疗的更大型回顾性研究显示,接受中子治疗组的 5 年无复发生存率显著高于其他任何治疗成分组。上述作用在高危患者中效果最明显,高危患者中子治疗组 5 年无复发生存率为 35%,而光子组仅为 7%($P = 0.000 4$)。虽然这些数据令人无比兴奋,但有一种意见则认为,韦恩州立大学的研究中光子组的无复发存活率远远低于其他研究导致了如此大的差异。

尽管上述结果令人满意,但是大多数放射肿瘤学家依然认为中子束治疗比光子束治疗会引起更大的正常组织损伤。来自比利时鲁汶天主教大学的研究人员使用邮寄调查问卷的方式评估了 262 名接受混合中子-光子照射的患者生活质量的变化。在回复的 230 名患者中,22% 每天有 4 次甚至更多次排便。26% 的患者认为存在控制排便的问题,只有 38% 报告完全肠道自控。该试验中的患者接受了非适形的中子束治疗。这些数据足以提早结束研究并证明改善设备和技术对于中子束治疗的重要性。今天,在美国很少有前列腺癌患者接受中子 RT 治疗。

质子束也可以用来治疗癌症。尽管质子辐射不是前列腺癌治疗的新方法,但近年来其在前列腺癌方面应用较为广泛(Zietman,2007;MacReady,2012)。质子是由线性加速器、回旋加速器或同步加速器产生的带电粒子。质子与光子相比具有与中子相同的理论优势(即,它们在组织中更密集地电离且在组织中具有急剧的剂量下降;见图

16-11)。在 20 世纪 80 年代,在患有局部晚期前列腺癌的患者中进行了一项前瞻性随机试验(Shipley et al,1995)。用质子束治疗的患者在随访 5 年时有 95% 的临床局部控制率,而用光子治疗的患者则为 64%。虽然本试验的任何一组均未报告 3 至 5 级毒性,但质子治疗组 1 级和 2 级直肠出血率较高(32% vs. 12%,$P = 0.002$),尿道狭窄也是如此(19% vs. 8%,$P = 0.07$)。通过仔细分析直肠出血组的数据后,放射肿瘤专家发现了直肠治疗体积与治疗质子剂量之间的关系,并为未来的试验制定了相关指南(Hartford et al,1999)。

将前列腺癌的质子放疗与现代 IMRT 进行比较的研究大多局限于治疗计划研究。这些研究表明,与 IMRT 相比,质子辐射可以减少肿瘤附近器官接受的辐射,剂量低至中等(表 16-5)。例如,在 Trofimov(2007)的一项研究中,使用平行相对的侧向场(一种常用的前列腺癌放疗技术)为 10 名患者创建了 79.2 钴等级(CGE)的质子放疗计划(Trofimov et al,2007)。他们指出,与 IM-RT 相比,质子治疗使得较小比例的直肠接受低剂量的放射(<30 CGE)。然而,质子计划并没有减少接受高剂量辐射的直肠体积。Vargas 及其同事(2008)进行的另一项研究使用了两个质子束,经过角度优化后得以最大限度地减少直肠和膀胱的放射剂量。研究结果同样表明放射技术改良能够减少接受低到中等辐射剂量的直肠体积,但接受高剂量辐射的直肠则获益最小(Vargas et al,2008)。通过质子治疗发现直肠保留和膀胱保留均得到改善。同样,最多的受益是减少接受低到中剂量而不是高剂量辐射的膀胱体积(Mock et al,2005;Trofimov et al,2007;Vargas et al,2008;Chera et al,2009)。Trofimov 和他团队(2007)的研究表明,与 IMRT 相比,剂量低于 30 CGE 的质子治疗可以更好地保留膀胱,但实际上质子治疗却导致更高体积的膀胱接受高剂量 70 CGE 的放疗(与 IMRT 的 11% 相比,质子为 17%)。同样,Vargas 及其团队(2008)发现膀胱保留剂量为 10～35 Gy,但不能超过 60 Gy。质子治疗中使用的相对横向束布置引起了放射肿瘤专家对股骨头放疗接收剂量的关注。研究发现,与 IMRT 相比,使用质子放疗的股骨头接收剂量分

布相似或更差,尤其是在放疗靶目标包括盆腔结构的方案(质子的平均股骨剂量为 31 CGE,IMRT 为 22 Gy)(Mock et al,2005;Trofimov et al, 2007;Chera et al,2009)。在这些研究中提供的股动脉放射接收剂量仍低于 45Gy 这一能够被患者普遍接受的剂量。

表 16-5　IMRT 和适形中子放疗的治疗计划比较

参考文献	放疗靶点	剂量测量	直肠 IMRT/质子	膀胱 IMRT/质子	股骨头 IMRT/质子	小肠 IMRT/质子
Chera et al,2009	前列腺 + SV +LN	最大剂量 (Gy)			32.7/37.6	48.1/51.0
		平均剂量 (Gy)	40.9/16.6	42.1/21.2	22.1/30.6	27.3/10.4
		V10(%)	92.7/35.1*	100/46.2*	V10:98.0/93.5	V10 (cc):242/86*
		V50(%)	27.3/15.1	25.6/18.2	V30:12.4/83.6*	V30 (cc):123/43*
		V70(%)	11.5/7.9	9.7/9.8	V45:0/0.1	V45 (cc):16/9
Vargas et al,2008	前列腺± SV	平均剂量 (Gy)	34.8/14.2*	28.4/18.4*		
		V10(%)	72.1/29.8*	60.0/36.4*		
		V30(%)	55.4/20.7*	42.8/27.7*		
		V50(%)	31.3/14.6*			
		V70(%)	14.0/7.9*			
		V78(%)	5.0/2.9*			
Trofimov et al,2007	前列腺 + SV	平均剂量(Gy)	39.4/29.2*	29.9/24.1*		
		V30(%)	65.3/43.8*	44.5/32.8*		
		V50(%)	34.4/28.2*	23.7/25.4		
		V70(%)	14.5/14.0	11.4/17.3*		
		V75(%)	9.7/10.3			

* 统计上有显著差异

IMRT. 调强放射治疗(光子);LN. 淋巴结;SV. 精囊

与 IMRT 相比,质子治疗对直肠低中等剂量辐射是否导致 GI 毒性降低依旧不得而知。相反,由于膀胱(高剂量区域)和股骨头的剂量略高,质子是否会导致更高的 GU 毒性或骨盆骨折发生率同样不得而知。迄今为止,没有临床研究直接比较质子治疗与现代 IMRT 患者的治疗结果。现有研究包括单臂(质子治疗)研究方案主要来自单一机构(Slater et al,2004;Coen et al,2011;Mendenhall et al,2012)。这些数据表明,质子治疗对于前列腺癌治疗安全有效,并且癌症控制率和发病率结果与 IMRT 类似。由于质子束治疗单元的构建和操作极其昂贵,因此质子放疗仅代表了某种前列腺癌的昂贵治疗可选方案,目前临床尚未证明其优于标准的 IMRT。

要点:重粒子束
- 尚没有临床研究直接比较前列腺癌患者接受质子放疗和 IMRT 的治疗结果。

(四)近距离放疗

近距离放射治疗("短"治疗)是将放射源置于肿瘤内或肿瘤附近以用于放射治疗。20 世纪早期 X 射线的发现和镭的净化为这种治疗形式的发展铺平了道路。随后的技术进步和改进使得目前该技术的使用越来越精确,这些技术与更高功效、更低成本以及低发病率相关。自 20 世纪 90 年代初以来,早期前列腺癌接受近距离放射治疗的患者数量急剧增加。CaPSURE 数据库报告,近距离治疗的使用率从 1990 年的 4% 增加到

2007 年的 15%(Cooperberg et al,2010)。

Pasteau 和 Degrais 首次报道了通过尿道临时将含镭针插入前列腺的临床应用(Pasteau,1913)。在 20 世纪 20 年代,约翰斯·霍普金斯大学的 Young(1922)在膀胱、直肠和尿道中使用腔内镭来源进行前列腺近距离放射治疗,通过"交叉射击"进入前列腺。Benjamin Stockwell Barrington 将这项技术在纽约医院得到了提炼和升华,他开创了通过经会阴入路将含放射性氡气的针置入前列腺的新方法。在 20 世纪 70 年代,Whitmore 及其同事(1972)在纽约斯隆-凯特琳癌症中心对前列腺癌患者进行淋巴结清扫术后通过耻骨后方法暴露前列腺对患者进行了 ^{125}I 置入术。然而,这种"徒手"技术使得放射源种植分布不均匀,且剂量难以精确检测(Zelefsky and Whitmore,1977)。

Holm 及其同事(1983)在经直肠超声的帮助下开展了封闭的经会阴置入术。通过这种方法,可以观察到用于插入放射性种子的针。该方法与耻骨后方法相比,放射源放置的准确性得到改善。手术发病率和成本降低。该手术只需将患者置于高截石位置,从而最大化经会阴显露前列腺。紧接着插入经直肠超声探头并通过步进装置固定到支架或稳定器上。具有预先钻孔的平行孔图案的模板接到步进器。整个手术可以准确并可再现的前列腺成像。模板图案还可以通过超声设备中的计算机软件叠加在超声图像上。通过模板将 17 或 18 规格的针插入前列腺中。针尖的位置可以通过横向或旁矢状成像来确定。当针被抽出时,解除含有放射性同位素的密封金属放射源(图 16-13 至图 16-16)。

与之配套的计算机程序也被开发出来,该程序使用复杂的算法优化整个前列腺的放射剂量分布,同时使前列腺部尿道和直肠的放射剂量达到最小化。Stone 和 Stock(1999)根据前列腺的大小和 Anderson(1976)报道的诺模图(Nomogram)确定需要置入的粒子数量。这些粒子的置入采用了 Patterson 和 Parker 在 20 世纪 30 年代定义的经验规则(Fletcher,1980),优先保护尿道以降低尿道并发症(Wallner et al,1995)。目前,人们已经设计出多种方法用于置入永久性放射粒子。该方法由 Blasko 和他的同事(1993)在西雅

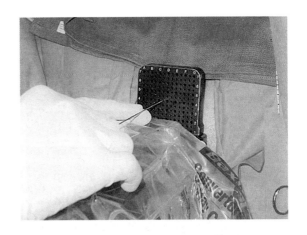

图 16-13　患者在高截石位体,把直肠超声探头固定到步进装置上,将含有放射性粒子的细针通过网格系统插入会阴

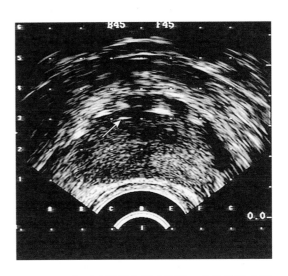

图 16-14　前列腺的横向超声图像。在前列腺中可见到几个放射性粒子。箭头标出细针插入的目标位置

图推广使用,他们在粒子置入前通过一个独立的程序获得经直肠超声图像,然后计算在同一截石位下粒子置入的最佳剂量方案。Kaplan 和同事(2000)报道了在术中同步计算粒子置入剂量的方法。也有人报道利用 CT(Koutrouvelis,1998)和术中 MRI 进行定位的粒子置入方法(D'Amico et al,1998;Susil et al,2004)。膀胱镜检查可以取出脱落在膀胱的放射性粒子和血块。

1. 同位素

永久性粒子置入的同位素有几种选择。^{125}I 能够发射 27keV 的低能 X 射线,其半衰期为

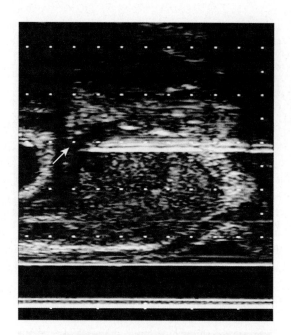

图 16-15 前列腺的矢状位超声图像。箭头标明细针已置入前列腺包膜内,放射性粒子还未释放

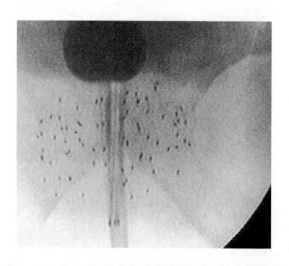

图 16-16 术中前列腺摄片显示出 ^{103}Pd 粒子的分布位置

59.6 天。^{103}Pd 在 1986 年被引入使用,其能谱类似于 ^{125}I,能发射 21keV 的 X 射线,但是其半衰期较短,仅为 17 天。如果获得与 ^{125}I 类似的肿瘤杀伤剂量,需要更高活性的 ^{103}Pd 粒子(例如:每粒 ^{103}Pd 1.3～1.5 mCi,相当于每粒 ^{125}I 0.4～0.5 mCi)。推荐的单次治疗剂量:^{125}I 为 140～160 Gy,而 ^{103}Pd 为 110～125 Gy。当近距离放射治疗与局部外放射治疗联合应用时,近距离放疗剂

量应降低(^{125}I 为 108～110 Gy,^{103}Pd 为 90～100 Gy)。

2. 永久粒子置入质量评价

前列腺近距离放疗的目标是向前列腺提供均匀的放射剂量,同时尽量减少对邻近射线敏感组织(如直肠和尿道)的剂量。在这些剂量限制区域,粒子置入后的放射性剂量测定对于评价置入质量很重要。置入后 CT 检查(可同时进行 MRI 检查)能够确定置入粒子的位置,并评估前列腺和周围重要脏器的放射剂量(Willins and Wallner, 1997;Mizowaki et al,2002)。在这些计算方法中,有一个重要的偏差来源是前列腺水肿,在粒子置入后可以观察到(Prestidge,1998;Waterman et al,1998)。尽管临床实践中,在术后第 0～60 天的影像学表现各有差异,但早期影像学/剂量学的计算必须考虑术后水肿的影响。美国的近距离放疗协会(ABS)推荐使用 D_{90}(90% 前列腺体积接受的最少剂量),V_{100} 和 V_{150}(接受 100% 和 150% 的规定剂量的前列腺体积)作为评估粒子置入质量的参数(Davis et al,2012)。理想的置入参数如表 16-6 所示。

表 16-6 理想的前列腺永久粒子置入剂量指南

器官	参数	限定条件
前列腺	90% 前列腺体积接受的剂量(D_{90})	>100% 处方剂量
	接受 100% 处方剂量的前列腺体积(V_{100})	>95% 前列腺体积
	接受 150% 处方剂量的前列腺体积(V_{100})	<50% 前列腺体积
直肠	接受处方剂量的直肠体积(R_{100})	<2cm³

Modified from Salembier C,Lavagnini P,Nickers P, et al;GEC ESTROPROBATE Group. Tumour and target volumes in permanent prostate brachytherapy:a supplement to the ESTRO/EAU/EORTC recommendations on prostate brachytherapy. Radiother Oncol 2007;83:3-10.

3. 高剂量率(HDR)近距离放疗

永久性粒子置入会根据所选择的同位素在数周至数月的时间内产生一定放射剂量,因此被称为低剂量率(Low-Dose-Rate,LDR)近距离放疗。

另一种近距离放疗就是高剂量率（High-Dose-Rate,HDR）近距离放疗,它使用临时导管提供短暂且高剂量的辐射。对于 HDR 近距离放疗,空心导管通过会阴进入前列腺,使用与 LDR 近距离放疗相同的方法进行成像。有一种 HDR 近距离放疗是基于 1～10Ci 的^{192}Ir 源,它发出 400keV 的射线,可以沿着每个导管的长轴在不同位置移动,时间跨度为几秒至几分钟。该放射源被机器人控制,以减少对医务人员的辐射。放射剂量被几个应用程序所控制,置入后放射剂量则没必要监测。HDR 近距离放疗主要用于与 EBRT 联合治疗中高危患者,但是它作为单一疗法应用于低危患者也越来越常见。

4. 粒子置入治疗的临床结果

粒子置入治疗后活检可用来评估癌症的局部治疗效果,但是这项技术应用于前列腺癌有几个局限性,本章前面已经讨论过了。前列腺近距离放疗的早期研究包括置入后活检,这些研究显示在适当放射剂量的置入术后 2 年,仅有 4%～5% 的活检阳性率(Prestidge et al,1997;Stone et al,2004)。最近,除了患者生存参数之外,一些生化指标也应用于癌症控制疗效评价。

血清 PSA 是目前评估前列腺癌复发的最有价值的标志物。放疗后 PSA 水平上升,预示着局部或远处复发,或两者都有,PSA 水平上升往往先于临床复发很多年(Kaplan et al,1993)。然而,PSA 的变化,尤其是在低水平时,常常影响结果判读。此外,即使是短疗程的抗雄激素治疗也能抑制 PSA,使结果的解释更加复杂化。近 30% 的患者在短期治疗后出现 PSA 反弹(Critz et al,2000;Hinnen et al,2012)。有研究报告,PSA 反弹患者的癌症控制率也有所提高(Patel et al,2004;Hinnen et al,2012)。

表 16-7 总结了几个大型临床研究得出的永久性粒子置入术单次治疗的临床效果。尽管这些都是回顾性的单中心研究(RTOG 98-05 除外),但它们代表了来自同一患者人群的结果。这些结果表明,对于相同条件的前列腺癌患者,永久性粒子置入优于 EBRT 或根治性前列腺切除术(D'Amico et al,1998b;Quaranta et al,2004;Grimm et al,2012)。早期研究发现,应用 HDR 单次治疗低危性前列腺癌患者的辐射毒性是可接受的,且早期生化复发率类似于永久粒子置入。表 16-8 总结了 HDR 单次治疗的临床试验结果。

表 16-7　统计无生化复发时间：单纯粒子植入治疗和粒子植入治疗联合外放射治疗

参考文献	患者数量	中位随访时间(月)	各组无生化复发生存率		
			低危(%)	中危(%)	高危(%)
Crook et al,2011	776	54	95		
Henry et al,2010	1005	59	72	74	58
Hinnen et al,2010	601	69	88	61	30
Taira et al,2010	463	74	97	96	
Prada et al,2010	706	55	92	84	65
Morris et al,2013	1005	90	94	94	
Sylvester et al,2011	128	140	86	80	62
Lawton et al,2011	101	97	92		
Zelefsky et al,2012	877	49	98	94	

Modified from Morton GC,Hoskin PJ. Brachytherapy:current status and future strategies—can high dose rate replace low dose rate and externalbeam radiotherapy? Clin Oncol (R Coll Radiol) 2013;25:474-82.

表 16-8　　高剂量率近距离放疗作为治疗低风险前列腺癌的单一疗法

参考文献	患者数量	中位随访 时间(月)	无生化复 发生存率(%)	高剂量率/ 片段数
Shah et al,2012	252[*]	58	91	38 Gy/4
Prada et al,2012	40[*]	19	100	19 Gy/1
Zamboglou et al,2013	395	53	95	39 Gy/4-34.5 Gy/3
Barkati et al,2012	79[†]	40	89	30 Gy,31.5 Gy,33 Gy,34.5 Gy/3
Yoshioka et al,2011	15	65	85	54 Gy/9
Demanes et al,2011	298	62	97[†]	42 Gy/6 或 38 Gy/4

Modified from Morton GC,Hoskin PJ. Brachytherapy:current status and future strategies——can high dose rate replace low dose rate and external beam radiotherapy? Clin Oncol (R Coll Radiol) 2013;25:474-82.

[*] 包含更高风险的前列腺癌患者

[†] 包含部分中危前列腺癌患者

5. 近距离放疗联合外照射治疗

虽然近距离放疗对低危前列腺癌患者的治疗效果良好,但通过与 EBRT 联合治疗,可以更好地控制中危患者的生化复发。这些患者使用 EBRT 照射前列腺及周围组织。这种方案可以照射前列腺包膜以外的高危区域,并增加前列腺本身的放射剂量。通常情况下,使用 EBRT 的剂量为 4500 cGy(而单独使用 EBRT 的剂量为 7560～7920 cGy)。在这种联合疗法中,粒子置入的剂量通常仅为单用近距离放疗剂量的 60%～70%。应用这种联合疗法,高危前列腺癌患者的无生化复发存活率为 80%～90%,尤其是在与去雄治疗相结合的情况下(Koontz et al,2009;Taira et al,2010;Merrick et al,2011;Shilkrut et al,2013a,2013b)。有学者对 HDR 近距离放疗联合 ERBT 研究进行了 5 年随访,发现这种疗法对中高危者具有良好的肿瘤控制效果,无生化复发存活率在中危患者为 83%～100%,在高危患者为 74%～91%(Morton and Hoskin,2013)。一项针对中危患者的随机临床研究正在进行中(RTOG trial 0232):ERBT 联合永久粒子置入近距离放疗和单用近距离放疗的对照研究。

6. 辐射毒性

粒子置入技术和质量对前列腺近距离放疗的辐射毒性有很大影响。患者年龄,合并其他疾病,如外周血管疾病或糖尿病,以及吸烟也可能导致辐射毒性并发症增加。

确定并发症的发生率和严重程度也取决于所使用的评估工具和信息收集方法。美国近距离放疗协会提出了一套最低限度的评估标准:国际前列腺症状评分(IPSS)评估泌尿功能,国际勃起功能指数评估勃起功能,RTOG 毒性分级评估直肠毒性。

7. 泌尿系统辐射毒性

IPSS 评分往往在粒子置入后立即显著增加,然后降低,具体时间取决于所使用同位素的半衰期(Sanda et al,2008;Kollmeier et al,2012)。HDR 与近距离放疗表现出类似的并发症模式,15%～18% 的患者显示 2 级或更高级别的急性尿路症状(Zamboglou et al,2013)。最近,永久性粒子置入系列研究发现,慢性 2 级或以上泌尿系统辐射毒性的发生率约为 20%(Mohammed et al,2012;Buckstein et al,2013)。置入前使用 α 受体阻滞药可能会降低泌尿系统症状的严重程度和持续时间(Merrick et al,2002b)。Wallner 和同事(1995)报道,泌尿系统辐射毒性的风险取决于接受高剂量辐射的功能性尿道长度。

当(20±11)mm 的尿道接受超过 400 Gy 的 ^{125}I 植入物时,可发生 2～3 级辐射毒性并发症。更大的前列腺体积(腺体大于 60 cm^3)也与较高的泌尿系并发症发生率相关。Terk 等(1998)报道了 251 例患者使用 IPSS 评分评估 ^{125}I 和 ^{103}Pd 置入前后尿道功能。置入前 IPSS 评分高于 20 的患者有 29% 的尿潴留风险,而置入前 IPSS 评分低于 10 的患者,其尿潴留风险仅为 2%。虽然数据尚未成熟,HDR 近距离放疗似乎具有良好的耐受性,慢性 3 级以上尿路并发症的发病率较低 (5%～10%)(Barkati et al,2012;Zamboglou et al,2013)。

经尿道前列腺电切术(TURP)后近距离放疗可增加尿失禁的风险,然而这种并发症在没有任何先期尿道损伤的男性中很少见(～3%)。Mock 等(2013)报道,有单次 TURP 手术史患者的尿失禁发生率为 19%,而有多次 TURP 手术史患者尿失禁发生率可高达 53%(样本数量较少)。总体上说,2%～3%的患者在近距离放疗后出现了严重的难治性尿路梗阻症状。

8. 直肠辐射毒性

近距离放疗后的轻微急性直肠症状通常具有自限性。晚期直肠辐射毒性,特别是继发于放射性直肠炎的直肠出血可以是轻微的、自限性的,也有的需要外科干预,比如氩等离子凝固(Smith et al,2001),在最坏的情况下甚至需要结肠造口术。粒子置入治疗后直肠出血的发生率约为 1%(Zelefsky et al,1999;Mohammed et al,2012)。据报道,所有严重直肠并发症的发生率为 1%～2%(Barkati et al,2012;Zamboglou et al,2013)。在一项关于医疗保险索赔的研究中发现,粒子置入后结肠造口率为 0.3%(Benoit et al,2000a,2000b)。直肠并发症的发生率与辐射剂量和接受高剂量辐射的直肠长度有关。例如,当直肠壁面积 17 mm^2(±5 mm^2)接收辐射大于 100 Gy 时,直肠并发症的发生更加频繁(Wallner et al,1995)。Wallner 和同事(1995)因此建议在^{125}I 植入过程中应尽量减少接受 100 Gy 的直肠面积。Merrick 和同事(2003)报道,直肠并发症在直肠壁接受 85%的处方剂量时很少发生。

9. 性功能

美国国立卫生研究院(NIH)在关于勃起功能障碍(ED)的共识中将阳萎定义为"阴茎不能达到或者维持勃起以满足性生活需要"(NIH Consensus Conference,1993)。粒子置入相关 ED 的原因有多种影响因素:潜在的小血管疾病、海绵状神经损伤和阴茎球周围血管组织受到辐射等。

在任何情况下,粒子置入患者的性功能维持率都优于接受前列腺切除术、EBRT 或新辅助激素治疗的患者(Sanda et al,2008)。Snyder 和同事(2012)报道,患者在接受治疗后 5 年的性功能

维持率情况:近距离放疗组为 76%,EBRT＋近距离放疗组为 71%,而 EBRT＋近距离放疗＋雄激素去除治疗组仅为 58%。

Potters 和同事(2001)报道,单纯近距离放疗的 5 年性功能维持率为 76%,而近距离放疗联合外照射治疗的 5 年性功能维持率为 56%。近距离放疗联合外照射治疗＋激素治疗可使 5 年性功能维持率降至 52%。年龄在影响性功能的单因素分析中是一个重要的预后因素(Merrick et al,2002a),在多因素分析中,联合外放射治疗和糖尿病病史是性功能预后的重要因素(Robinson et al,2002)。在一项荟萃分析中,单纯近距离放疗后 1 年性功能维持率为 76%(69%～82%),而近距离放疗联合外放射治疗仅为 60%(48%～73%)(Robinson et al,2002)。当 ED 发生率经过年龄因素校正后,前列腺近距离放疗和前列腺切除术之间的差异更加明显(Robinson et al,2002)。

据报道,74%～81%的患者口服枸橼酸西地那非和其他磷酸二酯酶-5 抑制药治疗 ED 是有效的(Merrick et al,2003;Raina et al,2003)。

> **要点:近距离放疗**
> - 前列腺近距离放疗可单独治疗低危前列腺癌,或与 EBRT(有或没有 ADT)联合治疗中危和高危前列腺癌。
> - 直肠接受的放射剂量直接关系到近距离放疗晚期并发症的发生率和严重程度。

---

10. 大分割式放疗和立体定向放疗

大分割式放射治疗是将预定的放射剂量分割为多次实施,不仅能达到同样满意的治疗效果还能减少正常组织的损伤,在放射治疗临床应用的早期已经出现(Coutard,1932)。目前前列腺癌大分割放疗的常规辐射剂量为每于 1.8～2Gy,中度辐射剂量为每天 2.4～4Gy,而高辐射剂量可达每天 6～10Gy(Cabrera and Lee,2013)。通常大分割放疗方案实施时,患者每周接受治疗的时间不到 5 天,正常组织有充足的恢复时间修复辐射损伤。此外,高剂量大分割放疗常可在两周内完成,能够大大缩短治疗周期。

11. 大分割式放疗

放射生物学和前列腺癌细胞独特的缓慢增殖模式给前列腺癌的大分割式放疗提供了充足的理论依据。研究表明前列腺癌对放疗的辐射剂量极度敏感,分割治疗时应用高于常规(每天 2Gy)的辐射剂量能够杀死更多的肿瘤细胞。基于此,Withers 团队提出的假说认为单次分割治疗时应用高于常规的辐射剂量将快速达到预期的效果,从而减少总辐射剂量,避免正常组织的过度损伤(Withers,1985)。

事实上应用不同辐射剂量的系列临床试验也支持这一假说。1999 年 Brenner 和 Hall 的团队首次揭示了前列腺癌组织对大分割治疗单次高剂量辐射的潜在敏感性,他们通过对 134 例接受组织间永久置入放疗及 233 例接受外放疗治疗的患者进行研究,分析了两组患者的 3 年无生化复发率并计算了前列腺癌组织的 α/β 值,约为 1.5Gy。α/β 值是放疗生物学中体现放疗敏感性的指标,该指标越低,则大分割放疗时单次应用高剂量的疗效越好,例如头颈部肿瘤的 α/β 值位于 13~16Gy,而对放疗迟钝反应的皮肤纤维变性病变的 α/β 值约为 1.7Gy(Zeman,2009)。尽管结论新颖,但该研究也存在一些缺陷,例如研究实施过程中单次辐射剂量及其他一些放疗生物学参数并未统一。近期的大样本临床研究进一步证实了这一假说,Dasu 和 Toma-Dasu 的团队(2012)评估了11 330 例接受外放疗治疗的患者,通过分析 5 年无生化复发率并针对总治疗时间及危险程度进行校正后,最终计算出的 α/β 值为 1.0~1.7Gy。另一项研究通过分析 5969 位接受外放疗治疗的患者得到的 α/β 值约为 1.4Gy(Miralbell,2009)。这些临床试验的结果高度一致,均支持提高前列腺癌的大分割放疗方案的单次辐射剂量。此外,相对于正常组织,前列腺癌组织的大分割放疗产生的等效辐射剂量更高(表 16-9),提示这种放疗方案能够保护到正常组织。

12. 立体定向放疗

尽管前列腺癌的低 α/β 值支持提高大分割放疗的单次辐射剂量,但周围正常组织如膀胱、直肠等也对高剂量辐射相对敏感,因此在治疗中仍需要注意对它们进行保护。于是对辐射剂量的精准投放技术由此应运而生。立体定向放疗是一种能够精确靶向并高度适形的外放射治疗方式,能够介导高剂量的辐射。立体定向放疗通常被分割为 1~5次(Benedict et al,2010)。最新的放射线性加速技术能够更好地优化辐射的剂量和强度,还能提供靶器官放疗前后的精准 2D 和 3D 影像。立体定向放疗不仅能够通过传统的线性加速器实施,也能借助新型线性加速技术,通过 Cyberknife 射波刀系统(Accuray,Sunnyvale,CA)实施,该兆伏线性加速系统装备了能在三维空间自由活动的机器手臂,同时能对靶器官进行成像和追踪(Kilby et al,2010)。

表 16-9 α/β 理论的示例(前列腺、膀胱、直肠)

组织来源	α/β 值 (Gy)	单剂量 2Gy、总剂量 37.5Gy、分割为 5 期的大分割放疗的生物等效辐射剂量
前列腺癌	1.5	96
直肠/膀胱	3	79
膀胱	5	67

表中提供利用 α/β 值计算而得的大分割治疗(单剂量为 2Gy)的生物等效辐射剂量。尽管直肠和膀胱有短暂的急性反应,但这里仅提供慢性晚期效应的 α/β 值。此外在计算生物等效辐射剂量时并未考虑时间因素。目前调强适形放疗标准辐射剂量的安全范围为~81Gy(单剂量 2Gy)(Van der Kogel,2002;Alicikus et al,2011.)

熟悉肿瘤及周围重要器官的移动规律对于设计安全有效的立体定向放疗方案至关重要。前列腺位于骨盆内,其位置并不固定,并可随着膀胱、直肠的充盈和排空而改变(Schild et al,1993;Adamson and Wu,2009)。与前列腺放疗相关的器官移动模式有两种,一种是前列腺的位置在不同治疗周期间的改变,另一种是前列腺在同一治疗周期中的位置改变。

患者体位的选择及相关装置的应用有助于限制前列腺的这两种移动。尽管部分研究表明患者接受治疗时采取俯卧或仰卧对治疗的结果无显著影响(Stroom et al,1999;Wilder et al,2010),但应用直肠充气设备能够限制前列腺的移动,特别是在同一治疗周期间的移动(vanLin et al,2005;Both et al,2011)。其他有助于调整患者治疗体位的技术包括在病灶中置入非放射性的金属标记(Aubin et al,2003;Middleton et al,2011)。这些标记在治疗时能够显像并有助于病灶的定位(图16-17)(Schallenkamp et al,2005)。置入性电磁无线应答器的应用有助于更好地检测同一治疗周期间的前列腺移动,其作用模式与金属标记的置入类似(Willoughby et al,2006;Quigley et al,2009)。这类应答器通常较金属标记大,通常需要经会阴放置。

在每次治疗前应用超声和 CT 这两种影像技术也有助于前列腺的定位。膀胱充盈时的经腹超声结合相关软件的分析能够调整患者在线性加速器中的体位以便更好地实施既定的放疗方案(Trichter and Ennis,2003)。但掌握这种技术需要通过专门的培训,不同实施者间的差异也很明显(Langen et al,2003;Pinkawa et al,2008)。CT影像通过锥束扫描技术,对目标部位进行高分辨率的断层成像,综合影像软件后能够协助线性加速器定位目标器官(Barney et al,2011)。值得注意的是,CT 影像可能给患者带来额外的辐射(van Zijtveld et al,2010)。

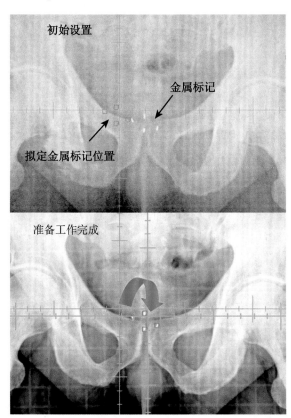

图 16-17 病灶金属标记的影像在前列腺定位和放射治疗时于前列腺追踪中的应用

(五)外放射大分割放疗临床试验的结果

有关前列腺立体定向放疗的研究仍在进行中。目前已有 5 项中度剂量大分割放疗的临床Ⅲ期试验已经结束(表 16-10),并有多项临床试验正在进行。

NCIC 的一项多中心、非劣性临床试验随机将以低危前列腺癌为主的 936 名患者分组,分别接受单剂量 2Gy、总剂量 66Gy、持续 6.5 周或者单剂量 2.625Gy、总剂量 52.5Gy、持续 4 周的大分割放疗(Lukka et al,2005)。中位随访时间为5.7 年。结果显示标准分割剂量组 5 年的生化或临床复发率为 53%,而在高剂量分割剂量组则为60%(偏差 7%,90% CI −12.6%～−1.4%)。尽管放射相关急性并发症的发生率在高剂量大分割放疗组中稍高(11.4% vs.7%,偏差 4.4%,90%CI −8.1%～−0.6%),但两组中的放射相关慢性并发症的发生率均很低(3.2%)。这项临床试验的最大缺陷在于两组应用的辐射剂量均较低,导致放疗的失败率较高。该试验设计时,α/β值理论尚未成熟,使得大分割放疗的等效生物学效应未能达到最好的优化。

Yeoh 团队(2011)进行了一项以 cT_{1-2} 期前列腺癌为主的临床随机试验,该试验将 217 名患者进行随机分组,分别接受单剂量 2Gy、总剂量64Gy、持续 6.5 周或者单剂量 2.75Gy、总剂量55Gy、持续 4 周的大分割放疗。中位随访时间为90 个月。结果显示高剂量大分割放疗方案能够改善 7.5 年无生化复发生存率(34% vs.53%,$P<0.05$)。尽管这项研究为高剂量大分割放疗提供了理论依据,但其研究样本较小,且应用的辐射剂量仍较低。

一项来自意大利的随机对照试验比较了两种大分割放疗方案的疗效:单剂量 2Gy、总剂量80Gy、持续 8 周(85 名男性患者)或单剂量3.1Gy、总剂量 62Gy、持续 5 周(83 名男性患者)。这些患者隶属于高危组并曾接受为期 9 个月的雄激素剥夺治疗,中位随访时间为 70 个月。研究表明两组的 5 年无生化复发率相近(79% vs.85%,$P=0.065$)。两组患者均能耐受各自的治疗方案,胃肠道/泌尿生殖系统的远期毒性并发症的发生率分别为 16%～17% 和 11%～14%。

Pollack 团队(2011)报道了一项纳入了 303 位

中-高危前列腺癌患者的临床随机研究,标准大分割放疗的剂量为单次 2Gy、总剂量 76Gy,高剂量大分割放疗的剂量为单次 2.7Gy、总剂量 70.2Gy。结果显示高剂量大分割放疗能达到与标准剂量相似的 5 年无生化复发率(15% vs.19%,$P=0.342$)。值得注意的是,相对于标准大分割放疗,高剂量大分割放疗组患者的远期泌尿生殖系统毒性(2+级)发生率更高(18% vs.8%,$P=0.028$)。

最近发表的有关中度剂量分割放疗方案的随机对照临床试验来自 MD 安德森癌症中心(Cabrera and Lee,2013)。这项临床试验纳入了 204 位低-中危前列腺癌患者,并将他们随机分组,分别接受单剂量 1.8Gy、总剂量 75.6Gy(标准)或者单剂量 2.4Gy、总剂量 72Gy(高剂量)的大分割放疗。中位随访时间为 4.7 年。两组患者的 5 年的无生化复发率无显著差异,均为 92%。尽管高剂量大分割放疗组的远期胃肠道毒性有加重的趋势,但两组的总体毒性相似($P=0.058$)。

表 16-10　中等剂量的大分割放疗临床试验

参考文献	总例数	中位随访期(年)	总剂量(Gy)(单次剂量,单位 Gy)	标准分割方案/大分割方案的疗效对比(%)	晚期毒性(%)
Lukka et al,2005	936	5.7	66 (2) 52.5 (2.625)	5 年 FFBF,* 53 vs.60 (NS)	Gr3 + GI/GU,1 vs.2 (NS)
Yeoh et al,2011	217	7.5	64 (2) 55 (2.75)	7.5 年 BRFS,34 vs 53 ($P<0.05$)	NS
Arcangeli et al,2011	168	5.8	80 (2) 62 (3.1)	5 年 FFBF,79 vs.85 ($P=0.065$)	Gr2+GU,11 vs.14 Gr2+GI,14 vs.17 (NS)
Pollack et al,2011	303	5.5	76 (2) 70.2 (2.7)	5 年 BF,15 vs.19 ($P=0.34$)	Gr2+GU,8 vs.18($P=0.03$) Gr2+GI,4 vs.6% (NS)
Kuban et al,2010	204	4.7	75.6 (1.8) 72 (2.4)	5 年 FFBF,94 vs.97 (NS)	Gr2 +GU,19 和 Gr2 GI,5 vs.11 ($P=0.06$ 所有等级 GI)

除特别指出,前列腺特异性抗原生化复发的标准为 PSA 水平的升高超过了最低值 2ng/ml

* PSA 复发是指 PSA 连续 3 次升高。BF. 生化复发;BRFS,无生化复发生存;FFBF. 无生化复发;GI. 消化系统;GU. 泌尿生殖系统

高辐射剂量大分割放疗方案相关的临床研究处于临床Ⅰ/Ⅱ期阶段。然而至今已有 10 项相关的研究(单次辐射剂量为 6.7~10Gy)发表(表 16-11)。这些研究随访的时间相对较短,所报道的低-中危前列腺癌无生化复发率均在 90%~100%。然而相对于中度剂量的大分割放疗方案,高剂量方案明显增加了晚期并发症的发生率,例如一些研究中,泌尿系毒性(2 级)的发生率高达 30%。此外,尽管 4 级并发症总体发生率极低,但一项单次 5Gy、总剂量 50Gy 的高剂量辐射大分割放疗研究报道了一例直肠溃疡(4 级)(Boike et al,2011),另一项类似研究中也报道了一例直肠瘘(Loblaw et al,2013)。

学界对大分割放疗方案的持续研究将会提供更多有关疗效和治疗副作用的信息。3 项有关中度剂量大分割放疗的Ⅲ期多中心、非劣性临床试验已于近期完成并获得了满意的结果。Dearnaley 团队 2012 年报道了 CHHiP 研究(对比传统和高剂量调强适形放疗在前列腺癌中的应用)中获得的有关早期放疗毒性的结果,证实两者均会导致胃肠道及泌尿系毒性(2 级)。RTOG 研究(注册号 RTOG 0415)进行了一项针对低危前列腺癌患者的非劣性临床试验,比较了单剂量 1.8Gy、总剂量 73.8Gy(标准)或者单剂量 2.5Gy、总剂量 70Gy(高剂量)的大分割放疗。RTOG 研究还进行了另一项比较大分割放疗的Ⅱ期临床试验,比较了分割为 12 期、总剂量为 51.6Gy 或者分割为 5 期,总剂量为 36.25Gy 的放疗方案。安大略省

临床肿瘤组主导的 PROFIT 研究进行的一项非劣性临床试验,比较了单剂量 2Gy、总剂量 78Gy 或者单剂量 3Gy、总剂量 60Gy 的大分割放疗。此外还有一项来自瑞士的高剂量大分割放疗Ⅲ期临床试验正在进行中(ISRCTN 4590531),该项试验将中危的前列腺癌患者随机分为两组,比较了单剂量 2Gy、总剂量 78Gy 或者单剂量 6.1Gy、总剂量 42.7Gy 的放疗方案。

表 16-11　高剂量大分割放疗

参考文献	总例数	中位随访期	总剂量/分割数	结果(%)	晚期毒性(%)
Madsen et al,2007	低度:40	41	33.5 Gy/5	4 年 FFBF,90	Gr2 + GU,20 Gr2+GI,8
Friedland et al,2009	低度/中度/高度:112 (21 r 接受 ADT)	24	35 Gy/5	Crude,97	Crude Gr3 GI,1
Boike et al,2011	低度:18 中度:26	30	45 Gy/5 47.5 Gy/5 50 Gy/5	Crude,100	Gr2+ GU,31 Gr2 +GI,18
King et al,2012	低度:67	32	36.25/5	4 年 BRFS,94	Gr2+GU,7 Gr2+ GI,2
McBride et al,2012	低度:45	44.5	36.25 Gy/5 37.5 Gy/5	3 年 BRFS,98	Gr2+ GU,19 Gr2+ GI,12
Katz et al,2013	低度:211 中度:81 高度:12 (57 接受 ADT)	60	35 Gy/5 36.25 Gy/5	5 年 BRFS 低度:97 中度:91 高度:74	Gr2/3 GU,11 Gr 2/3 GI,5* ED,25
Oliai et al,2013	低度:36 中度:22 高度:12 (23 接受 ADT)	31	35 Gy/5 36.25 Gy/5 37.5 Gy/5	3 年 FFBF 低度:100 中度:95 高度:77	Gr2/3 GU,31 Gr2/3 GI,9 ED,19
Loblaw et al,2013	低度:84	55	35 Gy/5	5 年 BC,98	Gr2+GU,8 Gr2+GI,5 ED,43
Chen et al,2013	低度:37 中度:55 高度:8 (11 接受 ADT)	28	35 Gy/5 36.25 Gy/5	2 年 BRFS,99	Gr2+ GU,21 Gr2+GI,1 ED,21
Ju et al,2013	中度:41	21	35 Gy/5 36.25 Gy/5	2 年 BRFS 98	Gr2+GU 44 Gr2+GI 7

* 使用直肠氨磷汀

ADT. 雄激素剥夺治疗;BC. 生化控制;BFRS. 无生化复发生存;ED. 勃起功能障碍;FFBF. 无生化复发;GI. 消化系统;GU. 泌尿生殖系统

中等剂量的大分割放疗在术后应用的疗效也得到了证实,该治疗方案在缩短疗程的同时并未显著增加治疗相关并发症的发生率。Kruser 团队(2011)为 108 位根治术后的患者实施了单剂量 2.5Gy,总剂量 65Gy 的大分割放疗,结果表明 4 年无生化复发率为 67%,胃肠道及泌尿系统的远期毒性分别为 4% 和 15%,并且没有发生更高级别的并发症。另一项大分割放疗(总剂量 50~

52Gy,分割为 20 次)的研究报道了 61 位患者的临床结果,获得的 3 年无病生存率为 74%,副作用也较低(Lee et al,2004)。更多的研究值得期待。

要点:大分割式放疗和立体定向放疗

- 大分割放疗方案通过单次应用较高剂量的辐射而缩短治疗周期;该治疗方案的实施依赖于放疗部位的精准设定和调整。
- 单次辐射剂量为 2.6~3.1Gy 的大分割放疗方案已经通过Ⅲ期临床实验,并发症发生率较低。对患者疾病等级及生物等效剂量的计算可以优化 5 年无生化复发率,但中度剂量的大分割放疗能否产生更好的疗效有待进一步研究。
- 有关高剂量大分割放疗(单剂量 6.7~10Gy)的研究表明患者能够从中获得更好的无生化复发率,但这些研究的随访时间有限。各研究所报道的并发症发生率差异较大。进行大规模的Ⅲ期临床研究十分必要。

(六)放射治疗和雄激素抑制治疗

1. 雄激素抑制治疗和放射治疗

改善中、高危前列腺癌患者预后的策略中,放射治疗(RT)联合雄激素抑制疗效(ADT)已被证明比标准剂量的单独放疗更具优势。如表 16-12 所示,试验变量包括单独使用放射治疗、放射治疗结合雄激素抑制治疗以及各自的持续时间。对非转移性前列腺癌患者雄激素抑制治疗的前瞻性试验的 meta 分析显示,ADT 患者肿瘤特异死亡率(CSS)的相对风险降低了 30%,全因死亡率相对风险降低了 14%(Nguyen et al,2011)。

2. 雄激素抑制治疗和局部肿瘤

一些前瞻性随机试验研究了 ADT 联合 RT 相比单独 RT 对中、高危局限性前列腺癌患者作用的不同(D'Amico et al,2008;Denham et al,2011;Jones et al,2011;Pisansky et al,2013)。总体研究显示,RT 联合 3~8 个月的 ADT,相比于单独 RT,在总生存率和前列腺癌特异生存率方面表现出优势。

TROG 肿瘤中心进行了一项三臂随机对照试验,比较了单独的 RT 与 RT 联合 3/6 个月 ADT 对 818 名 T_{2b} 至 T_4 期前列腺癌的患者的疗效(Denham et al,2011)。经过 10.6 年的随访,结果显示相比单独 RT,RT 联合 6 个月 ADT 组患者在前列腺癌特异生存率和总生存率方面显示出显著改善。D'Amico 及其同事(2008)研究了 206 名 T_1/T_2 期前列腺癌患者,随访中位时间为 7.6 年。他们的中位 PSA 为 11 ng/ml,73%患者

的 Gleason 评分大于或等于 7 分,实验发现 RT 联合 ADT 患者获得相对较高的总生存率和癌症特异性生存率。值得注意的是,似乎生存受益的都是那些没有并发症或并发症最少的患者。RTOG 94-08 临床试验(Jones et al,2011)将 1979 名 T_{1b} 至 T_{2b} 期且 PSA 小于 20 ng/ml 的前列腺癌患者,随机分配至单独 RT 组与 RT 合并 4 个月治疗组。中位随访时间为 9.1 年,ADT 组 10 年总生存率为 62%,而单独 RT 组为 57%。在亚组分析中,中危患者(54%)ADT 获益最大,低危患者(35%)未能从 ADT 获益。

3. 雄激素抑制治疗和局部进展期肿瘤

RTOG 86-10 临床试验入组了 456 例 T_{2b} 至 T_4 期巨大前列腺癌(25 cm^3)患者,4 个月 ADT 联合 RT 患者,与仅接受 65~70 Gy RT 的患者相比,在局部肿瘤的控制、前列腺癌特异生存率、转移率方面显著获益(Roach et al,2008)。中位随访时间超过 12 年后,两组的 10 年总生存率无差异,但前列腺癌特异性死亡率发生显著差异,ADT 联合 RT 组对比单独 RT 组为 36%对比 23%($P=0.01$)。

在 EORTC 22863 一项关于 ADT 的Ⅲ期试验中,Bolla 及其同事报道了 RT 联合 3 年戈舍瑞林治疗的患者,相比于单独 70GyRT 组,其总生存率具有优势(Bolla et al,,2010)。415 名患者中超过 90%为 T_3 或 T_4 期,其余患者因其高级别肿瘤而入组。经过 9.1 年的随访,在总生存率和肿瘤特异生存率方面,联合 ADT 组获得显著优势。

表 16-12　选择的研究放射治疗和雄激素抑制治疗的随机对照试验

试验	TNM 分期（%）	Gleason 评分（%）	淋巴结	中位随访年限（年）	治疗分组	总生存率（%）	前列腺癌特异死亡率（%）	备注
局部疾病								
TROG 96.01（Denham et al,2011）	T_{2b}（26）、T_{2c}（34）、$T_{3,4}$（40）N_0M_0	≤6（44）、7（38）、≥8（17）	818	10.6	RT:66 Gy RT＋3 个月 AST RT＋6 个月 AST	10 年:57.5 10 年:63.3* 10 年:70.8	10 年:22.0 10 年:18.9* 10 年 11.4	在没有中度至重度合并症的组中看到的益处
DFCI 95-096（D'Amico et al,2008）	T_{1b}（2）、T_{1c}（46）、T_{2a}（23%）、T_{2b}（30）N_0M_0	≤6（28）、7（58）、≥8（15）	206	7.6	RT:67 Gy RT＋6 个月 AST	8 年:61 8 年:74	8 年:12 8 年:3	
RTOG 94-08（Jones et al,2011）	T_1（49）、T_2（51）N_0M_0	≤6（62）、7（28）、≥8（9）	1979	9.1	RT:66.6 Gy RT＋4 个月 AST	10 年:57 10 年:62	10 年:8 10 年:4	
局部进展期疾病 RT 对比 RT＋AST								
RTOG 86-10（Roach et al,2008）	T_2（30）、$T_{3,4}$（70）、N_0（92）N_1（8）M_0	≤6（30）、>7（70）	471	12.6	RT:65~70 Gy RT＋4 个月	10 年:34 10 年:43*	10 年:36 10 年:23	
EORTC 22863（Bolla et al,2010）	T_1（1）、T_2（10）、T_3（80）、T_4（9）N_0（89）、M_0	≤6（62）、7（28）、≥8（9）	415	9.1	RT:70 Gy RT＋36 个月 AST	10 年:39.8 10 年:58.1	10 年:30.4 10 年:10.3	
局部进展期疾病 AST 对比 RT＋AST								
SPCG-7（Widmark et al,2009）	T_1（2）、T_2（19）、T_3（78）、N_0M_0	NA	875	7.6	AST AST＋RT:70 Gy	10 年:61 10 年:70	10 年:24 10 年:12	
PR.3/PRO7（Warde et al,2011）	T_2（13）、T_3（83）、T_4（4）、N_XM_0	≤7（81）、8~10（18）	1205	6	AST AST＋RT:65~69 Gy	7 年:66 7 年:74	7 年:19 7 年:9	
AST 持续时间								
RTOG 92-02（Horwitz et al,2008）	T_2（45）、T_3（51）、T_4（4）、N_0（97）M_0	≤6（38）、7（31）、≥8（24%）	1554	11.3	RT＋4 个月 AST RT＋28 个月 AST	10 年:51.6 10 年:53.9*	10 年:16.1 10 年:11.3	Gleason 8~10 分患者的总体生存存优势

（续表）

试验	TNM分期(%)	Gleason评分(%)	淋巴结	中位随访年限(年)	治疗分组	总生存率(%)	前列腺癌特异死亡率(%)	备注
EORTC 22961(Bolla et al,2009)	T_{2c}(19)、T_3(73)、T_4 (4)N_1(3)M_0	≤6(47)、7(30)、≥8 (18)	970	6.4	RT+6个月 AST / RT+36个月 AST	5年:81 / 5年:85	5年:4.7 / 5年:3.2	
PCS IV(Nabid et al.2013)	T_{1c}(24)、T_{2a}(20)、T_{2b}(31%)、T_3(24%)	NA	630	6.5	RT+18个月 AST / RT+36个月 AST	5年:86 / 5年:91*	5年:4.7 / 5年:3.4*	
RTOG 99-10(Pisansky et al,2013)	T_{1b}-T_4、N_0M_0	≤7(90)	1490	8.7	RT:70.2 Gy+4个月 AST / RT+8个月 AST	10年:66 / 10年:67*	10年:5 / 10年:4*	84%有中度风险疾病

* 没有显著差异

AST. 雄激素抑制疗法;DFCI. 达纳-法伯癌症研究所;EORTC. 欧洲癌症研究和治疗组织;NA. 不可用;PCS IV. 前列腺癌中雄激素阻断联合盆腔照射的持续时间;RT. 放射治疗;RTOG. 放射治疗肿瘤学;SPCG. 斯堪的纳维亚前列腺癌小组;TROG. 跨塔斯曼放射肿瘤学小组

两项多中心随机试验研究了加入 RT 是否能改善患有局部晚期前列腺癌患者的终身 ADT 疗效(Widmark et al,2009;Warde et al,2011)。首先,875 名 PSA 为 70 ng/ml,N_0,M_0 并且多为 T_3 期的患者被随机入组到 3 个月 ADT 联合或不联合 70 Gy 的 RT 组,后续均终身使用氟脲酰胺治疗。经过 7.6 年的随访,Widmark 及其同事(2009)报道了肿瘤特异死亡的相对风险为 0.44(95%CI 0.30~0.66,$P<0.001$),结果支持终身 ADT 联合 RT。在第二项研究中,Warde 及其同事(2011)将 1205 名 T_3 和 T_4 期前列腺癌患者随机入组到终身 ADT 联合或不联合 65~69 Gy 的 RT 组。中位随访时间为 6 年,报道的 CSS 风险比为 0.54(95%CI 0.27~0.78)。联合治疗组 7 年总生存率为 74%(95%CI 90~78),单独 ADT 组为 66%(95%CI 60~70)。

4. 雄激素抑制治疗持续时间

联合 RT 的 ADT 的最佳类型、时间和持续时间仍有待确定。在 RTOG 99-10 临床试验中,随机入组了 1490 名男性,其中 84% 患有中危前列腺癌,4 个月对比 8 个月的新辅助化疗和同时使用放疗加雄激素抑制,在生化控制或总生存率方面未显示出优势(Pisansky et al,2013)。

一些研究调查了高危前列腺癌患者雄激素抑制的持续时间。在 RTOG 92-02 临床试验中,1521 名患有 T_{2c}-T_4 期,N_{0-1} 期,M_0 期前列腺癌的患者接收 4 个月的 ADT 后,实验组接收 2 个月放射治疗,随后均再服用 2 年的戈舍瑞林(Horwitz et al,2008)。亚组分析显示,Gleason 8~10 分肿瘤患者的总生存率显著改善,实验组比对照组为 80% 对比 69%,肿瘤特异性存活率为 90% 对比 78%。

EORTC 临床试验随机入组了 970 名男性,他们接受了 6 个月的 ADT 联合 RT 治疗,没有进一步的雄激素抑制,对照为 30 个月 LHRH 类似物治疗组(Bolla et al,2009)。作为一项非劣效性研究,在随访 6.4 年后,联合治疗组 5 年肿瘤特异性死亡率为 4.7%(95%CI 2.7~6.7),对照为 3.2%(95%CI 1.6~4.8),结果支持长程内分泌治疗。

Nabid 及其同事(2013)报道,在一项研究中,对于 T_3/T_4 期,PSA 大于 20 ng/ml 或 Gleason 8~10 分前列腺癌患者,接受 RT18 个月,相比于 36 个月戈舍瑞林治疗组,随访中 5 年总生存率和 CSS 在两组之间没有统计学差异。该试验需要进一步的后续行动以确定治疗时间 18 个月是否不劣于 36 个月。

5. 是否需要治疗盆腔淋巴结

RTOG 94-13 临床试验解决了激素治疗时机和放射野大小影响的问题,这是一项四臂研究,比较了全骨盆与小肠的放射治疗,4 个月的新辅助或联合 ADT 治疗。符合条件的患者具备不良危险因素,预计阳性结节的风险超过 15%。结果在 4 年的无进展生存期中存在差异,全骨盆区与仅前列腺区域的放射线分别为 54% 和 47%($P=0.022$),但总体生存率没有差异(Roach et al,2003)。该研究的最新进展表明,全骨盆区放射在生化控制不具备优势,这突出表明进一步研究需要纳入淋巴结受累风险高的患者(Lawton et al,2007)。

要点:放射治疗和雄激素抑制治疗

- 随机对照试验表明,相对于单独使用放射或激素治疗的中高危患者,放疗和激素治疗相结合可获得生存益处。
- 对于患有局部晚期高危患者,28~36 个月的激素治疗倾向于优于 4~6 个月,单独使用终身激素治疗可提高生存率。
- 对于患有局部或局部晚期的中危前列腺癌患者,相对于单独的标准剂量辐射,4~6 个月的激素疗法可提高存活率。

(七)姑息治疗的放射治疗

1. 骨转移

在晚期前列腺癌中,骨转移是常见问题(Abrams et al,1950;Gilbert and Dagan,1976)。许多疗法可用于骨转移的管理,包括手术、医疗管理和放疗。RT 可以缓解大多数患者的症状。

骨转移的标志是局部疼痛,部位不定,疼痛常常呈连续性。骨转移引起的疼痛机制尚不清楚,可能是肿瘤对骨的直接作用、肿瘤分泌因子与骨膜神经的相互作用,以及局部骨转移环境中炎症细胞作用的组合(Peters et al,2005;Joyce and

Pollard,2009;Jimenez-Andrade et al,2010）。骨转移最严重的并发症是脊髓压迫,这将在后面讨论。

大多数骨转移可通过体格检查、X 线平片和骨扫描来诊断。如果怀疑骨骼受累,有时需要进行 CT 和 MRI 检查,但如果有软组织受累,X 线和骨扫描结果则为阴性。对前瞻性研究中使用外部放射的现有数据的回顾表明,使用各种治疗方案,总体响应率在 85％～100％（Madsen,1983;Price et al,1988;Cole,1989）。单一分数方案（800 cGy×1）似乎与其他更持久的方案一样有效,对患者来说成本和耗时更少,并且应当是非并发性非脊髓骨转移患者的首选治疗方案（Wu et al,2003）。在美国,至今仍然经常使用的重要方案是有着 10 个分级的 3000cGy 方案,其为大多数骨转移提供了足够的疼痛控制,但没有单个 800cGy 分级治疗有效。

肿瘤转移到负重区域引起了重视。在功能和心理上,病理性骨折是痛苦且致残的。考虑预防性固定放疗的临床因素包括以下内容（Lane et al,1980）:

· 髓内裂变骨的横截面占 50％或更多。

· 裂解性病变,涉及皮质长度大于或等于骨的横截面直径,或长度大于 2.5cm。

这些患者应由整形外科医师进行评估。如果在负重区域发生病理性骨折,则需要手术固定以控制疼痛并促进充分愈合。这些患者在所有情况下,都需要术后放射。由于前列腺癌主要产生急性转移,因此病理性骨折相应的也不常见。

2. 脊髓压迫

脊髓压迫是一种医疗紧急情况,未及时诊断和治疗可能导致严重的并发症,包括截瘫和自主神经功能紊乱。脊髓压迫的主要症状是疼痛,发生在大约 95％的患者中（Gilbert et al,1978）。疼痛通常在诊断脊髓压迫之前大约 4 个月发生。然而,其症状可在数小时至数天内迅速发展为神经功能障碍。当患者进展为截瘫时,很少会功能恢复。因此,早期诊断和治疗至关重要。评估脊髓压迫的首选诊断工具是 MRI。

一旦确诊脊髓压迫,医师就会面临如何治疗的困境。在一些情况下,手术应被视为放射前的一种选择,这些情况包括脊柱不稳定的病理性骨折或骨骼压迫脊髓,未知的组织学诊断或先前对同一区域的放疗史。

当确诊或甚至怀疑有脊髓压迫时,所有患者都应接受皮质类固醇治疗（例如地塞米松）。类固醇可以减少血管源性水肿,并提供显著的镇痛益处。地塞米松（Decadron）的负荷剂量为 4～10mg,然后每 6 小时维持剂量为 4～24mg。

3. 系统性放射性核素治疗

Pecher 在 1942 年发表了关于系统性放射性核素用于治疗骨转移的第一份报告。表 16-13 和 16-14 总结了它们的物理特性,并讨论了放射性核素的临床实用性。从历史上看,放射性同位素如 ^{89}Sr 和 ^{153}Sm 一直是全身放射性核素治疗的主要支柱,用于患有多种疼痛性骨转移的去势抵抗性前列腺癌的男性。尽管它们能够在大多数患者中提供有效、显著的疼痛缓解,但这些药剂也倾向于抑制骨髓而导致血细胞计数下降（Porter et al,1993;Sartor et al,2004）。

目前不断有探索寻找具有类似姑息效应但副作用较少的同位素。^{223}Ra 的临床开发就是这种探索的结果。

表 16-13　**放射性核素的物理特性**

放射性核素	物理半衰期	BETA 能量（MeV）	GAMMA 能量（keV）	螯合
磷-32	14.3 天	1.71	0	正磷酸盐
锶-89	50.6 天	1.46	0	氯化物
铼-186	90.6 小时	1.07	137	HEDP
钐-153	46.3 小时	0.84	103	EDTMP

EDTMP. 乙二胺四亚甲基膦酸酯;HEDP. 羟基亚乙基二膦酸盐

表 16-14　**放射性核素的临床疗效和毒性**

放射性核素	反应速度（%）	反应持续时间（月）	毒性
磷-32	60～80	≈ 5	＋＋
锶-89	60～90	≈ 6	＋
铼-186	75～80	1～2	＋
钐-153	75～90	2～3	＋

4. ^{223}Ra 的临床经验

2013 年，美国食品和药物管理局批准^{223}Ra 用于治疗 CRPC、疼痛性骨转移并且未发生软组织转移的患者。该批准是基于一项前瞻性随机研究，该研究发现，与最佳标准治疗相比，^{223}Ra 的 6 个周期治疗推迟了症状性骨骼事件第一次发生时间，更重要的是延长了生存期（从 11.3 个月到 14.9 个月）（Parker et al,2013）。

^{223}Ra 在骨组织选择性摄取带电粒子（即 α 粒子），作用距离非常短（＜1mm），对周围血管组织的损伤最小。事实上，^{223}Ra 治疗组患者与安慰剂组患者相比，3 级或 4 级不良事件的发生率没有实质性差异。总的来说，这些数据支持将该药物治疗作为转移性去势抵抗性前列腺癌患者管理方案的一部分，并且鉴于其安全性，Ra 具有应用于早期转移性前列腺癌治疗的潜力。

要点：姑息的放射治疗

- 脊髓压迫、骨转移和病理性骨折是需要 EBRT 进行姑息治疗的病症。
- 可以用系统放射性同位素治疗多发性症状性骨转移。

（八）前列腺癌分子治疗和放疗

鉴于近 50% 患局部晚期前列腺癌患者在治疗 10 年内会出现生化复发（Bolla et al,2002），提高局部肿瘤的转化疗法效率能够显著影响生化复发率和前列腺癌死亡率。理想情况下，这些基于分子的疗法针对的是癌症生长的弱点或癌症修复损伤的能力，并且这种治疗是靶向的，以便对正常非癌组织影响最小。

1. 基于 RNA 的靶向治疗

哺乳动物细胞的电离辐射会引起多种类型的细胞损伤，其中 DNA 双链断裂被认为是最具细胞毒性的（Smith et al,1999）。感知或修复 DNA 损伤的基因中天然发生的突变与对辐射的敏感性增加有关（Helleday et al,2007；Pollard and Gatti,2009）。化学或短干扰 RNA（siRNA）抑制 DNA 修复蛋白，如 DNA 依赖性蛋白激酶 ATM，也会导致细胞对辐射产生超敏反应（Collis et al,2003）。尽管这些方法具有应用潜力，但它们缺乏选择性靶向针对癌细胞以避免周围非癌组织致敏的手段。

RNA 干扰（RNAi）手段是一种很有前景的新治疗方法，但转化 RNAi 治疗的挑战在于如何向目的细胞投递 RNAi，特别是对于某些特定细胞类型。一种发展中的递送方法是 RNA 适体，它是稳定的核酸酶靶向分子，能够以与抗体大致相同的方式结合配体（Dausse et al,2009）。已开发出针对前列腺特异性膜抗原（PSMA）的靶向 RNA 适体（Lupold et al,2002），它能够将药物、纳米颗粒和毒素靶向传递到表达 PSMA 的前列腺癌细胞和肿瘤（Farokhzad et al,2004；Cheng et al,2007）。当缀合 siRNA 和短发夹 RNA（shRNA）时，这些 PSMA 适体也能够递送到细胞完成选择性基因敲除（McNamara et al,2006；Dassie et al,2009）。因为 PSMA 在几乎所有局部前列腺肿瘤中都高度表达（Sweat et al,1998；Perner et al,2007），所以 PSMA 靶向的适体-shRNA 嵌合体可能用于抑制前列腺细胞中的 DNA 修复途径以增加局部晚期前列腺癌中放射诱导的细胞死亡。动物模型实验已经揭示了 PSMA 靶向的适体——siRNA 嵌合体可以靶向作用于人类前列腺癌细胞，导致目的 mRNA 和靶蛋白的敲低，最终导致单次 6Gy 辐射后肿瘤生长延迟增加超过 3 倍。重要的是，没有证据表明存在脱靶效应或非前列腺癌放射增敏现象（Ni et al,2011）。这些数据支持 RNA 干扰的临床转化。

2. 免疫疗法

85％原发性前列腺癌和基本上所有转移性前列腺癌中都发现有主要组织相容性复合物 I 表达缺陷(Blades et al,1995)。与其他肿瘤一样,这些数据表明宿主免疫逃避可能是前列腺癌发展的关键因素。旨在改善肿瘤抗原呈递给宿主免疫系统的策略被称为肿瘤疫苗,该策略常常在肿瘤细胞中靶向表达细胞因子。该方法能够改善癌细胞疫苗抗原呈递,促进抗原呈递细胞的活化,而这两者都是实现细胞免疫应答所必需的。许多细胞因子在诱导抗肿瘤免疫应答中的有效性已经得到测试(Dranoff et al,1993)。粒细胞-巨噬细胞集落刺激因子(GM-CSF)已成为树突细胞激活抗原加工和呈递的最有效细胞因子(Cella et al,1997)。当肿瘤抗原在高水平细胞因子表达的情况下呈递时,可以增强基于细胞毒 T 淋巴细胞的抗肿瘤免疫应答。

已经提出的理论有放射疗法可以促进肿瘤相关抗原的呈递,随后发生基于疫苗的免疫疗法的增强。一项使用原发性前列腺癌小鼠模型的研究测试了基于 GM-CSF 的疫苗联合放射治疗是否可以增强 CD4 T 细胞应答(Harris et al,2008;Wada et al,2013)。虽然单独的疫苗或单独的放疗不能引发抗肿瘤 T 细胞活化,但是辐射与疫苗的组合实质上增强了抗肿瘤 T 细胞活化。这种影响取决于放射和疫苗接种的相对时间。一项测试这一概念的有趣的临床试验也已经完成(Gulley et al,2005)。在该 I 期研究中,使用了 PSA 靶向疫苗和放疗用于治疗患有局限性前列腺癌的患者。该组合在大多数患者治疗中产生显著的 T 细胞反应。这些研究和其他研究为局部和全身抗癌联合疗法提供了希望。

单克隆抗体 ipilimumab 被发现能够靶向阻断细胞毒性 T 淋巴细胞相关抗原4(CTLA-4)的免疫检查点(reviewed in Pardoll,2012)。已知 CTLA-4 阻断可导致晚期黑素瘤患者的肿瘤消退和存活增加(Hodi et al,2010)。非常有趣的是,最近有报道称,患有晚期转移性黑色素瘤的患者接受了 ipilimumab 治疗,该患者也接受了单一转移性病变的姑息性放射治疗,其体内多处未照射的转移性病变的大小迅速显著下降。已知放疗可以增加某些骨髓细胞的抗原呈递(Zhang et al,2007),这表明该患者的全身反应是由放射和免疫阻滞相互作用引起的。Ipilimumab 对 T 细胞活化的负调节也已经在治疗患有转移性前列腺癌的男性中与放疗联合进行了测试,结果倾向于是安全的并且具有增强放疗的效力(Slovin et al,2013)。总之,这些数据支持将这些概念转化至治疗患有高风险、非转移性前列腺癌的患者,并为增强局部和远端微转移前列腺癌免疫监视提供了希望。

3. 放射基因治疗

基因治疗,是可以导致细胞溶解或细胞凋亡的治疗方法,通常被分为 3 类:①酶/药物基因治疗("自杀基因"疗法);②肿瘤溶解药物治疗;③细胞毒素。由于不同的杀伤原理,这些方法如与更标准的细胞毒性疗法(例如 RT)合理组合,可提供更好的癌细胞杀伤作用。

4. 酶/前体药物基因治疗

这种基因治疗方法依赖于非活性药物转化为毒性药物,这需要使用仅针对靶向肿瘤细胞而激活的酶。通过这种方法,活性药物只作用于癌细胞和相邻的周围细胞。在该疗法中,至关重要的是,载体要具有高度肿瘤细胞特异性,以最大程度降低对正常组织毒性作用。使用的前药活化酶是人类中通常不存在的酶,例如胞嘧啶脱氨酶(其催化无毒的 5-氟胞嘧啶转化为具有细胞毒性的氟尿嘧啶),以及单纯疱疹病毒(HSV)-胸苷激酶(其使更昔洛韦转化为有毒的更昔洛韦三磷酸盐)。即使只有一小部分癌细胞包含这种酶,由于旁观者效应(bystander effect)所造成的显著细胞死亡,肿瘤体积会显著减少(Kim et al,1998)。最近报道的研究表明:HSV-胸苷激酶和更昔洛韦自杀基因治疗,在联合具有复制能力的腺病毒和放射治疗时是安全的,并且此现象与前列腺治疗后活组织检查结果频繁阴性相关(Freytag et al,2007)。为了充分验证这种基因治疗方法,目前正在进行一项关于腺病毒载体的、多中心随机双盲对照试验,该载体表达经前列腺内部传递的 HSV-胸苷激酶基因,后续流程是口服抗疱疹药物伐昔洛韦以及靶向放疗前列腺,实验对象为新诊断的中危前列腺癌患者,参照物对照为安慰剂,实验组为确定性放疗(Clinical Trials.gov 标识符:NCT01436968)。该试验的主要目标是无病生存率的提高。该研究还将在治疗后 24 个月评估 CSS 和前列腺活检阳性率。对这种新方法的研究令人兴奋,研究结果将在联合放射治疗和基因治疗的临床有效性方面提供更确切的数据。

5. 溶瘤药

即使没有插入转基因,病毒本身就可以感染和杀死细胞。某些病毒在它们正常的生存周期中,就存在对宿主细胞致命的溶解相——溶解期。在 20 世纪 50 年代,溶解期潜在的治疗活性就已被证明:子宫颈癌可以通过瘤内注射野生型腺病毒,并在随后发生溶瘤反应以达到治疗目的(Smith et al,1956)。可用于治疗的溶瘤病毒包括腺病毒、牛痘病毒、新城疫病毒、单纯疱疹病毒、流感病毒和腮腺炎病毒。腺病毒成为基因转移和治疗有吸引力的载体的因素有很多。主要有以下因素:它们对正常组织的低致病性(也不会致癌),在使用时只有轻度至中度的临床症状(Anderson,1998),它们也会产生相对更高的基因转染成功率。

腺病毒通过一组复杂的蛋白(该蛋白可以导致病毒复制)施加它对宿主细胞生长调节的控制作用。在前列腺特异性启动子的控制下,腺病毒通过置入调节病毒复制的基因,修饰前列腺特异性条件的复制(包括早期腺病毒基因,E1A),进而产生选择性复制型腺病毒。这个方法潜在的限制性是,在前列腺癌细胞中,E1A 会同雄激素受体结合,进而同时减少 E1A 和雄激素受体的活性,并最终导致病毒复制减少和男性性功能下降。鉴于很多进行放射治疗的患者同时也接受抗雄药物治疗,Johnson 和同事(2013)修饰了 E1A 雄激素受体配体结合域,使病毒在雄激素和非甾体抗雄激素作用下能够完成复制。对那些具有高复发风险的患者来说,这个独特的病毒是一个理想的构建体,可单独用于与抗雄治疗和放射治疗一起测试。

综合治疗,在其他肿瘤领域已获得成功,也将会在前列腺癌管理上更加标准化。基因治疗联合其他常规治疗(如 RT 和手术)为前列腺癌患者平均治愈率的提高带来新希望。

致谢

这章节的作者提出感谢 Stephanie W. Lee,BS,感谢她在编写这一章节及引用文录时所表现出的专业、投入的时间和无私的奉献。

参考文献

完整的参考文献列表通过 www. expertconsult. com 在线获取。

推荐阅读

D'Amico AV,Whittington R,Malkowicz S,et al. Biochemical outcome after radical prostatectomy,external beam radiation therapy,or interstitial radiation therapy for clinically localized prostate cancer. JAMA 1998;280:969-74.

Mitchell JM. Urologists' use of intensity-modulated radiation therapy for prostate cancer. N Engl J Med 2013;369:1629-37.

Parker C,Nilsson S,Heinrich D,et al;ALSYMPCA Investigators. Alpha emitter radium-223 and survival in metastatic prostate cancer. N Engl J Med 2013;369:213-23.

Tepper JE,editor. Curing prostate cancer is on the horizon:a guide on how to get there. Semin Radiat Oncol 2013;23:3.[special issue].

Zumsteg ZS,Spratt DE,Pei I,et al. A new risk classification system for therapeutic decision making with intermediate-risk prostate cancer patients undergoing dose-escalated external-beam radiation therapy. Eur Urol 2013;64:895-902.

（汪东亚　吴建红　谈鸣岳　王兴杰　于胜强　汤育新　蒋君涛　**编译**　韩邦旻 **审校**）

第17章 前列腺癌的局灶治疗

Hashim U. Ahmed,PhD,FRCS (Urol),BM,BCh,BA (Hons),
and Mark Emberton,MD,MBBS,FRCS (Urol),BSc

近年来,鉴于1级证据表明对许多男性来说,前列腺癌诊治相关危害可能超过其获益,前列腺癌从筛查、诊断到治疗的途径受到严重质疑。因此,前列腺癌筛查相关指南建议限制基于前列腺特异性抗原(PSA)检测的筛查方法的系统使用,以避免过度诊断和过度治疗,明确要求通过新的干预措施来改善目前的治疗比率。最近研究主要集中在应用穿刺活检前对患有前列腺癌风险的男性进行磁共振成像(MRI)检查,进行基于MRI发现的可疑病灶的靶向穿刺活检,主动监测低危患者,并对那些需要治疗且病情适合的患者进行保留组织的局灶治疗。

局限性前列腺癌的微创局灶治疗方法具有减少手术或放疗等根治性治疗方法的副作用(不良反应)、医疗负担和相关成本的潜力。本章回顾了现有治疗方法的作用以及体积小的局限性前列腺癌患者目前面临的治疗困境,旨在探讨新的治疗背景下遵循几乎所有其他实体瘤治疗模式的折中的治疗方法——保留组织的局灶治疗。

一、概述

对于大多数患有局限性前列腺癌的男性患者来说,往往面临一个两极化选择的难题:一个是主动监测,另一个则是根治性治疗,如根治性前列腺切除术或放射治疗。SPCG-4(the Scandinavian Prostate Cancer Group)通过随机对照试验(RCT)表明,对于高危的前列腺癌患者而言,相比较于观察等待(主动监测的一种缓和形式),根治性治疗能够使患者在10～15年内疾病特异性死亡的绝对风险降低约5%(Bill-Axelson et al,2005,2008)。最近的前列腺癌干预与观察试验(PIVOT),通过将早期PSA筛查诊断为前列腺癌的患者在观察等待和根治性前列腺切除术之间随机化分组进行研究,结果显示两组患者在11年间没有总生存差异或前列腺癌特异性生存差异(Wilt et al,2012)。PIVOT的亚组分析研究的确显示了根治性治疗在中、高危前列腺癌患者中具有生存获益,证实了SPCG-4的发现,进一步表明针对临床显著性前列腺癌患者,应积极进行治疗。然而,尽管根治性治疗能够给患者带来微弱生存优势,但是治疗相关的各种并发症,如尿失禁、性功能障碍、直肠问题等,仍使人们质疑其是否适用于所有中、高危的前列腺癌患者。

最近两项随机对照试验通过评估人群PSA筛查效果,进一步揭示了其导致低危前列腺癌患者的过度治疗现状以及其对疾病特异性死亡率的有限价值。北美前列腺癌、肺癌、结直肠癌和卵巢癌(PLCO)筛查试验表明,PSA筛查组和非筛查组之间前列腺癌特异性死亡率无差异,平均随访时间为 7 年。该试验存在明显缺陷,因为对照组中存在相当大的沾染(非正式 PSA 检测),可能会削弱 PSA 筛查产生的生存优势。欧洲随机前列腺癌筛查研究(ERSPC)的第四次中期分析显示,13 年内有 78 例患者应当需要接受筛查,有 27 例患者被诊断并经常接受治疗,其中仅有 1 例患者具有生存获益(Schröder et al,2014)。然而该研究主要集中在欧洲少数国家,可能受到各种如研究行为、卫生保健系统,以及基于种族原因的疾病类型等因素异质性的影响。尽管每项研究的优缺点都存在争议,但非常明确的是,如果对所有前列腺癌患者进行单一治疗,筛查和治疗的任何优势均可能极其微弱。因此,我们必须做出选择:要么按照各种为政府机构提供指导的高级医疗机构的建议,放弃前列腺癌的筛查和诊断,要么找到方法确定能够从治疗中受益的前列腺癌患者,为其提供合适的治疗方法,以减少对泌尿生殖系统和直肠功能的影响。**组织保留策略的目的是在肿瘤形态测定可行的情况下靶向破坏肿瘤病灶而不是整个器官,从而减少对正常组织的损伤。**

(一)现有诊断途径中的误差

前列腺癌的危险因素包括 PSA 水平升高、直肠指检异常、前列腺癌家族史或具有特定种族特征。一旦确定了危险因素,患者就会被建议接受经直肠超声(TRUS)引导下前列腺穿刺活检。每年,大约有 100 万欧洲男性及 100 万美国男性接受 TRUS 穿刺活检。然而,TRUS 引导下穿刺活检存在的问题在于操作者无法准确定位前列腺肿瘤病灶的位置。超声检查仅用于识别前列腺本身,而不是可疑病变;从而导致需要在整个前列腺中盲目地采集 10～12 针活检标本。**这与大多数其他实体器官癌中采用的活检方法,即通过组织影像学识别病变区域,进而在可疑区域进行穿刺活检形成对比。因此,TRUS 引导下前列腺穿刺活检诊断途径中固有的随机和系统误差,带来了许多问题。**

TRUS 引导下穿刺活检会导致临床非显著性前列腺癌患者的过度诊断。研究表明,大约有 1/4 的患者会在 TRUS 引导下前列腺穿刺活检后被诊断为前列腺癌(Thompson et al,2003;Bangma et al,2007)。相比之下,男性患有危及生命的前列腺癌的终身风险仅为 6%～8%。而那些体积小、低级别的病变均是随机活检发现的(Djavan et al,2001)(图 17-1)。

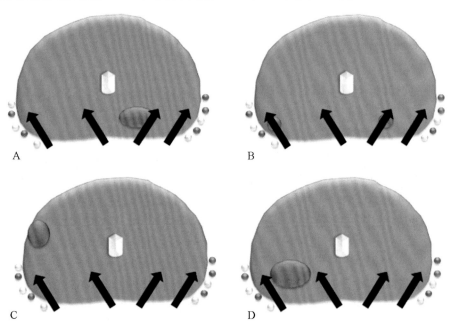

图 17-1　经直肠活检的误差

A. 临床显著性病灶的误分类;B. 临床非显著性前列腺癌的过度诊断;C、D. 未检出临床显著性的前列腺癌

TRUS 引导下穿刺活检可能导致临床显著性前列腺癌的漏诊。研究表明，TRUS 引导下穿刺活检的假阴性率为 30%～45%（Djavan et al，2001；Scattoni et al，2007）。临床上，医师试图通过从前列腺外周带采集 10～12 针活检标本，从而使活检组织更具有代表性（见图 17-1）。然而，这种系统性穿刺活检的不足是前列腺的部分区域未能被充分取样。首先，前列腺前叶由于与直肠的距离较大，因此往往未能被取样。其次，为了避免损伤尿道，前列腺中叶区域采样往往不足。最后，经直肠途径通常无法到达前列腺尖部（Crawford et al，2005；Onik et al，2009；Barzell et al，2012；Lecornet et al，2012）。

TRUS 引导下穿刺活检可能无法反映前列腺癌的真正肿瘤负荷。TRUS 引导下穿刺活检存在随机抽样误差（见图 17-1），意味着该方法并不能反映前列腺癌灶的最大直径，从而导致前列腺癌的肿瘤大小或（和）分级被低估（Kulkarni et al，2006）。当更准确的活检方法被应用时，多达一半TRUS 引导下穿刺活检认为是低危的前列腺癌患者可能具有更高的肿瘤负荷或（和）分级（Barzell and Melamed，2007；Onik and Barzell，2008；Taira et al，2010）。由于风险评估不佳，许多前列腺癌患者及其医师选择根治性治疗，导致其生存获益极少，甚至没有获益。

TRUS 引导下穿刺活检不具备稳定的可重复性。研究表明，大约 1/4 的前列腺癌患者在进行多次 TRUS 穿刺活检时，其病理结果具有差异，不仅体现在区分临床显著性和临床非显著性的前列腺癌上，而且体现在患者归类于非癌症状态或者癌症状态上（Roehl et al，2002；Porten et al，2011；Washington et al，2012）。

TRUS 引导下穿刺活检可能对机体造成损害。TRUS 引导下穿刺活检可能导致多种并发症，其中最主要的是尿路感染（1%～8%），并可能导致败血症（1%～4%）而危及生命。血尿（50%）、血精症（30%）、疼痛或不适（大多数）、排尿困难（大多数）和尿潴留（1%）等也可能发生（Abdelkhalek et al，2012；Batura and Gopal Rao，2013；Loeb et al，2013b；Pepe and Aragona，2013）。

（二）局灶治疗的概念基础

如果治疗成本低且毒副作用小，那么过度治疗就不怎么成问题。然而，当前大多数治疗方法不具备这些优势。目前，男性前列腺癌患者根治性治疗的平均副作用发生率如下：勃起功能障碍，30%～90%；尿失禁，5%～20%；直肠并发症，5%～20%。实际上，男性前列腺癌患者可能更愿意以降低生存率的代价来保留更好的泌尿生殖功能，最新的离散选择实验证实了这一点。该实验表明，男性前列腺癌患者愿意考虑生存时间和副作用之间的权衡：例如，如果治疗会导致严重的尿失禁，男性前列腺癌患者会考虑是否接受可获得平均 25.7 个月生存期的治疗（King et al，2012）。

前列腺癌的治疗负担可以通过两种策略来减轻。首先，前列腺癌的分子标志物和影像学检查可用于识别需要治疗的高危前列腺癌患者。目前，尽管前列腺癌影像学检查已显示出一些早期的应用价值（Kurhanewicz et al，2008；Macura，2008；Ahmed et al，2009a；Turkbey et al，2009），但还不够。其次，可以使用微创疗法以试图减少治疗的副作用。尽管这种趋势导致调强放疗和机器人手术分别成为首选的放疗和手术方法，而这些治疗均与高资本和可观的经常性费用相关。例如，最近的一项分析表明，在各种手术方法中，质量调整生命年（QALY）并没有统计学上的显著差异；除了高危前列腺癌外照射和近距离放射联合治疗以外，外科手术方法往往比放疗更有效。

虽然放疗和手术两者都很昂贵，费用从19 901 美元起（低危前列腺癌机器人辅助根治性前列腺切除术）至 50 276 美元（高危前列腺癌手术联合放疗），但与手术相比，放疗的花费更高（Cooperberg et al，2013）。有研究表明，在美国，至少在第一年内前列腺癌的开放手术和微创手术之间没有明显的成本差异（Lowrance et al，2012）。其他人也证明，与光子束标准放疗相比，尽管质子束放疗理论上能够改善肿瘤预后，然而其成本也更为昂贵（Konski et al，2007）；此外，几乎没有强有力的证据能够证明二者的副作用发生率有明显差异（Sanghani and Mignano，2006；Berryhill et al，2008）。直接治疗癌症区域，保护正常组织并避免损伤一些重要结构，如神经血管束、外括约肌、膀胱颈和直肠等，可能是减少根治性治疗副作用的一种方法(Ahmed et al,2007;de la Ro-sette et al,2010;Eggener et al,2010;Lindner et al,2010b;Karavitakis et al,2011a)(图 17-2)。

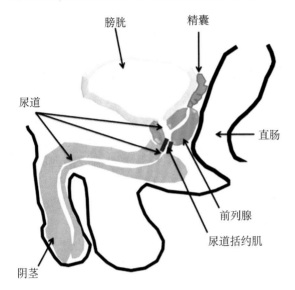

图 17-2　前列腺癌手术及放疗会导致邻近组织器官受损,进而引起泌尿生殖系统及直肠毒性

与其他实体器官的恶性肿瘤相比,前列腺癌相对特殊。乳腺癌、肾癌、甲状腺癌、肝癌和胰腺癌在合适的情况下均可以采取保留组织的治疗,这取决于肿瘤的位置和肿瘤负荷。很显然,与 Halsted 的肿瘤广泛切除原则相反,这些肿瘤外科手术领域发展了保留组织的新的治疗手段,通过借助于触诊或影像学检查对肿瘤进行定位,然后进行靶向取样活检及治疗。经直肠活检使前列腺癌的治疗不同,随机盲法采样迫使临床医师不得不采用激进的前列腺整个腺体切除的治疗原则。因此,如果仅针对前列腺癌中可测量的体积最大且分级最高的病灶进行治疗,而忽略其他微小病灶,则我们可以合理假设,在前列腺癌中靶向治疗主体瘤灶将足够带来可接受的癌症控制率,其效果可能相当于根治性前列腺切除治疗。在前列腺癌中,该治疗策略可以用于多数临床显著性前列腺癌的患者。如果早期前瞻性研究的结果可以在前列腺癌人群中重现,那么局灶治疗必定会导致更少的泌尿生殖系统和直肠副作用(Ahmed et al,2011a,2012d;Bahn et al,2012)。

为了平衡当前前列腺癌标准治疗方法的不利风险-收益比,新的治疗方法技术正在持续探索

中。迄今为止,前列腺癌的治疗仍然是针对整个腺体,而不是针对携带癌灶的腺体区域,这迥异于大多数其他实体器官肿瘤在绝大部分治疗中仅针对肿瘤而不是主要针对整个器官。对于前列腺来说,根治性切除治疗的结果往往是周围组织结构受损,伴随着排尿、阴茎勃起和肠道的副作用。然而,新的证据强调,前列腺癌中只有体积最大或者分级最高的主体癌灶才会驱动疾病的自然进程,尽管大多数男性患者前列腺癌是多灶性的(Ahmed,2009)。因此,仅针对临床显著性病灶所在的腺体区域进行治疗可能是一种合理的新的治疗方法,也是保护泌尿生殖系统功能的同时达到癌症控制效果的最佳方法。这种方法被称为局灶治疗(Ahmed et al,2007;Eggener et al,2010)。

前列腺癌的局灶治疗可能是患者特异性的。设想单侧前列腺癌患者一侧叶均受到癌灶的影响,那无论肿瘤的体积或位置如何,该侧叶都要被消融,即为半腺体消融。实际上,通过回顾性分析发现该治疗方法已应用于一系列冷冻治疗的病例中(见后文)。真正的局灶性消融,应当是肿瘤单独被消融,被消融区的边缘为正常组织,然而其主要困难在于肿瘤的精确靶向定位,从而导致潜在的更大的癌灶残留风险或治疗不充分可能。目前,局限性前列腺癌患者中仅有 10%～20%可以进行单病灶消融,而 30%～40%的患者可行半腺体消融。由于大多数患者前列腺组织中有 2～3个病灶,因此半腺体消融或单病灶消融方法可能会限制能从局灶治疗中获益的患者群体。

如果由于神经血管束或括约肌周围出现次级小肿瘤而导致其无法满足组织保留标准,则可以考虑行主体瘤灶消融术,即消融体积最大或分级最高的肿瘤病灶(图 17-3 和图 17-4)。有研究表明,如果对所有次级瘤灶均不予治疗,前列腺癌的癌症控制效果不会受到影响,这可能有助于获得较少副作用的益处(Scardino,2009)。那么为什么要应用主体瘤灶消融呢?首先,有证据表明肿瘤的体积决定疾病的进展,且该体积约为 0.5ml(Stamey et al,1993;Epstein et al,1994)。其次,在前列腺癌多灶性病变中,大部分小瘤灶可能是临床非显著性肿瘤。再次,80%的前列腺癌患者似乎有一个主体瘤灶,其余瘤灶均为低级别(Gl-eason 评分≤6),且所有次级癌灶的总体积小于

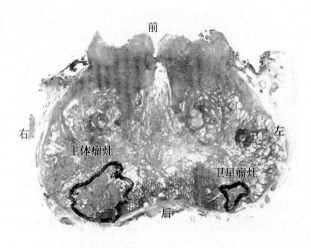

图 17-3   整个前列腺切除部分显示两个肿瘤病灶：右侧是主体瘤灶；左侧则是次要或卫星瘤灶，大多被认为是临床非显著性前列腺癌，且不会促进疾病的进展

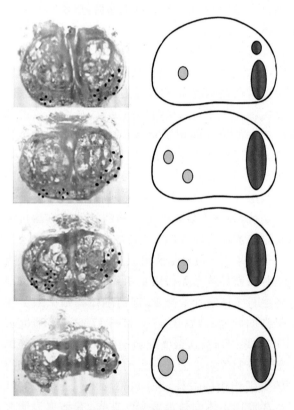

图 17-4   根治性前列腺切除术获取的前列腺癌组织标本病理结果：主体瘤灶 Gleason 评分为 4＋3（分）；次级瘤灶 Gleason 评分为 3＋3（分）

0.5ml。最后，大约 80％患者的主体癌灶与前列腺癌的包膜外侵犯（ECE）密切相关。体积大于 0.5 ml 的瘤灶其 Gleason 评分往往≥7 分，并且一旦存在就可能导致包膜外侵犯。体积小于 0.5 ml 的瘤灶其 Gleason 评分＜7 分，且可能在 10～15 年内均不会导致疾病进展，因此可能无需治疗。进一步的证据来源于分子遗传学研究，这些研究指出单个主体瘤灶就会导致前列腺癌转移和疾病进展（Liu et al，2009）。因此，如果在治疗前的评估中能够准确评估所有的次级瘤灶，则提出消融主体瘤灶能够控制癌症进展似乎是合理的。该论点实际上已被进一步发展。越来越多的证据表明，小体积、低级别、临床非显著性前列腺癌可能会被重新归类为良性病变。一旦该意见被采纳，绝大多数新诊断为局限性前列腺癌的患者，其肿瘤多灶性的关注将会被消除。

二、前列腺癌生物学：肿瘤多灶性和主体瘤灶

如果并非所有前列腺癌病灶都具有临床意义，那么人们可能会考虑转变整个腺体的治疗方式。新的治疗方式可能仅针对会降低生活质量或缩短生存时间的癌症病灶。这意味着我们对于前列腺癌治疗方式的根本性转变，且与我们在乳腺癌、甲状腺癌、肾癌和肝癌等实体癌中所见到的治疗方式转变相吻合。因此，主体瘤灶的概念贯穿于各种有减少前列腺癌筛查和治疗危害的尝试的核心，无意中检测到临床非显著性病灶的系统穿刺活检需要被针对所关注病变区域的精准靶向穿刺活检所取代。

（一）临床显著性疾病和肿瘤多灶性

实体器官肿瘤多灶性并不是一种新现象。它不仅存在于前列腺癌中，而且在乳腺癌、甲状腺癌、肺癌甚至肾癌中也以不同的发生率存在。在这些癌症的治疗中，医师通常只针对会造成危害的瘤灶进行治疗，而忽略小的惰性瘤灶（通常是未知的）并保留健康组织。现今在乳腺癌中，由于其复发主要发生在乳腺肿瘤切除术后的手术切除区域中，因此乳腺肿瘤切除术联合局部放疗可能比全乳腺辅助放疗更受青睐（Vaidya et al，2014）。头颈部肿瘤学研究者现已充分认识到保护健康甲状腺组织的重要性，并将临床非显著性的病变重新定义为乳头状微小癌（Piersanti et al，2003）。

仅在尸检时高概率发现的肺小肿瘤如果进行筛查和治疗可能会造成更大的损害,通常被称为假性肿瘤,以表明其非恶性行为。现如今,由于多数恶性肿瘤的诊断是通过临床表现、触诊或影像学检查作出,所以这种假性肿瘤就更常见。总而言之,实体器官肿瘤的诊断和治疗多针对可测量的病灶。

与之形成鲜明对比的是,前列腺癌的诊断通常依赖于经直肠随机活检 10～12 针样本的组织学依据。由于前列腺癌病变的存在是针对整个前列腺进行治疗的必要条件,该诊断技术被认为是恰当的。此外,通过这种活检方法往往会发现多个病灶,前列腺癌肿瘤多灶性特点已成为针对整个前列腺腺体进行治疗的理论基础。然而,由于前列腺取样中的系统性误差可能导致临床显著性前列腺癌瘤灶(能够降低生活质量或减少生存时间)被忽略或未取样,或者临床非显著性前列腺癌瘤灶(不会造成危害)过度取样,因此有时往往无法根据其生化和病理参数做出合理的治疗决策。此外,即使前列腺癌已被充分评估,有时也难以预测其个体癌症的生物学行为。

与肿瘤多灶性一样,前列腺癌患者前列腺组织内不同瘤灶的生物学行为不同的观点早被广泛认知。1963 年,Halpert 及其同事对因各种原因死亡的 5000 例前列腺癌患者进行尸检调查(Halpert et al,1963)。通过调查,他们发现前列腺组织内存在局灶性肿瘤和弥漫性肿瘤,且在年轻男性中,局灶性肿瘤数量超过弥漫性肿瘤。但是他们无法确定局灶性肿瘤是否是弥漫性肿瘤的前身,亦或者实际上是两种不同类型的肿瘤,分别具有不同的生物学行为。该文献发表 30 年后,来自斯坦福大学的 Villers 及其同事发表了他们对 1983—1989 年临床检测到的 234 例前列腺癌患者的前列腺标本 3mm 层厚的连续切片分析结果(Villers et al,1992)。在该研究中,共鉴定出 500 个腺癌病灶。其中 117 个前列腺标本仅具有单个瘤灶。其余 117 个前列腺标本则同时包含临床发现的瘤灶以及 266 个偶发瘤灶。在这里,尽管早期的研究描述了弥漫性肿瘤,但研究者认为肿瘤是从前列腺的单个区域向周围正常组织弥散生长的。

通过检测 100 例前列腺癌患者根治手术后前列腺标本连续切片中主体瘤灶和次级瘤灶的 Gleason 分级,Karavitakis 及其同事(2011b)总共确定了 270 个病灶。其中,在确定的 170 个卫星瘤灶或次级瘤灶中,87% 的体积小于 0.5 ml,99.4% 的 Gleason 评分≤6 分。在确定具有两个或更多瘤灶的 25 个样本中,没有一个样本的次级瘤灶肿瘤分级较高或更具侵袭性。

为了解前列腺癌主体瘤灶的大小和生长如何影响前列腺癌患者预后,Karavitakis 及其同事(2012)对含有主体瘤灶和次级瘤灶的阳性切缘进行了研究。从腹腔镜根治性前列腺切除术的 95 个前列腺标本的连续切片中,共发现了 269 个肿瘤病灶。其中在 160 个体积小于 0.5ml 的瘤灶中,仅有 2 个(1.3%)位于阳性手术切缘,而体积小于 0.2ml 的 132 个病灶中则没有。在 19 例手术切缘阳性的多灶性肿瘤前列腺癌患者中,其中 13 例患者切缘阳性是由主体瘤灶导致,其余 6 例则是由主体瘤灶以及卫星瘤灶导致,且卫星瘤灶的体积大于 0.2ml。

Nelson 及其同事通过分析 431 例接受根治性前列腺切除术治疗的局限性前列腺癌患者,发现肿瘤大小也是 PSA 生化复发的一个重要因素(Nelson et al,2006)。他们通过多变量分析发现,肿瘤体积是 PSA 生化复发的独立预测因子,PSA 复发的平均肿瘤体积为 6.8ml。

Wise 及其同事对 486 例接受根治性前列腺切除术治疗的男性患者进行了研究,比较了单个小瘤灶和主体瘤灶对 PSA 生化复发的影响,发现 83% 的患者具有多灶性前列腺癌(Wise et al,2002)。在所有的小体积次级瘤灶中有 58% 的体积小于 0.5ml。主体瘤灶的 Gleason 分级在 4 级或 5 级及其体积是预测 PSA 生化复发的独立危险因素。在多发的小瘤灶中,每个小瘤灶可能会使 PSA 生化复发风险降低 14%。对此的解释是,随着主体瘤灶体积的增加,较小的惰性癌灶会被同化。此外,主体瘤灶和较小的次级瘤灶之间可能还存在旁分泌生长抑制作用,然而这两种理论均需要进一步研究。综上所述,尽管前列腺癌具有肿瘤多灶性的特点,前列腺组织内的单个瘤灶可能表现出不同的生物学行为,并且最具侵袭性的癌症可能源自前列腺的单个部位。

(二)主体瘤灶

关于前列腺癌的肿瘤多灶性,有两种理论可

以解释。一种是单克隆扩增,其中肿瘤来自相同的原始细胞克隆,多灶性是其前列腺内转移的结果。另一种是多克隆扩增,其中每个肿瘤均为独立的病变,遗传上不同,分别产生于前列腺组织的不同区域。

针对这个问题,Cheng及其同事对19例具有两种或多种不同类型瘤灶的前列腺癌患者8p染色体上的肿瘤抑制基因和17q染色体上的 *BRA-CA1* 基因的等位基因缺失模式进行了研究(Cheng et al,1998)。在信息完善的18个病例中,其中15个等位基因丢失模式与肿瘤独立起源相符合。其余3个是不确定的,可能是由于独立起源或单克隆来源而发生的。

这产生了一个问题:如果前列腺癌中的多灶性肿瘤确实独立起源,它们是否表现出不同的生物学行为,主体瘤灶的生物学行为与较小的次级瘤灶是否不同? 当人们评估有关恶性肿瘤的标志时,有明显的证据表明,小体积低级别瘤灶(通常是次级瘤灶)很少表现出恶性肿瘤的特征。

(三)低级别小体积的前列腺癌灶的重新分类

前列腺癌诊疗过程中存在的问题已经十分明确,即过度诊断、漏诊、危险等级错评以及过度治疗。而这些问题可以通过对恶性肿瘤的重新评定来克服。最近美国国立卫生研究院-国家癌症研究所前列腺癌主动监测专家组会议指出,"**由于低危前列腺癌的预后较好,因此应该考虑将其从恶性肿瘤中移除**"(Ganz et al,2012)。Esserman及其同事(2009)指出,"极低危前列腺肿瘤不应该被称为癌症",这类病变可能应被称为"上皮起源的惰性病变(IDLE)"。其他学者也有类似的观点(Klotz,2012b;Nickel and Speakman,2012)。然而迄今为止,基于目前的证据水平,尚缺乏系统的证据来支持这种有争议的观点。

前列腺癌并非特例。在肺癌中,当进行尸体解剖时,组织学上看起来是恶性病变的发生率为1/6;而由于它们的非恶性行为,这些病变现在被认为是假性病变(Black,2000;MacMahon et al,2005)。在甲状腺癌中,惰性病变的尸检发生率为1/2,从而产生了乳头状微小癌这一不同分类(Piersanti et al,2003)。在膀胱癌中,低级别的移行细胞病变已经被重新认定为非恶性肿瘤,称为低度恶性潜能尿路上皮乳头状肿瘤(PUNLMP)

(Jones and Cheng,2006)。此外,另一项美国国立卫生研究院的专家共识表明,由于同样的原因,导管原位癌的"癌"字应该从其术语中删除(Allegra et al,2010)。

前列腺癌通常是多灶性的,并且由一个主要的肿瘤灶(通过测量肿瘤体积确定),即主体瘤灶和一个或多个单独的体积较小的次级瘤灶组成(见图17-3和图17-4)。许多基础和临床证据表明,我们需要重新思考如何定义低级别和小体积的前列腺病变(Karavitakis et al,2011a)。在下文中,我们将讨论为什么在当前被认定前列腺癌的低Gleason分级的小体积前列腺病变可被视为非恶性,或者可以称为 *IDLE* 病变。这些病变要么已被证明不符合癌症的标志,要么缺乏有力的证据表明其可导致肿瘤转移,反之,主体瘤灶(体积最大、分级最高)则被认为是肿瘤转移的主要原因(图17- 5)。

将小体积Gleason评分为3+3(分)的肿瘤灶重新定义为良性病变,可能代表着多年来评分系统发展方式的另一个渐进步骤。现在,Gleason分级为1和2已很少诊断为前列腺癌(Egevad et al,2012)。例如,已经有一个公认的分级迁移现象,即所谓的威尔罗杰斯现象(Albertsen et al,2005)。换句话说,Gleason分级为4的定义改变将会导致以前被认为Gleason评分为6分的前列腺癌重新归类于Gleason评分为7分。许多以前被认为Gleason分级为1的前列腺癌,最新的免疫组织化学证据证明了其基底细胞的存在,被重新认定为非典型的腺瘤性增生,属于一种良性病变(Epstein,2000)。此外,Gleason分级为1和2的病变已认为在生物学上与3级相似,进一步阻碍了这些级别的使用。在这里,我们将讨论在Hanahan和Weinberg(2000,2011)所阐述的6个"癌症标志"框架内构建的关键证据(图17-6)。

肿瘤细胞可以产生自己的生长信号,并减少对来自周围正常组织微环境刺激的依赖性。Ross及其同事(2011)应用激光捕获显微切割技术,从23例行根治性前列腺切除术的前列腺癌患者术后标本Gleason评分为3+3=6分或4+4=8分的主体瘤灶中提取肿瘤细胞,并检测了提取细胞中18 344个特定基因的mRNA表达。通过研究,Ross等发现670个基因在Gleason评分为6

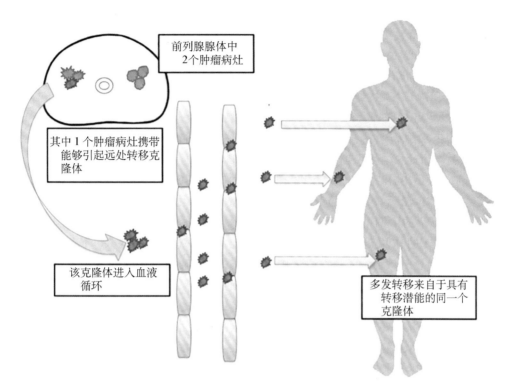

图 17-5　前列腺癌主体瘤灶单个肿瘤细胞克隆体引起远处转移的假说

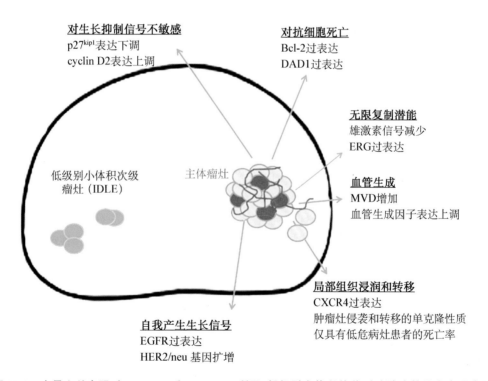

图 17-6　大量文献表明,如 Hanahan 和 Weinberg 所示,低级别小体积的前列腺肿瘤灶没有表现出恶性的标志

EGFR. 表皮生长因子受体;ERG. ETS(成红细胞转化特异性)相关基因;MVD. 微血管密度

(3＋3)分和 8(4＋4)分的主体瘤灶之间的表达存在差异。高级别病变中表达上调的基因的特征类似于其在胚胎、神经元和造血干细胞中观察到的模式。值得注意的是,内皮生长因子(EGF)和内皮生长因子受体(EGFR)过表达通过几种信号传导机制(包括 MAPK、AKT 和 RAS 通路)刺激肿瘤细胞非依赖性增殖和细胞运动。Gleason 评分为 8(4＋4)分的主体瘤灶中,除了 EGFR 本身的表达上调外,还证实了 MAP2K4 和 RALA20 的过表达,后者是由 EGF 激活的促转移基因。此外,研究发现了 RESP2 的下调(能够导致受体的胞吞,从而抑制 EGFR 的作用)。研究人员还指出,在 Gleason 评分为 4＋4(分)的主体瘤灶中,PHLPP 和 PML 这两种能够抑制 AKT 磷酸化的基因表达亦下调。

　　癌细胞必须能够抵抗正常的生长抑制信号,这些信号能够使细胞进入细胞周期的静止期或进入向特定细胞分化的有丝分裂后期。细胞周期蛋白 D 参与细胞周期中从 G_1 期到 S 期的转变的调节。有研究表明,细胞周期蛋白 D2 是 Myc 的直接作用靶点,细胞周期蛋白 D2 的积聚能够促进 p27 的螯合,抑制其对细胞周期的负调控,并导致进入细胞周期。细胞周期蛋白 D2 的失活可能是异型启动子高甲基化的结果。Padar 及其同事(2003)通过对 101 例前列腺癌患者根治性前列腺切除术后标本进行研究,发现与 Gleason 分级为 4 或 5 的前列腺癌相比,Gleason 分级为 3 级的前列腺癌细胞周期蛋白 D2 甲基化频率更高。转化生长因子-β(TGF-β)通过诱导细胞周期蛋白-CDK 复合物抑制药(包含 p27^{kip1} 基因),进而抑制细胞生长。Guo 及其同事(1997)通过对根治性前列腺切除术后标本进行研究,表明随着前列腺肿瘤 Gleason 评分的增加,p27^{kip1} 免疫染色逐渐减少。所有 Gleason 分级为 5 的肿瘤灶其 p27^{kip1} 免疫组化染色完全阴性,表明这些细胞对 TGF-β 的生长抑制作用无反应。p27^{kip1} 基因的丢失与高级别前列腺癌增殖指数的增加有关。

　　肿瘤细胞抵抗程序性细胞死亡(即细胞凋亡)的能力是确保其持续生长和增殖的关键。True 和其同事(2006)利用激光捕获显微切割技术,从 29 例前列腺癌患者根治性前列腺切除术后标本(Gleason 分级为 3、4 和 5)获得前列腺癌细胞的

特定亚群,利用 cDNA 微阵列分析技术对其转录本的丰度进行分析,并开发了一种 86 基因模型,能够区分 Gleason 分级为 3 与 Gleason 分级为 4 或 5 的前列腺癌。且通过对一组独立的 30 个原发性前列腺肿瘤进行鉴定,发现该模型具有 76％ 的准确度。该模型鉴定的一个特异性基因是 DAD1,能够编码抗凋亡蛋白,是核因子-κB(NF-κB)存活通路的下游靶基因,且表现出抗细胞凋亡功能。True 等随后通过应用组织微阵列中的免疫组织化学法检测了福尔马林固定的根治性前列腺切除标本中的 131 个良性和 306 个癌性组织样本中 DAD1 蛋白的表达情况,发现 DAD1 蛋白水平与 Gleason 分级显著相关,与 Gleason 分级 3 相比,分级 4 和 5 的肿瘤更容易染色。另一种熟知的抗凋亡基因是 BCL2,其在前列腺癌发生和前列腺癌去势抵抗发展中的作用已经被广泛认知。最近,Fleischmann 及其同事(2012)对 3261 例根治性前列腺切除术标本通过组织微阵列技术进行了免疫组织化学分析。在高 Gleason 评分的前列腺癌标本中,BCL2 表达显著上调,即与含有 Gleason 分级为 3 的肿瘤病灶相比,含有 Gleason 分级为 4 和 5 的病灶中 BCL2 的表达显著上调。

　　哺乳动物细胞具有固有的自主功能,使其不依赖于细胞间信号传导,这限制了它们的复制能力,而癌症则破坏了这种内在途径。Tomlins 及其同事(2007)用激光捕获显微切割技术从 44 例前列腺癌患者中获得了 101 个特定细胞群,并分为两组:低级别组,仅包括 Gleason 分级为 3 的标本;以及高级别组,包括 Gleason 分级 ≥4 的标本。发现高 Gleason 分级的前列腺癌标本中雄激素信号显著降低,这与转移性前列腺癌类似,可能反映了前列腺癌的去分化,并解释了主体瘤灶的肿瘤分级与预后的临床关系。Hendriksen 及其同事(2006)也报道了与低 Gleason 分级前列腺癌相比,高 Gleason 分级前列腺癌中雄激素信号显著降低。他们指出,局限性前列腺癌细胞通过选择性下调雄激素应答基因而变得更具侵袭性,导致肿瘤细胞复制和增殖增加、去分化或肿瘤细胞凋亡减少。TMPRSS2-ERG 易位是前列腺癌中最常见的基因突变。该基因融合导致 ERG 转录因子的过表达。虽然 ERG 基因重排与前列腺癌

侵袭性之间的关联存在争议,但是它在疾病进展中起着重要作用。由于 *TMPRSS2-ERG* 融合导致早期前列腺癌中 *ERG* 原癌基因的频繁变异(460%),因此评估其在癌前病变细胞以及来自同一前列腺癌患者的多个肿瘤病灶中的表达情况有可能确定其在前列腺癌发生、进展及异质性中的作用。事实上,有证据表明 ERG 蛋白表达情况可以用作 *ERG* 基因组重排的替代标志物。一组研究通过检测其在根治性前列腺切除术后标本的表达,表明 ERG 蛋白在肿瘤体积较大且 Gleason 分级较高的前列腺癌中表达水平显著升高,可能是由于该转录因子能够促进肿瘤生长和增殖(Bismar et al,2012)。另一组研究显示 *TMPRSS-ERG* 基因融合主要存在于前列腺癌主体瘤灶中,但在一些次级瘤灶及良性前列腺组织中亦有表达(Furusato et al,2008)。其他研究也证实 *TMPRSS2-ERG* 融合 mRNA 亚型的表达水平与根治性前列腺切除术后标本中影响预后的各种病理学结果(精囊浸润,ECE)显著相关(Wang et al,2006)。此外,他们还发现了前列腺良性组织中 *TMPRSS2-ERG* 融合的表达,这使得其在前列腺癌发生和进展中的作用并不能够完全明确。

新生血管生成是在胚胎发育和伤口愈合期间发生的正常生理过程。 该过程也是实体瘤生长到直径超过 1mm 以及随后的快速生长所必需(Folkman,1995)。前列腺癌细胞能够分泌血管生成分子,如血管内皮生长因子(VEGF)、成纤维细胞生长因子-2、TGF-β 和环氧化酶-2。VEGF 水平升高和微血管密度增加(MVD)与前列腺癌预后较差有关(West et al,2001;van Moorselaar et al,2002)。一些研究结果表明,高分级和大体积的瘤灶与其血管生成增加有关。例如,肿瘤微血管密度增加与其更高的 Gleason 评分之间存在显著相关(Brawer et al,1994;Erbersdobler et al,2010)。此外,Mucci 及其同事(2009)证实,低分化的前列腺癌表现出更大的微血管密度及血管腔的不规则性,血管更细。该研究中,在 20 年的随访期间,572 例前列腺癌患者中有 44 例发生骨转移或癌症相关死亡。致死性前列腺癌发生在出现最小血管直径(基于四分位数)的肿瘤中的可能性是 6 倍。此外,具有最不规则形状的血管的前列腺癌导致死亡的可能性是 17 倍。在校正临床因

素后,肿瘤微血管密度与癌症特异性死亡率无关。

癌症必须具有局部组织侵犯及扩散到原发病灶之外其他组织和器官的能力。 有证据表明大多数前列腺癌病变缺乏侵袭性和转移性行为。例如,将一名原发性前列腺癌患者的肿瘤标本的多个肿瘤灶,分别植入小鼠模型中,仅一个肿瘤灶具有局部侵袭的特征并最终形成转移(Lin et al,2010)。有研究发现,与 Gleason 评分为 3+3 分的前列腺癌主体瘤灶相比,趋化因子受体 CXCR4 在局限性高级别 Gleason 评分为 4+4 分的前列腺癌主体瘤灶中表达水平上调。在癌细胞中,这种 G 蛋白偶联跨膜受体通过与其配体 CXCL12 相结合,在肿瘤细胞向特定转移位点的定向迁移中起关键作用。此外,CXCR4 受体还与前列腺癌中淋巴结转移和骨转移的发生有关,可能是通过激活 RAS 致癌基因家族成员 *RAP1A*,其在 Gleason 分级为 4 的主体瘤灶中的表达水平较 Gleason 分级为 3 中上调。另外,研究表明缺氧能够通过缺氧诱导因子-1α(HIF-1α)诱导肿瘤细胞中 CXCR4 的表达(Schioppa et al,2003;Staller et al,2003)。体积较大的肿瘤特别是前列腺癌的主体瘤灶,存在中心缺氧区域的可能性更大,这导致 CXCR4 受体在肿瘤细胞膜上的表达增加,允许癌细胞从低氧区域迁移,顺着 CXCL12 的浓度梯度,转移到高氧浓度区域。配体 CXCL12 由淋巴结和骨髓基质细胞高水平分泌。

斯坦福大学的研究(Stamey et al,1999;Wise et al,2002)发现,Gleason 分级为 4 和 5 肿瘤灶所占的比例、最大肿瘤灶的体积、阳性淋巴结发现和前列腺内血管侵犯与前列腺癌进展独立相关。另一项研究发现 80% 的前列腺肿瘤次级瘤灶小于 0.5ml,并且与膀胱癌患者膀胱前列腺切除术后病理偶然发现的前列腺肿瘤具有相同的体积分布(Nevoux et al,2012)。有人提出前列腺癌肿瘤体积与 PSA 复发有关(Nelson et al,2006),并且由于小于 0.5 ml 的前列腺肿瘤灶导致转移的倍增时间较长,因此其被认为是临床非显著性的(Stamey et al,1993)。Schmid 及其同事通过对各临床分期未采取过治疗的前列腺癌患者进行至少 12 个月时间的连续 PSA 测量,发现 79% 的前列腺癌患者 PSA 倍增时间超过 24 个月(Schmid et al,1993)。理论上导致前列腺癌远处转移的原

发肿瘤灶体积应至少 4ml(McNeal et al,1990)。在这种情况下,由于肿瘤体积倍增时间大致为 2 年,0.5ml 肿瘤灶大约需要 12 年的时间才能生长到 4ml。前列腺癌预后不良(包膜外侵犯、精囊浸润、转移)的病理结果和分期与前列腺癌单个肿瘤灶的体积之间密切相关。体积在 0.5ml 的前列腺癌肿瘤灶包膜侵犯的发生率约为 10%,体积在 4.0ml 的前列腺瘤灶具有 10% 的精囊浸润概率。体积在 5.0ml 的前列腺瘤灶具有 10% 的远处转移发生率(Bostwick et al,1993)。前列腺癌次级瘤灶中 Gleason 分级≥4 的发生率极低,且很少表现出精囊浸润或包膜外侵犯等病理特征(Bott et al,2010;Karavitakis et al,2011b)。此外,前列腺癌主体瘤灶体积与其生化无进展生存期之间似乎存在相关性(Rashid et al,1999;Fuchsjäger et al,2010)。总之,大量证据表明前列腺癌主体瘤灶是具有恶性潜能的肿瘤,而并非所有肿瘤灶(Haggman et al,1997)。

然而,值得注意的是,一项研究发现侵犯包膜的前列腺肿瘤灶有 1/4 不是主体瘤灶(Ruijter et al,1996),另一研究表明发生局部浸润的前列腺癌其肿瘤体积不一定大(Miller and Cygan,1994)。事实上,在具有小体积瘤灶(0.2ml)的前列腺癌患者中也会发现循环肿瘤细胞和偶发的淋巴结转移(Gburek et al,1997;Schmidt et al,2006)。在一系列 239 例肿瘤体积小于 0.5ml 的前列腺癌患者中,研究(Kikuchi et al,2004)证实 43 例分化差、11 例有 ECE(包膜外侵犯)、6 例手术切缘阳性、2 例淋巴结阳性、7 例患者肿瘤在 5 年内进展。Greene 及其同事(1994)评估了前列腺癌患者的 DNA 倍体状态,这是局限性前列腺癌的独立预后因素。通过研究发现,在 68 例前列腺癌患者 141 个独立的肿瘤灶中,其中 15% 的体积在 0.01～0.1ml 的前列腺肿瘤灶和 31% 的体积在 0.11～1.0ml 的前列腺瘤灶其 DNA 为非二倍体。因此,肿瘤体积本身并未能充分描述前列腺癌的生物学特性,应与其他因素相结合,主要是 Gleason 分级(Andreoiu et al,2010)。

Haffner 及其同事(2013)的研究则反驳了这一观点。在该研究中,Haffner 等应用全基因组测序技术检测分析了一名死于转移性前列腺癌患者中的致死细胞克隆体,发现其致死细胞克隆体来源于原发肿瘤中的一个小体积低级别肿瘤灶。但是,这项研究存在许多问题。首先,患者接受了多种治疗,这些治疗可能改变了最终被测序的转移灶。其次,理论上引起转移的 Gleason 评分为 6 分的病灶位于几乎累及整个前列腺的体积较大的肿瘤内。该肿瘤灶与其他的体积在 0.1ml 或 0.2ml 的 Gleason 评分为 6 分的肿瘤灶绝不相同。Barbieri 及其同事(2014)认为,前列腺癌的致死性细胞亚克隆不太可能起源于一个小的低级别病变,因为前列腺内的多个小肿瘤灶的突变类型相同,使得它们很可能是相同的肿瘤。他们认为,致死性瘤灶可能来源于一个体积相对较大的 SPOP 突变肿瘤,大部分区域病理上显示为 Gleason 分级为 4,其中一小部分区域可能存在肿瘤抑制因子 TP 53 和 PTEN 的突变,从而促进其转移。最后,即使确实是该区域引起转移,但这种情况也是偶然发生,否则前列腺癌患者人群中有 1/3 的具有小体积肿瘤灶的患者将需要接受根治性治疗。

尽管该案例引起了广泛关注,但其他大量研究表明前列腺癌转移几乎总是来源于其主体瘤灶。此外,Ross 及其同事(2012)已经证明,单纯 Gleason 评分为 6 分的前列腺肿瘤灶几乎从未发生转移。该项研究评估了 4 个研究中心根治性前列腺切除术数据库中 Gleason 评分为 6 分或更低,且同时行前列腺切除术及盆腔淋巴结清扫术的病例。在 1443 例患者中,22 例存在淋巴结阳性,其中 19 例(3 例无法获得)的组织病理学检查显示其 Gleason 分级高于最初报告。换句话说,前列腺切除术后标本上没有单纯 Gleason 评分为 6 分的病灶证实转移到淋巴结。

前列腺癌单个肿瘤灶与淋巴结转移的分子相关性进一步证实了如下观点:尽管前列腺癌具有多灶性,其疾病进展可能与满足某些最低肿瘤分级和肿瘤体积阈值的瘤灶相关。淋巴结转移的前列腺癌患者中 TMPRSS-ERG 基因融合仅发生在主体瘤灶中,而不是小体积低级别卫星瘤灶(Guo et al,2012)或体积较大分级较高的次级瘤灶中(Perner et al,2010)。值得注意的是,研究人员已经阐明转移性病灶具有一个共同的细胞来源(Ahmed,2009;Liu et al,2009),尽管根据目前所获取的前列腺癌患者组织样本数据,转移性克隆是否来自主体瘤灶尚无法明确。

尸检研究证实,目前诊断为前列腺癌的患者死于其他原因的发生率为 1/3,这与高危或浸润性膀胱癌患者膀胱前列腺切除术后前列腺标本检出肿瘤的概率相似(Nevoux et al,2012)。因此,由于 1/3 的前列腺癌患者其一生均不会受到影响,因此小体积低级别的前列腺肿瘤其恶性潜能很低(可能不存在)也就不足为奇了(Sakr et al,1996)。此外,该流行病学事实也表明,大多数前列腺肿瘤,特别是小体积和低 Gleason 分级的肿瘤,尽管目前被称为癌症,但不会表现出组织侵袭和最终转移。

两组研究强调了 Gleason 评分为 6 分的前列腺肿瘤的低度恶性潜能。Eggener 及其同事(2011)研究了 9775 例根行治性前列腺切除术后病理仅有 Gleason 评分为 6 分的低危瘤灶的前列腺癌患者,其中只有 3 例患者在 15 年内死于前列腺癌。而在这 3 例患者中,其中 1 例患者的标本审查后证实前列腺中有少量 Gleason 分级为 4 的肿瘤灶;其余 2 例患者标本无法获得。这一发现不能简单地用手术本身的成功来解释。其他针对小样本前列腺癌患者群体的研究,表明前列腺癌生化复发也具有类似的特征(Miyamoto et al,2009;Lee et al,2011)。

如今,主动监测的临床经验表明,通过 TRUS 引导下穿刺活检诊断分类为低危前列腺癌患者在 2~8 年内其转移的风险低于 1%(Dahabreh et al,2012),且 8 年内前列腺癌特异性死亡率约为 1%(Klotz,2012a)。多伦多主动监测人群显示,所有前列腺癌特异性的死亡均发生在被重新分类为高危且接受过根治治疗的前列腺癌患者中(Klotz et al,2010)。然而,在长时间观察后接受主动监测的该系列前列腺癌患者中仅有一名患者随后经历了疾病转移和死亡的进展。因此,前列腺癌患者疾病风险的重新分类和随后的根治性治疗更可能反映的是前列腺的欠采样而不是肿瘤真正的进展。最近,两份关于三个地区参与欧洲前列腺癌筛查随机研究(ERSPC)的主动监测人群的报告进一步增加了中危前列腺癌的不确定性。第一份报告来自鹿特丹和赫尔辛基,显示在 509 例前列腺癌患者中,其中 381 例患者为低危患者,

128 例患者为中危患者(Bul et al,2012)。在 7.4 年的中位随访期间,221 例患者(43.4%)转为治疗,其中包括 152 例(39.9%)低危组患者和 69 例(53.9%)中危组患者;且 1 例低危患者和 3 例中危患者发生了远处转移。Göteburg 调查了 968 例前列腺癌患者中 439 例(45.4%)接受主动监测的患者(Godtman et al,2013)。其中,224 例(51.0%)为极低危、117 例(26.7%)为低危、92 例(21.0%)为中危、6 例(1.4%)为高危患者。在研究结束时,共有 277 例前列腺癌患者仍在接受主动监测,其中极低危组 133 例(59%)、低危组 58 例(50%)、中危组 46 例(50%)、高危组 3 例(50%)。随访期间有 60 例前列腺癌患者死亡;而只有 1 例中危患者在确诊后 8.6 年发生远处转移,12.7 死于前列腺癌。然而,尽管大量证据证明主动监测是一种安全的方法(Dahabreh et al,2012),但选择主动监测的前列腺癌患者仍然很少,在美国只有 1/10,在英国也只有 1/4 低危的前列腺癌患者接受主动监测(Cooperberg et al,2004;McVey et al,2010)。这种情况可能与医师和患者均有关。由于长期随访的不确定性,特别是对于中危的前列腺癌患者,这种情况并不令人惊讶,但它确实指出需要改进治疗干预措施,以便尽可能减少治疗的危害,这也是医师和患者的共同意愿。

三、适合局灶治疗患者人群的确定

任何适合治愈性治疗的局限性前列腺癌患者都应该被认为适合某种形式的局灶治疗干预。这种治疗不会受到年龄的限制。然而,许多前列腺癌患者(主要是在美国)把局灶治疗看作主动监测的替代方案,而其他患者(主要是在欧洲),则认为局灶治疗也应该被视为根治疗法的替代方案(Ahmed;Emberton,2008)。

认为仅在适合主动监测的前列腺癌患者中进行局灶治疗的观点如下。①减少未接受治疗的前列腺癌患者潜在的心理疾病。对于患者而言,"某种形式的治疗总比不治要好"。②减少主动监测前列腺癌患者人群的癌症进展率(约 1/3 前列腺癌患者需要在 5 年内接受延迟治疗)。尽管高达 10% 的主动监测的前列腺癌患者,在缺乏生物化

学或组织学进展证据的情况下,选择在 5 年内进行干预,但问卷调查结果显示该人群中存在焦虑水平的差异。此外,尽管存在癌症进展率,但死亡率可以忽略不计,因此可以认为大多数主动监测的前列腺癌患者可以不采取治疗,而延迟治疗的患者则有一段时间没有治疗相关的副作用。然而,如果在确诊时,或者是主动监测一段时间后发现疾病进展时进行局灶治疗,则可以延长低副作用的时间。反对主动监测的前列腺癌患者适合接受局灶治疗的观点是,对于主动监测的前列腺癌患者来说,所有的治疗都可能导致过度治疗。在主动监测的前列腺癌患者人群中,2/3 低风险患者可以避免治疗的副作用,而其他患者也可以延迟副作用的发生。而任何治疗,无论其表现出的治疗效果如何出色,其发生治疗相关副作用的概率都要比主动监测高。尽管如此,主动监测并非没有伤害和负担,因为主动监测中重复活检的病理证据可能相互矛盾,所以每 1~2 年也需要进行一次血液检查和穿刺活检(同时伴有并发症的风险)(Fujita et al,2009;Bergman et al,2012;Hilton et al,2012;Loeb et al,2013a)。

局灶治疗作为减少前列腺癌患者常规疗法副作用的替代策略,需要我们评估其在中高危且需要行根治性治疗的局限性前列腺癌患者中的潜力(图 17-7 至图 17-10)。有证据表明,尽管中高危前列腺癌的风险较高,但是根治疗法的肿瘤学获益只有在 10 年后才能看到。因此,治疗癌灶并仔细监测未治疗的前列腺组织以随时发现新发肿瘤的策略,能够避免或延迟将来行进一步的根治疗法,且在此期间前列腺癌患者不会产生任何与治

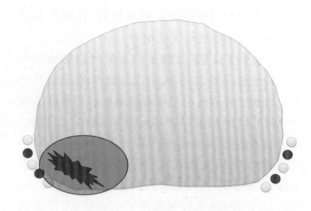

图 17-8　单个肿瘤灶适合局灶治疗

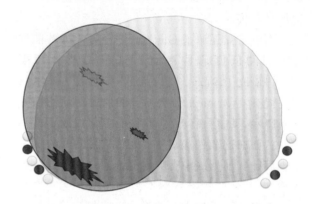

图 17-9　多灶性的前列腺单侧叶肿瘤,适合半腺消融

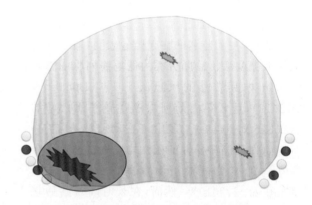

图 17-10　多灶性前列腺癌,但在生物学上是单一主体瘤灶的可能适用于主体瘤灶消融

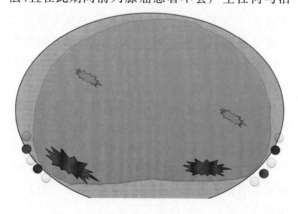

图 17-7　多灶性临床显著性前列腺癌,不适合局灶治疗

疗相关的副作用。该观点存在的问题在于中高危前列腺癌有发展为远处转移的风险。任何由于肿瘤定位不良导致的肿瘤灶治疗不足均可能导致局部治疗失败。此外,中高危前列腺癌的长期自然病史也排除了这种观点。

（一）肿瘤病灶的定位

前列腺癌的局灶治疗需要精确定位肿瘤病灶以推动靶向消融。而肿瘤灶的定位需要依赖于组织学证据或者影像检查或两者联合，这也是前列腺癌局灶治疗干预的一部分额外的医疗负担。精确定位的策略将能够更加明确前列腺癌患者其肿瘤的分级、分期及肿瘤负荷情况。

在讨论不同活检方法的性能特征之前，我们首先需要明确期望通过活检找到什么样的肿瘤病灶。目前关于临床显著性前列腺癌的定义有许多（表 17-1）。Epstein、Stamey、Harnden、Goto 和 Ahmed/UCL 的定义各不相同，并且使用不同的参考标准进行验证，即经直肠超声检查（TRUS）、根治性前列腺切除术或经会阴模板定位前列腺穿刺活检（TPM）（Stamey et al，1993；Epstein et al，1994；Goto et al，1996；Harnden et al，2008；Ahmed et al，2011b）。**然而，总体而言，大多数研究广泛使用的临床显著性前列腺癌的定义是：体积≥0.5ml 和（或）Gleason 评分≥3＋4（分）。**一些研究报道了不同穿刺活检方法对于所有类型前列腺癌的检出率，而不是临床显著性和临床非显著性前列腺癌的检出率。

首先，我们必须就应用精确取样策略（TPM 或根治性前列腺切除术）与临床有意义前列腺癌的定义达成一致。然后可以使用该定义来比较不同的穿刺活检方法，以确定能够指导前列腺癌局灶靶向治疗最准确的活检方法。此外，由于患者的基线特征和其他风险因素的影响，临床显著性前列腺癌的定义可能会有所改变。

表 17-1　临床显著性前列腺癌的定义

定义	Gleason 评分（分）	肿瘤最大径	验证方法
Epstein et al，1994	≥3＋4	≥3 mm	TRUS 活检
Stamey et al，1993	≥3＋3	≥3 mm	TRUS 活检
Harnden et al，2008	≥3＋4	≥3 mm	TRUS 活检
Goto et al，1996	≥3＋4	≥2 mm	TRUS 活检
Ahmed et al，2011b（UCL Definition 2）	≥3＋4	≥4 mm	TPM 或影像定位活检
Ahmed et al，2011b（UCL Definition 1）	≥4＋3	≥6 mm	TPM 或影像定位活检

TRUS. 经直肠超声；UCL. 伦敦大学学院；TPM. 经会阴模板定位前列腺穿刺活检

（二）组织活检

前列腺癌局灶治疗中，前列腺组织活检不仅用于明确诊断，还用于对肿瘤病灶的描述和定位（Ho et al，2011）。目前，前列腺穿刺活检已取得重大进展，能够准确识别、描述和定位肿瘤病灶，并减少患者的风险和降低总体成本。这些穿刺活检方法包括通过不同的解剖学入路（经直肠、经会阴）进行穿刺活检、增加穿刺靶点（饱和穿刺、模板穿刺）和减少穿刺靶点但改进其在前列腺的分布（靶向穿刺）。

1. 经直肠超声引导下系统穿刺活检技术

目前，TRUS 引导下前列腺系统穿刺活检仍然是标准方法（Heidenreich et al，2014a）。然而，一些研究报道了 TRUS 引导下穿刺活检的局限性，限制其指导局灶治疗的准确性。首先，临床前列腺癌中，TRUS 引导下穿刺活检的漏诊率高达 30％。TRUS 穿刺活检经常遗漏前列腺的前部区域，而大约 30％ 的前列腺癌病灶存在于该区域（Bouye et al，2009）。重复 TRUS 穿刺活检似乎并不能提高前列腺癌的检出率。研究表明，首次、第二次、第三次和第四次活检的前列腺癌检出率分别为 14％～22％、10％～15％、5％～10％ 和 4％（Lujan et al，2004；Djavan et al，2005；Anastasiadis et al，2006）。由于穿刺活检结果为阴性和 PSA 水平升高，通常重复进行 TRUS 穿刺活检，但导致前列腺癌患者发生脓毒血症的风险增加，并因无法明确诊断或延迟诊断而引起患者焦虑。其次，TRUS 引导下穿刺活检是随机穿刺活检，因此不能准确定位肿瘤病灶。Mayes 及其同事发现，TRUS 引导下前列腺 6 针常规穿刺活检的阳性预测值低至 28%，检测出单侧病灶的假阳性率高达 72%（Mayes et al，2011）。Washington 及其同事（2012）研究表明，尽管 TRUS 穿刺活检检测出前列腺同侧叶主体瘤灶的可能性为 81%［95% 可信区间（CI）=0.7～0.9］，但精确定位的可能性只有 22%。随着重复穿刺活检的次数增加，每次穿刺的中位靶点数也随之增加：首次穿刺为 14 针，第二次穿刺为 16 针，第三次穿刺为 17 针。因为 TRUS 穿刺活检时患者通常为左侧卧位，因此没有恰当的标志来准确定位肿瘤病灶，导致难以进行随后的靶向治疗。第三，难以确定肿瘤是小体积病灶（并且可能组织学上为临床非显著性前列腺癌）、大病灶或 Gleason 评分高的病灶（并且可能病理学有进展）（Andriole et al，2007）。实际上，与金标准根治性前列腺切除术的标本相比，在接受 TRUS 引导下穿刺活检的患者中，高达 30% 患者病理结果显示的肿瘤分级或分期偏低（Epstein et al，2005；Chun et al，2010）。最后，TRUS 穿刺活检可能会引起一些并发症，包括直肠出血以及可能危及生命的穿刺后脓毒血症。

2. 饱和穿刺活检技术

Borboroglu 及其同事（2000）最初引入了前列腺饱和穿刺活检的概念，穿刺活检的针数至少不小于 20 针。关于饱和穿刺活检是否能提供更准确的疾病诊断，不同的研究结果间存在差异。

3. 经直肠饱和穿刺活检技术

De la Taille 等（2003）比较了 TRUS 引导下 6 针、12 针、18 针和 21 针系统穿刺活检技术的癌症检出率，分别为 22.7%、28.3%、30.7% 和 31.3%。与 6 针穿刺活检相比，21 针穿刺活检的癌症检出率提高了 37.9%。在该研究中，没有探讨临床显著性前列腺癌的检出率。

Epstein 及其同事（2005）对根治性前列腺切除术后的前列腺样本进行饱和穿刺活检。应用 Epstein 关于临床非显著性前列腺癌的诊断标准，即肿瘤体积小于 0.5ml、病灶局限于前列腺、精囊，以及淋巴结活检为阴性、无 Gleason 分级为 4 或 5，上述患者行根治性前列腺切除术后 71% 的患者归类为临床非显著性前列腺癌，而标准穿刺活检的结果中，29% 的前列腺癌被错误分类。饱和活检检测出临床显著性前列腺癌的假阴性率为 11.5%，

敏感性和特异性分别为 71.9% 和 95.8%。

Li 及其同事（2014）对 3338 例行 12～14 针穿刺活检（扩展穿刺活检）的前列腺癌患者与 438 例行 20 针穿刺活检（饱和活检）的前列腺癌患者进行回顾性研究。与扩展穿刺活检技术相比，饱和穿刺活检技术对 Gleason 评分低于 6 分的低级别前列腺癌的检出率更高（50.0% vs. 41.4%；P=0.015）。然而，应用 Epstein 的临床非显著性前列腺癌诊断标准，饱和穿刺活检技术对临床非显著性前列腺癌的检出率并不比扩展穿刺活检技术更高（21.2% vs. 17.9%；P=0.223）。

Irani 及其同事（2013）进行一项 TRUS 引导下 12 针穿刺活检与 20 针穿刺活检的随机对照试验。所有患者均未进行过活检，且 PSA 水平低于 20ng/ml，直肠指检无结节。两组之间在癌症检出率、Gleason 评分、肿瘤体积和肿瘤的双侧发生等方面无显著差异。应用 D'Amico 低危前列腺癌的标准（Gleason 评分为 6 分、PSA 水平低于 10ng/ml、T_{1c} 或 T_{2a} 临床分期），与 12 针穿刺活检相比，20 针穿刺活检中低危前列腺癌的检出率并无明显差异（47% vs. 39%；P=0.32）。

4. 经会阴饱和穿刺活检技术

Novara 等（2010）对 143 例 TRUS 穿刺活检结果为阴性的患者应用经会阴 24 针饱和穿刺活检；26% 的患者患有前列腺癌。其中大多数（65%）前列腺癌患者 Gleason 评分为 6 分，只有 1 例患者 Gleason 评分为 8 分。在 37 例前列腺癌患者中，有 21 例接受了根治性前列腺切除术；其中 8 例患者的病理结果为局限性晚期病变（$pT_{3ab}N_0$），4 例患者有包膜外侵犯，其与活检结果的相关性尚不明确。17 例穿刺活检结果 Gleason 评分为 6 分的前列腺癌患者中，8 例患者根治性前列腺切除术后标本的 Gleason 评分为 7 分。

5. 经会阴饱和穿刺活检与经直肠超声饱和穿刺活检技术

Abdollah 及其同事（2011）对 280 例接受过 TRUS 或经会阴饱和穿刺活检（24 针穿刺活检）的患者进行对比研究，前列腺癌检出率为 28.6%。两种方法之间前列腺癌检出率无统计学差异（31.4% TRUS vs. 25.7% 经会阴穿刺）。经会阴饱和穿刺活检的并发症与 TRUS 相似，包括血尿、血精、会阴血肿、尿路感染（UTI）、急性尿潴

留和前列腺炎。

6. 经会阴模板定位穿刺活检技术(TPM)

经会阴模板定位穿刺活检(TPM)的患者处于截石位,应用近距离放疗网格模板引导操作。与 TRUS 穿刺活检相比,TPM 具有如下优点(图 17-11)。

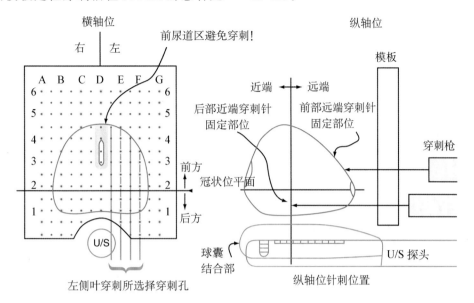

图 17-11　**图解演示了如何进行经会阴模板定位穿刺活检。如果前列腺的矢状长度比穿刺针的长度要长,则从同一个坐标中取出两个活检标本**

U/S. 超声

首先,近距离放疗网格模板中的孔径为 5mm,可以对整个前列腺组织进行系统穿刺,确保整个前列腺组织的全覆盖并对 TRUS 穿刺活检通常遗漏的穿刺区域(尖部、外周带前角、移行带)进行穿刺活检。Crawford 及其同事(2013)对 40 例前列腺标本进行计算机模拟研究。模拟应用 TPM 进行 5 mm 或 10 mm 穿刺。与 10 mm 穿刺相比,5 mm 穿刺前列腺癌的检出率更高(分别为 76% 和 45%),且 Gleason 分级为 4 或 5 的肿瘤检出率更高(77% vs. 40%)。

经会阴系统穿刺为前列腺癌的定位、体积和肿瘤负荷程度提供了更精确的三维(3D)图像 (Barzell and Melamed,2007;Onik et al,2009)。研究还报道了对 TRUS 穿刺活检后的前列腺癌患者再次行 TPM 活检,肿瘤的分级和分期均较前增加。一项研究表明,几乎一半(45.6%)的前列腺癌患者 TPM 活检后肿瘤分期增加,1/3~1/2(27.2%~46%)的前列腺癌患者肿瘤分级提高(Barqawi et al,2011)(图 17-12)。

因为 TPM 的患者处于截石位,通常与随后的局灶治疗所应用的位置相同。由于肿瘤的位置固定且容易定位,靶向治疗得以实施,这有助于随后的治疗计划。

7. 经会阴模板定位穿刺活检与经直肠超声穿刺活检技术

Lecornet 及其同事(2012)应用计算机模拟研究比较标准 TRUS 穿刺活检、优化 TRUS 穿刺活检和经会阴模板定位穿刺活检(TPM)中临床显著性前列腺癌的检出率。该研究应用临床显著性前列腺癌的两种定义:①Gleason 评分≥7 分和(或)病变体积≥0.5ml;②Gleason 评分≥7 分和(或)病灶体积≥0.2ml(Ahmed et al,2011b)。随机定位误差(RLE)适用于由于穿刺针位置不佳(例如由于人为误差和穿刺针偏转)引起的误差,因此 RLE 纳入到分析中。RLE 为 15mm 的标准 TRUS、RLE 为 10mm 的标准 TRUS、优化 TRUS 和 TPM 用于检测和排除临床显著性前列腺癌定义①的曲线下面积(AUC)分别为 0.69、0.75、0.82 和 0.91。对于临床显著性前列腺癌的定义②,RLE 为 15mm 的标准 TRUS、RLE 为 10mm

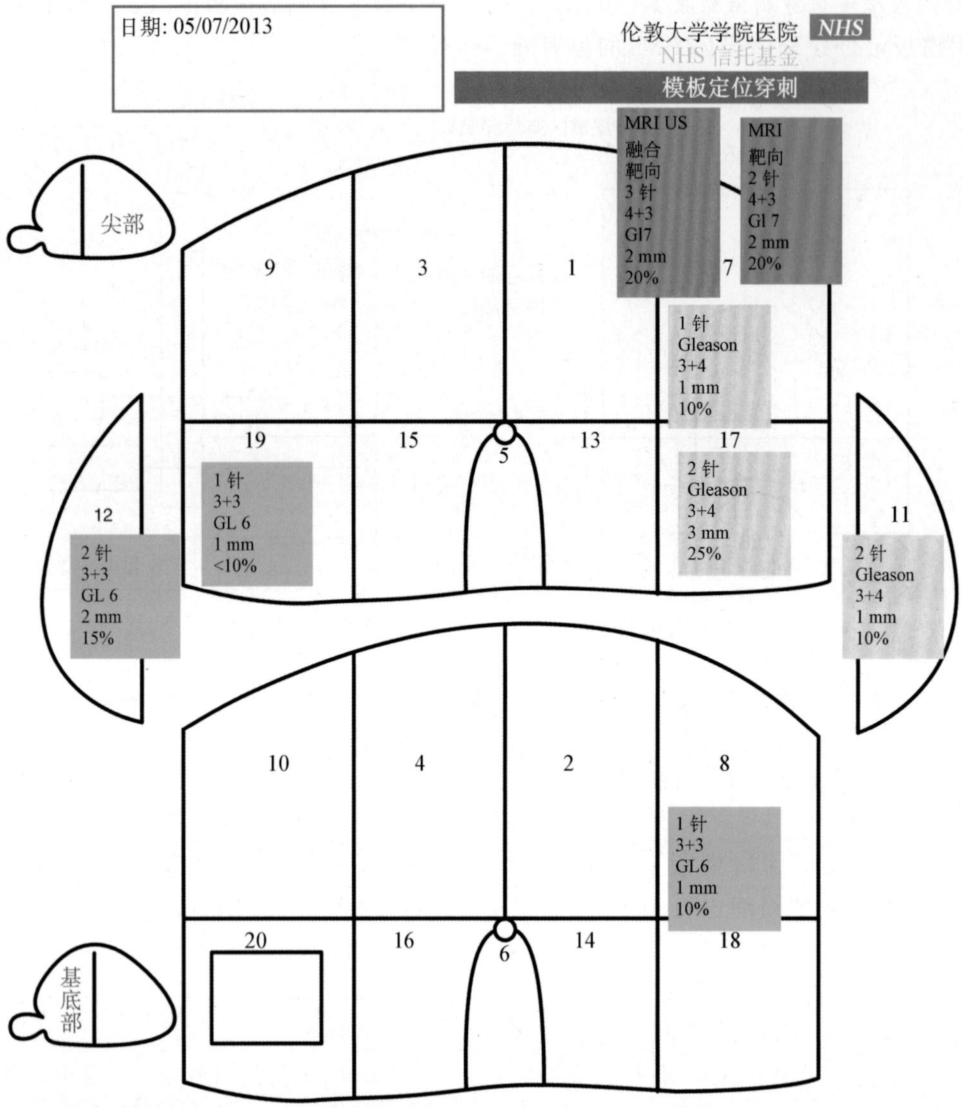

日期: 05/07/2013

伦敦大学学院医院 NHS
NHS 信托基金
模板定位穿刺

MRI US 融合靶向 3 针 4+3 Gl7 2 mm 20%

MRI 靶向 2 针 4+3 Gl 7 2 mm 20%

尖部

9   3   1   7

1 针 Gleason 3+4 1 mm 10%

19   15   5   13   17

1 针 3+3 GL 6 1 mm <10%

2 针 Gleason 3+4 3 mm 25%

12   11

2 针 3+3 GL 6 2 mm 15%

2 针 Gleason 3+4 1 mm 10%

10   4   2   8

1 针 3+3 GL6 1 mm 10%

20   16   6   14   18

基底部

改良Barzell区

1 左旁矢状面的前顶
2 左旁矢状面的前基底
3 右旁矢状面的前顶
4 右旁矢状面的前基底
5 中线顶点
6 中线基底
7 左内侧前顶
8 左内侧前基底
9 右内侧前顶
10 右内侧前基底

11 左侧位
12 右侧位
13 左旁矢状面的后顶
14 左旁矢状面的后基底
15 右旁矢状面的后顶
16 右旁矢状面的后基底
17 左内侧后顶
18 左内侧后基底
19 右内侧后顶
20 右内侧后基底

高级别上皮内瘤变/非典型腺泡

临床有意义病变 (G3+3 up to 3 mm)

Gleason = 3+4 和(或)最大肿瘤长径4~5 mm

Gleason≥4+3 和(或)最大肿瘤长径≥6 mm

图 17-12   一种区域图,描绘经过改良的 Barzell 区域的导向模板,对照前列腺相应位置。在左侧 UCL/Ahmed 定义为临床显著性前列腺癌 1 和 2,右侧两个区域对应临床非显著性前列腺癌。左侧两个高危区(红色)是通过基于多参数磁共振成像提供的信息进行由靶向穿刺活检获得的

的标准 TRUS、优化 TRUS 和 TPM 用于检测 AUC 分别为 0.6、0.74、0.81 和 0.91(见图 17-4 和图 17-5)。对于前列腺前部病灶,不同穿刺活检技术之间的 AUC 差异更大。应用标准 TRUS,体积≥0.5ml 肿瘤病灶的漏诊率为 47%,体积在 0.2~0.5ml 肿瘤病灶的漏诊率为 79%。该团队进行的另一项类似的模拟研究显示,对于肿瘤体积≥0.2ml 和肿瘤体积≥0.5ml 的肿瘤病灶,TPM 与标准 TRUS(RLE 为 15 mm)的准确率分别为 0.91 和 0.70(Hu et al,2012)。

Barzell 和 Melamed(2007)报道了 80 例经 TRUS 穿刺活检诊断为前列腺癌的患者,考虑应用局灶冷冻治疗,并再次进行 TPM 穿刺活检和重复 TRUS 穿刺活检。如果在 TRUS 重复穿刺和 TPM 穿刺活检后仅在前列腺的单侧叶发现肿瘤,则认为患者适合应用局灶冷冻消融治疗。在 36 例不适合应用局灶冷冻治疗的患者中,TPM 穿刺活检的准确率为 100%(36/36),TRUS 重复穿刺活检的准确率仅为 14%(5/36)。在 66 例适合应用局灶冷冻消融治疗的前列腺癌患者中,TRUS 重复穿刺活检的结果显示有 61 例(92%,61/66),而 66 例患者虽适合应用冷冻治疗而 TPM 穿刺活检的结果却显示只有 30 例(45%,30/66)确实适合应用冷冻治疗。因此,TRUS 重复穿刺活检排除不适合应用局灶冷冻消融治疗的假阴性率为 47%(31/66)。研究报道,网格模板穿刺对于为符合条件的前列腺癌患者提供冷冻治疗至关重要。网格模板能够选择性靶向消融肿瘤区域,并保留前列腺组织中未受累区域。最近,本团队已证实,在 291 例接受 TPM 穿刺活检并且存在 TRUS 穿刺活检手术史的前列腺癌患者中,如果上述治疗包括主体瘤灶消融,约 90% 的患者适合进行局灶治疗(Singh et al,2014)。

然而,TPM 也存在以下不足:穿刺设备程序设置过程烦琐、麻醉要求高,以及由于穿刺标本数量增加而导致的组织病理学处理时间增加,从而导致成本增加。TPM 的并发症包括尿潴留(5%~10%)、血尿(2%)和暂时性勃起功能障碍,而脓毒血症的发生率非常低(<0.5%)(Hara et al,2008;Merrick et al,2008)。

(三)影像学:超声技术的发展

新生血管增加或血流量变化是前列腺癌的重要特征,并与 Gleason 分级较高有关(Wilson et al,2004;Heijmink et al,2006)。这些特征促进了影像诊断方法的发展。在 TRUS 方面,彩色多普勒成像技术可以测量血流速度和方向。对比增强 TRUS 造影检查(CE-TRUS)可以检测造影剂和邻近组织之间的声阻抗差(Jakobsen et al,2001)。弹性成像通过检测组织的僵硬程度,表明肿瘤组织较癌旁正常组织具有更高的细胞和血管密度(Aigner et al,2012)。前列腺组织扫描(PHS)的工作原理是提取和量化来自于反向散射超声数据的统计学特征,以检测组织形态的特定变化,从而区分良性和恶性组织(De Coninck et al,2013)。过去认为超声显示低回声结节是由微血管密度(MVD)增加引起的。然而,高达 30% 的前列腺癌是等回声,据估计 17%~57% 的低回声结节诊断为前列腺癌(Frauscher et al,2003)。这种结构也可能是由内脏运动或患者或探针运动引起的,它会打断稳定的血液流动。已有多项研究将上述超声技术及其前列腺癌诊断的准确性进行对比研究。

Zhao 及其同事(2013)对 65 例患者的 TRUS 及 CE-TRUS 进行对照研究。将 CE-TRUS 异常信号组织的靶向穿刺活检结果与 12 针系统穿刺活检结果进行对照研究,显示 CE-TRUS 靶向穿刺活检的前列腺癌检出率明显高于系统穿刺活检(分别为 75% 和 48.2%)。CE-TRUS 靶向穿刺活检的敏感性、特异性和准确性也高于 TRUS(79.3%、86.1% 和 83.1% vs. 65.5%、69.4% 和 67.7%)。研究报道,良性前列腺增生和急慢性前列腺炎是造成假阳性结果的重要原因。

Brock 和他的同事(2012)对 353 例患者的灰阶超声(GSU)和实时弹性成像(RTE)进行对照研究。总体而言,前列腺癌的检出率为 45.3%。RTE 和 GSU 的检出率分别为 51.1% 和 39.4%。与 GSU 相比,RTE 的灵敏度更高(60.8% vs. 15%);然而,GSU 的特异度更高(68.4% vs. 92.3%)。RTE 和 GSU 的阴性检出率相似(87.8% vs. 83.1%)。与 GSU 相比,RTE 更易检出 Gleason 评分 7 以上的前列腺癌(70.8% vs. 47.4%)。

Brock 及其同事(2013)进一步研究了 RTE 与超声造影(CEUS)-多参数超声结合技术。研究包括 86 例经穿刺活检确诊为前列腺癌的患者。根治性前列腺切除术后病理证实影像学表现与最终病理结果相关。RTE 诊断前列腺癌的灵敏度和特异性分别为 49% 和 73.6%。在 RTE 确诊的 86 例患者中,58 例(67.4%)表现为 CEUS 可疑灌注图像,其中 31 例(36%)为组织低灌注图像,27 例(31.4%)为组织高灌注图像,28 例(32.6%)为正常灌注图像。其中有 65.1%(56/86)患者确诊为前列腺癌。CEUS 显示 92.9% 的患者存在可疑灌注图像,48.2% 为低灌注图像,44.6% 为高灌注图像。总体而言,RTE 阳性患者表现为可疑灌注图像,诊断为前列腺癌的可能性为 89.7%。RTE 与 CEUS 结合将诊断前列腺癌的假阳性率从 34.9% 降低到 10.3%。

Walz 等(2011)对 32 例患者应用实时弹性成像(RTE)检测行局灶治疗主体瘤灶的准确性进行评估。该研究对主体瘤灶的纳入标准如下:RTE 中体积最大的可疑病变;穿刺活检为阳性的前列腺单侧叶(如果前列腺对侧叶穿刺结果为阴性);单侧叶中穿刺标本为阳性的比例比例较高或穿刺标本中肿瘤组织存在的长度较大(如果前列腺双侧叶均存在阳性穿刺标本);和(或)Gleason 评分较高的单侧叶。在所有的患者中,定义为 Gleason 分级为 4 或 5 级和(或)肿瘤体积超过 0.5ml 和(或)无前列腺外转移的临床有意义前列腺癌为 87.5%。仅行 RTE 的灵敏度、特异性、阴性预测值、阳性预测值及准确率分别为 58.8%、43.3%、54.1%、48.1% 和 51.6%。仅行 TRUS 穿刺活检分别为 67.8%、48.4%、56.8%、60.0% 和 58.1%。将 RTE 与穿刺活检结果结合,以上数值增加为 84.9%、48.4%、61.9%、75.0% 和 66.1%。然而,总体而言,仅行 RTE 主体瘤灶的漏诊率为 40%。这项研究并没有对 RTE 的可疑病灶进行靶向穿刺活检,因此难以预测将 RTE 靶向穿刺活检和系统穿刺活检相结合检测主体瘤灶的准确性。

以下为关于前列腺组织扫描(PHS)的研究报道。Hamann 及其同事(2013)研究 80 例接受连续 14 针前列腺系统穿刺活检以及 3 例接受 PHS-靶向 TRUS 和经会阴穿刺活检的患者。28 例患者(35%)诊断为前列腺癌。经会阴靶向穿刺活检的准确率较 TRUS 靶向穿刺活检高(82.1% vs.53.6%)。然而,TRUS 系统穿刺活检与经会阴靶向穿刺活检的诊断前列腺癌的准确率几乎一致(22% vs.23%;$P > 0.99$)。这项研究并未报道 PHS 的准确率。De Coninck 及其同事(2013)对随机系统穿刺活检与 PHS 靶向病灶进行对照研究;PHS 中可疑病灶中肿瘤阳性率为 58%。然而 TRUS 随机系统穿刺活检的阳性率仅为 13%,这比 TRUS 标准穿刺活检 45%~50% 的检出率低得多,为该穿刺活检技术的临床应用带来许多问题。

Javed 及其同事(2014)对 PHS 与 TRUS 穿刺活检和经会阴穿刺活检对前列腺癌的检测和定位进行对照研究。应用根治性前列腺切除术组织病理学方法分析 PHS 可疑病灶的肿瘤体积。与 TRUS 穿刺活检相比,PHS 的敏感性和特异性分别为 100% 和 5.9%。与经会阴穿刺活检相比,PHS 检测前列腺腺体后部的敏感性和特异性分别为 100% 和 13%,而前列腺腺体前部分别为 6% 和 82%。PHS 对肿瘤体积的预测值与根治性前列腺切除术标本并无相关性。PHS 检测 0.2ml 肿瘤或者更大肿瘤的敏感性和特异性分别为 63% 和 53%。PHS 检测体积 ≥0.5ml 肿瘤的敏感性为 37%。尽管没有给出主体瘤灶的确切定义,主体瘤灶也进行活检——也就是穿刺标本中的肿瘤长度或 Gleason 分级。PHS 可疑主体瘤灶的体积与根治性前列腺切除术的肿瘤体积之间没有相关性。这些发现表明,PHS 在前列腺癌定位、评估肿瘤负荷和检测微小病变等方面效果很差。

多参数磁共振成像

近年来磁共振成像技术的创新进一步尝试准确定位前列腺癌病灶,从而避免侵入性检查和相关的并发症。

多参数磁共振成像(mpMRI)涉及不同的成像参数,包括 T$_2$ 加权成像(T$_2$WI)、动态增强扫描(DCE)成像、弥散加权成像(DWI)和磁共振波谱分析(MRS)。 在 T$_2$WI 上,水表现为高信号,脂肪表现为暗信号,而前列腺癌表现为低信号。在静脉注射造影剂后可迅速获得 DCE 图像。与周围组织相比,由于肿瘤新生血管的增加,前列腺癌对造影剂的吸收和释放速度更快。根据组织结构、细胞密度、细胞膜完整性及坏死程度的不同,DWI 通过反映不同组织中水运动的差异显示病灶。前列腺癌具有弥散受限的特点,在长 b 值序列上较亮,在表观弥散系数图上较暗。MRS 显示胆碱、枸橼酸和肌酐的浓度。在前列腺癌中,胆碱和肌酐与枸橼酸的比值升高(Kurth et al,2011)。研究报道,mpMRI 检测和排除体积≥0.5ml 高级别前列腺癌的敏感性和特异性分别为 93% 和 98%(Ukimura et al,2013)。以下几种方法可以根据mpMRI 图像进行靶向穿刺:MRI 直接引导穿刺活检、认知靶向穿刺活检以及 MRI-超声(MRI-US)融合引导下穿刺活检。

磁共振成像引导下穿刺活检。几项研究对MRI 引导下穿刺活检进行了报道。Durms 及其同事(2013)对 87 例患者进行了 MRI 引导下穿刺活检。在穿刺前行 MRI 检查并对可疑病灶引导穿刺针穿刺,用箭头和斜线标识出 T_2 加权成像中的可疑病灶。36 例(41%)患者诊断为前列腺癌;通过 MRI 引导下穿刺活检,47% 的患者 Gleason 评分≥7 分。由于缺乏前列腺全腺体标本,因此无法计算 MRI 引导下穿刺活检真正的敏感性和特异性。另一项研究发现,通过 MRI 引导下前列腺穿刺活检,27 例患者中有 15 例(55.6%)诊断为前列腺癌。然而,并没有进一步显示出与 Gleason 分级相关的特征(Anastasiadis et al,2006)。对 68 例患者进一步研究发现,前列腺癌的检出率为 59%(Hambrock et al,2010)。在 40 例前列腺癌患者中,有 20 例应用根治性前列腺切除术。在 50% 的患者中发现 Gleason 评分≥7 分的肿瘤;50% 的患者肿瘤体积≥0.5ml 且 Gleason评分为 6 分。MRI 引导下穿刺活检的局限性为过程耗时长,因为穿刺前、穿刺时和穿刺后均需成像。具备这种穿刺条件的医院也不多。

认知靶向穿刺活检。几项研究报道多参数磁共振成像在靶向穿刺活检(MRI-TB)的应用。认知靶向活检中,医师通过磁共振图像确定可疑病灶,再通过超声引导穿刺。最近,Moore 及其同事(2013)对 MRI 引导下靶向活检与 TRUS 系统穿刺活检进行系统回顾,发现两项技术的检出率基本类似。MRI 引导下靶向穿刺的肿瘤检出率为30%,而系统穿刺为 7%(368/5441)。38% 患者MRI 无可疑病灶(225/599);但其中 23% 患者通过系统穿刺诊断为前列腺癌。然而,更为关键的是,其中只有 2.3% 患者为临床显著性前列腺癌[穿刺标本中肿瘤组织长度大于 5mm 和(或)Gl-

eason 分级大于 3],这些病灶可能在 MRI 检查中漏诊。

Kasivisvanathan 及其同事(2013)对临床有意义前列腺癌不同定义中 MRI-TB 与 TPM 全腺体系统穿刺活检的准确性进行对照研究。应用UCL 定义 2(穿刺标本中肿瘤组织最大长度≥4mm 和/或 Gleason 评分≥3+4 分),MRI-TB 对临床显著性前列腺癌的检出率为 57%(103/182),而 TPM 为 62%(113/182)。与 MRI-TB 相比,TPM 对临床非显著性前列腺癌或排除肿瘤的误诊率较低(7% vs.16%)。应用 Goto 定义,与TPM 相比,MRI-TB 对临床显著性前列腺癌的检出率更高[差异为 98%(95%*CI* 为 0.6~14.8),*P*=0.033]。应用 Harnden 和 Goto 对临床无意义前列腺癌的定义,MRI-TB 的检出率低于TPM,差异有统计学意义。

磁共振-超声融合引导下穿刺活检。几项研究报道了磁共振-超声融合引导下穿刺活检,在穿刺活检时将磁共振图像与实时超声图像融合,能更精确引导穿刺活检。Puech 及其同事(2013)对多种穿刺活检方法进行对照研究,以确定各种穿刺方法对临床显著性前列腺癌的准确性,对临床显著性前列腺癌的定义为穿刺标本中肿瘤组织最大长度≥3mm 或 Gleason 分级≥3。在 TRUS 引导下对 MRI 存在可疑病灶的 95 例患者接受了12 针系统穿刺活检和 4 针靶向穿刺活检(TB),其中 2 针应用认知靶向穿刺(TB-COG)、2 针应用MRI-TRUS 融合软件(TB-FUS)进行靶向穿刺。临床显著性前列腺癌在 TRUS 系统穿刺中的检出率为 52%(*n*=49),TB 的检出率为 67%(*n*=64)。在 51 例患者中有 12 例(24%)患者的 MRI病灶经 TRUS 系统穿刺活检和 TB 穿刺活检的结果为阳性,TB 穿刺活检得到的 Gleason 评分较高。在 79 例 MRI 存在病灶的患者中,47%(*n*=37)患者的 TB-COG 结果为阳性,53%(*n*=42)患者的 TB-FUS 结果为阳性(*P*=0.16)。两种技术对 Gleason 评分都不具有优势。Delongchamps及其同事(2013)对 391 例患者应用认知 TB 穿刺活检以及计算机网格定位和弹性超声结合的MRI-TRUS 融合系统引导下穿刺活检与 10~12针系统穿刺活检的准确性进行对照研究。总体而言,在前列腺癌整体检出率和 Gleason 评分较高时,计算机系统 TB 穿刺活检明显优于随机穿刺活检(P＝0.0065 和 0.0016)。在这项研究中,应用 TB 技术可避免 45％患者接受不必要的穿刺活检,并减少另外 55％患者的穿刺针数。另一项研究也表明,与 12 针系统穿刺活检相比,MRI-US融合引导下靶向穿刺活检对 Gleason 评分≥3+4(分)前列腺癌的检出率提高 22％,对临床显著性前列腺癌(Gleason 评分≥4+3 分)的检出率提高 67％(Siddiqui et al,2013)。

Pinto 及其同事(2011)对 101 例患者应用电磁示踪下 MRI-US 融合靶向穿刺活检与 12 针 TRUS 标准穿刺活检进行对照研究;54.4％的患者诊断为前列腺癌。MRI 结果为低度可疑、中度可疑和高度可疑的患者中,前列腺癌的检出率分别为 27.9％、66.7％和 89.5％。与 12 针 TRUS 标准穿刺活检相比,MRI-US 融合引导下前列腺靶向穿刺活检在以上低度可疑、中度可疑和高度可疑 3 类 MRI 可疑患者的检出率更高(4.8％ vs. 3.8％、20.7％ vs. 12.3％、53.8％ vs. 29.9％)。总而言之,在所有 MRI 结果怀疑患有前列腺癌的患者中,与 12 针 TRUS 标准穿刺活检相比,MRI-US 融合引导下靶向穿刺活检的检出率更高(20.6％

vs.11.7％)。电磁示踪技术同样可以辅助局灶治疗,因为用于冷冻治疗、高能聚焦超声(HIFU)消融或近距离放疗的治疗仪器可实时用于引导治疗。

目前 MRI 的不足是无法将前列腺癌与前列腺炎、炎症或前列腺上皮内瘤(PIN)进行鉴别。MRI 引导下穿刺活检耗时长,因为患者必须于穿刺前行 MRI 检查,在穿刺活检时重复行 MRI 检查。MRI-US 融合引导下穿刺活检也有局限性。它依赖于应用 MRI 和超声图像对前列腺进行精确分区和通过人工或半自动方式对前列腺进行绘图(van de Ven and Barentsz,2013)。这种前列腺分区也是一项耗时的任务,并依赖于操作人员的水平。然而,这种融合技术本身是一个相对快速的过程,在一项研究中该技术耗时 90 秒(Bubley et al,2013),取决于应用非刚性还是刚性融合,其误差从 2.5mm 到 5mm。

我们最近对用于引导靶向穿刺活检的成像融合设备进行文献复习及系统回顾(Valerio et al,2015)(图 17-13 和 17-14)。14 项研究应用配对队列设计。2293 例患者纳入研究,样本量从 13 例到 582 例。3 项研究是在未行穿刺活检的患者

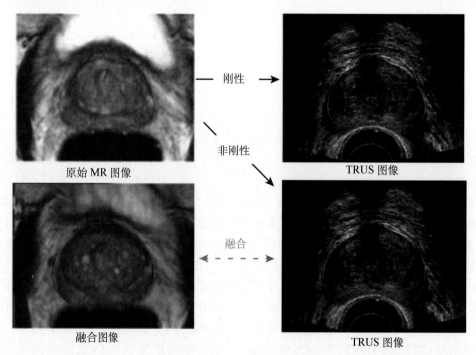

图 17-13 使用融合软件进行靶向穿刺活检,可以使用刚性或非刚性融合。刚性融合的误差约为 5mm,非刚性融合约 2.5mm

MR. 磁共振;TRUS. 经直肠超声(Courtesy Yipeng Hu and Dean Barratt, UCL SmartTarget.)

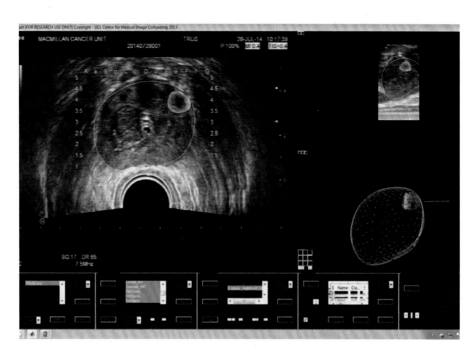

图 17-14　一种非刚性的软件融合系统,用于引导经会阴靶向穿刺。左侧可见彩色病灶,前列腺囊轮廓旁边的区域被预先确定出来(Courtesy Yipeng Hu and Dean Barratt, UCL SmartTarget.)

中进行的,3 项是在先前 TRUS 穿刺活检结果为阴性的患者中进行的,8 项研究报道了未行穿刺活检或先前接受穿刺活检的混合队列,1 项研究包括放疗后复发病例。

我们的系统研究显示,与标准的穿刺活检技术相比,MRI-TRUS 融合引导下前列腺靶向穿刺活检技术穿刺针数更少,但临床显著性前列腺癌的检出率更高。尽管有四项研究表明 MRI-TRUS 融合穿刺活检对临床非显著性前列腺癌的检出率较低,但多数研究显示该技术的检出率更高。标准穿刺活检对临床显著性前列腺癌的检出率为4.8%～52%,MRI-TRUS 融合靶向穿刺活检的检出率为 13.2%～50%。所有研究均报道,MRI-TRUS 融合引导下前列腺靶向穿刺活检对临床显著性前列腺癌的检出率高于标准穿刺活检。这两种方法检出率的中位绝对差异值为 6.8%(范围+0.9 到+41.4%),并且应用 MRI-TRUS 融合软件的靶向穿刺活检具有更大优势。

临床显著性疾病的定义有很大差异。只有一项研究没有明确界定这一定义的标准。在其余所有研究中,Gleason 分级为 4 被认为是临床显著性前列腺癌。在 8 项研究中,穿刺标本中肿瘤组织的长度也被纳入标准,尽管此标准在临床显著性前列腺癌的定义中从 3mm 到 10mm。

标准穿刺活检技术和 MRI-TRUS 融合穿刺活检对前列腺癌的检出率分别为 14.3%～59% 和 23.7%～82.1%。这两种方法对前列腺癌的总体检出率的中位绝对差异值为+6.9%,MRI-TRUS 融合靶向穿刺活检优势明显(范围从-8.8%到+53.2%)。在 4 项研究中,标准穿刺活检对临床非显著性前列腺癌的检出率高于融合软件技术。相较于仅行标准穿刺活检,MRI-TRUS 融合靶向穿刺活检可额外检出 5%～16.2%的临床显著性前列腺癌病灶,这些病灶仅凭标准穿刺活检会漏诊。另一方面,标准穿刺活检能够额外检出 0～12.4%被 MRI-TRUS 融合靶向穿刺活检漏诊的临床显著性前列腺癌病灶。然而,如果去除经会阴模板穿刺活检仅行 TRUS 引导下穿刺活检技术,这个数字为 0～7%。

在所有研究中,图像融合靶向穿刺方法对临床有意义疾病的检出率更高。标准穿刺技术及 MRI-TRUS 融合引导下靶向穿刺活检检出临床显著性前列腺癌的中位穿刺针数分别是 37.1(四分位间距 IQR=32.6～82.8;范围 23.2～252)和9.2(IQR=4.6～24.8;范围 4～37.7)。穿刺针数的中位差异值为 32.1(IQR=+28.3～+57,范围＋21.4～＋84.8)，靶向穿刺更有优势。换句话说，要检测相同数量的临床显著性前列腺癌，标准穿刺所需的穿刺针数是图像融合靶向穿刺所需穿刺针数的 4 倍。

两项研究对 MRI-TRUS 融合靶向穿刺活检和认知靶向穿刺的结果进行评估。一项研究中缺乏足够的信息来确定主要结果指标和一些次要结果指标。报道的唯一结果是 MRI-TRUS 融合靶向穿刺活检对前列腺癌的检出率更高(53% vs.47%；无 P 值)。另一项研究在 125 例患者的 172 个靶点中对两种穿刺方法进行评估。对每一个靶点进行分析，MRI-TRUS 图像融合靶向穿刺活检对临床显著性前列腺癌和所有类型前列腺癌的检出率更高(20.3% vs.15.1%，$P=0.05$；32% vs.26.7%，$P=0.14$)。相较于认知靶向穿刺，它的效率更高，每例患者只需要 9.8 针而非 13.2 针即可检出临床显著性前列腺癌(Wysock et al，2014)。此外，认知靶向穿刺用途单一，而图像融合方法检测可检测出 7.6% 认知靶向穿刺遗漏的临床显著性前列腺癌。然而，这项研究对两种方法差异的报道相较之前的报道并没有那么大，检测率的绝对差异大约为 5%，而以往显示两种方法的检测率的差异为 15%。

为了进行保留正常组织的局灶治疗，必须对临床显著性前列腺癌进行准确定位和定性。TRUS 穿刺活检并不能提供准确信息。饱和穿刺活检优势也不大，除非应用经会阴模板定位技术。经会阴穿刺有几个优点，它可以系统地覆盖整个腺体，并提供精确的定位，此定位可以在局灶治疗时重现。影像技术的发展带来了引导穿刺方法的进步，可以更加精准的穿刺取样。研究表明，与 TRUS 相比，MRI 对检出临床显著性前列腺癌具有更高的敏感性和特异性。靶向穿刺活检已经被证明相较于 TRUS 随机穿刺活检可检出更多的临床显著性前列腺癌病灶，且需要的穿刺针数更少，所需穿刺时间和病理检测时间更短，从而降低了检测成本。

对每种定位方式优劣争论的核心是精确定位病灶，避免周围组织的损伤。从患者长期生存率来看，提高未治疗区域的准确定位有助于降低复发率和新发疾病的发生率。一些临床医师和患者可能会应用一些如 TRUS 穿刺活检等不精准及不确定的方法确定病灶单侧发生，以避免进一步

(费用高和/或致病)处理，并对未治疗侧发现残余癌症或复发表示理解和接受。如果对侧治疗和复发的间隔时间短于疾病进展所需时间，那么患者可接受单侧治疗。

穿刺活检通常用于评估癌症风险。影像学发现病灶并进行靶向穿刺可能会对特定患者的风险评估产生影响。被广泛用于提示高风险前列腺癌的特征包括 Gleason 评分≥7 分，以及显示癌症数量的参数，如穿刺标本中肿瘤组织的最大长度、肿瘤组织占穿刺标本最大百分比和阳性标本(Epstein,2011)。然而，如果一个肿瘤穿刺针数越多，那么与 TRUS 相比，穿刺阳性率和穿刺标本中肿瘤组织的最大长度可能会越大。此外，如果存在 Gleason 分级更高的病灶，则更有可能被取样(图 17-15)。

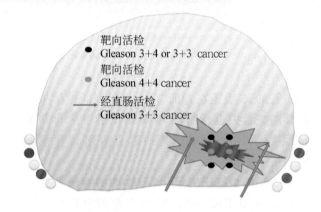

图 17-15 通过使用当前的风险分层系统，在左外周区，通过 TRUS 穿刺活检得到的 Gleason＝3＋4(分)病变可能被错误地归类为低危或高危 Gleason＝4＋4(分)病变，事实上，病变属于中危病变

如果影像引导下穿刺活检的趋势继续得不到控制，如果应用风险归因的标准，我们可能会发现接受穿刺活检患者的风险归因会系统性增加(见图 17-15)。因此，很可能需要新的基于靶向穿刺活检的风险预测模型。作为一种开始，纠正可能被认为是由靶向穿刺活检引起人为癌症风险的增加，可以考虑设计一个独立于阳性穿刺标本数的风险分层系统。

四、消融技术

许多消融技术可以进行局灶治疗(Ahmed et

al,2009b)。HIFU 和冷冻手术所需属性密切相关,是目前仅有的两种具有回顾性和前瞻性数据的治疗模式,这些数据证明了局灶消融治疗的可行性,并具有副作用小、对泌尿生殖系统的保护性更佳、对早期癌症控制更好的特点。在单中心研究中,光动力和间质光热疗法都展现出良好前景,目前正在进行多中心评估研究(Lindner et al,2009;Moore et al,2009)。近距离放射治疗、立体定向放射治疗、不可逆电疗、射频消融术(RFA)和前列腺毒素注射并没有纳入局灶治疗方案的评估,但可以类似应用磁性纳米粒子的磁共振热疗的局灶方式进行(Rubinsky et al,2008;Salvador-Morales et al,2009)。

(一)冷冻疗法

冷冻疗法是通过极低温度进行组织消融。它的第一个书面报道来自于 19 世纪的伦敦,Arnott将冰盐混合物应用于乳腺癌和宫颈癌治疗(Arnott,1851)。冷冻疗法通过多种途径来发挥作用,即:

1. **直接促使细胞内外冰晶的形成使细胞溶解。**

2. 使细胞内脱水并改变 pH。

3. 通过损伤血管造成缺血性坏死。

4. 通过冷冻激活抗肿瘤免疫反应。

5. 诱导细胞凋亡。

6. 诱导内皮损伤,导致血小板聚集形成微血栓。

7. 在复温过程中,由于渗透细胞肿胀和血管通透性过高诱导损伤。

有许多因素影响组织破坏的效率,即:

1. 冷冻速度。

2. 谷值温度。

3. 冻结时间。

4. 解冻速度。

5. 冻融循环次数。

6. **可以起到散热器作用的大型血管的存在或缺失。**

总体而言,最低冷冻温度达到 $-40\,^{\circ}\mathrm{C}$ 并持续 3 分钟足以消除肿瘤(Hoffmann and Bischof,2002)。其还证明温度高于 $-20\,^{\circ}\mathrm{C}$ 时细胞不可能完全死亡,尽管首次冻结温度为 $-20\,^{\circ}\mathrm{C}$ 时细胞并未完全损伤,但会被第二次冷冻周期破坏(Tatsutani et al,1996)。前列腺冷冻治疗后的组织病理学改变分为由凝固性坏死导致的早期变性阶段,和由纤维化、钙化和玻璃样化导致的后期修复阶段(Grampsas et al,1995;Borkowski et al,1996)。

尽管这种技术对前列腺癌治疗非常有效,但只有在重大技术发展之后,该技术才在前列腺癌治疗中变得非常有吸引力。主要是第三代冷冻治疗设备能够应用气体系统来提供快速冰冻和解冻周期(图 17-16)。此外,制造商已经开发出多探针系统,同时减少了每个冷冻探针的尺寸,因此可以

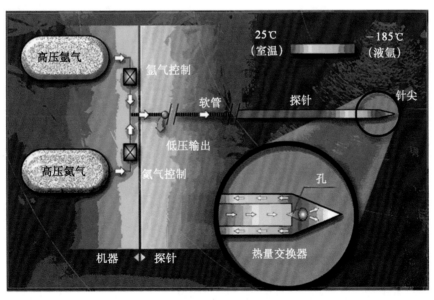

图 17-16　冷冻治疗的 Joule-Thomson 效应

提高消融的准确度(图 17-17)。最后,由于使用了安全措施,能够在治疗过程持续保证尿道温度,并对周围关键结构和治疗区域内的温度进行系统调节,使这种治疗的副作用显著降低。

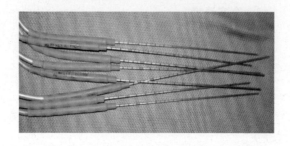

图 17-17　冷冻疗法探针(大小 17G)—IceRod 冷冻探针(Galil Medical, Arden Hills, MN)

前列腺组织的局灶冷冻治疗是在经直肠超声引导下通过近距离放疗网格模板或直接经会阴插入冷冻探针。此外,热电偶通常以同样方式在治疗区定位,避开 Denonvilliers 筋膜以及尿道括约肌和神经血管束等其他关键部位,这些由外科医师自行决定。在开始治疗前,需要进行尿道膀胱镜检查确定探针的位置;最后,在整个手术过程中插入尿道保温装置来保护尿道(图 17-18 至图 17-

25)。除了标准化技术之外,美国泌尿外科协会在 2008 年发布了一份指南,强调了实现有效冷冻治疗的最佳流程。该小组建议采用双冻融循环,并快速冻结至 $-40℃$,并缓慢的、几乎是被动的解冻以达到治疗目的。

(二)高能聚焦超声(HIFU)

超声指的是在人类听觉阈值(16kHz)以上的机械振动,并具有与组织相互作用产生生物学变化的能力。在锆钛酸铅等压电材料上应用交流电产生超声波(图 17-26 和图 17-27)。这些材料以与交流电相同的频率振荡,导致超声波可以在组织中传播。这反过来又导致了压力增加和减少的交替循环(分别为压缩和稀疏)。诊断性超声通常应用频率为 $1\sim20MHz$,但治疗性高能聚焦超声(HIFU)应用频率为 $0.8\sim3.5MHz$,治疗性超声波束提供比诊断性超声高出几倍的能量。治疗性超声可以分为两大类:低能($0.125\sim3W/cm^2$)和高能($5W/cm^2$)。前者可以刺激对损伤的正常生理反应,并加速药物透过皮肤等其他过程。高能超声在以局灶方式传导时可以选择性损伤组织(Hill and ter Haar, 1995)(图 17-28,图 17-29)。

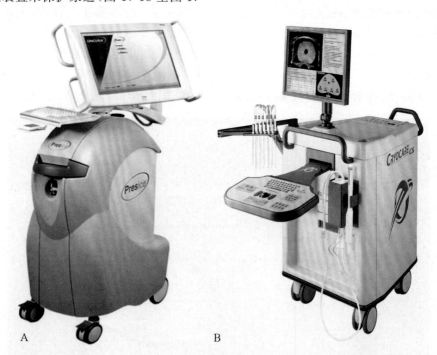

A　　　　　　　　　　　　　　　B

图 17-18　冷冻消融系统用于冷冻过程的操作规划和实时监测

A. 精准冷冻消融术系统(Galil Medical, Arden Hill, MN);B. Cryocare CS (Endocare/HealthTronics, Austin, TX)(B,得到 Endocare, Inc. 公司使用许可, a wholly-owned subsidiary of HealthTronics, Inc. © 2015 HealthTronics, Inc. All rights reserved.)

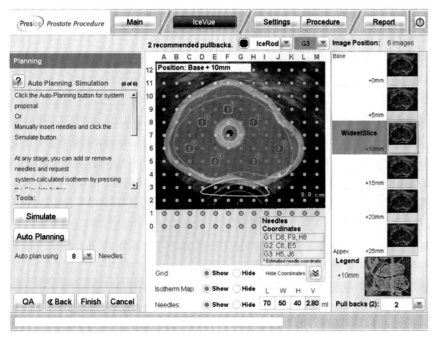

图 17-19 精准冷冻消融系统的截屏（Galil Medical，Arden Hill，MN）用于术前模拟和温度监测的用户界面

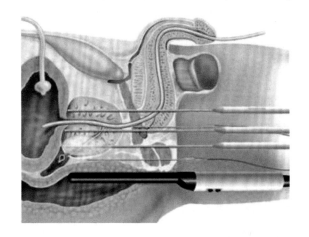

图 17-20 冷冻疗法是在超声引导下使用经会阴穿刺进入前列腺（Courtesy Galil Medical.）

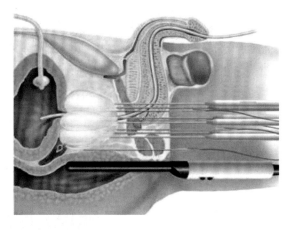

图 17-21 冰球囊可以把温度降低到 － 40℃ 到 －60℃。实施两个冻融循环

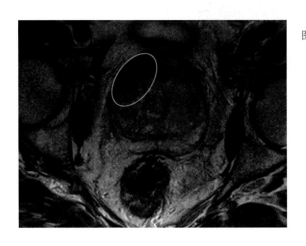

图 17-22 T$_2$ 加权磁共振成像（MRI）扫描一例 56 岁男性，前列腺特异性抗原（PSA）值为 8.9ng/ml，并在 2008 年进行了一次经直肠超声检查（TRUS）。在 2009 年，PSA 上升到 16ng/ml，他接受了另一次 TRUS 活检，显示 Gleason＝3＋3（分）且长度为 1mm 前列腺癌，所以他接受了主动检测。2013 年，PSA 再次上升到 18ng/ml，另一次活检显示了病灶内前列腺上皮内瘤变。最后，PSA 在 2014 年达到了 25ng/ml，这里显示的 MRI 扫描显示了前列腺右前部病变

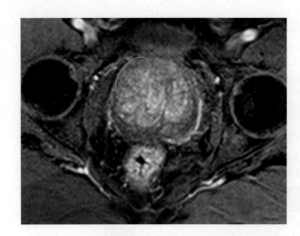

图 17-23　与图 17-22 为同一患者。病变在其他序列（弥散加权和动态对比序列）中也得到确认。在此，显示了使用钆造影剂的动态对比度增强扫描。针对该病灶的经会阴靶向穿刺活检显示，4 个穿刺标本中有 4 个呈阳性，其中 Gleason＝3＋4（分）肿瘤最大长度为 9mm

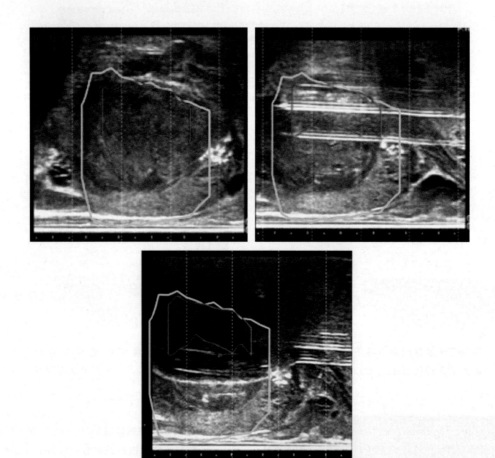

图 17-24　与图 17-22 和图 17-23 为同一患者。选择了局灶冷冻治疗。这是由图像融合引导的，穿刺针可以精确地插入病灶中，并确保在治疗过程中不超出病变区域边缘。红色代表磁共振成像（MRI）的病灶轮廓；绿色代表 MRI 的前列腺整体轮廓

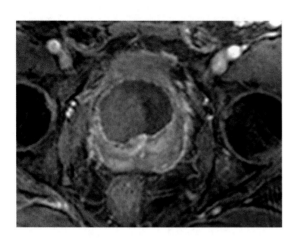

图 17-25　与图 17-24 为同一患者。在局灶冷冻治疗后 2 周的对比增强磁共振成像，结果显示在消融的区域显示低灌注的情况。未发生尿瘘，未影响勃起功能

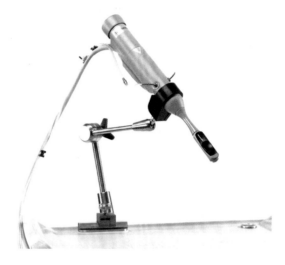

图 17-27　Sonablate HIFU 系统的经直肠探头有两种规格：3cm 和 4cm

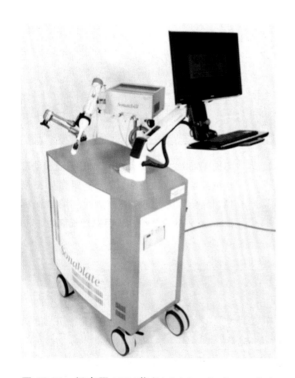

图 17-26　经直肠 HIFU 仪（high-intensity focused ultra-sound），Sonablate 3G 系统（SonaCare Medical，Indianapolis，IN）

依赖于超声波的物理特性，HIFU 通过声学透镜、碗形传感器或电子相控阵元件紧密聚焦于焦点。当超声在组织中传播时，会产生高、低压时相。当焦点处的能量密度足够高（高压时相）时，组织就会发生损伤。单一 HIFU 脉

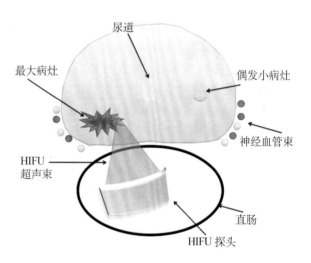

图 17-28　图示 HIFU 如何造成焦点处组织破坏，而近处的组织因处于低能量密度而不会发生损伤

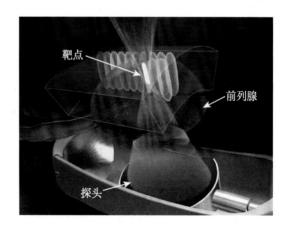

图 17-29　图示 HIFU 脉冲以雪茄或米粒样形状重叠覆盖靶标区域

冲或暴露所造成的消融区域一般较小,并可随着传感器参数调整变化。消融区域一般呈雪茄样或米粒状,大小为 1～3mm(横向)×8～15mm(纵向,沿超声波束方向)。在治疗实体肿瘤过程中,超声消融区域相邻并排从而达到更大的消融区域。导致组织损伤的两种主要机制是机械能转化为热能以及惯性空腔化。如果组织温度升高至 56℃ 以上并持续至少 1 秒,就会立即产生热毒性,导致细胞不可逆的凝固性坏死。事实上,在 HIFU 作用期间,所达到的温度要比这高得多,通常是在 80℃ 以上,因此即使作用时间较短也能够有效地导致细胞死亡。惯性空腔化也同时发生,但不可控因素也无法预测。它是由于压缩和舒张交替循环的结果。在舒张的时候,气体形成气泡从溶液中逸散并迅速消失。这种机械应力和热损伤导致细胞坏死(Kennedy,2005)。组织学改变为均匀凝固性坏死,随着炎性反应导致肉芽组织形成,标志是在治疗 1 周后在坏死区域周围出现未成熟成纤维细胞和新生血管生成。多形核白细胞迁移至治疗组织深处,2 周后治疗组织周围被增生组织修复。目前还没有从细胞水平关于修复过程的详细研究,但是通过超声和 MRI 显示治疗区域体积收缩,表明这些坏死区域被纤维瘢痕组织所取代。

为了可靠地消融整个肿瘤,需要对 HIFU 微小病灶制定精确治疗计划。此外,患者的体位移动也可导致治疗后肿瘤组织残留,即使在理想状态下,还有其他一些因素影响治疗效果,比如最为重要的热沉积效应和钙化。热沉积效应是指在 HIFU 脉冲路径中一个过度加热的区域会阻止超声波向靶点区域的传播。这种现象发生于 HIFU 脉冲间隔时间不足以冷却组织,或者囊肿等水含量高的区域。此外,高度血管化组织由于其血供的热沉积效应而难以进行热消融。钙化对 HIFU 脉冲的反射和屏蔽会导致靶组织达不到治疗温度。然而技术是不断进步的,在撰写这篇综述时,一些公司已经开发的 MRI-TRUS 融合系统已被证实可用于目的性治疗和治疗过程中实时磁共振监测(Dickinson et al,2013)(图 17-30 至图 17-40)。

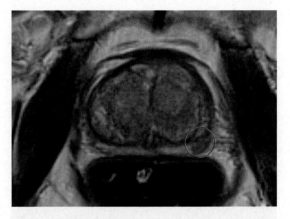

图 17-30　一名 65 岁老年男性,PSA 值为 6.5ng/ml,穿刺前 T₂ 加权 MRI 提示左侧外周带病变

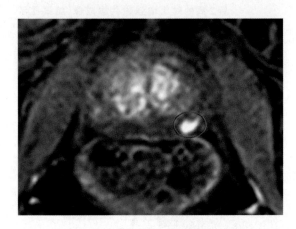

图 17-31　与图 17-30 为同一患者。经 MRI 弥散和动态对比证实前列腺内癌变,图为早期强化扫描图像。经会阴模板靶向穿刺活检,1 针穿刺标本 Gleason 评分为 3＋4(分)且病灶长度为 4mm

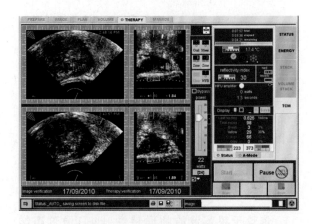

图 17-32　Sonablate HIFU 工作界面。红色为治疗区域。下边两张超声图像用于 HIFU 治疗对比的基准影像。还整合了其他安全功能,可以达到对每个脉冲的功率调控,进而实现对传输到前列腺的能量精准控制以防止副作用损伤

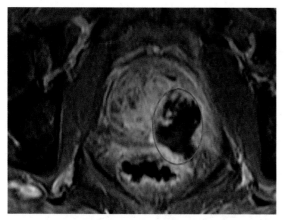

图 17-33　与图 17-30 至图 17-32 为同一患者。治疗后 MRI 图像,显示 HIFU 治疗后局部和邻近前列腺包膜外组织的典型改变

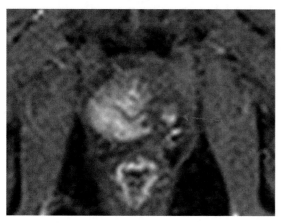

图 17-34　1 例 HIFU 治疗 12 个月后 MRI 扫描发现可疑复发病灶,并经过靶向穿刺活检证实,Gleason 评分为 3 + 4 (分)且病灶长度为 2mm。患者选择了再次 HIFU 局部治疗

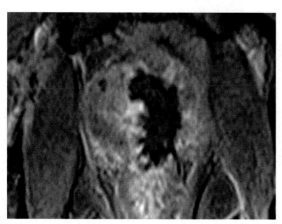

图 17-35　在早期接受重复 HIFU 治疗后,MRI 扫描提示达到了满意的治疗效果,2 年后的模板穿刺证实患者无肿瘤进展

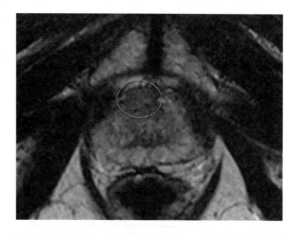

图 17-36　1 名 PSA 为 7.5ng/ml 的 66 岁男性,直肠指检正常,纳入了前列腺 MRI 队列研究,穿刺前接受了 MRI 扫描,医师和患者之间保持双盲。后来该患者接受了 TRUS 前列腺穿刺活检和经会阴模板穿刺活检,穿刺模板间距为 5mm。在 T_2 加权成像所示前列腺前部病变区域

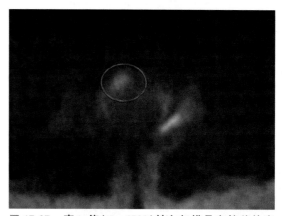

图 17-37　高 b 值(b = 1500)轴向扫描具有较差的空间分辨率,但当区域内具有高信号时,提示具有临床显著性的肿瘤

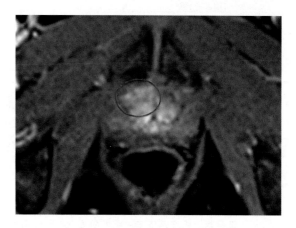

图 17-38　单独依靠增强扫描往往对病变的诊断意义不大,但是磨玻璃样增强与其他序列一致

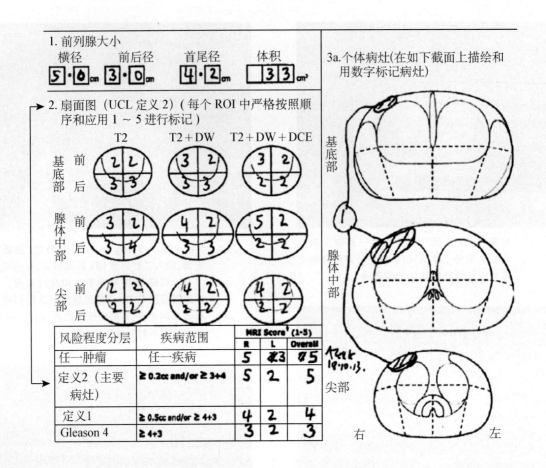

图 17-39　放射科医师所使用的评分表

区域	A/a/B	b/C	c	D	d	E/e	F/f/G
尖部		*9* / 12	*3* / 19		*1* / 15	*7* / 14	
尖部		*19* / 12	*15* / 14	*5* / 14	*13* / 14	*17* / 10	
后部	*12* / 16						*11* / 12
基底部	15	*10* / 14	*4*		*2* / 9	*8* / 12	
基底部	14	*20* / 15	*16* / 15	*6* / 12	*14* / 12	*18* / 12	

	无取样标本
	无阳性病理发现
	高级别前列腺上皮内瘤变 / 不典型胞浆
	临床无意义疾病（G3+3 不超过 3 mm）
	Gleason = 3+4 和（或）最大肿瘤长度 4 ~ 5mm
	Gleason ≥4+3 和（或）最大肿瘤长度超 6mm

注：网格中的数字代表最大肿瘤核心穿刺长度（mm）。

肿瘤概况							
肿瘤组织穿刺长度		总 Gleason 分级		最高 Gleason 分级		侵犯情况	
UK	ISUP	主要	次要	主要	次要	周围神经	淋巴血管
3	3	3	4	3	4	No	No

图 17-40　经会阴模板穿刺证实右前叶癌变，Gleason 评分 3＋4＝7 分，病灶长度 3mm。在 MRI 未能检测到的前列腺组织中穿刺发现小体积病变，Gleason 评分 3＋3＝6 分，这是单纯应用 MRI 无法具备的优点

不管使用何种方法和设备,技术原理和过程都是相似的。在所有的病例中,患者一般是在全麻或脊髓麻醉下,在耻骨上或尿道置入导尿管,并对治疗区域应用可行的技术(TRUS、MRI-TRUS融合、内支架 MRI)。过去鉴于有较高的可能发生尿潴留,一些患者进行了经尿道前列腺电切术(TURP),但是 HIFU 是以局灶治疗的形式进行,发生尿潴留的风险较低,因此 TURP 不再是标准治疗过程中的一部分。

(三)光动力学治疗

光动力学治疗应用光敏药物,在特定给药时间通过一定波长的光激活,需要组织氧来发挥治疗效果,在活化的药物反应下形成活性氧,从而直接发挥对治疗组织的损伤作用。光敏药物在组织或血管中激活,组织激活药物具有较长的药物-光时间间隔(通常是数小时到数天),这意味着药物和光在治疗过程中是单独给予的。这些药物通常需要较长时间才能从体内清除,并会积聚在皮肤中,因此几周之内患者须避免光照(因为这可能激活药物并引起类似晒伤的反应)。许多组织活性光敏药物在肿瘤组织中优先蓄积,这些包括氨基乙酰丙酸(ALA),可用于膀胱肿瘤的诊断,以及用于前列腺癌的疗效评估。血管激活药物具有药物-光时间间隔较短(数分钟)的优点,可允许整个治疗在一个疗程中完成。它们通常可迅速地从血液循环中排出,而不在皮肤中进行蓄积,因此在治疗后几小时不需要避光。

用于前列腺癌和其他间质肿瘤治疗的光束,是通过光纤传输到治疗部位的低功率激光。这些纤维只能在纤维的末端(如手电筒)或沿圆柱形扩散器(如舞台条形灯)传送光束。前列腺癌通常经会阴应用经直肠超声植入中空的塑料穿刺针,然后将圆柱形的弥散器沿塑料穿刺针进入适宜的长度并且将光敏剂对应波长的光束通过低功率激光

纤维传送至前列腺组织,其他方法包括经尿道光束传输和经腹手术开放性纤维置入。

(四)局部光热治疗

光热治疗是应用激光纤维直接在治疗区域内升温,而不需要光敏剂和组织内氧。靶点区域消融效果是可预测的、精确的、可控的。在光热治疗中,患者在全身麻醉或镇静状态下留置尿管,并在术后取出。通过经会阴途径,将末端开口的导管引入靶点病灶,并在验证位置正确后,插入激光纤维用以治疗。在早期的临床经验中,MRI 用于治疗并在 TRUS 引导下进行纤维置入和治疗。最近已有能应用于磁共振实时监控内支架消融治疗的磁共振兼容材料。

(五)不可逆式电穿孔局灶治疗

不可逆式电穿孔治疗是通过使用低能量直流电流永久地改变细胞稳态从而引起组织损伤。事实上,低电压的使用不仅避免了局部热效应,而且在细胞膜中形成纳米孔,进而导致细胞死亡。能量自发射器传输至插入肿瘤组织的电极穿刺针。不可逆式电穿孔治疗具有一些非常有吸引力的优势。首先,一旦置入电极穿刺针,治疗过程非常迅速,一般小于 5 分钟。其次,具有组织选择性,因此由于内部结构的不同,神经可能被保留,这对于具有血管神经束的前列腺组织尤为重要。

不可逆式电穿孔治疗的过程与其他通过穿刺针传递能量的治疗过程相似,需要全身麻醉、经耻骨上或尿道留置导尿管,电极探针在 TRUS 引导下通过近距离放疗网格模板经会阴穿刺置入。不同于冷冻治疗、光动力治疗、光热治疗需要将穿刺针置入或靠近治疗区域,电极穿刺针需要放置在病灶边缘,以保护周围不在电场中的结构(Li et al,2011)。患者也需全身麻醉以免受到电刺激(图 17-41 至图 17-43;也见于图 17-36 至图 17-39)。

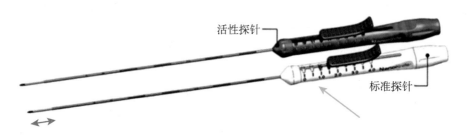

图 17-41　**不可逆式电穿孔探针**(Courtesy Angiodynamics.)

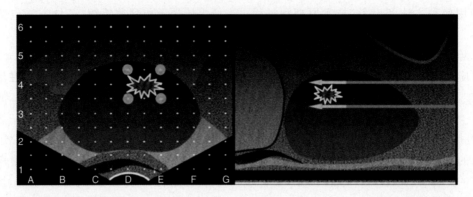

图 17-42 在不可逆电穿孔治疗过程中将探针并列放置在病变边缘,治疗所使用的是纳米刀

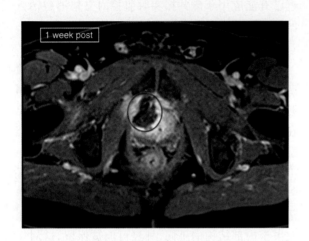

图 17-43 与图 17-36 至图 17-40 为同一患者。局灶不可逆式电穿孔治疗,MRI 图示消融效果覆盖了之前的前列腺癌病变区域

(六)射频消融治疗

射频消融(RFA)是通过将射频波转换成热能导致热损伤。高频电流从针状电极流向靶点组织,发生离子搅拌和热量释放,导致分子摩擦、蛋白质变性和细胞膜崩解。细胞和组织的消融效果随着消融时间和局部温度的变化而变化。体外实验证实,肿瘤细胞株和正常细胞株经过 45℃ 持续 60 分钟、55℃ 持续 5 分钟、70℃ 持续 1 分钟均会出现不可逆的时间-温度依赖性损伤。这种效应在 50℃ 需要持续 4～6 分钟才能发生,超过 60℃ 则可迅速发生。当温度超过 105℃ 时组织发生汽化,导致气体生成,从而影响组织达到有效的射频损伤。射频消融的目的是使整个肿瘤达到 50～100℃。在射频消融后,组织学研究表明发生了典型的凝固性坏死,其特征是细胞膜破坏、蛋白质变性、血管血栓形成。包绕外周脂肪的外生型肿瘤组织比拥有血管结构的中心肿瘤组织有更好的治疗效果,因为血管结构可以发挥散热作用。

在治疗中,于患者身上放置接地垫,射频消融探针插入消融区域,通过计算机来控制发生器产生持续的一定频谱的电波。双极射频消融可降低单极射频消融所导致的意外灼伤。组织对这种单极电流的阻抗从而导致局部组织产热,这是细胞杀伤效应的基础。

射频消融达到的温度取决于发生器功率、组织阻抗、导热率和局部血液循环产生的散热效应。目前市面上销售的射频消融设备是基于温度或基于阻抗来划分的。这意味着计算机控制的发生器基于消融过程中监测的组织平均温度或测量阻抗来调整向探针提供的能量。

在消融过程中,因为组织发生干燥和炭化时,会导致导电阻抗明显增高。射频消融技术可被分为干式、湿式两种。后者采取在消融过程中持续向组织内灌注生理盐水而降低炭化的程度,从而防止阻抗过早地升高。目前已有一种应用于前列腺癌治疗的设备处于实际应用评估中(图 17-44 和图 17-45)。

(七)结果

1. 局灶冷冻治疗

作为一线治疗方案的局灶冷冻治疗大多数数据都来自于 COLD(Cryo On-Line Database)注册中心,这是一个由私人公司支持、研究公司(Watermark, Indianapolis, IN)和医疗咨询委员会共

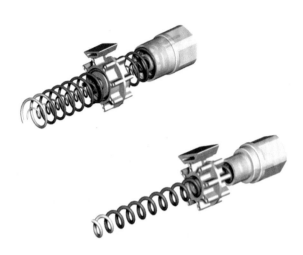

图 17-44　用于双极射频消融的 Encage 设备（Courtesy Trod Medical）

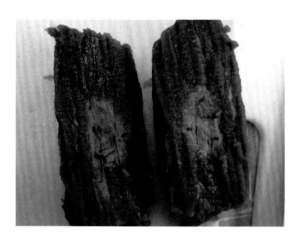

图 17-45　这是一块用 Encage 设备"处理"过的牛肉，中间为变性组织。目前该设备正在人类中进行临床试验

同运营的在线数据库。该注册中心对于患者没有限制，皆由外科医师依据经审查委员会批准的参考指南选择。

在最近的一份来自 COLD 中心的报告中（Ward and Jones,2012），1160 例前列腺癌患者接受局灶冷冻治疗，3 年生化无进展生存率（BDFS）为 75.7%，由于生化复发，仅接受穿刺的患者中穿刺活检阳性率为 26.3%；如果将整组患者考虑在内，活检阳性率为 3.7%。就功能结果而言，1.6% 的男性出现尿失禁，而 41.9% 的男性出现勃起功能障碍，只有 0.1% 的患者发生直肠尿道瘘。

尽管研究人员做出了努力，样本量也很大，但 COLD 中心仍存在一些重大缺陷，如缺乏录入标准、现场质量控制、数据的可追溯性以及缺乏患者报告效果评价（patient-reported outcome measures,PROM）。其他小样本系列研究报道了局灶冷冻治疗后的效果，但迄今为止没有一个系列研究设有对照组，也没有一个系列研究在效果评价方面有严格的设计（Onik et al,2008；Truesdale et al,2010；Bahn et al,2012）。

2. 局灶高能聚焦超声（HIFU）治疗

一些前瞻性研究使用可靠与客观的效果评价和患者报告效果评价（PROM）对治疗后功能性和肿瘤效果进行严格和系统的评估（Ahmed et al,2011 a,2012 a）。在这些试验中，局灶高能聚焦超声（HIFU）后穿刺活检阳性率为 11%～23%，而发现明显的肿瘤残留的概率为 0～8%。此外，勃起功能和控尿功能保留的概率分别为 86%～95% 和 95%～100%。

其他关于 HIFU 治疗的研究报告了一些有趣的发现。一项系列研究包括了 12 例低危至中危单侧叶病变的前列腺癌患者，随访至少 7.5 年，5 年生化无进展生存率（BDFS）为 90%，10 年 BDFS 为 38%；癌症特异性生存率（CSS）为 100%（El Fegoun et al,2011）。另一项对一组相似患者中应用局灶 HIFU 和全腺体 HIFU 的治疗结果进行回顾性对照研究，不同之处仅在于肿瘤的单侧与双侧发病（Muto et al,2008）。两组患者穿刺活检阳性率无显著差异（10.8% vs.12.7%；$P=0.85$）。

3. 局灶光动力学治疗

除了一项 I 期研究无完全消融肿瘤的方法之外，迄今为止，只有一项有关使用药物 WST-11 进行局灶光动力学治疗的 II a-b 期研究（Moore et al,2006；Azzouzi et al,2013）。在这项研究中，评估了 85 例中低风险前列腺癌患者的最佳光动力治疗最佳参数以及毒性。在这些患者中，68 例（80%）病灶位于单侧叶，根据协议标准程序接受半消融治疗。根据药物剂量和能量光束，6 个月后接受半腺体消融治疗的患者穿刺阴性率为 17.4%～38.1%。基于有效的 PROM，9 例患者出现勃起功能障碍，经治疗后症状略有改善。然而，应该注意的是，功能评估研究应该囊括整个研究群体,包括接受全腺体治疗的患者;此外,没有应用专门用于评估尿控功能的 PROM 体系。

总之,目前仅在Ⅱa-b 期试验中评估了局灶光动力学治疗,在毒性方面有令人欣喜的结果,在功效方面有不同的结果。在撰写本报告时,一项Ⅲ期随机对照试验(RCT)对极低危前列腺癌患者中光动力学治疗和主动监测的结果和安全性进行对照研究,招募 400 例患者按 1:1 随机分配。然而许多人认为这些患者并不代表选择积极治疗的理想人群,因为主动监测对他们来说是一个安全的选择。但需要承认的一点是,这是第一次将局灶治疗与标准治疗方式进行对照研究的Ⅲ期临床试验。

4. 局灶光热治疗

光热疗法是一种严格限制的局灶疗法,只应用于病变范围较小的癌症。迄今为止,已经完成了两个Ⅰ期和一个Ⅱa 期应用局灶光热疗法的临床试验(Lindner et al,2009,2013;Oto et al,2013)。总体而言,患者在治疗后接受系统穿刺活检,治疗区域肿瘤残留病灶的发生率为 22%～33%。研究报道,96%～100%患者保留了性功能,100%患者保留尿控功能,尽管对尿控功能的评价没有特异性 PROM 评分。

光热治疗是一种有前景的新能源治疗方式,在泌尿生殖系统中有良好的治疗效果,肿瘤控制的效果限制在较小体积肿瘤靶点内。此外,光热治疗的操作时间也较长(2.5～4 小时)。相信通过更大规模的多中心Ⅱb 期临床试验,有助于探索更有效的能量传输参数和治疗方法的可重复性。

5. 局灶不可逆式电穿孔治疗

目前仅有 2 项关于局灶不可逆式电穿孔治疗的报道(Brausi et al,2011;Valerio et al,2014)。在仅有的一项应用穿刺活检的研究中,患者残留病灶穿刺阳性率为 27%。勃起功能保留的概率为 89%～100%,而尿控率保持在 100%。这项技术非常有前景,但仍处于早期评估阶段。一项应用 PROM 和治疗区域靶向穿刺活检的前瞻性Ⅱa 期临床试验将更好地阐明这项技术的短期结果。最近我们已系统回顾了相关实验数据。

五、总体数据

大量系列研究对前列腺癌的局灶治疗进行了初步分析(表 17-2)(Madersbacher et al,1995;Zlotta et al,1998;Beerlage et al,1999;Souchon et al,2003;Bahn et al,2006;Moore et al,2006;Ellis et al,2007;Onik et al,2007;Muto et al,2008;Murat et al,2009a;Lindner et al,2010a;Raz et al,2010;Truesdale et al,2010;Ahmed et al,2011a;El Fegoun et al,2011;Tay et al,2011;Ahmed et al,2012d;Bahn et al,2012;Chopra et al,2012;Dickinson et al,2012;Nguyen et al,2012;Ward and Jones,2012;Barret et al,2013;Napoli et al,2013)。

这些文献中报道了 2232 名患者接受了局灶治疗。6 项系列研究应用冷冻手术、12 项应用 HIFU、1 项应用光动力学治疗、3 项光热疗法、1 项射频间质肿瘤消融术(RITA)和 1 项 MRI 引导下近距离放射疗法、1 项结合了各种消融技术,中位随访时间为 0～10.6 年(总体范围为 0～11.1 年)。

在我们的综述中,大多数研究使用某种形式的术前 MRI 结合穿刺活检作为选择纳入患者的标准;最近的一些系列将这种模式用于治疗计划(表 17-3)。最新的前瞻性试验将多参数 MRI 和前列腺模板穿刺活检相结合。以最大限度地减少残余未治疗的临床显著性前列腺癌区域的可能性。其他用于术前评估工具还包括经直肠多普勒超声。总之,在纳入的主要系列研究中,2 项系列研究仅应用 TRUS 引导下穿刺活检,2 项系列研究应用 TRUS 引导下穿刺活检和多普勒超声,6 项系列研究应用 TRUS 引导下穿刺活检和 MRI,4 项系列研究应用模板靶向前列腺穿刺活检和 mpMRI。还有 11 项研究未进行术前评估。

表 17-2 局部疗法的病例系列研究显示疾病控制结果

系列研究实验	消融方式	PSA (ng/ml)	术前活检 Gleason 评分	风险等级	随访	肿瘤存在情况	临床显著性癌症存在情况	BDFS	PSA 动力学(除非另有说明,最后随访)
Madersbacher et al,1995	HIFU	平均数 24(范围 2~82.8)	NR	NR	几小时(平均数/中位数 NR)	29/29(100%)	NR	NR	NR
Zlotta et al,1998	RITA	NR	NR	NR	平均数/中位数 NR(范围 0 天~3 个月)	14/14(100%)	NR	NR	NR
Beerlage et al,1999	HIFU	平均数 10.8(范围 3.5~20)	NR	NR	8.5 天中位数(范围 7~12 天)	13/14(93%) 4/14(29%)治疗区域存在残余肿瘤	NR	NR	NR
Souchon et al,2003	HIFU	NR	NR	NR	NR	NR	NR	NR	NR
Moore et al,2006	PDT	中位数 6.95(范围 1.9~15)	3+3:6(100%)	NR	NR	6/6(100%)	NR	NR	NR
Bahn et al,2006	冷冻消融术	平均数 4.95(范围或 SD NR)	≤6:23(74%) 7:8(26%)	NR	70 个月平均(范围 2~107 个月)	1/25(4%)	NR	92.9%	NR
Onik et al,2007	冷冻消融术	平均数 8.3(范围或 SD NR)	NR	低:26(48%) 中:20(36%) 高:9(16%)	3.6 年平均数(范围 1~10 年)	活检患者:4/30(13%)所有患者:4/55(7%)	NR	3 年:95%	平均数 2.4(SD-NR)
Ellis et al,2007	冷冻消融术	平均数 7.2(SD 4.7)	≤6:NR(78.3%) 7:NR(20%) ≥8:NR(1.7%)	低:40(66.7%) 中:14(23.3%) 高:6(10%)	12 个月中位数(范围 3~36 个月)	治疗侧活检患者:14/35(40%);1/35(3%)治疗侧所有患者:14/60(23%);1/60(1.7%)	NR	80.4%	中位数 1.7(IQR NR)
Muto et al,2008	HIFU	中位数 5.4 范围 0.2~25.1	未知:2(6.9%) ≤6:16(55.2%) 7:6(20.7%) ≥8:5(17.2%)	NR	34 个月中位数(范围 8~45 个月)	6 个月:3/28(10.7%) 12 个月:4/17(23.5%)	NR	2 年 低危:83.3% 中危:53.6%	36 个月:平均数 1.89(SD 1.51)

（续 表）

系列研究实验	消融方式	PSA (ng/ml)	术前活检 Gleason 评分	风险等级	随访	肿瘤存在情况	临床显著性癌症存在情况	BDFS	PSA 动力学(除非另有说明,最后随访)
Murat et al., 2009a	HIFU	NR	NR	低:33 (59%) 中:23 (41%)	42 个月中位数 (NR)	NR	NR	3年:76% 5年:60%	首次 HIFU 后最低值:平均数 0.5(NR) 二次 HIFU 后最低值:平均数 0.47(SD NR)
Lindner et al., 2009	光热激光术	平均数 5.7 (SD 1.1)	3+3;12 (100%)	低危:12(100%)	6个月	6/12 (50%) 4/12 (33%) 治疗区域	2/12 (17%)	NR	NR
Lindner et al., 2010a	光热激光术	中位数 4.2 (范围 2.9 ~ 14.8)	3+3:2 (50%) 4+3:2 (50%)	NR	1周	4/4 (100%) 治疗区域无残余肿瘤	NR	NR	NR
Raz et al,2010	光热激光术	中位数 3.76(范围 2.74 ~ 4.79)	3+3:2 (100%)	低:2 (100%)	≤1个月	NR	NR	NR	NR
Truesdale et al., 2010	冷冻消融术	平均数 6.54(SD 4.87)	≤6:50 (65%) 7:25 (32%) 8:2 (3%)	低:44 (57%) 中:31 (40%) 高:2 (3%)	中位数 24 个月 (0~87个月)	治疗区域活检患者:10/22 (45.5%);3/22 (14%) 治疗区域所有患者:10/77 (13%);3/77 (3.9%)	NR	72.7%	平均数 1.23(SD 1.38)
El Fegoun et al., 2011	HIFU	平均数 7.3 (范围 2.6~10)	≤3+3:10 (83%) 3+4:2 (17%)	NR	中位数 10.6年(范围 7.5 ~ 11.1 年)	1/12 (8%)	0/12	5年:90% 10年:38%	中位数 1.5 (范围 0.1-6.8)
Ahmed et al., 2011a	HIFU	中位数 7.3 (范围 3.4 ~ 11.8)	NR	低:5 (25%) 中:15 (75%)	12个月	2/19 (11%)	0/19	NR	12 个月:平均数 1.5 (SD 1.3)

（续　表）

系列研究实验	消融方式	PSA (ng/ml)	术前活检 Gleason 评分	风险等级	随访	肿瘤存在情况	临床显著性癌症存在情况	BDFS	PSA 动力学（除非另有说明，最后随访）
Ward and Jones, 2012	冷冻消融术	可用 1149 (99%) <4:211(18%) 4 至 <10:782 (68%) 10 至 <20:126 (11%) >20:30 (3%)	可用 1148 (99%) ≤6:844 (74%) 7,240 (21%) ≥8:64 (5%)	可用 1157 (99%) 低:541 (47%) 中:473 (41%) 高:143 (12%)	平均数 21.1 个月 (SD 19.7)	活检患者:43/163(26.4%) 所有患者:43/1160(3.7%)	NR	3 年:75.7%	NR
Tay et al,2011	MRI 引导 HIFU	NR	NR	NR	NR	0/1	NR	NR	NR
Chopra et al, 2012	MRI 引导 HIFU	平均数 6.2 (范围 2.7~13.1)	3+3:2 (25%) 3+4:4 (50%) 4+3:2 (25%)	NR	<2 小时	8/8 (100%)	6/8 (75%)	NR	NR
Bahn et al,2012*	冷冻消融术	中位数 5.4 (范围 0.01~20)	3+3:30 (41%) 3+4:25 (34%) 4+3:18 (25%)	低:24 (33%) 中:49 (67%)	中位数 3.7 年 (范围 1~8.5 年)	12/48 (25%) 11 未治疗侧活检阳性；1 治疗侧活检阳性	5/48 (10%) 治疗侧活检阳性	NR	36 个月：平均数 2.1 (SD 3.8)
Ahmed et al, 2012d	HIFU	中位数 6.6 (范围 5.4~7.7)	3+3:13 (32%) 3+4:24 (59%) 4+3:4 (10%)	低:11 (27%) 中:26 (63%) 高:4 (10%)	12 个月	9/39 (23%)	3/39 (8%)	NR	中位数 1.9 (IQR0.8~3.3)
Dickinson et al, 2012*	HIFU	NR	3+3:31 (35%) 3+4:50 (57%) 4+3:7 (8%)	NR	中位数 32 个月 (范围 24~69 个月)	20/72 (28%)	10/2 (14%)	Phoenix 71/87 (82%) Stuttgart 57/87 (66%)	NR
Nguyen et al, 2012	MRI 引导近距离放射治疗	中位数 5.0 (IQR 3.8~6.9)	3+3:280 (88%) 3+4:38 (12%)	低:265 (83%) 中:53 (17%)	5.1 年 (IQR2.8~7.3 年)	活检患者:17/24 (71%) 所有患者:17/318(5.3%)	NR	Phoenix: 5 年:91.9% 8 年:78.1% Phoenix 和 PSAV >0.75/年	NR

（续 表）

系列研究实验	消融方式	PSA (ng/ml)	术前活检 Gleason 评分	风险等级	随访	肿瘤存在情况	临床显著性癌症存在情况	BDFS	PSA 动力学(除非另有说明,最后随访)
Napoli et al, 2013	MRI 引导 HIFU	中位数 8.8	3+3:3 (60%) 3+4:2 (40%)	NR	平均数 9 个月 (范围 7~14 个月)	5/5 (100%)	NR	5 年:91.9% 8 年:86.2%	NR
Barret et al, 2013	HIFU 21 (20%) 近距离放射治疗 12 (11%) 冷冻消融术 50(47%) PDT 23 (22%)	平均数 6.1 (IQR 5~8.1)	3+3:106 (100%)	低:106 (100%)	中位数 9 个月 (范围 6~15 个月)	NR	NR	NR	12 个月:中位数 2.7 (IQR 1~4.4)

* 此系列研究与之前报告的部分重叠

BDFS. 生化无病生存；HIFU. 高能聚焦超声；IQR. 四分位数范围；MRI. 磁共振成像；NR. 未报告；

PSA. 前列腺特异性抗原；PSAV. PSA 速度；PDT. 光动力疗法；RITA. 射频间质肿瘤消融术；SD. 标准差

表 17-3　**局灶疗法的病例系列研究中的毒性和功能结果**

系列研究实验	并发症	控尿功能	勃起功能 （插入性交的能力）	直肠毒性
Madersbacher et al,1995	NR	NR	NR	NR
Zlotta et al,1998	NR	NR	NR	NR
Beerlage et al,1999	NR	NR	NR	直肠尿道瘘:0/14（0） 会阴疼痛:14/14（100%） 直肠出血:NR 腹泻:NR PROM:NR
Souchon et al,2003	NR	NR	NR	NR
Moore et al,2006	尿潴留:1/6（17%） 尿路狭窄:NR UTI:1/6（17%） 结果评估:NR	无尿垫:NR 无漏尿:5/6（83%） PROM:AUA-7	1/3（33%） PROM:短暂性功能	直肠尿道瘘:0/3（0） 会阴疼痛:NR 直肠出血:2/6（33%） 腹泻:2/6（33%） PROM:NR
Bahn et al,2006	NR	无尿垫:28/28（100%） 无漏尿:NR PROM:NR	24/27（88.8%） PROM:简要性功能 　　指数	NR
Onik et al,2007	NR	无尿垫:24/25（96%） 无漏尿:NR PROM:NR	44/51（86%） PROM:NR	NR
Ellis et al,2007	NR	无尿垫:55/55（100%） 无漏尿:53/55（96.4%） PROM:NR	24/34（70.6%） PROM:NR （术前提供真空疗法 　和口服治疗勃起功 　能障碍）	直肠尿道瘘:0/34（0） 会阴疼痛:NR 直肠出血:NR 腹泻:NR PROM:NR
Muto et al,2008	尿潴留:NR 尿路狭窄:1/25（4%） UTI 1/25（4%） 结果评估:NR	无尿垫:NR 无漏尿:NR PROM：UCLA-EPIC, IPSS	NR	NR
Murat et al,2009a	NR	NR	28/52（54%） PROM:IIEF-5	NR
Lindner et al,2009	尿潴留:无 尿路狭窄:无 UTI:无 结果评估:NR	无尿垫:12/12（100%） 无漏尿:12/12（100%） PROM:IPSS	NR（100%） PROM:IIEF-5	直肠尿道瘘:0/12（0） 会阴疼痛:3/12（25%） 直肠出血:无 腹泻:无 PROM:NR
Lindner et al,2010a	NR	NR	NR	NR

（续 表）

系列研究实验	并发症	控尿功能	勃起功能 （插入性交的能力）	直肠毒性
Raz et al,2010	NR	NR	NR	NR
Truesdale et al, 2013	NR	无尿垫:77/77（100%） 无漏尿:NR PROM:IPSS	NR PROM:IIEF	NR
El Fegoun et al, 2011	尿潴留:1/12（8%） 尿路狭窄:无 UTI:2/12（16%） 结果评估:NR	无尿垫:12/12（100%） 无漏尿:NR PROM:IPSS	NR	NR
Ahmed et al, 2011a	尿潴留:无 尿路狭窄:1/20（5%） UTI:No 结果评估:NR	无尿垫:19/20（95%） 无漏尿:18/20（90%） PROM: UCLA-EPIC,IPSS	19/20（95%） PROM:IIEF-15	直肠尿道瘘:0/20（0） 会阴疼痛:NR 直肠出血:NR 腹泻:NR PROM:FACT-P
Ward and Jones, 2012	尿潴留: 6/518（1.1%） 尿路狭窄:NR UTI:NR 结果评估:NR	无尿垫: 499/507（98.4%） 无漏尿:NR PROM:NR	169/291（58.1%） PROM:NR	直肠尿道瘘:1/507（0.2%） 会阴疼痛:NR 直肠出血:NR 腹泻:NR PROM:NR
Tay et al,2011	NR	NR	NR	NR
Chopra et al, 2012	NR	NR	NR	NR
Bahn et al, 2012*	NR	无尿垫:73/73（100%） 无漏尿:NR PROM:NR	36/42（86%） PROM:IIEF-5	直肠尿道瘘:无 会阴疼痛:NR 直肠出血:NR 腹泻:NR PROM:NR
Ahmed et al, 2012d	尿潴留:1/41（2.4%） 尿路狭窄:无 UTI:无 结果评估:NR	无尿垫:40/40（100%） 无漏尿:39/39（100%） PROM: UCLA-EPIC,IPSS	31/35（89%） PROM:IIEF-15	直肠尿道瘘:可疑 1/41（2.4%） 会阴疼痛:NR 直肠出血:NR 腹泻:NR PROM:NR
Dickinson et al, 2012*	NR	无尿垫:86/87（99%） 无漏尿:56/66（85%） PROM: IPSS, UCLA-EPIC	76/85（89%） PROM:IIEF-15	直肠尿道瘘:1/88（1%） 会阴疼痛:NR 直肠出血:NR 腹泻:NR PROM:NR
Nguyen et al, 2012	NR	NR	NR	NR
Napoli et al, 2013	NR	NR	NR	NR

（续　表）

系列研究实验	并发症	控尿功能	勃起功能 （插入性交的能力）	直肠毒性
Barret et al， 2013	尿潴留：9/106（8%） 尿路狭窄：1/106（1%） UTI：无 结果评估： Clavien-Dindo 分类 （13% 并发症发生率， 2% 主要）	无尿垫：106/106（100%） 无漏尿：NR PROM：IPSS	NR PROM：IIEF-5	直肠尿道瘘：1/106（1%） 会阴疼痛：1/106（1%） 直肠出血：0 腹泻：NR PROM：NR

* 此系列研究与之前报告的部分重叠

AUA. 美国泌尿外科学会；FACT-P. 癌症治疗功能评估-前列腺；IIEF. 国际勃起功能指数；IPSS. 国际前列腺症状评分；NR. 未报告；PROM. 患者报告的结果评估；UCLA-EPIC. 加州大学洛杉矶分校-扩展前列腺指数综合报告；UTI. 尿路感染

此外，所有报道的系列研究都对所有已知的癌症区域进行治疗，但目前没有系列研究明确指出，主要针对主体瘤灶进行治疗，而未对小体积、低级别的病灶进行治疗。在正在进行的临床试验中，大多数都是针对所有已知的肿瘤病灶进行治疗，还有 3 项试验明确针对主体瘤灶或临床有意义病灶进行治疗，并积极监测未治疗的小体积、低级别的肿瘤病灶。

在针对 1160 例患者应用冷冻消融治疗的最大型系列研究中，以及另一项应用 HIFU 多种方案的系列研究中（n=88），均无法确定每位患者的组织消融程度。其余的研究中应用前列腺半腺体消融或局灶消融，其中 12 例应用半腺体消融或延长的"犬腿"或"曲棍球棒"方法（患者数目 537 例，应用数据年龄的相对百分比为 49%）；16 例应用局灶或前列腺带区消融（562，51%），3 例在出现多灶性疾病时应用双侧局灶消融（65，6%）。局灶治疗系列研究的系统评价在表 17-3 显示了所示的全部结果。

（一）副作用、并发症和生存质量

14 项局灶治疗系列研究报道了住院时间，其中位住院时间为 1 天。其他围术期结果的报道较少，只有一项研究应用了一项标准化分类（Dindo-Clavien 分类）。最常见的并发症包括尿潴留、尿路狭窄和尿路感染，发生率分别为 0~17%、0~5%、0~17%。只有五项研究实际报道了以上内容。在 9 项研究中，**应用规范问卷报道了泌尿系统功能评估；医师们报道了**

五项研究中并发症的发生率。应用规范问卷，无尿垫的控尿率为 95%～100%，无漏尿率为 83%～100%（见表 17-3）。

应用 10 项规范问卷的研究报道了勃起功能情况，3 项研究中医师描述了并发症的发生率。仅考虑应用患者"治疗意向分析"评估局灶治疗的临床研究中，当应用规范问卷时，54%～100% 的患者［有或没有磷酸二酯酶 5 型抑制药（PDE5I）药物］拥有足够插入阴道的勃起功能。临床医师报道的勃起率为 58.1%～85%。一项研究评估了局灶冷冻消融术后真空装置和口服治疗（阴茎康复）的系统应用。其未验证的研究结论显示，70.6% 男性（24/34）具有性行为能力。全腺体冷冻治疗后的勃起功能维持率为 10%～25%。

直肠毒性报道通常较少。例如，仅在 10 项系列研究中明确报道了是否发生了直肠尿道瘘。据报道，**直肠尿道瘘管发生率为 0~1%**；1 项系列研究报道中 41 例男性患者中有 1 例直肠毒性等级为 3 级，保守治疗可能会导致潜在的直肠尿道瘘。最后，在这些研究中很少应用 PROM 表来评估整体生活质量，只有 3 篇文献报道了 PROM 结果；在一项应用前列腺半腺体 HIFU 治疗的研究中，患者应用癌症治疗-前列腺功能评估（FACT-P）方式评估了稳定生活质量评分，而另一项研究应用了同一方式评估患者在局灶 HIFU 治疗后出现轻微的恶化程度。

（二）癌症控制

除了 6 项早期可行性试验通过分析根治性前

列腺切除术后病理大切片从而特异性证实组织消融效果以外,在方案中其他 9 项系列研究纳入强制性常规局灶治疗后的穿刺活检验证疗效。在早期 6 项系列研究中,应用消融技术评估安全性,并在无特定计划进行完全消融整个肿瘤的情况下评估治疗效果。6 项早期可行性试验总共有 74 例男性患者接受了根治性前列腺切除术,但其中 73 例患者发现了残留病灶。

其他的 9 项系列研究中,3 项系列研究只对治疗侧进行前列腺穿刺活检,其余 6 项系列研究还将对侧进行前列腺活检。**当进行常规治疗后的穿刺活检时,临床显著性前列腺癌的发生率为 0～17%**(患者总数为 202)。当考虑临床非显著性前列腺癌时,排除了一项旨在关注安全性而非消融效果的可行性试验后,4%～50%的患者治疗后穿刺活检呈阳性(患者总数为 255)。当仅为"病因"进行穿刺活检时,所有类型癌症穿刺活检的总阳性率为 13%～71%;当考虑到参与这些系列研究的所有患者时,该百分比为 3.7%～23%。这些系列研究中没有一项报道了穿刺活检的患者中临床显著性癌症的百分比。两项系列研究评估了治疗区域中残留肿瘤病灶的情况;当仅考虑进行穿刺活检的患者时,治疗区域中的残瘤率为 3%～14%;当评估所有接受治疗的患者时,残瘤率为 1.7%～3.9%。

5 项系列研究报道了应用 Phoenix 标准定义生化控制。其他定义采用美国治疗放射学和肿瘤学会(ASTRO)(5 项系列研究)、斯图加特(1 项系列研究)和 Phoenix(凤凰城)每年超过 0.75ng/ml 的 PSA 速率(1 项系列研究)。生化控制的 8 年随访结果为 86.2%(318 例患者),5 年随访结果为 60%(56 例患者)。从基线到治疗后 12 个月之间,PSA 减少了 66%～80%。只有 12 项系列研究报道了需要进行二次局灶治疗的概率为 0～34%。14 项系列研究报道了"挽救性局灶治疗"(应用不同方式或最终应用全腺体治疗)的概率为 0～33%。另外一项可行性试验报道进行二次局灶治疗(67%)和挽救性治疗(83%)的比例。由于治疗目的不是杀灭所有肿瘤,所以在整体范围内未考虑这些进行二次治疗的百分比。在大多数研究中未报道转移性疾病,因为随访时间太短而相当大比例的患者不足以发生转移。然而,调查结果也显示,上述患者发生转移比率极低(0～0.3%)。在考虑癌症特异性生存率(CSS)时,其比率非常高,正如预期,几乎所有报道的系列研究中都存在一致的小样本数和短期随访。在规定的随访期间,局灶治疗后没有患者死于前列腺癌。在随访期间,有 4 例患者死于其他原因。**3 项研究报道了"三连胜"(无尿失禁;足以插入阴道的勃起性交功能;12 个月或更长时间的癌症控制)的发生率为 50%～89%。**

六、局灶治疗后的随访

早期可行性研究表明,在高达 90%～95%的患者中保留泌尿生殖功能并没有直肠毒性发生(Ahmed et al,2011a,2011d)。他们研究证实几乎没有并发尿失禁的阴茎勃起功能障碍发生率约为 15%。这些研究应用多种方法来确认前列腺单侧肿瘤,包括 TRUS 引导下穿刺活检、TRUS 检查和模板定位穿刺活检。总体而言,由于其回顾性随访时间较短并且患者数量较少,因此报道的标准性较差。

评估局灶治疗的方案应纳入临床试验中,以确定关键的中期结果评估,从而确定局灶治疗方案的成功或纳入建议的标准治疗的替代方案。这绝非易事:理想中的结果(转移和死亡)需要至少持续 10 年的临床试验,因为前列腺癌筛查检测到的前列腺癌群体有较大的时间偏倚,因此在标准治疗中提出了前列腺癌复发的替代标志物。根治性手术应用的 PSA 阈值小于 0.2ng/ml,放疗应用 ASTRO Phoenix 共识标准,即 PSA 连续两次上升至谷值以上(Roach et al,2006)。另一方面,前列腺癌主动监测应该应用临床、组织病理和生化方法评估肿瘤进展,但实际上最终都未得到验证(van As and Parker,2007)。

如果提出局灶治疗作为对现有治疗方案的挑战,很可能有较多现有的治疗方案是不合适的。尽管局灶治疗控制了肿瘤病灶,但仍然残留了未经治疗的前列腺癌组织(图 17-46 至图 17-48)。这不能达到术后 PSA 测不出的水平,而且也不容易应用 ASTRO Phoenix 标准去评估。同样,主动监测方案所定义的进展,可能不易临床转化为对一名患者应用半腺体消融治疗全部临床有意义癌症,但仍有 50% 前列腺组织残留。此外,虽然冷冻手术、HIFU、PDT、光热疗法和近距离放射治疗都有可能治疗前列腺癌,局灶治疗的最佳消融方式尚不明确(Ahmed et al,2009b)。消融术特异性组织反应是否需要调整疗效评估的方案,上述均需要继续研究。

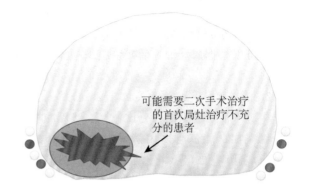

图 17-48　**在带区或局灶消融中,局灶治疗右外周带较大病变同时切缘范围较小。完全消融的可能性较低,而且必须平衡较少的泌尿生殖系统毒性和再次进行局灶治疗的关系**

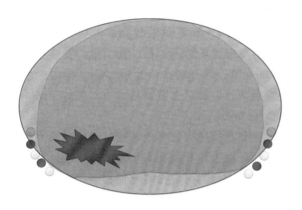

图 17-46　局灶治疗的失败或成功取决于治疗的切缘,就像所有其他癌症手术治疗一样。如图所示,整体前列腺被切除,除了可能出现的切缘阳性外,肿瘤通常与整个前列腺一起被切除。这可能仍有风险

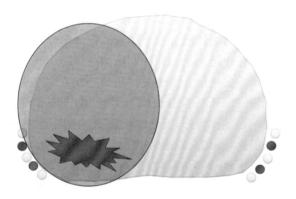

图 17-47　无论肿瘤的位置、体积或分级如何,前列腺半腺体消融会形成局部消融模板(整个前列腺的右侧)。如图所示,治疗右外周带较大病变同时切缘范围大,但局限于单侧叶。与全腺体治疗相比,完全消融肿瘤的可能性更大,而泌尿生殖系统毒性更小

(一)生化结果

常规局灶疗法研究,主要评估生化(PSA)结果,从而决定疗效,如果疗效欠佳,则转为根治性手术或放疗(ASTRO Consensus Panel,1997;D'

Amico et al,1998)。放射治疗的定义往往高估了无生化复发的生存期,一般认为与手术相比放疗复发的时间要有 5 年的滞后。即使在这些已长期应用的疗法中,放疗后复发的定义也有很大不同,文献中报道了超过 166 种定义(Cookson et al,2007)。以全腺体方式实施消融技术的成功定义尚未达成共识(Aus,2006;Ahmed et al,2009a)。一些研究已采用 ASTRO 标准或修订标准即将 PSA 升高值从谷值提高至 1.2ng/ml(视为斯图加特的定义)(Blana et al,2009)。另一方面,其他人认为应采用高于 PSA 谷值的上限阈值,尽管高于 PSA 谷值的上限阈值还未就应该是 0.2ng/ml、0.4ng/ml、0.5ng/ml 达成一致。

由于局灶治疗后未治疗的肿瘤组织仍然存在,如果没有一种标准化形式来评估一例患者在局灶治疗后未治疗组织和消融肿瘤组织体积的疗效,那么仅应用绝对生化参数或甚至 PSA 动力学似乎是不明智的。PSA 根据消融技术而变化,无论是否应用特定装置,消融组织体积以及任何残留组织都存在。最后,未经治疗的组织可以是完全良性的,或者是临床非显著性的小体积、低级别肿瘤组织,这部分组织已被特意地未经治疗从而保留功能。以下内容将讨论可能更有价值的参数。

1. 前列腺特异性抗原密度

Stamey 及其同事(1987)首次将 PSA 血清值与前列腺组织的体积相关联,表明良性前列腺增生组织为每克组织 PSA 为 0.30ng/ml 和每立方

厘米组织 PSA 为 3.5ng/ml。因此,PSA 密度可能是一个较好的衡量指标,因为前列腺特异性抗原密度可以根据局灶治疗后残余组织的体积得到调整。

2. 前列腺特异性抗原谷值

相对于消融组织的百分比,设定 PSA 减少值可能更实用。谷值可以用消融组织的体积来定义:$x\%$ 消融导致 PSA 减少值 $\geqslant x\%$。谷值的任何增加量都需要在 3~5 年 II 期临床试验的背景下进行定义,这些试验考虑到良性前列腺组织生长的 PSA 升高的自然趋势,因此 PSA 随年龄的增长而增加(Vesely et al,2003)。PSA 谷值也可以通过更直观的方式限定,根据治疗前 PSA 值可能是与将消融的肿瘤容积和将消融的正常组织分泌相关。在 MRI 或超声上精确测量肿瘤体积可以有助于该计算,而衍生的肿瘤体积可以从前列腺模板穿刺活检标本中计算出来。这可能导致更有临床意义的 PSA 谷值,因为 50% 的组织消融可能导致 PSA 谷值低于治疗前 PSA 的 50%,因为消融的前列腺癌组织不成比例过高的分泌 PSA。早期前列腺半腺体消融临床数据也证实消融术后 PSA 水平平均下降 80%。

3. 前列腺特异性抗原动力学

PSA 动力学[速度(例如每年 1ng/ml)和倍增时间(例如 $\leqslant$ 2~3 年)]已被证明在评估主动监测过程中是否进展方面具有一定价值(Dall'Era et al,2008)。未来的试验将需要评估预测癌症进展的 PSA 速度和 PSA 倍增时间,以及根据 PSA 速度和倍增时间来评估局灶治疗后前列腺组织残留程度(PSA 密度动力学)。

(二)组织学结果

应用活组织检查来确定治疗区域内是否残余病灶,以确定短期局灶性消融是否成功,以及通过中长期监测,在未治疗区域检测复发和新发癌组织。然而,如果用于后一诊断目标,与诊断前列腺癌遇到的问题一样,TRUS 引导下活检将同样受到类似的相同系统性和随机性误差的影响。因此,应用无创影像来识别临床显著性前列腺癌可能是必要的。在这种情况下应用 TRUS 引导下穿刺活检也易于检测临床非显著性癌症(低体积,低级别),这些癌症不太可能影响疾病进展;在最初的局灶定位方案中可能确实遗漏了这样的病灶

(Ahmed,2009)。因此,在局灶治疗后多年的后续检测不一定等同于进展性、复发性或新发癌症的判定。与临床显著性相关的定义需要考虑肿瘤分级和肿瘤穿刺活检标本长度,如诊断方案为任何一个穿刺活检标本长度为 2~3mm 的肿瘤并缺乏 Gleason 分级为 4 可能是一个起点(O'Donnell and Parker,2008),但这些标准需要仔细验证。此外,还需要对监测影像中存在的肿瘤病灶进行更准确的体积评估。如果他们没有在监测影像中呈现,则可能在治疗后需要经会阴模板定位穿刺活检以确定在监测活检中发现的任何肿瘤负荷(Onik et al,2009)。

穿刺活检还需要考虑基线时间应用的治疗方案。如果在未治疗的区域没有任何癌症病灶,或者是在未治疗的区域没有任何临床显著性肿瘤病灶(高达 3mm 的小体积、低级别的病灶),则消除所有可监测到前列腺癌灶的治疗方案是可以认可的吗?此外,模板定位穿刺活检或 TRUS 引导下穿刺活检可以用来定位癌灶?如果是后者,则在监测活检中发现的疾病可能仅仅代表初始定位工具或方式的抽样误差。

总之,考虑到所应用的定位和治疗方案,局灶治疗后必须以更精确和准确的方式进行前列腺穿刺活检以有效监测。基于图像的靶向定位以及必要时的模板靶向或饱和穿刺活检应与局灶治疗前相似的方式应用。关键是在局灶治疗后发现的复发或新发癌灶是否有临床显著性,临床显著性需要确保进一步治疗,反之继续监测。实际上,如果比较组是主动监测患者,进一步治疗的需要和治疗历程可能是评估局灶治疗的理想参数,但考虑到根治性治疗作为最终评估方式时这种疗效不佳带来的生存率影响则不明显了。适用于所有治疗和主动监测的结果是启动激素治疗的时间,这可能成为未来临床对照试验的重要考虑因素。

(三)影像学结果

术前影像学可能在术前不同局灶治疗方案选择中或许起作用(Turkbey et al,2009)。**在治疗 1~2 周内,早期钆增强 MRI 已被证明可以准确预测全腺体和局灶 HIFU 后坏死区域以及光动力学治疗(PDT)等其他治疗的效果,从而可以早期验证治疗效果**(Kirkham et al,2008)。此外,许多作者表示多参数 MRI(T_2 加权、动态对比度增强、

弥散、质谱分析)似乎满足检测临床显著性癌症的要求,因此可能用于指导局灶治疗。不少研究证明,对于体积为 0.2 ml 或 0.5 ml 的癌灶,MRI 准确率在 85%～90% 以上。在局灶治疗中排除临床显著性癌灶可能性更为重要,因此阴性预测值很有意义;如果在 TRUS 引导下穿刺活检之前应用多参数 MRI,则 0.5 ml 病灶的阴性预测值高达 95%(Villers et al,2006;Puech et al,2009)。因为 0.5 ml 通常被用作临床显著性前列腺癌病灶的阈值,多参数 MRI 最大的特点是能够检测大体积病灶而非小体积病灶,并且不仅可以用于局灶治疗的疾病定位,也作为 TRUS 引导下穿刺活检前指导治疗方案的选择(Ahmed et al,2009a)。这些应用根治性前列腺切除术参考标准验证的结果作为多中心试验的一部分,需要在其他研究中心作为多中心试验的一部分进行进一步验证。此外,验证模板定位穿刺活检可能是关键的,因为一种参考标准,由于其适用于所有患者,需要减少内在选择偏倚。

因此,从中长期来看,通过 mpMRI 监测未治疗前列腺区域从而检测临床显著性癌症的复发似乎是合乎逻辑的。MRI 阴性意味着临床非显著性的病灶,从而可能不需要治疗。这将避免局灶治疗后出现任何潜在的过度治疗。其他超声成像模式[弹性成像、超声组织表征(例如前列腺组织扫描 PHS)、超声造影(CEUS)]在治疗前检测前列腺癌显示出优势,所以也可以在局灶治疗后应用上述超声模式(Hoyt et al,2008;Atri et al,2009;Gravas et al,2009)。

七、放射治疗复发后的挽救性治疗

欧洲每年有超过 400 000 例患者被诊断患有前列腺癌(Ferlay et al,2013)。估计有 90 000 人接受了首次放疗(Cross and McPhail,2008)。**放射治疗是大多数患者的有效治疗方法,但大约 1/4 的患者会在血清 PSA 水平升高的情况下出现生化复发。在那些生化复发的男性患者中,有 1/2～3/4 的患者有局部复发(10 000～15 000)**(Lee et al,1997;Shipley et al,1999;Kuban et al,2003;Bannuru et al,2011)。这些患者可能适合进一步的局灶治疗(Cross and McPhail,2008)。前列腺癌复发的患者通常在 65 岁之后出现复发,因为可能具有其他的并发症和问题,这导致可选择多种不同的治疗方法:从观察等待以及延迟全身性雄激素剥夺疗法(ADT)到手术或消融治疗等局灶挽救性治疗。在超过 90% 的复发性前列腺癌患者中,相应的方案是观察以及延迟全身性 ADT 治疗(Grossfeld et al,2002;Agarwal et al,2008;Boukaram et al,2010)。5 年内 ADT 最终应用的估计值有所不同(50%～90%)(Lukka et al,2005;Kuban et al,2008;Bolla et al,2009;Kuban et al,2011;Warde et al,2011;Arcangeli et al,2012)。

(一)应用前列腺特异性抗原和影像学作为失效判定标准

血清 PSA 作为失效判定标准的敏感性和特异性为 60%～70%(Roach et al,2006)。现已证明,在生化 PSA 复发时,多参数 MRI(mpMRI)对临床有意义病灶具有很高的灵敏度(70%～90%),但 mpMRI 和 PSA 的联合监测效果尚不清楚。影像学用于监测许多其他实体器官癌症的治疗,但迄今为止尚未在前列腺癌治疗中被认可。Kara 及其同事(2011)比较了 172 例接受外照射放疗(EBRT)治疗患者的随访(放疗后 18 个月)中 DCE MRI(1.5T MRI)与 TRUS 的作用。尽管 DCE MRI 的敏感性最高(93%),特异性为 100%,但 TRUS 和 T_2 加权 MRI 的敏感性和特异性(53.3% 和 60% vs. 86% 和 100%)均显著不同。Haider 及其同事(2008)对 33 例患者的 mpMRI 与 6 针系统穿刺活检的作用进行了评估。在 6 针系统穿刺活检的基础上,DCE MRI 的敏感性(72% vs.38%)、阳性预测值(46% vs.24%)和阴性预测值(95% vs.88%)均显著高于 T_2 加权 MRI。DCE MRI 和 T_2 加权 MRI 的特异性都很高(85% vs.80%)。然而,TRUS 引导下穿刺活检是这些研究的参考标准。研究显示 UCL 组的 MRI 靶向穿刺活检以及全腺体经会阴模板定位(TPM)穿刺活检在识别放疗后复发病灶方面具有很有前景的准确率(Arumainayagam et al,2010)。一项针对 26 例患者放疗后生化复发的研究发现,针对临床显著性癌症的 MRI 靶向活检和 TPM 之间的检出率相似:分别为 85%(22/26)与 92%(24/26)(未发表的数据)。这些数据表明,比较有效性研究是必要的。

(二)伴随雄激素剥夺疗法(ADT)的观察等待

雄激素剥夺疗法(ADT)观察等待是很普遍的(Berge et al,2007)。ADT 控制症状但也有局限性。首先,ADT 的目的是缓解症状(Pagliarulo et al,2012;Payne et al,2013;Heidenreich et al,2014b)。其次,有共同的副作用:包括潮热(50%~80%);乳房胀痛或肿大(高达 60%);嗜睡(大多数);勃起功能障碍或性欲降低(10%~17%)(Potosky et al,2001);骨质减少或骨质疏松症随之发生骨折(19%)(Shahinian et al,2005);可变性认知障碍(Jamadar et al,2012);症状性贫血(13%)(Strum et al,1997);代谢综合征(>50%)(Braga-Basaria et al,2006);肥胖、高血糖或糖尿病(11%)(Derweesh et al,2007);心血管疾病(5%)(Saigal et al,2007;Thomas and Neal,2013)。

最后,ADT 价格昂贵,每位患者一生中需花费数千美元。事实上,由于 ADT 不能治愈癌症,平均 2 年后,癌细胞就会发生变化并对 ADT 产生耐药性(所谓的去势抵抗)。当这种情况发生时,新药可以使患者的生存时间延长几个月。然而,这些药物具有更多副作用的风险,并且非常昂贵(每年数万美元)。例如,与非激素姑息治疗相比,增加的成本效益比(ICER)需要考虑在内,因为每质量调整生命年(QALY)需要增加千万美元〔Bayoumi et al, 2000; National Institute for Health and Care Excellence (NICE),2008;Lu et al,2012〕(每年 8000~30 000 欧元)。

(三)远处转移的检测

1. 骨扫描

在前列腺癌的首次治疗后,超过 80% 患者复发部位首先是骨骼。 平片和骨扫描是主要检测诊断方法。在平片阳性表现之前,骨扫描能够提前最多 18 个月检测到的转移瘤。通过骨扫描可以检测到仅有 10% 骨盐转换指标变化,脱骨矿盐必须达到 50% 才可能通过平片检测到病变(Taoka et al,2001)。骨扫描和平片已被证明低估了转移性疾病的真实发病率。Bubendorf 及其同事(2000)对 1589 例患有前列腺癌的患者进行了尸体解剖(47% 为无可疑骨转移),转移性骨转移灶的发生率为 90%。众所周知,骨扫描因退行性变

化、炎症、Paget 病和创伤导致假阳性率较高。

2. 胆碱正电子发射断层扫描/计算机断层扫描(PET/CT)

正电子发射断层扫描(PET)放射性药物已经有了有意义的进展。目前有几种能够显现不同肿瘤代谢的放射性示踪剂,包括用于标记葡萄糖代谢的^{18}氟(^{18}F)氟脱氧葡萄糖(FDG)、用于标记脂质代谢的^{11}碳(^{11}C)/^{18}F 标记的胆碱和^{11}C-乙酸盐、用于标记氨基酸代谢的^{11}C-蛋氨酸、用于标记细胞增殖成像的脱氧-^{18}F-氟胸腺嘧啶(Picchio et al,2011)。

在评估前列腺癌成像的不同 PET 示踪剂中,^{11}C/^{18}F 胆碱得到了特别研究。胆碱是细胞膜磷脂的重要组成成分。细胞增殖和胆碱激酶的上调是表明前列腺癌中这种示踪剂的摄取增加的两种机制(Richter et al,2010)。胆碱转运蛋白似乎也参与其在癌细胞中的摄取过程(Müller et al,2009)。^{18}F-胆碱比^{18}F-FDG PET/CT 具有更高的灵敏度和准确度来检测前列腺恶性肿瘤(灵敏度分别为 73% vs.31%,准确度分别为 67% vs.53%)(Hodolic et al,2013)。高 Gleason 评分和 PSA 水平升高可提高^{18}氟甲基胆碱(^{18}F-FCH)PET/CT 的检出率。研究发现^{18}F-FCH PET/CT 检测到在复发前列腺癌患者中 Gleason 评分高于 7 分的检出率为 97%,Gleason 评分为 7 的检出率为 82%、Gleason 评分低于 7 分的检出率为 63%。上述研究中 43% 的患者在前列腺组织中复发,57% 的患者有局部转移。目前,不建议在 PSA 值低于 1ng/ml 的患者中进行胆碱/ PET 检查。此外,胆碱 PET/CT 具有较低的空间分辨率,并且在识别小淋巴结沉积物方面受到限制(图 17-49)。

3. 全身磁共振检查

MRI 的最新进展使得在 50~60 分钟的合理时间内进行全身 MRI 成像(WB-MRI)成为可能。DCE MRI 和 DWI 补充了传统的解剖 MRI 技术,并提供了一种评估癌症解剖结构、微观结构和功能的综合方法。这使得研究骨骼外受累(包括淋巴结和其他软组织转移)成为可能(Koh et al,2007;Komori et al,2007)。WB-MRI 也是在没有辐射的情况下进行的;因此,患者不会遭受骨扫描、平片和 CT 的累积辐射,而这些检查的累积辐

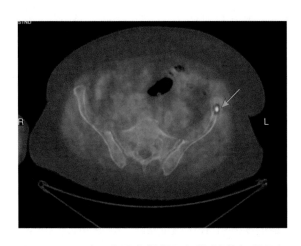

图 17-49　胆碱正电子发射断层扫描/计算机断层扫描显示患有放疗后复发前列腺癌的骨盆转移灶

射量超过人多年自然环境背景辐射的总和(Heliou et al,2012;Lecouvet et al,2012)。

　　一些研究报道了与目前的成像方法相比,WB-MRI 具有良好的灵敏度和特异性。Lecouvet 和同事(2012)将 DWI-WB-MRI 与 100 例患者的骨扫描、平片和 CT 进行了比较;有 68 例检出了转移。骨扫描结合平片和 WB-MRI 检测骨转移的敏感性分别为 86% 和 98%～100%(P < 0.04),特异性分别为 98% 和 98%～100%。CT 和 WB-MRI 检测增大淋巴结的敏感性相似,两者均为 77%～82%;特异性分别为 95%～96% 和 96%～98%。骨扫描、平片联合 CT 与 WB-MRI 联合检测骨转移和(或)增大淋巴结的敏感性分别为 84% 和 91%～94%(P = 0.03～0.10);特异性分别为 94%～97% 和 91%～96%。

　　另一项研究比较了 39 例诊断为局限性前列腺癌的患者中,通过 WB-MRI 联合骨扫描检查转移性疾病的检出率。值得注意的是,骨扫描和 WB-MRI 检测骨转移的灵敏度为 70%(95% 可信区间 CI = 0.42～0.98);特异性为 100%,阳性预测值为 100%。WB-MRI 和骨扫描在检测区域不同。例如,7 例患者通过骨扫描发现骨转移,7 例患者通过 WB-MRI 发现骨转移,只有 4 例患者发现了两者一致的结果。骨扫描检测到更多的转移性肋骨病变,而 MRI 发现更多的转移性脊柱病变(Venkitaraman et al,2009)。该研究表明,WB-MRI 和骨扫描具有相似的特异性和敏感性,但可

能用作检测前列腺癌骨转移的辅助研究,而不是替代方案。

　　这些研究公认的局限性是组织学检查不是参考标准,因为骨转移灶活检不是常用的方法,而淋巴结清扫术仅建议适合进一步挽救性治疗的患者。

（四）放射治疗后复发癌症的穿刺活检

　　阳性活检是目前确诊前列腺癌局部复发的唯一方法。然而,众所周知,假阳性结果也可以检出,因为难以将辐射诱导的良性前列腺腺体的异型性与恶性肿瘤区分开来(Bostwick et al,1982;Miller et al,1993;Crook et al,2000)。放疗后的肿瘤组织分辨不出明确的腺体形态,这些残余组织可能有较高的 Gleason 评分。放疗后前列腺穿刺活检应由熟悉这些病理表现的病理学家进行评估(Boukaram et al,2010;Kimura et al,2010)。

　　本文之前讨论了放疗后进行前列腺穿刺活检的时机。Crook 及其同事(2000)的研究表明,在放疗后 12 个月获得的活检阳性组织中,有 34% 的患者在 24～30 个月后进行的再次活检中发现结果转为阴性;而在放疗后获得的活检阴性组织中,约有 20% 的患者在后来进行的再次活检中发现结果转为阳性。Scardino(1983)也证实了同样的比例:在放疗后 12 个月获得的活检阳性组织中,有 32% 的患者在 24 个月后再次进行的活检中发现结果转为阴性。抽样误差导致假阴性结果,而假阳性结果和不确定的活检结果经常是因为肿瘤延迟消退。这些"假阳性"结果可能是导致前列腺癌放疗后过度诊断复发的原因之一。总而言之,这些研究表明活检至少应在放疗后 24～36 个月进行。

1. 经直肠超声引导下穿刺活检

　　尽管 TRUS 引导下 10～12 针穿刺活检是标准方案,但作为一项诊断方案具有不可避免的误差。在放疗后复发病灶中,这些误差同样会误导出不适宜的治疗方案。首先,TRUS 引导下穿刺活检会遗漏实际存在的临床显著性病灶。其次,他们会将临床有意义病灶误认为是临床非显著性病灶。这两种误差可能导致患者接受期待疗法和激素等姑息性治疗,而不是进行有潜在治愈性的局灶治疗。再次,TRUS 引导下穿刺活检能够检测到小体积、临床非显著性的病灶,这些小体积病

灶可能被误认为是引起生化复发的原因,但实际上是微小转移灶导致的生化复发。这种情况会导致不必要的局灶挽救性治疗,从而引发不同程度的并发症和副作用。

2. 经会阴穿刺活检

在检测前列腺癌原发性和放疗后复发病灶方面,经会阴模板定位前列腺穿刺活检(TPM)的结果更准确。TPM 穿刺活检包括应用于会阴部的近距离放疗网格模板(5mm 间隔)和探查前列腺病变的 TRUS 探头。每隔 5～10mm 取一次穿刺活检标本,如果应用一针穿刺不能够涵盖前列腺体的中部至基部,则应在相同的网格坐标中穿刺第二针至腺体基底部。在首次穿刺的前列腺患者中,与现有的标准 TRUS 引导下穿刺活检相比,5mm TPM 是更准确的诊断方法。

(五)磁共振成像诊断局部复发

Kara 及其同事(2011)比较了 DCE MRI(1.5T MRI)与 TRUS 在 172 例接受 EBRT 治疗患者在放疗后 18 个月随访中的作用。尽管 DCE MRI 的敏感性很高(93%)、特异性为 100%,TRUS 和 T_2 加权 MRI 的敏感性和特异性有显著性差异(53.3% 和 60% vs. 86% 和 100%)。Haider 及其同事(2008)评估了 33 名男性患者中 mpMRI 与 6 针系统活检的作用。在 6 针系统活检的基础上,DCE MRI 比 T_2 加权 MRI 具有明显更好的敏感性(72% vs. 38%)、阳性预测值(46% vs. 24%)和阴性预测值(95% vs. 88%)。DCE MRI 和 T_2 加权 MRI 的特异性均较高(85% vs. 80%)。然而,TRUS 引导下穿刺活检仍是这些研究的参考标准。与术后病理大切片和经会阴模板定位(TPM)前列腺穿刺活检相比,TRUS 引

导下穿刺活检是较差的参考标准,因此必须谨慎解释这些结果。

MRI 靶向穿刺活检和 TPM 穿刺活检在识别放疗后复发病灶上具有较高的准确率(Arumainay-agam et al,2010)。一项针对 EBRT 后 26 例生化复发患者的研究发现,在探查临床显著性的癌灶中,MRI 靶向活检和 TPM 的检出率相似,分别为 85%(22/26)、92%(24/26)(Kanthabalan et al,2013)。

(六)全腺体挽救性疗法

对治疗复发者进行另一种替代局灶治疗,即所谓的挽救性治疗(Dudderidge et al,2007)。全腺体挽救性手术(根治性前列腺切除术或膀胱前列腺切除术)可能具有潜在的治疗效果,但具有较高的并发症风险。其并发症是直肠损伤(5%～10%)(需要进一步的开放性重建手术)、尿失禁并需要尿垫辅助(> 50%),以及较差的生活质量(Bianco et al,2005;Touma et al,2005 ;Sander-son et al,2006;Boukaram et al,2010;Kimura et al,2010;Chade et al,2012;Yuh et al,2014;Zugor et al,2014)。这些情况是因为神经、肌肉和其他器官的位置紧密相邻,因为即使是锁孔手术也不能够精确克服先前放疗所导致的组织纤维化和瘢痕粘连形成,所以在治疗时不可避免地发生相应损伤。因此,即使先前应用了冷冻治疗和 HIFU 等微创疗法,这项技术也很难被应用(表 17-4)(Ahmed et al,2005;Galosi et al,2007;Ismail et al,2007;Ng et al,2007;Pisters et al,2008;Mou-ra-viev et al,2012;Spiess et al,2013;Gelet et al,2004;Rebillard et al,2008;Zacharakis et al,2008;Chalasani et al,2009;Murat et al,2009b;Berge et al,2010;Ahmed et al,2012b)。

表 17-4　全腺体挽救性疗法结果总结

全腺体疗法	无生化复发生存率	尿失禁	直肠尿道瘘	进一步内镜治疗
根治性前列腺切除术	28%～87%	68%	0～15%	10.9%～23.9%
高能聚焦超声(HIFU)	25%～62%	38%～50%	2%～4%	1.3%～36%
冷冻疗法	11%～86%	4.4%～13%	1%～4%	暂缺

1. 挽救性根治性前列腺切除术

挽救性根治性前列腺切除术具有良好的控瘤率,5 年生化无进展生存率(BDFS)为 31%～

69%,10 年 BDFS 为 30%～43%(Bianco et al,2005;Touma et al,2005)。然而,由于并发症的发病率高,这种挽救性方法并不常用。由于放疗

引起的组织纤维化、术中需要分离的组织层面融合和伤口愈合不良,这种挽救手术易导致尿失禁(10%~80%)、吻合口狭窄(17%~32%)和直肠损伤(3.3%~50%)等并发症。这种挽救性治疗方法具有超高的技术需求,因此强调了需要由经验丰富的外科医师执刀的重要性。

2. 全腺体挽救性近距离放射治疗

许多研究表明,在治疗放疗后复发病灶方面,挽救性近距离放疗具有较好的癌症特异性生存率(CSS)。Grado 及其同事(1999)研究了 49 例患者,表明 3 年生化无进展生存率(BDFS)为 48%(95%可信区间 CI=32%~63%),而 5 年 BDFS 为 34%(95% CI=17%~51%)。Aaronson 及其同事的一项小样本研究在排除 14 例患者之后,仅有 24 例患者的 3 年 BDFS 为 89.5%(Aaronson et al,2009)。近距离放疗是一种潜在有用的挽救性疗法,需要进一步评估。常见的并发症包括下尿路症状、排尿踌躇、夜尿、直肠出血和肠蠕动亢进症状。严重的并发症是前列腺直肠瘘,在一项研究中有 12%的患者发生。这些并发症的发生率高于挽救性冷冻疗法(Ismail et al,2007;Pisters et al,2008)。

3. 全腺体挽救性冷冻疗法

挽救性冷冻疗法具有良好的 5 年生化无进展生存率(BDFS)(40%~58%),在放疗前患有低风险前列腺癌的患者中 5 年 BDFS 可达 73%。必须指出的是,这些研究对生化复发定义各不相同(PSA>0.5 ng/ml vs. ASTRO vs. Phoenix 定义)(Ahmed et al,2005;Galosi et al,2007)。随着技术的进步和冷冻技术的发展,例如监测前列腺内重要部位如尿道温度的热电偶装置,以及用于防止尿道旁组织脱落的尿道加热装置,并发症的发生率尽管仍然很高但有所改善(尿失禁 4%~73%、直肠尿道瘘 0~3.4%、会阴部疼痛 5.6%~39.5%、尿潴留 0~67%)(Ng et al,2007;Nguyen et al,2007)。结痂脱落和尿道狭窄率已从 10%~15%降至 0。勃起功能障碍没有改善(72%~86%)。

4. 全腺体挽救性高能聚焦超声(HIFU)

许多研究将高能聚焦超声(HIFU)视为放疗后复发病例的潜在挽救性疗法。Murat 及其同事(2009b)用挽救性 HIFU 治疗了 167 例患有放疗后复发病灶的患者。根据放疗前疾病风险等级,将患者分为低、中、高风险组;据报道,3 年无进展生存率分别为 53%、42%和 25%。Ahmed 及其同事在 PSA 谷值低于 0.5 ng/ml 的患者中发现,1 年和 2 年无进展生存率分别为 62%和 48%(Ahmed et al,2012b),在患者中几乎没有选择标准可以适用。总体而言,常见并发症包括尿失禁(10%~50%)、膀胱颈狭窄(17%)、尿道狭窄引发的尿潴留(17%)、勃起功能障碍(66.2%~100%)和直肠尿道瘘(3%~16%)(Gelet et al,2004;Rebillard et al,2008;Chalasani et al,2009)。

(七)局灶挽救性治疗

先前的放疗导致前列腺周围组织的血管密度减少和伤口愈合不良,因此消融治疗难以预测和标记治疗范围,故相比首次治疗而言,挽救性治疗导致并发症的风险显著高于首次治疗。例如,治疗靠近尿道的前列腺尖部病变可能导致尿道和外括约肌损伤。尽管挽救性根治性前列腺切除术具有良好的肿瘤控制率,但由于其并发症的发病率高,这项技术并未广泛应用。近距离放疗、冷冻疗法和 HIFU 也被用作挽救性疗法,但是它们的长期肿瘤控制结果仍然未知,并且并发症的发病率仍然很高。在首次治疗中,前列腺中的癌性病灶作为靶点的后期治疗,作为保留组织的局灶治疗方案的一部分,目前正在进行研究疗效。一些早期数据表明,对于放疗后复发病灶可应用类似的方案。

这些消融疗法的目的是相同的:最大程度地破坏癌性组织,对尿道、尿道括约肌、膀胱颈和直肠等周围关键结构的损伤最小(Huang et al,2007)。然而,放疗后复发病灶的局灶治疗潜在问题包括准确定位前列腺内的复发癌灶、保持有效的控瘤疗效,并在争取切缘阴性的治疗范围内减少周围组织损伤以及保持良好的随访方案。这些问题在首次局灶治疗的患者中也是常见的(Ahmed et al,2012a)(图 17-50 至图 17-54)。

(八)复发疾病定位

关于放疗后复发病灶的多灶性和定位存在一些争论。Leibovici 及其同事(2012)和 Huang 及其同事(2007)进行了两项研究,研究放疗后复发病灶中根治性前列腺切除术后病理组织标本。他们指出,放疗后复发病灶通常具有体积大、数量

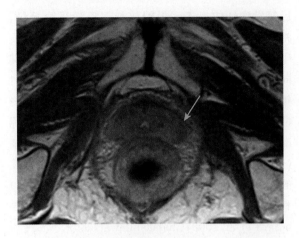

图 17-50 72 岁男性,放疗 6 年后复发。治疗前病灶为低危。出现生化复发,PSA 为 3ng/ml 且仍在升高。多参数磁共振成像(mpMRI)(T$_2$ 加权、扩散加权、动态对比增强)显示左侧叶局部单侧病灶,并在模板定位前列腺穿刺活检中证实为单侧 Gleason 评分为 3+4(分),具有一些放疗后效应。骨扫描和正电子发射断层扫描/计算机断层扫描明确显示转移病灶。上图为 T$_2$ 加权 MRI 所示图像

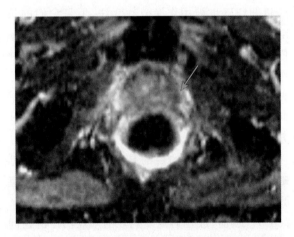

图 17-51 与图 17-50 为同一患者。此图为 MRI 弥散加权成像

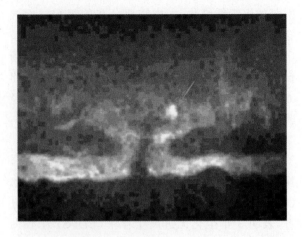

图 17-52 与图 17-50 和图 17-51 为同一患者。此图为高 b 值(1500)弥散扫描

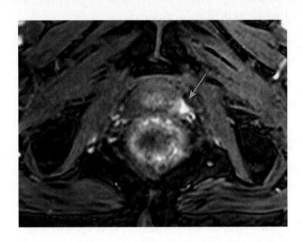

图 17-53 与图 17-50 至图 17-52 为同一患者。癌灶中,动态增强扫描具有在病灶中显著的增强作用

多、双侧发生(74%)、接近(67%~74%)或累及尿道(7%)的特点。他们的结论是,由于穿刺活检不能精准地检测到放疗后复发病灶,因此局灶治疗可能会遗漏重要癌性病灶以致前列腺肿瘤进展和转移扩散。

Huang 和同事(2007)发现,在 46 例根治性前列腺切除术后病理标本中,90% 的患者在前列腺尖部有癌性病灶。此外,本研究中 28% 患者的切除前列腺组织中癌灶呈多灶性。然而,其他研究表明复发灶出现在首次靶向治疗的主要癌灶区域中(Cellini et al,2002;Pucar et al,2007)。Cellini 及其同事(2002)经过中位随访时间为 45 个月的研究发现,复发灶不在首次靶向治疗的主要癌灶区的 118 例患者中,没有发生疾病复发的证据。如果在前列腺组织中存在多灶性癌灶,而只对一个癌灶进行治疗,那么未治疗癌灶可能进展和转移;然而,主体瘤灶假说或许可能与此相关。

我们之前讨论了经会阴模板定位(TPM)穿刺活检和 mpMRI 在检测前列腺癌局部复发中的作用。理论上,这些模式能够提供 3D 数据,以促进局部消融模式进行局灶挽救性治疗。

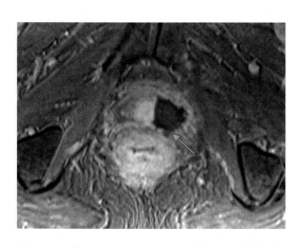

图 17-54　与图 17-50 至图 17-53 中为同一患者。所示放疗后复发病灶,进行局灶性高能聚焦超声(HIFU)半侧消融术。在 HIFU 治疗之前患者阳萎,但治疗后他保持无尿垫和无漏尿的控尿功能。动态对比度增强的磁共振图像显示出良好的消融效果:在治疗侧前列腺腺体没有血液供应。治疗后 PSA 值降至 0.2ng/ml、0.9ng/ml,0.5ng/ml 和 0.03ng/ml,每 3 个月测量 1 次

(九)局灶挽救性近距离放射治疗

Kaplan 及其同事(2013)研究了 MRI 融合成像在指导局灶挽救性近距离放疗中的作用。12 例病理确认前列腺癌复发患者应用 MRI-超声(US)融合引导下术中立体放射剂量的数据计算。平均 42 颗放射性粒子被植入(范围为 30~71),粒子中含有[125]碘(^{125}I)或[103]钯([103]Pd)的放射性元素,并且仅在病理活检证实的异常 MRI 区域上进行等剂量放射性粒子植入。近距离放疗处方总剂量为 8000cGy。应用原来的 ASTRO 共识定义生化复发。根据放疗肿瘤学组(RTOG)和延迟放疗毒性(LENT)标准对毒性进行分级。挽救性近距离放疗后的中位随访时间为 48 个月(范围为 19~111 个月)。12 例患者中有 3 例出现生化复发;12 例患者中有 4 例出现 2 级或 3 级 RTOG 毒性,包括亚急性 3 级尿潴留并发症,还有在挽救性近距离放疗后 5 年进行经尿道前列腺电切术(TURP)后出现 3 级尿失禁并发症。上述是一项小型研究,应用 TRUS 引导下穿刺活检确认复发、原来的 ASTRO 共识定义生化复发。Van Vulpen 及其同事(2012)的另一项研究为 16 例经

DCE MRI 和穿刺活检证实复发的患者提供了局灶挽救[125]I 近距离放疗,治疗复发灶的处方治疗剂量为 144Gy。根据国家癌症研究所通用毒性标准,仅 1 例患者 6 个月后出现 3 级毒性。

(十)局灶挽救性冷冻治疗

Eisenberg 及其同事(2008)对 19 例患者进行了回顾性研究。按照 Phoenix 对生化复发定义的标准,入组研究患者,通过 TRUS 引导下穿刺活检确诊单侧复发病灶,而冷冻治疗仅针对部分前列腺腺体。研究人员对 15 例男性患者进行了超过 6 个月的随访研究,其中包括每 3 个月进行 1 次 PSA 检测和 TRUS 引导下穿刺活检。这项研究的并发症发生率较低;1 例患者出现轻度压力性尿失禁,1 例患者出现尿道狭窄并进展到需要尿道扩张,1 例患者在术后 6 个月后出现前列腺部尿道溃疡,需要耻骨上造瘘治疗。从研究报道中难以确定是否存在瘘管并发症。这项研究中只有 5 例患者的性功能报告,其中 2 例患者保留了性功能,3 例患者治疗后阳萎。根据 Phoenix 对生化复发的定义,分别有 89%、79% 和 79% 的患者在治疗后 1 年、2 年和 3 年内没有出现生化复发。虽然这项研究包括 19 例患者,但只有 10 例患者再次进行了穿刺活检,其中 90%(9/10)的患者在治疗后 1 年的穿刺活检中未发现复发。总而言之,这是一项小样本研究,随访时间和随访质量有限。尽管这项研究中患者具有良好的生化无进展生存率(BDFS),但并不是所有患者都进行了随访,只有 50% 的患者在挽救性治疗后进行了再次穿刺活检。

(十一)局灶挽救性高能聚焦超声(HIFU)

Ahmed 及其同事(2012c)研究了 39 例应用局灶挽救性高能聚焦超声(HIFU)的患者。其中 20 例男性患者应用 mpMRI 联合经会阴模板定位(TPM)复发病灶靶向穿刺活检证实复发,19 例患者应用 mpMRI -TRUS 融合引导下复发区域靶向穿刺活检证实复发。局灶性 HIFU 应用半腺体消融术(直达尿道的前列腺腺叶消融术)或者象限消融术(对前列腺前叶或后叶的 50% 进行消融)。接受前列腺半腺体消融术的患者通过 TRUS 引导下穿刺活检证实复发。如果前列腺组织中存在多灶性癌灶,患者可以行主要癌灶靶向消融术,其前提是患者接受半腺体消融术后未治

疗区域仅有一针穿刺活检阳性或者小于 3mm 的穿刺标本为癌灶,或者 TPM 穿刺标本为 Gleason 评分小于 3＋3(分)癌灶和(或)在 mpMRI 上没有发现癌灶。

这项研究的中位随访时间为 17 个月。每 3 个月进行 1 次 PSA 检测,应用国际前列腺症状评分(IPSS)、扩展前列腺癌综合指数评估、国际勃起功能指数-5 分量表(IIEF-5)进行规范的问卷。治疗后无尿垫、无漏尿的控尿率为 64％,并且在最后一次随访时无尿垫的控尿率为 87％。勃起功能恶化导致 IIEF-5 中位评分在治疗后 6 个月从 18 分降至 13 分。

23％的患者出现 Clavien 3b 并发症,尽管这项结果尚未充分商议。一例 HIFU 患者出现了直肠尿道瘘,在耻骨上膀胱造瘘引流和结肠造瘘术 6 个月后,这种并发症自发消退,并在 MRI、尿路造影以及临床症状中得到证实。以 Phoenix 标准研究,44％患者的 PSA 谷值降至 0.5ng/ml 以下,并且 1 年、2 年和 3 年的生化无进展生存率(BDFS)分别为 86％、75％和 63％。然而,当复发定义为挽救性治疗后穿刺活检结果为阳性且需要进行雄激素剥夺治疗(ADT)治疗时,1 年、2 年和 3 年的 BDFS 分别降至 79％、67％和 45％。对于 PSA 谷值未低于 0.5ng/ml 的患者(56％),1 年、2 年和 3 年的 BDFS 更低,分别为 55％、24％和 0。

两个欧洲研究中心对 48 例患者入组进行了前瞻性研究,其中纳入标准是首次放疗后的生化复发、MRI 阳性、仅一个前列腺单侧叶的一次或多次穿刺活检阳性(Baco et al,2014)。应用 Phoenix 标准定义生化复发。治疗期间具有梗阻性排尿症状的患者应用相同麻醉方法进行膀胱镜下膀胱颈切除或切开术,以防止发生术后梗阻。在挽救性前列腺半腺体 HIFU 后,PSA 谷值的平均值[标准差(SD)]为 0.69(0.83)ng/ml,中位(四分位间距)随访时间为 16.3(10.5～24.5 个月)个月。48 例患者中有 16 例(33％)出现疾病进展。其中 4 例患者在未治疗侧的前列腺腺叶出现局部复发,4 例患者出现双侧侧叶复发,6 例患者发生转移,2 例患者仅 PSA 水平升高而没有局部复发或影像检查确诊的转移。这项研究中患者在 12 个月、18 个月和 24 个月的无进展生存率分别为 83％、64％和 52％。48 例患者中有 4 例

(8％)患者发生严重尿失禁并发症,8 例(17％)患者需要每日 1 个尿垫辅助,36 例(75％)患者无需尿垫辅助。国际尿控协会调查表的平均分数(SD)显示,分数 A 从 0.7(2.0)恶化为 2.3(4.5),分数 B 从 0.6(1.4)恶化至 1.6(3.0)。IP-SS 平均分数(SD)和勃起功能(IIEF-5)平均分数(SD)相应分别从 7.01(5.6)降至 8.6(5.1);从 11.2(8.6)降至 7.0(5.8)。在挽救性半腺体 HI-FU 治疗前后,欧洲癌症研究和治疗(EORTC)生活质量问卷(QLC-30)平均(SD)评分为 35.7(8.6)vs.36.8(8.6)。这些数据似乎再次表明了局灶挽救性方案的可行性和早期应用的前景性(Baco et al,2014)。

在局部前列腺癌接受治愈性放疗的患者中,有多达 1/3 的患者在 5～8 年内出现生化复发,临床上有必要选择有治愈性的局灶挽救性疗法。骨盆遭受辐射导致治疗毒性增加,抵消了挽救性治疗的疗效。尽管根治性前列腺切除术具有良好的控瘤率,但由于这种治疗方法具有极高的技术需求,即使是经验丰富的外科医师也无法避免这些常见的并发症,因此这类手术并不经常实施。全腺体挽救性消融治疗对此有所改善,能够降低此类并发症的发生率;然而,这种治疗方式的长期控瘤效果仍然无法确定,并且仍有可能发生较多的并发症。

通过改进的检测方法,包括频繁检测 PSA、mpMRI 和影像学引导下前列腺靶向穿刺活检,以及可以检测微小转移癌灶的新型成像技术,可以更好地识别那些患有放疗后复发病灶的患者。随着疾病定位方法的提高以及减少毒性和避免应用内分泌治疗的需要,局灶挽救性消融治疗可能有好的疗效。**如果患者在可疑复发的早期就诊,则局灶挽救性治疗可能是一种潜在的治愈方法。**

尽管早期迹象表明局灶挽救性治疗的毒性可能明显低于全腺体挽救性治疗,但目前局灶挽救性治疗的研究却很少(这些研究缺乏有力数据)。迫切需要进行包括靶向局灶性消融治疗在内更大规模的前瞻性研究,通过中长期随访积极地评估全腺体和局灶挽救性治疗的不利及有利之处。

八、结论

对于诊断为局限性前列腺癌的患者来说,治疗两难的困境是一个棘手的问题。目前的 TRUS 引导下穿刺活检被用作验证诊断方法存在不可避免的误差,这对进一步研究帮助有限。保留前列腺组织的疗法依赖于对前列腺癌症的准确诊断、特征描述和精准定位,以便可以针对癌灶进行靶向治疗——我们一直在对其他肿瘤进行类似研究。早期系列研究表明,这种方法的毒性较低。但是,还有许多结果需要验证。控瘤的可重复性和长期性,对于医师和患者重塑信心都很重要。实际上,与长期随访监测相比,根治性治疗的生存期优势并不明显。中期随访中,被不同研究中心认可的控瘤率的可重复性研究,很可能是改变临床决策所需的证据水平。

参考文献

完整的参考文献列表可通过 www.expert-consult.com. 在线获取。

推荐阅读

Ahmed HU. The index lesion and the origin of prostate cancer. N Engl J Med 2009;361(17):1704-6.

Ahmed HU, Arya M, Freeman A, et al. Do low-grade and low-volume prostate cancers bear the hallmarks of malignancy? Lancet Oncol 2012;13(11):e509-17.

Ahmed HU, Hindley RG, Dickinson L, et al. Focal therapy for localised unifocal and multifocal prostate cancer: a prospective development study. Lancet Oncol 2012;13(6):622-32.

Ahmed HU, Pendse D, Illing R, et al. Will focal therapy become a standard of care for men with localized prostate cancer? Nat Clin Pract Oncol 2007;4(11):632-42.

Eggener S, Salomon G, Scardino PT, et al. Focal therapy for prostate cancer: possibilities and limitations. Eur Urol 2010;58(1):57-64. Erratum in: Eur Urol. 2010;58(4):644.

Ganz PA, Barry JM, Burke W, et al. National Institutes of Health State-of-the-Science Conference: role of active surveillance in the management of men with localized prostate cancer. Ann Intern Med 2012;156(8):591-5.

Turkbey B, Pinto PA, Choyke PL. Imaging techniques for prostate cancer: implications for focal therapy. Nat Rev Urol 2009;6(4):191-203.

Wilt TJ, Brawer MK, Jones KM, et al. Radical prostatectomy versus observa-tion for localized prostate cancer. N Engl J Med 2012;367(3):203-13. Erratum in: N Engl J Med. 2012;367(6):582.

（王慕文　丁森泰　刘　帅　何　维　**编译**　
吕家驹　**审校**）

第18章 局部进展性前列腺癌的治疗

Maxwell V. Meng MD, and Peter R. Carroll, MD, MPH

随着前列腺癌早期诊断方法的广泛应用,美国前列腺癌的发病率以及早期确诊的病例逐年增加。尽管前列腺特异抗原(prostate-specific antigen,PSA)检测使得前列腺癌患者的肿瘤分期较前有所变化,低分期和局限性前列腺癌不断增多,然而在新诊断的前列腺癌患者中仍有至少 10% 为局部进展性前列腺癌($T_3N_X/+M_0$)。近十年来,虽然这部分肿瘤比例稍有下降,但是它们仍然是前列腺癌中十分重要的一部分,并且比例逐渐保持稳定。那些在诊断时即为局部进展性或转移性前列腺癌的患者在前列腺癌死亡率中占较大比重。因此,改进对此类患者的治疗能够对前列腺癌整体发病率和死亡率起到积极的影响。

目前,局部进展性前列腺癌的最佳治疗方法仍未统一。对于临床局限性、低级别的前列腺癌而言,无论应用何种方法治疗,患者的预后均较好。但局部或者区域进展性前列腺癌如果只采用单一治疗方法,其肿瘤复发风险明显增加。前列腺癌联合治疗的发展以及风险评估方法的改进受到越来越多的关注,这有助于改善前列腺癌的预后,同时将治疗副作用降到最低,从而提高患者的生活质量。两项研究显示,对于具有高危因素的前列腺癌患者,与其他治疗方式相比,根治性前列腺切除术能够降低肿瘤特异性死亡率和肿瘤转移进展风险(Cooperberg et al,2010;Zelefsky et al,2010)。

一、定义

传统意义上,局部进展性前列腺癌的确诊基于临床检查(如直肠指诊)以及前列腺包膜外浸润(临床分期 T_{3a})、精囊侵犯(cT_{3b})或邻近器官受累(cT_4)的确切证据(Greene et al,2002)。然而,目前 PSA 检查的应用,诊断出了绝大部分指诊不能触及的前列腺癌(cT_{1c})。除临床 T 分期之外,尚有许多指标常常有助于确定进展性疾病,同时有助于评估初始治疗后复发风险的增加。因此,除临床分期之外,包括血 PSA、Gleason 评分等指标在内的风险评估方法也不断改进,有利于对前列腺癌患者进行高危分类。下文的讨论集中在广义的局部进展性前列腺癌,包括局部侵犯或淋巴结受累而无远处转移的肿瘤($T_{3-4}N\pm M_0$)。

(一)目前的风险评估方法

目前许多方法都可以准确地对前列腺癌患者进行危险分级(Partin et al,1997;D'Amico et al,1999;Tewari et al, 2001)。Partin 表创建于 20 世纪 90 年代,并且在 2001 年和 2013 年分别进行了修订,可以帮助在根治性前列腺切除术前预测临床局限性前列腺癌患者的最终病理分期(Partin et al,2001;Eifler et al,2013)。虽然临床分期、血清PSA水平和Gleason评分各自都能预测病理分期和预后,但将这三者结合能提高评估的准确性。这些数据资料表明有很多原先诊断为器官局限性前列腺癌实际具有更晚的分期。病理分期的评估有助于为患者提供更好的治疗前咨询,选择更适宜的治疗方法,或考虑将其纳入更晚期患者的新型临床试验。根治性前列腺切除术后判断预后的最重要的病理指标是Gleason评分、外科切缘情况,以及是否存在非器官局限性病变(包膜外侵犯、精囊侵犯、淋巴结受累)。

此外,为了帮助预测病理分期,前列腺活检提供的信息已经被纳入预测肿瘤结局、治疗后初始PSA水平以及无生化复发生存期的模型中。虽然无生化复发生存期是目前前列腺癌研究中常用的研究终点,但它仅仅是一个前列腺癌转归的替代指标。因此,还需进一步试验和研究来验证生化复发是否可作为前列腺癌治疗后肿瘤特异性生存期缩短的标志物。由Kattan等建立的列线图是预测前列腺癌局部治疗后肿瘤复发的最常用工具(Kattan et al,1998,2000)。所有治疗前的列线图都整合了临床分期、活检Gleason评分和治疗前PSA水平,用以预测局部治疗后疾病进展的持续风险。放疗的列线图包括了雄激素剥夺治疗(androgen deprivation,AD)的使用、总放射剂量以及联合治疗(如外照射和持续近距离放疗)的数据资料。由于根治性前列腺切除术列线图是基于近1000例临床局限性前列腺癌患者(T_{1c}-$T_{3a}N_xM_0$)的资料建立起来的,因此它不适用于精囊受累或局部播散的患者。

要点:风险评估

- 联合血清PSA水平、肿瘤T分期、肿瘤分级以及活检肿瘤范围是最佳的风险评估方法。
- 对于大多数局部治疗可能失败的高危前列腺癌患者而言,影像学检查的判断作用有限。

为简化风险分层的方法,在保持预测效能(包括在疾病行为和治疗反应方面)的前提下,可以将前列腺癌患者分为更少的组别。对于生化复发,D'Amico等(1998)仍基于患者治疗前的情况,包括临床分期、PSA值和Gleason评分,将患者分为低危、中危和高危组。未能识别出的微转移灶或局部病灶的残留可能是导致治疗后复发的原因。此外,还有其他一些简化的风险分层方法,其中包含了种族和病理特征(Moul et al,2001;Cooperberg et al,2005)。前列腺癌风险评分(Cancer of the Prostate Risk Assessment score,CAPRA)也是一种风险评估方法,它的范围为0~10分,评分每增加2分,前列腺切除术后复发风险增加1倍。通常来说,低危前列腺癌患者预后较好,生化复发可能性较低,但是中危和高危患者预后的差异很大。因此,这类患者能从更现代、更精确的风险预测模型和列线图中获益(Mitchell et al,2005)。

(二)影像学检查

虽然传统的灰阶超声检查可以辨识前列腺外的病变,但实际对评估肿瘤分期的作用有限(图18-1和图18-2)。精囊和前列腺包膜的直接活检可以用来证实cT_3期病变。Smith等(1997)发现经直肠超声不能提高对前列腺癌分期的评估能力。经直肠超声检查预测包膜外侵犯和精囊侵犯的曲线下面积分别为0.69和0.74,而直肠指诊分别为0.72和0.69。Salo等(1987)报道显示对于接受根治性前列腺切除术的患者,超声检查预测包膜外侵犯具有很高的敏感性(86%)、特异性(94%)、阳性预测值(92%)和阴性预测值(89%)。但近期研究发现超声检查的敏感性(23%~66%)、特异性(46%~86%)、阳性预测值(50%~62%)和阴性预测值(49%~69%)均较低。超声检查进行前列腺癌分期欠精确,很可能由于不同检查者之间存在较大差异、前列腺外播散病变表现征象细微或者诊断时肿瘤体积较小所致。通常,经直肠超声检查对前列腺癌判断表现为分期过低而不是过高。彩色以及能量多普勒超声等更新的超声技术正在研究中,以确定观察到异常血流信号是否能提高前列腺肿瘤检出和分期的能力。

直肠内磁共振成像利用放置在直肠内的磁力线圈以获取更好的前列腺局部解剖影像,能显示出T_{2a}/T_{2b}和T_3之间的细微差异(图18-

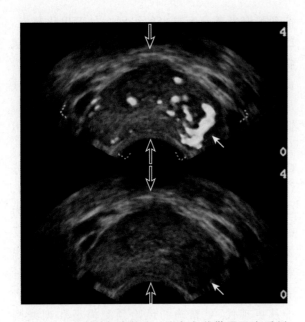

图 18-1　经直肠超声检查。彩色多普勒显示左后侧叶血流信号增加（上图，箭号所示），灰阶扫描显示相应的低回声区（下图，箭号所示）。前列腺左侧叶扭曲变形，包膜变直提示包膜外侵犯（Image courtesy of Dr. Katsuto Shinohara）

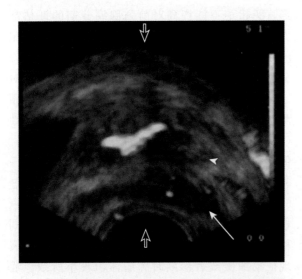

图 18-2　经直肠超声检查显示左侧基底低回声肿瘤（无尾箭头），很可能为同侧精囊受侵（箭号）（Image courtesy of Dr. Katsuto Shinohara）

3）。然而，单纯应用磁共振成像还是联合应用磁共振波谱成像进行肿瘤分期尚存在争议。据报道，应用磁共振预测包膜外侵犯的敏感性（13％～91％）和特异性（49％～97％）变异很

大，部分原因可能为 MRI 读片结果差异大，以及缺乏统一的诊断标准所致。在一项涉及 336 例患者，前列腺活检至少有 3 针阳性、直肠指诊异常、PSA＞10ng/ml，且接受根治性前列腺切除术的研究中，MRI 预测 pT_3 期前列腺癌的特异性达到 95％（Cornud et al，2002）。因此，MRI 可能最适用于高危患者。

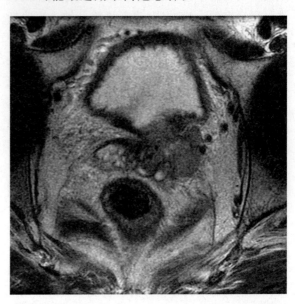

图 18-3　横断面 T_2 加权像 MRI 显示肿瘤累及精囊、膀胱基底部和邻近脂肪组织

（三）新的肿瘤标志物

现已明确，传统的临床和病理指标对于预测治疗前肿瘤局部进展范围的精确性有限。鉴于评估真实病理分期的重要性，临床上需要能够预测进展性前列腺癌的新标志物。Chu 等（2003）应用比较基因组杂交技术，通过检测原始前列腺标本确定了对于区分局限性和局部进展性前列腺癌可能有意义的染色体区域（表 18-1）。一个分期预测模型通过逐步法整合 6 种差异指标，达到了91.1％的准确性。进一步研究代谢组学、基因组学、蛋白质组学的标志物，很可能更好地确定和区分器官局限性和非器官局限性前列腺癌（Ashida et al，2004；Paris et al，2004；Mehra et al，2007；Sreekumar et al，2009）。涉及雄激素调控基因 *TMPRSS2* 和 *ETS* 家族基因的染色体重排与更高的病理分期相关，而甘氨酸代谢产物肌氨酸的升高更多见于转移性前列腺癌患者的代谢组学资料中。

表 18-1　**与病理分期有关的染色体异常**

染色体异常（独立或联合）	P 值
−8p	0.001
−8p/−10q23→qter	0.002
−10q25→qter	0.029
−6p21	0.031
−6q24→qter	0.031
−18cen-q12	0.035
−5q31/−10q24→qter	0.04
−5q31→qter/−8p	0.04
−6p21/−10q24→qter	0.04
−6p12→pter/−6q24→qter	0.04
−6q25→qter/−11q23→qter	0.04
+7p11/−10q24→qter	0.04
−8p/−15q22	0.04
−8p/−11q24→qter	0.42

二、发病与治疗的趋势

在 CaPSURE（the Cancer of the Prostate Strategic Urologic Research Endeavor）研究中，Cooperberg 等（2003）根据 D'Amico 对高危前列腺癌的定义标准，发现高危前列腺癌患者的比例显著下降，从 1989－1990 年的 40.9％下降到 2001－2002 年的 14.8％。肿瘤筛查方法的改变和 PSA 的应用很可能是造成比例下降的原因。较前相比，PSA 超过 20ng/ml 的患者大大减少

（从 32.8％降至 7.2％）。事实上，现今高 Gleason 评分界定了较大量高危患者（61.5％）。总的来说，随访期间临床进展性疾病（如 T_3-T_4）的发生率从 11.8％下降到 3.5％，与此同时在高危组中的发生率也从 32.3％下降到 21.9％。约翰霍普金斯报道了类似的发现，在近期的研究队列（2001－2010）中有 69％的患者被 Gleason 评分单独归类为高风险，而这一比例在早期队列（1992－2000）中为 29％（Pierorazio 等，2012）。然而，随着时间的推移，PSA 结局，无转移和癌症特异性生存率没有发生明显变化。

在行根治性前列腺切除术的患者中，临床证据证实的局部进展性前列腺癌患者（即临床分期为 T_3 期）比例从 1987 年的 25.3％下降到 2001 年的 2.8％（Ward and Zincke，2003）。虽然 PSA 筛查的应用可以部分解释这一变化，但是接受根治性前列腺切除术的临床 T_3 期肿瘤病例数量下降的主要原因可能是对手术指征的更严格把握和放疗技术的进步。有关根治性前列腺切除术的报道显示，pT_3 期患者比例下降；这些接受手术治疗的 pT_3 期患者都是经过高度选择的临床局限性前列腺癌患者（表 18-2）。Roehl 等（2004）报道病理结果提示进展性前列腺癌从 39％（1983－1991）下降到 31％（1992－2003）。Cleveland 医学中心对单纯行根治性前列腺切除术的患者进行了研究，发现包膜外侵犯的总发生率从 65.8％（1987－1989）下降到 25.2％（2000－2001），并且在肿瘤的临床分期（T_{1c}～$T_{2b/c}$）以及治疗前指标（PSA 值，Gleason 评分）方面也观察到同样的下降趋势。

表 18-2　**根治性前列腺切除术患者的病理结果**

作者（年份）	病例数	年份	ECE	精囊/淋巴结侵犯
Stamey et al(1998)	896	1988	60％	18％/NR
		1996	25％	5％/NR
Quinn et al(2001)	732	1986－1999	42.8％	13.1％/2.3％
Hull et al(2002)	1000	1993－1998	25％	8.1％/6.9％
Han et al(2003)	2091	1982－1999	41％	4％/5％
Derweesh et al(2004)	1505	1987－1998	66％	NR
		2000－2001	25％	NR
Roehl et al(2004)	3478	1983－1991	25％	14％（共计）
		1992－2003	27％	4％（共计）

（续　表）

作者（年份）	病例数	年份	ECE	精囊/淋巴结侵犯
Bott et al(2005)	1001	1988—2001	47%	10%/2%
Badani et al(2007)	2766	2000—2006	16.9%	5.1%/9%
Patel et al(2008)	1500	NR	13.8%	5.7%/NR
UCSF	2349	1986—2009	16%	11%/3%

ECE,包膜外浸润;NR,未报道;UCSF. 加州大学旧金山分校

要点:前列腺癌发病与治疗的趋势

- 局部进展性前列腺癌患者数量下降。
- 根治性前列腺切除术后确诊的器官局限性肿瘤有所增加。
- 对于高危前列腺癌,除手术以外的其他治疗方法应用正逐渐增多。

美国国家综合癌症网络（National Comprehensive Cancer Network,NCCN）为前列腺癌患者提供了最新的决策流程以帮助他们选择治疗方案(2013,2014)。高复发风险包括临床进展性前列腺癌,即 cT_{3a} 和 T_{3b}-T_4 期前列腺癌。对于这类患者以及 PSA 水平超过 20ng/ml,或者 Gleason 评分大于等于 8 分的患者,骨扫描是推荐的检查。盆部 CT 或 MRI 也适用于 cT_3-T_4 期患者或通过计算得出淋巴结受累概率超过 10% 的患者。通常,对于肿瘤体积较小、可以完整切除的高危前列腺癌患者仍可选择行根治性前列腺切除加扩大盆腔淋巴结清扫术。局部进展性前列腺癌以及生化复发危险性较高患者的治疗也可采用雄激素剥夺治疗（AD）联合放疗（RT）。治疗方法的变迁在 CaPSURE 的数据库中也有反映（Meng et al,2005）。有学者根据疾病风险将 6074 例前列腺癌（临床分期低于 $cT_{3a}N_0M_0$）患者进行分层,其中 26% 为高危患者。在多因素模型中,与低危患者相比,较少的高危患者接受了根治性前列腺切除术,同时高危组年龄较大,疾病进展,且并发症较多,而这些方面是接受外照射或雄激素剥夺治疗的重要因素。另外,接受放射治疗的高风险患者中有一半以上接受了雄激素剥夺治疗,显著高于低危和中危组（$P<0.0001$）。来自 1998 年至 2005 年的癌症监测、流行病学和最终结果项目（SEER）的数据显示,接近一半的 $cT_{3-4}M_0$ 前列腺癌患者接受 AD 和 RT 的联合治疗,而前列腺切除术的比例虽有增加,但到 2005 年仅为 10%（Lowrance et al,2012）。

三、自然病程

主动监测,必要时再进行治疗正成为前列腺癌患者又一可行的治疗选择。多项研究表明前列腺癌肿瘤特异性死亡率低,主要取决于肿瘤的分级和分期。然而,即使是低危患者,在相对长的一段时间内,也可能出现预料之外的疾病进展和与之相关的死亡（Johansson et al,2004）。现在已经认识到具有高危特征的患者疾病进展更加迅速,而对于身体条件较好的患者某些干预措施具有确实的效果。尽管如此,主动监测的适应证正在不断扩大,新的基因组检测可能有助于适当的选择（Cooperberg et al,2011; Cary and Cooperberg,2013）。

很少有报道对仅观察的局部进展性前列腺癌患者长期随访后的具体结局问题进行阐述。较早期的研究如 Nesbit 和 Plumb (1946)的研究与现在的治疗几乎毫无关系。其他研究也只纳入了少数临床分期较高的患者。据报道,这些患者 5 年和 10 年随访期间临床进展发生率为 22%～75%,局部进展发生率为 22%～84%,远处转移发生率为 27%～56%。高级别、高分期患者 5 年总生存率为 10%～92%,10 年总生存率为 14%～78%。VACURG（Veterans Administration Cooperative Urological Research Group）研究报道了 248 例临床分期为 Ⅲ 期的患者,在给予安慰剂治疗后 5 年的总生存率为 58%（Byar,1973）。MRC（Medical Research Council）研究也报道了相似的结果（Adib et al,1997）,他们将未经治疗的局部进展性前列腺癌患者（$n=501$）随

机分为两组,分别接受早期和延迟雄激素剥夺治疗(手术去势或应用 LHRH 类似物)。244 例接受延迟治疗的患者发生癌症临床进展的中位时间及前列腺癌特异性死亡的中位生存时间分别为 10 个月和 48 个月。

　　Chodak 等(1994)的研究表明接受保守治疗的患者中,与低分级(1 级)肿瘤相比,病理分级 3 级和肿瘤特异性死亡显著相关(风险比 10.04)。1 级或 2 级前列腺癌肿瘤特异性 10 年生存率为 87%,3 级为 34%;1 级无转移生存率为 81%,2

级为 58%,3 级为 25%。Johansson 等(1997)进行了一项前瞻性研究,观察了 642 例 1977—1984 年间诊断的涵盖了各期前列腺癌患者。结果显示临床局限性肿瘤中有 11% 死于前列腺癌,早期和延迟治疗的患者校正后 15 年生存率相近。相反,局部进展性前列腺癌患者校正后 15 年生存率为 57%。约半数患者肿瘤分化良好,在这些患者当中只有 6% 死于前列腺癌。中分化和低分化的前列腺癌患者死亡率上升,分别为 17% 和 56%。具体数据见表 18-3。

表 18-3　前列腺癌患者的保守治疗

临床分期	病例数	无进展生存率		疾病特异性生存率	
		%	95%CI(%)	%	95%CI(%)
$T_1 \sim T_2$	300	48	37～59	81	74～88
$T_3 \sim T_4$	183	47	33～61	57	45～68
M+	159	6	0.8～11	6	−0.1～12

From Johansson JE, Holmberg L, Johansson S, et al. Fifteen-year survival in prostate cancer. A prospective, population-based study in Sweden. JAMA 1997;277:467-71.

　　Albertsen 等(1998)报道了 Conneticut Tumor Registry 诊断的 767 例临床局限性前列腺癌患者(1971—1984)经观察等待后的长期结局。Gleason 评分 6 分的患者 15 年肿瘤特异性死亡率为 18%～30%,而死于其他原因的概率为 25%～59%。Gleason 评分 7 分和 8～10 分患者的死亡风险上升,分别为 42%～70% 和 60%～87%。因研究中所有患者都没有进行 PSA 检测,故很可能该研究中许多患者为非器官局限性肿瘤,而且与现在的研究队列相比他们的肿瘤分期可能更高。与 Johansson 等(2004)的报道相反,Albertsen 等研究表明低级别前列腺癌在诊断后 15 年以上年死亡率依然稳定(Albertsen et al, 2005)(图 18-4)。包括局部进展性前列腺癌在内的高危前列腺癌如果不经治疗,疾病进展以及肿瘤特异性死亡风险均很高。

四、根治性前列腺切除术

　　单纯应用根治性前列腺切除术来治疗局部进展性前列腺癌的比例正在减少。一方面,这种变

化缘于学者认识到单纯根治性前列腺切除术通常不足以治愈局部进展性前列腺癌。另外,优化的风险评估体系使我们在治疗前能对患者进行更准确的判断。放疗技术的发展,以及对联合治疗(例如放疗和抗雄激素治疗)能够改善预后的认识,使得外科手段在高危和局部进展性前列腺癌的治疗中的应用逐渐减少。尽管如此,根治性前列腺切除术可以治愈一些存在高风险疾病特征的患者,并且在外科治疗的基础上予以辅助和联合治疗可能会进一步改善单纯手术的疗效。

(一)临床 T_3 期前列腺癌的手术治疗

　　有些研究报道了根治性前列腺切除术治疗临床 T_3 期肿瘤的预后结果(表 18-4)。综合所有报道,治疗后 5 年总生存率为 64%～96%,10 年总生存率为 12.5%～72%,15 年总生存率为 20%～51%。早期数据反映出当时风险评估方法的准确性较低,伴淋巴结转移但未能发现的患者例数可能更大,并与早期疾病进展及死亡相关。而现今的研究变异较少,数据提示无论是否进行辅助治疗,5 年和 10 年肿瘤特异性生存率分别为 85%～92%、79%～82%。

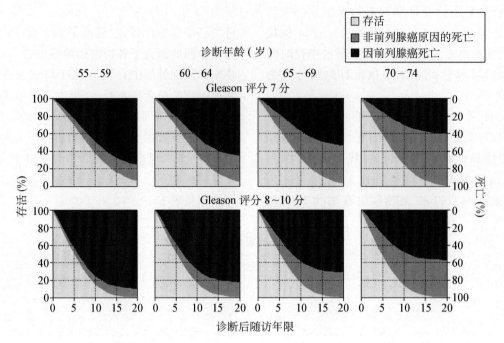

图 18-4 保守治疗的前列腺癌患者以 Gleason 评分和诊断时以年龄作为分类因素的前列腺癌死亡率
褐色阴影区代表因前列腺癌死亡的患者比例,淡褐色阴影区代表因前列腺癌以外的因素死亡的患者
比例,蓝色区代表仍存活的患者比例(Modified from Albertsen et al,2005)

　　Pound 等(1999)发现临床 T_{3a} 期患者行前列腺切除术后可能预后较好,8 年无复发生存率为52%。Ward 和 Zincke(2003)也报道了相似的结果,在不应用辅助雄激素剥夺治疗的条件下,5 年和 10 年无瘤生存率分别为 60% 和 44%。术后 5 年和 15 年不出现局部或全身疾病的百分比分别为 73% 和 67%(Ward et al,2005)。Lerner 等(1995)研究了 812 例患者,结果显示 10 年肿瘤特异性生存率为 80%,仅 31% 临床 T_3 期患者行根治性前列腺切除术 15 年后死于前列腺癌。然而,手术与其他治疗方法相比能否改善生存期尚不清楚。Mayo 医学中心报道在约 27% 的患者中存在临床过度分期,这与其他一些研究报道的 7%~26% 一致,这提示根据临床分期将患者一律排除出前列腺切除术适应证可能不妥(Ward et al,2005)。该系列的长期随访结果显示,20 年时无局部复发生存率,无全身进展生存率和癌症特异性生存率分别为 76%,72% 和 81%(Mitchell et al,2012)。Gerber 等(1997)回顾了 298 例行根治性前列腺切除术和盆腔淋巴结清扫的临床 T_3 期患者的预后。虽然 10 年总体肿瘤特异性生存率仅 57%,但是某些局部进展性前列腺癌

患者行前列腺切除术后受益明显,前列腺切除术加淋巴结清扫的患者生存率上升至 70%。在 1987 年至 2009 年期间接受手术的高危人群中,37% 为器官局限性肿瘤(pT_2~pT_{3a}),据此设计的一个整合了 PSA 水平、年龄、临床分期和活检组织 Gleason 总分的列线图能达到72% 的预测准确性(Briganti et al,2012)。许多临床 T_3 期患者存在区域性播散,可能不能从前列腺切除术中受益,但有选择性的一些患者(如肿瘤体积较小者)可能从中受益,在这些患者中大多数肿瘤可以通过手术达到局部控制,在某些患者中还可以做到完整切除肿瘤。

　　根治性前列腺切除术后如果使用辅助治疗(如 RT 或 AD),生化进展就难以评估。不使用二线治疗的情况下,5 年生化复发可超过 60%(van den Ouden et al,1998)。在其他不同程度应用辅助治疗的研究中,5 年和 10 年生化复发率分别为42%~49% 和 59%~62%。就根治术后的临床进展(如活检证实的局部复发或客观存在的远处转移)而言,辅助治疗对其影响可能微乎其微。5年、10 年、15 年临床进展率分别为 12%~45%,39%~49% 和 50%~71%。

表 18-4　高临床分期前列腺癌的根治性前列腺切除术研究队列

作者(年份)	病例数	辅助治疗	总生存率		肿瘤特异性生存率	
			5 年	10 年	5 年	10 年(15 年)
Morgan et al(1991)	232	54%	85%	72%	89%	82%
van den Ouden et al (1994)	59	—	83%	—	90%	—
Lerner et al(1995)	812	60%	86%	70%	90%	80%
Gerber et al(1997)	242	NR	—	—	88%	70%
van den Ouden et al (1998)	83	0	75%	60%	85%	72%
Pound et al(1999)[*]	55	0	—	—	60%[†]	49%[†]
Ward et al(2005)	842	62%	90%	76%(53%)	95%	90%(79%)
Carver et al(2006)	176	36%[‡]	88%	75%(69%)	94%	85%(76%)
Loeb et al(2007)	288	15%	91%[§]	74%	92%[§]	88%
Freedland et al(2007)	56	0	—	—	98%	91%(84%)
Xylinas et al(2009)	100	25%	85%	—	90%	—

[*] Updated data from Han M, Partin AW, Pound CR, et al. Long-term biochemical disease-free and cancer-specific survival following anatomic radical retropubic prostatectomy. The 15-year Johns Hopkins experience. Urol Clin North Am 2001;28:555-65.

[†] 无生化复发生存率(PSA<0.2ng/ml);整个研究人群 15 年精确无远处转移生存率 82%

[‡] 新辅助治疗

[§] 七年生存率

(二)病理进展性前列腺癌行前列腺切除术的预后

极少数临床器官局限性前列腺癌在行根治性前列腺切除术后最终病理证实有前列腺外的播散。虽然这些患者的疾病进展率与生存率可能与依据肿瘤细胞分级和血清 PSA 水平定义为的临床进展性前列腺患者相似,但是后者可能肿瘤体积更大、级别更高、局部播散的可能性更大。目前,大多数行前列腺切除术的病理进展性患者依据血清 PSA 水平或活检 Gleason 评分而归为高危组,但行根治性前列腺切除术的患者中临床 T_3 期和病理 T_3 期有所重叠。

如上所述,在所有的临床和病理因素中,根治性前列腺切除术后的病理分期可以提供重要的预后信息,是强有力的预后预测指标(图 18-5)。局灶性和包膜外侵犯性肿瘤与器官局限性前列腺癌相比,5 年临床进展率增加,从 7%升高到 18%和 35%。发生精囊侵犯或淋巴结转移的患者,根治

性前列腺切除术后极可能发生临床进展(发生率分别为 86%和 95%)。Hull 等(2002)报道在临床诊断的器官局限性肿瘤中,如果病理证实为器官局限性,其 5 年 PSA 无复发生存率为 95%,伴包膜外侵犯、精囊侵犯或淋巴结阳性的患者分别为 76%,37%和 18%。在多因素分析中,一些病理指标会增加疾病进展的相对危险度(relative risk,RR),这些指标包括包膜外侵犯(RR:2.17-2.72),精囊侵犯(RR:2.61)和淋巴结侵犯(RR:3.31),其中手术切缘阳性相对危险度最大(RR:4.37;范围 2.90-6.58)。由此可见,不论肿瘤的临床和病理分期如何,必须再次强调行根治性前列腺切除术时必须将所有前列腺组织完全切除这一概念。即使有精囊侵犯,没有伴随淋巴结受累的患者可以达到 81%和 32%的 15 年癌症特异性生存率和无生化复发率(Secin et al,2006)。

病理进展性前列腺癌行根治性前列腺切除术后生化进展的判定取决于参考的分界值。当以

PSA 0.2 ng/ml 为参考界值时,5年生化复发率高达 65%～72%。当界值稍宽松时,例如取 PSA 为 0.4 ng/ml,5 年复发率为 26%,10 年复发率为至少 50%。在前列腺切除术后病理诊断 $pT_{3b}N_0$ 肿瘤的 747 名患者队列中,10 年无生化复发、无转移和癌症特异性生存率分别约为 25%,70% 和 80%(Pierorazio et al,2011)。精囊侵犯不仅显著增加生化复发的风险,而且增加术后局部复发的风险。Hawkins 等(1995)经过长期随访后报道

近半数患者发生局部复发。在近来的研究中,由于手术指征的严格把握,手术技术的改进以及二线治疗作为辅助治疗或在生化复发时的应用,使复发的风险有所降低。微创方法越来越多地应用于高风险前列腺癌病例,总体而言,治疗结果似乎与开放式手术方法相当。肿瘤学和功能结局均未见报道有显著性差异,尽管手术的差异性以及盆腔淋巴结清扫范围尚需进一步研究(Pierorazio et al,2013;Punnenet et al,2013)。

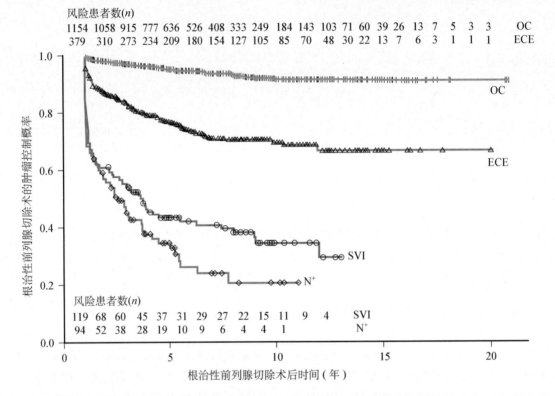

图 18-5 基于病理分期的根治性前列腺切除术后癌症控制概率

ECE. 包膜外侵犯;N+. 淋巴结侵犯;OC. 器官局限性;SVI. 精囊侵犯(Modified from Bianco FJ Jr, Scardino PT, Eastham JA. Radical prostatectomy:long-term cancer control and recovery of sexual and urinary function ["trifecta"]. Urology 2005;66:83-94.)

预测模型能在术前评估前列腺切除术后 PSA 无复发生存期。Gleason 评分和 PSA 水平较高的患者术后治疗失败的风险增加。总体来说,高危患者术后 5～7 年 PSA 无复发生存率约为 50%。Kattan 术前列线图的检测效力已经在一项接受根治性前列腺切除术的社区患者人群的研究中进行证实(Greene et al,2004)。有趣的是,虽然总体一致性指数(overall concordance index,0.68)支持 Kattan 术前列线图在广大患者中

的应用,但它可能会低估低危患者的复发率,高估高危患者的复发率。在 Gleason 评分 8～10 分或 PSA 水平较高(＞20ng/ml)的患者中,确实有约半数仅接受根治性前列腺切除术的患者能获得较长的无病生存期。但我们仍希望有更加精确的风险评估方法和新的肿瘤标志物,这将有助于确定哪些高危或局部进展性前列腺癌患者能从积极的外科手术干预中真正获益,无论是单纯手术治疗还是联合其他治疗方式。

要点:根治性前列腺切除术

- 单纯应用根治性前列腺切除术可以使至少一半的临床进展性前列腺癌患者获得 8~10 年的无癌生存期。
- 根据病理分期、肿瘤分级和外科切缘情况可以预测肿瘤复发风险。
- 在根治性前列腺切除术前使用新辅助雄激素剥夺治疗似乎不能提高肿瘤特异性生存率和总生存率。

(三)新辅助雄激素剥夺疗法

为改善局部进展性前列腺癌或高危前列腺癌

患者根治性前列腺切除术后的预后,一些学者对根治术前应用新辅助雄激素剥夺疗法(Neoadjuvant Androgen Deprivation,NAD)进行了评价。早在 1944 年,Vallet 就报道了 1 例 59 岁前列腺癌患者,在行睾丸切除术后再接受经会阴根治性前列腺切除术。还有其他的研究对术前应用己烯雌酚(diethylstilbestrol,DES)的效果进行评价。1964 年,Scott 对 31 例接受 NAD 治疗的前列腺癌患者疗效进行分析,该研究随访了 10 年。多数患者(52%)存活且并没有临床复发。表 18-5 总结了 cT_1~T_3 期前列腺癌患者根治术前行 NAD 的前瞻性随机试验。

表 18-5　cT_1~T_3 期前列腺癌患者根治性前列腺切除术前新辅助去雄治疗前瞻性随机试验

作者(年份)	LHRH 激动剂	抗雄激素药物	持续时间(月)
Labrie et al(1997)	亮丙瑞林	氟他胺	3
Witjes et al(1997)[*]	戈舍瑞林	氟他胺	3
Soloway et al(1995)[†]	亮丙瑞林	氟他胺	3
Hugosson et al(1996)[‡]	曲普瑞林	环丙孕酮	3
Dalkin et al(1996)	戈舍瑞林		3
Goldenberg et al(1996)[§]		环丙孕酮	3
Van Poppel et al(1995)	雌莫司汀[‖]		1.5

[*] 后续报道:Schulman (2000)

[†] 后续报道:Soloway (2002)

[‡] 后续报道:Aus (1998)

[§] 后续报道:Klotz (1999)

[‖] 衍生于雌二醇的抗微管药物,同时能够降低血清睾酮水平

这些研究通过多种方法对结局进行了评估,包括直肠指诊发现的异常(即临床分期),影像学检查肿瘤形态,微转移灶或血液循环中癌细胞的检测,以及病理特征如 T 分期、手术切缘、淋巴结状态和组织病理学改变。最终,必须通过对疾病特异性生存期或其替代指标(无生化复发生存期)的影响来评价 NAD 的应用效果。很显然,NAD 影响肿瘤的行为和生物学特征,可以通过磁共振波谱显像中的萎缩性代谢变化、血清 PSA 水平下降以及萎缩性组织学改变(纤维化、空泡形成、腺体塌陷)来进行评价。多项研究一致证实 NAD 可以使前列腺体积(缩小 30%~50%)和肿瘤体积明显缩小,

血清 PSA 水平(降低 90%)显著下降,这些改变在治疗的前 2 个月效果最为明显。然而,有研究结果认为临床 T_3 期患者行 NAD 后病理分期是否能下降尚存在争议。总的来说,尽管这些临床 T_3 期患者中有 32%~90% 临床分期下降,但是他们中只有 20% 的患者在行根治性前列腺切除术时证实为器官局限性疾病。Schulman 等(2000)将 402 例 cT_2~$T_3N_0M_0$ 期前列腺癌患者随机分为单纯根治性前列腺切除术和术前 3 个月全雄激素剥夺治疗+根治性切除术组两组进行研究。结果显示新辅助治疗组病理降期的发生较单纯前列腺切除术组更常见(15% vs. 7%,$P < 0.01$)。但 cT_3 期

患者中,新辅助治疗组与单纯手术组两组病理降期($P=0.18$)和淋巴结转移的发生率($P=0.36$)并没有差异。因此,尽管 NAD 治疗后临床分期下降可能较常见,但与之相比,NAD 治疗后病理分期下降要少见得多,发生率在 8%～31%。大多数研究未发现精囊侵犯发生率下降(表18-6)。与之相似,单纯前列腺切除术组和新辅助治疗组两组淋巴结转移的发生率在 3.3%～16%,两组也没有差异。

表18-6　cT$_1$～T$_3$ 期前列腺癌患者根治性前列腺切除术前新辅助去雄治疗研究中的病理发现

作者(年)	病例数	精囊侵犯		淋巴结侵犯	
		对照	NAD	对照	NAD
Vailancourt et al(1996)	96	6%	0	NR	NR
Soloway et al(1995)	282	22%	15%	5.8%	6.3%
Dalkin et al(1996)	56	14%	18%	NR	NR
Aus et al(1998)	122	14.5%	21.8%	16%	5.5%
Meyer et al(1999)	680	16%	17%	16%	14%
Klotz et al(1999)	213	14%	28%*	6.9%	3.3%
Schulman et al(2000)	402	23%	20%	23%	15%

* $P=0.035$

NR. 未报道

　　Klotz 等(2003)进行了一项长期的前瞻性随机试验(中位随访时间6年),对术前联合3个月雄激素剥夺治疗和单纯根治性前列腺切除术进行比较。就总体生化复发而言,新辅助治疗组并没有优势,两组生化复发率分别为34%和38%。但在 PSA＞20ng/ml 的患者中,手术联合新辅助治疗组与单纯前列腺切除术组相比,PSA 无复发生存率更高(53% vs.35%,$P=0.015$)。西南肿瘤协作组(Southwest Oncology Group,SWOG)9109 项目是一项 II 期可行性研究,研究中 T$_3$～T$_4$N$_0$M$_0$ 前列腺癌患者根治术前给予16周的戈舍瑞林和氟他胺治疗(Powell et al,2002)。在55例接受前列腺切除术的患者中,31%有精囊侵犯,19%有淋巴结转移。有67%的患者诊断为器官局限性肿瘤。中位随访时间6.1年,5年无进展生存率和总生存率分别约为70%和90%。这项研究证明这类患者术前应用4个月的 NAD 治疗是可行的,且治疗引起的副作用可以接受,预后与放疗相近。中位随访时间为10.6年的后续随访结果显示,只有55%的患者有疾病进展,无进展生存率为40%,总生存率为68%(Berglund et al,2012)。

　　许多研究已经对 cT$_3$ 期患者前列腺癌手术切缘阳性率进行了评价。Witjes 等(1997)报道术前接受 NAD 治疗和单纯行根治性前列腺切除术的患者切缘阳性率相近(43% vs.59%,$P=0.14$)。Van Poppel 等(1995)也发现两组患者切缘阳性率的差异无显著统计学意义(41.3% vs.44%)。SWOG 9109 报道30%的患者手术切缘呈阳性。相反,在接受 NAD 治疗的低临床分期(cT$_1$～T$_2$)患者中,无论随机还是非随机研究都明确地显示手术切缘阳性率有所降低。但这一优势并没有转化为长期 PSA 无复发生存率改善。目前,无论是回顾性还是前瞻性资料都没有证据支持局部进展性前列腺癌(特别是 cT$_3$ 期肿瘤)可以从术前新辅助雄激素剥夺治疗中获益(表18-7)。

表 18-7 局限性前列腺癌患者根治性前列腺切除术前行 3 个月 NAD 治疗对术后 PSA 复发的影响

作者(年份)	病例数	对照	NAD	随访时间(月)
Fair et al(1997)	194	16%	11%	29
Aus et al(1998)	122	41%	35%	38
Meyer et al(1999)	680	30%	35%	38
Klotz et al(1999)	213	30%	40%	36
Schulman et al(2000)	398	32.5%	26.4%	48
Soloway et al(2002)	255	32%	35%	60

低分期和局部进展性前列腺癌患者没有从 NAD 治疗中明显获益,可能与许多因素有关。已经有研究表明术前 3 个月的 NAD 与单纯根治性前列腺切除术相比可能不足以改善无病生存率。Meyer 等(1999)随访了 680 例行根治性前列腺切除术的患者,其中 292 例接受 NAD。两组生化复发风险没有差异,但接受 LHRH 类似物和抗雄药物治疗超过 3 个月的患者 PSA 复发的风险显著低于单纯手术者(风险比,HR:0.52;95% CI:0.29~0.93)。随后,加拿大泌尿肿瘤协作组(Canadian Urologic oncology Group)(Gleave et al,2001)将临床局限性前列腺癌患者随机分为 3 个月 NAD 组和 8 个月 NAD 组。在 500 例可以进行病理分期的患者中,3 个月组的手术切缘阳性率为 23%,而 8 个月组为 12%(P=0.011)。3 个月组中有 68% 为器官局限性疾病,而 8 个月组中 80% 为器官局限性肿瘤(P=0.0019)。此外,非器官局限或淋巴结转移的发生率在 3 个月组为 25.6%,高于 8 个月组的 12.6%。尽管在 3 个月

组和 8 个月组间存在肿瘤生化消退和病理学退变的差异,但两组 4 年 PSA 复发率无显著差异。目前进行的研究正在对其他 AD 药物在手术前的潜在效用进行评估,包括地加瑞克、阿比特龙和恩杂鲁胺。

(四)新辅助化疗和化疗-内分泌治疗

化疗在前列腺癌的治疗中的作用主要限于晚期肿瘤。Oh 等(2004)证实紫杉醇(taxanes)单用或与其他药物联用对激素难治性前列腺癌(hormone-refractory prostate cancer)有效,半数以上的患者 PSA 水平显著下降(>50%),28%~75% 患者对化疗有反应。米托蒽醌(mitoxantrone)联合低剂量类固醇激素对缓解疼痛效果优于单用类固醇激素,并已证实可用于激素难治性前列腺癌的治疗(Tannock et al,1996;Kantoff et al,1999)。基于这些研究,泌尿外科医师越来越关注化疗在高危或局部进展性前列腺癌患者中的早期应用。表 18-8 对这些研究进行了总结。

表 18-8 根治性前列腺切除术前化疗、内分泌治疗以及化疗-内分泌联合治疗的临床试验

	PETTAWAY (2000)	CLARK (2001)	KONETY (2004)	MAGI-GALLUZZI (2007)	CHI (2008)	NAD*
病例数	33	16	36	28	64	—
临床 T_3 期	55%	13%	75%	18%	39%	100%
治疗方案	KAVE	E/VP-16	TEC	D	D	—
雄激素剥夺	3 个月	—	4~6 个月		6 个月	—
器官局限	33%	31%	36%	18%	53%	21%
切缘阳性	17%	44%	22%	25%	27%	37%[†]
淋巴结阳性	37%	13%	5.5%	14%	6%	21%
精囊侵犯	85%	—[†]	56%	39%	22%	39%

（续　表）

	PETTAWAY (2000)	CLARK (2001)	KONETY (2004)	MAGI-GALLUZZI (2007)	CHI (2008)	NAD[*]
术前 PSA 未测到	50%	50%	45%	—	—[‡]	—
pT₀	0	0	0	0	3%	0~4%

[*] 联合了 23 个行新辅助雄激素剥夺治疗的 cT_3 期肿瘤的试验结果

[†] 与淋巴结阳性合为一组

[‡] 中位 PSA 0.15 ng/ml(0.02~3.8ml)

D. 多西他赛；E/VP-16. 雌莫司汀＋依托泊苷；KAVE. 酮康唑＋多柔比星/长春碱＋雌莫司汀；TEC. 紫杉醇＋雌莫司汀＋卡铂；NAD. 新辅助雄激素剥夺治疗

Pettaway 等(2000)对 33 例高危患者进行了 3 个月的联合治疗(6 周为一个周期共两个周期)，交替应用酮康唑(ketoconazole)和多柔比星(doxorubicin)与长春碱(vinblastine)和雌莫司汀(estramustine)。此外，该研究同时给予 LHRH 激动剂和抗雄药物阻断雄激素治疗。在 18% 的 cT_3 期患者中发现病理降期，总手术切缘阳性率仅 17%，表明该治疗方法可能较单用 NAD 更具肿瘤杀伤力。另一研究报道在高危雄激素依赖性前列腺癌患者中术前联合应用 4~6 个月的紫杉醇、雌莫司汀、卡铂进行化疗和内分泌治疗(Konety et al,2004)。新辅助治疗后没有患者病理分期降至 pT₀ 期，器官局限性疾病发生率为 36%，手术切缘阳性率为 22%。以 3 次 PSA 水平超过 0.05ng/ml 作为生化复发标准，中位随访时间 29 个月，45% 患者术后无生化复发，没有患者出现局部复发。

也有其他中心应用化疗而没有同时进行 NAD。Cleveland 医学中心对 16 例局部进展性前列腺癌(临床 M₀ 期)患者术前给予 3 个周期的雌莫司汀和依托泊苷口服(Clark et al,2001)。尽管 34% 患者中可见 3 级或 4 级毒性，但是没有患者延迟手术，且患者预后与不采用新辅助治疗的患者类似。中位随访 14 个月，88% 患者肿瘤无复发，2 例淋巴结转移患者出现早期 PSA 复发。

根治性前列腺切除术前进行紫杉醇单药治疗产生的毒性轻微，患者耐受性很好 (Oh et al, 2001;Dreicer et al,2004)。所有患者都没有出现病理学完全缓解，在一项研究中没有发现淋巴结转移，而在另一项器官局限性肿瘤患者中发现淋巴结转移占 11%。两项研究中分别有 2/3 和

24% 患者单用紫杉醇后 PSA 水平下降超过 50%。基于纳米粒子的紫杉醇新型制剂也已经进行了类似的观察,结果没有出现完全病理学缓解(Shepard et al,2009)。根治性前列腺切除术与米托蒽醌和雌莫司汀联合治疗已在一些小样本研究有报道。Garzotto(2010)在手术前 16 周内用多西紫杉醇和剂量递增的米托蒽醌治疗了 57 名男性。一半患者 5 年无复发,手术切缘阳性率为 33%。最近报道的药物包括粒-巨噬细胞集落刺激因子和沙利度胺(Garcia et al,2008),以及表皮生长因子受体抑制剂吉非替尼(Vuky et al, 2009)。目前尚未确定新的靶向药物(例如 custirsen)和免疫疗法(例如,sipuleucel-T,ipili-mumab)是否能在新辅助治疗中发挥作用。

（五）辅助放疗

在切除前列腺之前不进行局部或全身治疗可以:①避免手术时机的延迟;②减少手术并发症;③最重要的是能够确定哪些患者具有不良病理特征或有肿瘤残余而真正需要其他治疗方法,从而避免过度治疗。由于难以区分局部复发还是远处复发,且复发的部位决定了治疗的实际类型、时限以及效果,因此选择合适的辅助治疗方法依旧存在很大困难。

根治性前列腺切除术后行辅助放疗(radiation therapy,RT)是否有益,目前尚未得到证实。早期研究表明辅助放疗对远处转移或肿瘤特异性生存期没有影响,最新数据显示它可以改善生化控制率。表 18-9 总结了一系列病理进展性疾病行辅助放疗的对照研究。在 Valicenti 等(1999)的配对分析中,早期辅助放疗组在术后 3~6 个月内,PSA 水平尚不能测得时即予辅助放疗,而对

照组随访至 PSA 复发。术后行辅助放疗能使 PSA 复发风险下降 88%,5 年 PSA 无复发生存率为 89%。Anscher 等(1995)长期随访了 46 例根治术后接受辅助放疗的 $pT_{3\sim4}$ 期患者(中位随访时间 10 年)。辅助放疗组 10 年和 15 年总生存率和无病生存率分别为 62%,62% 和 55%,48%,与未接受辅助放疗组相比差异无统计学意义。此外,两组远处转移的发生率相似。但辅助放疗组局部控制优于单纯手术组,前者 15 年局部无复发率为 82%,后者为 53%。

辅助放疗的应用与无生化复发生存率相关,其 5 年无生化复发生存率为 50%~88%。在高危患者中,辅助放疗与单纯手术相比可以改善无生化复发生存率(30%~50%)。然而,辅助放疗的疗效还需要合理设计的临床试验验证,例如 EORTC(European Organisation for Research and Treatment of Cancer)22911 研究(Bolla et al,2005)和 SWOG 8794 研究(Thompson et al,2006)。两项研究均将患有病理进展性疾病的患者,包括前列腺包膜外侵犯(pT_3)和(或)无淋巴结转移的手术切缘阳性在内,随机分为术后立即放疗或者术后观察。在 EORTC 22911 中,术后立即行 RT 与不行 RT 相比,改善了 5 年无生化复发生存率(74% vs.53%,$P<0.001$)。同样,SWOG 8794,中位随访期 10.6 年,显示在前列腺切除术后 PSA 低于 0.4 ng/ml 的患者中,即刻 RT 与无 RT 相比,生化复发率降低近 50%(35% vs.64%,$P<0.001$)。此外,辅助放疗显著降低了两种试验临床局部复发的风险。SWOG 8794 研究中,具有不良病理特征的患者中转移性前列腺癌只占到 16%,而辅助放疗使这一风险进一步降低(7%)(Swanson et al,2007),也使部分患者免于后续 AD。此外,辅助放疗可改善无转移生存率和总生存率(HR 0.71 和 0.72)(Thompson et al,2009)。第三项随机对照试验发现 pT_3N_0 肿瘤患者在前列腺切除术后的辅助放疗能够控制 PSA 到检测不到的水平,确定了辅助放疗对无生化进展存活率的益处(HR 0.53)(Wiegel et al,2009)。

表 18-9　局部进展性前列腺癌患者($pT_3N_0M_0$)早期辅助放疗的临床研究

作者(年份)	病例数	放疗剂量(Gy)	无进展生存率	P 值	随访时间(月)
Morgan et al(1991)	33	—	64%	0.02	11
	17	60~66	94%		
Stein et al(1992)	91	—	43%	0.04	48
	24	55~60	75%		
Anscher et al(1998)	113	—	37%	0.16	120
	46	55~65	55%		
Schild et al(1998)	228	—	40%	0.000 3	32
	60	57~68	90%		
Valicenti et al(1998a)	20	—	48%	0.01	36
	15	64.8	85%		
Valicenti et al(1999)	36	—	55%	—	41
	36	59~70	88%		
Petrovich et al(1999)	40	—	69%	NS	60
	201	48	68%		
Eggener et al(2005)	144	—	53%/37%*	0.4/0.9*	48
	58	NR	62%/38%*		
Thompson et al(2009)	211	—	61%†	0.016	151
	214	60~64	71%†		

* 阴性切缘/阳性切缘
† 10 年无转移生存率

给予辅助放疗的决策常常是基于各种不良病理特征而做出的,但不是所有的病理特征都有相同的预后。事实上,SWOG 8794 就把包膜外侵犯,精囊侵犯和手术切缘阳性划归到了一个分类下。因此当人群由具有阳性切缘、包膜外侵犯、精囊侵犯或这些特征的组合的患者所组成时,辅助放疗的结果便很难评估。对于手术切缘阳性的患者,生化复发的风险增加。一项决策分析模型试图说明这个问题,其结果表明相对远处转移而言,辅助放疗可能只对局部复发可能性高的患者有利。因此,对没有精囊侵犯的低至中级别前列腺癌推荐早期辅助放疗(Grossfeld et al,2000)。该报道还提示对广泛或多处切缘阳性的患者应该考虑行辅助放疗。EORTC 22911 的二次分析也支持术后立即 RT 在具有阳性手术切缘的特定患者中的作用(Van der Kwast et al,2007)。辅助放疗的效果主要见于手术切缘阳性的患者(HR 0.38,$P<0.0001$),而对于切缘阴性且无其他危险因素的患者并无获益。Stephenson 等(2004)报道认为更多患者可以从辅助放疗中受益。他们对 501 例根治术后生化复发的患者应用补救性放疗,在治疗后中位随访时间 45 个月时,有 50% 的患者出现疾病进展。虽然较高的 Gleason 评分和精囊侵犯预示补救性放疗疗效不佳,但高级别或有其他不良特征(如 PSA 倍增时间短)的患者仍可能获得持久的反应效果。事实上,半数以上 Gleason 评分 8~10 分、手术切缘阳性的患者 PSA 最低值仍然能低于 0.1 ng/ml,而且随后也没有进一步上升。因此,早期应用二线治疗如放疗或雄激素剥夺疗法,可能对局部进展性前列腺癌有利,且对某些生化复发的患者也有利。然而,最佳的治疗时机,以及这些干预措施如何分别对局部控制、远处疾病的发展和生存起到不同的影响还有待确定。Trock 和他的同事(2008)报道,接受补救性放疗的 pT_3 患者的总生存期得到改善,5 年总生存率达到 98%。

通常,伴精囊侵犯的患者远处转移风险极高,可能无法从局部或区域放疗中获益,然而,某些 pT_{3b} 期患者可能只有局部复发。Valicenti 等(1998b)研究了 53 例行根治性前列腺切除术的 $pT_{3b}N_0$ 患者,其中 35 例术后检测不到 PSA。15 例接受辅助放疗的患者 3 年无生化复发生存率为 86%,而 20 例单纯观察的患者为 48%($P=0.01$)。在 EORTC 22911 中,无论术后患者 PSA 是否小于 0.2 ng/ml,当以无生化进展生存率衡量时,精囊侵犯这一特征对预测患者是否能从 RT 中获益并无统计学意义(Van der Kwast et al,2007)。然而,即使对于 pT_{3b} 期前列腺癌,辅助放疗在具有阳性手术切缘的患者中也有益处。SWOG 8794 研究发现精囊侵犯的患者接受放疗后,10 年无生化复发生存率较单纯观察组提高(36% vs 12%),但无转移生存率和总生存率无明显改善。与之相反,ARO 试验的亚组分析则表明,无精囊浸润的囊外侵犯是接受 RT 治疗后预后良好的预测指标(Wiegel et al,2014)。基于有限的资料,伴精囊侵犯的患者若前列腺切除术后 PSA 水平低(<0.3ng/ml)或者切缘阳性,可以考虑辅助放疗。反之,对于术后 PSA 从未达到无法检测水平的进展期患者,由于可能存在未发现的淋巴结或远处转移,通常预后较差。

通常,与补救性放疗相比,辅助放疗所用剂量较低,从 45Gy 至 60Gy 以上。目前,大多数研究报道辅助放疗的剂量都大于 60Gy。Valicenti 等(1998a)对 52 例接受辅助放疗的 pT_3N_0 患者进行剂量反应评估。治疗剂量小于 61.2Gy 组(64%)与大于 61.2Gy 组(90%)的患者 3 年无生化复发生存率具有统计学差异($P=0.015$),表明大剂量放疗可能是必要的。Schild 等(1994)报道,在 27 例前列腺切除术后 6 个月可检测到 PSA 的患者中,与低剂量组比较,放疗剂量等于或大于 64Gy,能改善 30 个月无生化复发生存率(63% vs. 17%,$P=0.03$)。这支持以下假设:前列腺癌术后放疗剂量反应与一线前列腺癌放疗相似。

要点:辅助放疗

- 根治性前列腺切除术后辅助放疗可改善某些患者的局部控制情况以及减少生化复发,并可能改善无转移和总体生存率。
- 对切缘阳性的前列腺癌患者,辅助放疗可能具有较大的获益。
- 辅助放疗的预后改善与放射剂量增加有关(64 Gy)。

(六)辅助雄激素剥夺治疗

Medical Research Council 和 VACURG 的试验结果间接表明早期 AD 较延迟 AD 对各期前列腺癌治疗有益,这大大推动了对根治性前列腺切除术后辅助雄激素剥夺治疗的研究。此外,治疗性放疗后的持续雄激素剥夺治疗的有效性也提示了前列腺切除术后联合全身治疗的潜在作用。但是,目前局部进展性前列腺癌患者中有关这一问题的临床资料有限。

Beyer 等(1993)回顾了行根治性前列腺切除术和任一形式的辅助治疗方法的 86 例患者的预后,其中 89% 的患者接受的辅助治疗是内分泌治疗。在 pT_3N_0 肿瘤患者中,辅助治疗没有显示在改善肿瘤进展时间和生存率方面的优势。Cheng 等(1993)回顾了 Mayo 医学中心的经验,1035 例病理 C 期的前列腺癌患者接受了根治性前列腺切除术,103 例同时接受了辅助雄激素剥夺治疗和睾丸切除术。结果显示任何类型的辅助治疗方法(AD 或 RT)都可以减少肿瘤进展的发生率,但不能改善肿瘤特异性生存率或总生存率,并且 AD 和 RT 的效果无显著差异。Prayer-Galetti 等(2000)报道了 201 例接受戈舍瑞林辅助治疗的 pT_3 期患者,在中位随访 5 年后,患者的无病生存率提高了 25.4%($P<0.05$)。

近来的研究提示根治性前列腺切除术后早期给予雄激素剥夺治疗对伴有局部肿瘤播散的高危前列腺癌患者有益。Zincke 等(2001)回顾研究了 pT_{3b} 期患者的资料,发现早期辅助雄激素剥夺治疗延长肿瘤进展时间,提高肿瘤特异性生存率。不仅对于伴精囊侵犯的患者是如此,在存在局限性淋巴结侵犯患者中亦然,单个淋巴结阳性的患者行前列腺切除和雄激素剥夺治疗后 10 年肿瘤特异性生存率达 94%。东部肿瘤协作组 7887 项目(Eastern Cooperative Oncology Group,ECOG 7887)报道了相似结果,他们将 $cT_1 \sim T_2$ 期行根治性前列腺切除术后证实有淋巴结转移的患者随机给予立即雄激素剥夺治疗或延迟雄激素剥夺治疗(Messing et al,1999)。在平均随访 11.9 年后,发现辅助雄激素剥夺治疗能够提高患者的总体生存率(HR=1.84)、癌症特异性生存率(HR=4.09)和无进展生存率(HR=3.42)。另一项对接受前列腺切除术治疗的 $pT_{2\sim4}N_1$ 患者进行的配对分析显示,辅助 AD 联合 RT 治疗组的 10 年癌症特异性生存率和总生存率(86% 和 74%)显著高于单独辅助 AD 组(70% 和 55%)(Briganti et al,2011)。

五、放射治疗

目前高危或局部进展性前列腺癌的治疗趋势是非手术治疗。许多研究描述了临床分期 C 期和 T_3 期患者行放疗的结果,但其中很多都是在血清 PSA 早期筛查和现代放疗技术得到应用之前进行的。现代放疗技术包括三维适形放疗、调强放疗和包括前列腺在内的全盆腔照射(Kupelian et al,2003)。此外,现今数据显示最佳放疗剂量高于以往的报道中所用的剂量。在高风险患者中,对于外照射放疗,81Gy 以上的剂量能够改善生化控制(Zelefsky et al,2011)。先前的剂量递增试验证实 78Gy 与 70Gy 相比能够改善预后,并且在 PSA 高于 10ng/ml 的高风险患者组中有最大的获益(Kuban et al,2008)。对于局部进展性前列腺癌或高危前列腺癌,单用放疗或近距离间质内持续放疗可能不够。必须强调的是,提示 AD 联合 RT 的疗效与优于单用 RT 的疗效的研究中,常常没有把总生存率包括在内。能够改善预后的治疗方式聚焦于 RT 和 AD 联合治疗,通常是联合全盆腔照射(表 18-10)。

表 18-10 雄激素剥夺治疗联合外照射放疗的临床试验

研究（作者，年份）	病例数	入选标准	放疗剂量（Gy）	分组	无病生存率	总生存率	中位随访时间
新辅助治疗							
RTOG86-10(Pilepich et al,2001)*	471	$cT_{2\sim4}$,≥25cm²	44~46WP 65~70p	RT / RT+nAD+cAD	3%[†] / 11%[†]	34%[‡] / 43%[‡]	12.5 年
Canadian trial(Laverdiere et al,1997)	120	$cT_{2b\sim4}$	64p	RT / RT+nAD / RT+n/c/aAD(6 个月)	22% / 72% / 90%	NR / NR / NR	24 个月
Canadian trial(Crook,2009)	378		66~67p	RT+nAD(3 个月) / RT+nAD(8 个月)	58% / 65%	81% / 79%	6.6 年
辅助治疗							
RTOG 85-31(Pilepich et al,2003)	977	cT_3,pT_3 或 N_1	44~46WP 65~70p	RT / RT+aAD (∞)	8% / 32%	38% / 53%	7.3 年
EORTC 22863(Bolla et al,2002)	412	$T_{1\sim2}$ + 病理分级为 3,$T_{3\sim4}$	50WP 70p	RT / RT+aAD (3 年)	40% / 74%	62%[†] / 78%[†]	66 个月
Swedish trial(Granfors et al,1998)	91	$T_{1\sim4}$,$pN_{0\sim3}$,M_0	50 WP 65p	RT / RT＋睾丸切除术	39% / 69%	38%[†] / 61%[†]	9.3 年
RTOG 92-02(Hank et al,2003)	1514	$T_{2c\sim4}$ + PSA<150 ng/ml	44~50 WP 65~70p	RT+n/cAD / RT+n/c/aAD(2 年)	28% / 46%	79% / 80%	5.8 年
RTOG 94-13(Roach et al,2003)‖	1292	PSA<100 ng/ml+淋巴结受累累积风险>15%	50.4 WP 70.2p	n/cAD+WP / n/cAD+pRT / WP + aAD (4 个月) / pRT + aAD (4 个月)	38% / 34% / 31% / 38%	67% / 69% / 59%‖ / 68%	84 个月

* Roach et al (2008) 的数据更新

[†] P=0.02

[‡] P=0.12,仅 Gleason 评分 2~6 分有差异

§ P=0.0002

‖ Lawton et al (2007) 的数据更新;WP+aAD 组生存率低($P=0.027$)

aAD. 辅助雄激素剥夺治疗;cAD. 同步雄激素剥夺治疗;n/cAD. 新辅助雄激素剥夺治疗;nAD. 新辅助雄激素剥夺治疗;p. 前列腺;PSA. 前列腺特异性抗原;RT. 放射治疗;WP. 全盆腔;∞. 一直持续 aAD

病理 C 期前列腺癌单用放疗后 5 年总生存率为 60%～70%,10 年总生存率在 50% 以下。对于通过单一指标或者联合指标所诊断的高危前列腺癌患者,放疗后的 5 年无进展生存率通常低于 50%。

(一)新辅助雄激素剥夺治疗和放疗

理论上,局部进展性前列腺癌放疗前行雄激素剥夺治疗的优点在于可以缩小肿瘤体积,同时放疗和内分泌治疗可能具有潜在的细胞毒协同作用。几项 Radiation Therapy Oncology Group (RTOG)试验(75-06,83-07,85-19)研究了局部进展性前列腺癌联用 AD 和 RT 的疗效,结果表明这种联合治疗产生的不良反应可以耐受,并可改善局部肿瘤控制。基于这一结果,RTOG 86-10 试验比较了短期 AD 联合 RT 与单用 RT 的疗效 (Pilepich et al,2001;Roach et al,2008)。Ⅲ 期试验将 471 名 cT_2～T_4 患者(直肠检查时面积>$25cm^2$)随机分为两组,一组患者在外放射前两个月和外放射期间给予戈舍瑞林和氟他胺治疗,另一组患者单纯给予放疗。结果显示 4 个月的 AD 治疗减少远处转移,改善局部控制和无病生存率,降低肿瘤特异性死亡率。10 年无病生存率在 AD 联合 RT 组和单用 RT 组分别为 11% 和 3%(P<0.0001),疾病特异死亡率为 23% 和 36%(P=0.01)。两组总生存率无差异,AD 联合 RT 组为 43%,单用 RT 组为 34%,但低 Gleason 评分(2～6 分)的患者似乎能在联合 AD 和 RT 治疗中获益。Gleason 评分 7～10 分的患者应用 AD 治疗后在局部控制或生存率方面没有显著改善。其后在 RTOG 86-10(Chakravarti et al,2003)研究中的进一步分析表明免疫组化 p16 表达缺失与总生存率下降(P=0.039)、肿瘤特异性生存率下降(P=0.006)、局部复发风险增高(P=0.0007)及远处转移(P=0.026)相关。在多因素分析中显示总生存率与 p16 表达缺失无明显相关(P=0.07)。RTOG 86-10 中的其他相关性分析发现肿瘤增殖标志物 Ki-67 与远处转移和肿瘤特异性生存期显著相关,而与总生存率无关(Li et al,2004)。

Laverdiere 等(1997)在对 120 例 $cT_{2b～4}$ 患者进行的一项前瞻性随机研究中也观察到相似的结果。治疗包括:①单纯外放射治疗;②放疗前 3 个月的 NAD;③放疗前 3 个月的 NAD 和放疗后 6 个月的辅助 AD。三个治疗组在治疗后 12 个月行前列腺活检发现肿瘤残存的发生率分别为 62%,30% 和 4%,在 24 个月时分别为 65%,28% 和 5%。12 个月和 24 个月的无生化复发生存率与活检结果表现相似,但新辅助 AD 组和辅助 AD 组两组间存在的差异在 24 个月时消失。这些结果不但支持新辅助 AD 和辅助 AD 与 RT 联用,而且提示延长 AD 能够取得更好的获益。在一组随机接受放疗前 3 个月或 8 个月 NAD 的患者中(31% 为高风险),更长的 NAD 时间不能对治疗失败产生改善;8 个月 NAD 的唯一益处是 5 年无病生存率的提高(71% 比 42%)(Crook et al,2009)。Trans-Tasman 放射肿瘤协作组(TROG)96.01 试验的长期结果(中位随访为 10.6 年)显示,在 $cT_{2b～4}N_0M_0$ 前列腺癌的患者中,66Gy 剂量放疗前进行 6 个月新辅助化疗与 PSA 降低,局部进展以及无事件生存率相关(HR 0.51)(Denham et al,2011)。虽然 3 个月的新辅助 AD 对远处进展,癌症特异性死亡率和全因死亡率没有影响,但与单独放疗相比,6 个月的 NAD 治疗降低了全部三项比率(HR 分别为 0.49,049 和 0.63)。

> **要点:新辅助雄激素剥夺治疗和放疗**
> - 对于拟行放疗的高危前列腺癌患者,新辅助雄激素剥夺治疗和同时予以辅助雄激素剥夺治疗是恰当的选择。
> - 放疗后行辅助雄激素剥夺治疗可能对极高危前列腺癌患者有益。

(二)辅助雄激素剥夺治疗和放疗

一些前瞻性研究已经评估了放疗后辅助雄激素剥夺治疗的作用及其合适的持续时间。RTOG 85-31(Pilepich et al,1997;Lawton et al,2001)将 977 例 $T_3N_xM_0$ 或 T_1～$T_2N_+M_0$ 期前列腺癌患者随机分为两组,一组接受 RT 并且在 RT 的最后一周开始给予戈舍瑞林治疗且持续给药,另一组接受 RT 并在复发时才给予戈舍瑞林治疗(即早期 AD 治疗或延迟 AD 治疗)。两组患者疾病危险特征无差异,淋巴结侵犯的患者均少于 30%。在随访至 8 年时,辅助 AD 组在肿瘤局部控制、无生化复发和无远处转移生存率方面均优于对照组。这一优势在 Gleason 评分 8～10 分的患者中最显著。但两组患者的 5 年总生存率（75%vs.72%）和 8 年总生存率（49%vs.42%）无统计学差异。在高级别前列腺癌中，辅助 AD 可以改善 5 年肿瘤特异性生存率（90%vs.78%）和总生存率（80% vs.69%）。

在欧洲癌症研究及治疗组织（European Organization for Research and Treatment of Cancer，EORTC）22863 研究（Bolla et al,1997）中，接受外照射放疗的临床局限性肿瘤（$cT_{1～2}$ 且分级为 3，$cT_{3～4}$ 任何分级）患者随机分为单用放疗组和放疗联合戈舍瑞林治疗组，戈舍瑞林于治疗开始即应用，持续 3 年。这是唯一显示联合治疗能够改善总生存率的研究，辅助 AD 组 5 年生存率为 79%，而单纯 RT 组为 62%（$P=0.001$）。两组的无病生存率分别为 85% 和 48%，且辅助 AD 组肿瘤的局部控制也有所改善（97% vs.79%）。值得注意的是，该研究对象为中位 PSA 水平为 30ng/ml 的极高危患者，这可能是单用 RT 组总生存率相对低的原因。

AD 的方法似乎不影响 AD 和 RT 联合治疗的疗效。Granfors 等（1998）将 $cT_{1～4}N_{0～3}M_0$ 肿瘤患者随机分为单纯外放射治疗组和放疗联合睾丸切除组，当单纯放疗组患者出现临床进展时给予 AD 治疗。平均随访 9.3 年，结果显示单用 RT 和 RT 联合 AD 患者临床进展发生率分别为 61% 和 31%（$P=0.005$）。肿瘤特异性死亡率无差异，总死亡率分别为 61% 和 38%（$P=0.02$）。然而，淋巴结阴性的患者中单用 RT 和 RT 联合 AD 治疗的两组之间生存率没有明显差异，生存率降低的主要原因是治疗开始时肿瘤已转移。

Roach 等对 1975－1992 年间 RTOG 试验中的 2742 例临床局限性前列腺癌患者进行了 Meta 分析，结果支持辅助 AD 在亚组患者中的应用（Roach et al,2000）。所有患者被分为四个预后危险组，其中危险组 2（cT_3N_x，Gleason2～6 分；$cT_{1～2}N_x$，Gleason 7 分；N_+，Gleason 2～6 分）在联合应用 4 个月的短期 AD 后肿瘤特异性生存率有改善。在更精确的患者分组中，只对大体积肿瘤或者 cT_3 期患者进行分析，结果表明生存率显著改善。

尽管辅助 AD 是有益的，但其应持续的时间仍不确定。RTOG92-02 研究支持在初始 AD 联合外照射 RT 后长期应用 AD（Hanks et al,2003）。在该研究中，局部进展性前列腺癌（$cT_{2c～4}N_{0～1}M_0$）患者接受 RT 联合 4 个月的 AD（2 个月新辅助、2 个月与 RT 同期治疗）或者在此基础上在给予 24 个月的 AD。除总生存率以外的所有评估终点都显示长期 AD 有好处，5 年生存率将近 80%。对 Gleason 评分 8～10 分的患者进行亚组分析，结果表明 24 个月的 AD 与短期 AD 相比，可以改善总生存率（81% vs.71%，$P=0.04$）及肿瘤特异性生存率，这些发现也在 10 年的随访中得到确认。D'Amico 等（2004）将 206 例临床局限但较高危前列腺癌患者（PSA≥10ng/ml，Gleason 评分≥7 分，cT_3）随机分为单用 RT 组（70Gy）和 RT 联合 6 个月的 AD 组。与单用 RT 组相比，AD 组总生存率和肿瘤特异性生存率得到改善。早期 AD 后的实际 5 年生存率和无需补救性 AD 概率分别为 88% 和 82%，而单用 RT 组分别为 78% 和 57%。因此，短期（2～4 个月）AD 可能适用于中危前列腺癌，更长时间的 AD 可能对具有高危特征的肿瘤患者有益，这包括高分期或治疗前 PSA 水平很高的患者。

对于更晚期前列腺癌患者的放疗，需要阐明包括剂量和范围（如仅前列腺 vs. 前列腺和盆腔）在内的其他方面的情况。RTOG 94-13 研究将淋巴结转移风险为 15% 的患者随机分为四组：①全盆腔 RT 联合新辅助和同步 AD；②仅前列腺 RT 联合新辅助和同步 AD；③全盆腔 RT 联合辅助 AD；④仅前列腺 RT 联合辅助 AD（Roach et al,2003；Lawton et al,2007）。初步分析表明，与仅前列腺的 RT 相比，全盆腔 RT 的无进展生存期得到改善，两种 AD 无差异。然而，在长期随访后比较四组患者发现，其无进展生存率相似，各组间总体生存率差异显著（$P=0.027$）。令人惊讶的是，与所有其他队列相比，接受全盆腔 RT 加辅助 AD 的患者的总体存活率更差。

由于各种先前和现今的研究中 RT 剂量不同，因此其有效性的比较相当困难。但最近的资料表明剂量大于 72Gy 更有效（Cheung et al,2005；Jacob et al,2005）。此外，外照射 RT 和近距离放疗（持续性、高剂量率）联合应用的疗效还需要进一步阐明。近距离放疗已普遍用于较低危患者的治疗。在具有高危特征的患者中其常与AD以及外放射RT联合使用,但是这方面的研究目前较少。Potters等(2005)报道永久性前列腺近距离放疗的患者无生化复发生存率为63%,高剂量率调强近距离放疗联合外放射RT有相似的效果(Demanes et al,2005)。Sylvester等(2003)联合永久性近距离放疗和中等剂量(45Gy)新辅助外放射RT治疗前列腺癌患者。结果显示高危患者(D'Amico标准)中,10年无生化复发生存率为48%。值得注意的是,该研究中未使用AD。Stock等(2004)在高危患者中应用新辅助和同步AD(共9个月)、近距离放疗以及三维适形RT以评估多模式治疗方法的疗效。5年无生化复发生存率达86%,研究显示仅Gleason评分与PSA复发有关。该研究显示了极好的局部控制,没有患者在最终治疗后的活检中发现肿瘤残留。

(三)放疗和化疗

化疗联合放疗的研究没有手术联合化疗研究得那样深入。Khil等(1997)在给局部进展性前列腺癌患者进行放疗(总剂量65~70Gy)的同时,给予雌二醇氮芥和长春碱联合治疗。虽然5年临床控制率达到理想的81%,但只有48%患者在五年时PSA水平低于4ng/ml。Zelefsky等(2000)将27例高危患者(Gleason评分≥8分且PSA>10ng/ml;Gleason评分7分且PSA>20ng/ml;$cT_3N_0M_0$且PSA>20ng/ml;$cT_4N_0M_0$;$cT_xN_1M_0$)纳入一项Ⅱ期临床试验中,应用相同的化疗药物,但RT剂量为75.6Gy。研究中,2级毒性只有少量增加,而没有发现迟发的3级或4级毒性。2年无生化复发生存率为60%。据最新报道PSA复发平均时间为12个月,其中48%患者没有接受其他治疗,远处转移平均时间尚未确定(Ryan et al,2004)。

Ben-Josef等已经研究了在RT前和RT期间将雌二醇氮芥与依托泊苷联合治疗的(Ben-Josef et al,2001)3年精确的无病生存率和总生存率分别为73%和88%。由活检证实18个月的局部控制率为71%。一项Ⅰ期研究调查了22例患者同步使用紫杉醇联合RT治疗(70.2Gy)的疗效(Kumar et al,2004)。研究发现紫杉醇最大耐受剂量经确定为$20mg/m^2$,其毒性反应主要是腹泻和排尿困难。所有患者在最后随访时都存活,77%患者无生化复发。这结果表明RT联合化疗有着美好的前景,值得进一步研究。

六、局部消融治疗

技术的进步为人们提供了能够微创地消融前列腺组织的治疗方法。人们对冷冻消融治疗,特别是作为局限性前列腺癌的初级治疗有了新的兴趣,当然也包括其作为补救治疗的方法。与此同时,高强度聚焦超声(HIFU)也似乎很有前景。这些方式具有能够治疗局限于前列腺内部的疾病的能力,甚至可能在患有局部进展性前列腺癌的患者中发挥作用,最可能是与AD或其他全身治疗联合使用。

(一)冷冻消融术

有一些系列研究已经对前列腺的初级冷冻消融治疗进行了报道,并且包括许多高危患者(Ahmed et al,2009)。Long等报道的975名接受冷冻消融治疗的患者中,41%的为高危患者,24%为cT_3期(2001)。在24个月的中位随访时,5年无生化复发生存率(定义为PSA小于1ng/ml)为41%。使用相同的生化复发定义,另一项研究在PSA≥10ng/ml和(或)Gleason≥8分,进行初级冷冻消融的患者中也观察到类似的结果(35%)(Prepelica et al,2005)。然而,使用更严格的PSA界定值可能会导致更差的结果,如果应用0.5ng/ml或0.2ng/ml作为生化复发PSA的阈值,2年生化复发率高于80%(El Hayek et al,2008)。Chin等(2008)将临床T_{2c}~T_3期的患者随机分配至AD 6个月,并进行冷冻消融或66 Gy的RT治疗。在37个月的平均随访中,两组间疾病特异性生存率(95%至97%)和总体生存率(87%)没有差异,但冷冻消融组与RT组相比无PSA复发生存期较短(28个月 vs.41个月),生化复发率较高(87% vs.53%)。

(二)高强度聚焦超声

HIFU的作用还需要不断地验证,特别是在局部进展性前列腺癌的患者中。现有的有限数据因频繁遗漏风险分层以及经常使用AD治疗减少前列腺大小而混淆。随访1年后的结果显示,30

例接受 AD 加 HIFU 治疗的局部进展性或高危前列腺癌患者具有理想的局部控制,PSA 低于 0.3 ng/ml,六针活检阴性率为 90%,且没有患者发生临床疾病进展(Ficarra et al,2006)。Sumitomo 等(2008)的一个大型系列研究比较了两组 HIFU 治疗患者,两组患者分为接受或者不接受 NAD,且没有进行随后的辅助治疗。根据 D'Amico 标准,在 29% 的高危患者中,NAD 降低了活检阳性率和生化复发率。在多变量分析中,3 年无病生存率受 cT_{2c} 或更高分期(HR 2.34)和未进行 NAD(HR 2.19)的独立影响。与 RT 研究类似,当与 NAD 联合应用时,使用 HIFU 局部治疗的结果可能得到改善,尤其是在中危和高危患者中。

七、雄激素剥夺治疗及其使用时机

VACURG 和 Medical Research Council 试验表明局部进展性前列腺癌患者早期应用 AD 有好处。第一项 VACURG 研究随机给予 1050 例 Ⅲ 期患者和 853 例 Ⅳ 期患者安慰剂、5mg 己烯雌酚(DES)、睾丸切除术+安慰剂或睾丸切除术+5mgDES 治疗。AD 组与安慰剂组相比,疾病进展率显著下降,但总生存率没有改善,这不能完全用 DES 组心血管死亡人数增加来解释,因为睾丸切除术+安慰剂组与安慰剂组两组生存率无显著差异。第二项 VACURG 研究将 1506 例 Ⅲ 期和 Ⅳ 期患者随机给予安慰剂、0.2mgDES、1mg DES 或 5mg DES 治疗。1mg 和 5mg DES 组疾病进展延缓,并且 1mg 组总生存率改善。然而,5 mg DES 组再次出现心血管死亡增加。随后的分析表明立即雌激素治疗对年龄小于 75 岁的高级别(Gleason 评分 7~10 分)患者最有利。第三项 VACURG 研究表明只有一部分前列腺癌患者可以从早期 AD 中获益。Ⅱ 期患者中安慰剂和 1mg DES 治疗 5 年生存率分别为 48% 和 75%。总的来说,VACURG 的研究资料显示早期 AD 仅对侵袭性更强的肿瘤在延缓疾病进展和提高生存率方面有好处(Byar,1973;Byar and Corle,1988)。该研究也清楚地显示尽管高剂量 DES 增加心血管毒性,但雌激素治疗应该得到应用。应用 PSA 和影像学检查方法能够更好地监测疾病进展,从而更准确地确定 AD 的介入时机,改善延迟 AD

的疗效。

医学研究委员会(Medical Research Council)也评估了早期 AD 相对延迟 AD(睾丸切除或者 LHRH 激动剂)的作用差异,他们对 938 例前列腺癌患者进行了研究,其中 501 例为局部进展性前列腺癌。绝大多数(67%)的患者死于前列腺癌。早期 AD 组肿瘤特异性死亡率为 55%,延迟 AD 组为 43%($P=0.001$)。早期 AD 组总生存率也得到改善($P=0.02$)。前列腺特异性死亡率下降主要是因为所研究的患者均为 M_0 期。该研究也提供 AD 与其他治疗方法相互比较的重要数据。cT_3M_0 患者肿瘤特异性死亡时间为 90 个月,优于 EORTC 22863 研究,后者为 65.6 个月。医学研究委员会的研究报道平均总生存时间为 64 个月,没有达到 EORTC 22864 的结果(随访时间 56.7 个月)。因此,联合 AD 和 RT 的显著优势可能部分归功于 AD 单独的疗效,而 RT 对疗效的改善效果尚不确定。Scandinavian 前列腺癌组研究 7/瑞典泌尿肿瘤学协会 3(SPCG-7/SFUO-3)研究结果表明,除 AD 外,RT 对局部进展性患者(78%cT_3)有重要的作用(Widmark et al,2009)。患者被随机分为全雄激素阻断+连续服用氟他胺或内分泌治疗联合 RT 组。中位随访 7.6 年时,接受 AD 加 RT 治疗的前列腺癌特异性死亡率和总体死亡率均降低(RR 分别为 0.44 和 0.68),单独接受 AD 治疗的患者与 RT 组(26%)相比,PSA 复发率(75%)较高。尽管存在局限性,包括非常规内分泌方案和开放式研究设计,但对于患有局部进展性前列腺癌的患者来说,使用 RT 和可能的其他局部治疗方式似乎是必要的。MR-CUKPR07 试验同样仅将 AD 与 AD+RT 进行比较;在这项研究中,患者疾病进展,通过 AD+连续 LHRH 激动剂或睾丸切除术,并且 RT 照射盆腔淋巴结。AD+RT 改善了患者 7 年的疾病特异性生存率(HR0.54)和总体生存率(HR0.77)(Warde et al,2011)。

Studer 等(2004)将 197 例无症状前列腺癌患者随机给予即刻或延迟包膜下睾丸切除术,以评估 AD 应用的时限,所有患者都不适合或不愿意行根治性前列腺切除术或放疗。很大一部分患者具有较高危特征,其中 67% 患者临床分期 T_3 或以上,中位血清 PSA 水平大于 46ng/ml。92 例延迟治疗组患者中有 42% 从未使用 AD,大多数患者死亡与前列腺癌无关。延迟 AD 的平均时间为3.2 年,最常见的治疗指征包括骨转移(45%)和输尿管梗阻(25%)。虽然即刻治疗组和延迟治疗组两组总生存率无差异($P = 0.96$),但在接受即刻 AD 的患者中观察到肿瘤特异性生存期有改善的趋势,患者死于前列腺的风险比为 0.63($P = 0.09$)。

为了将对生活质量的不良影响降到最低,有学者建议将单纯抗雄激素药物治疗作为替代睾丸切除术或注射 LHRH 类似物的治疗方法。Iversen 等报道了比卡鲁胺 150mg 治疗局限性和局部进展性前列腺癌的疗效,其中大部分(81%)患者最初没有治疗。平均随访 5.3 年,发现局部进展性前列腺癌患者中接受比卡鲁胺治疗的患者生存率优于接受安慰剂的患者(HR0.68)。总体来说,疾病进展风险下降 43%,局部进展性肿瘤患者受益最大(HR0.4)。结合三项早期前列腺癌(Early Prostate Cancer)比卡鲁胺试验($n = 8113$)进行分析,证实比卡鲁胺组无进展生存率有改善(Wirth et al,2004a)。每项研究中比卡鲁胺组和安慰剂组的总生存率都无差异,但接受单独比卡鲁胺治疗(未手术和放疗)的局部进展性前列腺癌患者的生存期似乎得到改善。尽管比卡鲁胺对高危肿瘤的疗效前景美好,但无论是延迟局部治疗还是标准治疗后应用 150mg 比卡鲁胺时还须谨慎。早期前列腺癌资料(平均随访 5.4 年)分析显示以比卡鲁胺作为初始治疗的局限性前列腺癌患者死亡风险较单纯随访观察增加(HR 1.23,95%;CI 1.00~1.50)。即刻大剂量比卡鲁胺治疗目前不适用于进展风险低的患者,随着随访时间的延长,应探究其在较高危患者中的潜在不良反应。

要点:雄激素剥夺治疗

- 早期雄激素剥夺治疗可能改善生存率。
- 不同的雄激素剥夺的治疗方法(抗雄激素药物、间歇治疗)仍有待研究。

Wirth 等(2004b)对接受根治性前列腺切除术的 $pT_{3~4}N_0$ 患者术后给予辅助氟他胺(750mg)治疗进行了研究。以一次 PSA 值大于 5ng/ml或两次 PSA 值大于 2ng/ml 作为复发的定义,氟他胺治疗的患者中位随访 6.1 年,无复发生存率改善(HR0.51),但总生存率无改善(HR1.04)。显著的毒性反应与氟他胺有关,有近半数治疗组患者因此退出治疗。

(一)间歇雄激素剥夺治疗

可以将 AD 引起的副反应降低到最低的另一治疗方法为间歇雄激素剥夺治疗。Sato 等对 49例患者(其中 28 例为 $cT_{3~4}N_0M_0$)进行全雄激素剥夺治疗,直至 PSA 水平低于 4.0ng/ml 时,疗程为 24~32 周。在治疗 36 周后治疗停止(Sato et al,2004)。休疗期间监测 PSA 水平,当 PSA 水平到达治疗前水平(当初始 PSA 低于 15ng/ml时)或 15ng/ml(当初始 PSA 大于 15ng/ml 时)时再重新给予治疗。平均随访 126.1 周,第 1、2、3次治疗间平均休疗时间分别为 46.1 周、36.9 周和 23.3 周。所有患者最后评估时都存活,在非转移亚组中没有患者出现临床症状。所有患者中有3 例(11%)PSA 复发。为减少患者死亡率以及肿瘤特异性终点事件,间歇雄激素剥夺治疗介入的最佳时机还有待确定,特别是根据转移性、激素敏感性前列腺癌患者间歇性和持续性 AD 试验的数据(Hussain et al,2013)。

(二)生活质量

无论是局限性还是局部进展性前列腺癌患者,在早期应用 AD 时,必须权衡其已知的副反应和长期应用所带来的不良后果。直到最近,AD对骨髓系统、认知功能和生活质量的影响才得到重视和报道。Iversen 等比较了比卡鲁胺(150mg)和睾丸切除术对局部进展性前列腺癌患者的作用。单用比卡鲁胺组患者性欲和体力更好(Iversen et al,2000)。虽然脸颊潮红更多见于睾丸切除术,但是包括男子乳腺发育、乳腺疼痛和虚弱无力在内的生活质量下降与比卡鲁胺有关。Sato 等对间歇 AD 的研究表明在暂停治疗期间生活质量许多方面都得到改善,包括勃起功能、社会和家庭的幸福感。

与任何一种单独治疗方案相比,AD 联合 RT的治疗模式不良反应的发生率增加。Schultheiss 等(1997)报道 NAD 与迟发胃肠道和泌尿生殖道不良反应(2 级或以上)有关。另一研究发现 RT

后辅助 AD 可能引起 2～4 级直肠毒性（Sanguineti et al,2002）。在 RTOG 86-10 研究中,患者 RT 后接受或不接受 AD,其勃起功能相似,分别为 81% 和 74%。Chen 等(2001)发现 RT 后行 AD 不会加重性功能的下降。Zelefsky 等(1999)评估了行三维适形放疗患者产生迟发毒性的预测因素。虽然产生胃肠道和泌尿道毒性的 5 年精确概率较低(总体上<10%),但是 NAD 的应用是勃起功能障碍的独立预测因素($P=0.01$)。直肠损害和性功能异常可能与 AD 持续治疗大于 6 个月或 9 个月有关。

Jani 等的研究显示局部进展性前列腺癌患者 RT 后无论是短期还是长期行辅助 AD 联合治疗,益处都似乎超过相关副反应(Jani et al,2003)。有学者将治疗的收益和并发症整合构建了一个模型,用以比较不同的治疗方法。学者们将 $cT_{2c\sim4}N_{0\sim1}$ 期患者行 RT 联合或不联合 AD 的随机试验数据输入到该模型中进行计算。结果显示,虽然长期 AD 副反应发生率增加,但在所有评估的终点,长期 AD 的疗效似乎都优于短期 AD。

考虑到 AD 对体重指数、脂质谱、糖尿病和心血管疾病的影响,Efstathiou 和同事(2009)在 RTOG 85-31 内评估了 AD 与心血管事件之间的关系。辅助性 AD(中位时间 4.2 年)与心血管死亡率增加无关。来自 RTOG 86-10 的其他证据也表明,短期 NAD 不会增加致命性心脏事件的风险。

八、迟发性后遗症的处理

直接比较前列腺切除术和放疗治疗局部进展性前列腺癌富有挑战性,其资料主要基于过去的研究。即使患者另外接受新辅助和辅助全身治疗,将前列腺留在原位会带来一些潜在问题。首先,一些高危肿瘤虽然局部得到有效控制,但生存率却受到影响。其次,局部复发可能需要使用其他治疗方法。cT_3 或 C 期患者放疗后 10 年局部复发率为 24%～74%。Holzman 等(1991)报道 36% 患者单纯放疗后由于尿路梗阻而需要接受经尿道前列腺切除术。其他并发症包括肾积水(20%)、尿失禁(13%)。早期的一项研究也报道(Tomlinson et al,1977)C 期前列腺癌患者保留

前列腺治疗方法的主要局部并发症包括感染(80%)、膀胱出口梗阻(75%)、肉眼血尿(45%)和输尿管梗阻(40%)。以 AD 作为全身治疗可能不能防止局部进展或减少姑息性治疗的需求。尽管局部进展性前列腺癌伴有膀胱出口梗阻的患者已经行睾丸切除术,仍有 31% 的患者因 60 天后持续的排尿功能障碍而需要行经尿道前列腺切除术。277 例 $cT_{2\sim4}$ 患者随机给予睾丸切除术、RT 或联合治疗,局部复发率三组无差异(Fellow et al,1992)。Studer 等(2004)证明无论是早期还是延迟单一使用 AD,都不能防止局部并发症。在他们的研究中半数以上患者需行经尿道前列腺切除术。此外,在出现输尿管梗阻(25%)、局部并发症(10%)和直肠浸润(4%)的情况下,延迟 AD 是必要的。

生活质量是前列腺癌患者的重要终点,其重要性正不断上升。然而,未治疗的局部肿瘤发生进展或局部进展性前列腺癌的各种治疗方法对生活质量的影响尚未阐明。Rosenfeld 等(2004)研究了 341 例非卧床的前列腺癌患者肿瘤分期与生活质量的关系。研究工具包括癌症治疗功能评估量表(Functional Assessment of Cancer Therapy,FACT)、UCLA 前列腺癌指数(UCLA Prostate Cancer Index)的排尿功能评分量表和医院焦虑抑郁情绪量表(Hospital Anxiety and Depression Scale,HADS)。前列腺癌分期与大多数 FACT 值相关,分期上升几乎与每个 FACT 分量表值呈负相关,加入协变量如并存病和诊断后时间以后,多变量模型也得出了同样的结果。有趣的是,分期与健康相关生活质量强相关,但与用 HADS 测定的精神症状无关。

Berg 等(2007)用 RT 单药治疗高危患者,并使用经验证的仪器对生活质量进行了特征分析。虽然肠功能的平均得分与标准对照人群的平均得分相似,但 RT 后肠激惹和腹泻更重。有临床进展或需要 AD 的患者报告的性功能、泌尿功能和社会功能更差,睡眠问题更多,随着时间的推移,所有方面都出现了严重下降。来自 CaPSURE 的数据(Wu et al,2008)也表明,具有高风险癌症的男性可能会遭受癌症预后之外的负面影响。AD 与手术和放疗联合应用与性功能丧失相关,而这种影响会在 9 个月内得到改善,但是外照射放疗

和近距离放疗的组合会导致泌尿功能不断恶化和麻烦。

来自 SWOG 8794 的其他证据支持多模式疗法对生活质量的不利影响（Moinpour et al，2008）。接受辅助放疗的男性与单纯手术相比，肠道和泌尿系统功能较差，但勃起功能没有差异。虽然辅助放疗组的症状要明显更差，这可能与肠道和泌尿问题相关，但测量的其他一般健康相关生活质量指标没有差异，总体健康相关的生活质量虽然最初较差，但在辅助放疗后不断随时间改善。

九、临床试验

鉴于有高危特征的患者治疗效果不是最佳，这类患者应该考虑参加新的临床试验（http://clinicaltrials.gov/）。表 18-11 总结了高危或局部进展性前列腺癌的Ⅲ期临床试验，其中一些已经顺利完成，其他正在进行中。这些研究结果应该能回答一些目前存在的问题，如传统联合治疗的最佳类型和时限，以及化疗对局部进展性前列腺癌和高危前列腺癌的作用。

表 18-11　**当前的局部浸润性或高危前列腺癌四期临床试验**

研究	入选标准	治疗
根治性前列腺切除术		
新辅助治疗		
CALGB 90203	临床局限性疾病，5 年无病生存率＜60%，Gleaso 8～10 分	单行手术 vs. 雌二醇氮芥和紫杉醇
辅助治疗		
SWOG 9921	Gleason 8～10 分，$pT_{3b\sim4}$，PSA＞20 ng/ml，N_1，Gleason 7 分且切缘阳性	AD（2 年）vs. AD ＋米托蒽醌/泼尼松
VA Study 553	$pT_{3b\sim4}$，pT_{3a} 且 Gleason≥7 分，pT_2 且 Gleason 8～10 分且切缘阳性，PSA＞20 ng/ml	主动监测 vs. 多西他赛/泼尼松
SPCG 12	pT_{3a} 且 Gleason≥4＋3（分），pT_2 且切缘阳性且 Gleason≥4＋3（分） pT_{3b} 且 Gleason≥7 分	主动监测 vs. 多西他赛
NCT 00667069	＞pT_2 或 R_1 $N_{0/x}$ 且 PSA≤0.1 ng/ml	即刻 vs. 延迟 RT ＋ 曲普瑞林
MRC PR 10	根治性前列腺切除术 PSA≤0.2 ng/ml；$pT_{3\sim4}$，Gleason 7～10 分，术前 PSA≥10ng/ml，切缘阳性	即刻 vs. 延迟 RT RT vs. RT ＋ 6 个月 AD vs. RT ＋ 24 个月 AD
外照射治疗		
RTOG 0924	Gleason7～10 分且 $cT_{1c\sim2b}$ 且 PSA＜50 ng/ml，Gleason 6 分且 $cT_{2c\sim4}$ 或＞50%穿刺 且 PSA＜50 ng/ml，Gleason 6 分且 $cT_{1c\sim2b}$ 且 PSA＞20 ng/ml	NAD ＋前列腺/精囊 RT ＋ RT 加强 与 NAD ＋全骨盆 RT ＋ RT 加强
新辅助治疗		
RTOG 9910	Gleason 2～6 分且 PSA 10～100 ng/ml，Gleason 7 分且 PSA＜20 ng/ml，cT_1 且 Gleason 8～10 分且 PSA＜20 ng/ml	8 周 NAD vs. 28 周 NAD
CAN-NCIC-PR12	≥T_{3a}，Gleason≥8 分，PSA＞20 ng/ml	NAD ＋多西他赛 vs. NAD

（续 表）

研究	入选标准	治疗
辅助治疗		
RTOG 9902	Gleason≥7 分且 PSA 20～100 ng/ml，≥cT₂ 且 Gleason≥8 分且 PSA<100 ng/ml	AD vs. AD＋雌莫司汀/依托泊苷/紫杉醇
NCT 116142	cT₁～T₂ₐ 且 PSA<10 ng/ml 或 Gleason≥4＋3（分）或 PSA 速率每年>2 ng/ml，cT₂c～₄ 且三级 Gleason 5 分 或 T₃ᵦ 或 Gleason≥3＋4（分）伴随≥50％穿刺针数阳性	AD vs. AD＋多西他赛
RTOG 0521	Gleason≥9 分且 PSA≤150 ng/ml，Gleason 8 分且 PSA<20 ng/ml 且≥cT₂，Gleason 7 分或 8 分且 PSA 20～150 ng/ml	AD vs. AD＋多西他赛/泼尼松
RTOG 1115	Gleason≥9 分且 PSA≤150 ng/ml 和任何 T 分期，Gleason 8 分且 PSA<20 ng/ml 且≥T₂，Gleason 8 分 且 PSA 20～150 ng/ml 且任何 T 分期，Gleason 7 分且 PSA 20～150 ng/ml 且任何 T 分期	AD（24 个月）＋ 剂量增加的 RT vs. AD（24 个月）＋ TAK-700 ＋ 剂量增加的 RT
SPCG 13	cT₂ 且 Gleason 4＋3（分）且 PSA 10～70 ng/ml，cT₂且 Gleason 8～10 分且 PSA<70 ng/ml，cT₃	AD vs. AD＋多西他赛
雄激素剥夺治疗		
CAN-NCIC-PR3	cT₃～₄ N₀/M₀，cT₂ 且 PSA>40 ng/ml，cT₂ 且 PSA>20 ng/ml Gleason≥8 分	单用 AD vs. 外加盆腔照射
NCT 00055731	Gleason≥7 分，cT₃～₄，N₁，PSA>20 ng/ml	AD vs. AD＋多西他赛/雌二醇氮芥

AD. 雄激素剥夺；NAD. 新辅助雄激素剥夺；PSA. 前列腺特异性抗原；RT. 放射治疗

参考文献

完整的参考文献列表通过 www. expertconsult. com 在线获取。

推荐阅读

Albertsen PC, Hanley JA, Fine J. 20-year outcomes following conservative management of clinically localized prostate cancer. JAMA 2005;293:2095-101.

Berglund RK, Tangen CM, Powell IJ, et al. Ten-year follow-up of neoadjuvant therapy with goserelin acetate and flutamide before radical prostatectomy for clinical T3 and T4 prostate cancer:update on Southwest Oncology Group Study 9109. Urology 2012;79:633-7.

Bolla M, Collette L, Blank L, et al. Long-term results with immediate androgen suppression and external irradiation in patients with locally advanced prostate cancer(an EORTC study):a phase III randomised trial. Lancet 2002;360:103-6.

Bolla M, van Poppel H, Collette L, et al. Postoperative radiotherapy after radical prostatectomy:a randomised controlled trial(EORTC trial 22911). Lancet 2005;366:572-8.

Briganti A, Joniau S, Gontero P, et al. Identifying the best candidate for radical prostatectomy among patients with high-risk prostate cancer. Eur Urol 2012;61:584-92.

Cooperberg MR, Vickers AJ, Broering JM, et al. Comparative risk-adjusted mortality outcomes after primary surgery, radiotherapy, or androgendeprivation therapy for localized prostate cancer. Cancer 2010;116:5226-34.

Johansson JE, Andren O, Andersson SO, et al. Natural history of early, localized prostate cancer. JAMA 2004;291:2713-9.

Mitchell CR, Boorjian SA, Umbreit EC, et al. 20-year survival after radical prostatectomy as initial treatment for cT3 prostate cancer. BJU Int 2012;110:1709-13.

Thompson I, Tangen CM, Paradelo J, et al. Adjuvant radiotherapy for pathological T3N0M0 prostate cancer signifi cantly reduces risk of metastases and improves survival:long-term followup of a randomized clinical trial. J Urol 2009;181:956-62.

Thompson IM Jr, Tangen CM, Paradelo J, et al. Adjuvant radiotherapy for pathologically advanced prostate cancer: a randomized clinical trial. JAMA 2006; 296: 2329-35.

Warde P, Mason M, Ding K, et al. Combined androgen deprivation therapy and radiation therapy for locally advanced prostate cancer: a randomised, phase 3 trial. Lancet 2011; 378; 2104-11.

Widmark A, Klepp O, Solberg A, et al. Endocrine treatment, with or without radiotherapy, in locally advanced prostate cancer(SPCG-7/SFUO-3): an open randomised phase III trial. Lancet 2009; 373; 301-8.

（周　骏　徐雨辰　张礼刚　孟佳林　**编译**

杨　诚　**审校**）

第19章　前列腺癌治疗后生化复发的管理

Eugene Kang Lee, MD, and J. Brantley Thrasher, MD

根治性前列腺切除术	高强度聚焦超声
放射治疗	总结
冷冻治疗	

一、根治性前列腺切除术

(一)根治性前列腺切除术后生化复发的定义

根治性前列腺切除术是局限性前列腺癌最常见的治疗方式之一。尽管手术技术的改进和患者手术指征选择的完善,仍有 25%～41% 的男性在术后 10 年会出现前列腺特异性抗原(PSA)复发(Amling et al,2000;Hull et al,2002;Roehl et al,2004)。很明显,并非所有手术后具有可检测 PSA 水平的男性都会进入临床进展,或者被定义为转移性疾病,这些患者也并非需要二线治疗以及一定会死于前列腺癌。大部分男性将具有可检测到的 PSA 水平,但其处于平台期,不会逐渐上升。关于为什么会出现这种现象存在一些假设。首先,残留的良性病变留在前列腺窝中(通常可解释放射治疗后可检测到的 PSA 水平)。其次,PSA 能够由非前列腺细胞产生,虽然水平很低(Diamandis and Yu,1995)。最后,PSA 升高是残留的低级别前列腺癌的结果,往往遵循惰性的过程(Amling et al,2001)。

在前列腺癌文献中,特别是在根治性前列腺切除术后,有超过 50 种生化复发定义(Zincke et al,1994;Moul et al,1996;Cookson et al,2007)。准确预测临床相关终点的进展,例如转移性疾病,需要进行二线治疗如放射治疗和雄激素剥夺治疗(ADT),以及前列腺癌死亡事件等,需要一个标准的 PSA 复发定义。同样也需要用一致的定义来鉴别出 PSA 水平(疾病负担)足够低的患者,以便在疾病过程中采用二线疗法进行干预,这是非常有意义的。几个研究小组已经研究了 PSA 复发的各种定义,这些定义对临床实践和患者护理以及研究为目的的治疗标准化都具有意义。

Stephenson 等(2006a)回顾了 3125 名在 Memorial Sloan Kettering 肿瘤中心接受根治性前列腺切除术的患者。他们发现,在中位随访 49 个月后,75 名患者发生了远处转移。利用拟合优度(R^2)统计量,他们针对预测转移性进展的能力检验了 10 种 PSA 复发的候选定义。他们认为 PSA 值大于 0.4 ng/ml 并伴随后续的升高预测转移性进展最佳,并且对继发性治疗有较好的预测能力,以及持续升高的 PSA 和快速倍增时间,这些都是转移性进展最符合的特征。此外,Amling 等(2001)用 0.4 ng/ml 或更高的 PSA 水平作为定义。当 PSA 等于 0.2 ng/ml 时,仅有 49% 的男性随后发生了 PSA 水平的升高,而 PSA 值为 0.4 ng/ml 或更高时,有 72% 的患者发生了 PSA 升高。在 PSA 复发的"标准"定义中,缺失的是临床进展风险以及它与不同的失败定义之间的关系。例如,PSA 值为 0.1 ng/ml 对于 8 年前接受前列腺根治性切除术 Gleason 评分为 6 分和 6 个月前接受前列腺根治性切除术 Gleason 评分为 9 分的前列腺癌患者可能意味着不同的临床预后。Mir 等(2014)通过检验 14 种生化复发的定义以及它们与随后 PSA 水平升高的可能性、二线治疗或临床进展的关系来解决这个问题。在整个队列中，即使在低水平（≤0.1ng/ml），可检测到的 PSA 水平与随后 30%～55% 的患者 PSA 升高相关。与具有低风险特征的患者相比，在具有高风险特征的患者中，可检测的 PSA 水平与 73%～88% PSA 进展概率相关，而低风险特征患者仅为 18%～25%。对于 5 年无进展概率低于 50% 的患者（高危患者），最佳定义是单次 PSA 值达到 0.05 ng/ml 或更高；对于 5 年无进展概率高于 90% 的患者（低危患者），理想的 PSA 临界值为 0.4 ng/ml 或更高。

由于生化复发定义的巨大差异，美国泌尿学会前列腺癌指南局部性前列腺癌专家小组于 2007 年发布了关于报告 PSA 复发的建议。他们在统一 PSA 复发定义中的目标是确定能够在临床进展之前提示治疗失败的早期标志，使用一个允许患者成为早期挽救性治疗的候选者的足够低的值，建立一个能够用于不同患者之间的比较的标准定义。美国泌尿外科学会（AUA）指南专家组最终确定 PSA 复发值为 0.2 ng/ml 或更高，且具有第二个检验值来确认（Cookson et al，2007）。这也被欧洲前列腺癌指南采用（Heidenreich et al，2008）。

（二）前列腺切除术后生化复发的自然病史

PSA 复发通常在有临床意义事件发生之前以一种极其持久和多变的方式出现。在描述根治性前列腺切除术后生化复发自然史的开创性文章中，Pound 和他的同事（1999）发现，前列腺癌从生化复发到转移的精确中位时间为 8 年。此外，从生化复发到死亡的精确中位时间为 5 年，尽管这取决于从生化复发到转移的时间，因为早期出现转移性疾病的患者中位生存期降低（Pound et al，1999）。在最初的分析中，他们确定转移的风险取决于生化复发的时间、Gleason 评分和 PSA 倍增时间。在最近的一次更新中，无转移生存期为 10 年，这可能反映了患者选择和管理的改善。预测无转移生存率的已确定因素包括 Gleason 评分和 PSA 倍增时间，但该队列中生化复发时间没有显著意义（Antonarakis et al，2012）。使用 Gleason 评分（≤6 分 vs. 7 分 vs. 8～10 分）和 PSA 倍增时间（<3 vs. 3～8.9 个月 vs. 9～14.9 个月 vs. ≥

15 个月）是有价值的风险分层方式。

生化复发后前列腺癌特异性死亡率的预测模型已经建立。在一个纳入 379 名经历过生化复发患者的大型队列研究中，随访 16 年后仍未达到中位生存期，表明生化复发的前列腺癌患者也可能有较长的存活期（Freedland et al，2005）。然而，转移和最终死亡的风险是多变的，需要确定风险因素以预测那些需要早期积极治疗和进行临床试验的患者。数据显示，PSA 倍增时间、病理 Gleason 评分和从手术到生化复发的时间是前列腺癌特异性死亡率的预测因子（Freedland et al，2005，2006）。采用 3 年作为临界点，行根治性前列腺切除术后 3 年以内复发者 15 年生存率为 41%，术后 3 年以上生化复发者 15 年生存率为 87%（Freedland et al，2006）。事实上，从前列腺切除术到生化复发每延迟一年，前列腺癌特异性死亡率降低 24%（Freedland et al，2006）。相反，在一系列生化复发但未接受新辅助治疗或辅助治疗的男性中，Boorjian 等（2011）发现从前列腺切除术到生化复发的时间与全身进展（前列腺外放射性核素骨扫描或活组织检查证实转移）或前列腺癌特异性死亡率无明显相关性。他们认为年龄，Gleason 评分，晚期肿瘤分期和快速 PSA 倍增时间可预测临床进展。

根治性前列腺切除术后经历生化复发的男性大多数不会死于前列腺癌。然而，向临床相关疾病和死亡发生进行性进展的危险因素对于患者咨询、临床试验和早期实施抢救性治疗极为重要。Stephenson 等（2009）使用已建立的前列腺癌复发列线图（Kattan et al，1998）证明，15 年的前列腺癌特异性死亡率在 PSA 复发的最有利四分位区间中为 5%，而处于最低的 5 年 PSA 无进展概率区间的患者，其 15 年前列腺癌特异性死亡率为 38%。此外，还需要注意前列腺切除术后 PSA 的评估应该无限期地进行，因为高达 27% 的男性将在 5 年后复发并且这些患者仍然处于临床进展的风险中（Ward et al，2003）。

（三）前列腺切除术后生化复发的预测

无论怎样定义生化复发，几乎所有的患者临床复发之前都有可检测到的 PSA 水平且持续上升。预测哪些患者可能出现生化复发在咨询、鉴别可能需要接受二次治疗的患者，以及可能在临床试验中使用新辅助治疗方面具有重要意义。几个研究小组已经评估了可能导致生化复发的临床和病理因素。通过对接受手术的前列腺癌患者的数据进行分析，我们可以清楚地看到，临床因素可以用来预测生化复发。Roehl 等（2004）评估了 3478 名男性前列腺癌患者，使用多变量分析后确定，预测生化复发的最重要因素是治疗前 PSA 水平、临床分期、Gleason 评分、病理分期和进行根治性前列腺切除术的时间。其他研究课题组已经证实了穿刺活检 Gleason 评分、临床 TNM 分期、治疗前的 PSA 水平和术后 Gleason 评分，以及肿瘤分期是生化复发预测的最大影响因素（Han et al，2003）。

根治性前列腺切除术后的良好结局始终是根除疾病，同时保留尿控和性功能。为了实现癌症控制的目标，保证手术切缘阴性一直很重要，因为切缘阳性是生化复发的预测因素之一（Stephenson et al，2005）。在考虑病理分期时尤其如此。与切缘阴性相比，pT_2 前列腺癌切缘阳性的男性生化复发风险增加 12%，而 pT_{3a} 和 pT_{3b} 切缘阳性患者生化复发风险增加分别为 12% 和 18%（Budaus et al，2010）。事实上，在这组患者中，pT_{3a} 期切缘阴性的患者生化复发的风险比 pT_2 期切缘阳性患者的生化复发风险还要低。阳性边缘的长度也可以预测生化复发，因为阳性边缘大于 1 mm 的患者生化复发的风险在统计学上显著增加（Shikanov et al，2009）。其他研究者发现多点切缘阳性以及阳性边缘位置可能具有预测意义

（Sofer et al，2002；Stephenson et al，2005）。这些数据强调细致的手术解剖和适当的手术计划对可能具有晚期病理分期的患者非常重要，因为切缘阳性大大恶化了预后。同样，外科医师的经验也与预后相关，超过 250 例手术的外科医师进行手术后的生化复发的概率为 8.1%，而仅有 10 例手术经验医师术后生化复发概率为 26.8%（Klein et al，2008）。经验上的差别可能部分地解释有较多和较少经验的外科医师之间的切缘阳性率的差异。

在以循证医学和数据驱动决策的时代，在治疗前列腺癌患者时使用客观数据而不是"格式塔"非常重要。最重要的预测工具之一是由 Stephenson 等（2006b）发明并于 2006 年发表。利用临床分期、血清 PSA、Gleason 评分和系统穿刺活检结果等参数，该研究小组创建了一个术前预测预后的工具，其预测疾病进展一致性指数为 0.76 至 0.79，疾病进展定义为血清 PSA 值为 0.4 ng/ml 或者更高，二线治疗，临床复发或在根治性前列腺切除术中冷冻切片上证实淋巴结阳性。术后有一个类似的工具，一致性指数为 0.79 至 0.81，使用 PSA，Gleason 评分，包膜侵犯，精囊浸润，淋巴结受累，切缘状态和辅助放射等参数可预测 10 年生化复发存活率（Stephenson et al，2005）。该工具的一个重要改进/修订是它根据当前已经达到的无疾病时间计算 10 年无进展概率。列线图的应用已经普及，它易于获取，并且经常用于患者的咨询。表 19-1 列出了最常用的在线可访问列线图。

表 19-1　前列腺癌的在线风险分层法

临床阶段	标题	网站	变量
前列腺癌的风险	前列腺癌预防试验前列腺癌风险计算器	http://deb.uthscsa.edu/URORisk-Calc/Pages/uroriskcalc.jsp	种族，年龄，PSA 水平，家族史，直肠指检，先前的前列腺活检
治疗前	Memorial Sloan Kettering 治疗前列线图	http://nomograms.mskcc.org/Prostate/PreTreatment.aspx	治疗前 PSA 水平，年龄，穿刺 Gleason 评分，临床分期，阳性针数
		http://urology.jhu.edu/prostate/partintables.php	PSA 水平，穿刺 Gleason 评分，临床分期
	UCSF CAPRA Score	http://urology.ucsf.edu/research/cancer/prostate-cancer-risk-assessment-and-the-ucsf-capra-score	年龄，PSA 水平，穿刺 Gleason 评分，临床分期，穿刺阳性针数百分比

（续　表）

临床阶段	标题	网站	变量
治疗后	Memorial Sloan Kettering 治疗后列线图	http://nomograms.mskcc.org/Prostate/PostRadicalProstatectomy.aspx	治疗前 PSA 水平,年龄,病理性 Gleason 评分,前列腺切除术时间,无癌月数,切缘状态,囊外侵犯,精囊受累,淋巴结受累,激素治疗,既往放疗

PSA. 前列腺特异性抗原;UCSF CAPRA. 加州大学旧金山分校前列腺癌风险评估

（四）超敏前列腺特异性抗原

传统上,PSA 检测的下限位于小于 0.1ng/ml 和 0.2ng/ml。在 20 世纪 90 年代早期,引入了超敏 PSA(uPSA)测试,提高了灵敏度,但也引起了争议。对极大可能临床复发的患者进行早期二线治疗的能够提高存活率。然而,这对于那些尽管可连续检测到极低的 PSA 值,但可能永远不会出现临床复发的患者,会导致过度治疗。Hong 等(2010)证明了 uPSA 在预测生化复发方面的作用,这里生化复发的定义为 PSA 水平连续两次上升到 0.2 ng/ml 或更高。在多变量分析中,他们发现难以检测的 uPSA 以及术前 PSA 水平、病理分期和病理 Gleason 评分都是生化复发的重要预测因素。最低 PSA 水平低于 0.001 ng/ml 的患者 3 年无生化复发生存率为 95.5%,而最低 PSA 水平为 0.05 ng/ml 或更高的患者为 41.5%(Hong et al,2010)。Shen 等(2005)的发现支持这个观点,他们认为那些 PSA 极低值或者 PSA 小于 0.01 ng/ml 的患者 PSA 复发(连续两次 PSA 水平≥0.1 ng/ml 或更高)的概率为 4%,而最低值 PSA 为 0.04 ng/ml 或更高时其概率为 89%。

uPSA 已被证实在几种情况下具有临床效用。例如,2 年后检测不到 uPSA 的患者在生化复发后 PSA 倍增时间不太可能短于 9 个月(PSA 倍增时间小于 9 个月定义为高危复发)(Chang et al,2010)。事实上,在没有发现 uPSA 的情况下,高危复发的概率降低了 4%。此外,根治性前列腺切除术后 3 年的 uPSA 值也可预测最终的生化复发,因为与 PSA 水平为 0.04 ng/ml 或更低的患者相比,PSA 水平在 0.04~0.1 ng/ml 的患者发生最终生化复发的可能性高 10.8 倍(Malik et al,2011)。这在临床上是相关的,因为在 3 年内

无疾病的患者可以被告知他们发生临床相关复发的可能性低,这可能缓解一些焦虑。即使在控制危险因素后,uPSA 最低点似乎也能有效预测生化复发。病理分期为 T_3 期前列腺癌患者 uPSA 处于不可检测的水平时 5 年生化无复发生存率为 78%,而具有可检测的 uPSA 水平的患者为 40%(Eisenberg et al,2010)。有趣的是,在低危患者中,不可检测的 uPSA 水平与可检测的 uPSA 水平的患者之间的差异仅分别为 91% 和 89%,因此 uPSA 检测的重要性可能在于中高危患者。

临床效用问题已经降低了人们对 uPSA 的热情。显然,并非所有可检测的 uPSA 水平的患者都必然发生"传统的"生化复发。事实上,Eisenberg 等(2010)发现,使用 PSA 0.05 ng/ml 作为临界值,他们的研究队列中大约 2/3 的人达到这一水平并在 5 年内未发生生化复发。其他研究者指出,在超敏感范围内 PSA 值的"背景噪声"具有显著变异性,并进一步质疑其临床效用(Taylor et al,2006)。PSA 倍增时间被认为是根治性前列腺切除术后临床复发的重要预后指标。尚未确定的是使用 uPSA 计算的 PSA 倍增时间是否与此相关。来自加利福尼亚大学旧金山分校的 Reese 和同事(2011)认为,使用 uPSA 计算出的倍增时间与使用传统值的标准 PSA 倍增时间不一致,并且 uPSA 的值通常较短。因此,uPSA 在决定二线治疗中的作用是有限的。

（五）前列腺癌根治术后生化复发患者的影像学检查

根治性前列腺切除术后出现生化复发的患者有局部复发和远处转移的风险。鉴别仅局部复发的患者对于开始补救性治疗至关重要,同时避免使远处转移的患者成为局部补救治疗的负担。以往,当 PSA 水平很低时,影像学技术在复发诊断

方面受到了限制。例如,PSA 水平低于 10 ng/ml 的患者常规使用骨扫描的价值有限,因为只有 4% 的患者会出现扫描阳性(Dotan et al,2005)。同样,传统的计算机断层扫描(CT)在 PSA 水平低于 10 ng/ml 的患者中不太可能是阳性的(Okotie et al,2004)。相反,经直肠超声(TRUS)在低 PSA 水平下表现出较好的敏感性,特别是对于膀胱尿道吻合口的肿块。Scattoni 等(2003)认为,接受 TRUS 后行前列腺穿刺活检的患者中,PSA≤0.5 ng/ml 时阳性率为 45%,而 PSA≥2.0 ng/ml 时则为 100%。

111 铟-卡罗单抗喷地肽扫描(ProstaScint;Cytogen,Princeton,NJ)包含能够结合前列腺特异性膜抗原(PSMA)的免疫球蛋白 G 单克隆抗体。它在生化复发患者中的应用因为敏感性和特异性仅为 60%~70% 受到限制(Apolo et al,2008)。进一步限制 ProstaScint 临床应用的是发现这种单克隆抗体与仅在细胞凋亡或坏死时暴露的细胞内结构域结合(Troyer et al,1997)。新一代抗体如 J591 对 PSMA 的外部成分更具特异性,对于前列腺癌检测和潜在治疗都是有希望的(Smith-Jones et al,2003)。

正电子发射断层扫描(PET)/CT 扫描在复发的前列腺癌人群中已经普及。虽然 18F-2-脱氧-D-葡萄糖(FDG)在前列腺癌细胞的使用受到轻度葡萄糖消耗所引起的低敏感性,良性组织或术后瘢痕产生相似摄取,以及高尿排泄限制性解剖学特点的限制,醋酸盐、胆碱和氟胆碱等放射性示踪剂仍然已经显示出前景(Martino et al,2011)。事实上,美国食品和药物管理局(FDA)已经批准胆碱型 PET 用于检测前列腺癌复发,并已经证明比 FDG/PET 扫描有更好的作用(Picchio et al,2003)。研究证明 11C-胆碱和 18F-胆碱两种放射性示踪剂结果相似;然而,11C-胆碱具有低尿排泄和高质量骨盆成像的优点。相反,18F-胆碱表现出更高的尿排泄,但半衰期长,适合没有回旋加速器的中心(Picchio et al,2011)。胆碱型 PET 的有效性已经在 PSA 水平低于 2.5 ng/ml 时得到证实,因为高达 90% 的患者都显示阳性扫描,其特异性为 50%(Rinnab et al,2007)。同样,使用 18F-胆碱 PET/CT 扫描发现约 50% 的 PSA<5.0 ng/

ml 的患者结果呈阳性。然而,对于 PSA 复发水平非常低的患者,使用胆碱型 PET 扫描可能作用有限,因为 PSA<1.0 ng/ml 的患者中只有一半是阳性(Vees et al,2007)。另一项研究显示 PSA<1.0 ng/ml 的患者中仅有 5% 阳性,而 PSA 水平为 1.0~2.0 ng/ml 的患者为 15%(Giovacchini et al,2010)。

11C-醋酸盐 PET 扫描是在根治性前列腺切除术后评估 PSA 复发的另一种方式,在 20 名中位 PSA 水平为 2.0 ng/ml 的男性中敏感性高达 75%(Sandblom et al,2006)。Almeida 等(2012)发现使用 11C-醋酸盐 PET/CT 时,复发或转移性患者的总体检出率为 85%。PSA 介于 0.4~1.0 ng/ml 的患者检出率为 73%,PSA>2.0 ng/ml 的患者检出率为 93%(图 19-1)。PET/CT 在检测前列腺癌复发方面非常具有前景;然而,其临床效用仍然值得怀疑,因为补救疗法在较低水平的 PSA 下最有效,而等待 PET 扫描结果阳性可能会错过最佳治愈时机。

磁共振成像(MRI)可用于检测生化复发后的局部复发。Sella 等(2004)分析了 48 例根治性前列腺切除术后生化复发的患者的直肠内 MRI,发现其敏感性和特异性分别为 95% 和 100%。在 T_1 加权图像上,病变与肌肉等信号;在 T_2 加权图像上,病变与肌肉相比呈现略高信号。48 名患者成像前的平均 PSA 值为 2.18 ng/ml,但其中包括了 25 名(64%)PSA 水平低于 1.5 ng/ml 的患者。动态对比增强(DCE)显示精度优于标准 MRI,灵敏度为 88%,特异性为 100%,阳性预测值为 100%,阴性预测值为 88%,尽管 PSA 值较低(平均 1.9 ng/ml)(Casciani et al,2008)。此外,DCE 和磁共振波谱成像的组合已经证明 PSA 水平在 0.4~1.4 ng/ml 范围内的患者的敏感性高达 86%(Sciarra et al,2008)。与 PET/CT 相比,多参数 MRI 在识别局部复发方面表现更好,特别是在低水平的生化复发(Panebianco et al,2012)。

(六)挽救性放射治疗

根治性前列腺切除术后 PSA 水平持续或上升的状态对患者和临床医师都极具有挑战性。尽管对临床局限性前列腺癌患者都会进行手术治

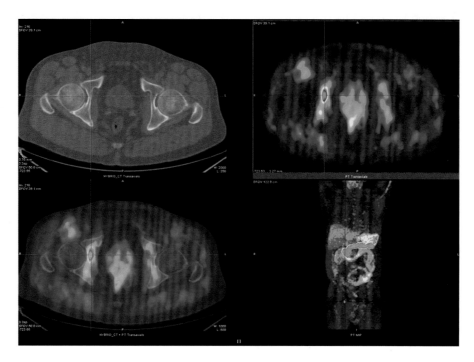

图 19-1　生化复发中^{11}C-醋酸盐正电子发射断层扫描

疗，但有高达 40％的患者将持续存在或发展出可检测的 PSA 水平（Amling et al，2000；Han et al，2001；Hull et al，2002；Roehl et al，2004；Ward and Moul，2005）。目前用于鉴别局部与转移性疾病的影像学方法具有局限性，特别是在低 PSA 水平下，为临床医师治疗带来了困难。尽管 ADT 是根治性前列腺切除术后 PSA 值升高的非治愈性疗法，但大约 60％的患者将接受 ADT 作为二线治疗（Agarwal et al，2008）。挽救性放射治疗仍然是长期无进展患者的最佳选择。

2004 年，一个大型多中心研究小组公布了 501 例根治性前列腺切除术后 PSA 水平可检测或升高的患者的挽救性放射治疗结果（Stephenson et al，2004b）。尽管包括很大一部分具有可预测其为转移性疾病的高危特征（高病理级别和 PSA 倍增时间短）的患者，但 4 年无进展率为 45％（Stephenson et al，2004b）。在多变量分析中，Gleason 分级、治疗前 PSA 水平、PSA 倍增时间、手术切缘、ADT 的使用和淋巴结转移对于预测疾病进展的可能性具有显著意义（Stephenson et al，2007）。其他研究组也证实 35％～46％接受挽救性放射治疗的患者表现出相似的 5 年无生化复发生存率（Buskirk et al，2006；Bastide et al，

2010；Geinitz et al，2012）。Boorjian 等（2009）在接受挽救性放射治疗的 856 名男性系列研究中证实，534 名（63.6％）患者在治疗后无法检测到 PSA。在多变量分析中，接受挽救性放射治疗的患者局部复发风险降低 90％，晚期 ADT 风险降低 20％，全身进展风险降低 75％。

尽管一些研究证实了挽救性放射治疗在改善生化复发终点方面的价值，Trock 等（2008）报道，与观察组相比，接受挽救性放疗组患者也改善了前列腺癌特异性生存。他们发现，与观察组相比，挽救性放疗可使前列腺癌特异性存活率增加 3 倍。这是在生化复发 2 年内接受治疗并且 PSA 倍增时间少于 6 个月的患者中发现的（Trock et al，2008）。此外，已经证明挽救性放疗可以改善全因死亡率（Cotter et al，2011）。

挽救性放射治疗后的复发可能是由于局部疾病持续存在、局部疾病的复发、转移的持续存在或转移性疾病的进展，所以，确定可以预防挽救治疗后失败的因素，并且用于患者咨询和监测，这是非常重要的。几个研究组对他们接受挽救性放疗患者队列进行了分析，并确定了预测成功或失败的风险因素。Buskirk 等（2006）在多变量分析中发现与 T_{3b} 期相比 T_{3a} 或更低的病理分期，病理性

Gleason 评分和挽救性放疗前的 PSA 水平均对预测生化复发有价值。此外,使用这些因素,他们创建了一个评分系统,该系统计算出没有或仅有一个不良特征的患者 5 年无生化复发率为 69%,而有 4 个或 5 个不良特征的患者为 6%(Buskirk et al,2006)。此外,挽救性放射治疗后 PSA 最低点大于 0.05 ng/ml 的患者远处转移性疾病的风险增加,前列腺癌特异性生存率下降(Geinitz et al,2012)。Stephenson 等(2007)根据一个由 1540 名男性组成的大型多中心队列,创建了一个预测挽救性放射治疗后结果的列线图,包括挽救性放疗前的 PSA 水平、病理性 Gleason 评分、PSA 倍增时间、切缘状态、淋巴结情况和 ADT,其列表的一致性指数均为 0.69。虽然整个队列的整体无进展生存率仅为 32%,但治疗前 PSA 水平为 0.5 ng/ml 或更低的患者无进展生存率为 48%(Stephenson et al,2007)。有趣的是,具有高危特征的患者,例如 PSA 倍增时间少于 10 个月或 Gleason 评分为 8~10 分,具有 41% 这一可接受的 6 年无进展生存率(Stephenson et al,2007)。此外,已发现生化复发的时间可预测远处转移情况,以及前列腺癌特异性死亡率和总体死亡率(Johnson et al,2013)。

(七)挽救性放射治疗的剂量反应

放射治疗作为前列腺癌的一线治疗方式提示提高剂量可以在有限的副作用情况下改善前列腺癌的预后(Zietman et al,2005)。根据这种逻辑,许多研究组已经研发了挽救治疗方案,增强了所使用的剂量,同时与过去研究中使用的适形放疗相比,也增大了使用调强放疗(IMRT)所勾选的靶区(Buskirk et al,2006;Geinitz et al,2012)。1999 年,美国治疗放射学和肿瘤学共识小组发布了关于挽救性放射治疗的建议,指出应该给前列腺窝使用至少 64Gy 的放射剂量(Cox et al,1999)。最近的 AUA 辅助和挽救放射治疗指南(Thompson et al,2013)已经重新确定了剂量建议。然而,现在的证据表明,更高剂量会具有更好的疗效。

De Meerleer 等(2008)发表了他们的研究结果,计划的目标剂量为 75Gy,分割为 37 次,结果显示 5 年无生化复发率为 67%,并且无急性 3 级胃肠道(GI)毒性,仅出现 3% 的泌尿生殖(GU)毒性,在进一步随访中存在极小的晚期 GI 或 GU 毒性。根治性前列腺切除术时的 Gleason 评分、神经周围浸润和包膜侵犯情况等都是生化复发的重要预测指标。根据低剂量(<64.8 Gy),中剂量(64.8~66.6 Gy)和高剂量(>66.6 Gy)将患者分组,估计的 5 年累积生化复发率分别为 57%,46%,39%(Bernard et al,2010)。最近,Ost 等(2011b)报道,使用 76 Gy 的中位剂量,他们实现了患者 56% 的 5 年无生化复发生存率,无临床复发生存率为 86%,这是在保持低毒性的同时实现的,总 2 级和 3 级 GU 毒性仅为 22%,2 和 3 级 GI 毒性为 8%。最近的放疗系列研究以及 meta 分析表明,更高剂量的放射治疗可以改善癌症控制(King,2012;Ohri et al,2012)。尽管有这些发现,但由于潜在的治疗相关并发症发病率的增加,临床医师也需缓和一下热情。SAKK 09/10 试验通过检验 64Gy 和 70Gy 在挽救性放射治疗中的结果最终将阐明该特定治疗环境中的剂量递增效应(http://ClinicalTrials.gov,2015)。

(八)同步进行的雄激素剥夺治疗与挽救性放疗

理论上来说,全身雄激素剥夺治疗可以消除微前列腺癌微转移灶,减轻肿瘤负担,使其更适合局部挽救性放疗,并且可以与放疗法协同作用以杀伤残余的前列腺癌细胞。然而,ADT 与挽救根治性前列腺切除术的同时使用仍有争议,多个系列的研究结果是不一致的。在 635 名生化和(或)局部复发的男性队列中,除放射治疗外,增加激素治疗并未改善前列腺癌特异性生存率(Trock et al,2008)。单独放疗时,患者 5 年和 10 年的前列腺癌特异性存活率分别为 0.96 和 0.86,而激素治疗联合放疗时,患者 5 年和 10 年的前列腺癌特异性存活率分别为 0.96 和 0.82(Trock et al,2008)。高剂量放射治疗的研究结果进一步确认了这一点,雄激素剥夺治疗与放疗的同步进行不会改善患者生化复发。该研究纳入了周围神经浸润、精囊受累和 Gleason 评分 8~10 分的患者,并对所有患者给予 6~9 个月的 ADT 治疗,因此这项研究可能引入了选择偏倚(De Meerleer et al,2008)。与之相反的是,Stephenson 及其同事(2007)认为,在放疗之前或是放疗期间同步进行平均 4.1 个月的 ADT 治疗,可以改善患者无疾病进展率。然而,研究中 ADT 的给药尚未标准化,一些患者仅接受 1 个月的 ADT 治疗,而不是 24 个月(Stephenson et al,2007)。在高剂量的挽救性 IMRT 治疗中,ADT 同步治疗 6 个月可改善前列腺癌患者无生化复发生存率,风险比为 0.33(Ost et al,2011b)。也许并非所有根治性前列腺切除术后发生生化复发的患者都能从合并的 ADT 中获益。来自密歇根大学的 Soto 和同事(2012)在进行风险分层后,评估了同期进行挽救性放疗和雄激素剥夺治疗的结果。在整个队列中,多变量分析表明,同期进行 ADT 治疗,Gleason 评分和放疗前 PSA 水平都是患者无进展生存期的预测因子。在风险分层方面,他们确定只有高风险组(pT_3 或更高、Gleason≥8 分,或 PSA≥20 ng/ml)的患者才能从雄激素剥夺治疗中获益(Soto et al,2012)。

迄今为止,只有 RTOG(Radiation Therapy Oncology Group)96-01 开展了针对该临床问题的随机对照试验。这是一项针对 $pT_3N_0M_0$ 和 pT_2 切缘阳性的患者的试验,实验比较了在使用和不使用比卡鲁胺进行 2 年的同期治疗下,挽救放疗的结果差异。虽然主要终点是总生存期,但包括了 771 名患者的中期分析已经以摘要形式公布,这些患者的中位随访时间为 7.1 年。同期接受比卡鲁胺治疗和放疗的患者生化进展率为 57%,而单独接受放疗的患者为 40%。此外,接受联合治疗的患者远处转移率为 7.4%,而单独放射治疗组为 12.6%(Shipley et al,2011)。虽然我们必须等到最终的总体生存分析,但这些结果是令人鼓舞的。RADICALS(Radiotherapy and Androgen Deprivation in Combination after Local Surgery)试验是一项随机对照Ⅲ期试验,评估放疗开展的时机(辅助治疗 vs. 早期挽救)和 ADT 治疗的持续时间。实验中患者将分为不进行雄激素剥夺治疗,以及利用促性腺激素释放激素类似物或比卡鲁胺进行 6 个月或 2 年的雄激素剥夺治疗等亚组。评估的结果是前列腺癌特异性生存率和患者总体存活率(Parker et al,2007)。这些试验的最终结果将决定 ADT 同期治疗的必要性和最佳持续时间。

(九)全骨盆放疗与前列腺窝放疗

很少有系列研究评估生化复发后进行全骨盆或前列腺窝挽救放射治疗的作用。就像放射剂量和伴随的 ADT 治疗一样,尚无成熟的随机对照试验能够明确地证明全骨盆放疗的额外益处。Spiotto 及其同事(2007)评估了 160 名接受过辅助和挽救放射治疗的男性,其中 114 人被认为是淋巴结受累的高风险患者(Gleason 评分≥8 分,术前 PSA>20 ng/ml,精囊受到侵犯,包膜侵犯和淋巴结阳性)。72 名患者接受了全骨盆放射治疗,而 42 名患者仅接受了前列腺窝的放射治疗。全骨盆放射治疗对高风险前列腺癌患者是有益的,治疗后患者 5 年生化无复发生存率为 47%,而单独应用前列腺窝放疗组则为 21%(Spiotto et al,2007)。在多变量分析中,全骨盆放疗和术前 PSA<1 ng/ml 是无生化复发生存的预测因子(Spiotto et al,2007)。此外,在具有高风险特征的患者中,同时使用全骨盆放疗和雄激素剥夺可以提高患者无复发生存率(Spiotto et al,2007)。

2013 年,Moghanaki 及其同事发表了他们关于 247 名接受挽救放射治疗患者的治疗结果。该研究比较了两个不同的放疗方法,其中一组进行前列腺窝放射治疗(135 例患者),另一组进行前列腺窝和盆腔淋巴结放射治疗(112 例患者)。治疗前 PSA 值和 Gleason 评分是生化复发的独立预测因子,但全骨盆放射不是与 PSA 无复发生存相关的独立预测因子。即使对患者进行低风险和高风险特征分组之后,全骨盆照射对治疗也没有益处。然而,在 PSA≤0.4 ng/ml 时,全骨盆放射可使患者的生化进展风险降低 53%(Moghanaki et al,2013)。

RTOG 0534 是另一项正在进行的随机对照试验,该研究主要针对前列腺癌根治术后 PSA 仍在 0.1～2.0ng/ml 这一区间的高风险前列腺癌患者。研究中根据精囊受累、Gleason 评分、治疗前 PSA 水平和肿瘤分期对患者进行分层。患者将被随机分配到三组之中,分别是单独的前列腺窝放射治疗、前列腺窝放射治疗加 6 个月的雄激素剥夺治疗、前列腺窝放射治疗加盆腔淋巴结放射治疗以及 6 个月的 ADT 治疗。患者接受的是三维适形放射治疗(3D-CRT)或 IMRT,其中前列腺窝的放射剂量为 64.8～70.2 Gy,盆腔淋巴结的放射剂量为 45 Gy。该研究的主要目标是评估生化进程,临床治疗失败和总体存活情况。该试验的结果将有助于澄清全骨盆放疗和前列腺窝放疗之间的治疗选择困境(图 19-2 和图 19-3)。

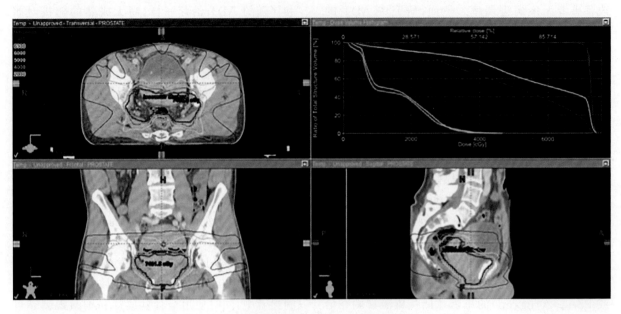

图 19-2　根治性前列腺切除术后单纯前列腺窝挽救性放疗

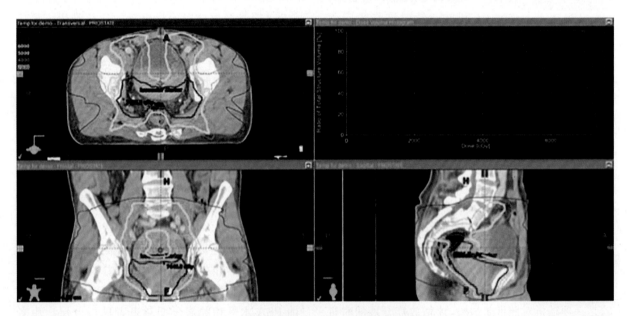

图 19-3　根治性前列腺切除术后全骨盆放射治疗

(十)辅助性放射治疗

美国国家癌症研究所定义的辅助治疗是指在初始治疗后给予的额外针对癌症的治疗,以降低癌症复发的风险。辅助治疗可包括化学疗法,放射疗法,激素疗法,靶向疗法或生物疗法(National Cancer Institute,2015)。例如,在根治性前列腺切除术后,可以为局部复发的高风险患者提供放射治疗,以延长无病生存期。通常是在根治性前列腺切除术后 4~6 个月施用,此时 PSA 仍然不可检测且患者尿失禁已恢复。一些高质量的随机临床试验证明,通过实施辅助放射治疗可以改善患者无生化复发癌症特异性生存期(Bolla et al,2005;Thompson et al,2006;Wiegel et al,2009)。事实上,最新的 AUA 指南中写道:“由于被证明能够降低生化复发、局部复发和其他临床进展,医生应为前列腺切除术中不良病理结局的患者提供辅助放疗,这些不良病理情况包括精囊浸润、手术切缘阳性或肿瘤的前列腺外侵犯"(Thompson et al,2013)。

SWOG(Southwest Oncology Group)8794于1987年启动,纳入了431名患有pT₃前列腺癌和(或)阳性手术切缘的男性(Thompson et al,2006)。患者被随机分为观察等待组与辅助放疗组(放射剂量60~64 Gy,30~32次治疗)。大约2/3的参与者在随机化时无法检测到血清PSA(Thompson et al,2006)。在约12.5个月的中位随访时,辅助放射治疗组的中位无转移生存期为14.7年,而对照组为12.9年,有统计学意义(Thompson et al,2009)。此外,辅助放疗组的总中位生存期为15.2年,而等待观察组为13.3年,同样具有统计学意义。中位随访12.6年,患有病理性 T₃ 疾病且必须接受辅助放疗以预防死亡的男性人数为9.1例(Thompson et al,2009)。因此,作者得出结论,在患有 T₃N₀M₀ 前列腺癌的男性中,根治性前列腺切除术后18周内进行的辅助放疗可以显著降低PSA复发、癌症转移的风险和激素治疗需求,并可以提高患者的总生存率(Thompson et al,2009)。

EORTC(European Organization for Research and Treatment of Cancer)的 22911 试验于1992年启动,该研究评估了根治性前列腺切除术后放疗以及等待观察方法的作用(Bolla et al,2005)。纳入的1005名患者被随机分配到等待观察组或60Gy的辅助放疗组。主要观察终点包括无生化进展生存率,临床无进展生存率和局部复发情况。然而,在研究开展期间,无生化进展生存期取代了局部控制作为主要终点。Kaplan-Meier分析结果显示,等待观察组的5年无生化进展生存率为52.6%,而辅助放疗组为74%。与对照组相比,放疗组的临床无进展生存率(定义为无临床、超声、放射学或放射性核素扫描的证据)也有所改善,5年时局部区域肿瘤控制失败率也明显降低,辅助放疗组为5.4%,而等待观察组为15.4%,两组间总生存率没有差异(Bolla et al,2005)。

最后,一项德国研究 ARO 96-02 于 2009 年发表。与其他两项Ⅲ期随机对照临床试验相似,这是针对根治性前列腺切除术后有无辅助放疗的

比较。该试验与其他两项试验的主要区别在于患者在进行根治性前列腺切除术后无法检测到血清PSA 水平。388 名患有 pT₃ 或 pT₄ 期但无淋巴结转移性疾病的患者在根治性前列腺切除术后被随机分配,无论切缘阳性与否。在排除各种因素之后,观察组中的154例和辅助放疗组中的114例进行了最终分析。在没有排尿问题的情况下,辅助放疗组患者在术后进行了6~12周的放射治疗,放射区域从精囊区域到前列腺顶部,放射剂量为60Gy,分割超过30次,包括一些额外的安全边缘。等待观察组的患者在发生复发时也接受了放射和(或)激素治疗的挽救治疗。放疗组的5年无生化存活率为72%,而观察组为54%(Wiegel et al,2009)。

尽管进行了良好的Ⅲ期随机对照试验,并被最近的 AUA 指南收录,但对于辅助放射的最佳时机和必要性仍存在一些怀疑。纯辅助治疗的反对者认为,对于那些不会发生治疗失败的患者来说,辅助治疗存在过度治疗的风险。事实上,在根治性前列腺切除术中具有包膜外侵犯、阳性手术切缘或精囊浸润的患者中,也有相当大比例将不会经历生化复发(Eggener et al,2005;Swindle et al,2005;Vis et al,2006)。此外,放射治疗的局部毒性很大,应告知患者治疗的相关不良后果。在SWOG 研究中,直肠炎和出血的发生率为3.2%,尿道狭窄发生率为 6.5%,总尿失禁发生率为17%。在 EORTC 试验中,辅助放射治疗组的3级或更高毒性率为 4.2%(Bolla et al,2005;Thompson et al,2006,2009)。很明显,临床医师对于放射治疗的施用非常犹豫,放疗可能会导致尿失禁的恢复,甚至产生更严重的症状恶化。然而,通过现代的放射靶向技术,准确递送放射剂量可以改善相关副作用。此外,增加剂量至70Gy可改善长期癌症结局并抵消与放射治疗相关的生活质量结果的缺陷。

亚组分析表明,有些患者群体可能会或可能不会从辅助放疗中取得最大的获益。Van der Kwast 及其同事(2007)评估了 EORTC 试验中患者的结果,在 1005 名前列腺癌患者中,552 名被再次复查,发现只有具有切缘阳性的患者受益于辅助放疗(Van der Kwast et al,2007)。ARO 96-02 的作者也进行了亚组分析,并证明辅助放

射治疗对手术切缘阳性、PSA＞10 ng/ml,pT3$_{a/b}$和各 Gleason 分层的患者都有益处(Wiegel et al,2009)。在随访时间最长,无转移和总体生存的临床相关终点最多的 SWOG 试验中,所有的亚组都从辅助放射中有所获益(Thompson et al,2009)。因此,根据 AUA 指南,所有预期在根治性前列腺切除术后有高风险结果的男性应该被告知可能需要进行二级治疗。在根治性前列腺切除术后,所有伴随前列腺包膜外浸润,包括精囊和(或)切缘阳性的患者都应该被告知进行辅助放射治疗的潜在益处。

(十一)挽救放射治疗对比辅助放射治疗前列腺癌

成熟的随机对照试验缺乏挽救放射治疗与辅助放射治疗的比较评估。一些研究对这两者进行了比较,但存在固有的偏倚,因为接受挽救放射治疗的患者队列已经证实存在根治性前列腺切除术的失败,而辅助放射治疗队列包括多达 50% 的不会经历临床进展的患者。在一组 192 名男性中,按术前 PSA 水平、Gleason 评分、是否精囊浸润和手术切缘阳性 1:1 匹配,辅助放疗组 5 年无生化复发率为 75%,挽救性放疗组为 66%。从放射治疗结束时进行检查,这一点差异更为显著,辅助放疗组 5 年无生化复发率为 73%,挽救性放疗组为 50%(Trabulsi et al,2008)。合理的中位放射治疗前的 PSA 水平为 0.7 ng/ml。这些发现在一项针对 219 名患者的研究中得到证实,入组的患者根据淋巴侵袭和手术切缘细分为均质的亚组,结果发现对于具有高风险特征的前列腺癌患者来说,进行辅助放疗比挽救性放疗具有更好的无复发生存(Budiharto et al,2010)。此外,在高剂量 IMRT(74～76 Gy)治疗时,辅助放射治疗使 3 年无生化复发生存率提高到 90%,而挽救放射疗则提高到 65%(Ost et al,2011a),辅助放疗也表明临床无进展生存期有所改善。然而,在亚组分析中,若将早期挽救性放疗定义为 PSA≤0.5 ng/ml,结果表明其 3 年生化无复发生存率为 86%,而晚期治疗仅为 46%。早期组的结果与辅助放疗组证实的 92% 相当($P=0.67$),证明了早期挽救放射的潜在作用,对于那些在治疗时没有表现出复发倾向的患者起到一定作用,说明只要放射治疗在疾病过程中施用得足够早,就有治疗

意义(Ost et al,2011a)。此外,在根治性前列腺切除术后至少 6 个月的辅助放射治疗与早期挽救放射治疗(术后 PSA≤0.5ng/ml 的放射)的匹配分析中,辅助放射治疗组 2 年和 5 年无生化复发生存率分别为 91.4% 和 78.4%,而早期挽救放射治疗组分别为 92.8% 和 81.8%(Briganti et al,2012)。

显然,迫切需要随机Ⅲ期临床试验来确定辅助放射治疗与早期挽救放射治疗的作用。如前所述,RADICALS 试验是一项多机构Ⅲ期临床试验,检验手术后 22 周内的辅助放疗与 PSA 复发的早期挽救性放疗的疗效。PSA 复发的定义为 PSA 水平连续两次上升且 PSA 值大于 0.1 ng/ml 或 PSA 连续三次上升(Parker et al,2007)。如果检测到生化复发,患者将在 6.5 周内接受放射剂量为 66 Gy,分 33 次,或在 4 周治疗计划中接受 52.5 Gy 的治疗。RAVES(Radiotherapy-Adjuvant Versus Early Salvage)试验是一项Ⅲ期临床试验,该研究随机分析 T$_3$ 期和(或)肿瘤切缘阳性的患者。研究的主要终点是肿瘤的生化控制,次要结果包括生活质量、治疗毒性、焦虑/抑郁、无生化复发生存率、总生存期、疾病特定生存期、远处治疗失效时间、局部治疗失效时间、开始雄激素剥夺治疗时间、质量调整生命年和成本效用。最后,法国 GETUG-17(Grouped d'Étude des Tumeurs Uro-Génitales)试验评估一个类似的患者人群,将患者随机分配到辅助放射治疗组或等待观察组,等待观察组患者在 PSA 水平达到 0.2ng/ml 时使用挽救放射治疗,两组都将接受 ADT 的短期治疗。随着这些试验结果的积累和成熟,我们将更好地了解放射治疗的时间以及同期使用 ADT 的效用。

(十二)根治性前列腺切除术生化复发后的雄激素剥夺治疗

根治性前列腺切除术后 ADT 的作用曾被低估,并且其应用范围也缺乏研究。不幸的是,目前还缺乏相关的随机对照试验,并且其在侵袭性前列腺癌的综合治疗的作用尚不完全清楚。大型回顾性研究已经证明了不同的结果,经历过生化复发的男性早期使用 ADT 可降低高风险患者的临床转移发生率,高风险患者的定义为 Gleason 评分大于 7 分或 PSA 倍增时间小于 12 个月(Moul et al,2004)。早期和晚期施用雄激素剥夺治疗的差异在以 PSA 临界值为 5ng/ml 和 10 ng/ml 时显著(Moul et al,2004)。类似地,对特定的患者在出现生化进展迹象之前加用 ADT,可以提高患者 10 年无进展生存率和肿瘤特异性生存期(Siddiqui et al,2008),即使与 PSA≥0.4 ng/ml 时便接受全身治疗的一组患者相比,ADT 辅助治疗的效果也是如此。然而,无论生化情况和癌症特异性结果如何改善,都没有证据表明患者的总生存率有所提高(Siddiqui et al,2008)。此外,在讨论 ADT 辅助治疗的益处时,必须同时考虑其会增加心脏病和糖尿病的发生风险(Keating et al, 2006)。

并非所有经历生化复发的患者都需要 ADT 治疗,对于系统治疗失败高风险组的亚组分析可以优化治疗的选择及预防进一步的发展。研究表明,T_{3b} 期的患者受益于 ADT 的辅助治疗,患者 10 年无生化进展存活率改善至 60%,而对照组仅为 16%(Siddiqui et al,2011),这些患者还表现出改善的无局部复发率、无全身进展率和肿瘤特异性生存率(CSS)。但同样,总体生存率没有统计学上的显著改善(Siddiqui et al,2011)。另一项随机临床试验表明,高风险前列腺癌患者(Gleason≥8 分;PSA≥15 ng/ml;病理分期 T_{3b},T_4 或 N_1;或 Gleason 评分为 7 分,同时 PSA 值>10 ng/ml 或具有肿瘤切缘阳性)在辅助 ADT 治疗时,5 年无生化复发生存率为 92.5%,总生存率为 95.9%(Dorff et al,2011)。根治性前列腺切除术中,淋巴结阳性的患者发生疾病微转移和最终全身治疗失败的风险最高。在一项针对即时与延迟 ADT 治疗的随机临床试验中,接受即时治疗的患者在平均 11.9 年的随访中表现出改善的总体存活率、癌症特异性存活率和无进展存活率(Messing et al,2006)。显然,局部和全身复发风险最高的患者是那些可能从辅助激素治疗中获益最多的患者。

二、放射治疗

(一)根治性放射治疗后 PSA 复发

与根治性前列腺切除术后的 PSA 复发相似,根治性放疗后的生化复发往往早于临床治疗失

败,这为预防潜在的疾病进展,启动二级/挽救治疗提供了充分的提示。然而,生化复发及其阈值的定义一直存在争议。1996 年,一个多学科专家小组在得克萨斯州圣安东尼奥召开会议,提出使用 PSA 来定义生化复发。他们旨在建立一个用于临床实践和临床试验的生化复发的定义。此外,该定义适用于剂量强度、近距离放射治疗、辅助激素治疗和其他全身性药物的研究[ASTRO(美国治疗放射学和肿瘤学会)共识小组,1997]。PSA 复发的标准定义被确定为在到达最低点 PSA 后,PSA 水平连续三次上升,复发日期为最低点 PSA 和第一次复发之间的中间时间。然而,专家组指出,PSA 复发不等同于临床复发,不应作为进行额外治疗的判定理由。此外,PSA 应该每 3~4 个月测定一次,并至少持续 2 年,并且完成最少 24 个月的随访(ASTRO 共识小组,1997)。

尽管 ASTRO 对在不同根治性辅助放疗研究中生化复发的定义(连续三次超过最低点 PSA 值)达成了共识,但这种定义存在重大问题。显而易见的是,回溯生化复发会对无事件生存期产生影响,且取决于随访的时间长短(Vicini et al,1999;Thames et al,2003)。此外,这种定义与临床复发、癌症特异性生存率或总体生存率等具有临床意义的结果无关。很多研究未能将患者纳入足够长的随访时间(24 个月),使用了不同的放射治疗方式,并纳入了接受 ADT 治疗的患者。2005 年,另一个多学科专家小组在亚利桑那州凤凰城会面,讨论了前列腺癌放射治疗后生化复发的新定义(Roach et al,2006),该小组定义 PSA 比最低点 PSA 高出 2 ng/ml 或更高标志着生化复发。更重要的是,描述的生化结局应该比研究组的中位随访时间短 2 年,以避免对无生化复发生存率的过高估计。此外,该定义也适用于同时接受 ADT 的患者(Roach et al,2006)。

Phoenix 生化复发定义在预测临床结果方面更为稳健。在一项最近的针对前列腺癌根治性放射治疗的研究中,使用 ASTRO 和 Phoenix 的生化复发定义来比较 1831 名患有临床分期 T_1 至 T_4 前列腺癌而没有淋巴结转移或转移性疾病的患者,以预测转移性疾病、癌症特异性死亡率和总死亡率(Abramowitz et al,2008)。因为考虑到了

一系列协变量,如肿瘤 T 分期、初始激素治疗、Gleason 评分、辐射剂量、PSA 水平和年龄,单变量和多变量分析表明 Phoenix 定义是转移性疾病、癌症特异性死亡率和总体死亡率的重要预测因子。ASTRO 定义对转移性疾病和癌症特异性死亡率的判断水平较弱,对整体生存率的评估价值不显著(Abramowitz et al,2008)。事实上,在多变量分析中,与所有其他协变量相比,PSA 最低点＋2 ng/ml 是所有三种结果的最显著预测因子,这证实了 PSA 复发定义的有效性(Abramowitz et al,2008)。

(二)根治性放射治疗后前列腺特异性抗原反弹

放疗后 PSA"反弹"是指 PSA 在基线值上升高于 0.1～0.5 ng/ml,随后 PSA 水平降低(Cavanagh et al,2000;Critz et al,2000;Hanlon et al,2001;Rosser et al,2002)。据认为,这种现象继发于治疗后发生的前列腺炎(Critz et al,2000),或是由于亚致死剂量的辐射导致的细胞延迟死亡。Rosser 及其同事(2002)确定 PSA 在他们的队列中发生了"反弹",因为 PSA 水平上升至少 0.5 ng/ml,然后降低至基线值,并且发现反弹发生在平均治疗后 9 个月时。此外,与没有"反弹"的患者相比,发生"反弹"患者的无生化复发生存率较好。另一方面,Hanlon 及其同事(2001)将 PSA 反弹定义为在 6 个月内 PSA 水平升高至少 0.4 ng/ml,随后 PSA 水平降低。他们研究队列中有 1/3 的人在中位时间(35 个月)发生"反弹"(Hanlon et al,2001)。虽然发生 PSA"反弹"患者的 5 年无证据生化复发率为 52％,而没有发生 PSA"反弹"的患者仅为 69％,但作者强调临床医师不应该使用 PSA"反弹"的存在与否作为是否发生生化复发的标志。近距离放射治疗显示出相似的 PSA"反弹"发生率,约为 35％(Cavanagh et al,2000;Critz et al,2000)。很明显,应该密切监测 PSA 短暂升高的患者,因为并非所有患者都注定会发生生化复发,更不用说临床复发了。

(三)根治性放射治疗后前列腺特异性抗原复发的自然史

前列腺癌根治性放疗后单纯 PSA 复发,会导致相关临床结局,包括局部复发和远处复发,甚至是肿瘤特异性死亡。Lee 及其同事(1997)在他们的 151 名男性队列中证实,治疗前 PSA 水平较高、Gleason 评分较高且分期较高的男性更容易发生 PSA 复发(PSA≥1.5ng/ml 两次)。此外,PSA 升高 5 年后,预估的局部复发率为 26％,远处转移率为 47％,5 年总生存率和原因特异性生存率(CSS)分别为 65％和 76％。虽然 PSA 快速倍增时间和从治疗到 PSA 升高的短间隔是后续肿瘤转移发生的预测因子,但 Gleason 分级是总体生存和 CSS 的唯一预测因子(Lee et al,1997)。根治性放疗后 PSA 升高的患者是进行挽救性治疗的候选者,判断那些局部和远处复发风险最大的患者是决定是否进行二线治疗的关键。此外,在开始治疗之前必须考虑患者的合并症和年龄。

(四)根治性放射治疗后的活检

根治性放疗后组织活检的目的是明确是否存在局部肿瘤残留或复发,并确定残余肿瘤的等级。Crook 及其同事(2000)建议在完成放射治疗至少 2～3 年后进行活组织检查,以降低活检假阳性和假阴性的发生率。基于超声或磁共振(MR)引导的活组织检查应针对异常病变部位,精囊以及整个前列腺的系统取样。来自前列腺活组织检查的结果将指导进一步治疗策略的制定,并且应该在进行局部挽救性治疗的患者中应用。应该记住,肿瘤结构在放射治疗后会发生改变,并且可能表现为癌细胞的去分化。此外,放射治疗后的 Gleason 分级的准确性难以确定,其在放疗后的使用效用存在争议(Cheng et al,1998,1999;Letran 和 Brawer,1998)。

(五)放射治疗后生化复发后的影像学检查

由于放疗后前列腺组织纤维化和腺体收缩,根治性放疗后传统方式对前列腺的成像仍然具有挑战性(Martino et al,2011)。TRUS 识别前列腺可疑病变的能力有限,且敏感性和特异性并不比直肠检查更好(Crook et al,1993)。此外,虽然 CT 对 PSA 水平显著升高(>20 ng/ml)的患者检测出骨骼和淋巴转移非常有用,但其识别放射治疗后癌症复发的能力有限。最近,MRI 已经成为用于识别复发性前列腺肿瘤生化复发最有希望的技术。

前列腺 MRI 的 T_2 加权能够出色地识别软组织分化,然而,在放疗后前列腺组织中 T_2 加权信号的弥漫性降低限制其效用(Coakley et al,

2001)。在这种条件下，T_2 加权 MRI 的敏感性低至 27%，阳性率为 32%(Kim et al,2010)。因此，已经开展的动态成像研究或许可以更好地识别潜在的疾病复发并适合挽救性治疗。DCE 具有识别前列腺和肿瘤的血管形成的能力，主要通过分析血管生成和毛细血管通透性特征来实现(Franiel et al,2011)。比较 DCE-MRI 与 T_2 加权 MRI 时，DCE-MRI 具有更好的敏感性(72% 对 38%)，更好的阳性预测值(46% 对 24%)和阴性预测值(95% 对 88%)，两组的特异性同样很高(Haider et al,2008)。Yakar 及其同事(2010)认为，基于 MR 引导的 DCE 成像下可疑病变活检，可以提高每位患者的检查灵敏度到 75%，提高每块肿瘤可疑区域的检查灵敏度到 68%。

MR 波谱法通过鉴定胆碱加肌酐与柠檬酸盐比率的相对增加，或通过鉴定不含柠檬酸盐的胆碱峰值来区分残留的前列腺癌。使用这些标准，MR 波谱显示检查灵敏度为 77%，而六点法穿刺和直肠指检仅分别为在 48% 和 16%(Pucar et al,2005)。然而，需要注意的是，良性腺体在放射后也可能表现出高胆碱水平，因此可能导致假阳性结果的出现(Pucar et al,2005)。也有研究表明，在 T_2 加权成像中增加 MR 波谱显著改善了放射治疗后局部复发的前列腺癌的检测(Westphalen et al,2010)。

弥散加权成像 MRI(DWI-MRI)也已在临床环境中证明了其应用的可行性。Kim 及其同事发现使用该方法与 DCE 成像相结合，获得的活检准确率高达 83%(Kim et al,2010)，而 T_2 加权 MRI 准确率仅为 67%。为进一步说明 DWI-MRI 的好处，Hara 及其同事(2012)在将 MRI 表现与 22 点三维前列腺活检结果作为基准进行比较时，发现该方法对每位患者的敏感度和特异性达到 100%。在逐个区域的比较上，该方法的敏感度为 69%，特异性为 91%。，这些数据证明了 MRI 对放射治疗后生化复发患者的诊断作用。目前，MRI 的最佳检查时机和 PSA 水平尚未确定，仍需要进一步研究。

(六)挽救性根治性前列腺切除术

挽救性根治性前列腺切除术，被认为是根除局部放疗后复发前列腺癌的最明确方法。尽管不常使用挽救性手术来治疗放疗后复发的前列腺癌，但多项研究表明，这种治疗方法的 10 年癌症特异性生存率高达 70%～83%(Lerner et al,1995;Bianco et al,2005;Ward et al,2005;Chade et al,2011)。然而，患者生存结果与治疗时肿瘤的病理阶段直接相关，其中器官局限性前列腺癌和孤立包膜外扩展肿瘤的 5 年无进展生存率分别为 77% 和 71%。而那些有精囊浸润和淋巴结受累的患者的 5 年无进展生存率较差，仅为 28% 和 22%(Bianco et al,2005;Stephenson 和 Eastham,2005)。鉴于尽管放射治疗仍然存在前列腺癌复发的高度倾向，因此在局部侵袭和转移之前使用挽救性根治性前列腺切除术治疗至关重要。术前 PSA 可作为疾病的预测因子，因为大约 2/3 的 PSA 低于 10 ng/ml 的患者会患有器官局限性前列腺癌，这些患者的 5 年无进展概率约为 70%(Stephenson 和 Eastham,2005)。在放疗后挽救性根治性前列腺切除术中，Heidenreich 及其同事(2010)发现，73% 的患者患有器官局限性前列腺癌，其中 PSA 倍增时间超过 12 个月，之前行近距离放疗，低于 50% 穿刺活检阳性针数是肿瘤器官局限、手术切缘阴性和淋巴结阴性的预测因子。

尽管在传统和现代的研究中挽救性前列腺癌根治术中取得了较好的疗效，但执行此类手术仍需要犹豫的是显著的并发症风险。从研究结果上看，高达 50% 的接受此类手术的患者会出现严重的并发症(Moul and Paulson,1991)。由于放疗导致组织纤维化，直肠损伤发生率为 6%～15%，膀胱颈挛缩发生率为 20%～28%。此外，尿失禁的发生率介于 40%～60%(Lerner et al,1995;Rogers et al,1995)。值得一提的是，在进行该手术之前，一些患者已经进行了放疗前盆腔淋巴结清扫术、耻骨后近距离放疗或非保守放疗，这些治疗增加了并发症的风险。由于并发症发生率高，临床医师一直不愿进行挽救性根治性前列腺切除术。这在 CaPSURE(Cancer of the Prostate Strategic Urology Research Endeavor)数据库中有所反映，证明只有 2% 的患者在放疗后生化复发时接受手术作为二级治疗，而 92% 接受非根治性的 ADT(Grossfeld et al,2002)。

随着手术技术的改进和手术患者的选择，现代挽救性根治性前列腺切除术的并发症发病率有了明显的改善。一个队列研究中发现，现代的手术方式使主要并发症的发生率从 33％降至 13％，直肠损伤发生率仅为 2％～4％（Stephenson et al,2004a；Heidenreich et al,2010）。显然，更好的手术计划,对解剖学的关注以及改进的放疗方法在改善并发症方面发挥了重要作用。现在,术后尿控率可达到 70％～80％,而一个近期的研究甚至证明 16％～18％的男性可以在有或没有 PDE5 抑制剂的情况下达到能够进行性行为的勃起（Stephenson et al, 2004a; Heidenreich et al,

2010）。鉴于并发症发生率的改善,以及通过根治性手术可以改善长期癌症特异性结果,应尽早确定那些放疗后生化复发的患者并鼓励他们接受最终治疗。然而,由于存在瘘管等破坏性并发症发生的风险,患者的选择至关重要。选择进行挽救性根治性前列腺切除术的患者,需具备行活检证实的放疗后复发前列腺癌的存在、预期寿命至少 10 年、影像学检查没有可识别的转移,同时 PSA 水平低于 10 ng/ml（表 19-2）。

表 19-2　放疗复发性前列腺癌患者挽救性根治性前列腺切除术的疗效

研究	病例数	年份	中位随访期(年)	%无疾病间隔(年)	%肿瘤特异性生存(年)
Chade et al,2011	404	1985—2009	4.4	37.5 (10)	83 (10)
Paparel et al,2009	146	1984—2006	3.8	54 (5)	—
Ward et al,2005	138	1967—2000	6.4	—	90 and 77 (5,10)
Bianco et al,2005	100	1984—2003	5	55 and 30 (5,10)	73 and 60 (10,15)

在过去 10 年中,机器人辅助腹腔镜前列腺切除术的优势一直显而易见,这种方法已经开始受到开展挽救性前列腺切除术的泌尿科医师的青睐。机器人方法的优势包括可以减少失血,更好的可视化和更短的住院时间。有几个较小样本的研究报告了接受机器人辅助挽救性前列腺切除术的患者的肿瘤发展和并发症结果。在两个最大的研究中,其生化复发率分别为 18％和 33％,这些系列的中位随访时间仅分别有 16 个月和 18 个月（Eandi et al,2010；Kaffenberger et al,2013）,需要进行长期研究以证明这种手术方法治疗肿瘤的有效性。机器人手术与传统方式结果相似甚至更好的另一个方面是并发症发生率。在三个最大的关于机器人辅助挽救性前列腺切除术的研究中,据报道 63 名患者中只有 1 名患有直肠损伤,6 名患者患有膀胱颈挛缩,12 名患者有吻合口漏尿,而尿失禁率在 33％～80％,以上结果取决于各并发症定义和随访时间（Boris et al,2009；Eandi et al,2010；Kaffenberger et al,2013）。由于数据的收集和外科医师的水平都逐渐成熟,因此肿瘤治疗结果和并发症发生率都会表现出改善。此外,与开放手术类似,患者选择和严格遵守手术原则是至关重要的。

（七）挽救性冷冻疗法

在美国,大约 1/3 新诊断患有前列腺癌的男性

接受外粒子束照射和（或）近距离放射治疗作为治疗的主要方式（Mettlin et al,1998,1999）。根据一系列队列研究结果,30％～40％接受初始放射治疗的患者会发生失败（Shipley et al,1999；C rook et al,2000；Touma et al,2005；D'Amico et al,2008）。在仔细选择的患者中,冷冻疗法可能是治疗放疗后生化复发患者的有效且安全的选择。

最适合冷冻疗法的患者是,经活检证实在放射治疗后局部治疗失败的患者,大约 1/3 的生化复发患者将具有阳性活检结果（Crook et al,1995）。无论定义如何,理想地确定生化复发和组织学复发需要在最初治疗后的两年后进行,以揭示放疗后 PSA 反弹和发生的组织学变化（Crook et al,2000；Chin et al,2007）。除了标准的多点前列腺活检外,进行额外的精囊活检可能是需要的,因为高达 29％的患者有精囊侵犯并预示不良结果（Gheiler et al,1998）。进行挽救性冷冻治疗的患者应具有合理的预期寿命,并且必须进行完整的有关肿瘤转移的检查,包括横断面成像（CT 腹部/盆腔或 MRI）,以及放射性核素骨扫描（Babaian et al,2008）。在高风险患者中也可考虑进行盆腔淋巴结活检（Babaian et al,2008）。治疗前 PSA 水平低于 10 ng/ml（理想情况下＜4 ng/ml）（Ng et al,2007）和 PSA 倍增时间为 16 个月或更

长时间的患者已被证明对治疗成功且有预测价值（Spiess et al,2006）。

迄今为止,挽救性冷冻疗法没有普遍的治疗成功的定义。Pisters 及其同事使用 PSA 水平高于冷冻治疗后 PSA 最低点 2 ng/ml 来定义治疗失败,研究发现了放疗后 PSA 小于 10 ng/ml 的患者的 2 年无病生存率为 74%,而放疗前 Gleason 评分为 8 分的患者为 58% 或更少（Pisters et al,1999）。在包括 156 名患者的 COLD(cryo online data,冷冻在线数据)登记处的最新分析中,使用最低点＋ 2 ng/ml Phoenix 定义,患者 3 年生化无病生存率为 66.7%（Spiess et al,2013）。Williams 及其同事(2011)报道了他们在 176 名患者中的结果,平均随访时间为 7.46 年。在 5 年,8 年和 10 年时,总生存率分别为 95%,91% 和 87%;使用 Phoenix 定义的无生化复发生存率分别为 47%,39% 和 39%。治疗后最低点超过 1 ng/ml 是一个重要的预后因素,这些患者复发风险高达 6.6 倍,而 5 年无病生存率仅为 3%。

显然,任何挽救疗法的成功都会受到副作用风险的影响。第三代冷冻疗法包括采用液态氩气系统、小直径探头、精确定位热电偶,以及继续使用 TRUS 引导和尿道加热器。从既往的结果上看,挽救性冷冻疗法的并发症发生率很高。一项包含 112 名男性研究显示,72% 的男性并发尿失禁,其中 66% 的男性将其症状描述为中度至重度,只有 33% 的患者感到满意（Perrotte et al,1999）。然而,最近的数据显示尿失禁发生率已改善到 4.3%～6.5%（Bahn et al,2003;Donnelly et al,2005;Pisters et al,2008）。这种结果的显著改善可能是由于尿道加温的普遍使用,这有助于保护尿道括约肌正常功能。由于报道的结果不一致和缺乏验证,勃起功能障碍的发生难以在补救冷冻疗法系列中进行评估。在 Perrotte 及其同事(1999)的系列文章中,15% 在治疗前无勃起障碍的患者在治疗后可以保持勃起功能,足以进行性交。Ismail 和他的同事(2007)的报道中,勃起功能障碍发生率为 86%。显然,勃起功能障碍是初级治疗的一个重要风险,进一步的冷冻治疗可能会使症状恶化。目前正在探索神经保留和次全冷冻疗法。挽救性冷冻治疗最可怕的并发症是尿道直肠瘘,这一并发症的发生率在近期报道的研究中显著下降,为 1%～3.4%,尚可接受（Bahn et al,2003;Ismail et al,2007;Ng et al,2007;Pisters et al,2008）。其他报道的并发症包括尿路梗阻、尿道黏膜脱落、尿道狭窄、直肠疼痛、阴囊水肿和血尿（Chin et al,2007;Finley and Belldegrun,2011）。很明显,在纳入治疗的患者中,挽救性冷冻疗法是合理的方法,它具有足够的癌症特异性治疗结果和有限的并发症发生率（表 19-3）。

表 19-3　前列腺癌患者挽救性冷冻治疗的疗效

研究	病例数	技术	PSA 临界值(ng/ml)	无复发率(%)	平均/中位随访时间(月)	瘘	尿失禁	尿潴留/LUTS	阳萎
Donnelly et al, 2005	46	Argon	0.3	51	20	2.2	6.5	4.3	46
Ng et al, 2007	187	Argon	Phoenix	56	39	2	40	21/10	—
Ismail et al, 2007	100	Argon	ASTRO	59	34	1	13	18	86
Pisters et al, 2008	279	Argon/nitrogen	ASTRO	59	22	1	5	—	69

ASTRO. 美国放射肿瘤学会;LUTS. 下尿路症状;PSA. 前列腺特异性抗原

（八）挽救性近距离放射治疗

与挽救性前列腺切除术和挽救性冷冻疗法相比,放疗失败后挽救性近距离放射治疗的证据仍然缺乏。然而,几个小组已经发表了运用现代技术开展研究的结果,不仅表现出改善的癌症控制结果,而且具有与冷冻疗法和手术相似的并发症发生率。迫切需要开展针对挽救性近距离放射治疗随机对照试验。

Burri 及其同事在长期随访（中位数为 86 个月）局部复发后进行挽救性近距离放疗的患者后,发表了相关文章。在治疗前,患者接受了彻底的评估,包括病史和体格检查、常规实验室研究、盆腔 CT、骨扫描和 PSA 水平。此外,所有患者均有活检证实局部复发,包括 30 名接受六点精囊活检的男性。这些患者的 10 年生化复发率为 54%,癌症特异性存活率为 96%,总生存率为 74%(Burri et al,2010)。有趣的是,其中 11 名患者接受了前列腺穿刺活检,中位随访时间为 38 个月。6 名患者在没有生化或局部复发的迹象下也进行了活检,在这 6 名患者中,4 名有局部复发的证据。挽救性近距离放射治疗的毒性与其他挽救性治疗方式相当,其中 13 名患者具有 2 级毒性(阻塞性泌尿系统症状、急迫性尿失禁、腹泻),3 名患者有 3 级毒性(需要 TURP 治疗的阻塞性尿路病,电灼导致的肉眼血尿),1 名患者有 4 级毒性(前列腺直肠瘘的尿流改道)(Burri et al,2010)。此外,25% 治疗前具有勃起功能的男性在治疗之后具有足够的性交勃起功能。类似挽救性近距离放射治疗结果显示,在 30 个月的中位随访期间,无癌生存率为 96%,无生化复发生存率为 88%(Aaronson et al,2009)。该组还报道 1 例 2 级尿道狭窄患者、5 例 2 级肉眼血尿患者和 1 例 3 级直肠出血患者,没有患者发生尿瘘(Aaronson et al,2009)。挽救性近距离放射治疗的证据证明了其在放疗失败后的潜在治疗作用。与其他治疗方式一样,这种治疗方法也有较高的并发症发生风险。因此,必须对患者的其他合并症进行彻底的风险评估,因为有些患者的治疗会受限制于其他合并症。事实上,在挽救性近距离放疗后随访期间死亡的 10 名男性中,只有一名患者的死亡可归于前列腺癌(Burri et al,2010)。

高剂量率近距离放射治疗(HDRB)已经引起了人们的关注,因为它具有治疗精囊侵犯和包膜外进展性前列腺癌的能力,同时适当的递送放射粒子的方式也避免了对周围器官的影响(Syed et al,2001;Hsu et al,2005;Chen et al,2013)。在最大的 HDRB 系列研究中,有 52 名患者接受了治疗,中位随访时间为 59.6 个月。所有患者均为进行前列腺切除术后,有活检证实的局部肿瘤复发,而没有全身转移。患者每隔一周通过两个单独的置入物中接受 6 次共 36 Gy 放射剂量的放疗(Chen et al,2013)。研究发现,入组患者的 5 年总生存率为 92%,无生化复发生存率为 51%。正如预期的那样,治疗后有较低的最低 PSA 水平的

患者有更好的无生化复发生存期(Chen et al,2013)。队列中只有 1 名患者发生了远处生化复发,该患者治疗后的最低 PSA 为 7.2 ng/ml。该研究队列中的治疗毒性结果非常好,只有 1 名患者发生了 3 级急性和慢性的 GU 毒性,并且没有任何患者具有 3 级/4 级急性或慢性的 GI 毒性(Chen et al,2013)。虽然研究没有发现任何因素可以作为生化结果的预测因子,但是可能有作用的临界因素包括初始放疗后的无病间隔、诊断时阳性针数比率、复发到进行挽救性 HDRB 治疗的时间,以及治疗前的 PSA 水平(Chen et al,2013)。挽救性 HDRB 对于放疗后发生生化复发的前列腺癌患者是一种潜在的治疗方式。与低剂量率近距离放射治疗一样,HDRB 可能更适合那些从初次治疗到复发的无病间隔较长、PSA 倍增时间较长、Gleason 评分为 6 分或更低、PSA 水平低于 10 ng/ml 且无包膜外扩散或精囊浸润的证据的患者(Beyer,2003)。

(九)挽救性高强度聚焦超声治疗

挽救性高强度聚焦超声(HIFU)治疗放疗后复发前列腺癌,已经被证实有可以接受的肿瘤控制结局。在接受 HIFU 治疗的 167 名复发性前列腺癌患者中,122 名(73%)患者通过前列腺活检阴性确认了局部癌症的控制(Murat et al,2009)。低、中、高风险组的 3 年无进展生存率分别为 53%、42% 和 25%。HIFU 治疗与下尿路并发症的发生有关,包括尿潴留、尿路感染、尿失禁和膀胱出口梗阻。此外,还有 5 名患者发生了尿道直肠瘘。同样,在另一项包含 46 例接受挽救性 HIFU 治疗患者的研究中,有 18 例患者(39%)在中位随访 9 个月后被视为治疗失败;并发症方面,一名患者发生了尿道直肠瘘,2 名患者发生了尿道瘘(Berge et al,2010)。尽管 HIFU 已经在短期至中期随访被证实了治疗作用,但有必要进一步研究,以确定其在治疗放疗后复发前列腺癌中作为替代方案的地位。

(十)放射治疗前列腺癌后生化复发时的雄激素剥夺治疗

放疗后 PSA 升高可能是由于局部与远处转移性疾病所致。经活检证实仅有局部疾病而没有远处转移且预期寿命较长的患者,应该进行挽救性局部治疗,包括前列腺切除术、放射治疗和冷冻

治疗。一些患者可能拒绝接受局部治疗,因为他们可能有太多的合并症会影响手术,或者治疗会使预期寿命缩短。即使对年龄较轻的可以进行局部治疗的患者,调查结果也显示高达 54% 的临床医师会推荐他们进行等待观察或 ADT 治疗。这种情况在年龄较大的患者中更为普遍,78% 的患者会被推荐进行等待观察或 ADT 治疗(Sylvester et al,2001)。实际情况是,93.5% 的男性在放疗失败后接受 ADT 作为二线治疗,因此这种治疗方法的使用时机应该被明确(Agarwal et al,2008)。

　　并非所有接受放疗后生化复发的患者都注定会出现临床复发。确定复发高风险患者群体很重要。对高风险患者进行早期 ADT 治疗可以使这些患者受益,同时避免对低复发风险的患者产生显著副作用。PSA 倍增时间能够预测出放疗失败风险最高的患者,并且与生化复发、局部复发、远处转移和总生存期有关(Pollack et al,1994;Hanks et al,1996;Lee et al,2005;Zelefsky et al,2005)。尽管 12 个月以内的多时间点观察被证实可以对提升临床复发的检测准确度有重要意义,但是这一结果可能是由于时间线性的结果而导致的(D'A mico 和 Hanks,1993)。因此,必须全方面地考虑所有会导致临床复发的原因,包括患者已有的合并症以及 ADT 治疗前就已存在的前列腺癌相关死亡风险。此外,必须同时考虑 ADT 治疗的副作用,包括性功能变差、药物潮热、骨密度降低、肌肉量减少、认知功能障碍、代谢综合征,以及潜在的心血管疾病、疲劳、贫血和抑郁症等(Greenet al,2002;Cherrier et al,2003;Higano et al,2004;Harle et al,2006;Keating et al,2006;D'Amico et al,2007;Spry et al,2009)。

　　考虑到 ADT 治疗的潜在并发症和实际成本,对于那些发生远处转移风险较高的患者开展治疗是合理的。PSA 倍增时间少于 12 个月的患者已被证实可以从 ADT 中获益,他们的无肿瘤远处转移率为 78%,而未接受 ADT 组为 57%。此外,接受 ADT 治疗的患者的远处转移的中位时间为 25 个月(Pinover et al,2003)。在 PSA 倍增时间超过 12 个月的患者队列中未见 ADT 治疗的益处,这一结果指出全身转移风险较低的患者不太可能从早期全身治疗中受益。Faria 及其同事(2006)回顾了他们治疗的 113 名男性患者,这些患者的 PSA 倍增时间为 26.4 个月,他们经历了生化复发,但没有接受过 ADT 治疗。患者的中位随访 43 个月,没有患者死于前列腺癌,但有 12 名患者死于其他原因(Faria et al,2006)。这些数据说明了放射治疗生化复发后患者的风险分层的重要性。生化复发后进行 ADT 治疗的确切时间尚不清楚,迫切需要临床试验结果来证实即时与延迟 ADT 治疗在 PSA 复发中的作用,如 NCT00110162 项目(http://ClinicalTrials.gov,2009)。最后,对于高复发风险患者 PSA 复发的理想管理可能是进行间歇性的 ADT 治疗。在最近的一项临床试验中,研究纳入了 PSA 水平大于 3 ng/ml 的前列腺癌患者,随机分组后分别进行持续性和间歇性 ADT 治疗,两组之间发生肿瘤转移的比例没有明显差异,证明了间歇性 ADT 治疗在控制前列腺癌远处转移同样起到了作用。间歇性 ADT 治疗同时可以改善身体功能、疲劳、尿路问题、潮热、性欲差和勃起功能障碍等副作用(Crook et al,2012)。在未来,需要进一步的研究来确定 ADT 治疗启动的理想时机,间歇性 ADT 的益处,以及哪些患者可以从治疗中获益最多。

三、冷冻治疗

前列腺癌根治性冷冻治疗后生化复发的处理

　　在文献中,前列腺癌根治性冷冻治疗后的生化复发的定义是极其多样的。事实上,无论是 AUA 的 PSA 检测最佳实践声明还是冷冻疗法最佳实践声明都没有定义在前列腺冷冻治疗后如何界定生化复发(Babaian et al,2008;Carroll et al,2012)。一些研究指出,冷冻治疗后 PSA 大于 0.5 ng/ml 定义为生化复发;也有把 PSA 值大于 1ng/ml 定义为生化复发;ASTRO 定义指出冷冻治疗后 PSA 连续三次上升,预示着生化复发的发生;Phoenix 的定义是冷冻治疗后 PSA 达到最低点 PSA 水平 + 2 ng/ml(Shinohara et al,1997;Koppie et al,1999;Long et al,2001;Bahn et al,2002;Babaian et al,2008;Cohen et al,2008)。因此,迫切需要一个统一的定义来预测临床复发(局部复发,转移性疾病,癌症特异性生存率和总体生存率),同时,需要进一步调查以确定这些定义的价值。

由于生化复发的定义不同,冷冻疗法的成功率结果报道也多种多样。Long 和他的同事(2001)研究了一组包含 975 名接受冷冻治疗的前列腺癌患者。以 0.5 ng/ml 为生化复发的定义时,患者的总体 5 年无生化复发生存率为 52%,而使用 1.0 ng/ml 为生化复发的定义时,5 年无生化复发生存率为 63%。另一组纳入 134 名前列腺癌患者的研究,使用生化复发定义为 PSA 高于 0.5 ng/ml,或短期内 PSA 水平增加超过 0.2 ng/ml(Shinohara et al,1997)。他们研究发现 PSA 的最低点是确定后续生化复发风险的重要因素,最低 PSA 水平不到 0.1 ng/ml 的患者,其复发风险为 21%,而最低点为 0.5 ng/ml 的患者的复发风险为 46%。此外,该研究还发现,PSA水平最低点为 0.1 ng/ml 的患者的活检复发率为 7%,而最低值为 0.5 ng/ml 或更高的患者的活检复发率为 60%。此外,在另外一项纳入 590 名患者,平均随访 5.4 年的患者中,作者对比了分别在 PSA 超过 0.5 ng/ml、超过 1 ng/ml 或 PSA 值连续三次增加(ASTRO 定义)定义为生化复发时,患者的生存率。当定义 0.5 ng/ml 为生化复发PSA 水平时,在治疗前患有低、中、高风险前列腺癌的患者的 7 年无生化复发生存率分别为 61%、68% 和 61%;当定义 1 ng/ml 为生化复发 PSA 水平时,低、中、高风险前列腺癌的患者的 7 年无生化复发生存率分别为 87%,79% 和 71%;使用 ASTRO 定义时,7 年无生化复发生存率分别为 92%、89% 和 89%(Bahn et al,2002)。在一系列强有力的随访中,Cohen 及其同事(2008)分别证实,在参照 Phoenix 定义描述生化复发时,低危,中危和高危组的 10 年生化无病生存率分别为 80.1%,74.2% 和 45.6%,且局部复发倾向于发生在前列腺尖部和精囊中。以上数据说明了统一 PSA 复发定义的重要性,提醒那些使用冷冻疗法进行治疗的患者需要对生化复发保有警惕。对于那些治疗后有较高 PSA 水平、治疗后活检组织阳性的患者,他们应接受有关二级治疗策略的咨询,以降低潜在的继发播散性疾病发生的风险。

关于反复冷冻治疗的研究基于较小数量的患者队列。Koppie 及其同事(1999)报道了他们的结果,并发现在最初复发后有 24 名患者中经历了反复冷冻治疗,而这 24 名患者中只有 8 名无再次生化复发,定义为 PSA 低于 0.5 ng/ml 且没有连续两次增加超过 0.2 ng/ml。相反,Bahn 和其他人(Bahn et al,2002)在 31 例接受反复治疗的患者中发现相对有利的结果,根据 0.5 ng/ml、1 ng/ml、ASTRO 标准的无生化复发定义,这些进行反复冷冻治疗的患者 5 年无生化复发生存率分别为 68%、72% 和 91%。反复冷冻治疗的成功率在一定程度上受到并发症发病风险和前期治疗方式的影响(Cox and Crawford,1995)。

已经有多个系列研究描述了冷冻疗法后发生生化复发的挽救性放射疗法。对于那些发生 PSA 复发和(或)穿刺活检阳性的冷冻治疗失败的患者来说,在进行挽救性放疗前,需要接受病史问询、体格检查和全身状况评估,以排除局部晚期或远处转移性肿瘤。Choi 及其同事(2013)描述了使用 IMRT 对 9 例发生冷冻治疗后生化复发的前列腺癌患者进行治疗的结果。他们进行放疗的剂量为 72～81Gy,治疗的副作用最小,没有患者出现 3 级或更高的毒性。这些患者在放疗前的平均 PSA 为 4.3 ng/ml,根据 ASTRO 定义来分析,其中 7 名患者在平均 20.5 个月的随访中实现了生化控制(C hoi et al,2013)。一系列其他研究也指出,在冷冻治疗失败后接受挽救性放射治疗的患者在 32 至 34 个月的中位随访期间有高达 61%～75% 的生化控制率(Burton et al,2000；McDonough et al,2001；Hepel et al,2008)。尽管这些纳入研究的患者中包括中危和高危前列腺癌患者,但冷冻疗法生化复发后进行挽救性放射治疗的成功率仍然很高,提示这是一种可行的治疗方式。

关于冷冻治疗失败后进行挽救性根治性前列腺切除术的相关证据仍然缺乏。在早期的一系列研究中,Grampsa 及其同事描述了他们使用根治性经会阴前列腺切除术的方法,治疗了 6 例经活检确诊为 T_3 期前列腺癌的患者。尽管作者在手术中发现冷冻治疗后前列腺发生纤维化增多、出血增多和解剖结构扭曲,但这些患者没有明显的术中或术后并发症,且手术时间和住院时间与进行标准初始经会阴前列腺切除术的患者无差别(Grampsas et al,1995)。此外,这 6 名患者中有 5 名患者的术后 PSA 水平低于 0.2 ng/ml,并且仅暂时性出现尿失禁和阳萎等并发症（Grampsas et al,1995）。最近,在病理分期 T$_{3b}$、Gleason 评分为 5＋3 的复发性前列腺癌的患者中描述了应用挽救性机器人辅助前列腺切除术的方法,来治疗冷冻疗法后生化复发的病例。随着术后 ADT 共同治疗,患者在术后 10 个月时的随访期间 PSA 一直处于检测不到的水平（Rodriguez et al,2007）。该例手术的手术时间为 210 分钟,失血量为 50ml,患者的住院时间仅为 24 小时。目前,描述利用挽救性前列腺切除术来治疗前列腺癌冷冻治疗失败的文献仍不足。然而,与放疗失败后的挽救性前列腺切除术类似,具有丰富手术经验的主刀医生更能够获得较好的治疗结果。接受挽救性手术的最佳适应人群是有足够的预期寿命（超过 10 年）,并且没有发生肿瘤的远处转移的患者。

四、高强度聚焦超声

前列腺癌根治性高强度聚焦超声治疗后生化复发的处理

HIFU 被认为是用于治疗局部低中级前列腺癌的微创治疗方式。尽管这种治疗方式在日益普及和应用,但欧洲泌尿学协会指南仍将 HIFU 分类为实验性质,同时该种治疗方式在美国也尚未注册（Heidenreich et al,2012）。从历史上看,缺乏关于临床疗效和并发症发生率的长期数据限制了 HIFU 的广泛使用。此外,缺乏对治疗成功或失败的明确定义,也限制了将这种方式与其他治疗局部前列腺癌方案进行比较。尽管大多数研究组认为活检结果阳性提示 HIFU 治疗失败,但仍有一些其他的生化复发定义,包括 PSA 水平连续三次上升和 Phoenix 生化复发的定义（Gelet et al,2001;Uchida et al,2009）。在仔细审查了 HIFU 治疗后生化复发的多种定义之后,Blana 及其同事（2009）确定,PSA 最低点 ＋ 1.2 ng/ml（Stuttgart 定义）在预测临床复发方面是最有效的,并已被提议作为定义 HIFU 治疗后生化复发的标准。

一般而言,单次 HIFU 治疗局部前列腺癌后的成功率与其他治疗方式相当。在一项 227 例临床 T$_1$ 至 T$_2$ 期患者的研究中,HIFU 治疗后结合病理和生化结果的 5 年无病生存率为 66％,这些

纳入患者的 PSA 水平低于 15 ng/ml,Gleason 评分为低于 7 分,前列腺体积低于 40 ml（Poissonnier et al,2007）。该队列中的生化复发定义为 PSA 大于 1 ng/ml,并且在最低点 PSA 后连续三次上升。根据以上定义,治疗前 PSA 水平为 4 ng/ml 或更低的患者治疗后无复发生存率为 90％,PSA 水平为 4.1～10 ng/ml 的患者治疗后无复发生存率为 57％,PSA 为 10.1～15 ng/ml 患者治疗后无复发生存率为 61％。在另一项包含 140 名男性的类似研究中,Phoenix 定义被用来评估生化复发,治疗后患者的 5 年和 7 年无生化复发生存率分别为 77％ 和 69％（Blana et al,2008）。治疗前的前列腺体积和 PSA 最低点（PSA 0.5 ng/ml）是生化复发的统计学显著独立预测因子。因此,可以安全地假设 HIFU 的理想适用人群是具有临床局限性前列腺癌（T$_1$ 至 T$_2$）,低 PSA（＜15ng/ml）和低前列腺体积的患者。此外,早期检测到生化复发（无论定义如何）和更高的最低 PSA 值预示着治疗失败的高风险,应评估潜在的进一步挽救治疗策略。

HIFU 治疗后局部复发的一种治疗策略是挽救性放疗。虽然缺乏文献支持这些方法,但 Riviere 及其同事（2010）在发表了他们关于 HIFU 后局部复发应用放疗（中位剂量为 72Gy）进一步治疗的结果。研究纳入了 100 名随访约 3 年的患者。对于进一步进行放疗的患者（83 名患者）,5 年无进展生存率为 72％。按风险组别划分的分析中,低风险、中风险和高风险组的 5 年生存率分别为 93％、67％ 和 55％。在多变量分析中,把 PSA 最低点阈值设为 0.2 ng/ml 预测治疗的最终失败。研究中患者的胃肠道毒性较低,但有 4 位患者发生了 3 级毒性并发症（4.7％）,1 位患者发生了 4 级毒性并发症（1.2％）和 1 位患者发生了 5 级毒性并发症（1.2％）。一位患者发生死亡是在膀胱切除术后出血导致的。显然,需要通过包含更多患者的对照研究来探讨 HIFU 治疗失败后,进行挽救性放疗的作用。

HIFU 治疗后局部复发的患者的另一种治疗方法是进行挽救性根治性前列腺切除术。同样,这种治疗方法缺乏较多的病例来支持。在 HIFU 之后接受手术的最大病例研究仅包括 15 名男性。在进行挽救性根治性前列腺切除术之前,3 位患

者的 Gleason 评分为 6 分,9 位为 7 分,3 位为 8 分或 9 分,约 42% 的穿刺针数出现了阳性结果 (Lawrentschuk et al,2011)。此外,15 位患者治疗前的 PSA 均值为 3.8ng/ml。挽救性前列腺切除术后的病理学显示,14 位患者中有 9 位患有 pT_3 期病理,提示 HIFU 治疗后前列腺癌分期的增加率很高。此外,在 15 名男性中,有 4 名患者有存在手术切缘阳性。有趣的是,所有接受评估的患者在 HIFU 治疗的前列腺区都有肿瘤残留 (Lawrentschuk et al,2011)。尽管对挽救性前列腺切除术的病理结果不是很好,但 15 名男性中有 13 名术后在血清中检测不到 PSA(<0.05 ng/ml)。手术治疗显示出明显的广泛的前列腺外周纤维化,但尽管有这些发现,对 10 位患者 12 个月随访的结果显示尿控情况相当不错,6 位 (60%) 不需要垫尿不湿,3 位 (30%) 患者使用 1 个尿不湿,只有 1 名患者在 18 个月的随访时仍然存在尿失禁。正如预期的那样,该研究队列中,患者的术后勃起功能普遍较差。以上结果显示,HIFU 治疗后局部复发的手术治疗是一种更加困难的手术,同时并发症的发生风险也较高。另外,尽管局部治疗和生化复发时 PSA 都比较低(PSA 中位数为 3.8 ng/ml),但患者的病理分期均较高,所有患者在治疗区都有前列腺癌活检阳性。因此,对于 HIFU 后 PSA 升高的患者,应该进行密切观察。对于那些没有肿瘤远处转移且预期寿命较长的患者,应给予早期而不是晚期挽救性局部治疗。此外,对那些对 HIFU 局部治疗感兴趣的患者,应在治疗前咨询有关肿瘤残留的风险,以及如果发生生化复发可能需要进行二次治疗的可能。

五、总结

对于那些在初级治疗后发生生化复发的前列腺癌的患者来说,他们具有较高的临床进展风险以及对疾病进展的焦虑。然而,并非所有发生 PSA 进展的患者都会出现具有临床上意义的结果,例如转移、需要进行二级治疗,以及前列腺癌特异性死亡。因此,对于患者进行风险分层至关重要。此外,影像学诊断方法进步将改善局部复发患者的鉴定,临床治疗方法更新可以在降低并发症发生率的情况下增强对癌症的治疗作用。

要点

- AUA 指南专家组将 PSA 复发定义为 0.2 ng/ml,或更高的具有确认作用的 PSA 值。然而,临床失败(肿瘤转移、需要二线治疗和前列腺癌特异性死亡)的发生风险取决于多个变量。
- 前列腺癌针对性治疗之前和之后 PSA 复发风险的预后模型(列线图),应该被纳入患者咨询的临床实践中。
- 传统影像学方法(骨扫描和 CT 扫描)在早期 PSA 复发中价值有限;更新的成像技术,如多参数 MRI 和 PET 扫描,在较低的 PSA 值下对前列腺癌的诊断更有用。
- 据随机对照试验的结果,那些根治性前列腺切除术(包膜外侵犯、精囊浸润和手术切缘阳性)后临床失败高风险的患者应进一步进行辅助放疗。
- 对于那些肿瘤负荷低,保留性手术后局部复发可能性较低的患者,早期挽救性放疗可能会带来治疗的益处。正在进行的随机对照试验在未来可以对这种治疗困境进行回答。
- 对于那些放射治疗失败的患者,进行局部治疗的条件是:活检证实的局部复发、适当的预期寿命(至少 10 年)、无肿瘤转移,以及 PSA 低于 10 ng/ml。
- 在放疗,HIFU 和冷冻治疗后考虑进行二线治疗的患者,应接受后续治疗相关并发症发病风险的咨询。

参考文献

完整的参考文献列表通过 www.expertconsult.com 在线获取。

推荐阅读

Bolla M,van Poppel H,Collette L,et al. Postoperative radiotherapy afterradical prostatectomy:a randomised controlled trial (EORTC trial 22911). Lancet 2005; 366:572-8.

Crook JM,O' Callaghan CJ,Duncan G,et al. Intermittent androgen suppression for rising PSA level after radiotherapy. N Engl J Med 2012;367:895-903.

Freedland SJ,Humphreys EB,Mangold LA,et al. Risk of prostate cancerspecific mortality following biochemical recurrence after radical prostatectomy. JAMA 2005; 294:433-9.

Kattan MW,Eastham JA,Stapleton AM,et al. A preoperative nomogram for disease recurrence following radical prostatectomy for prostate cancer. J Natl Cancer Inst 1998;90:766-71.

Messing EM,Manola J,Yao J,et al. Immediate versus deferred androgen deprivation treatment in patients with node-positive prostate cancer after radical prostatectomy and pelvic lymphadenectomy. Lancet Oncol 2006;7: 472-9.

Pound CR,Partin AW,Eisenberger MA,et al. Natural history of progression after PSA elevation following radical prostatectomy. JAMA 1999;281:1591-7.

Thompson IM Jr,Tangen CM,Paradelo J,et al. Adjuvant radiotherapy for pathologically advanced prostate cancer: a randomized clinical trial. JAMA 2006;296: 2329-35.

Thompson IM,Tangen CM,Paradelo J,et al. Adjuvant radiotherapy for pathological $T_3 N_0 M_0$ prostate cancer signifi cantly reduces risk of metastases and improves survival: long-term followup of a randomized clinical trial. J Urol 2009;181:956-62.

Trock BJ,Han M,Freedland SJ,et al. Prostate cancer-specific survival following salvage radiotherapy vs observation in men with biochemical recurrence after radical prostatectomy. JAMA 2008;299:2760-9.

Wiegel T,Bottke D,Steiner U,et al. Phase III postoperative adjuvant radiotherapy after radical prostatectomy compared with radical prostatectomy alone in pT3 prostate cancer with postoperative undetectable prostatespecific antigen:ARO 96-02/AUO AP 09/95. J Clin Oncol 2009;27:2924-30.

（周　骏　徐雨辰　张礼刚　孟佳林　**编译**
杨　诚　**审校**）

第20章 前列腺癌的激素治疗

Joel B. Nelson, MD

一、历史回顾

在各种实体肿瘤的全身治疗中,前列腺癌对雄激素剥夺治疗的反应最具可重复性、持久性和有效性。虽然很早就有众多有关前列腺癌骨转移导致的骨痛在去势后迅速得到缓解的描述,但当亲眼观察到这种现象时仍会有惊奇感觉。和许多基于现象的理论发现一样,前列腺癌内分泌治疗的理论仅基于一个简单的假设。Huggins 将其描述为"生物学的三段论推论"(biological syllogism)(Huggins,1947)。这一推论的主要前提为,在大多数情况下,前列腺恶性肿瘤是成人前列腺上皮细胞的过度生长;次要前提为,各种已知类型的前列腺上皮细胞在雄激素水平大幅下降后会出现萎缩;因此其结论为,进展性前列腺患者在接受去势治疗后其临床状况会得到明显改善。

早在一个世纪前,人们就已经知道前列腺上皮细胞在去势后会发生萎缩(Hunter,1840)。Huggins 的假设则做出了进一步的突破,他认识到良性前列腺上皮细胞和前列腺恶性肿瘤细胞具有相似的生物学行为,因此对雄激素剥夺也具有相似的反应。随着对基础研究的重视与关注——正如 Huggins 所说:要想证实前提的真实性,只能通过实验室研究来解决(Huggins,1944)——有关酸性磷酸酶的研究揭示了良性前列腺上皮细胞与恶性前列腺上皮细胞之间的重要联系。研究者发现,在人和猴子的前列腺腺体中存在大量酸性磷酸酶(Kutscher and Wohlbergs,1935),在原发和转移性前列腺癌组织中同样存在大量酸性磷酸酶(Gutman et al,1936),并且在使用雄激素后其水平升高(Gutman and Gutman,1939)。转移性前列腺癌患者体内的血清酸性磷酸酶水平会增高(Garringer and Woodard,1938;Gutman and Gutman,1938)。酸性磷酸酶在前列腺上皮细胞、原发性前列腺癌细胞和转移前列腺癌细胞中的定位 (Gomori,1939) 为 Charles Huggins, R. E. Stevens 以及 Clarence V. Hodges 在前列腺癌患者中验证假提供了基础。

尽管 Young 报道 2 例前列腺癌患者接受去势治疗后无效(1936),但芝加哥大学对 21 例局部晚期或者转移性前列腺癌患者进行了手术去势治疗。结果发现,"除了 3 例患者外,其余所有患者的临床状况明显得到改善",表现为体重增加、贫血得到纠正、疼痛症状好转(Huggins et al,1941)。去势治疗后出现的食欲增加、性欲丧失、阴茎勃起功能障碍、潮热等亦有报道,并且是当前雄激素剥夺治疗的常见不良反应。上述报道最先描述了雄激素剥夺治疗对前列腺癌的治疗作用，同时也创造出一种新的疾病状态：雄激素难治性前列腺癌。

通过对那些治疗失败的病例进行分析后发现（Huggins，1942），在去势治疗时睾丸较小的患者预后较差，这也是第一次对性腺功能低下前列腺癌患者预后较差的描述。在去势后，尿中肾上腺主要代谢产物（17-酮类固醇）增加，因此研究者推测，肾上腺来源的雄激素会导致疾病进展。Huggins 和 Scott 最先报道了双侧肾上腺切除用于激素抵抗性前列腺癌的治疗，而之后 Scott 却对此表现出谨慎的态度（Scott，1954），可能是因为双侧肾上腺切除并不能提高治疗效果并且围术期的死亡率相当高。垂体切除术和垂体放射治疗亦被研究（Murphy and Schwippert，1951）。不幸的是，手术去势治疗后不久，雄激素非依赖状态往往导致疾病出现不可避免的进展，此时也意味着患者将不可避免地死于前列腺癌。Charles Huggins 在 1996 年因此项研究成果获得诺贝尔奖时仍然承认："虽然激素治疗可以很大程度地使前列腺癌出现衰退，但是很显然，内分泌治疗在控制前列腺癌这一疾病上仍有许多失败之处"。

通过手术去势等方法直接剥夺雄激素来源仅仅是通过影响下丘脑-垂体-性腺轴来治疗前列腺癌的手段之一。第一个用于抑制下丘脑-垂体-性腺轴的抑制剂是雌激素，它可以通过负反馈抑制 LH 分泌，进而抑制下丘脑-垂体-性腺轴。目前已知，雌二醇抑制垂体分泌黄体生成素（luteinizing Hormone，LH）和尿促卵泡素（follicle-stimulating hormone，FSH）的效能是睾酮的上千倍（Swerdloff and Walsh，1973）。很久以前，人们就已经认识到雌激素对雄性性征的影响（即雄激素敏感的组织出现退化），并用雌激素产生去势的效果而无需手术切除睾丸。例如，在公鸡颈部置入雌激素缓释剂，可产生睾丸切除同样的效应（Scott，1954）。在所有雌激素制剂中，己烯雌酚（diethylstilbestrol，DES）是被研究得最多和应用最广的制剂。早期研究表明，手术去势联合己烯雌酚治疗可改善前列腺癌患者的生存（Nesbit and Baum，1951），但未得到进一步证实，而进一步的研究证实己烯雌酚与去势治疗具有同样的效果。虽然雌激素类制剂价格较低，但是由于伴随的心血管不良反应限制了其在临床上的应用。

Andrew Schally 等在 1971 年第一次分离得到了黄体生成素释放激素（luteinizing hormone releasing hormone，LHRH），他们从 1 665 000 头猪的下丘脑中分离出 800μg 的 10-氨基酸多肽（Schally et al，1971；Schally，1992）。LHRH 的发现在 1977 年被授予诺贝尔奖，并导致了人工 LHRH 类似物的成功合成。在天然 LHRH 的某些位置替换 D-氨基酸残基，可人工合成 LHRH 激动剂和 LHRH 拮抗剂。LHRH 激动剂初始会引起 LH 的大量释放（以及睾酮水平升高），对垂体的脉冲性刺激消失最终导致 LH 水平大量下降。在缺乏 LH 的条件下，睾丸 Leydig 细胞产生的睾酮降至去势水平。起初，由于 LHRH 激动剂半衰期短，需要每天注射药物以持续抑制下丘脑-垂体轴，因此限制了其临床应用。随着长效 LHRH 激动剂制剂的发明，LHRH 激动剂已成为前列腺癌激素治疗的最主要手段。最近，LHRH 拮抗剂在临床上开始应用。由于缺乏激动剂效应，LHRH 拮抗剂不会导致 LH 和睾酮的大量释放。有趣的是，LHRH 激动剂和 LHRH 拮抗剂都是在 LHRH 被发现后的数年内就已被成功合成，但经历了几十年后才研制出可应用于前列腺癌临床治疗的剂型。

除了针对下丘脑-垂体轴外，前列腺癌治疗的另一条途径是通过抗雄激素药物影响雄激素与其受体的结合以减少雄激素对前列腺癌的作用。抗雄激素药物分为类固醇类和非类固醇类，通过与雄激素受体的竞争性结合以抑制雄激素对前列腺癌细胞的促进生长作用。类固醇类抗雄激素药物——醋酸环丙孕酮（cyproterone acetate）是 17-羟孕酮衍生物，通过中枢抑制效应可抑制 LH 和睾酮分泌。因此，类固醇类抗雄激素药物不仅在细胞水平阻断雄激素效应，同时可减少睾酮水平，从而导致性腺功能低下，例如性欲丧失和勃起功能障碍。与此相反，非类固醇类抗雄激素药物不产生抑制性腺功能效应而仅阻断雄激素受体，包括下丘脑-垂体轴中的雄激素受体。抗雄激素药物通过阻断睾酮的负反馈效应，引起 LH 和睾酮水平的反常增高。尽管睾酮水平的维持对性能力的存在具有保护作用，但由于过多的睾酮在外周转化为雌激素，有可能引起男性乳房发育。

二、雄激素轴的分子生物学

雄激素受体是核受体超家族中的一员,核受体超家族中包括性类固醇(雄激素、雌激素、孕激素)受体、肾上腺类固醇(盐皮质激素、糖皮质激素)受体、甲状腺激素受体、维生素 D 受体和类维生素 A 受体。这些受体充当配体诱导的转录因子,当睾酮等配体和它们结合后会引起特定细胞内的目标基因发生转录。当前各种形式的雄激素剥夺治疗(ADT)都是通过降低雄激素激活其受体的能力来实现的,包括降低血液循环中的雄激素水平或阻断雄激素与其受体的结合(图 20-1)。因此,雄激素受体并非直接受 ADT 的影响。据此许多人假设激素抵抗性前列腺癌的发生是因为雄激素受体介导的通路再次被激活。

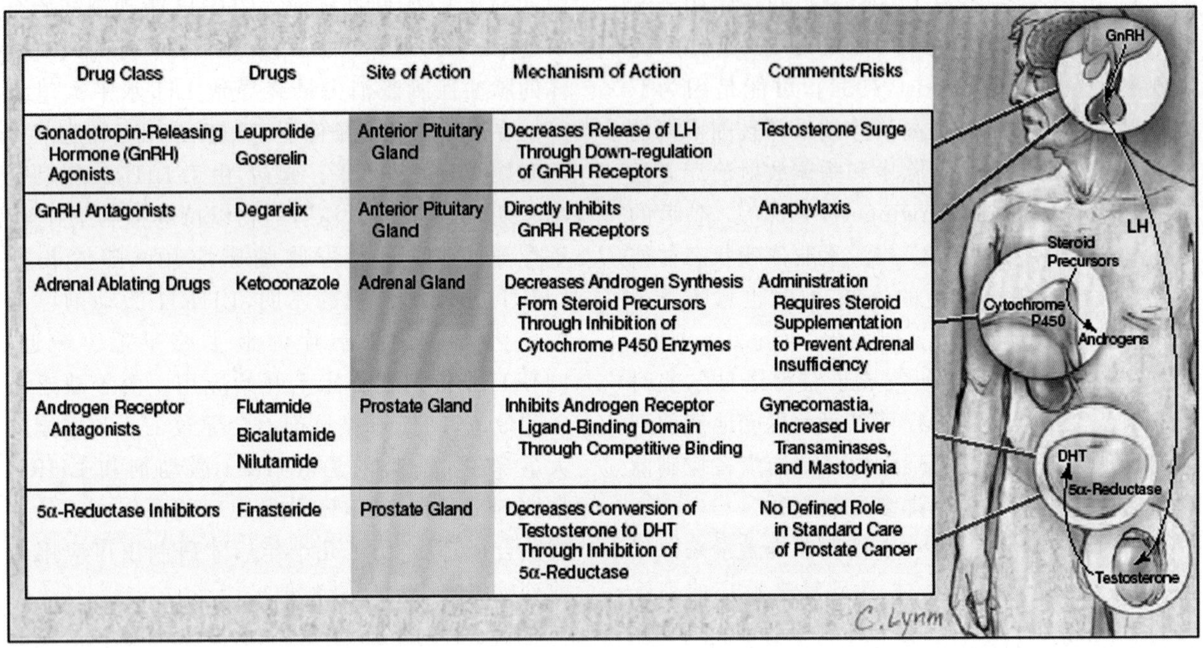

Drug Class	Drugs	Site of Action	Mechanism of Action	Comments/Risks
Gonadotropin-Releasing Hormone (GnRH) Agonists	Leuprolide Goserelin	Anterior Pituitary Gland	Decreases Release of LH Through Down-regulation of GnRH Receptors	Testosterone Surge
GnRH Antagonists	Degarelix	Anterior Pituitary Gland	Directly Inhibits GnRH Receptors	Anaphylaxis
Adrenal Ablating Drugs	Ketoconazole	Adrenal Gland	Decreases Androgen Synthesis From Steroid Precursors Through Inhibition of Cytochrome P450 Enzymes	Administration Requires Steroid Supplementation to Prevent Adrenal Insufficiency
Androgen Receptor Antagonists	Flutamide Bicalutamide Nilutamide	Prostate Gland	Inhibits Androgen Receptor Ligand-Binding Domain Through Competitive Binding	Gynecomastia, Increased Liver Transaminases, and Mastodynia
5α-Reductase Inhibitors	Finasteride	Prostate Gland	Decreases Conversion of Testosterone to DHT Through Inhibition of 5α-Reductase	No Defined Role in Standard Care of Prostate Cancer

图 20-1　Hormonal interventions and endocrine axis in prostate cancer. DHT, dihydrotestosterone;LH, luteinizing hormone. (From Sharifi N, Gulley JL, Dahut WL. Androgen deprivation therapy for prostate cancer. JAMA 2005;294: 238-44.)

人们发现了一些与此过程有关的分子机制(图 20-2)。第一,由于一些分子的变化,雄激素受体介导的通路可表现为高敏感性,即使在更低水平雄激素的环境中仍然可以被激活(Linja and Visakorpi,2004)。在雄激素难治性前列腺癌中,几乎 1/3 存在雄激素受体的扩增的证据,这意味着雄激素受体基因的表达增加了(Koivisto et al,1997;Linja et al,2001)。第二,雄激素受体不仅可与雄激素结合,还可与雄激素以外的其他配体结合。雄激素受体的突变也能增加受体的活性(Tilley et al,1996;Gottlieb et al,1998;Taplin et al,1999;Marcelli et al,2000;Balk,2002)。第三,在缺乏雄激素的环境中,一些生长因子肽也可以

增加雄激素受体的转录活性,如表皮生长因子和胰岛素样生长因子-1(Culig et al,1994)。白细胞介素-6、蛋白激酶 A、蛋白激酶 C 同样可以激活雄激素受体(Nazareth and Weigel,1996;Lin et al,2001)。如果这些配体在缺乏雄激素的环境中可以再次激活雄激素受体介导的通路,那么即使在去势的状态下,前列腺癌仍可继续发展。现已发现,雄激素受体共调解因子表达增加——与 DNA 结合的复合物中的某些蛋白在激素抵抗性前列腺癌中存在过表达,这意味着通路的自发激活(Yeh et al,1999;Fujimoto et al,2001;Gregory et al,2001)。第四,在非雄激素受体依赖的环境中,其他通路的激活同样可以使得雄激素依赖的前列腺

癌细胞在无雄激素的环境中生存（Feldman and Feldman,2001）。最后,一小部分具有潜能的上皮样干细胞在雄激素剥夺的过程中逐渐地表现出来,这种现象并非一种获得性改变,而是前列腺腺体的一种内在能力。

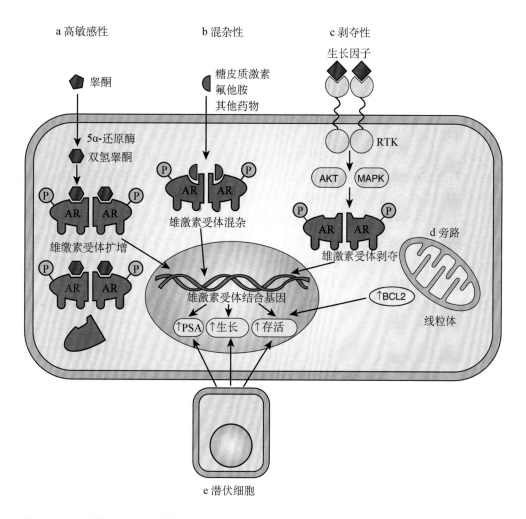

图 20-2　**五种去势抵抗可能的通路**（From Feldman BJ，Feldman D. The development of andro-gen-independent prostate cancer. Nat Rev Cancer 2001;1:34-45.）

即使前列腺癌在雄激素去势水平状态下继续进展,仍很少真正对雄激素作用产生抵抗。如果将外源性雄激素应用于雄激素难治性前列腺癌患者,有 87％的患者出现症状明显肿瘤骤发（Fowler and Whitmore,1982）。"雄激素非依赖性"（androgen independent）表明肿瘤的生长对雄激素不再具有依赖性,但是肿瘤对雄激素仍保持反应性,并非完全失去对雄激素的反应,因此,采用"雄激素非依赖性"这一术语并不完全准确。而"雄激素难治性（androgen refractory）"则表明肿瘤在缺乏雄激素的条件下仍能继续进展,但是对雄激素的反应性则未明确定义。因此相对于"雄激素非依赖性","雄激素难治性"这一术语更准确。同样,"激素"（hormone）这个词的内涵很广,它包括机体内所有内分泌相关因子。有证据表明雄激素难治性前列腺癌对于二线激素治疗仍有反应,如雌激素和糖皮质激素,而并非对激素治疗没有依赖性。因此,"激素非依赖性"（hormone independent）这个术语的定义是很模糊的。"激素非依赖性"和"激素难治性"这两个术语仅仅适用于少数对任何激素都完全无反应的肿瘤（Chang et al,2005）。尽管"激素难治性"这一术语用于描述进展期前列腺癌(无论是否接受了雄激素剥夺治疗),但"去势抵抗型前列腺癌"(castration-resistant prostate cancer)在临床上应用更为准确和广泛(Scher et al,2004,2008b)。

三、雄激素的来源

睾酮是血液循环中最主要的雄激素,90%由睾丸产生。超过 50% 睾酮与性激素结合蛋白结合,40% 与白蛋白结合。仅 3% 睾酮在血液中保持游离状态,具有生物学活性。睾酮以被动扩散的方式通过细胞膜进入细胞质中,在 5α-还原酶的作用下转化成双氢睾酮(dihydrotestosterone,DHT)。尽管睾酮和双氢睾酮的相对活性(在前列腺再生长模型中导致半数最大反应的能力)相似,但是如果睾酮向 DHT 的转化被 5α-还原酶抑制剂非那雄胺所抑制,则需要原睾酮剂量的 13 倍才能达到同样的效应(Wright et al,1999)。睾酮和双氢睾酮通过和细胞质中的雄激素受体结合发挥生物学效应,促进雄激素受体和雄激素受体协同调节物联合。然后复合物转入细胞核内,与目标基因启动区域中的雄激素效应成分结合(Heinlein and Chang,2004)。

肾上腺来源的雄激素,雄烯二酮(androstenedione)和脱氢表雄酮(dehydroepiandrosterone),由垂体来源的促肾上腺皮质激素(adrenocorticotropic hormone,ACTH)刺激产生,而促肾上腺皮质激素由促肾上腺皮质激素释放激素刺激产生。肾上腺来源的雄激素对 ACTH 的分泌无反馈效应,而皮质醇则作用反馈信号影响 ACTH 的分泌。相对于睾酮和双氢睾酮,肾上腺源性雄激素的生物学效应较弱,在血液中几乎完全和白蛋白结合(表 20-1)。即使在睾丸切除后,肾上腺源性雄激素在体内仍保持正常水平(Walsh and Siiteri,1975),并且在睾丸切除后,肾上腺源性雄激素不足以维持前列腺上皮细胞的增长。

表 20-1 **血液循环中的主要雄激素**

来源	雄激素	每日产生量(mg)	相对效能	相对效能/产生总量
睾丸	睾酮	6.6	100	15.2
睾丸和外周组织	双氢睾酮	0.3	160~190	533~633
肾上腺	雄烯二酮	1.4	39	27.9
肾上腺	脱氢表雄酮	29	15	0.5

四、雄激素轴阻断的机制

在目前临床实践中,有四种治疗方法用于雄激素轴阻断:去除雄激素来源;抑制雄激素合成;抗雄激素药物;抑制 LHRH 或者 LH 释放(框图 20-1)。

框图 20-1 雄激素剥夺治疗的方法[*]

去除雄激素来源	恩杂鲁胺	西曲瑞克
睾丸切除	抑制 LHRH 或者 LH	阿巴瑞克
抗雄激素药物	己烯雌酚	地加瑞克
醋酸环丙孕酮	亮丙瑞林	抑制雄激素合成
氟他胺	戈舍瑞林	氨鲁米特
比卡鲁胺	曲普瑞林	酮康唑
尼鲁米特	组胺瑞林	阿比特龙

[*] Several agents have multiple sites of action

(一)去除雄激素来源

双侧睾丸切除可以快速将血液循环中睾酮水平降至 50ng/dl 以下,此状态被认为是雄激素去势水平。在手术去势 24 小时内,睾酮水平减低超过 90%(Maatman et al,1985)。VACURG(the Veterans Administration Cooperative Urological Research Group)进行了一系列大型临床试验,证实了手术去势在减轻晚期前列腺癌患者疼痛和改善体力状况方面的有效性(VACURG,1967a,1967b,Byar,1973;Byar and Corle,1988)。有人建议将包膜下睾丸切除术作为 ADT 的一种方式,因为这可以避免阴囊空虚所造成的心理影响(Desmond et al,1988)。因为这一方法需要完全去除睾丸组织和睾丸间质细胞,因此比单纯阴囊内睾丸切除术的技术要求更高。当然,在技术成熟的情况下,此种手术效果与单纯阴囊内睾丸切除相同(Zhang et al,1996)。

(二)抗雄激素药物

1. 醋酸环丙孕酮

醋酸环丙孕酮是经典的类固醇类抗雄激素药物,它直接阻断雄激素受体,并且通过中枢抑制机制快速降低睾酮水平 70%~80%(Jacobi et al,1980;Goldenberg and Bruchovsky,1991;Barradell and Faulds,1994)。口服制剂推荐剂量为 100mg,每日 2~3 次。不良反应与性腺功能减退的表现一致,包括性欲缺乏、勃起功能障碍和精神不振。由于在 10%的患者中会出现严重心血管并发症,醋酸环丙孕酮的应用受到限制(de Voogt et al,1986)。男性乳房发育的发生率少于 20%。偶有报道醋酸环丙孕酮可引起急性重型肝炎(暴发性肝炎)(Parys et al,1991)。醋酸环丙孕酮被用于潮热的治疗,每日剂量 50~100mg(Goldenberg and Bruchovsky,1991)。

2. 非类固醇类抗雄激素药物

非类固醇类抗雄激素药物阻断睾酮的中枢反馈,因此导致 LH 和睾酮水平的升高。非类固醇类抗雄激素药物治疗后的睾酮水平是激素水平正常男性的 1.5 倍(Neri,1977)。这就使其在发挥抗雄激素效应的同时,并不引起性腺功能减退,体力也得以保持(Brufsky et al,1977)。然而,一些临床试验发现,在长期接受氟他胺治疗后,仅有 20%患者的勃起功能和性功能得以保持,与接受外科去势的患者相似(Schroder et al,2000)。已有研究发现,在接受抗雄药物治疗后,增加的睾酮经外周芳香化酶作用转变为雌二醇(Knuth et al,1984),从而导致男性乳房发育及乳房胀痛。与其他非类固醇类抗雄激素药物相比,胃肠道毒性,尤其是腹泻,在接受氟他胺治疗的患者中更常见(Han and Nelson,2000)。肝脏毒性,从可逆性肝炎到暴发性肝(功能)衰竭,在各种非类固醇类抗雄激素药物的治疗中均存在,因此需要定期行肝功能检查(Lund and Rasmussen,1988;Wysowski et al,1993;Dawson et al,1997;Thole et al,2004)。

(1)氟他胺:氟他胺是第一种纯化的非类固醇类抗雄激素药物(Neri et al,1967)。由于此药物活性代谢产物 2-羟基氟他胺的半衰期(6 小时),因此氟他胺需要一日 3 次口服,每次剂量为 250mg。羟基氟他胺经肾清除。与类固醇类抗雄激素药物不同,此药无体液潴留或血栓形成的不良反应(Delaere and Van Thillo,1991)。一项随机双盲研究显示,转移性前列腺癌患者口服氟他胺组的总体生存率(28.5 个月)明显低于口服己烯雌酚组(3mg/d)的总体生存率(43.2 个月)(Chang et al,1996)。

(2)比卡鲁胺:比卡鲁胺是一种具有长效血清半衰期(6 天)的非类固醇类抗雄激素药物,每日口服一次,因此具有较好的依从性。此药是最具效能(Kolvenbag and Nash,1999)和最易耐受(Kolvenbag and Blackledge,1996;Fradet,2004;Schellhammer and Davis,2004)的非类固醇类抗雄激素药物。比卡鲁胺的药物代谢动力学不受年龄、肾功能不全或者中度肝功能损害的影响(Mahler et al,1998)。比卡鲁胺右旋体与雄激素受体结合的能力是左旋体的 30 倍,因此右旋体是此药的主要活性形式(Mukherjee et al,1996)。与其他抗雄激素药物一样,睾酮水平维持在正常范围内(Denis and Mahler,1996;Tay et al,2004)。

比卡鲁胺作为前列腺癌单一治疗的方式已被广泛研究,与氟他胺单一治疗差于己烯雌酚一样,转移性前列腺癌患者采用比卡鲁胺(50mg/d)单一治疗后的生存差于去势治疗(Kaisary et al,1995;Bales and Chodak,1996;Kolvengab and

Nash,1999)。但对转移性或者局部进展性前列腺癌患者采用高剂量比卡鲁胺(150mg/d)单一治疗时,其效果与手术或药物去势相同(Tyrrell et al,1998;Iversen et al,2000;Anderson,2003;Iversen,2004;Wirth et al,2004,2005)。在这些大型Ⅲ期临床研究中,高剂量比卡鲁胺(150mg/d)单一治疗组中患者的生活质量(性欲和体能状况方面)明显优于其他治疗组(Iversen,2003)。然而,男性乳房发育和乳房胀痛的发生率较高,分别为 66.2% 和 72.8%(Iversen,2003)。值得注意的是,对于低危的局限性前列腺癌患者,采用比卡鲁胺单一治疗的总体生存率明显低于采用观察等待治疗的患者(详见后述)。

(3)尼鲁米特:尼鲁米特的血浆半衰期为 56 小时,经肝脏中的细胞色素酶 P-450 系统清除。由于其血浆浓度在经过 14 天治疗(每日 1 次)后才达到稳定状态(Creaven et al,1991),因此推荐治疗第一个月的剂量为每日 1 次,每次 300mg,随后剂量为 150mg/d(Mahler el al,1998)。约 1/4 患者在接受尼鲁米特治疗后出现视觉障碍,表现为从光亮环境进入黑暗环境后,对黑暗环境的视觉适应较正常人延迟(Creaven et al,1991)。约 1% 患者会发生间质性肺炎,并有可能进展为肺纤维化(Pfitzenmeyer et al,1992)。肺部的早期变化通常在停药后可以恢复。一项小型研究建议,尼鲁米特可作为一种有效的前列腺癌二线激素治疗药物(Desai et al,2001)。

(4)恩杂鲁胺:不同于比卡鲁胺,作为 AR 拮抗剂的另一种小分子物质,恩杂鲁胺可以抑制雄激素受体向细胞核内转运,从而阻止其与 DNA 的结合,并且当雄激素受体过表达时,恩杂鲁胺也没有激动剂效应(Tran et al,2009)。早期临床试验表明,在服用恩杂鲁胺后,多数去势抵抗型前列腺癌患者的前列腺特异性抗原(PSA)水平均下降(Scher et al,2008a)。在一项Ⅲ期临床试验中,恩杂鲁胺可以明显改善转移性去势抵抗型前列腺癌患者对多西他赛失效后的总体生存状况(Scher et al,2012)(图 20-3)。在另一项Ⅲ期临床试验中,恩杂鲁胺同样被证实可以改善未经化疗的转移性去势抵抗型前列腺癌患者的总体生存率(Beer et al,2014)。恩杂鲁胺最常见的不良反应是疲乏、腹泻、潮热。亦有 1% 的患者

出现过癫痫的症状。

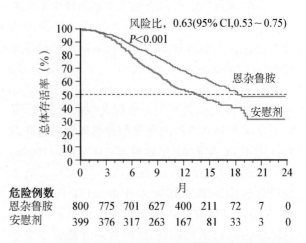

图 20-3 接受过化疗的 mCRPC 患者服用恩杂鲁胺和安慰剂的总体生存率的比较(From Scher HI, Fizazi K, Saad F, et al; AFFIRM Investigators. Increased survival with enzalutamide in prostate cancer after chemotherapy. N Engl J Med 2012;367:1187-97.)

3. 抗雄激素药物撤退现象

前列腺癌患者接受抗雄激素药物和 LHRH 激动剂联合治疗后会出现 PSA 水平的下降,并且从联合治疗中撤除抗雄激素药物后,血清 PSA 水平亦会出现下降。基于这样的反应,似乎抗雄激素药物会促进前列腺癌细胞的生长。此种现象最先在氟他胺治疗中被发现(Kelly and Scher,1993),目前所有抗雄激素药物中均发现此种现象,包括醋酸环丙孕酮、己烯雌酚和孕激素类药物(Kelly et al,1997)。血清 PSA 水平在氟他胺撤退后 4 周、比卡鲁胺和尼鲁米特撤退后 6 周内发生下降(Nieh,1995)。抗雄激素药物撤除后,15%~30% 患者的血清 PSA 水平下降超过 50%,并且平均维持期 3.5~5 个月(Scher and Kelly,1993;Small,1995)。但可测量肿瘤病灶却很少会出现客观改变。相对于无抗雄激素药物撤退现象的患者,其总体生存率并未增加(Small,1995)。在设计新药临床试验时必须考虑到此种现象对研究观察的影响(Scher and Kelly,1993)。目前尚未确立前瞻性标准来预测哪些患者会发生抗雄激素药物撤退现象,但已经发现在那些接受雄激素剥夺治疗后 PSA 水平迅速下降的患者中,抗雄激素药物撤退现象的发生

率较高。

目前已有假设认为雄激素受体突变可能是引起抗雄激素药物撤退现象的原因,雄激素受体突变使抗雄激素药物成为雄激素受体的激动剂(Taplin et al,1995)。目前广泛应用的前列腺癌细胞系 LNCaP 所表达的雄激素受体具有特异的点突变,当羟基氟他胺存在时,会引起前列腺癌细胞增殖;在抗雄激素药物撤退后 PSA 明显下降的前列腺癌患者中,其前列腺癌组织中可以发现同样的雄激素受体突变(Suzuki et al,1996)。比卡鲁胺与具有相似点突变的雄激素受体结合后可产生激动剂样作用(Hara et al,2003);采用 X 线衍射晶体法分析突变结构,发现比卡鲁胺和突变雄激素受体的结合方式与双氢睾酮和野生型雄激素受体的结合方式相似(Bohl et al,2005)。

(三)抑制 LHRH

1. LHRH 激动剂

在 LHRH 受体激动剂的长期刺激下,垂体前叶的 LHRH 受体出现脱敏现象,从而导致 LH 的分泌减少,并最终抑制睾酮的分泌。目前临床上应用的 LHRH 激动剂是体内 LHRH 的类似物,通过替换第 6 位氨基酸,其效能和半衰期都得到增加。由于各种药物的储存机制和渗透装置不同,临床给药的间隔时间从 28 天到 1 年不等(Ahmann et al,1987)。一篇综合了 24 项临床试验涉及 6600 例患者的综述报道,接受 LHRH 激动剂治疗的前列腺癌患者生存率与接受睾丸切除的生存率相同(Seidenfeld et al,2000)。

在刚开始采用高效能 LHRH 激动剂治疗时,会出现 LH 和睾酮水平的一过性高峰(Waxman et al,1985)。这种现象存在于所有 LHRH 激动剂,可能会导致症状急剧恶化,甚至威胁生命。在高峰期,血清 LH 浓度可增加 10 倍,并持续 10~20 天(Weckerman and Harzmann,2004)。值得庆幸的是,在 LHRH 激动剂治疗时联合使用抗雄激素药物可以在功能上阻断睾酮升高的效应(Labrie et al,1987;Kuhn et al,1989;Schulze and Senge,1990)。尽管有人提出应在 LHRH 激动剂治疗前一周开始接受抗雄激素药物,但也有人发现同时应用 LHRH 激动剂和抗雄激素药物与提前应用抗雄激素治疗者相比,患者血清 PSA 水平并无差别(Tsushima et al,2001)。由于可预测

LHRH 激动剂引起的一过性高峰现象持续的时间,联合应用抗雄激素药物治疗只需要持续 21~28 天。

2. LHRH 拮抗剂

LHRH 拮抗剂与垂体 LHRH 受体快速竞争性结合,给药 24 小时内体内 LH 水平可下降 84%(Weckerman and Harzmann,2004)。LHRH 拮抗剂的直接抑制效应避免了 LH 和睾酮的一过性高峰,而不需要联合应用抗雄激素药物治疗,这也是此类药物的主要优点之一。对于即将发生脊髓压迫或存在严重骨痛、未接受过激素治疗,并且不适于接受手术去势治疗的患者,LHRH 拮抗剂是唯一可能使其获益的选择;并且临床上已经观察到 LHRH 拮抗剂西曲瑞克(Cetrorelix)的效应(Gonzalez-Barcena et al,1995)。

在 LHRH 拮抗剂阿巴瑞克(abarelix)的临床试验中观察到,睾酮水平在药物去势 2、4、28 天后分别下降 34.5%、60.5%、98.1%(Tomera et al,2001)。与 LHRH 激动剂和抗雄激素药物联合治疗相比,采用阿巴瑞克单药治疗达到的睾酮去势水平的能力与前者相同(Trachtenberg et al,2002)。在一项开放性研究中,90% 有症状的前列腺癌患者在接受治疗后疼痛或者疾病相关症状得到改善(Koch et al,2003)。

许多第一代和第二代 LHRH 拮抗剂会引起显著的组胺介导的不良反应,这在第三代和第四代 LHRH 拮抗剂中并不常见(Weckerman and Harzmann,2004)。然而,即使在先前的 LHRH 拮抗剂治疗过程中无任何异常,在继续治疗的过程中仍有可能发生严重变态反应(Koch et al,2003)。在美国,阿巴瑞克已经批准应用于不能接受其他激素治疗并且拒绝接受手术去势的晚期前列腺癌患者。考虑到此类药物罕见但严重的变态反应,患者在接受治疗后 30 分钟内必须得到严密的观察。

LHRH 激动剂仅部分抑制 FSH 水平,而在手术去势后,由于失去抑制性反馈,FSH 水平会显著增高。LHRH 拮抗剂能同时减低 LH 和 FSH 水平。在雄激素非敏感性前列腺癌移植瘤模型中,西曲瑞克(Cetrorelix)能显著抑制肿瘤生长(Lamharzi et al,1998),这也表明存在其他促进肿瘤生长的因素。采用阿巴瑞克治疗能使

FSH 水平减少近 90%，但是并不能达到出现血清 PSA 有效反应的标准（Beer et al，2004a）。

不同于阿巴瑞克，LHRH 拮抗剂 Degarelix 并未出现系统性过敏反应（Gittelman et al，2008；Klotz et al，2008）。在一项Ⅲ期临床试验中，通过与亮普瑞林比较，Degarelix 的一年疗效与亮普瑞林相差无几。基于这项研究，Degarelix 被批准在美国使用。

(四)抑制雄激素合成

1. 氨鲁米特

氨鲁米特抑制胆固醇转化为孕烯醇酮，这是类固醇生成过程的早期步骤之一（Cash et al，1967；Blankernstein and Bakker，1985）。由于对肾上腺合成功能的早期步骤具有抑制作用，氨鲁米特可抑制醛固酮和皮质醇的生成。氨鲁米特的药物作用相当于肾上腺全切术，因此在治疗中需要可的松和氢化可的松替代治疗。氨鲁米特的不良反应包括食欲缺乏、恶心、皮疹、嗜睡、眩晕、甲状腺功能减退和眼球震颤。有人对一部分雄激素难治性前列腺癌患者接受氨鲁米特和可的松治疗后的临床反应进行了观察（Sanford et al，1976；Ponder et al，1984）。在接受氨鲁米特（1000mg/d）和醋酸氢化可的松（40mg/d）治疗后，37%患者 PSA 水平下降超过 50%，反应持续时间的中位数为 9 个月（Kruit et al，2004）。

2. 酮康唑

酮康唑是一种口服广谱唑类抗真菌药物，它对两条细胞色素 P-450 依赖性通路产生干预作用；抑制羊毛甾醇转化成胆固醇过程中的 14-甲基化作用和阻断 17,20-羟孕酮醛酸酶、影响类固醇 C21 向类固醇 C19 转化。临床上发现一些患者在服用此药后出现男性乳房发育，对其在类固醇合成中的作用的研究发现此药可减少肾上腺类固醇合成（Pont et al，1982b），并抑制睾丸间质细胞（Leydig 细胞）合成睾酮（Pont et al，1982a）。这种作用产生的速度很快，一些患者服用酮康唑 4 小时后睾酮水平即降至去势水平（Trachtenberg et al，1983）；这种作用也具有快速可复性，因此需要持续用药以使睾酮保持在低水平状态（400mg，每 8 小时 1 次）。

早期研究酮康唑用于前列腺癌治疗的实验表明，此药具有较好耐受性、持久性及有效性（Tra-chtenberg and Pont，1984），适用于一线雄激素剥夺治疗失败的患者（Pont，1987）。尽管对于未接受过任何激素治疗（手术或化学 ADT）的前列腺癌患者持续酮康唑治疗可快速有效地使睾酮降至去势水平，但是在治疗 5 个月内，睾酮开始上升并且可达到正常水平的下限（Vanuytsel et al，1987）。因此，酮康唑目前应用于雄激素难治性前列腺癌患者，通常作为二线激素治疗的首选或者次选药物（Small et al，2004）。除了因体内睾酮与雌二醇的比例改变引起的男性乳房发育外（Pont et al，1985），酮康唑的不良反应还包括嗜睡、虚弱、肝功能障碍、视觉障碍和恶心（Wilkinson and Chodak，2004；Scholz et al，2005）。由于它对肾上腺功能的抑制效应，因此通常在酮康唑治疗同时补充氢化可的松（20mg，每日 2 次）。高水平肾上腺雄烯二酮的患者较低水平者对酮康唑有着更加敏感的应答，这说明酮康唑对雄激素基础水平低下的患者疗效欠佳（Ryan et al，2007）。

3. 阿比特龙

与酮康唑抑制几条细胞素通路的机制不同，阿比特龙是一种高效选择性且非可逆的细胞素 P17 抑制剂，从而阻断雄激素合成（Chan et al，1996）。具体来说，阿比特龙通过抑制 17α 羟化酶导致过量的醛固酮及其前体物质的生成，反馈性抑制肾上腺皮质功能，并伴有代偿性 ACTH 的升高。阿比特龙同样抑制 C17,20 酶，使得睾酮水平降至 1ng/ml 以下（明显低于去势所达到的 50ng/ml 水平）（O'Donnell et al，2004；Attard et al，2005）。阿比特龙的研发是考虑到 CRPC 仍然保留对少量雄激素产生应答的特性。尽管阿比特龙安全性高，但是孕烯醇酮转化为 17-羟孕烯醇酮的过程被阻断而引发的皮质醇激素的升高，同样会引起不良的反应（图 20-4）。比如低血钾、高血压以及体液潴留（Attard et al，2008）。同时服用泼尼松可以改善肾上腺皮质被抑制所导致的高 ACTH。对于接受过化疗的转移性 CRPC 患者，联合阿比特龙以及泼尼松相较于单独使用泼尼松可以明显提高生存期以及延缓疾病进展（图 20-5）。在接受阿比特龙治疗的患者中有 29%出现 PSA 下降，14%出现放疗相关应答（de Bono et al，2011）。同样的结果也显示在未接受化疗的转移性 CRPC 患者中（图 20-5 和图 20-6）（Ryan et al，2013）。

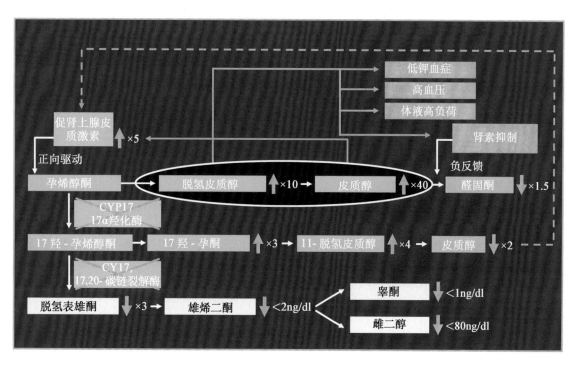

图 20-4　阿比特龙的作用机制及潜在的不良作用 (Modified from Attard G,Reid AH,Yap TA,et al. Phase I clinical trial of a selective inhibitor of CYP17,abiraterone acetate,confirms that castration-resistant prostate cancer commonly remains hormone driven. J Clin Oncol 2008;26:4563-71.)

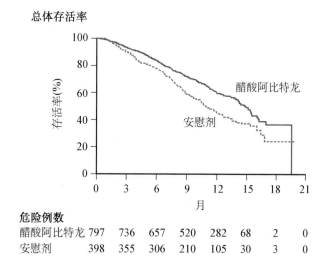

图 20-5　接受过化疗的 mCRPC 患者联合服用阿比特龙和泼尼松以及安慰剂和泼尼松的总体生存率的比较 (From de Bono JS,Logothetis CJ,Molina A,et al;COU-AA-301 Investigators. Abiraterone and increased survival in metastatic prostate cancer.N Engl J Med 2011;364:1995-2005.)

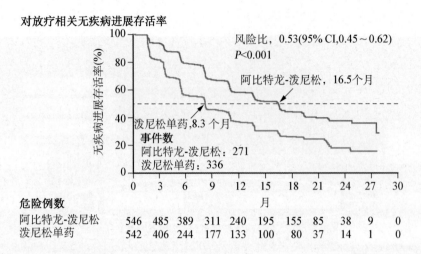

图 20-6 未接受过化疗的 mCRPC 患者联合服用阿比特龙和泼尼松以及安慰剂和泼尼松的影像学疾病无进展的时间比较（From Ryan CJ,Smith MR,de Bono JS,et al;COU-AA-302 Investigators. Abiraterone in metastatic prostate cancer without previous chemotherapy. N Engl J Med 2013;368:138-48.）

五、雄激素阻断后反应

在 ADT 初期，多数前列腺癌患者都可能有一些临床反应；反应程度高、速度快的患者，其临床反应持续时间也会较长。如果 ADT 有效对应的是雄激素敏感性前列腺癌细胞，那么 ADT 无反应或者反应较迟缓则是雄激素难治性前列腺癌细胞存在的证据。在 PSA 作为前列腺癌血清标志物的早期，人们就意识到 PSA 水平下降可以预测临床反应（Hudson et al,1989;Aria et al,1990;Cooper et al,1990）。例如，ADT 后 1 个月内 PSA 水平下降超过 80% 的前列腺癌患者，其无疾病进展期较长（Aria et al,1990）。同样，和治疗前睾酮水平一样（Imamoto et al,2001），PSA 低谷值也能预测无疾病进展间隔期的长短（Matzkin et al,1992;Benaim et al,2002b）。预示雄激素难治性前列腺癌发生的 PSA 水平升高可早于骨转移病灶进展数月出现，平均提早时间为 7.3 个月（Cooper et al,1990;Miller et al,1992）。

最近多项研究结果都强有力地证实了上述观察结果。如果在 ADT 开始后的 24 个月内 PSA 未降至不可测出的水平，那么发展为雄激素难治性前列腺癌的比值将增高 15 倍（Benaim et al,2002a）。Gleason 评分值每增加 1 分，发展为雄激素难治性前列腺癌的危险性增加 70%（Benaim

et al,2002b）。在一项亚洲人群的研究中发现，血清 PSA 低谷值是最准确的疾病进展预测因素，同时也是生存的独立预后因素；在 ADT 开始后 6 个月内 PSA 下降到 1.1ng/ml 或者更低，这是 2 年肿瘤进展的最具敏感性和特异性的预测指标（Kwak et al,2002）。在新发的转移性前列腺癌患者中（D_2 期），PSA 水平在 ADT7 个月后可作为预测生存的强有力且独立的指标（Hussain et al,2006）。PSA 水平等于或小于 0.2ng/ml 的患者中位生存期是 75 个月，而 PSA 水平高于 4ng/ml 的患者，中位生存期仅有 13 个月。与 ADT 后 PSA 下降速率相比，治疗前 PSA 上升的动力学改变也能预测疾病预后，尤其是前列腺癌特异性死亡率（D'Amico et al,2005）。相对于 ADT 前 PSA 上升速率慢并且 ADT 后 PSA 下降速率快的前列腺癌患者，那些 ADT 前 PSA 上升速率快并且 ADT 后 PSA 下降速率慢的患者的肿瘤特异性死亡率明显增高（D'Amico,2004b）。

雄激素难治性前列腺癌患者几乎无一例外仍然需要 ADT。因此，影响雄激素难治性前列腺癌生存的因素值得讨论。在多数情况下，临床数据都是基于其他全身治疗前后的反应得到的（Galsky and Kelly,2003）。雄激素难治性前列腺癌的预后因素（通过单因素或多因素分析获得）包括体能状况、血清乳酸脱氢酶浓度、血清碱性磷酸酶浓度、血红蛋白浓度和二线治疗后的 PSA 水平变化

（Smaletz et al,2002）。源自单一中心的接受 7 次序贯化疗方案治疗患者的生存资料提供了预后评估的早期经验（Kelly et al,1993）。化疗后 PSA 下降 50% 是预测生存预后的最好指标之一。基于更大病例样本的列线图分析显示：存在实质脏器病变、Gleason 评分、体能状况、基线 PSA 水平、血清乳酸脱氢酶浓度、血清碱性磷酸酶浓度和血红蛋白水平都有助于评估疾病预后（Smletz et al, 2002;Halabi et al,2003）。

六、雄激素剥夺治疗后的常见并发症

(一)骨质疏松症

由于越来越多前列腺癌患者在确诊后早期接受雄激素剥夺治疗，导致患者因长期性腺功能降低而出现相关慢性症状。雄激素剥夺治疗已经广泛应用于老年患者，这些高龄患者本身就有骨密度下降的趋势，加之接受雄激素剥夺治疗，导致骨质减少和骨质疏松症的发生率增加。骨质变脆导致骨折的危险性增加。在接受 ADT 前，超过半数的患者就已经到达骨质减少或者骨质疏松症的诊断标准，即骨密度低于同年龄正常人群平均骨密度的两个标准差以上（Wei et al,1999;Conde et al,2004）。患者接受 ADT 时间越长，骨折的危险性越高（Daniell et al,2000;Krupski et al,2004）。ADT 治疗 5 年后的骨折发生率为 19.4%，而对照组为 12.6%（Shahinian et al）;ADT 治疗 15 年后的骨折发生率为 40%，而未行去势治疗患者的骨折发生率为 19%（Melton et al,2003a）。据估计，常人在接受 4 年的 ADT 后，其骨密度多在骨质减少范围内（Wei et al,1999）。在一项丹麦人群的研究中，前列腺癌患者的骨盆骨折发生率达到 3.7%（95% 可信区间为 3.1—4.4）（Abrahamsen et al,2007）。与 10 年前不同，骨骼的健康状况现在已成为患者和医师的关注焦点（Chen et al,2002）。

骨质疏松症的治疗从对其深入认识开始，所有准备长期接受 ADT 的患者在治疗前都应该通过双能 X 线吸收的定法测定髋骨骨密度（Bae and Stein,2004;Diamond et al,2004）。戒烟、负重锻炼、维生素 D 和钙可以帮助提高骨密度。美国国立卫生院推荐每天补充 1200～1500mg 钙以及

400U 维生素 D（Michaelson et al,2008）。钙和维生素 D 的补充可以减低 65 岁以上患者的非脊椎骨折发生率（Dawson-Hughes et al,1997）。双膦酸盐帕米磷酸盐经对照研究显示可以用于预防 ADT 患者的骨质疏松症（Smith et al,2001）。在一项随机前瞻性研究中，每周口服一次阿仑唑奈可以减轻 ADT 引发的骨质流失，提高骨密度;此项研究仍在进行，患者的获益提示长期治疗的重要性（Greenspan et al,2003a）。任何有骨质减少或者骨质疏松症的患者，都应考虑应用双膦酸盐治疗（Bae and Stein,2004）。经皮吸收的雌二醇同样可以增加前列腺癌患者的骨密度（Ockrim et al,2004）。接受 LHRH 激动剂治疗患者的睾酮和雌二醇水平较接受非类固醇类抗雄激素药物治疗的患者低;有趣的是，在接受 LHRH 激动剂治疗的患者中其骨代谢标志物水平明显高于接受非类固醇类抗雄激素药物治疗的患者，提示抗雄激素药物可能有助于维持骨矿物密度（Smith et al, 2003b）。

(二)潮热

潮热（也称为热潮热,血管扩张症）作为雄激素剥夺治疗的不良反应在 100 余年前就已经被发现;Cabot 于 1896 年发现，在接受去势治疗的前列腺增生患者中出现的一种"潮热不适感,其类似于女性更年期的症状"（Cabot,1896;Stearns, 2004）。潮热表现为主观上感觉上躯干和头部发热，随后有出汗。潮热并不威胁生命，但它是雄激素剥夺治疗后最常见的并发症，发生率高达 50%～80%（Moyad,2002;Spetz et al,2003; Nishiyama et al,2004）。潮热的病因目前尚不明确，通常自发产生或者在体位改变、摄取热水、环境温度改变的情况下发生。目前提出的机制包括:下丘脑肾上腺素浓度增高、β-内啡肽改变、降钙素相关基因多肽对下丘脑体温调节中枢的影响（Yuzurihara et al,2003）。随着时间的延长，潮热的发生频率和强度会下降，但在一些患者中可持续存在（Holzbeiierlein et al,2004）。

对于潮热症状严重的患者，可以考虑相关治疗以减轻症状。由于潮热是因体内激素环境的改变而发生，因此治疗的关键在于影响体内激素环境（Kouriefs et al,2002）。一项双盲、安慰剂对照、交叉临床试验发现孕激素制剂甲地孕酮

（20mg，每日 2 次）可明显减少潮热的发生频率（Loprinzi et al,1994b）。为了减少因此药引起的食欲增加,剂量可以减至 5mg,每日 2 次。醋酸环丙孕酮的效能是基于其孕激素样效应（Cervenakov et al, 2000）,剂量应该从 5mg/d 增加至 300mg/d。雌激素类化合物（如:低剂量的 DES 和经皮吸收的雌二醇）治疗潮热的效果最好,90% 患者的症状可得到部分或完全缓解（Miller and Ahmann,1992;Smith,1994;Gerber et al,2000）。但此类药物治疗导致的不良反应可能比潮热本身更严重;疼痛性男性乳房发育和血栓形成限制了它的应用。可乐定具有中枢性 α 激动剂作用,可以降低血管反应性,其用于质粒潮热的临床研究结果不一;在一项安慰剂对照研究中,经皮吸收的可乐定并不能明显减轻潮热（Loprinzi et al,1994a）。抗抑郁药,尤其是选择性 5-羟色胺再摄取抑制剂文拉法新（Venlafaxine）（12.5mg,每日 2 次）,可以使超过 50% 患者的潮热症状得到缓解（Quella et al,1999;Loprinzi et al,2004）。在一项Ⅲ期双盲安慰剂对照临床试验,抗癫痫药加巴喷丁可以缓解潮热症状至正常水平（Loprinzi et al,2009）。

（三）性功能障碍（勃起功能障碍和性欲减退）

ADT 对性功能有非常大的影响,正如最初 Huggins 所描述的:"所有接受去势治疗的患者都会出现性欲丧失和阴茎无法正常勃起"（Huggins et al,1941）。然而,性功能丧失并非无法避免,约 20% 的患者在接受 ADT 后可以保持部分性功能（Rousseau et al,1988;Clark et al,2001）。特别指出的是,10%～17% 患者在接受 ADT 后可以保持能满足性交要求的阴茎勃起（Tomic,1983; Potosky et al,2001）。ADT 对性欲的影响更严重,只有约 5% 的患者在接受 ADT 后可以保持较高性欲（Potosky et al,2001）。性欲和雄激素剥夺治疗的持续时间呈负相关（Basaria et al, 2002）。阴茎体积、阴茎长度、夜间阴茎勃起次数的减少以及睾丸体积减少在接受 ADT 的患者中常见（Marumo et al,1999;Higano,2003）。

因 ADT 导致的性欲减退治疗非常困难。然而,药物治疗（例如口服 5 型磷酸二酯酶抑制剂）或者局部治疗（例如阴茎海绵体内注射前列腺素）在部分患者中仍有效,但是患者可能不愿意长期采用此类方法。总之,ADT 对性功能有负面影响,它表现为性欲和勃起功能同时降低;尽管如此,多数患者对性功能障碍这一不良反应并不在意（Potosky et al,2001）。

（四）认知功能

不管是男性或者女性,性腺功能低下都会导致认知功能减退（Gouchie,1991;Sherwin and Tulandi,1996）。睾酮补充治疗可以改善口吃症状（Alexander et al,1998）;其他对照研究表明睾酮补充治疗并不能改善记忆能力（Sih et al, 1997）。一项小规模随机研究发现,ADT 组前列腺癌患者的认知功能较密切随访组明显降低（Green et al,2002）;而认知功能的下降主要体现在处理复杂信息的能力方面（Green et al,2004）。在其他认知功能方面,接受间歇性激素治疗患者的空间相关的能力明显下降（Gherrier et al, 2003）。接受放疗前新辅助 ADT 的患者,其认知功能亦会下降（Jenkins et al,2005）。然而,那些研究 ADT 对认知功能影响的临床试验都是小规模的,不具备足够说服力。ADT 同时伴随许多不良反应,患者生活质量会下降,尤其是对于那些同时接受氟他胺和去势治疗的患者,其情感功能方面的不良反应较安慰剂组患者明显增多（Moinpour et al,1998）。通过神经心理学评估方法,有人发现接受短段疗程 ADT（36 周）患者的抑郁和焦虑评分增加（Almeida et al,2004）;接受 ADT 患者中,重度抑郁障碍的发生率为 12.8%,比人群发病率高出 8 倍,比 65 岁以上男性的发病率高出 32 倍（Pirl et al,2002）。在 ADT 患者中,精神抑郁约占疲劳严重指数下滑原因的 1/3（Stone et al,2000）。

（五）体质的改变

在接受 ADT 的患者中,肌肉体积减少和脂肪比例的增多非常常见。ADT 治疗 1 年后,平均体重增加 1.8%～3.8%,相当于一个原本 200 磅（1 磅＝0.45 千克）的患者其体重增加了 5 磅（Berruti et al,2002;Smith et al,2002;Smith, 2004）。另一项研究显示,患者体重增加 3～15kg,平均增加 6kg（Higano et al,1996）。由于瘦体重（lean body mass,除脂肪外的体重）的减少量基本相同,因此增加的体重都是由于体内脂肪量的增多所致（Levy et al,2008）。体内脂肪平均增加 9.4％～23.8％（Berruiti，2002；Smith et al，2002；Smith，2004）。Huggins 提出，ADT 会引起食欲增加，低水平睾酮会引起胰岛素水平升高和腹围增加（Huggins et al，1941；Seidell et al，1990）。

癌症预防研究 Ⅰ（1959－1972）和 Ⅱ（1982－1996）（Cancer Prevention Studies Ⅰ & Ⅱ）是研究肥胖和癌症死亡风险的大规模临床研究。这两项研究发现，相对于正常体重人群，肥胖人群因前列腺癌死亡的风险为 34％（Study Ⅰ）和 36％（Study Ⅱ）（Rodriguez et al，2001；Calle et al，2003）。而且，每周体能锻炼超过 3 小时的 65 岁以上老年男性的前列腺癌特异性死亡率下降了 70％（Giovannucci et al，2005）。前列腺癌患者因 ADT 导致的身体组织构成比例改变可能提示肿瘤预后不良。规律的体能锻炼可能有助于减少前列腺癌患者体内脂肪的堆积，甚至能预防前列腺癌的进展。

(六)糖尿病和代谢综合征

鉴于患者体质的改变，有超过 50％ 的经历长期 ADT 的患者存在与胰岛素抵抗相关的心血管疾病发生风险，也就并不那么奇怪了（Graga-Basaria et al，2006）。不同于传统的代谢综合征表现出的内脏脂肪积累，ADT 更多地引起皮下脂肪积聚，并伴随高密度脂蛋白浓度的升高（Smith et al，2008a）。短期的 ADT 影响血脂及糖化血红蛋白，并且对斯达汀治疗无效（Yannucci et al，2006）。在一项小型但严格对照的研究中，ADT 显著降低前列腺癌患者对胰岛素的敏感性（Smith et al，2006）。这些发现与另一项涉及 73 196 名前列腺癌患者的大型研究结果相一致：ADT 可导致糖尿病的发生（Keating et al，2006）。在一项 Ⅲ 期临床研究中发现，选择性雌激素受体调节剂托瑞米芬较安慰剂能够降低低密度脂蛋白以及三酰甘油的含量（Smith et al，2008b）。

(七)心血管事件的发病率及死亡率

鉴于接受 ADT 的患者普遍存在体质、糖代谢以及脂肪代谢的改变，研究表明 ADT 与心血管事件的发病率及死亡率存在联系就并不奇怪了，这在接受 ADT 的低风险前列腺癌患者中尤为显著。在一项涉及 22 816 名患者的调查中，接受 ADT 超过 1 年的前列腺癌患者较未接受 ADT 的患者，存在高出 20％ 的心血管事件发病率（Saigal et al，2007）。超过 65 岁的接受过根治性前列腺切除术的患者中，那些经历过后续 ADT 治疗的患者在 5 年内因心血管事件死亡的比重为 5.5％，而未接受 ADT 治疗的心血管事件死亡率仅为 2.0％（Tsai et al，2007）。另一方面，在局部进展期的前列腺癌患者中，ADT 单独治疗与 ADT 联合放疗对心血管事件的死亡率并无明显差异（Efstathiou et al，2008）。

(八)男性乳房发育

由于 ADT 药物的影响，乳房组织的改变十分常见。男性乳房发育和乳房胀痛或压痛可以同时或者单独发生。雌激素类药物，例如己烯雌酚，可导致约 40％ 的患者发生男性乳房发育（Smith，1996）。同样，抗雄激素药物治疗时睾酮在外周转化为雌二醇，也可导致男性乳房发育。且发生率较高；在接受比卡鲁胺 150mg/d 治疗的患者中，男性乳房发育的发生率为 66.3％，乳房胀痛的发生率为 72.7％。

预防性放射治疗（10Gy）已经被用于预防或者减轻因己烯雌酚或抗雄激素药物引起的疼痛性男性乳房发育（Payne et al，2002）。一旦男性乳房发育已经发生，放射治疗则无效。吸脂术或者皮下乳腺切除术可用于治疗已经发生的男性乳房发育（Higano，2003）。选择性雌激素受体调节剂他莫昔芬可用于治疗乳房胀痛（Serels and Melmann，1998）。

(九)贫血

ADT 引起的贫血较常见，是正色素、正细胞性贫血；接受联合雄激素阻断治疗的患者中有 90％ 出现血红蛋白浓度下降，并且至少下降 10％（Strum et al，2005）。肿瘤转移至骨髓，造血功能受损可以进一步加重贫血，但是即使未发生远处转移的前列腺癌患者在接受 ADT 后也会发生贫血（Choo et al，2005）。不幸的是，在 ADT 前已经存在贫血的患者（血红蛋白浓度小于 120g/L）中，贫血与生存时间缩短相关（Beer et al，2004b）。在 ADT 初始的 1 个月内，血红蛋白浓度开始下降（Strum et al，1997），并将持续下降 24 个月（Choo et al，2005）。在进行补充治疗后，仅有 13％ 的患者贫血症状得到改善（Strum et al，1997）。

贫血的原因是由于缺少睾酮对红细胞前体的刺激和红细胞生成素的减少。但有动物模型发现，红细胞生成素水平在 ADT 后反而上升（Voegeli et al，2005）。不管是什么原因，贫血患者在接受人重组红细胞生成素治疗后可有改善。停止 ADT 后，贫血会得以恢复，但是可能得需要 1 年时间（Strum et al，1997）。

七、联合治疗

前列腺癌对非手术性、可逆性激素治疗具有很好的反应性，这也引发了临床上对 ADT 联合其他治疗手段治疗前列腺癌的广泛研究。一些研究发现，ADT 联合体外放射治疗可以显著改善预后；而联合前列腺癌根治术治疗，患者受益不明显。

（一）联合前列腺癌根治术

非随机临床研究发现，前列腺癌根治术前应用 ADT 可以导致术后病理发生显著的改变。前列腺癌根治术前 ADT 可使术后病理切缘阳性率从 50%（术前无 ADT 治疗）降至 15%（Lee et al，1997）。在术前接受 ADT 组中，术后病理前列腺内未发现肿瘤证据的（P_0）也不少见。但新辅助 ADT 对术后生化复发没有显著的改善。基于上述发现以及新辅助 ADT 可以减少术中出血和减少手术难度的假设，前瞻性随机对照研究对新辅助 ADT 治疗 3 个月后行耻骨后前列腺根治术和单纯耻骨后前列腺癌根治术两种治疗方法进行了比较（Wihjes et al，1997；Soloway et al，2002；Klotz et al，2003）（表 20-2）。无论是短期随访（平均 15 个月）还是长期随访（4～7 年），两组患者的 PSA 进展均无显著差异。在此 3 个前瞻性随机研究中，新辅助 ADT 治疗 3 个月后再行耻骨后前列腺癌根治术并不能降低生化复发率，因此并不建议将新辅助 ADT 应用于前列腺癌的治疗。

表 20-2 前列腺癌根治术前新辅助雄激素剥夺治疗的随机前瞻性研究：生化复发（PSA 复发）率无显著性差异

作者	研究设计	例数	随访	生化复发率（%）
Schulman et al，2000	3 个月 ADT[*] ＋RRP	190	4 年	26.4
	单纯 RRP	210		32.5
Soloway et al，2002	3 个月 ADT[†] ＋RRP	138	5 年	35.2
	单纯 RRP	144		32.4
Aus et al，2002	3 个月 ADT[‡] ＋RRP	63	7 年	50.2
	单纯 RRP	63		48.5
Klotz et al，2003	3 个月 ADT[§] ＋RRP	112	6 年	37.5
	单纯 RRP	101		33.6

[*] 戈舍瑞林和氟他胺

[†] 亮丙瑞林和氟他胺

[‡] 曲普瑞林

[§] 醋酸环丙孕酮

ADT. 雄激素剥夺治疗；PSA. 前列腺特异性抗原；RRP. 耻骨后根治性前列腺切除术

（二）联合放射治疗

与联合前列腺癌根治术治疗的效果不同，一些Ⅲ期临床试验发现，ADT 联合外放射治疗可以改善总体生存、肿瘤特异性生存和延长无疾病进展时间。但是，仅局部进展性或者高级别、高危前列腺癌患者才可能从联合放射治疗中获益。

一项Ⅲ期临床研究比较盆腔淋巴结清扫术后单纯放射治疗组和放射治疗联合睾丸切除治疗组的预后，最终由于单纯放射治疗组的高疾病进展率而提前终止（Granfors et al，1998）。对此研究中 91 例随机分组患者平均随访 9.3 年后发现，单纯放射治疗组和放射治疗联合睾丸切除治疗组的临床进展率（61% vs 31%）、总体死亡率（61% vs 38%）以及前列腺癌特异性死亡率（44% vs 27%）

均有显著差异(Granfors et al,1998)。另一个与之类似的随机研究将局部进展性前列腺癌随机分成单纯放射治疗组和放射治疗联合 3 年的戈舍瑞林治疗组并进行比较(Bolla et al,1997)。长时间随访分析的结果证实,联合治疗组在无疾病进展生存率和总体生存率方面具有显著的优势(图 20-7)(Bolla et al,2002)。显而易见,对于局部进展性和高危前列腺癌患者,放射治疗联合 ADT 明显优于单纯放射治疗。一些临床试验对 ADT 的时机(持续时间、新辅助、辅助)进行了研究(Crook et al,2004);对部分研究结果的总结见表 20-3 和一些综述(D'Amico,2002;Lawton,2003)。由于不同研究中的外放射剂量及区域各不相同,难以直接比较各项研究的结果;因此,不同于已经统一方法的前列腺癌根治术(前列腺完整切除),放射技术的选择尚无统一标准。

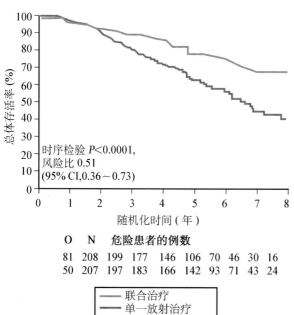

图 20-7　**局部晚期前列腺癌总体生存率** Kaplan-Meier 分析:3 年戈舍瑞林治疗联合外放射治疗与外放射治疗的比较(From Bolla M,Collette L,Blank L,et al.Long-term results with immediate androgen suppression and external irradiation in patients with locally advanced prostate cancer(an EORTC study):a phase III randomised trial.Lancet 2002;360:103-8.)

(三)联合雄激素阻断治疗

在各种提高 ADT 效果的临床研究中,各种不同形式的联合激素治疗研究最广泛,尤其是不同作用机制药物的联合。例如,去除雄激素来源(去势)和己烯雌酚(抑制 LHRH)的联合治疗是最早被研究的联合治疗之一,结果提示可提高生存率(Nesbit and Baum,1951);然而,经过 VA-CURG 研究的仔细验证后,发现联合治疗并不能提高生存率(Blackard et al,1973)。同样,一项早期研究发现,相对于标准治疗,LHRH 类似物联合抗雄激素药物治疗预后较好(Labrie et al,1983);然而,对 27 个前瞻性、随机、多中心临床试验的 Meta 分析结果发现,抗雄激素药物联合去势或者 LHRH 激动剂治疗效果与 ADT 效果并无显著差异(Prostate Cancer Trialists'Collaborative Group,2000)。

睾丸来源的雄激素在手术或药物去势后会消失,但是肾上腺来源的雄激素仍可以促进前列腺癌进展;基于上述观点,手术去势或者 LHRH 激动剂联合抗雄激素药物治疗的想法应运而生(Lavrie et al,1988;Miyamoto et al,1998;Miyamato and Chang,2000)。手术去势或者药物去势后,血睾酮浓度并未降至 0,表明体内存在其他来源的雄激素(Geller,1985;Sandlow et al,1988)。去除体内所有雄激素来源以治疗前列腺癌的观点早就存在;双侧肾上腺手术切除的尝试大多以失败告终(Huggins and Scott,1945)。联合雄激素阻断治疗(combined androgen blockade,CAB)似乎可以达到雄激素完全阻断或者最大雄激素阻断的状态,是更为理想的治疗方式。抗雄激素药物可同时阻断睾丸来源和肾上腺来源的雄激素与雄激素受体结合,并无特异性。因此从理论上看,此种方法是合理可行的,并且有一些临床研究表明,进展性前列腺癌患者 CAB 治疗的生存率优于标准 ADT(Crawford et al,1989;Dijkman et al,1997;Denis et al,1998)。

表 20-3　Ⅲ期前瞻性随机研究:放射治疗 vs 放射治疗联合雄激素剥夺治疗以及放射治疗＋雄激素剥夺治疗 3 个月 vs 放射治疗联合雄激素剥夺治疗 8 个月

研究	治疗分组	例数	5 年总体生存率	5 年疾病特异性生存率	5 年 PSA 进展率
EORTC22863（Bolla et al,2002）	3 年戈舍瑞林 vs 无任何药物治疗	208 vs 207	78％ vs 62％	94％ vs 79％	76％ vs 45％
RTOG85-31（Pilepich et al, 1997, 2005; Lawton et al,2001）	终身戈舍瑞林辅助治疗 vs 复发后行药物治疗	477 vs 468	75％ vs 71％*	91％ vs 87％*	54％ vs 21％
RTOG86-10(Pilepich et al,2001;Shipley et al,2002)	戈舍瑞林＋氟他胺,4 个月(2 个月新辅助治疗,2 个月同期治疗)vs 无任何药物治疗	226 vs 230	72％ vs 68％†	85％ vs 80％	28％ vs 10％
RTOG92-02（Hanks et al,2003）	2 年戈舍瑞林辅助治疗 vs 无任何药物治疗	761 vs 753	80％ vs 78.5％‡	91.2％ vs 94.6％	28％ vs 55.5％
DFCI95096(D'Amico et al,2004a)	戈舍瑞林或亮丙瑞林＋氟他胺,6 个月 vs 无任何药物治疗	102 vs 104	88％ vs 78％		
Granfors et al (2006)	睾丸切除术 vs 无任何治疗	45 vs 46			
Canadian Multicenter (Crook et al,2009)	戈舍瑞林＋氟他胺,3 个月 vs 新辅助治疗,8 个月	184 vs 194	81％ vs 79％¶	94％ vs 93％¶	58％ vs 65％¶

* 5 年总体存活率及肿瘤特异性存活率在两项研究中无显著性差异。但是,随访至 10 年时,新辅助戈舍瑞林联合放疗与单纯放疗相比有显著性差异;总体存活率分别是 49％和 39％;肿瘤特异性存活率分别是 84％和 78％

† 无显著性差异

‡ 无显著性差异

§ 随访至 14～19 年时,87％放疗的患者出现死亡。76％放疗联合睾丸切除的患者出现死亡(log rank $P=0.03$);前列腺癌病死率分别是 57％和 35％(log rank $P=0.02$)

¶ 无显著性差异

ADT. 雄激素剥夺治疗;PSA. 前列腺特异性抗原;RT. 放疗

一项研究显示,转移性前列腺癌患者接受联合雄激素阻断治疗(氟他胺 250mg,每日 3 次,联合亮丙瑞林,每日 1 次)的生存率优于 ADT 组(安慰剂联合亮丙瑞林,每日 1 次)(Crawford et al,1989)。联合治疗组的疾病无进展生存期和中位生存时间(35.6 个月)有显著增加,安慰剂组中位生存期为 28.3 个月。在假设分析后发现,对于微转移患者(头颅、肋骨、长骨、淋巴结外软组织中无转移灶),联合治疗组生存率远远大于安慰剂组。另一项临床研究比较了睾丸切除联合尼鲁米

特和睾丸切除联合安慰剂(Dijkman et al,1997),在随访的第 8.5 年,联合治疗组比安慰剂组的疾病进展中位时间显著延长(联合治疗组为 21.2 个月,安慰剂组为 14.7 个月),而总体生存率显著增加(联合治疗组为 37 个月,安慰剂组为 29.8 个月)。研究显示,相对于单纯睾丸切除治疗,戈舍瑞林联合氟他胺治疗可提高生存率(Denis et al,1998)。

然而,许多随机研究显示 CAB 治疗并不能显著提高生存率。一项极具影响力的随机临

床研究显示,转移性前列腺癌患者接受单纯手
术去势治疗和接受手术去势联合氟他胺治疗
在生存率方面并无显著性差异(Eisenberger et
al,1998)。并且该研究根据肿瘤负荷对患者分
层并分析其预后,结果并未发现两组间存在显
著差异,这与前文所述研究的结果(微转移患
者接受 CAB 治疗后其生存率显著提高)完全不
同(Crawford et al,1989)。

在一项临床试验中,如果结果变异性很大
而研究的效应可能很小,则结论的可信度取决
于研究规模的大小。如果当不同研究在同一
人群中研究同样的效应时得出相反的结论,那
么治疗的真实作用将受到质疑。在一些只有
几百人参加或者大型研究的亚群分析中可能
会得出抗雄激素药物无关。支持 CAB 者只是
基于 CAB 治疗可改善预后的一些临床研究结
果;同样,反对者则基于 CAB 治疗不能改善预
后的临床研究结果。

值得庆幸的是,CAB 治疗已被学者们广泛研
究。从 20 世纪 80 年代早期至今,共有 27 项包括
了 8275 例患者随机研究,这为 Meta 分析比较
CAB 治疗与标准 ADT 的差异性提供了基础数
据(Prostate Cancer Trialists' Collaborative
Group,2000)。在这些研究中,88% 患者存在转
移性病灶,其余则为局部进展性前列腺癌患者。
有趣的是,在记录了死亡原因的临床研究中,
20% 的患者不是死于前列腺癌;并非所有转移性
前列腺癌患者最终均死于前列腺癌,经过 Meta
分析,CAB 治疗的 5 年生存率为 25.4%,CAB
治疗的 5 年生存率提高了 1.8%,但并无显著性
获益(图 20-8),在类固醇类抗雄激素药物醋酸环
丙孕酮联合治疗的研究中发现,CAB 组预后稍
差(CAB 的 5 年生存率为 15.4%,而标准的
ADT 组为 18.1%),表明患者在接受醋酸环丙孕
酮治疗后,非前列腺癌特异性死亡的危险性增
加。在非类固醇类抗雄激素药物氟他胺和尼鲁
米特联合标准 ADT 的临床研究中,5 年生存率
从 24.7%(标准 ADT)提高到 27.6%(CAB),
CAB 治疗的 5 年生存率提高了 2.9% 并具有显
著差异,但是 Meta 分析在判断受益上可能具有
0～5% 的不确定性。

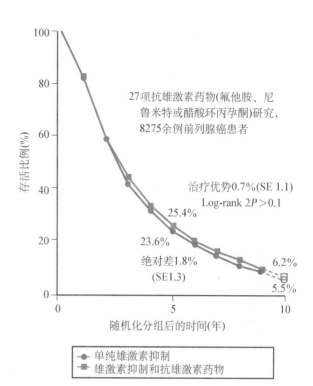

图 20-8　**最大雄激素阻断治疗与仅行睾丸源性雄激素
剥夺治疗比较的 Meta 分析,包括 27 项随机研
究共涉及 8275 例患者,平均随访时间约为 5
年。总体生存率曲线绘制时综合了使用各种
不同抗雄激素药物的患者(From Prostate
Cancer Trialists' Collaborative Group. Maximum
androgen blockade in advanced prostate canc-
er: an overview of randomised trials. Lancet
2000;355:1491-8.)**

八、治疗时机的选择

虽然不像 CAB 一样已经被深入广泛的研究,
但开始 ADT 治疗的时机仍然是前列腺癌治疗领
域中最具有争议的问题之一。目前的观点非常不
统一,有人认为应在刚发现前列腺癌局部复发时
(早期)就开始 ADT(Reese,2000;Walsh et al,
2001;Loblaw et al,2004;Miyamoto et al,2004;
Sharifi et al,2005)。然而,由于缺乏足够的临床
研究数据来支持各种观点,某一观点的支持者常
会把某一临床状态相关的研究数据用于推断另一
尚无数据支持的临床状态。毫无疑问,早期 ADT
可以推迟生化复发和疾病进展,但是目前尚无证
据表明其可以改善生存预后。可以明确的是,
ADT 适用于有症状的前列腺癌患者,为便于讨论

文中所指的 ADT 均为持续性 ADT，即从开始治疗一直延续到患者死亡；间歇性 ADT 在下文中讨论。同时，本部分内容主要讨论 ADT 对总体生存率和前列腺癌特异性生存率影响。

(一)持续性雄激素剥夺治疗:早期与延迟

ADT 与前列腺癌进展之间的关系是值得研究的。首先，即使是未接受任何激素治疗的前列腺癌患者，其疾病进展也是缓慢的。一项包括 304 例前列腺癌根治术后生化复发患者临床研究发现，从复发到转移的中位时间为 8 年，从转移到死亡的中位时间为 5 年(Pound et al,1999)。在随访 16 年后，前列腺癌特异性死亡的中位时间仍未达到(Freedland et al,2005;Makarov et al,2008)。因此，即使不接受 ADT 治疗，进展性前列腺癌患者仍可存活较长时间。其实，虽然患者接受 ADT 治疗后可有很好的临床反应性，但是可能死于非前列腺癌因素(CAB 的 Meta 分析估计非前列腺癌的特异性死亡率为 20%)，或者最终发展成为激素难治性前列腺癌并且死于前列腺癌。一项前瞻性随机研究显示，不管行单侧睾丸切除还是行睾丸切除联合氟他胺治疗，在 ADT 开始后 10 年，仅有 7% 患者仍然存活。另一项研究从全国接受 ADT 的前列腺癌患者中随机抽取 5% 的患者进行分析，结果发现这些患者在 ADT 开始后的总体中位生存时间为 4.4 年，并且 8 年后 4.5% 患者存活(Krupski et al,2004)。最后，ADT 绝非无害的治疗方法，除了前面讨论过的影响生活质量方面的不良反应外，所有人都注意到 ADT 会加快患者的死亡。由于前列腺癌自然病程较长，患者在 ADT 后最终疾病仍会进展，并且有可能增加其他原因导致死亡的风险。因此，我们不应该不加选择地对所有进展性前列腺癌患者都采用 ADT。

有关 ADT 时机的问题很早就已被提出。在 1973 年，一项在美国退伍军人机构(Veterans Administration)进行大规模的研究对早期及延迟 ADT 的效果做了报道(Byar,1973)。对于转移性前列腺癌患者，接受早期 ADT 的前列腺癌特异性死亡率为 47%。对于局部进展性前列腺癌，接受早期 ADT 的前列腺癌特异性死亡率为 14%，接受延迟 ADT 的前列腺癌特异性死亡率为 17%。由于缺乏早期 ADT 改善前列腺癌生存预后的证据，同时，ADT 会伴发许多不良反应，因此推荐医疗机构对症状明显的前列腺癌患者采用激素治疗。有几项随机研究在前列腺癌自然病程的不同时段采用 ADT 治疗，在参考其研究结果时需要综合考虑其 ADT 开始的时机和具体的研究情况。

1. 临床局限性前列腺癌的结果

比卡鲁胺早期前列腺癌研究(the bicalutamide Early Prostate Cancer program)将患者随机分成比卡鲁胺组(150mg)和安慰剂组(See et al,2003)，研究终点包括总体生存率、无疾病进展期和耐受性。在临床局限性前列腺癌患者中，接受比卡鲁胺治疗的总体生存率显著低于安慰组。虽然 ADT 组总体生存率下降的原因未明确提出，但卡鲁胺治疗后非前列腺癌原因所致的死亡增多。在经过更长随访时间后，比卡鲁胺组的非前列腺癌原因所致的死亡率仍高于对照组。

在一项以社区为基础的队列研究中(Prostate Cancer Outcomes Study)，局限性前列腺癌患者接受初次 ADT 治疗在 1 年内具有 91% 的癌症特异性生存率，但在 5 年的总生存率仅为 66%(Graff et al,2007)。另一项包括 19 271 例 66 岁以上未接受局部治疗局限性前列腺癌男性患者的研究中，接受初次 ADT 治疗的患者比保守治疗的患者具有更低的 10 年前列腺癌特异性生存率 (Lu-Yao et al,2008)。尽管这可能是侵袭性更高的前列腺癌患者需要早期初次 ADT 治疗，然而初期 ADT 治疗的 10 年总生存率没有增加。研究者们认为与保守治疗相比，初次 ADT 并不能改善大部分老年男性局限性前列腺癌生存率(Lu-Yao et al,2008)。此外，在一项回顾性配对队列研究中，接受辅助性 ADT(根治性前列腺切除术后,90 天内淋巴结阴性)比没有接受辅助性 ADT 治疗的前列腺癌患者特异性生存率提高 3%(98% vs. 95%,respectively,$P = 0.009$)，但总生存率无明显改善(两组均为 83%,Siddiqui et al,2008)。

初次 ADT(指对没有发生转移的男性，在诊断前列腺癌时仅以 ADT 作为唯一的治疗方法)已被广泛应用到 65 岁以上的男性患者中。在一项研究中，高达 40% 患者接受初次 ADT 治疗(Shahinian et al,2006)。在一项来自三个综合保健计划的回顾性队列研究中,初次 ADT 与全因死亡率的风险和前列腺癌特异性死亡率风险(Potosky et al,2014)均无关。初次 ADT 仅在具有前列腺癌进展高风险的情况下降低全因死亡率的风险。因此,初次 ADT 在临床上对于大多数男性而言并不能在生存率上获益。

上述现象的发现意义重大,原因如下。首先,它成功地回答了"ADT 对患者无害,为什么不早期应用"这一问题。在这项研究中,未接受 ADT 治疗的患者具有更好的生存预后。其次,当患者死于前列腺癌的危险性已经很低时,很难证实 ADT 治疗对前列腺癌特异性生存率的改善。如果 ADT 本身可以导致总体死亡率的增加,那么它对前列腺癌的益处就无法得到证实。最后,局限性低危前列腺癌患者接受 ADT 治疗前,应该被告知上述初步研究结果。尽管 ADT 可降低疾病进展相关死亡的风险,但总体死亡率会升高。这些数据表明 ADT 会伴随老化加速,低危前列腺癌患者会因 ADT 而提前死亡。

2. 淋巴结转移性前列腺癌的结果

ECOG (Eastern Cooperative Oncology-Group)的一项前瞻性随机对照研究,比较了早期 ADT 和延迟 ADT 对前列腺癌根治术后发现有局部淋巴结转移组织学证据的患者的影响,初步结果显示,在平均随访 7.1 年后,早期 ADT 组的总体生存率显著优于延迟 ADT 组(P ＜ 0.02),在早期 ADT 组中,死亡的 7 例患者中仅 3 例死于前列腺癌;而在延迟的 ADT 组中,死亡的 18 例患者中有 16 例死于前列腺癌(Messing et al,1999)。经过更长时间的随访后,早期 ADT 组的总体中位生存时间(13.9 年)显著长于延迟 ADT 组(11.3 年)(图 20-9)(Messing et al,2003,2004)。早期 ADT 组中,死亡的 18 例患者仅 8 例死于前列腺癌,而延迟 ADT 组中,死亡的 28 例患者中有 25 例死于前列腺癌。前面的研究已经发现比卡鲁胺(150mg)会导致非前列腺癌所致死亡率增加,与之相对应,在此项研究中也发现早期 ADT 组非前列腺癌相关死亡率(55％)高于延迟 ADT 组(11％)。尽管如此,此项前瞻性随机研究的结果仍然能够证实:前列腺癌根治术后有淋巴结转移患者接受早期 ADT 可明显获益。

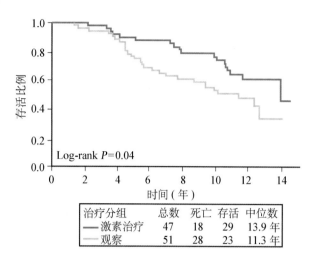

治疗分组	总数	死亡	存活	中位数
激素治疗	47	18	29	13.9 年
观察	51	28	23	11.3 年

图 20-9 前列腺癌根治术＋盆腔淋巴结清扫术后淋巴结阳性的前列腺癌患者行早期激素治疗与观察等待的长期总体生存率比较。平均随访 11.9 年后,早期激素治疗组的总体生存率为 64％(30/47);观察等待组的总体生存率为 45％(23/51)(P ＝ 0.04,Log-rank 分析)(From Messing EM, Manola J,Yao J,et al:Immediate versus deferred androgen deprivation treatment in patients with node-positive prostatecancer after radical prostatectomy and pelvic lymphadenectomy. Lancet Oncol 2006;7:472-9.)

许多学者对此研究提出了质疑(Eisenberger and Walsh,1999)。第一,试验设计时计划入组 204 例患者,但最后仅有 100 例患者入组。当一个小规模临床研究出现显著性差异时,会存在 I 类错误的风险(某种治疗实际无效而数据分析认为有效)。虽然是没有证据表明该研究的随机化存在偏差,但存在小样本量研究中不可预料的预后因素会影响研究结果。第二,本研究中未对 Gleason 评分进行统一处理,缺少 Gleason 评分与生存预后的相关性分析,因此有可能存在偏差。因此,当对本研究中部分患者(51％)的病理结果汇总分析时发现,两治疗组的预后并无显著性差异。第三,此研究中接受延迟 ADT 患者发生疾病进展和前列腺癌相关死亡的速度比同期其他研究中的淋巴结转移性前列腺癌患者更快(Zincke et al,1992;Cadeddu et al,1997)。与 ECOG 研究相比,一项 1991－1999 年纳入 731 例前列腺癌根治术后淋巴结阳性的观察研究中显示,是否接受辅助性 ADT(手术后 120 天内,n＝209)患者的总生存率无明显差异。

ECOG 研究中观察到的这种明显差异在一大群类似但不完全相同的患者中并未出现。在一个欧洲癌症研究与治疗组织开展的 $PN_{1\sim3}M_0$ 患者未经局部治疗的原发肿瘤早期与延迟 ADT 试验中，302 名男性随机分为延迟 ADT 组($n=115$) 和早期 ADT($n=119$)(Schröder et al,2004)。中位随访 13 年,早期 ADT 组的中位总生存率为 7.6 年(95%CI 为 6.3~8.3 年)而延迟 ADT 组为 6.1 年(95% CI 为 5.7~7.3 年)。10 年累积前列腺癌死亡发生率在延迟组与早期组分别为 55.6% 和 52.1%(Schr Ord et al,2009)(图 20-10)。基于这些结果,20.8% 患者将以延长 5 年的生存时间。同样,28.6% 患者需要早期接受 ADT 治疗以延长 10 年的生存时间。

3. 局部进展、无症状转移或不适合局部治疗的结果

MRC(the Medical Research Council)前列腺癌工作组临床观察小组(Prostate Cancer Working PartyInvestigators Group)(1997)进行了一项临床研究,比较了早期 ADT 和延迟 ADT 对局部晚期或者无症状转移性前列腺癌患者预后的影响。研究共包括 934 例患者(500 例 M_0,261 例 M_1 和 173 例 M_x),随机分成早期 ADT 组(469 例)和延迟 ADT 组(465 例)。其结果显示,M_0 患者生存预后有显著差异;经过长期随访后,两组总体生存率并无明显差异(Kirk,2004)。总的来说,延迟 ADT 组中前列腺癌特异性死亡率明显增加,疾病进展相关症状也更常见。上述情况似乎支持早期 ADT 意见。

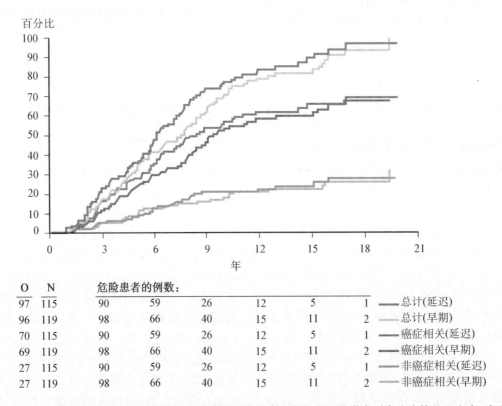

O	N	危险患者的例数：						
97	115	90	59	26	12	5	1	总计(延迟)
96	119	98	66	40	15	11	2	总计(早期)
70	115	90	59	26	12	5	1	癌症相关(延迟)
69	119	98	66	40	15	11	2	癌症相关(早期)
27	115	90	59	26	12	5	1	非癌症相关(延迟)
27	119	98	66	40	15	11	2	非癌症相关(早期)

图 20-10 $T_2\sim T_3\,PN_{1-3}\,M_0$ 原发性无局部治疗的前列腺癌患者早期和延迟雄激素剥夺治疗的总死亡率、癌症相关死亡率和非癌症相关死亡率比较(From Schröder FH,Kurth KH,Fossa SD,et al. Early versus delayed endocrine treatment of T2-T3 pN1-3 M0 prostate cancer without local treatment of the primary tumour:final results of European Organisation for the Research and Treatment of Cancer protocol 30846 after 13 years of follow-up [a randomised controlled trial]. Eur Urol 2009;55:14-22.)

然而，许多学者对 MRC 研究提出质疑。第一，在延迟 ADT 组中，6％（29/465）患者接受治疗前就已经死于前列腺癌，这也就意味着，这部分患者并未接受 ADT。延迟 ADT 并不同于无 ADT。第二，研究者有 173 例患者未行分期（M$_x$）。如果有近 1/5 患者并未真正随机化分组，那么对研究结果可能会产生很大影响。第三，在延迟 ADT 组中，近 10％患者在出现脊髓压迫症状或者病理性骨折时才接受 ADT。在接受密切观察的患者中需要紧急激素治疗的情况是很少见的，不应有 10％患者出现这种情况。第四，在研究过程中，随访并无统一标准，"参与研究的临床医师根据自己的日常经验进行随访和处理"，这可能会提供真实性很高的研究结果，但却远远偏离了严格的临床研究设计。

在 MRC 研究中，大多数患者已经死亡（早期 ADT 组 92.5％，延迟组 93.6％），因此，研究结果已经基本成形并且未来不会再有太大变化（Kirk，2004）。延迟 ADT 组的前列腺癌特异性生存时间明显短于早期 ADT 组（P＝0.019），然而，两组的总体生存时间并无显著性差别（P＝0.0914），早期 ADT 组中前列腺癌所致死亡患者有 241 例，延迟 ADT 组前列腺癌所致死亡患者 287 例（Kirk，2004）；在延迟 ADT 组中，29 例患者在接受 ADT 前已死于前列腺癌，这对研究结果的影响无从得知，但极有可能会对研究结果造成显著影响。在早期前列腺癌比卡鲁胺 150mg 的研究中，局限性低危前列腺癌患者接受早期 ADT 治疗的总体死亡率增加，然而在 MRC 研究中，高位前列腺癌患者接受早期 ADT 后总体死亡率并不增加。

另一组对不适合局部治疗男性患者（拒绝局部治疗；预期寿命短，局部晚期肿瘤阶段，严重合并症）的早期与延迟 ADT 研究中（n＝985）（Stutter et al，2006，2014），与 MRC 研究不同的是，早期 ADT 有虽然小但显著的总生存率改善。但在前列腺癌特异性死亡率、总的无症状生存率无明显差异（图 20-11）。有趣的是，在延迟的 ADT 组中，30.8％患者未经治疗而死亡。

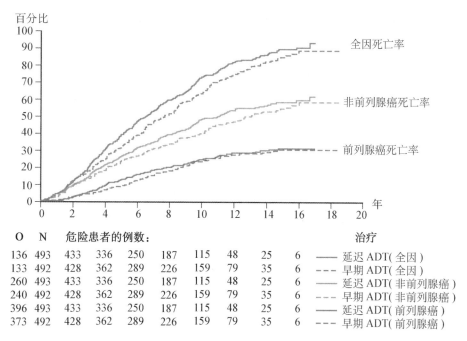

图 20-11　延迟雄激素剥夺疗法（ADT）与持续 ADT 的前列腺癌死亡率、非前列腺癌死亡率及总死亡率比较（From Studer UE，Whelan P，Wimpissinger F，et al；EORTC Genitourinary Cancer Group. Differences in time to disease progression do not predict for cancer-specific survival in patients receiving immediate or deferred androgende-privation therapy for prostate cancer:fi nal results of EORTC randomized trial 30891 with 12 years of follow-up. Eur Urol 2014;66:829-38.)

4. 早期 ADT 与延迟 ADT：研究结果的整合

根据现在正在进行的临床研究以及最新发表的一些研究结果，我们可通过对前列腺癌的自然病程的观察来决定 ADT 的治疗时机。

（1）对于低危、局限性前列腺癌，早期 ADT 并不能提高总体生存率。事实上，早期 ADT 患者的总体生存率甚至还不如未接受 ADT 的患者。

（2）对于局限进展性前列腺癌、无症状的转移性前列腺癌或者仅为临床诊断为前列腺癌、但随访条件受限的患者，早期 ADT 可提高前列腺癌特异性生存率，但并不能提高总体生存率。

（3）对于淋巴结转移性前列腺癌但未接受前列腺癌根治术的患者，尽管早期 ADT 可使中位生存期延长 1.6 年，但并不能显著改善生存预后。对于淋巴结转移性前列腺癌但接受前列腺癌根治术的患者，早期 ADT 可显著改善生存预后，可使中位总体生存时间延长 2.6 年。

（二）间歇性与持续性 ADT

间歇性 ADT 已经至少在 7 个大规模Ⅲ期随机临床试验中被研究（Boccon-Gibod et al，2007），其应用基于两个补充性的观点。第一，在动物模型中（Shionogi 乳腺癌细胞、LNCaP 前列腺癌细胞），间歇性 ADT 和持续性 ADT 相比，可延长肿瘤进展为雄激素难治性肿瘤生长出现的时间（Akakura et al，1993；Sato et al，1996）。由于去势抵抗性前列腺癌目前被认为是致命性的前列腺癌，因此任何能够延长疾病进展为这种状态的治疗措施都是受欢迎的。第二，由于 ADT 伴随严重的不良反应，许多患者（和医师）对持续性 ADT 的真实益处产生怀疑。由于 ADT 的可复性，血睾酮水平在停止 ADT 后会恢复正常。因此，在理论上，间歇性 ADT 所伴随的不良反应较持续性降低。

在一组 PSA 升高男性在原发性或挽救性放疗后的间歇性 ADT 研究（Curok et al，2012），具体而言，所有患者随机接受间歇性或持续性雄激素剥夺治疗并以总生存情况作为终点。间歇性治疗为 8 个月周期，非治疗期基于 PSA 水平。在中位随访 6.9 年中，间歇性治疗组死亡 268 例，持续性治疗组有 256 例死亡。间歇性组中位总生存期为 8.8 年，连续组为 9.1 年（图 20-12）。基于非劣

效试验设计，间歇性治疗患者总生存期不比持续治疗差。疾病特异性死亡（前列腺癌和相关治疗）在间歇性治疗组比持续性治疗组更常见（120 vs 94）。相反，与前列腺癌不相关的死亡在持续治疗组中较间歇治疗组更为常见（162 vs 148）。

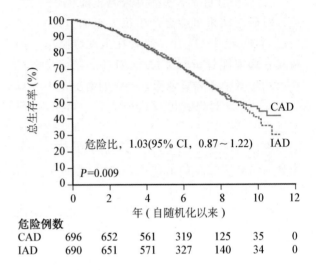

危险例数						
CAD	696	652	561	319	125	35	0
IAD	690	651	571	327	140	34	0

图 20-12　**既往使用初次或挽救性放射治疗患者接受间歇性雄激素剥夺疗法（IAD）与持续性雄激素剥夺治疗（CAD）总体生存率比较**（From Crook JM，O'Callaghan CJ，Duncan G，et al. Intermittent androgen suppression for rising PSA level after radiotherapy. N Engl J Med 2012；367：895-903.）

随着时间的推移间断性雄激素剥夺引起的损害逐渐增加，患者发展成为去势抵抗性前列腺癌或死于其他原因。在第一个治疗间歇期仅 5％ 的患者发生损害，而在第三个治疗间歇期有 68％ 患者停止治疗。另一方面，间歇性 ADT 治疗间期的持续时间逐渐缩短：中位的非治疗间期在第一个疗程为 20.1 个月，第二个疗程为 13.2 个月，第三个疗程为 9.1 个月，此后为 4 个月至 5 个月。在第二个终点，间歇性治疗组患者的生活质量的改善与潮热评分的明显提高、性活动欲望以及尿路症状相关。对于躯体功能、角色以及总的健康状况，间歇性治疗组稍好但差异并不显著。总之，关于生活的质量，作者认为差异并没有想象中的那么大（Crook et al，2012）。

由于非劣效性试验比等效性需要更少的学科，因此更容易获得和完成。对于认识到非劣性

与等价性是不一样的这一点很重要；试验设计在危险比的阈值上界不超限的情况下应基于非劣性假设的前提条件。在本次试验中的上限为 1.25，这意味着间歇性治疗组 25% 以上的患者可死于各种原因。而间歇性治疗仍然被认为是非劣的。在这个试验中，95% CI 的上限为 1.22，低于 1.25，因此满足了预先假定的设定。

对新诊断为转移性前列腺癌患者进行间歇性 ADT 的研究（Hussain et al，2013），在接受 7 个月的 ADT 诱导治疗后所有 PSA 水平下降至 4 ng/ml 或更低（表明雄激素敏感性）的患者随机接受间歇性或连续性雄激素剥夺治疗，随机分组后的 3 个月的他们具有共同总的生存期和生活质量。中位随访 9.8 年，中位总生存期在持续性治疗组和间歇组分别为 5.8 年和 5.1 年（间歇治疗的死亡危险比为 1.10；90% 可信区间 0.99～1.23）（图 20-13）。然而，这些结果在统计学上尚无定论：生存的 CI 超过了非劣性上界（1.20），这意味着不能说明间歇治疗并不差于连续治疗。此外，因为 CI 的下限（0.99）不能低于 1，同样不能说明间歇性疗法是否明显比持续治疗差。对于统计上的不能定论，临床上一个合理的解释是间歇性治疗对转移性前列腺癌患者的疗效并不优于持续性治疗甚至更差。用作者的话说，鉴于整个置信区间倾向于持续治疗，结果表明间歇性治疗可能降低生存率（Hussain et al，2013）。3 个月内生活质量评分在间歇性组更高（更少的阳痿报道率和更好心理健康）。在 9～15 个月，生活质量评分在间歇性更高，但差异不显著。

间歇性雄激素剥夺治疗方案中在放射治疗试验（Crook et al，2012）和转移性疾病试验（Hussain et al，2013）后的 PSA 升高上略有差别：两者均采用 ADT 诱导期（分别为 8 个月和 7 个月）。当 PSA 小于 4 ng/ml，两个试验均停止 ADT。当 PSA 分别达到 10ng/ml 或 20ng/ml 或出现临床症状时雄激素剥夺被重新应用。在转移性疾病试验，PSA 达到基线时需要再次给 ADT 治疗。去势抵抗性前列腺癌发生进展需要患者在进行 ADT 治疗并且显示临床进展或 PSA 持续 3 个月增高。在两种试验中，去势抵抗性前列腺癌均采用持续 ADT 治疗。该治疗方案对间歇性 ADT 患者的治疗上提供了一些指导，但尚未在最优的

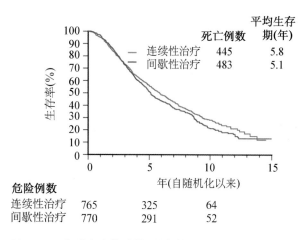

图 20-13　新诊断为转移性、激素敏感性前列腺癌患者间歇性雄激素剥夺治疗与持续性雄激素剥夺治疗总体生存率比较（From Hussain M，Tangen CM，Berry DL，et al. Intermittent versus continuous androgen deprivation in prostate cancer. N Engl J Med 2013；368：1314-25.）

方案上达成共识。

九、经济学因素

在美国，1997 年仅用于 ADT 药物（LHRH 激动剂）的医疗费用为 761 000 000 美元（Holtgrewe et al，2000；Shahinian et al，2006），而用于泌尿外科方面的除 ADT 药物（LHRH 激动剂）外的所有医疗费用为 11 亿美元，ADT 药物（LHRH 激动剂）的费用是所有泌尿外科其他医疗费用的 64%。此种现象同样见于其他国家。在 1997 年，瑞典用于 ADT 药物的费用为 17 000 000 美元，德国为 142 000 000 美元。在一项为期 10 年的临床研究中，96 例患者接受 ADT（LHRH 激动剂）所需的总费用是双侧睾丸切除所需费用的 10.7～13.5 倍，而 CAB 治疗所需要的费用是双侧睾丸切除费用的 17.3～20.9 倍（Mariani et al，2001）。很明显，按照目前 ADT 的应用方式，其费用是极其惊人的。

尽管己烯雌酚会引起心血管方面的不良反应，但从经济学因素方面考虑，它是最便宜的 ADT 形式，尤其是当剂量为 1mg/d、无需预防性乳腺放射以减少药物不良反应时（Mariani et al，2001）。相对于睾丸切除术，LHRH 激动剂并不能显著改善生

存预后,因此从经济学因素考虑,除非患者在接受 ADT 治疗后几个月内就死亡,LHRH 激动剂治疗并不比睾丸切除治疗具有更高的效价比。如果接受亮丙瑞林和戈舍瑞林治疗超过 6 个月,其所需费用超过睾丸切除;接受亮丙瑞林治疗 4.2 个月的费用或者戈舍瑞林治疗 5.3 个月的费用相当于睾丸切除所需的费用(Mariani et al,2001)。

CAB 治疗是所有 ADT 中最昂贵的治疗模式。尽管 CAB 治疗与单纯睾丸切除相比并不能显著改善生存预后(Eisenberger et al,1998),但有些患者仍可有较明显的获益。如果假定一年的成本-效益阈值为 100 000 美元(CAB 的费用减去睾丸切除的费用),那么只有当 CAB 治疗与单纯睾丸切除相比可使疾病进展风险下降 20% 时,才能具有良好的效价比(Aronson et al,1999)。ADT 治疗越早开始越昂贵。通过成本-效益模拟关系分析发现,只有在前列腺癌发生转移并出现症状时开始 ADT,才能获得最大的成本效益(Bayoumiet al,2000)。在此模型中,LHRH 激动剂、非类固醇抗雄激素药物和 CAB 治疗所需的费用都高于单纯睾丸切除,但生存的生活质量更低。

要点

- 雄激素剥夺对任何实体瘤是最有效的治疗方法之一,不幸的是,随着时间的推移,几乎所有的前列腺癌都将成为雄激素难治性疾病。
- 目前所有形式的雄激素剥夺疗法(ADT)均是通过降低循环中雄激素水平或阻断雄激素与雄激素受体的结合。
- 几乎所有去势抵抗的前列腺癌仍然对雄激素敏感,因此 ADT 应继续用于治疗去势抵抗性疾病。
- 相对于睾酮和二氢睾酮,肾上腺雄激素作用较弱。
- ADT 一般有四种形式:①消除雄激素来源;②抗雄激素;③抑制 LHRH 和(或)LH;④雄激素合成的抑制。
- 双侧睾丸切除术可使睾酮在术后 24h 以内降低 90%。
- 非甾体类抗雄激素引起 LH 和睾酮水平增加。
- 严重的肝脏毒性可能是所有抗雄激素药物的副作用。
- 抗雄激素可作为某些肿瘤的激动剂;抗雄激素撤退可导致 15%～30% 患者的 PSA 下降。
- 比卡鲁胺 150 mg 单独治疗大致相当于局部进展或转移性前列腺癌的药物或手术去势治疗。
- 恩杂鲁胺可提高转移性、去势抵抗性前列腺癌化疗患者的总生存率。
- 阿比特龙提高转移性、去势抵抗性前列腺癌化疗前后的总生存率。
- 所有的 LHRH 激动剂在初始暴露时诱导睾酮增加。抗雄激素联合用药功能性阻断睾酮的作用。
- ADT 最初应答的幅度和快速性可强烈预测该反应的持久性。
- ADT 的副作用包括骨质疏松、潮热、性功能障碍、认知功能改变、身体习惯变化,男性乳房发育症和贫血。这些副作用可以进展,但对其他治疗起反应。
- 在改善生化结果方面,没有证据表明 3 个月的新辅助性 ADT 优于根治性前列腺切除术。
- 有大量证据表明 ADT 结合外部放射束放疗改善总生存率、肿瘤特异性生存率和无疾病进展时间。这种综合疗法中 ADT 治疗的最佳时间和持续时间仍然不确定。
- 基于大量临床试验的 Meta 分析结果,非甾体类抗雄激素和雄激素阻断的联合治疗比标准 ADT 治疗在 5 年内提供约 3% 的生存获益。
- 前列腺癌进展的自然史是持久的。许多证实有疾病的患者都不需要 ADT 治疗。
- 低风险、局限性前列腺癌中 ADT 的应用增加总体(非前列腺癌)死亡率。
- 在淋巴结转移性前列腺癌中,如果原发肿瘤被切除,ADT 可改善总的生存率,而如果原发肿瘤未被切除时则无明显作用。

既然单纯睾丸切除所需的费用较低而且效果较好，那么为什么未被广泛应用呢？两项研究发现，70%患者选择药物治疗 ADT 而非睾丸切除治疗(Iversen et al,1998)。很显然，患者或者医师在选择药物 ADT 时并非仅考虑经济因素和治疗效果。实际上，在 1998－2001 年期间，不同分期的前列腺癌患者选择 ADT 治疗的比例明显增多。例如，在高危前列腺癌患者中，选择 ADT 的比例从 32.8% 增加到 48.2%(Cooperberg et al,2003)。为了避免睾丸切除所导致的心理障碍(永久性的身体外形缺损)，就要付出高昂的、不成比例的经济代价，而我们的社会体系也已经接受了这一事实。我们无从知道社会对 ADT 所需的高额费用还可以承担多久，但是医疗保险系统最近对 LHRH 激动剂医疗费用的政策调整表明上述问题开始受到重视。

或许对于 ADT 的费用最需要认识到的是泌尿外科医师在使用 ADT 上存在明显差别。在一项从 1992 到 1999 年共纳入 61 717 名患有前列腺癌的美国男性患者的研究中，泌尿外科医师使用 ADT 的总差异约为 21%，明显高于可归因于肿瘤特征(约 9%)或患者特征(约 4%)上的差异。换句话说，肿瘤特征(分级或分期)和患者(比如年龄和并发症)成为患者是否接受雄激素剥夺治疗最决定性的因素(Shahinian et al,2006)。泌尿外科医师面临的挑战是如何对需要 ADT 的患者提供这项昂贵的治疗方法而避免不需要的患者接受 ADT(Schellhammer,2006)。

参考文献

完整的参考文献列表通过 www.expertconsult.com 在线获取。

推荐阅读

Bolla M,Collette L,Blank L,et al. Long-term results with immediate androgen suppression and external irradiation in patients with locally advanced prostate cancer (an EORTC study):a phase III randomised trial. Lancet 2002;360:103-8.

Huggins C,Stevens RE,Hodges CV. Studies on prostatic cancer:II. The effects of castration on advanced carcinoma of the prostate gland. Arch Surg 1941;43:209-23.

Messing EM,Manola J,Sarosdy M,et al. Immediate hormonal therapy compared with observation after radical prostatectomy and pelvic lymphadenectomy in men with node-positive prostate cancer. N Engl J Med 1999;341:1781-8.

Prostate Cancer Trialists' Collaborative Group. Maximum androgen blockade in advanced prostate cancer:an overview of the randomised trials. Lancet 2000;355:1491-8.

Soloway MS,Pareek K,Sharifi R,et al. Neoadjuvant androgen ablation before radical prostatectomy in cT2bNxM0 prostate cancer:5-year results. J Urol 2002;167:112-6.

（樊　松　徐凌凡　杜和喜　余子强　**编译**
邰　胜　**审校**）

第21章　去势抵抗性前列腺癌的治疗

Emmanuel S. Antonarakis, MD, Michael A. Carducci, MD, Mario A. Eisenberger, MD

在过去的几十年中，内分泌治疗抑制激素依赖性前列腺癌的生长和分化已经成为前列腺癌综合治疗的基本策略。抑制性腺来源的睾酮是雄激素剥夺治疗（androgen deprivation therapy，ADT）的核心原则，也是实体肿瘤最有效的综合治疗方法之一。尽管在早期，雄激素剥夺治疗极为有效，但生化和临床证据表明所有患者最终均发展为激素抵抗性前列腺癌。在过去的几十年，传统内分泌治疗的疗效并没有显著的改善。接受不同 ADT 的转移性前列腺癌患者的无进展生存时间和总生存时间分别为 12～20 个月和 24～36 个月（Leuprolide Study Group，1984；Crawford et al，1989；Denis et al，1993；Eisenberger et al，1998）。然而，最近一些研究报道了更长的生存时间，这很可能是同一时期人群中不同患者的"领先时间效应"所致。进展为激素抵抗事实上是影响所有接受 ADT 患者的普遍问题。毫无疑问，进一步提高治疗转移性前列腺癌的疗效有赖于发现有利于控制病灶生长的非激素治疗手段。然而，近年来对去势抵抗性前列腺癌（CRPC）生物学特性的认识促进了下一代雄激素受体（AR）靶向治疗的发展，其中的一些成果也已经带来大量临床上的获益。

近年来，临床研究者试验了非激素治疗方法显示：系统性化疗提高了去势抵抗性前列腺癌患者的生存率和生活质量。对前列腺癌生物学和关键分子通路特征的进一步认识为前列腺癌治疗提供了新的角度与疾病特征性靶向治疗的可能。目前已知的数据提示靶向治疗可能会在前列腺癌或者其他恶性肿瘤治疗中扮演重要的角色并改善患者预后。

近几十年细胞与分子生物学的发展促进了我们对前列腺癌进展机制的认识，这使得我们能在恰当的时机对疾病做出综合治疗干预，防止或延迟疾病向致死方向发展。表达雄激素非依赖表型的癌细胞可在前列腺癌发展过程中被鉴别。雄激素受体的自身改变经常发生于雄激素剥夺治疗后疾病仍进展的患者中。已经证实，在疾病进展期间，即使缺乏雄激素，雄激素受体经过分子转变，依然能被雌激素和孕激素通过配体依赖途径激活（Feldman and Feldman，2001；Gelmann，2002；Nelson et al，2003）。睾丸切除很长时间后，雄激素受体仍有活性，暗示着其在前列腺癌生长中继续占据重要地位。对于雄激素非依赖性前列腺癌患者，这也确实可能是合理的治疗靶向。

在雄激素作用下，前列腺癌的生长是基于细胞增殖率超过细胞死亡率（Isaacs et al，1992）。雄激素剥夺能够诱导快速凋亡级联通路，主要影响细胞死亡率(Isaacset al,1992)。随着肿瘤的生长,细胞凋亡逐步达到阈值,即细胞增殖超过细胞死亡(Berges et al,1995)。结果,雄激素非依赖细胞累积,最终决定晚期前列腺癌生物学行为。

临床前期数据显示,相比其他常见肿瘤类型,前列腺癌的低增值率可能是其对细胞毒化疗低敏感性的主要原因。前列腺癌细胞的增殖率直接和生长分数成正比,且随着肿瘤进展而升高,雄激素剥夺治疗后尤为明显。细胞增殖抗原,如由周期细胞表达的 Ki-67,可能对提示预后和疾病治疗有重要意义。因为大多数传统细胞毒化疗药物对于高增殖率肿瘤(如淋巴瘤、小细胞肺癌和睾丸精原细胞瘤)通常有效。

前列腺癌分化途径改变已越来越受到关注,神经内分泌细胞尤为如此(diSant'Agnese,1995)。已有细胞毒化疗经验提示这类临床进展迅速的前列腺癌可能会对与其有相似表型特征的其他部位肿瘤,如小细胞肺癌的治疗方案有效。有强效证据支持多种肽类生长因子和前列腺癌生长之间存在联系(Djakiew et al,1991;Steiner,1993;Hofer et al,1995;Kaplan et al,1999;Nelson et al,2003)。肽类生长因子通过激活雄激素受体发挥自身作用。雄激素诱导间质产生多种生长因子,可替代细胞生长和分化时对雄激素的需求(Lee,1996)。此外,间质细胞释放的细胞因子,如 IL-6 对前列腺癌致病过程起重要作用。事实上,已设计出针对与各种生长因子及其受体表达有关的胞内通路的小分子抑制剂和其他治疗方式(例如单克隆抗体)。这些治疗手段参与抑制酪氨酸激酶家族受体活性和其他与细胞生长和存活有关的胞内信号分子传导途径。

一、临床评估

(一)疾病评估和治疗选择

传统分期标准如 TNM 分期系统,除了简单的解剖分类外没有描述疾病的范围,同时对复发性及晚期前列腺癌的治疗并没有多大益处。Scher 等描述了治疗所引起的不同疾病状态(2008)。该系统允许将患者以更具临床实用的方式分类。图 21-1 描述了不同治疗下前列腺癌自然病程,并按照疾病对不同治疗的不同反应分类。本章所述内容,考虑疾病预后和治疗大都基于以此分类的概念。

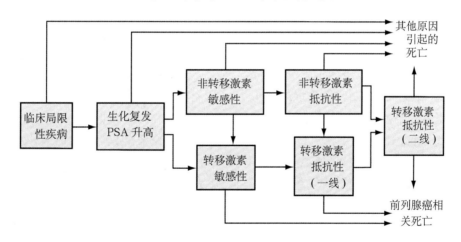

图 21-1　前列腺癌的临床状态、PSA、前列腺特异性抗原(Modified from Scher HI,Halabi S,Tannock I,et al. Design and end points of clinical trials for patients with progressive prostate cancer and castrate levels of testosterone:recommendations of the Prostate Cancer Clinical Trials Working Group. J Clin Oncol 2008;26:1148-59.)

完整的疾病评估需要评价其预后及治疗决策的制定。其关键组成包括疾病的范围、进展的部位和模式——单纯 PSA 水平升高、新发骨转移、内脏及淋巴结转移、有无症状以及对初始内分泌治疗的反应。患者在内分泌治疗期间定期进行骨扫描、CT 扫描联合血清 PSA 水平检测将提供激素治疗疾病进展的重要信息。通常激素治疗后疾病进展的首要表现为血清 PSA 升高。转移性肿瘤患者血清 PSA 水平升高常常在骨扫描异常前已经提示疾病进展,在此期间,患者往往没有任何骨转移症状(Eisenberger et al,1995)。常规监测血清睾酮水平是选择治疗方案的关键,尤其是在有理由怀疑患者依从性不良或者之前的治疗(如非甾体抗雄激素药物、低剂量雌激素、5α-还原酶抑制剂或以上药物联合)并没有维持血清睾酮至去势水平。

数年来,人们认为停止雄激素剥夺治疗对非手术去势患者的疾病进展和生存有不利影响(Taylor et al,1993)。类似的,给予外源性睾酮及其衍生物可引起小部分患者疼痛加重和神经、尿路和血栓并发症(Fowler and Whitmore,1981;Manni et al,1988)。在一项包括 205 例 HRPC 患者的回顾性研究中,Hussain 等(1994)分析了包括睾丸切除术等诸多影响预后的因素。在这个多因素分析中没有说明睾丸切除和无疾病进展时间或者生存时间相关。在此项研究中,任何形式的雄激素剥夺治疗在化疗之前至少中断 4 周,停止雄激素剥夺治疗没有影响治疗结果,结果与 Taylor 等的正好相反(1993)。上述两个回顾性研究都没有血清睾酮数据。因此,我们建议,对于所有患者,尤其是那些将接受化疗的患者,必须将血清睾酮抑制到一定水平。如果决定停止雄激素剥夺治疗,定期监测血清睾酮将给治疗提供重要信息。

另一个重要的方面和抗雄药物撤退效应有关(Scher and Kelly,1993;Small et al,2004)。停止抗雄药物(无论甾体还是非甾体)可使小部分患者短时间内出现临床缓解,表现为 PSA 下降、症状缓解、软组织和骨转移进展变缓。因此,对于抗雄药物联合其他任何形式的雄激素剥夺治疗的患者,我们建议在进入下一步治疗前应先停用此类药物 4~8 周并检测 PSA 水平。

接下来考虑选择相对毒性较小的二线内分泌治疗(包括新的 AR 靶向疗法)还是细胞毒化疗。越来越多的数据显示,化疗前进行二线内分泌治疗有效(Small et al,2004;Ryan,2006;Ang et al,2009)。然而反应率为 20%~60%,中位有效时间较短,为 2~4 个月。在已经报道使用的二线治疗中,对患者有益的包括己烯雌酚(Smith et al,

1986)、氨鲁米特(Sartor and Myers,1995)、酮康唑(Small et al,2004)和皮质激素(Storlie et al,1995)。自 2012 年以来,新一代的 AR 靶向治疗药物开始上市(例如,阿比特龙、恩杂鲁胺)并基本取代了较早上市的第二代内分泌药物。鉴于细胞毒性化疗潜在的高毒性,激素序贯序列治疗可能成为疾病进展但无症状(例如血清 PSA 升高但临床上无疼痛症状)的相对局限的转移性肿瘤患者的合理替代方案。

另一个重要的问题是关于这些具备潜在转移能力的肿瘤的最初临床表现。现有的对动态 PSA 评估数据中,PSA 倍增时间可预测骨扫描所示的疾病进展增速以及生存时间(D'Amico et al,2005)。PSA 倍增时间小于 3 个月患者临床病程进展相对较快,所以需要更加积极的治疗。分化差、间变或者神经内分泌肿瘤通常对雄激素剥夺治疗的反应较差,效果也不持久。间变或者神经内分泌肿瘤是较少见的亚型,需要特殊的治疗(见后述)。已经证明对临床进展快而 PSA 水平相对低的患者进行系统穿刺活检并行免疫染色有可能找到神经内分泌成分,可能对治疗后预后都很有意义(见后述)。对有广泛转移且 PSA 相对较低的患者,常规临床应用系统穿刺活检还有待明确其有效性。

(二)非转移性去势抵抗性前列腺癌

前列腺癌分期构成的改变,不仅对所有分期的前列腺产生影响,还深刻地改变去势抵抗性疾病患者的临床表现谱,越来越多的患者在没有临床或者影像证据证明转移前很早就开始雄激素剥夺治疗,这种治疗模式的改变,使血清 PSA 不能上升;临床表现是提示接受 ADT 的患者疾病进展的唯一证据,这类患者属于雄激素依赖性的 M_0(非转移性)、去势治疗的一类。此类患者占临床比例越来越多,可以预见这个比例还将继续增大,以至于有关疾病自然史的数据越来越少。此时,这些患者的自然进程数据开始发生变化,但转移进展的最强预测因子应该是 PSA 动力学相关指标,如 PSA 速率、PSA 倍增时间。

许多在骨转移发生时的二线激素治疗及非细胞毒性化疗(骨靶向治疗)的临床试验提供给我们大量的有用信息。一项样本量为 201 例的前瞻性临床试验将二磷酸盐和安慰剂对比,研究其在生化进展(M_0)的去势患者中的作用,结果发现到骨扫描发现疾病进展的时间较长。2 年后仅 33% 的患者找到骨转移的证据,中位骨转移时间为 30 个月。基础 PSA 水平(>10 ng/ml)和 PSA 速度是预测骨转移发生时间与生存时间的独立因素(Smith et al,2005)。在一项类似的探讨接受 ADT 过程中前列腺癌发生转移的回顾性研究中,临床转移的中位时间为 9 个月,治疗前 PSA 水平和 ADT 期间 PSA 最低值与治疗结果有关(Dotan et al,2005)。这两组数据的巨大差别(30 个月 vs.9 个月)强调了不同患者的肿瘤存在明显的异质性且需要前瞻性的评估。结果的不同是因为受到多种因素的影响,包括 ADT 前疾病的特点(治疗前 PSA 水平、PSA 倍增时间、初始分期、Gleason 评分)和对治疗的反应。PSA 倍增时间和 PSA 速率可估计进展速率。

尽管序贯内分泌治疗(使用第二代药物如酮康唑)已经被普遍应用,目前关于非转移性 CRPC 患者的治疗还没有达成共识。必须强调的是,目前还没有美国食物和药品管理局(FDA)批准的药物能够治疗男性 M_0 CRPC 疾病。而这反过来在这种情况下又创造了一个药物开发的独特契机。为此,一系列以安慰剂作为对照的 Ⅲ 期试验目前正在开展,对具有影像学转移高风险的非转移性 CRPC 患者新的 AR 靶向治疗进行试验。总之,了解疾病自然史和确定 M_0 去势患者的治疗方案需要更多的试验数据。

(三)转移性去势抵抗性前列腺癌

mCRPC 患者在 ADT 治疗疾病进展时临床状况具有异质性。前列腺癌发生转移时对骨骼有极大的亲和力。这种独特转移模式的原因还不清楚,它可能反映了转移时不同生物分子的共同效应。血液循环中的前列腺癌细胞被骨皮质和髓质捕获,然后通过特殊受体黏附在骨表面(特殊受体如整合素、胶原蛋白、层黏蛋白和其他骨衍生蛋白)。多种因子如激素、生长因子和间质-上皮间生物学相互作用促进细胞生长。这些促生长因子大多由骨髓产生。骨转移病灶生长导致疼痛、压迫、病理性骨折。此外,骨髓被广泛侵犯后可能造成血液功能损害(常表现为骨髓增生异常、贫血和血小板减少症)。

在广泛的去势抵抗性前列腺癌患者中,内脏

(不包括淋巴结)的侵犯相对少见。在没有骨骼侵犯的情况下,内脏疾病的发生更为罕见。前瞻性 mCRPC 临床试验结果表明不足 20% 的患者出现内脏器官转移,而 30%~40% 具有明显的软组织结节性疾病。由于转移性前列腺癌的主要治疗负荷在骨骼,所以软组织病灶(例如淋巴结或内脏部位)对治疗敏感(病灶缩小)并不能反映治疗有效,毕竟软组织病灶只代表一小部分肿瘤负荷。因此,临床试验中以"响应率"作为评价 mCRPC 为主要指标并不被提倡,而无进展生存率(PFS)[考虑到骨和(或)软组织疾病放射学进展]是更容易接受的试验指标(Scher et al,2008)。

mCRPC 患者常常面临多种血液方面疾病,有些是由原发病引起,有些则继发于治疗。贫血是最常见的血液方面的异常,其原因有很多,例如慢性疾病引起的贫血、骨髓被侵犯、失血,极少数继发于微血管病学贫血,后者常伴发消耗性疾病(弥散性血管内凝血,DIC)。进展期去势抵抗性前列腺癌患者红细胞计数减少常由多因素引起,诸如治疗前骨骼隐匿病灶的局部放疗、全身应用放射性药物、长期雄激素剥夺治疗、全身化疗以及广泛骨髓侵犯所致骨骼储备大幅下降。促红细胞生成素的使用在过去很流行。然而,促红细胞生成素逐渐不受支持,应谨慎使用,因为越来越多的证据表明这些药物可能会增加癌症患者的死亡率(Bennett et al,2008)。血小板减少症(和更少见的粒细胞减少症)是广泛的放射治疗或全身化疗最常见的并发症。在肿瘤晚期,快速生长肿瘤伴骨髓侵犯可能导致全血细胞减少症。血小板增多症也是一种包括前列腺癌在内的多种肿瘤的非特异性表现。然而,与血小板增多症相关的凝血并发症在前列腺癌患者中较少见,并且治疗通常也不必要。

排尿障碍是进展期前列腺癌患者最重要的泌尿系统并发症之一,这种由原发病引起的并发症极大降低了患者生活质量并需要积极地治疗。除了感染和疼痛率上升以外,尿路梗阻还严重损害肾功能,最终无法安全应用主要通过肾清除的化疗药物。一般来说,考虑细胞毒性化疗药物的排尿障碍患者,最好先通过放置输尿管内支架或经皮肾造瘘管先缓解梗阻。

进行性硬膜外脊髓压迫是最严重的肿瘤并发

症之一(Sorensen et al,1990),由于前列腺癌累及椎体,因此脊髓压迫风险显著上升(见后述)。

要点:临床思考

- 在考虑治疗前评估疾病的程度和侵袭性。
- 认识到关键的决定因素是否存在影像学转移、生化与临床进展及是否有症状(例如,疼痛)。
- 理解 mCRPC 表现出的异质性,无论是在转移部位的分布还是在 PSA 动力学方面(例如,PSADT)。
- 在开始细胞毒性化疗前考虑再次激素治疗,尤其是非转移性 CRPC 患者或无症状者。

二、细胞毒性药物化疗

(一)疗效评估

基于非对照临床实验的转移性前列腺癌化疗评估常受到方法学的显著影响,前列腺癌最常见的转移部位为骨骼,弥散的成骨病灶用现今的方法仍无法可靠测量,测量值常用来评估疗效优劣。软组织或内脏转移灶虽可连续测量,但并不常见,并且只代表了肿瘤负荷的一小部分。选择可二维测量的病灶进行连续测量是评估疗效的客观准则。将前列腺癌患者的软组织按照生物学和临床特点分成许多不同的亚组,这和仅有的骨转移患者的特征大相径庭。因此在这些潜在的注意事项中,"响应率"作为评价 mCRPC 临床试验的主要指标已被弃用,而无进展生存率(PFS)[考虑到骨和(或)软组织疾病放射学进展]是更容易接受的试验终点,而例如总生存率则并不是可行的终点(Scher et al,2008)。

已经建立了一些评价基线和治疗后特征的预后模式,辅助分析不同细胞毒性和非细胞毒性 CRPC 的异质性(Smaletz et al,2002;Halabi et al,2003;Armstrong et al,2007;Halabi et al,2013b)。多数报道认为在不同临床和实验室指标中有预后意义的指标是:患者的一般状况、疼痛、治疗前后血红蛋白水平。其他可能的预后指标是基础 PSA 水平、基础碱性磷酸酶、LDH 水平、骨

扫描显示骨被累及的范围(骨累及病灶的数目和分布)和内脏是否被累及。定量评价循环肿瘤细胞的方法(CTC)、数量和各种 PSA 构建(例如,30% PSA 减少)是治疗后参数中具有最强预后意义的指标(Scher et al,2004;Armstrong et al,2007;deBono et al,2008;Halabi et al,2013a)。

临床前期观察提示数种药物在不影响肿瘤生长的情况下减少 PSA 的分泌(Larocca et al,1991;Eisenberger and Nelson,1996;Seckin et al,1996)。这些实验观察似乎和临床相关,但用来评估单药对 PSA 分泌的影响仍需要严谨的临床证明。数位此领域的领军学者达成了关于 CRPC 患者用 PSA 检查的共识并初步建立指南(Bubley et al,1999)。这些指南被更新并在放射学终点和临床终点上(如疼痛)对晚期 CRPC 评估达成共识(Scher et al,2008)。毫无疑问,新生化标记物的发现将提高我们快速识别 CRPC 治疗方法是否有效的能力。CTCs 计数可能是这类标记物之一(基础情况和治疗后一段时间)(de Bono et al,2008)。此外,非细胞毒性和靶向治疗发展可能需要一系列新的终点,以及发现反映机制特异性生物学活性的药物特异性中间体生物标志物。

(二)细胞毒性药物的临床试验

大多数用于肿瘤治疗的化疗药物可用于 CRPC 患者,单剂药物或联合用药均可。既往使用的药物包括环磷酰胺,5-氟尿嘧啶,雌莫司汀,长春瑞滨,依托泊苷,顺铂,卡铂,阿霉素,米托蒽醌,紫杉醇和多西他赛(Eisenberger,1988)。除了多西他赛(以及相关药剂卡巴他赛)和米托蒽醌,大多数其他细胞毒性药物由于不能改善症状和存活时间已不再使用。新世纪以来特定化疗药物使用的演变表明晚期 CRPC 患者接受一线化疗的生存率现在多为 16~20 个月(Petrylak et al,2004;Tannock et al,2004),而早期化疗药物为 6~12 个月(Eisenberger,1988)。

1. 米托蒽醌

CRPC 的一线化疗药物为米托蒽醌。该药物是一种半合成蒽环类药物,既往研究显示其具有适度的症状受益,但客观的抗肿瘤活性较小(Osborne et al,1983;Rearden et al,1995)。此外,米托蒽醌与低剂量皮质类固醇联合使用具有最大的姑息作用(Moore et al,1994)。两项米托蒽醌联

合泼尼松(Tannock et al,1996)与泼尼松单独使用(Kantoff et al,1999)的前瞻性随机试验表明,联合化疗显著改善多种包括疼痛在内的生活质量参数,但两种方案均不能改善患者存活率。这些研究为美国 FDA 在 1997 年批准米托蒽醌联合泼尼松治疗有症状 CRPC 提供了证据。虽然随着更有效的化疗药物(多西他赛和卡巴他赛,见下文)问世,一线治疗药物米托蒽醌的使用显著减少,但米托蒽醌仍然作为多西他赛和卡巴他赛耐药时的治疗或者作为毒性较大的紫杉醇类药物不能耐受时的替代治疗。

2. 多西他赛

CRPC 治疗的另一个重要化疗药物为紫杉烷家族的成员中的多西他赛,该药物通过 TP53 非依赖性诱导凋亡机制——抑制微管解聚与阻断抗凋亡信号转导,从而为诱导癌细胞凋亡发挥作用。细胞内通过 β-微管蛋白相互作用导致鸟苷三磷酸非依赖性聚合和细胞周期阻滞 G_2 M 期。此外,已发现多西他赛诱导体外 BCL2 的磷酸化,导致 caspase-3 激活及其正常抗凋亡作用的丧失。由于不能抑制促凋亡分子 Bax,磷酸化 BCL2 也可能通过这种替代诱导细胞凋亡。然而,其他的作用如 CDKN1B(p27)诱导和抑制 Bcl-xL 也可能是其重要的机制。最后,多西他赛可能影响细胞质中 AR 与微管的联系,破坏配体结合的 AR 从细胞质到细胞核内的微管运输而发挥其一部分治疗的作用(Zhu et al,2010;Darshan et al,2011)。

多西他赛的早期数据初步表明该化合物即使单独应用在前列腺癌治疗,也可能具有显著的活性(Friedland et al,1999;Picus and Schultz,1999;Beer,2004)。在 2004 年,大型 Ⅲ 期随机临床实验 TAX 327(图 21-2)结果证实,多西他赛在米托蒽醌联合泼尼松的传统标准(Tannock et al,2004)上的优势,使得多西他赛成为治疗 mCRPC 化疗药物中的一种选择。TAX 327 研究将纳入的 1006 例既往无化疗且稳定的疼痛评分患者分为三组(均加有泼尼松 5 mg,每日 2 次):每 21 天静脉滴注 1 次米托蒽醌 12 mg/m²;多西他赛 75 mg/m²,每 21 天静脉滴注 2 次;每 7 天静脉注射多西他赛 30 mg/m²。患者继续雄激素抑制剂(例如使用 LHRH 激动剂或睾丸切除术),但所有其他二线激素制剂停止使用。每组的预期治疗时间为 30 周(即 10 个周期)。由于疾病进展率的差异(46% 比 25%),每 3 周 1 次的多西他赛治疗组比米托蒽醌组有更多的患者完成。中位随访 20.7 个月后,每 3 周 1 次的多西他赛组的生存期为 18.9 个月,疼痛缓解率为 35%,PSA 反应为 45%,与此相比,每周 1 次的多西他赛的结果分别为 17.3 个月时,31% 和 48%。这就转变为使用每 3 周一次的多西他赛相对减少 24% 的死亡风险(95% CI 6%~48%,P = 0.0005)(图 21-2)。同时,米托蒽醌组中患者的中位生存期为 16.4 个月,疼痛反应 22%,PSA 反应 32%。TAX327 实验的结论为每 3 周 1 次的多西他赛治疗比每周 1 次的多西他赛和每 3 周 1 次米托蒽醌治疗更加有优势。这是一项重大意义的研究,因为它首次显示了化疗可以提高 mCRPC 患者的生存率。

需要注意的是每 3 周 1 次多西他赛组的毒性,其较每周 1 次多西他赛组的血液系统疾病发生的增加(3% 中性粒细胞减少性发热 vs. 0,32% 的 3/4 级中性粒细胞减少 vs.1.5%),但恶心、呕吐、乏力、指甲变化、过度流泪和腹泻发生率略低,而且神经系统疾病在每 3 周组中更为常见(3/4 级)(神经病变为每 3 周 1 次组的 1.8% vs. 每周 1 次组的 0.9%)。FACT-P 仪器测量的生活质量反映两者没有明显差异,但较米托蒽醌组更优。

西南肿瘤学组(SWOG)9916 研究是第二大评价多西他赛的 Ⅲ 期试验(图 21-3)(Petrylak et al,2004)。该研究对 770 例进行性 CRPC 患者随机分为口服雌莫司汀(280 mg,每天 3 次)加多西他赛(每 21 天 1 次,静脉用药 60 mg/m²)和米托蒽醌(每 21 天 1 次,12 mg/m² 静脉用药)加泼尼松。SWOG 9916 研究中总的中位生存时间多西他赛-雌莫司汀组在存活时间较米托蒽醌-泼尼松组(17.5 个月 vs.15.6 个月,P = 0.02)长,相应的死亡危险比(HR)为 0.80 例(95% 可信区间 0.67 至 0.97)(图 21-3)。因为雌莫司汀的血栓栓塞事件发生率高,研究组中预防性使用低剂量华法林和阿司匹林。同样,多西他赛-雌莫司汀分别有 20% 和 15% 的患者为 3/4 级胃肠道和心血管毒性。由于治疗方案、患者群体和多西他赛的剂量的差异(SWOG 9916 组 60 mg/m²,TAX 组 32 775 mg/m²),比较这两个精心设计试验中的多西他赛组可能不合适,尽管如此,可以得出结论:雌莫司汀不太可能显著增加多西他赛单剂的活性。因此同时也因为其血栓栓塞毒性,雌莫司汀目前是美国唯一的历史性药物且在美国已不再普遍使用。

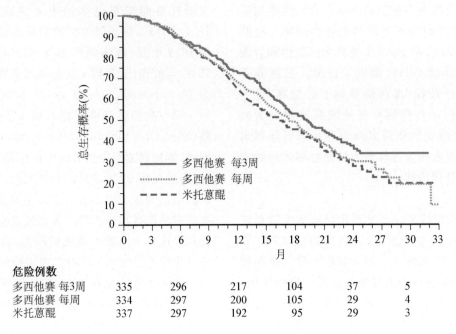

图 21-2 在 TAX327 研究中的总体生存率(From Tannock I, DeWit R, Berry W, et al. Docetaxel plus prednisone or mitoxantrone plus prednisone for advanced prostate cancer. N Engl J Med 2004;351:1502-12.)

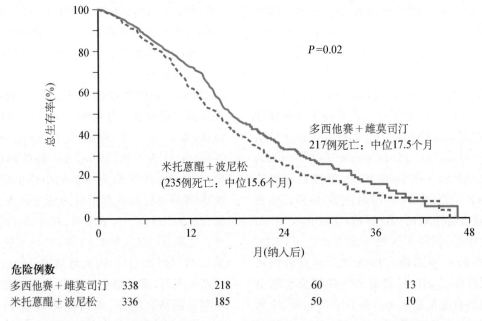

图 21-3 在西南肿瘤学第 9916 组研究的总生存率(From Petrylak DP, Tangen CM, Hussain MH, et al. Docetaxel and estramustine compared with mitoxantrone and prednisone for advanced refractory prostate cancer. N Engl J Med 2004;351:1513-20.)

　　为改善多西他赛单独使用时的疗效,多个实验试剂与多西他赛的联合使用得到尝试。然而,以多西他赛为基础的联合疗法在大多数Ⅲ期试验的结果令人失望。虽然血管内皮生长因子(VEGF)水平与生存呈负相关,抗血管生成药(贝伐单抗、阿弗利普和来那度胺)联合多西他赛联合用药并不能提高总生存率。骨靶向的药物阿特拉松、紫铂替坦和达沙替尼等药物与多西他赛的联合应用也同样得出了令人失望的结果。另外,高剂量维生素 D(骨化三醇)与每周 1 次的多西他赛联合应用比单独使用多西他赛在患者存活时间上也没有优势。多西他赛联合疗法的失败可能原因包括:药物与多西他赛联合用药时活性的缺失、研究开始前缺少设计良好的随机Ⅱ期试验,以及由于药物毒性而导致的常常需要减少多西他赛的剂量(Antonarakis and Eisenberger,2013)。

　　3. 卡巴他赛

　　直到近期,对于多西他赛难治性前列腺癌仍缺少有效延长男性患者寿命的治疗方法。基于关键Ⅲ期随机(TROPIC)试验(图 21-4)对 mCRPC 的治疗结果,FDA 批准的另一种化疗药物卡巴他赛改变了这一局面。由于对 P-糖蛋白(三磷酸腺苷依赖性药物排泄泵)的亲和性差(Paller and Antonarakis,2011),卡巴他赛是一种与多西他赛不同的新型微管蛋白结合紫杉烷。在使用癌细胞系和小鼠异种移植模型的临床前研究中,卡巴他赛对多西他赛敏感肿瘤和原发性肿瘤或获得性多西他赛耐药均具有活性(Attard et al,2006)。在首个关于卡巴他赛治疗前列腺癌的安全性和有效性的Ⅰ期试验中,卡巴他赛每 3 周 1 次静脉给药 $10\sim25\mathrm{mg/m^2}$(Mita et al,2009)。在这项研究中,主要剂量限制毒性(DLT)是中性粒细胞减少症。由于缺乏在这个药物和多西他赛之间的交叉拮抗性,并基于早前关于 CRPC 患者的良好反应的的Ⅰ期试验的结果,开展了Ⅲ期试验以评价其活性。

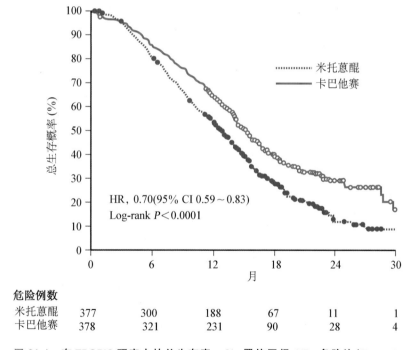

图 21-4　在 TROPIC 研究中的总生存率。CI. 置信区间;HR. 危险比(From de Bono JS,Oudard S,Ozguroglu M,et al. Prednisone plus cabazitaxel or mitoxantrone for metastatic castration-resistant prostate cancer progressing after docetaxel treatment:a randomised open-label trial. Lancet 2010;376:1147-54.)

卡巴他赛治疗晚期前列腺癌患者的安全性和有效性在 TROPIC 试验中进行了客观评价。包括 26 个国家的 146 个机构,招募了 755 例多西他赛化疗后进展期 mCRPC 的男性(de Bono et al,2010)。其中,377 例患者随机纳入每三周一次米托蒽醌 12 mg/m^2(另加每日口服泼尼松 10 mg),378 例患者接受每 3 周 1 次卡铂 25 mg/m^{2}静脉注射(加泼尼松)。中位随访 12.8 个月后,相比于接受米托蒽醌的男性的 12.7 个月,接受卡巴他赛的男性总生存期为 15.1 个月(HR 0.70,$P <$ 0.0001)(见图 21-4)(de Bono et al,2010)。与米托蒽醌相比,卡巴他赛还明显的延长 PFS(2.8 个月 vs.1.4 个月,$P <$0.0001),延长 PSA 进展时间(6.4 个月 vs.3.1 个月,$P =$0.001),增加影像学上肿瘤响应率(14.4% vs.4.4%,$P =$ 0.0005),以及 PSA 的响应率(39.2% vs.17.8%,$P =$0.0002)。两组在疼痛反应上无明显差异。该研究结果成为 2010 年 6 月 FDA 批准卡巴他赛加泼尼松作为二线治疗多西他赛抵抗性 mCRPC 的依据。

在亚组分析中,尽管接受多西他赛或者治疗间歇后患者有可测疾病、疼痛或者无论是否有进展发生,卡巴他赛在总的生存期上具有优势。此外,卡巴他赛对东部合作肿瘤治疗组(ECOG)表现状态为 0 到 1(与 2 对比)和多西他赛小于 3 个月的疾病进展(与大于 3 个月的多西他赛相比)的患者具有明显生存获益。最后的结果表明,卡巴他赛甚至对多西他赛抵抗的患者有效,提供多西他赛和卡巴他赛之间没有明显交叉抵抗的证据。

卡巴他赛最常见的严重副作用是血液系统疾病,包括发生在 82% 患者的 3 级以上的中性粒细胞减少症(发热性中性粒细胞减少症占 8%)。65 岁以上老年人比年轻人发生 3 级以上的中性粒细胞减少症的概率多 6.6%。骨髓抑制的程度让我们思考低剂量卡巴他赛(如 20 mg/m^2)是否更加合适,一项比较两种剂量(25 mg/m^2 vs.20 mg/m^2,每 3 周 1 次)的安全性与有效性的Ⅲ期随机对照研究(PROSELICA)正在开展。最后,正如多个指南所推荐的那样,在使用卡巴他赛时强烈建议使用生长因子,尤其是在 65 岁以上或更差的表现状态的患者(Mohler et al,2010)。其他非血液系统毒性作用包括 3 级以上的腹泻(6%),高于或者大致为 3 级的疲乏(5%)。腹泻在 65 岁以上或者既往有放射治疗史的患者中更加常见。欣慰的是,尽管外周神经病(各等级)在接受卡巴他赛治疗患者中约占 14%,仅 1% 会发展成为 3 级神经病(de Bono et al,2010)。

考虑到卡巴他赛在多西他赛抵抗性患者中的作用,有理由评估卡巴他赛作为 CRPC 患者的一线治疗药物。为进一步证实,一项在未化疗患者中对比多西他赛(20mg/m^2)和卡巴他赛(25mg/m^2)的国际性Ⅲ期随机对照研究(FIRSTANA)即将完成其结果,正在分析中。另一项独立的Ⅱ期研究(TAXYNERGY)随机将患者分成一线多西他赛和一线卡巴他赛治疗组。同时,当 4 个化疗周期不能达到 30% 的 PSA 下降时,允许患者选择治疗药物。为揭示紫杉醇类药物响应和抵抗的机制,该实验还收集 CTCs 以检测 AR 与微管之间的联系。

要点:细胞毒性药物化疗

- 多西他赛是 mCRPC 的标准一线化疗药物,该方案可以延长患者的无进展生存时间和总生存时间,并能缓解疼痛和提高生活质量。
- 多西他赛的毒性包括:骨髓抑制、乏力、周围水肿、神经毒性、泪溢和指甲营养不良。
- 卡巴他赛已成为多西他赛治疗期间或治疗后有进展的 mCRPC 患者的二线化疗选择。
- 卡巴他赛的毒性包括:中性粒细胞减少症(包括发热性中性粒细胞减少症)和腹泻。
- 虽然米托蒽醌不能延长生存期,但已被证实可缓解与转移疾病相关的症状,通常用于以前接受多西他赛和(或)卡巴他赛或是那些不会耐受这些药物的患者。

三、新型雄激素受体靶向治疗

(一)CYP17 抑制剂:阿比特龙和其他药物

可以确认在睾酮达到去势水平(<50 ng/dl)的患者中,雄激素受体和配体依赖的雄激素受体信号通常仍然保持活性和升高(Debes and Tindall,2004)。标准的激素治疗比如 LHRH 激动

剂/拮抗剂抑制性腺雄激素的生成,但不能够影响肾上腺和其他性腺以外的雄激素的合成。从肾上腺和性腺以外来源的雄激素可能达到总雄激素的 10%。有研究提示 CRPC 可能自主地产生瘤内雄激素(Mostaghel et al,2007)。另外,CYP17 已经被证实在 CRPC 患者中过度表达。这些实验室证据表明 CRPC 并不是非激素依赖,仍然有激素驱动,这提示进一步抑制非性腺来源的雄激素可能产生治疗效果。

新型药物醋酸阿比特龙是一种口服的选择性抑制细胞色素 P450 异构体 17(CYP17),CYP17 同时有 17,20 裂解酶和 17α-羟化酶活性,在性腺外雄激素合成中起关键作用。Ⅰ/Ⅱ期临床试验中使用阿比特龙治疗 CRPC 患者(同时在多西他赛治疗前后使用),观察到相当数量患者的 PSA 反应(PSA 下降≥50%),在骨和软组织转移的患者中观察到局部放射反应(Attard et al,2008;Danila et al,2010)。阿比特龙甚至对使用酮康唑(一种较弱的 CYP17 抑制剂)治疗后的患者仍然有效(Ryan et al,2010)。阿比特龙的常见不良反应包括低钾血症、高血压和足水肿,这些不良反应可解释为继发性盐皮质激素过剩综合征所造成。使用盐皮质激素受体拮抗剂依普利酮和抑制 ACTH 释放的泼尼松能够加重这些不良反应。

鉴于单体阿比特龙的临床活性很大程度上未知,患者接受阿比特龙治疗的同时必须继续 LHRH 激动剂/拮抗剂治疗。

为了评估阿比特龙治疗 CRPC 患者的有效性和安全性,一项重要的多中心安慰剂对照双盲法随机Ⅲ期试验(COU-AA-301)在多西他赛治疗后但未用酮康唑治疗的 mCRPC 患者中实施(de Bono et al,2011)。这个试验随机安排患者(2:1)接受每日阿比特龙 1000mg 联合每日泼尼松 10mg(n = 797)或者安慰剂联合泼尼松(n = 398)。试验主要观察指标显示阿比特龙组中位总生存时间是 14.8 个月,安慰剂组为 10.9 个月(HR 0.65,P<0.0001)(图 21-5)。另外,与安慰剂组相比,阿比特龙延迟影像学无进展生存期(5.6 个月 vs.3.6 个月,P<0.0001),提高 PSA 进展时间(10.2 个月 vs.6.6 个月,P<0.0001)和更多的 PSA 反应(38% vs.10%,P<0.0001)。进一步的分析显示与安慰相比,阿比特龙在疼痛缓解,患者诉疲劳、延缓疼痛进展及预防骨骼相关事件上更能获益(Fizazi et al,2012;Logothetis et al,2012)。根据 COU-AA-301 研究结果,在 2010 年 4 月 FDA 批准阿比特龙联合泼尼松治疗已行多西他赛化疗的 mCRPC 患者,推荐阿比特龙剂量是每日 1000mg 口服。

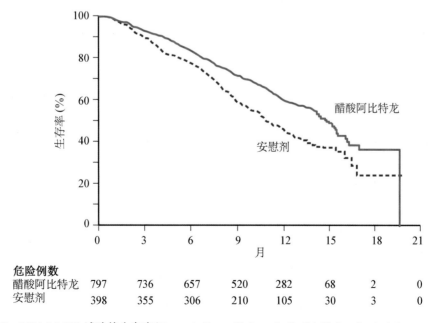

危险例数							
醋酸阿比特龙 797	736	657	520	282	68	2	0
安慰剂　　 398	355	306	210	105	30	3	0

图 21-5　COU-AA-301 试验的生存率(From de Bono JS,Logothetis CJ,Molina A,et al. Improved survival from metastatic prostate cancer with abiraterone acetate. N Engl J Med 2011;364:1995-2005.)

因为多西他赛治疗后使用阿比特龙的成功，第二个随机Ⅲ期试验（COU-AA-302）在未使用多西他赛和酮康唑治疗的 mCRPC 患者中进行。这个双盲的安慰剂对照试验招募无症状或轻度症状的未化疗的 mCRPC 患者，将他们随机（1:1）接受阿比特龙（1000mg）和泼尼松（每日 10mg）或者安慰剂联合泼尼松。试验的其余主要观察指标是影像学无进展生存期和总生存时间。研究具有统计学差异，阿比特龙组无进展生存期（HR 0.43，95% CI 0.35～0.52，$P<0.0001$），放射性进展风险降低 57%（Ryan et al,2013）。研究也同时显示出延长总生存时间和延迟使用细胞毒性化疗的趋势（26.5 个月 vs.16.8 个月）。最终的分析发现阿比特龙组总生存时间更为有利（HR 0.79,95% CI 0.66～0.95,$P=0.015$），死亡方向降低 21%，但并没有达到 O'Brien-Fleming rule 预先设定的有意义的水平（要求 P 值<0.0035）。在多西他赛治疗前使用阿比特龙显示出更多的益处，包括提高了患者报告的生活质量结果（Basch et al,2013）。根据 COU-AA-302 试验结果，FDA 扩大阿比特龙使用范围至所有 mCRPC 患者（包括那些还没有接受多西他赛治疗的患者）。重要的是阿比特龙并没有在没有转移的 mCRPC 患者中普遍使用，酮康唑常被用来治疗这些患者。

通过抑制 CYP17 雄激素信号通路的其他药物也在进行临床研究。Orteronel（TAK-700）和阿比特龙具有相似的作用机制；它是一种非甾体的 CYP17 抑制药，具有更强的潜在 17,20 裂解酶选择性（损伤雄激素合成优先于损伤皮质类固醇合成）。Orteronel 已经在未接受化疗或已行多西他赛治疗 mCRPC 患者中进行了 2 次大的安慰剂对照Ⅲ期试验（两组中均使用了泼尼松）。在国际性的 ELM-PC5（多西他赛治疗后）试验中，尽管 Orteronel 显著地改善了无进展生存期（HR 0.76,95% CI 0.65～0.89,$P=0.0004$），研究没有达到最初的生存终点（HR for survival:0.89,95% CI 0.74～1.06,$P=0.19$）（Dreicer et al,2014），同时 Orteronel 没有得到 FDA 批准。有趣的是在没有批准阿比特龙使用的国家，Orteronel 显著提高了生存时间；而在批准阿比特龙使用的国家，其生存时间没有受到影响，可能是由于患者退出研究后使用阿比特龙治疗。化疗前Ⅲ

期试验 Orteronel/泼尼松对比安慰剂/泼尼松的随机试验已经完全开始。在这个试验中，无进展生存期和总生存时间是其主要观察指标，等待该临床研究的最终结果。

（二）雄激素受体调节：恩杂鲁胺和其他药物

雄激素受体方向研究的是瞄准发展下一代优于目前等级（比卡鲁胺、尼鲁他胺、氟他胺）的抗雄激素药物。其中一个就是恩杂鲁胺，它是一个强力的口服非甾体类雄激素受体拮抗剂（Chen et al,2009）。重要的是恩杂鲁胺在去势抵抗情况下仍能有力地拮抗雄激素受体，甚至在雄激素受体持续或过度表达的状态（Watson et al,2010）。不像其他的抗雄激素药物具有部分的雄激素受体激动作用，恩杂鲁胺没有显示出任何的激动活性。除了充当 AR 阻滞剂，恩杂鲁胺也破坏了雄激素受体从细胞质（无活性的）进入细胞核（作为转录因子），同时也破坏与雄激素反应 DNA 相关的转录复合体和雄激素受体的结合（Tran et al,2009）。

一个Ⅱ期试验的初步证据显示：在未化疗（$n=65$）和已接受紫杉烷治疗（$n=75$）的 mCRPC 患者使用恩杂鲁胺治疗（每日 160mg，口服）显示出有效活性（Scher et al,2010）。试验中分别在 62% 和 51% 的未化疗和已接受紫杉烷治疗的患者中观察到超过 50% 的 PSA 下降；在可测定疾病的患者中，分别观察到肿瘤客观反应分别是 36% 和 12%。已接受多西他赛化疗的影像学无进展生存期为 6.7 个月，未化疗的为 17 个月。另外 49% 的患者血液肿瘤细胞计数下降，计数从不理想（$\geqslant5$ CTC/7.5 ml 血液）转向理想（<5CTC/7.5 ml 血液）。恩杂鲁胺的不良反应普遍较轻，包括疲劳（27%）和恶心（9%）。罕见癫痫发作（3/140 患者）也被报道，可能由于直接作用拮抗了中枢神经系统 γ-氨基丁酸酸性受体。恩杂鲁胺相比阿比特龙的一个潜在优势是缺乏对糖皮质激素的需求。实际上数据显示联合泼尼松使用，恩杂鲁胺活性会降低，可能是由于雄激素受体不稳定的活性被泼尼松激活或者直接激动糖皮质激素受体（Scher et al,2013）。

一个关键的安慰剂对照双盲Ⅲ期试验（AF-FIRM），随机将 1199 例经多西他赛治疗未经酮康唑治疗的 mCRPC 患者分为恩杂鲁胺组（$n=$

780)和安慰剂组(*n*＝390),试验用来检测恩杂鲁胺对总生存时间的影响。患者接受两种化疗方法(其中一个必须包括多西他赛)的目标人群。试验显示与安慰剂组相比,恩杂鲁胺的中位生存时间提高了 4.8 个月(18.4 个月 vs.13.6 个月,HR

0.63,*P*＜0.001)(图 21-6)(Scheret al,2012)。在预设的组别中观察到了生存时间优势。与在阿比特龙试验中观察到的相似,体力 ECOG 评分为 2 的患者发现优势较少。

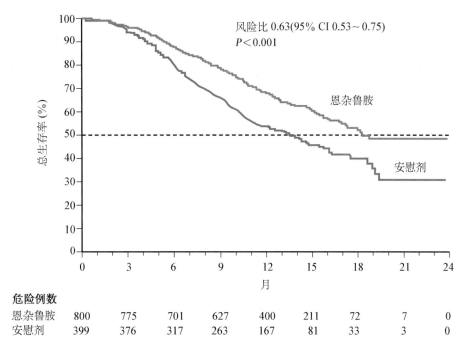

图 21-6　**AFFIRM 试验的生存率**(From Scher HI,Fizazi K,Saad F,et al.Increased survival with enzalutamide in prostate cancer after chemotherapy.N Engl J Med 2012;367:1187-97.)

恩杂鲁胺和安慰剂组确切的 PSA 下降超过 50％的患者比例分别为 54％和 1.5％。两组的进展中位时间分别为 8.3 个月和 3 个月(HR 0.25,*P*＜0.0001)。不良反应较小,包括疲劳、腹泻和潮热。1％的恩杂鲁胺患者发现癫痫发作。基于 AFFIRM 试验结果,2012 年 8 月 FDA 批准包括已经接受多西他赛化疗的 mCRPC 患者使用恩杂鲁胺。

为了评估化疗前使用恩杂鲁胺的效果,设计了 PREVAIL 试验,这是一个Ⅲ期双盲安慰剂对照试验,1717 名未经过化疗的无症状或微小症状的 mCRPC 患者被随机分到(1:1)恩杂鲁胺口服组和安慰剂组。中期分析时试验获得其主要观察指标包括影像学无进展生存期和总生存时间。与安慰剂组相比,化疗前使用恩杂鲁胺降低了 29％的死亡风险(HR 0.71,95％ CI 0.60～0.84,*P*＜

0.0001)和降低了 81％的影像学进展风险(HR 0.19,95％ CI 0.15～0.23,*P*＜0.0001)(Beer et al,2014)。根据 PREVAIL 试验结果,目前有强力的证据支持所有 mCRPC 患者使用恩杂鲁胺,不管他们是否已经接受多西他赛化疗。

另一个下一代雄激素信号抑制剂是 ARN-509。这是一种新的抗雄激素药物(与恩杂鲁胺相似),有单纯的雄激素拮抗剂作用,同时抑制雄激素受体核转移和 DNA 结合(Clegg et al,2012)。ARN-509 可能有超过恩杂鲁胺的潜在优势,因为它不能穿越血-脑屏障,而且还没有与癫痫发作有关。Ⅰ期试验获得了早期的临床活性证据,30 名进展期 mCRPC 患者接受持续的 ARN-509 每日口服,剂量在 30～480mg;Ⅱ期试验选择最大效能剂量 240mg(Rathkopf et al,2013)。使用 ARN-509 的不良事件包括疲劳(47％)、腹泻(30％)、头痛（20%）和潮热（13%）。一个 ARN-509 Ⅱ期试验将患者分为 3 组：未转移的 CRPC，mCRPC，已经阿比特龙治疗的 mCRPC（Rathkopf et al，2012）。在所有的组中，一部分患者有 PSA 反应，说明具有临床效果（由于更多的严重疾病，这些反应在每个组中较少）。这种药物现在进行 SPAR-TAN 试验，是针对无转移 CRPC 患者的多中心盲式随机Ⅲ试验，无转移生存率是主要观察指标。此研究中，患者被随机（2：1）分为 ARN-509 和安慰剂组。值得注意的是，ARN-509 是前列腺癌治疗中第一个用于研究非转移性（M_0）CRPC 的。

要点：新型雄激素受体靶向治疗

- 越来越多的证据表明 CRPC 不是雄激素非依赖性的。并继续依赖雄激素/雄激素受体信号传递。
- 阿比特龙是一种 CYP17 抑制剂，能消除肾上腺和瘤内雄激素，已批准用于治疗化疗前后的 mCRPC。
- 恩杂鲁胺是一种新型的雄激素受体信号抑制剂，阻滞雄激素受体、预防核转移、DNA结合，结果表明化疗前和化疗后使用均能提高 mCRPC 的生存时间。
- 其他的 CYP17 靶向剂（例如 Orteronel）和 AR 靶向剂（例如 ARN-509）正在临床研究中。

四、免疫治疗

使用免疫活性因子是前列腺癌治疗的替代和互补方案。肿瘤免疫治疗是指试图通过激活免疫反应对抗癌细胞，克服肿瘤诱导的耐受（Drake，2010）。前列腺癌虽然不是传统上使用免疫治疗的疾病，但前列腺癌是一个慢性进展疾病，实际上是免疫治疗的理想目标（允许时间刺激免疫系统产生抗肿瘤响应），前列腺癌产生的数个组织特异性蛋白可能作为肿瘤抗原：包括 PSA，前列腺酸性磷酸酶（PAP）以及其他蛋白。

利用免疫系统克服肿瘤诱导耐受几乎是每个癌症疫苗计划的目标，抗肿瘤特异性抗原疫苗的

免疫治疗已经在不同的肿瘤模型中进行研究，包括前列腺癌。使用了许多方法，包括基于树突状细胞的治疗，GM-CSF 以及病毒载体，单抗原或全细胞疫苗，以及经基因修饰的肿瘤细胞疫苗和DNA 质粒疫苗。最近更多的研究包括共刺激分子、细胞毒性 T 淋巴细胞、CTLA-4 阻断、PD-1 阻滞和胞内病毒或细菌中介因子（Blattman et al，2002；Mapara and Sykes，2004；Webster et al，2005；Harzstark and Small，2009；Drake，2010）。

在前列腺癌中，部分上述免疫治疗已经用于临床试验，其中最重要的是 sipuleucel-T（自体PAP 负载树突状细胞疫苗），已经获得 FDA 批准用于无症状或微症状 mCRPC。其他的免疫疗法已经到了最后的临床研究进程，包括 GVAX 异基因重组全细胞疫苗（Ⅲ期试验中未达到主要观察指标），ProstVac-VF 重组痘病毒 PSA 疫苗（Ⅲ期试验中），CTLA-4 抑制疗法例如伊匹单抗（也在Ⅲ期试验中）。

（一）Sipuleucel-T

Sipuleucel-T（Provenge）是一种个体化的疫苗，从自体 CD54 ＋树突状细胞分化来，是主要的抗原呈递细胞，从个体获得，有包括 PAP 和 GM-CSF 的重组融合蛋白参与。PAP 的选择是根据它的前列腺细胞膜的定位，成功的临床前模型用它产生前类型特异性免疫反应和自体免疫性前列腺炎。在 CRPC 患者中使用 Sipuleucel-T 的早期试验中报道了综合活性。随机的Ⅱ/Ⅲ试验中，在127 位无症状 mCRPC 患者中使用 Sipuleucel-T和安慰剂进行对比研究，作为主要观察指标的疾病和疼痛进展没有统计学差异（$P = 0.052$）（Small et al，2006）。但是随机分配到安慰剂组的患者在疾病进展过程中可以转而接受疫苗治疗，这些一开始随机分配接受疫苗治疗的患者在疾病进展过程的治疗由医师决定。这项试验每 3 年更新，发现一开始接受 Sipuleucel-T 的患者在总生存时间上有统计学意义的提高（$P=0.01$）。试验后数据分析显示 Sipuleucel-T 的效果在 Gleason 评分为 7 分或更低患者中被抑制。虽然准备和生产大规模的单独定制疫苗可能是有挑战性的，这种疫苗耐受性好，治疗有关的发热较少，主要的不良反应是寒战（Small et al，2006）。

第二个Ⅱ/Ⅲ试验随机分配无症状的 98 例

CRPC 患者到 Sipuleucel-T 组或安慰剂组,试验同样没能够证实进展时间(主要观察指标)有统计意义。无论如何,试验后合并分析这两次试验(n =225),确实发现具有总生存时间优势。在安慰剂组和在 Sipuleucel-T 组的中位生存时间分别为 18.9 个月和 23.2 个月(HR 0.67,95％CI 0.49～ 0.91,P=0.01)(Higano et al,2009)。但是因为总生存时间并不是这两次试验的主要观察指标,故 FDA 那时候没有授权它用于治疗 CRPC。

为了正确评价 Sipuleucel-T 在大量人群中的临床价值。一个关键的多中心双盲安慰剂对照随机Ⅲ期试验(IMPACT)在无症状或微症状 mCRPC 患者中进行(Kantoff et al,2010a),最终导致 FDA 在 2010 年 4 月批准这种药物。这项试验中,512 名患者随机(2∶1)分到 Sipuleucel-T 和安慰剂组,研究侧重检测总生存时间优势。值得注意的是这项研究并没有招募内脏转移或因肿瘤疼痛服用镇痛药的患者,大多数患者(85％)未经过化疗。试验令人印象深刻,Sipuleucel-T 组中位总生存时间是 25.8 个月,而安慰剂组是 21.7 个月(HR 0.78,P=0.03)(图 21-7),尽管 64％ 安慰剂组的患者因病情进展转而接受补救性 Sipuleucel-T 治疗。在已接受先期化疗的患者中,总生存时间的延长更倾向于 Sipuleucel-T,不过这个效果没有统计学意义。因此尽管这个免疫治疗能够被批准用于所有无症状或微症状的 mCRPC 患者,它也能够对化疗后患者造成极大的影响。另外,它不能用于内脏疾病或需要麻醉镇痛药物治疗的肿瘤疼痛的患者。

与之前的 Sipuleucel-T 试验相似,IMPACT 试验没有检测到无进展生存时间或者 PSA/影像学反应率在两组中有不同。一些研究者将无进展和总生存时间的不一致归咎于免疫治疗因子相关活性机制的等级效应,这和细胞毒性疗法是有区别的。有问题的观察指标例如 CRPC 中的无进展生存时间(可能会被骨扫描耀斑或迟发性效应混淆),根据定制的免疫制剂结果修订指南可能会被更好地说明(Hoos et al,2010)。这些新的免疫相关的反应标准可能会帮助未来前列腺癌和其他恶性肿瘤免疫治疗因子的研究发展。

有观点认为免疫治疗很可能在疾病早期发挥最大效果,在没有转移的生化复发的前列腺癌患

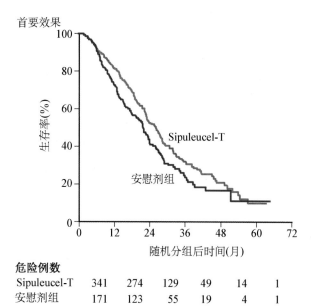

图 21-7　IMPACT 试验的生存率(From Kantoff PW,Higano CS,Shore ND,et al. Sipuleucel-T immunotherapy for castration-resistant prostate cancer. N Engl J Med 2010;363:411-22.)

者中使用 Sipuleucel-T 联合 ADT 治疗(Antonarakis and Kibel,2013)。尽管这个试验的免疫学数据表现得很鼓舞人心,成熟的临床结果仍然需要等待。另外,其他试验研究了联合 Sipuleucel-T 和其他 AR 靶向治疗。例如,一个试验在 mCRPC 患者中研究联合和顺序使用 Sipuleucel-T 和阿比特龙。另一个研究评估最优的联合和顺序使用 Sipuleucel-T 与恩杂鲁胺。这些研究还没有得出成熟的结果。然而,免疫治疗常规联合其他标准前列腺癌治疗方法的发展,以使临床结果最大化,特别是如果这些药物没有重叠的毒性。

(二)ProstVac-VF

ProstVac-VF 是一个 PSA 靶向的痘病毒疫苗,研究经过了一系列反复临床前和临床研究。最终版本使用异源增强策略(痘苗素,鸡痘刺激),为提高 PSA 特异性免疫应答结合含有 PSA 基因和三个共刺激分子的 DAN 质粒(Madan et al,2009)。这种特殊的疫苗不是个人定制产生,合成是相对便宜的,并且是通过几个月重复皮下注射使用。与 Sipuleucel-T 的临床试验相似,随机Ⅱ期临床试验在 mCRPC 患者中分别使用 ProstVac-VF 和空载安慰剂,观察到总生存时间(第一

个观察指标)提升(25.1 个月 vs.16.6 个月,HR 0.56,$P=0.006$),但是对主要观察指标无进展生存时间没有影响(Kantoff et al,2010b)。由于这些激动人心的结果和意识到它可能延长生存时间但不改变影像学进展,一个多国家随机Ⅲ期试验将 1200 例未化疗的无症状和微症状 mCRPC 患者分配(1∶1∶1)到 3 个治疗组个中的 1 个:单独 ProstVac-VF,ProstVac-VF 联合皮下使用 GM-CSF,安慰剂组。这个关键试验的主要观察指标是总生存时间,最后的结果还在等待。

另外,在疾病的早期联合 ProstVac-VF 和其他标准前列腺癌治疗引起了兴趣,在已完成的包括 42 名无转移 CRPC 患者的Ⅱ期试验中,患者随机分配到先 ProstVac-VF 后尼鲁他胺治疗和先尼鲁他胺后 ProstVac-VF 治疗(Madan et al,2008)。试验显示在尼鲁他胺前使用 ProstVac-VF 能够延长总生存时间(6.2 年 vs.3.7 年,$P=0.04$)。另外一个随机Ⅱ期试验在无转移生化复发的前列腺癌患者中对比 ProstVac-VF 联合恩杂鲁胺和恩杂鲁胺单独治疗。最终一个单独进行的随机Ⅱ期试验在 mCRPC 患者中对比 Prost-Vac-VF 联合恩杂鲁胺和恩杂鲁胺单独治疗。这些研究有助于阐明联合免疫激素治疗在不同前列腺癌临床阶段的作用。

(三)免疫检查点阻滞

因为进化中的肿瘤持续承受的宿主免疫压力,肿瘤已经进化出逃避免疫监控的机制,包括免疫耐受(Drake et al,2006)。抑制肿瘤细胞免疫逃避的一种办法是阻滞免疫检测点分子 CTLA-4(细胞毒性 T 淋巴细胞相关抗原-4),从而防止抗肿瘤 T 细胞反应的正常衰减(Hodi,2007)。在鼠前列腺癌模型中,CTLA-4 的抑制已经显示出能够增强 T 细胞活性和诱导包括转移部位的肿瘤排斥(Kwon et al,1999)。

数个临床试验已经使用单克隆抗 CTLA-4 抗体,伊匹单抗已经被用于 mCRPC 患者。

这些Ⅰ期和Ⅱ期的试验包括单独使用伊匹单抗或者联合放疗(Small et al,2007),也有Ⅰ期试验联合伊匹单抗和 GM-CSF(Fong et al,2009)。令人鼓舞的是,根据大量的Ⅰ期和Ⅱ期的试验研究,在 10%~20%的前列腺癌患者中观察到超过或等同 50%的 PSA 降低,5%的患者观察到影像

学肿瘤反应(Slovin et al,2013),特别值得注意的是 PSA 和肿瘤反应在 Sipuleucel-T 和其他治疗性疫苗的免疫治疗试验中很少被报道。伊匹单抗的通常不良反应是疲劳(42%)、恶心(35%)、瘙痒(24%)、便秘(21%)、皮疹(19%)。另外,由于 CTLA-4 通常有减弱自身免疫的作用,可能会发生为经检测的免疫反应导致的免疫毒性。这种免疫相关的不良事件包括结肠炎(15%~20%)、肝炎(5%)、肾上腺功能低下等内分泌病(2%)、皮炎/白癜风(2%)、甚至垂体炎(1%)(Dillard et al,2010;Drake et al,2014)。

要点:免疫治疗

- Sipuleucel-T 是第一个被 FDA 批准的用于任何癌症的治疗性疫苗,适用于没有内脏转移或癌症相关疼痛需麻醉剂治疗的无症状或微症状的 mCRPC 患者。

- ProstVac-VF 是一种以痘病毒为基础的 PSA 靶向前列腺癌皮下注射疫苗。目前在无症状或微症状的 mCRPC 患者中进行Ⅲ期试验。

- 尽管一个大型多西他赛治疗后的试验中丢失了存活率试验随访点,但伊匹单抗在 mCRPC 患者中具有良好的临床效果。尽管伊匹单抗没有被 FDA 批准常规用于前列腺癌患者治疗,但仍有试验继续评估其在未接受化疗的 mCRPC 患者中的疗效。

- 将来免疫疗法可能涉及疾病的早期阶段或联合其他标准的前列腺癌治疗方法(如激素治疗和放射治疗)。

由于受到Ⅱ期试验结果的鼓舞,伊匹单抗进入Ⅲ期试验在化疗前和化疗前后使用。第一次试验是完全的安慰剂对照Ⅲ期试验,799 名 mCRPC 患者已经接受了多西他赛基础化疗,所有患者在伊匹单抗治疗(静脉注射每 3 周一次共 12 周,然后每 12 周一次)或安慰剂治疗后针对骨转移接受低剂量的免疫刺激放疗(8 Gy)。在这个试验中伊匹单抗有很好的 PSA 反应率(13.1% vs.5.3%,$P=0.001$)和提升无进展生存时间(HR 0.70,95% CI 0.61~0.82,$P<0.0001$)。提高总生存时

间的趋势虽然很大的倾向于伊匹单抗组,但是没有统计学意义(HR 0.85,95％ CI 0.72～1.00,P＝0.053)(Drake et al,2014)。没有内脏疾病的患者,具有正常的血红蛋白和碱性磷酸酶水平能够从伊匹单抗治疗获益最大。第二个多西他赛治疗前的安慰剂对照Ⅲ期正在进行并且已经完成600 例患者招募。试验中无症状或微症状 CRPC患者被随机分配到伊匹单抗治疗或安慰剂治疗,总生存时间是主要观察指标,结果仍然需要等待。

五、靶向治疗

(一)合理的目标阐述

理解参与前列腺癌发病机制和进展的基本生物学机制能够提供确定潜在治疗方法的机会。一般来说,第一个治疗机会是证实靶点的突变或功能减弱。研究促进肿瘤生长的特别突变靶点比简单的过表达的蛋白更有效。但是除了 AR 以外,这种情况在前列腺癌中很少见。第二个目标是分辨靶点的因果关系,包括是单独靶点还是联合前列腺癌表型中发现的其他变异。最后必须有临床期以前的模型,抑制靶点导致肿瘤消退或静止,而不仅仅是增长限制。

前列腺癌中,AR 是一个潜在的治疗靶点,尽管还存在其他靶点。鉴于前列腺中分子的复杂性和非 AR 通路在前列腺癌进展和转移中相对较少的认识,同时抑制多通路仍然是诱导持续和临床意义患者反应的通常策略。另外,尽管前列腺癌干细胞已经被明确的证实,前列腺癌清晰的进程从激素依赖肿瘤(和前列腺癌腔分化腺相似的特点)转向激素非依赖肿瘤(具有成体干细胞的特征,包括抗凋亡机制、化疗耐药和依赖非 AR 相关通路的研究)。

最后,作为前列腺癌治疗的靶点的候选通路包括 PI3K/AKT/mTOR 信号、EGFR 信号、MAPK 信号、血管生成信号、凋亡信号、刺猬信号、IGF-1R 信号、Src 激酶信号、内皮素信号,以及其他信号(Wozney and Antonarakis,2014)。除部分病例外,针对这些信号通路的治疗方法大多不成功。这里我们概述最值得研究的治疗靶点AKT/mTOR 通路,血管生成,MET 信号,凋亡通路。这部分概述的通路,它们与前列腺癌的合理靶点有关,目前正在开发治疗方法。

(二)PI3K/AKT/mTOR 通路

在很多不同类型的人类肿瘤中,PI3K/Akt/mTOR 是一个重要的信号通路。这个通路与细胞的生存、分化、增殖、生长、代谢、转移、血管再生有关。通常通过这个通路的信号首先结合生长因子到酪氨酸激酶受体导致 PI3K 活性下调。要不然,Ras 激活 PI3K 通过 G 蛋白偶联受体。PI3K磷酸化它的底物,PIP2 变为 PIP3。PIP3 能够参与结合多种信号蛋白和通过 AKT 抑制下游信号,这个通路不是 PTEN 调控(不存在前列腺癌中),去磷酸化 PIP3 变成 PIP2 从而终止进一步的信号传递(Engelman,2009;Courtney et al,2010)。PI3K/AKT 信号促进细胞生存和抑制凋亡有几种不同的机制,与 BCL-2 家族成员有关,包括 BAD、BAX、NF-kB、Mdm2。mTOR 蛋白也同时下调这一通路。mTOR 激活后通过磷酸化核糖体蛋白、转录延长因子,增加蛋白质合成。在这个重要的通路中,mTOR 是一个重要的细胞生长调节因子。众多反馈环路和调节因子控制mTOR 信号通路,多条代谢,生长因子、生存通路都与该信号通路存在交叉(Dancey,2010)。

实验室数据提供了令人信服的基础,该研究基础用于在前列腺癌中研究抑制 PI3K 和下游靶物作用。Taylor 等(2010)对 218 名原发和转移的前列腺癌患者进行基因测序,包括 DNA 复制数量、mRNA 表达和外显子序列。通路分析表明一半的原发前列腺癌和实际上所有的转移性前列腺癌表现出 PI3K 通路变异。40％的患者表现出PTEN 通过删除、沉默突变、表达降低导致功能丧失。与其他肿瘤不同,PIK3CA 基因中的激活突变非常罕见。但是丧失功能的突变在调节亚基PIK3R1 和 PIK3R3 中普遍存在,提示在前列腺癌中存在持续激活 PI3K 的另一种机制(Taylor et al,2010)。

除了这些有说服力的观察,已经适度的尝试细分前列腺癌中 PI3K/Akt/mTOR。mTOR 抑制剂雷帕霉素、依维莫司、替西罗莫司联合 AR 拮抗剂比卡鲁胺在 mCRPC 患者中没有显示出临床活性(Amato et al,2008;Nakabayashi et al,2012;Armstrong et al,2013)。尽管如此,根据临床前的数据显示 mTOR 抑制剂能够反转 PTEN

缺失的前列腺癌化疗耐药性,后续的研究是联合 mTOR 抑制剂和多西他赛(Grunwald et al,2002;Duran et al,2012)。其他新的 mTOR 抑制和联合治疗也正在研究。

单个 mTOR 抑制在前列腺癌中没有起作用的一种可能的假说是 mTOR 阻滞后导致反馈驱动上调 PI3K 通路的上游分子。Carver 等(2011)的研究表明在 PI3K 信号和 AR 信号之间存在双向偶联。例如在临床前的模型中,抑制 PI3K 通路导致 PTEN 缺失的前列腺细胞的 AR 信号激活。相似的,AR 拮抗剂恩杂鲁胺表现出通过降低磷酸酶 PHLPP 水平上调 AKR 信号。联合双重 PI3K/mTOR 抑制剂,BEZ235 和恩杂鲁胺导致前列腺癌种植瘤体积减小(Carver et al,2011)。这个研究为同时靶向两个通路提供了一个有力的基础理论。

在这个前提下,进展型前列腺癌中目前通常研究 BEZ235 联合阿比特龙。在第一个Ⅰ期试验中(招募的患者包括各种实体肿瘤)限制 BEZ235 是耐受的,在剂量试验中没有观察到剂量限制性毒性。频繁报道的不良反应是疲劳和胃肠道症状。能够见到较少的肿瘤反应;肿瘤患者表现出激活 PI3K 信号通路的通常对 BEZ235 治疗有反应。由于药代动力学的差异性,为了提高生物利用度重新配制药物,从而延误了临床发展(Maira et al,2008;Burris et al,2010)。

努力研究强而特异的 AKT 抑制剂,MK2206,也试图利用临床前的观察,即同时阻滞 AR 和 PI3K 可能具有协同作用。哌立福辛是另一种认定的 AKT 抑制剂,在之前的Ⅱ期研究结果并不理想。并没有在哌立福辛治疗的患者中进行相关药理学研究,因此并不清楚这个研究中靶向研究是否成功(Posadas et al,2005;Chee et al,2007)。相反的是药理学有关的Ⅰ期研究明确了 MK2206 的安全性和最大耐药剂量,确认了人体中靶向抑制 AKT 的能力。MK2206 最常见的不良反应是高血糖、恶心、腹泻、皮疹和口腔炎(Yap et al,2011)。MK2206 通常与比卡鲁胺联合在局部治疗失败的 PSA 复发的前列腺癌患者中进行研究。

PI3K 抑制剂 BKM120 和 PX-866 也正在 mCRPC 患者中进行Ⅱ期临床试验。这两种药物均有力地抑制野生型和变异Ⅰ级的 PI3K 亚型。Ⅰ期试验包括非常少的前列腺癌患者,其中一个 mCRPC 患者接受 PX-866 治疗延长了稳定的疾病状态。有趣的是,尽管两种药物据称是具有相同的活性机制,它们的不良反应是有区别的。PX-866 Ⅰ期试验肿瘤剂量限制性毒性主要是胃肠道症状,包括腹泻和转氨酶升高。在 BKM120 Ⅰ期试验中,发现了相似的胃肠道症状,但是药物具有另外的毒性包括皮疹、高血糖与神经精神效应(情绪改变、抑郁)(Bendell et al,2012;Hong et al,2012)。Ⅱ期试验继续向前进展,注意力转向这些药物的相关药理学研究势在必行。一个有趣的研究是 BKM120 联合恩杂鲁胺。

(三)血管生成

针对预防肿瘤血管生长的治疗策略已经使多种类型的肿瘤患者获益,特别是肾肿瘤中。在前列腺癌中研究抑制血管生成具有较强的临床前基础,这一过程在前列腺癌变和维持中具有重要作用。血管生成中一个关键的因子是 HIF-1 α,是一种转录因子表达受氧水平和生长因子信号调控。HIF-1 α 控制多种基因表达,许多与血管生成有关,比如 VEGF。VEGF 直接作用于内皮细胞刺激增殖增加血管通透性,形成新血管生成的基质。以这种方式,依赖缺氧和不依赖缺氧的机制均能诱导血管生成(Semenza,2003)。在前列腺癌中,新生血管形成不仅是由缺氧肿瘤微环境触发的,同时也受异常的生长因子信号。例如,前列腺癌细胞可能异常表达 VEGF 受体和配体。这提示这个通路的双重作用,包括促进血管生长的旁分泌信号和促进细胞生长、增殖的自分泌信号(Ferrer et al,1997,1999)。

许多抑制 VEGF 信号的药物已经在前列腺癌中试验,包括数种已经被 FDA 批准用于实体肿瘤治疗的药物。最著名的是贝伐珠单抗,一个人源的 VEGF 单克隆抗体。贝伐珠单抗在 mCRPC 患者的Ⅲ期试验中被评估。参与者接受多西他赛联合贝伐珠单抗(15 mg/kg 静脉注射,每 21 天 1 次)或安慰剂治疗。超过 1050 例患者参与了这个试验,贝伐珠单抗组提高了无进展生存期(9.9 个月 vs. 7.5 个月,$P < 0.001$),但两组直接的总生存时间并没有有意义的区别(22.6 个月 vs. 21.5 个月,$P = 0.18$)(Kelly et al,2012)。3 级或更高

的毒性常见于贝伐珠单抗组,也是与治疗有关的死亡率有关。与贝伐珠单抗有关的不良事件包括高血压,胃肠穿孔/出血,黏膜炎,肺炎。由于试验的"阴性"结果,FDA 没有批准贝伐珠单抗在进展型前列腺癌患者中使用。继续的研究用它联合短疗程的 ADT 治疗 PSA 再升高/无转移的情况。也有在 mCRPC 患者中使用贝伐珠单抗联合 mTOR 抑制剂依维莫司和替西罗莫司。

另一种抗血管生成的方法是使用 VEGF 陷阱分子 aflibercept,aflibercept 是一个捕获受体与血液循环中的 VEGF 配体结合,因此阻止它与细胞 VEGF 受体联系。这种药在有症状的 mCRPC 患者中进行了多国家的Ⅲ期试验。超过 1200 例患者随机分配接受多西他赛联合 aflibercept 治疗或者安慰剂治疗。在这个试验中,无进展和总生存时间没有统计学差别,aflibercept 组的毒性更高(Tannock et al,2013)。aflibercept 组毒性的增高酷似多西他赛贝伐珠单抗出现的高发的不良反应。由于这些阴性结果,aflibercept 没有进一步的计划用于前列腺癌患者。

在前列腺癌患者尝试着用小分子抑制剂靶向抑制 VEGF 信号已经在Ⅱ期试验中显示出来一些效果,但是只有其中一种药物(舒尼替尼)进入Ⅲ期试验。舒尼替尼是一种混合的酪氨酸激酶抑制剂,能够阻断 VEGFR2 和血小板源性生长因子-β。一个Ⅲ期试验在多西他赛化疗后仍然进展的 mCRPC 患者中进行。在这个试验中超过 870 名患者随机分配接受单独舒尼替尼或安慰剂治疗。尽管舒尼替尼组的无进展生存期具有优势(5.6 个月 vs.4.1 个月,$P < 0.001$),但与安慰剂组相比总生存时间上没有统计学差异(13.1 个月 vs.11.8 个月,$P = 0.17$)(Michaelson et al,2014)。如果舒尼替尼继续在影像学进展的药物耐受良好的患者中使用,这项研究结果引起了一个是否能够观察到总生存时间优势的疑问。此药物没有被 FDA 批准用于前列腺癌治疗。

除了上述Ⅲ期试验令人失望的结果,在新的途径中数种血管生成靶向药物仍然在继续临床研究。最有希望的是 Tasquinimod,它是第二代喹诺酮-3-甲酰胺类似物,通过上调 HIF-1α 导致 VEGF 表达减弱抑制血管生成。它也表现出诱导一个内源性抗血管因子表达,血小板反应蛋白 1。

通过替代和互补的机制,这种药物也抑制 S100A9,S100A9 是一种参与分化和细胞周期的蛋白。抑制 S100A9 也同时阻滞骨髓来源性抑制细胞(MDSCs)的募集,这在肿瘤微环境中是否重要。MDSCs 可能参与免疫逃逸和其他机制,导致肿瘤逃避免疫攻击(Isaacs,2010)。一个Ⅱ期试验中 Tasquinimod 治疗未经化疗的 mCRPC 患者,主要观察指标是 6 个月影像学无进展生存期。超过 200 例患者随机(2:1)接受 Tasquinimod 和安慰剂治疗。中位无进展生存期是 7.6 个月(Tasquinimod 组)vs 3.3 个月(安慰剂组)($P = 0.004$)。药物对 PSA 动力学有很小的影响,较少的患者能够获得有意义的 PSA 降低。Tasquinimod 常见的不良反应是疲劳、恶心、便秘和厌食症。3 级和更高的毒性包括无症状脂肪酶和淀粉酶升高、贫血和静脉血栓形成(Pili et al,2011)。根据这些结果,Tasquinimod 在安慰剂对照随机Ⅲ期试验中治疗的患者与Ⅱ期试验中具有相似特点。试验使用总生存时间和无进展生存期作为次要主要观察指标,试验已经完成扩大至 1200 名未化疗的 CRPC 患者。

(四)MET 信号

在多种实体肿瘤中包括前列腺癌 C-Met 受体酪氨酸激酶被考虑是一种潜在的治疗靶点。C-Met 是细胞表面肝细胞生长因子(HGF)受体。在正常组织中,基质细胞产生 HGF,信号通过旁分泌经过 C-Met。HGF/c-Met 信号被认为在多种生理学过程都很重要,包括胚胎发生、器官发生、血管生成、伤口愈合和器官损伤修复(Trusolino et al,2010;Scagliotti et al,2013)。c-Met 激活导致信号通过多种信号传导通路,包括 Src 激酶、PI3K/Akt/mTOR 和 MAPK。这些通路激活很多与肿瘤的细胞进程有关,包括增长、生长和抑制凋亡。HGF/c-Met 信号也通过细胞骨架结构变化和改变整合素表达促进侵袭、运动和转移。

异常的 c-Met 表达已经在很过人类恶性肿瘤中被发现,包括前列腺癌。c-Met 信号表达异常的机制包括基因扩增和染色体重排。激活突变与替代剪接变异体也可导致 c-Met 信号过度活跃(Jeffers et al,1997;Peters and Adjei,2012;Scagliotti et al,2013)。在前列腺癌中,旁分泌机制被认为是主要负责提高 c-Met 信号(Knudsen and

Edlund,2004）。50％的原发前列腺肿瘤诊断时发现 c-Met 表达增高,骨转移几乎普遍能够观察到 c-Met 表达增高（Knudsen et al,2002）。在体外,许多 CRPC 细胞系也表达高水平的 c-Met mRNA 和蛋白,它们对浓度依赖性的 HGF 有反应（Knudsen and Edlund,2004）。因此 AR 信号和 c-Met 表达直接的关系已经被研究。为此,AR 表现出通过干扰 Sp1 抑制调节 c-Met 表达,Sp1 是一个转录因子结合到 c-Met 基因启动子区。为了支持这一假设,激素抵抗的异种移植模型中发现了 c-Met 高表达。这个发现得出如下结论,c-Met 表达和信号通过基于 HGF/Met 轴可能在前列腺癌激素抵抗进程中十分重要（Verras et al,2007）。

另外,c-Met 信号在前列腺癌和它在骨转移灶广泛表达中具有重要性,导致学者们研究在进展性前列腺癌患者中抑制这条信号通路。已经有数个 c-Met 靶向方法被使用在前列腺治疗的临床研究中,Cabozantinib（XL184）是最有希望的 c-Met 抑制剂。它是一种口服酪氨酸激酶抑制剂,强力抑制 c-Met 和 VEGFR2（以及 RET）。在 I 期试验中 Cabozantinib 的不良反应是可控制的包括腹泻、疲劳、食欲缺乏和皮疹。这种药物的剂量限制性毒性是手足综合征、黏膜炎、肝酶升高（AST 和 ALT）及脂肪酶升高。已经在多种类型的肿瘤中见到了临床效果（Kurzrock et al,2011）。

根据 I 期试验反应,一个多国的 II 期随机中止试验在九个肿瘤类型中同时实施,包括一组 mCRPC 患者。II 期试验剂量选择是每日 100mg。一个 12 周导入阶段,所有患者接受公开的 Cabozantinib 治疗。然后患者随机接受 Cabozantinib 或安慰剂治疗 12 周。患者增加超过 122 名后,试验监督委员会暂停了导入阶段后的随机治疗,因为在多种肿瘤类型的骨扫描中发现了史无前例的改善（包括前列腺癌）。在这点上 CRPC 患者的中位无进展生存期为经 Cabozantinib 治疗的 23.9 周对比安慰剂治疗的 5.9 周（Smith et al,2013）。最终,171 名 mCRPC 患者参与了试验,他们中的几乎一半是接受化疗后的。尽管部分影像学反应率只有 5％,另外 75％的患者病情稳定。和以前一样,Cabozantinib 在治疗

骨转移表现出特别的活性,根据[99]Tc 骨扫描 12％左右的患者表现出完全的疾病缓解。疼痛评分和麻醉药物使用的减少在相当有意义的一部分患者中观察到。重要的是,PSA 改变并没有与影像学或其他临床获益的结果有关系;有的患者尽管软组织损坏或骨转移减小,但表现出 PSA 上升。尽管发现更多的 3 级高血压,但 Cabozantinib 的毒性与 I 期试验中报道的相似（Smith et al,2013）。

两个包括多西他赛和新 AR 靶向治疗（阿比特龙或恩杂鲁胺）后疾病进展的 mCRPC 患者的 III 期试验中研究 Cabozantinib。第一个试验（COMET-1）评估了单个 Cabozantinib 与安慰剂对比的效果。主要观察指标是总生存时间。第二个试验（COMET-2）研究了 Cabozantinib 对比米托蒽醌在生活治疗评分和疼痛控制上的效果,主要观察指标是 12 周持久疼痛的频率（总生存时间第二个观察指标）。这些试验被认为是 Cabozantinib 在进展性 CRPC 患者中的注册性研究。两个研究均没有达到主要观察指标。

(五) 凋亡通路

在包括前列腺癌的多种类型的的肿瘤中,另一个合理的治疗方法是诱导肿瘤细胞凋亡。丛生蛋白是一种应急诱导的抗凋亡伴侣蛋白在多种肿瘤中表达,包括前列腺癌（Zoubeidi et al,2010）,因为这种蛋白反义抑制剂的研究,它又重新被关注。重要的是前列腺癌经过雄激素阻断和化疗后丛生蛋白表达增加（Miyake et al,2000;July et al,2002）,赋予更具抵抗力的表型。Custirsen 是一种新的静脉使用的反义寡核苷酸部分,抑制 mRNA 水平的丛生蛋白,增强前列腺癌细胞系和异种移植模型中雄激素剥夺和化疗的敏感性（Gleave and Miyake,2005;Sowery et al,2008）。

在随机 II 期试验中,多西他赛联合或不联合 Custirsen 治疗 82 名 mCRPC 患者。PSA 反应（58％ vs. 54％）以及无进展生存期（7.3 个月 vs.6.1 个月）在两组中本质上相似。无论如何,联合治疗组总生存时间趋势明显（23.8 个月 vs.16.9 个月,$P=0.06$）,尽管生存时间不是试验的主要观察指标,后续治疗围绕在这些估计的置信区间是宽泛和很不清楚的（Chi et al,2010）。Custirsen 的不良反应包括疲劳（48％）、发热（30％～50％）、强直（40％～60％）、腹泻（40％～

60%)、皮疹(20%～40%)。另一个Ⅱ期试验在多西他赛治疗后的 CRPC 患者中使用二线化疗药联合 Custirsen 治疗,试验结果正在等待。

> **要点:新靶向治疗**
> - 尽管贝伐珠单抗和 aflibercept 试验结果阴性,但是血管生成仍然是前列腺癌的有效治疗靶点,例如新药物 tasquinimod。
> - 由于 PI3K/Akt/mTOR 通路和 AR 信号通路之间的相互作用,双重抑制这两种途径同时可能是最富有成效的治疗策略。
> - Cabozantinib 是一种新型的 c-Met 和 VEG-FR2 小分子抑制剂,对 CRPC 骨转移具有显著的活性。
> - Custirsen 是一种反义寡聚核苷酸,它可能在逆转紫杉类药化疗耐药中起到一定的作用。

最终,两个注册的 Custirsen 安慰对照Ⅲ期试验正在进行。第一个试验(SYNERGY)随机分配 1022 名未化疗的 mCRPC 患者接受标准的多西他赛治疗对比多西他赛联合公开的 Custirsen 治疗;总生存时间被选择作为主要观察指标。这个试验达到了它的主要观察指标。第二个试验(AFFINITY)随机分配 630 名多西他赛治疗后的 CRPC 患者到单独卡巴他赛治疗或卡巴他赛联合 Custirsen 治疗。试验的主要观察指标也是总生存时间。这些研究的主要目的是明确的测试 Custirsen 可能逆转 CRPC 化疗耐药的假设。

六、姑息性治疗

(一)疼痛和硬膜外压迫

和其他转移性恶性肿瘤一样,减轻症状和维持足够的生活质量是晚期前列腺癌治疗中最重要的目标。肿瘤相关性的疼痛无疑是晚期转移性前列腺癌患者最衰弱的症状。及时识别这种疾病各种疼痛综合征是实现有效控制这种可怕症状的关键。最常见的疼痛综合征和各自的治疗方法在表 21-1 列出。采用外照射局部放射治疗可以很好地控制 CRPC 患者的局灶性骨痛。一般而言,也建议疼痛区域在骨显像上表现异常,需要使用普通的 X 线片或 CT 成像排除溶骨性病变或病理性骨折。当疼痛区域影响四肢和负重部位时这个建议就更为重要了。

表 21-1　**转移性激素抵抗性前列腺癌中常见的疼痛综合征**

疼痛综合征	初期治疗方案	其他治疗方案
局部骨疼痛	药物止痛 局部放疗(特别重视负重区、淋巴结转移和四肢)	手术治疗病理性骨折或广泛性骨侵蚀 所有局部腰痛患者应评估硬膜外转移和脊髓受压情况 如果局部放射线治疗失败,应考虑放射性药物治疗
弥漫性骨痛	药物止痛 "多点"或大范围放疗 放射性药物治疗	糖皮质激素 双膦酸盐或 RANK 配体抑制剂 降钙素 化疗
硬膜外转移和脊髓压迫	大剂量糖皮质激素 放疗 手术减压和固定适应证包括高级别硬膜外压迫、广泛的骨侵犯或照射后复发	药物镇痛 神经功能恢复的物理治疗
直接肿瘤延伸或先前治疗引起的神经丛病(罕见)	药物止痛 放射治疗(如以前未使用) 神经切断术(神经阻滞)	三环类抗抑郁药(阿米替林) 抗惊厥药(加巴喷丁,普瑞巴林)

（续 表）

疼痛综合征	初期治疗方案	其他治疗方案
多种神经源性疾病:带状疱疹后神经痛、周围神经病变	完全神经评估 药物止痛 神经毒性药物的中止:多西他赛,铂化合物	三环类抗抑郁药(阿米替林) 抗惊厥药(加巴喷丁,普瑞巴林)
其他罕见的疼痛综合征:颅神经/颅底侵犯的广泛的颅骨转移、广泛性肝转移或盆腔肿块	放射治疗 药物止痛 糖皮质激素(颅神经受累)	化疗 鞘内化疗可改善脑膜受累症状

RANK. NF-κ B 的受体活化因子

硬膜外转移是相当常见的,是全身性癌症的一种潜在的破坏性并发症。鉴于前列腺癌转移到椎骨和椎旁区的倾向,在这种疾病中硬膜外索压迫的发生率特别高。硬膜外转移的早期诊断和治疗是维持行走、肠和膀胱功能治疗腰背疼痛的关键(Grossmanand Lossignol,1990;Gabriel and Schiff,2004)。由椎体引起的硬膜外压迫是脊髓压迫的主要原因。它们较少涉及与椎旁区的软组织肿块。这些患者大多在骨显像上有异常和(或)在诊断时出现异常的影像学表现。然而,神经系统检查的缺陷可能是在椎旁区表现出软组织硬膜外转移的患者唯一的发现。

脊柱 MRI 常规用来排除明显硬膜外疾病的可能性,它几乎完全取代了其他方法,如 CT 脊髓造影和常规脊髓造影术。对可疑或证实的脊髓压迫症患者的第一次治疗干预应包括静脉给予高剂量糖皮质激素。地塞米松最常用剂量为每日16～100mg。患者通常在接受地塞米松每 6 小时4～10mg 后再静脉给予 10mg 负荷剂量地塞米松。最佳类固醇剂量仍然不确定。为了改善症状,可以使用糖皮质激素快速完成治疗,类固醇剂量可能在 2～3 周里逐渐下降。

放射治疗通常是确定性治疗的主要手段。然而,报道提示放疗后接受减压手术比单独放射治疗效果更好(Patchell et al,2005)。为此,手术治疗应考虑在放射治疗过程中表现出进展症状和体征的患者,以及放疗后发展或表现出需要固定的不稳定病理性骨折或者经历复发。此外,在治疗选择过程中应考虑潜在疾病的总体预后。化疗很少用于硬膜外脊髓受压急性并发症的治疗过程中。

（二）骨靶向治疗

前列腺癌骨转移的发病机制仍然是一个重要的研究课题。正常骨吸收和形成过程的改变,通常遵循有序和循序渐进的路径,似乎是与大多数恶性肿瘤相关的骨转移发展的关键决定因素(Roodman,2004)。在正常的生理条件下,骨重建的过程是通过破骨细胞活性的增加开始的,随后是成骨细胞分化和成熟的增加,以形成新的骨组织和修复成骨细胞所致的最初的吸收。与前列腺癌相关的骨丢失可由与长期雄激素抑制相关的增强破骨细胞活性导致,进而可导致骨矿物质和有机基质的过度吸收。肿瘤细胞也可能引起转移性涉及的区域的矿物质释放和基质吸收(Galasko,1986)。此外,在临床前研究中已发现各种细胞因子、生长因子、肿瘤坏死因子和骨形态发生蛋白在诱导破骨细胞和成骨细胞活性中起重要作用(Reddi and Cunningham,1990)。在前列腺癌中,骨转移主要是成骨作用,反映了成骨细胞在骨重建过程中的优势(Roodman,2004)。这种现象可能是导致成骨细胞诱导的特异性生长因子分泌的结果。与其他骨嗜性恶性肿瘤不同,高钙血症在转移性前列腺癌中是罕见的。事实上,显著升高的血清钙浓度最常见的是神经内分泌前列腺癌表型的结果(见下文),并通过甲状旁腺激素相关蛋白(PTHRP)调节(diSant'Agnese,1995;Nelson et al,2007)。

1. 双膦酸盐

双膦酸盐已经成为治疗前列腺癌骨转移的一个重要组成部分(Van den Wyngaert et al,2009)。这些化合物通过抑制破骨细胞活性和增殖而减少骨吸收。唑来膦酸盐是一种有效的静脉使用的双膦酸盐,首先批准治疗绝经后妇女高钙血症和降低骨密度(Green and Rogers,2002)。在一个 422 名患者的前瞻性随机试验中,在进展性 CRPC 并骨转移患者中,与安慰剂相比唑来膦酸可以降低骨相关事件的发生率(比如疼痛、骨折)(Saad et al,2004)。此外,唑来膦酸和帕米膦酸盐也显示了在接受长期雄激素剥夺治疗的非转移性前列腺癌患者中增加骨密度(Smith et al,2001,2003)。

目前,唑来膦酸盐可用于治疗伴有骨转移的进展性 CRPC 患者,每 4 周静脉注射 4 mg 持续数月。该药的不良反应包括疲劳、肌痛、发热、贫血和血清肌酐轻度升高。使用唑来膦酸盐发现有低血钙症状,经常推荐口服钙补充剂(1000 毫克/天)和维生素 D(800 单位/天)。唑来膦酸盐的一个不常见并发症是下颌骨骨坏死所致的严重颌骨疼痛[称为颌骨坏死(ONJ)]。这种现象的病因尚不清楚。然而,常见于接受牙科治疗或那些患有牙列不良和慢性牙齿疾病史的患者,唑来膦酸盐在有这些问题的患者中不能使用。其他双膦酸盐在前列腺癌中也进行了评估,包括阿仑膦酸钠、依替膦酸钠、伊班膦酸钠和氯膦酸盐。然而,他们的益处尚未在前瞻性随机临床试验中得到证实(Berry et al,2006;Van den Wyngaert et al,2009)。

2. NF-κB 的受体活化因子配体抑制剂

肿瘤细胞与骨髓微环境的相互作用被认为是骨转移发病机制中的一个重要机制。已经发现肿瘤相关的细胞因子诱导 NF-κB 的受体活化因子配体表达,其结合并激活 RANK,在破骨细胞中发现(Brown et al,2001)。抑制 RANKL 系统一直是许多研究的焦点,并代表了一种不断发展的骨靶向策略。使用的方法包括 RANKL 的单克隆抗体和重组骨保护素(RANKL 的天然诱饵受体)的使用,两者均在体外和体内显著抑制破骨细胞功能(Schwarz and Ritchlin,2007)。Denosumab 是一种针对 RANKL 的完全人单克隆抗体,是第一个进入前列腺癌和乳腺癌患者临床试验的药物。在评估 50 名转移性前列腺癌患者的 Ⅱ 期随机试验中,Denosumab(每 4 周皮下给药)产生的骨吸收减少超过唑来膦酸盐,如尿 N-肽水平降低所示,并且还导致更少的骨骼相关事件(Fizazi et al,2009)。

在这些令人鼓舞的结果之后,进行了一项关键的多中心 Ⅲ 期双盲随机试验,比较 Denosumab 与唑来膦酸盐预防未经双膦酸盐治疗的 mCRPC 患者的骨骼相关事件。试验包括了 1904 名患者,与接受唑来膦酸盐治疗的患者($n=951$)相比,接受 Denosumab 的患者($n=950$)推迟了发生第一次骨相关事件的时间(20.7 个月 vs.17.1 个月,$P=0.008$)和更长的第一次和再发骨相关事件之间的时间(HR 0.82,$P=0.004$)(Fizazi et al,2011)。值得注意的是,两组之间总生存时间和无进展生存期没有差别。部分的基于这项研究的结果(部分的在其他两个大型随机研究中转移性乳腺癌和其他实体转移瘤),FDA 于 2010 年 11 月批准 Denosumab 用以预防实体肿瘤骨转移患者的骨骼相关事件。Denosuma 常见毒性包括疲劳、恶心、低磷血症和低钙血症(5% 的患者中等级 ≥3)。ONJ 也发生在 2%~4% 的患者中,并大力鼓励预防性使用钙和补充维生素 D。因此,Denosuma 是可以合理替代唑来膦酸钠预防 mCRPC 患者骨骼相关事件,并且它还具有一个优点,即它不需要剂量调节或监测肾损害。Denosuma 推荐剂量是每 4 周皮下注射 120mg。

(三)放射性药物

"亲骨"放射性药物的引入为广泛的前列腺癌转移引起弥漫性骨痛的治疗提供了有效的方法(Pandit-Taskar et al,2004),甚至可以提高生存率(Parker et al,2013a)。历史上最常用的化合物是放射性 β^{89} 锶(^{89}Sr)(Porter et al,1993)和 ^{153} 钐(^{153}Sm)(Sartor et al,2004),虽然这些药物大部分将要被放射性 α^{223} 镭(^{223}Ra)替代。^{89}Sr 初始研究显示能够缓解 25%~65% 的 mCRPC 患者的骨疼痛(Jager et al,2000)。^{89}Sr 的药代动力学根据骨受累程度有很大差异,但半衰期一般为 4~5 天。与骨侵犯有限的患者相比,弥漫性成骨细胞转移患者的同位素保留时间明显延长。认识这一点很重要,因为它影响了与这种放射性化合物相关的骨髓毒性的程度和持续时间(其最显著的毒性)。^{153}Sm 的临床经验表明,该同位素与骨髓毒性较低的发病率可能与其 2 天的较短半衰期有关。Sartor 和他的同事(2004)在 Ⅲ 期试验中报道了令人鼓舞的结果,比较了放射性 ^{153}Sm 和非放射性[152]Sm,表明剂量为 1 mCi/kg [153] Sm 对 CRPC 和严重骨痛患者都是安全有效的。然而,尽管[89]Sr 和[153]Sm 均被 FDA 批准用于去势抗性骨转移的姑息性治疗,但均没有化合物证实具有生存优势。为此,新的放射性 α[223] 镭可能会取代这些 β 放射体,因为它不仅能减轻骨痛,而且能提高在此设置中的总生存率。

[223] 镭是一种备受关注的新型 α 放射性药物。α 粒子比 β 粒子重约 7000 倍,与 β 粒子所需的数百次或数千次撞击相比,只有一到两次撞击足以引起细胞死亡。此外,α 粒子具有非常短的路径长度(<100μm),可以节省周围健康的骨髓,从而限制血液学毒性(Henriksen et al,2003)。一系列的 I 期和 II 期试验证实了放射性核素[223] 镭的安全性,以及骨转换的血清标志物和 PSA 改变的生物学活性证据,并提出用[223] 镭治疗可提高总生存率的可能性(Nilsson et al,2005,2007,2012;Parker et al,2013b)。

这些有希望的早期阶段数据导致设计 III 期 ALSYMPCA 试验(Parker et al,2013a),其结果是[223] 镭获得 FDA 批准用于有骨转移症状的 mCRPC 患者。这是一个国际、随机、双盲、安慰剂对照的 III 期研究,比较最佳标准护理联合[223] 镭与最佳标准护理联合安慰剂治疗难治性化疗或化疗不合格的 mCRPC 患者疗效,仅限于有骨转移症状没有已知的内脏疾病或增大淋巴结转移的情况下患者。[223] 镭给药剂量为 50 kBq/kg(静脉注射)每 4 周,共 6 剂。试验的主要观察指标是总生存率,[223] 镭组比安慰剂组提高了总生存率(HR 0.70,95% CI 0.58~0.83,P<0.001)。这意味着超过安慰剂的中位生存期超过安慰剂组 3.6 个月(图 21-8)(Parker et al,2013a)。另外所有的次要观察指标均达到,第一次骨相关事件延迟中位时间是 6 个月(HR 0.66,95% CI 0.52~0.83,P<0.001),使用 FACT-P 量表评估的生活质量有意义的提高。值得注意的是,[223] 镭组不良事件发生率和严重不良事件发生率均低于安慰剂组。腹泻是[223] 镭最常见的不良反应。血液毒性较小(例如 6% 的男性接受[223] 镭出现 3/4 等级的血小板减少症对比与安慰剂的 2%),根据 ALSYMPCA 试验的结果,对于没有内脏或结节性结节转移的有症状的骨 mCRPC 患者,[223] 镭将是一个合理的治疗选择。这种药既可用于多西他赛难治患者,也可用于化疗不合格或不感兴趣接受化疗的患者。

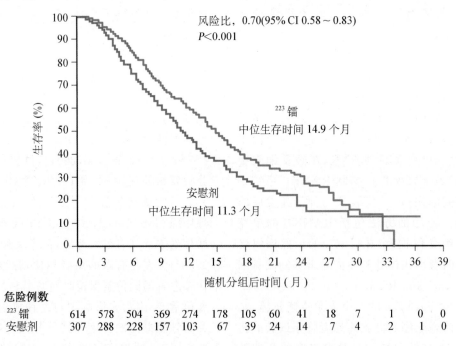

图 21-8 ALSYMPCA 试验的生存率(From Parker C,Nilsson S,Heinrich D,et al. Alpha emitter radium-223 and survival in metastatic prostate cancer. N Engl J Med 2013;369:213-23.)

> **要点：姑息性治疗**
>
> - 腰背痛和骨转移史的患者应评估硬膜外索压迫。临床症状通常包括以下症状中的至少一种症状或信号：背痛、局灶性神经功能缺损（腿部无力、感觉水平）或膀胱或肠控制的改变。
> - 可疑脊髓压迫的初步治疗包括脊柱的即刻 MRI 和大剂量静脉注射糖皮质激素治疗。明确的治疗应包括放射治疗、手术减压或两者兼而有之。
> - 唑来膦酸和 Denosumab 均是预防激素抵抗骨转移患者骨相关事件的合理治疗方案。Denosumab 具有不需要考虑肾毒性剂量。两种药物均罕见引起 ONJ。
> - ^{223} 镭是一种新型的 α 放射性药物，FDA 已批准用于治疗无内脏转移或肿大淋巴结疾病的有骨转移症状的 CRPC 患者。推荐剂量为 50 kBq/kg，每 4 周静脉注射 1 次，共 6 个周期。

七、神经内分泌/间变性表型

实验室和临床证据表明，在小比例的晚期疾病患者中可以看到前列腺癌分化途径的改变，从而使神经内分泌/间变性转化引起注意（diSant' Agnese，1995；Nelson et al，2007）。这一发现的治疗意义是重要的，因为显示这种表型的肿瘤通常代表固有的抗内分泌亚型，并且鉴于其不同的临床和生物学特性与通常的前列腺腺癌相比，这些肿瘤也需要不同的治疗策略。

这种肿瘤具有许多其他器官来源的神经内分泌肿瘤特有的生物学特性，主要是肺。有各种神经内分泌肽生长因子受体的表达，比如生长抑素，嗜铬粒蛋白 A 和 5-羟色胺，以及 PTHrP 和

突变的 TP53。这些肿瘤具有不典型的临床特点（与通常的转移性前列腺癌相比），表现为频繁的内脏侵犯和迅速增长的软组织转移。经常出现亚急性和戏剧性的疾病模式改变，主要以快速生长的软组织肿块为特征（常累及原发部位，但也伴有腹膜后肿块），迅速的内脏浸润（特别是肝），溶骨性的骨转移（与成骨细胞相反），脑实质受累发生率高（图 21-9）。组织学评价被强烈推荐。这往往是一个小细胞变异体或低分化肿瘤的病理证明，存在神经内分泌标记的免疫染色中（diSant' Agnese，1995；Nelson et al，2007）。有趣的是，这种肿瘤表型的患者在主要肿瘤进展的情况下停止表达 PSA，甚至在该转化过程中检测不到 PSA 水平。

临床特点：
- 软组织转移灶（内脏和盆腔肿物）生长迅速
- 血PSA水平较低或测不出
- 溶骨性骨转移
- 常发生脑转移
- 血嗜铬蛋白水平升高
- 高钙血症

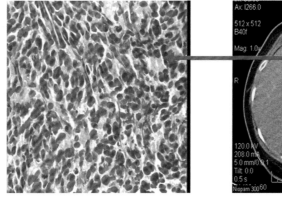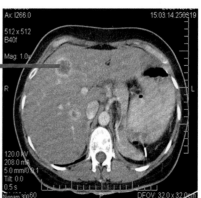

图 21-9　前列腺神经内分泌/间变性癌：临床和病理特征

神经内分泌/间变性表型的治疗通常与其他神经内分泌肿瘤（例如肺小细胞癌）的患者相似，通常包括顺铂和依托泊苷的组合（Frank et al，1995）或多西他赛联合卡铂的组合（Aparicio et al，2013）。有研究人员报道了包括阿霉素的组合是最适度有效的（Papandreou et al，2002）。放射治疗是有效的，并应考虑在大肿块疾病、脑转移的情况下，或当局部疾病控制在关键部位可能会对生活质量（疼痛，潜在的病理性骨折，膀胱出口梗阻）有积极的影响。联合化疗和放射治疗方法是必要的，以实现最大的疾病控制。尽管化疗和放射治疗具有较高的初始应答率，但是这些患者的预后仍然很差，并且取决于各种因素，包括转移的范围和位置。一般来说，生存期不到12个月。

要点：神经内分泌/间变性表型

- 具有以下临床特征的快速生长的疾病应提示神经内分泌/间变性表型的评估：盆腔肿块、内脏受累、溶骨性转移伴高钙血症（伴有高血清 PTHrP）和脑转移。
- PSA 常检测不到（或水平低/下降），尽管有证据表明疾病进展迅速，血清铬粒蛋白 A 和尿 5-羟色胺代谢物可能被检测到。
- 这些肿瘤对激素治疗总是无反应，但对辐射治疗和化疗包括依托泊苷组合（或铂多西他赛组合）短暂的敏感。

八、结论

同以前相比，随着越来越多的药物用于治疗 CRPC，每一天越来越多的新的治疗靶点被发现，我们仍然面临着一些挑战和悬而未决的问题。首先，我们必须确定这些批准的和实验性的治疗应该如何理想地在 CRPC 个体患者中进行有序的治疗以最大化受益。其次，我们需要制定方法，合理地联合使用这些药物，充分利用我们对负反馈循环和替代途径激活的理解，以克服对单一疗法的抵抗性。只有结合生物标记驱动假说的前瞻性试验最终能够解决这些关键的临床问题。因此，收集肿瘤活检标本或相关样本对于确定新靶点或发展多样的治疗方法十分必要。再次，我们必须设计更明智的试验，目标是快速而可靠地识别无希望的药物，同时使那些确实有作用的能够迅速的被研究。最后，我们必须根据临床或分子特征更仔细地选择患者，以便确定最有可能受益于特定治疗的患者群。同时，一些有活性的药物目前正处于第Ⅲ阶段研究，并且这些疗法也可能在不久的将来进一步扩大 MCRPC 的治疗药物库。

参考文献

完整的参考文献列表通过 www.expertconsult.com 在线获取。

推荐阅读

Antonarakis ES，Eisenberger MA. Expanding treatment options for metastatic prostate cancer. N Engl J Med 2011；364：2053-6.

Armstrong AJ，Eisenberger M，Halabi S，et al. Biomarkers in the management and treatment of men with metastatic castration-resistant prostate cancer. Eur Urol 2012；61：549-59.

Cha E，Fong L. Immunotherapy for prostate cancer：biology and therapeutic approaches. J Clin Oncol 2011；29：3677-85.

de Bono JS，Logothetis CJ，Molina A，et al. Improved survival from metastatic prostate cancer with abiraterone acetate. N Engl J Med 2011；364：1995-2005.

de Bono JS，Oudard S，Ozguroglu M，et al. Prednisone plus cabazitaxel or mitoxantrone for metastatic castration-resistant prostate cancer progressing after docetaxel treatment：a randomised open-label trial. Lancet 2010；376：1147-54.

Drake CG. Prostate cancer as a model for tumour immunotherapy. Nat Rev Immunol 2010；10：580-93.

Fizazi K，Carducci M，Smith M，et al. Denosumab versus zoledronic acid for treatment of bone metastases in men with castration-resistant prostate cancer：a randomized double-blind study. Lancet 2011；377：813-22.

Kantoff PW，Higano CS，Shore ND，et al. Sipuleucel-T immunotherapy for castration-resistant prostate cancer. N Engl J Med 2010a；363：411-22.

Parker C，Nilsson S，Heinrich D，et al. Alpha emitter radium-223 and survival in metastatic prostate cancer. N Engl J Med 2013a；369：213-23.

Petrylak DP，Tangen CM，Hussain MH，et al. Docetaxel and estramustine compared with mitoxantrone and prednisone for advanced refractory prostate cancer. N

Engl J Med 2004;351:1513-20.

Rubin MA,Maher CA,Chinnaiyan AM. Common gene rearrangements in prostate cancer. J Clin Oncol 2011;29:3659-68.

Ryan CJ,Smith MR,de Bono JS,et al. Abiraterone in metastatic prostate cancer without previous chemotherapy. N Engl J Med 2013;368:138-48.

Ryan CJ,Tindall DJ. Androgen receptor rediscovered: the new biology and targeting the androgen receptor therapeutically. J Clin Oncol 2011;29:3651-8.

Scher HI,Fizazi K,Saad F,et al. Increased survival with enzalutamide in prostate cancer after chemotherapy. N Engl J Med 2012;367:1187-97.

Scher HI,Halabi S,Tannock I,et al. Design and end points of clinical trials for patients with progressive prostate cancer and castrate levels of testosterone: recommendations of the Prostate Cancer Clinical Trials Working Group. J Clin Oncol 2008;26:1148-59.

Scher HI,Morris MJ,Basch E,et al. End points and outcomes in castrationresistant prostate cancer: from clinical trials to clinical practice. J Clin Oncol 2011;29:3695-704.

Seruga B,Tannock IF. Chemotherapy-based treatment for castration-resistant prostate cancer. J Clin Oncol 2011;29:3686-94.

Tannock I,DeWit R,Berry W,et al. Docetaxel plus prednisone or mitoxantrone plus prednisone for advanced prostate cancer. N Engl J Med 2004;351:1502-12.

Tannock I,Osoba D,Stockler MR,et al. Chemotherapy with mitoxantrone plus prednisone or prednisone alone for symptomatic hormone-resistant prostate cancer: a Canadian randomized trial with palliative endpoints. J Clin Oncol 1996;14:1753-5.

（樊　松　徐凌凡　杜和喜　余子强　**编译**　邰　胜　**审校**）